中华医学会千名专家从医经验纪实

医家金鉴

吴阶平

名誉总主编：吴阶平　张文康　钟南山

总　主　编：宗淑杰　吴明江　秦银河　朱士俊

军事医学科学出版社

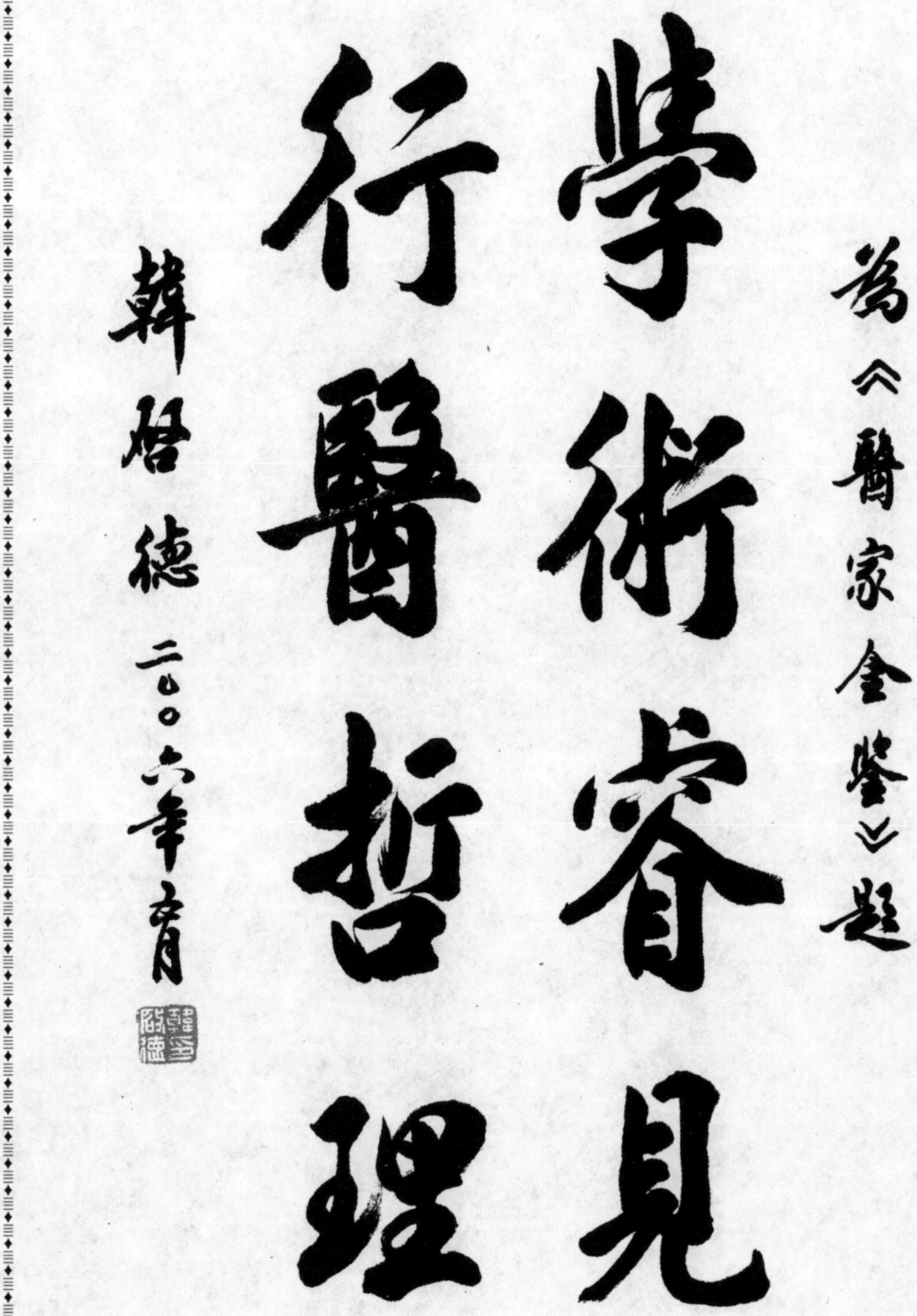

▲全国人大副委员长，中华医学会名誉会长，中国科学院院士韩启德题词

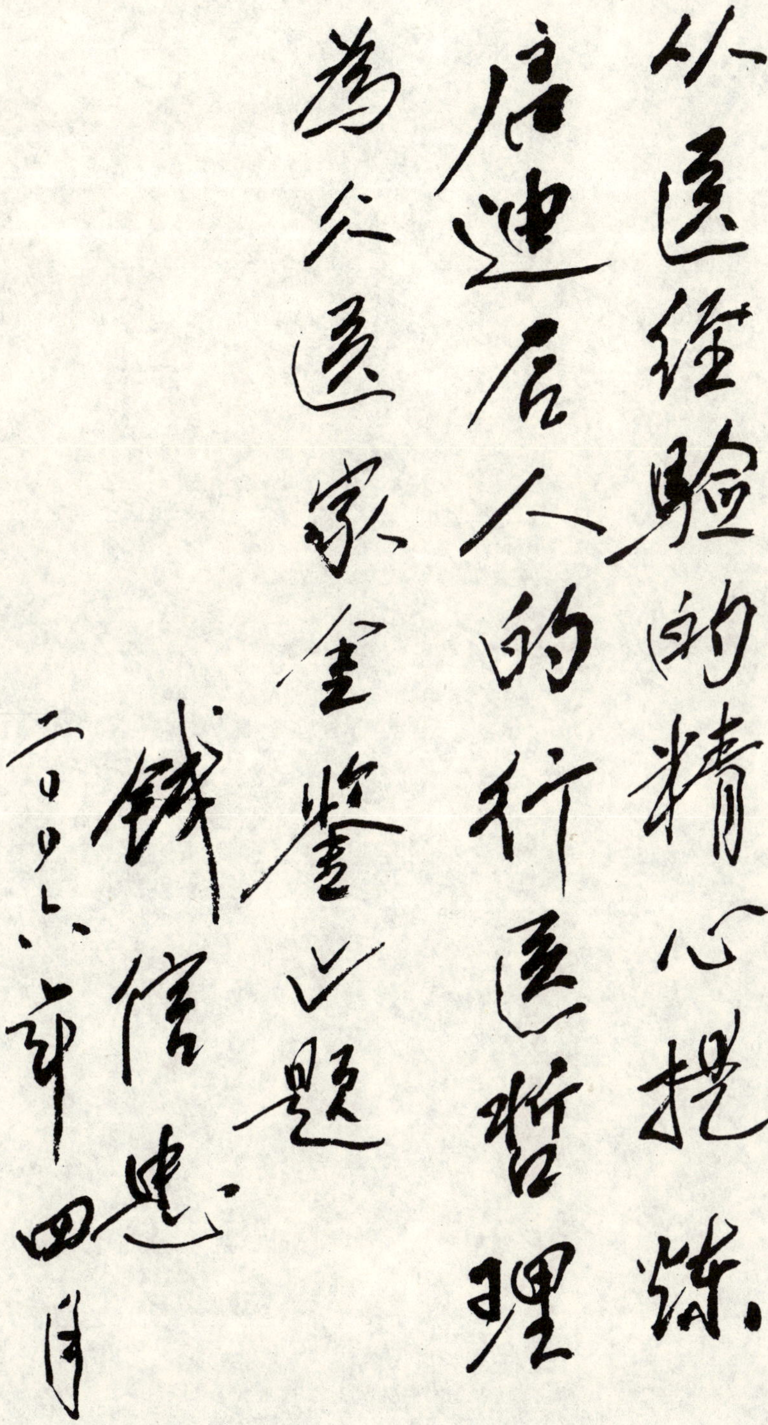

▲国家卫生部原部长钱信忠题词

序

中华医学会组织千余名医学专家撰写了《医家金鉴》系列卷书。这套系列卷书是千余名专家几十年从医经验的纪实性总结。专家们从诊疗病例中摸索经验，探讨规律，文笔朴实无华，工作严谨认真，所述病例中既有诊疗成功的经验，也有引以为鉴的教训，字里行间流露出对患者的热情关爱和对医术的精益求精，体现了献身医学事业的崇高精神，读后令人感动。我经常在想，医学是一门风险性、实践性很强的学科，由于患者的个体差异很大，高超的医术绝不是从书本上就能学到的，需要在牢固掌握理论知识的基础上，在临床服务中刻苦钻研，勇于实践，探索规律，举一反三，从理论到实践，从实践再到理论，循环往复，总结经验。这个过程，就是医生诊疗水平不断提高的过程，也是医生和患者建立患难与共、相互理解、相互支持的深厚感情的过程。吴孟超同志在获得国家科学技术最高奖之后，表示要感谢所有帮助过他的病人。我也曾经说过："医生和患者是同一战壕里的战友，他们的共同敌人是疾病。"医患关系应该是一种和谐关系，医患关系不和谐，必然影响患者健康。当前有些地方出现的医患关系紧张是不正常的，是支流，也是暂时的，一定能够扭转。

《医家金鉴》系列卷书的出版发行，为我国600万医务工作者提供了学习的活教材。参加撰稿的临床医学专家，在一定意义上代表了全国数百万医生。他们承载着为我国人民健康服务的重任，他们的工作不仅是奉献，而且有风险。正因为如此，才要求我们的临床医务工作者不仅有高尚的职业道德，还要有谦虚谨慎、精益求精、"如临深渊、如履薄冰"的敬业精神，更要有孜孜以求、知难而进的勇气和力量。只有这样，才能无愧于"白衣天使"的光荣称号，才能做维护人民健康的忠诚卫士。

我相信，这套系列卷书的出版发行，必将在广大医务工作者中产生积极影响，在年轻医生和老一辈医务工作者之间架起交流、沟通、启迪、共勉的桥梁，使我国医学界的优良传统和作风世代传承，发扬光大。

中华人民共和国
卫　生　部　部长　高强

二〇〇六年五月十八日

前　言

中华医学会于1915年成立至今，已走过了90年的春夏秋冬，几代医学会人为了中华民族的崛起和兴旺，付出了毕生的心血和精力，他们孜孜以求的是提高我国医疗水平和保障人民群众的身体健康，他们为中国的医疗卫生事业作出了不朽的贡献。临床医学是实践性很强的一门科学，今天的医务工作者是在前人理论与实践的基础上开展并创新工作的。如何把医学专家们的宝贵临床经验总结出来，启迪同行，激励后人，促进医学科学的发展，是我们编辑出版《医家金鉴》系列卷书的初衷。

《医家金鉴》系列卷书共收集了中华医学会与临床相关的54个专科分会的1000多名医学专家撰写的文章。作者为各专科分会的委员、各大医学院校和医院的教授、主任医师，他们从临床实践中，精选了感动自己、促进自己成长进步的典型的临床病例，描述了诊断、治疗、预后的全过程，并总结了自己的临床思维过程，其中既有成功的治疗经验，也有引以为鉴的深刻教训。他们的临床经验以及表达的人生感悟，展现了我国当代医务工作者高尚的医德医风和精湛的医术。读者读后将会终生受益。为方便读者阅读，本书按学科分为内科学（上下册）、外科学（上下册）、妇产科学、儿科学、眼科学、耳鼻咽喉科学、检验医学（上下册）、影像医学（上下册）、病理学、康复医学等10卷共14册出版。

我代表编委会向在百忙中抽出时间和精力撰写文章的各位医学专家表示深深的谢意，向为本书的策划、编辑、出版、发行作出贡献的同仁和朋友们表示深深的谢意！

全国政协教科文卫体委员会副主任
国家卫生部原部长
中华医学会第22届会长
张文康

二〇〇五年四月六日

《医家金鉴》系列卷书

简　介

由中华医学会和解放军总医院组织、策划并推出的大型系列卷书《医家金鉴》即将隆重问世。她的出版是中国卫生界的一件盛事,涉及到多个学科领域的临床经验纪实,填补了临床诊治学的空白,是对中国医学的贡献。本书的主要特色是:

1. 阵容强大:本书作者是全国在医学界资历深、水平高、从医时间长的专家、教授和学科带头人,如医学界权威专家吴阶平、钟南山、裘法祖、盛志勇、张金哲、黄志强、吴孟超、王忠诚、王士雯、卢世璧、顾玉东等。他们把自己从医数十年的经验加以科学的总结,并无私地奉献出来,代表了当今中国医学界的发展方向,其现实意义和长远意义难以估量。

2. 覆盖面广:全书按学科分 10 卷共 14 册出版,即内科学(上下册)、外科学(上下册)、妇产科学、儿科学、眼科学、耳鼻咽喉科学、影像医学(上下册)、检验医学(上下册)、病理学、康复医学等,总计约 1500 万字,堪称浩繁的系统工程、临床经验的荟萃。

3. 学术性强:为本书担纲的撰稿人全部来自中华医学会的 54 个临床医学分会的专家,他们把自己的医学临床经历,通过对具体事例的总结介绍给医界同仁,所述之精华难以从其他书卷中获取,书中展现的良好的医德医风,怎样从医、如何做人的感人事例,为医学界贡献了一份宝贵的财富。

4. 实用性强:按撰稿要求,作者总结了在临床实践中的典型病例,既有成功的经验,也有引以为鉴的教训。读者可以从这些复杂、疑难的案例分析中,感悟科学的临床思维过程,学习专家们如何认识、分析疑难病例的经验,领略医学大观园的无限风光,进而增长智慧,增强临床分析问题和解决问题的能力,服务于社会,造福于人民。

《医家金鉴》,这套大型卷书由全国人大常委会原副委员长,中华医学会名誉会长,中国科学院、中国工程院两院院士吴阶平题写书名;全国人大常委会副委员长、中华医学会名誉会长、中国科学院院士韩启德,卫生部原部长钱信忠题词;全国政协教科文卫体委员会副主任、卫生部原部长、中华医学会第 22 届会长张文康撰写前言;国家卫生部部长高强作序。

《医家金鉴》编委会

二〇〇六年五月十八日

《医家金鉴》系列卷书编委会

编　委（按姓氏拼音排列）

白　洁　陈家伟　丁华野　杜宝琮　端木宏谨　葛　坚　郭　健　郭铁成　胡丽华
黄文芳　冷希圣　黎晓新　李　萍　李甘地　李绵洋　李向红　李晓军　刘兆华
卢兴国　马骏龙　马淑平　倪安平　潘国宗　彭黎明　蒲传强　任健康　田庚善
王鸿利　王惠芳　王鹏志　王士雯　王正敏　吴肇汉　吴宗耀　燕铁斌　虞　伟
张　捷　张进顺　赵鸣武　赵玉沛　郑　杰　朱　预　朱雄增　邹声泉

策　划

张洪矛：第四军医大学口腔医院政委、北京军医学院原副政委、解放军总医院政治部宣传处原处长

编辑办公室主任：马　力　张洪矛
编辑办公室成员：张玉森　李兆晖　荆运朴　国　进　刘　巍　乔光满　许　峰

《医家金鉴》各卷主编

1. 内科学卷主编

王海燕:中华医学会副会长,中华医学会内科学分会主任委员,北京大学第一医院教授

2. 外科学卷主编

杜如昱:中华医学会外科学分会名誉主任委员,北京大学人民医院教授

3. 妇产科学卷主编

郎景和:中华医学会妇产科学分会主任委员,北京协和医院教授

4. 儿科学卷主编

何晓琥:中华医学会儿科学分会主任委员,北京儿童医院教授

5. 眼科学卷主编

赵家良:中华医学会眼科学分会主任委员,北京协和医院教授

6. 耳鼻咽喉科学卷主编

杨伟炎:中华医学会耳鼻咽喉科学分会名誉主任委员,解放军总医院教授

7. 检验医学卷主编

丛玉隆:中华医学会检验分会主任委员,解放军总医院教授

8. 影像医学卷主编

祁　吉:中华医学会放射学分会主任委员,天津第一中心医院教授

9. 病理学卷主编

陈　杰:中华医学会病理学分会主任委员,北京协和医院教授

10. 康复医学卷主编

励建安:中华医学会物理医学与康复学分会副主任委员,南京医科大学第一医院教授

中华医学会千名专家从医经验纪实

医家金鉴

影像医学卷

（上）

主编：祁　吉

影像医学卷 前言

在中华医学会的统一领导和安排下，中华医学会放射学分会在全国的一百余位专家的支持下完成了本书的编写工作。

和几乎所有的参考书或教科书不同，本书采用的是一种相对随意的表述方式，由作者在一个宏观的范畴内自行选择表述的内容和形式，但均达到启迪青年医师、展示个人宝贵经验的异曲同工的目的。除了专业领域的内容之外，书中还收集了许多作者提供的丰富的放射学史料，读后颇有催人奋进之感及对老前辈专家的崇敬之情，相信中、青年读者均可从中受益。

本书的编写是依照中华医学会的指导精神进行的，将作为中华医学会组织编写的包含各个专业的系列丛书之一。本书编写过程中得到了中华医学会的具体指导和协助。

由于要求的成书周期较短，参编的各位专家无不是冒着酷暑按时完成稿件的，一些作者已经是七八十岁以上的高龄，很多作者还多次与主编或学会沟通想法，力求达到学会的要求。对于各位参编专家对本书编写工作的大力支持，在此表示衷心的感谢。

放射学会主任委员戴建平教授对此书的编写工作做了具体的指示，并责成我负责此书的主编工作，此书的不足之处还望广大同道批评、指正。

祁　吉

二○○五年九月十八日

影像医学卷编委会

目　录

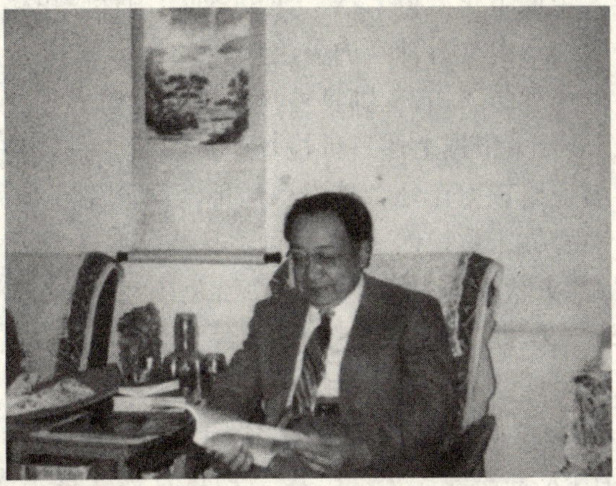

白友贤，主任医师、教授、研究生导师。

男，1926年2月出生。1949年12月毕业于中国医科大学（6年制），取得医学学士学位。1951年入北京协和医学院高级师资班学习2年，师从胡懋华、汪绍训教授，专攻放射诊断及放射治疗。后转入上海第二军医大学长海医院及同济医院，先后任住院医师、住院总医师及主治医师等职。1959年调入解放军总医院放射科，历任主治医师、副主任医师（副教授）、主任医师（教授）及研究生导师等职。

从事影像学诊断工作50余年，先后为中国医科大学、协和医学院、第二军医大学及解放军总医院医学生、进修生等讲授放射诊断学，培养研究生多名。

重点研究胸部影像诊断，在肺标本充气固定、伪彩色编码及X线电影等方面取得较好成绩。

出版专著2部：《支气管肺癌X线早期诊断》及《肺部疾病X线病理诊断》，参与编写专业论著10种，发表论文百篇。先后获得军队科技进步二等奖1次，三等奖3次及四等奖多次。1993年享受国家特殊津贴。

胸部内分泌肿瘤影像诊断原则分析

随着近年来病理超微结构及免疫组化研究的深入，发现一些胸部肿瘤结构中含有神经内分泌颗粒，免疫组化染色神经内分泌标记物CgA、NSE等呈阳性反应，故称此类肿瘤为神经内分泌瘤。另外还有一些支气管肺癌、纵隔肿瘤及胸膜肿瘤也可产生多种不同种类激素，临床表现为多种激素综合征。上述各种肿瘤统称为胸部内分泌瘤。

影像学检查特别是X线及CT扫描，对胸部内分泌瘤的诊断很有价值。本文选取8例不同类型的内分泌瘤并结合在其诊断过程中的经验及教训来加以分析和探讨。

病例1 肺良性神经内分泌瘤

女性，46岁。无任何自觉症状。在当地查体时，胸部X线片发现右上肺阴影。为确诊入我院治疗。

查体：T 36.5℃，无表浅淋巴结肿大。双肺听诊未闻及啰音。

胸部X线后前位像（图1）：右上肺野第2前肋间中内带见一直径约2.5 cm的、边缘光整的球形阴影。CT检查（图2、图3）：右上肺叶球形阴影，大小为3 cm×2.8 cm，边缘光滑锐利，密度大致均匀，CT值(25±14)HU。

影像学诊断：良性肿瘤可能性大。

手术所见：肿瘤为灰白色，位于右上叶前段。

病理学表现：肿瘤大小为3.0 cm×2.8 cm×2.5 cm。镜下见病变主要结构为肺泡上皮的乳头状增

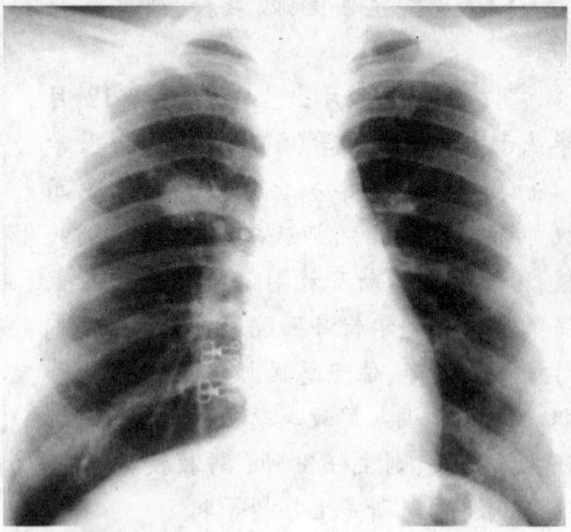

图 1

生。免疫组化染色 CgA 及 NSE 均为阳性。电镜检查见肿瘤组织内含有神经内分泌颗粒。

病理结果:右上肺良性神经内分泌瘤。

讨论:根据上述各种检查所见诊断为良性神经内分泌瘤证据较为充分。肺内良性神经内分泌瘤是近 10 年来引起临床重视的一种疾病。有些诊断为硬化性血管瘤、乳头状瘤等的良性肿瘤,经免疫组化检查 CgA 及 NSE 为阳性。电镜检查发现神经内分泌颗粒,这些病例应属于良性神经内分泌瘤。

本病多发生在肺野内,影像学表现为边缘光整的球形阴影,直径多在 4 cm 以下,钙化及坏死均不多见,与结核球、典型类癌等很难鉴别,穿刺活检对诊断很有价值。

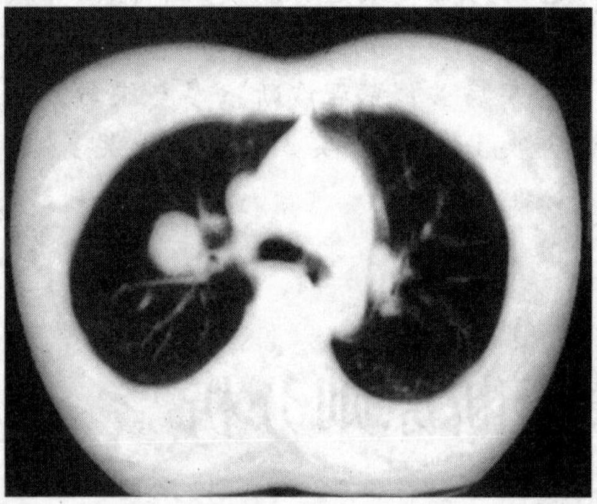

图 2

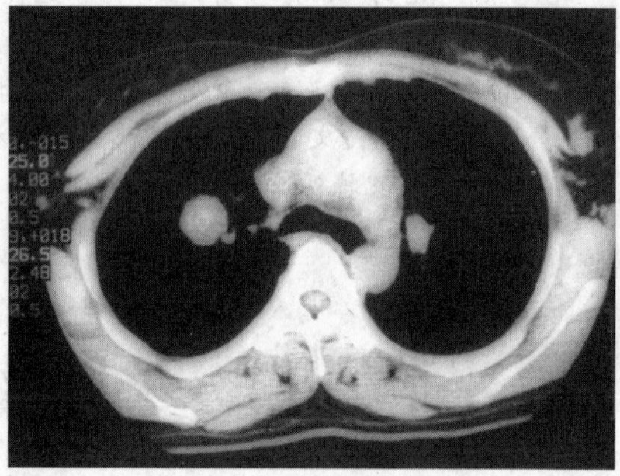

图 3

病例 2　中央型典型支气管类癌

女性,41 岁。2 年来无任何诱因发生刺激性咳嗽,咳少量白痰。在当地医院胸部 X 线检查时发现右肺阴影,诊断不详,未经任何治疗。近 3 个月来症状加重。

查体:T 36.5℃,无表浅淋巴结肿大,听诊右下肺闻及少许啰音。痰液检查未发现癌细胞。

影像学检查:胸片上可见右下肺心膈角处一长三角形边缘整齐的阴影,阴影部分与心影相重(图 4)。CT 检查见一直径约为 2 cm 结节状阴影,位于右下叶开口处,边缘光整,上缘支气管呈弧形受压移位在周围包绕肿瘤,其远端下叶呈明显不张。肺门区未见肿大的淋巴结(图 5)。

影像学诊断:右下肺叶肿瘤,以良性可能性大。

手术所见:肿瘤位于右下叶开口处,边界较清楚。

病理所见:肿瘤大小为 2.2 cm×2.0 cm×2.0 cm,镜下见癌细胞呈器官样结构,癌细胞大小及形态一致。免疫组化染色 CgA 及 NSE 均呈阳性。电镜检查见癌细胞胞浆内含有内分泌颗粒。

病理结果:典型支气管类癌。

讨论:支气管类癌为恶性神经内分泌瘤,分为典型类癌及非典型类癌两种。前者为低度恶性,后者

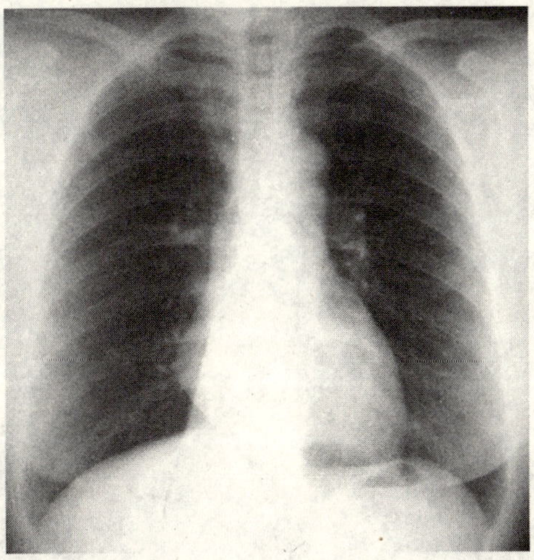

图 4

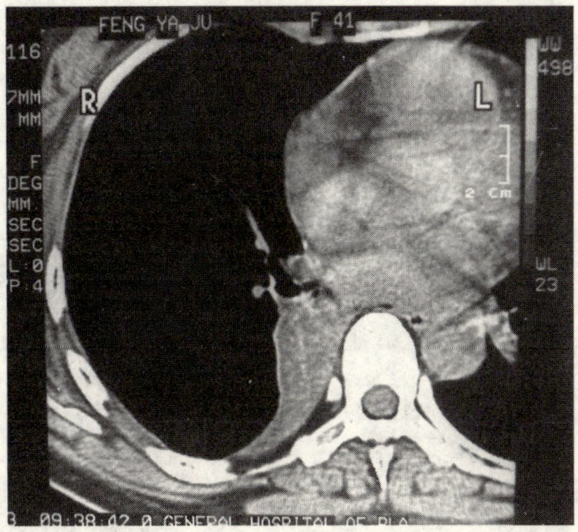

图 5

为中度恶性。 按发生部位又分为中央型及周围型。本例根据病理及影像学表现诊断为一典型中央型支气管类癌。此型类癌临床及影像学表现与支气管肺癌,支气管良性瘤等很难鉴别。本例术前误诊为良性肿瘤。典型中央型支气管类癌发展较慢,肿瘤向支气管腔内外生长,边界较为光整,周边支气管呈弧形受压移位,包绕肿瘤,其远端肺不张亦较为明显。经我们多年观察上述几点表现似对中央型典型支气管类癌鉴别有一定帮助。有些支气管类癌出现类癌综合征症状,对确诊十分有帮助。但在我们的病例中未见此种现象。典型周围型支气管类癌,多无自觉症状,影像学多表现为边缘光整的球形阴影,与其他良性肿瘤等很难鉴别。此型类癌预后较好,我们曾经观察到 20 年尚未复发的病例。

病例 3 非典型支气管类癌

男性,39 岁。6 个月前自感发热、寒战。胸部 X 线检查发现左上肺阴影。抗炎治疗 2 周后,症状消失。2 个月后又突然高热。X 线检查发现左上肺阴影增大。

查体:T 39℃,无浅表淋巴结肿大。心界不扩大。听诊未闻及啰音。

影像学检查:18 天前胸部 X 线片可见左上肺有一直径为 6 cm、边缘较光整的肿块,肿块内部密度稍低,肺门区未见肿大淋巴结(图 6)。此次胸部 X 线检查发现,肿块较前明显增大,直径由 6 cm 增至 8 cm,但边界仍较光整,左肺门阴影明显增大,肿块内部低密度区亦增大(图 7)。CT 检查可见肿瘤位于左上叶,边缘光整,内部不均匀,左肺门可见 2 cm 大小的肿大淋巴结(图 8、图 9)。

影像学诊断:左上肺叶支气管癌可能性大。

手术所见:肿瘤呈灰白色,位于左上肺叶前段。

病理所见:肿瘤大小为 9.0 cm × 8.5 cm × 8.0 cm,中心部分见明显坏死区。左肺门见肿大淋巴结。镜下见瘤细胞较小,排列密集,核分裂较多。免疫组化染色 CgA 及 NSE 呈阳性反应。电镜检查见癌细胞内含神经内分泌颗粒。

病理结果:① 左上肺非典型支气管类癌;② 左肺门淋巴结转移。

讨论:非典型类癌为中度恶性,主要发生在肺野,预后较差。非典型类癌与其他类型支气管肺癌特别是支气管鳞状细胞癌及大细胞癌型支气管肺癌鉴别有一定困难。影像学检查发现肿瘤具有以下特征时应警惕非典型类癌的可能:①肿瘤较大,位于肺野内,直径在 5 cm 以上,边缘比较光整,肿瘤内部常有坏死区且较大。②肿瘤增大较快,倍增时间有时在 2 ~ 3 周内。多有肺门淋巴结转移。

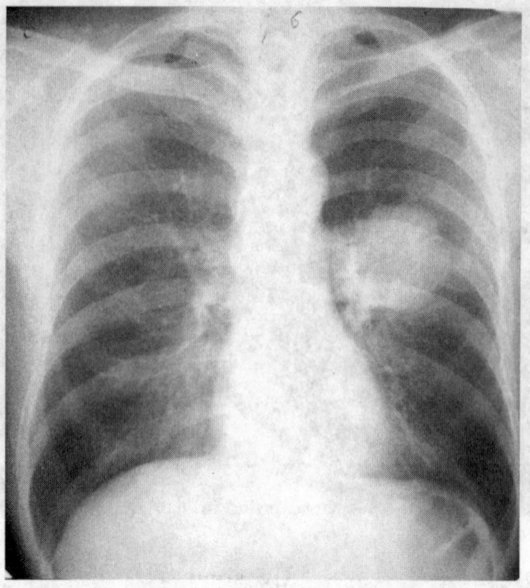

图6

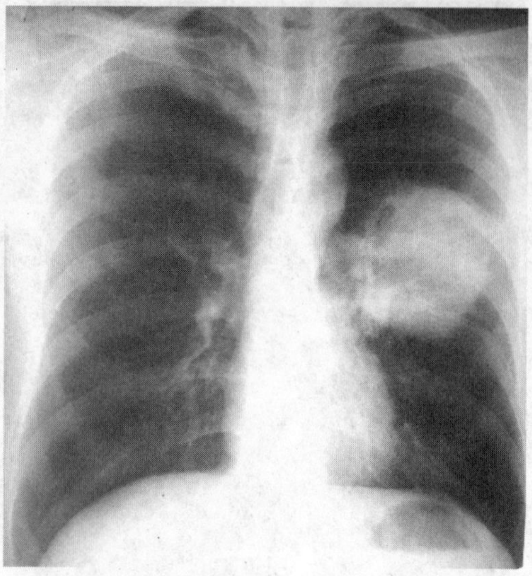

图7

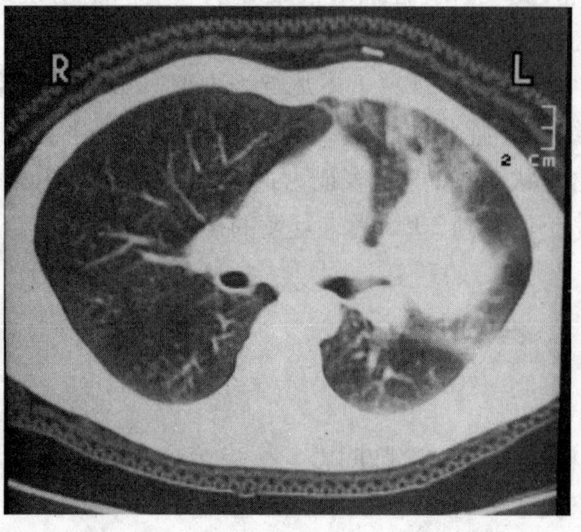

图8

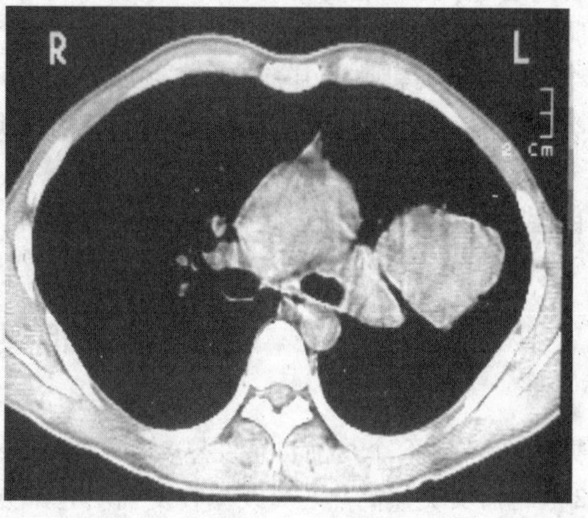

图9

一般认为支气管肺癌很少有短期内迅速增大者，肿瘤倍增时间在2周以内多为其他类型疾病，只有少数肿瘤内部发生出血和（或）坏死时，可以在短期内增大。但非典型类癌2～3周内迅速增大者并非罕见。我们曾观察10例非典型类癌，其中3例倍增时间在2～3周内。病理学检查证实迅速增大的原因为肿瘤内部坏死。因此，我们认为短期内迅速增大为非典型类癌重要征象之一，对鉴别诊断有一定价值。

病例4　细支气管多发性微小类癌

女性，30岁。2个月前突然发冷发热，伴咳嗽及气喘。近两周来症状加重，少量咯血。急诊入我院治疗。

查体：T 37.6℃，无表浅淋巴结肿大。心界不大，心律齐。听诊双肺呼吸音粗糙，未闻及啰音。入院后病情发展迅速，抢救无效，6天后死亡。

胸部X线检查：双肺均可见到多数散在小片状阴影，阴影较淡，边缘较模糊，以肺下野为多(图10)。

影像学诊断：肺癌可能性较大，不除外炎症。

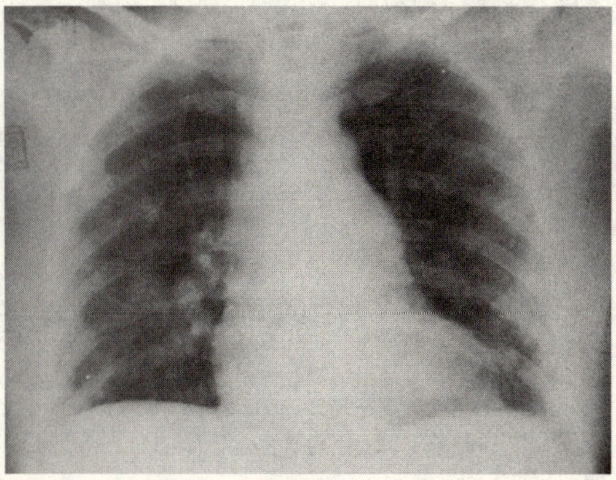

图10

尸检结果：肺表面呈灰黑色，又有多数暗紫色团块，以双下肺叶背侧为明显。切面见团块表面有许多白色管状物，细支气管腔被此种白色管状物堵塞。镜检：细支气管腔充满大小一致卵圆形肿瘤细胞。许多小肺动脉充满含肿瘤细胞栓子，周围组织有不同程度出血及淤血。

病理结果：为细支气管多发性微小类癌，引起多发肺小动脉梗死。

讨论：细支气管多发性微小类癌十分少见，为罕见病例。多数学者认为本病为典型类癌的一种亚型。肿瘤多数很小，只有几毫米大小，有些肉眼很难发现，只有在显微镜下才能显示。免疫组化染色CgA及NSE为阳性反应。电镜检查有多少不等的神经内分泌颗粒。

本病生前诊断十分困难，影像学检查亦无法发现，常误诊为肺癌。但本病多伴发肺小动脉梗死，当影像学疑诊为肺多发肺小动脉梗死时，应警惕该病的发生。

病例5　支气管小细胞神经内分泌癌

男性，27岁。7个月前无诱因咯血，血量较少，为间断性。无胸闷、气促等症状，体温38℃左右。经抗炎治疗后，症状消失。1个月前再次咯血，血量增大，有时痰液为黑色。

查体：T 38℃，无浅表淋巴结肿大。心界不大，听诊双肺未闻及啰音。

CT检查：右肺下叶开口附近见一直径2.3 cm大小结节，密度不均匀，部分结节突向支气管腔内(图11、图12)。

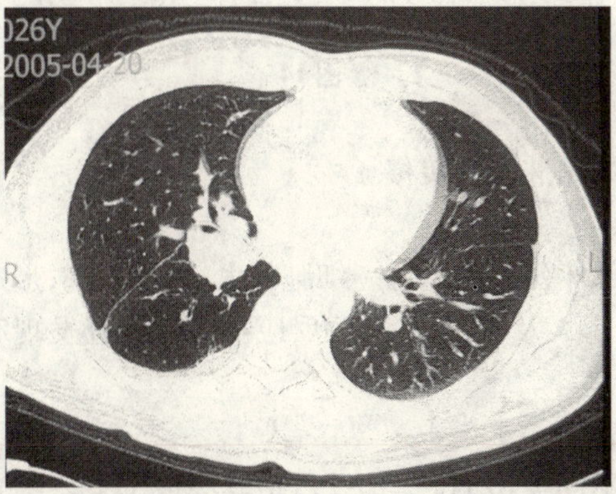

图11

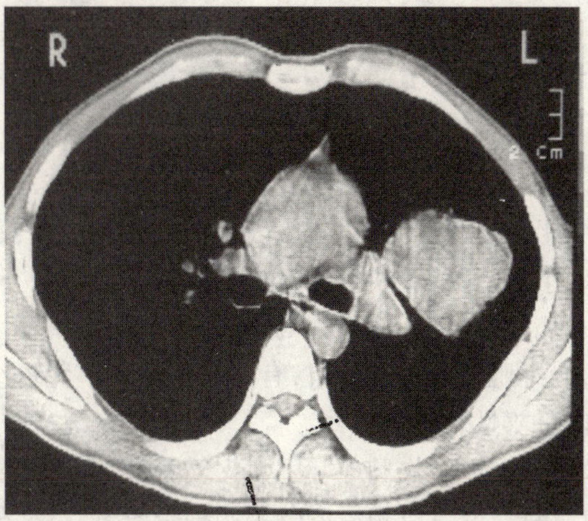

图12

影像学诊断：中央型支气管肺癌。

纤维支气管镜检查：右肺下叶支气管腔内见小肿瘤。

病理所见：镜下见癌细胞较小，染色质较深。免疫组化染色 CgA 及 NSE 呈阳性反应。电镜检查发现神经内分泌颗粒。

病理结果：支气管小细胞神经内分泌癌。

讨论：部分支气管小细胞癌病例免疫组化染色 CgA 及 NSE 为阳性，电镜检查发现神经内分泌颗粒，此种病变称为支气管小细胞神经内分泌癌。本病并不少见，我院手术及病理证实为支气管小细胞癌 8 例，其中 3 例为神经内分泌癌，影像学检查两者表现相似，无法加以区别。

病例 6　支气管大细胞神经内分泌癌

男性，41 岁。2 个月前因淋雨出现高热 39℃并伴咳嗽及血痰。1 个月前胸部 X 线检查发现右下肺块影。

查体：T 38.5℃，无表浅淋巴结肿大。心界不大。右下肺叩诊浊音。听诊右下肺呼吸音稍低，未闻及啰音。

胸部 X 线检查：右肺中下野侧位相当中叶见一边界清楚的巨大肿块，大小为 13 cm × 11 cm，肿块密度较均匀。右肺门及纵隔淋巴结肿大（图 13、图 14）。

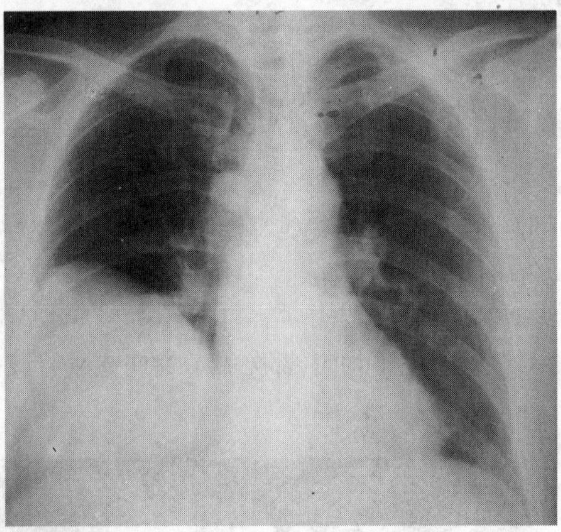

图 13

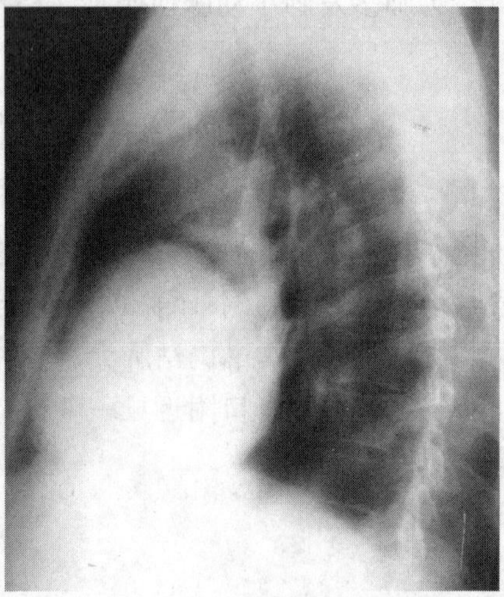

图 14

影像学诊断：右中叶支气管肺癌可能性大，右肺门及纵隔淋巴结转移。

手术所见：肿块较大，位于右中叶。

病理所见：肿瘤为红褐色，边界清楚。切开后见中心部坏死。镜下见癌细胞较大，大小不一，形态不等，癌细胞呈弥漫性分布，有大片状坏死。免疫组化染色 CgA 及 NSE 呈阳性反应。电镜检查发现有神经内分泌性颗粒。

病理结果：右肺中叶巨大支气管大细胞神经内分泌癌。

讨论：支气管神经内分泌癌种类较多，本文列举 5 种不同类型的肿瘤，只包括其中大部分。综合文献及我院的观察，支气管神经内分泌癌似应分为下列 6 类：①典型类癌；②非典型类癌；③小细胞神经内分泌癌；④大细胞神经内分泌癌；⑤巨细胞神经内分泌癌；⑥不能分类的神经内分泌癌。

有关本病的影像学诊断国内外已有不少报道。影像学检查特别是 X 线及 CT 扫描，对诊断很有价值。

以上 6 例均为不同类型的良恶性神经内分泌瘤。以下对临床表现为内分泌综合征，即胸部内分泌性肿瘤加以讨论。

病例 7 巨大胸膜纤维瘤

女性,50 岁。6 年前体检时发现左下肺肿块,性质未定,无任何自觉症状,未进行任何治疗。但每年均复查胸部 X 线片,见病变缓慢增大。因无自觉症状,仍未进行任何治疗。3 个月来无任何诱因在清晨空腹时反复出现意识丧失及小便失禁。发作前无饥饿感及出汗等症状。口服牛奶及输入葡萄糖后症状可缓解。

查体:T 36.5℃,无表浅淋巴结肿大。意识清楚。左下肺叩诊浊音。听诊左下肺呼吸音减弱。空腹血糖为 2 mmol/L。

胸部 X 线检查:6 年前院外胸部正侧位 X 线片见左下胸部肿块,直径为 6 cm,边缘光整,密度均匀(图 15、图 16)。5 年前胸片见肿块增大,直径为 8 cm(图 17)。4 年前胸片示肿块直径增大至 9 cm(图 18)。3 年前侧位胸片肿块直径增大为 10 cm(图 19)。入院后胸部 X 线片显示肿块明显增大,占据左中下部胸腔,直径约为 18 cm,密度均匀,边缘光整。心脏轻度向对侧移位(图 20)。

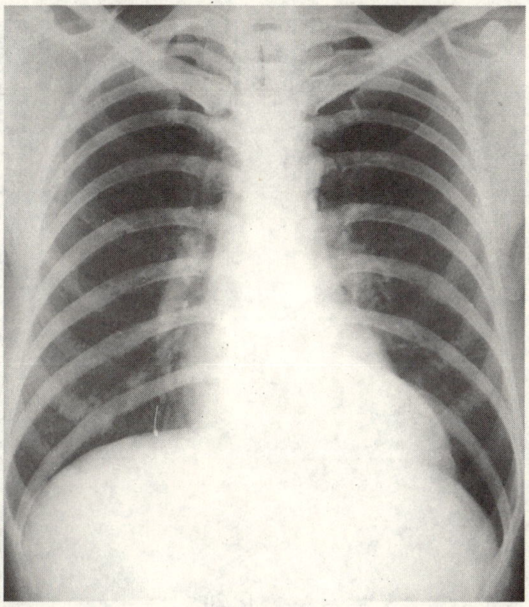

图 15

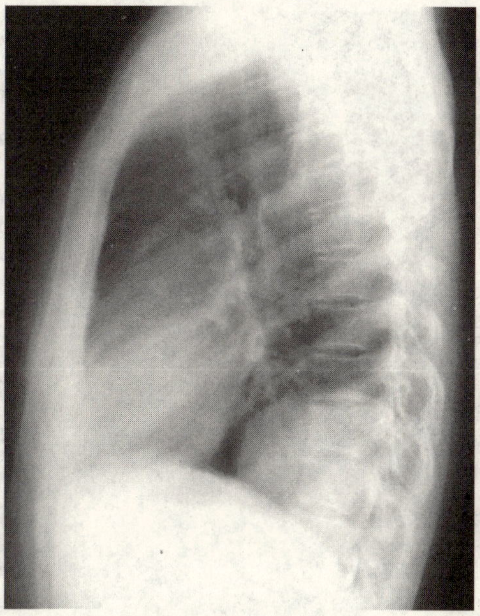

图 16

影像学诊断:胸腔巨大肿瘤,以良性可能性大。

手术所见:左侧胸腔内巨大肿瘤,肿瘤为灰褐色,易出血。将肿瘤完整切除。

病理所见:肿瘤巨大直径为 20 cm × 17 cm × 11 cm,为灰褐色,肿瘤重 2.5 kg,表面血管丰富,有完整包膜。镜下检查见瘤细胞生长活跃。

病理诊断:胸膜巨大纤维瘤,部分细胞生长活跃。

术后意识丧失等症状消失,2 周后血糖恢复正常。经过 7 年随访观察,临床及影像学均未发现异常。

本例为少见病,入院后我们对胸腔肿瘤与低血糖之间关系不十分清楚,因而只根据病程长达 6 年,考虑为良性肿瘤可能性大。在治疗过程中特别在手术后,我们仔细分析影像学改变及查阅有关文献,对本病有了较全面认识。胸膜巨大纤维瘤引起低血糖的原因,很可能与激素介导有关。本病临床表现为低血糖,为内分泌性肿瘤的一种。

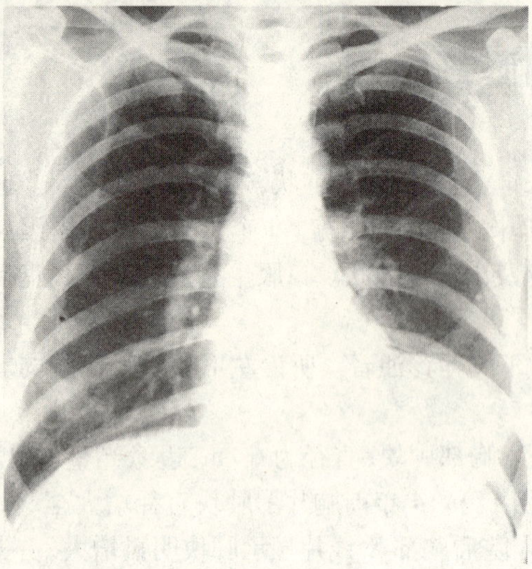

图 17

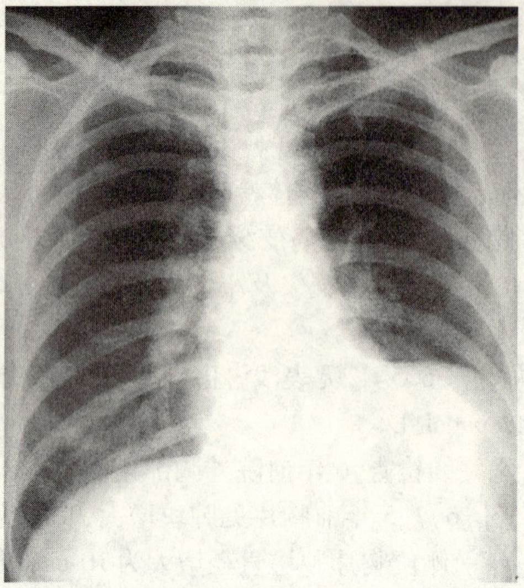

图 18

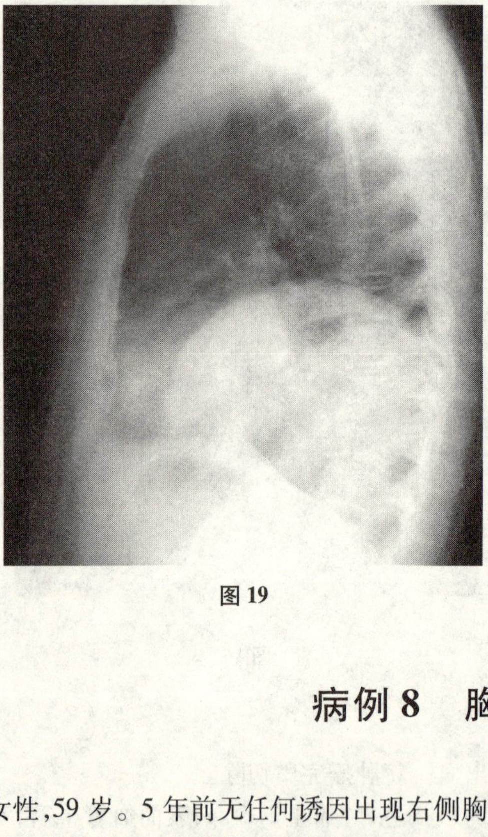

图 19

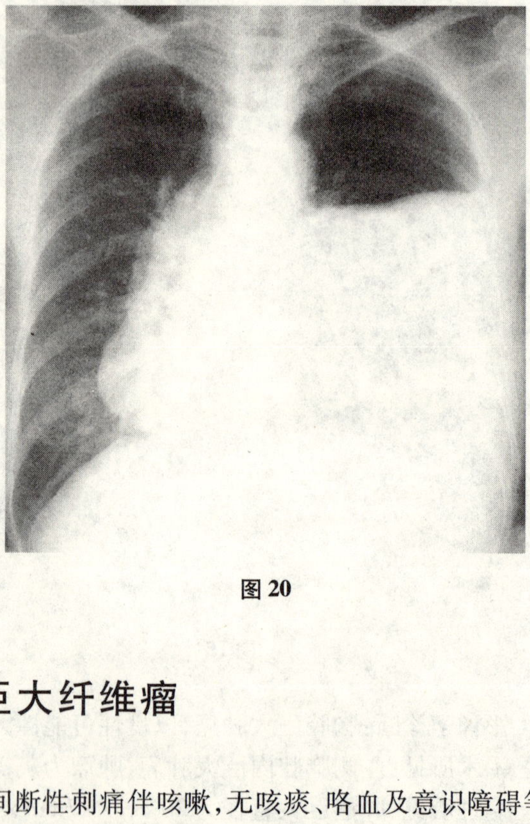

图 20

病例 8　胸膜巨大纤维瘤

女性,59 岁。5 年前无任何诱因出现右侧胸痛,呈间断性刺痛伴咳嗽,无咳痰、咯血及意识障碍等。当地医院胸片及 CT 扫描发现右侧胸腔内一大小约 5 cm×5 cm 的肿物。经对症治疗 1 个月后疼痛缓解,拒绝手术治疗。6 个月前在另一医院复查胸片,发现肿物较前明显增大。建议手术治疗,又一次遭到病人拒绝。近 3 个月来出现胸闷气短并反复发作清晨意识不清。

查体:T 36.5℃,无表浅淋巴结肿大,叩诊右下肺浊音,听诊右下肺呼吸音减弱。空腹血糖为 1.35 mmol/L。

胸部 X 线检查:见右下胸部巨大肿块,直径约为 18 cm。肿块边缘光整,密度均匀(图 21、图 22)。

CT 检查:右侧胸腔可见一直径约为 15 cm 大小的软组织密度块影,密度均匀,边缘光滑锐利。平均 CT 值 35 HU,增强后一般强化,强化后期内部密度强化不均匀,平均 CT 值升为 46 HU(图 23 ~26)。

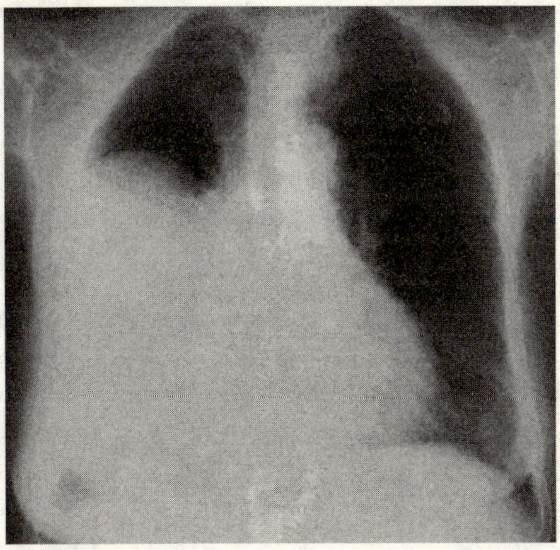

图 21

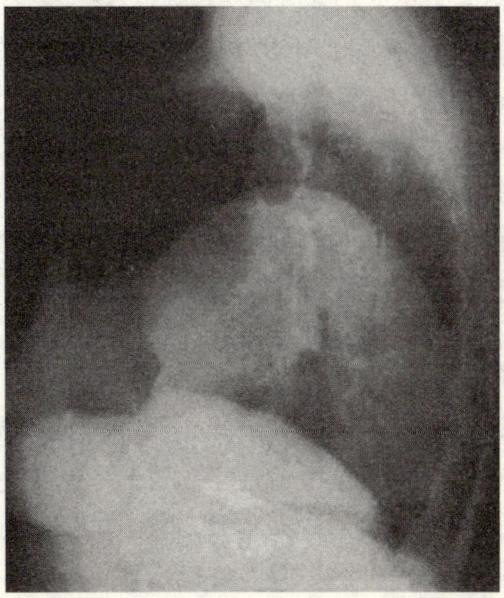

图 22

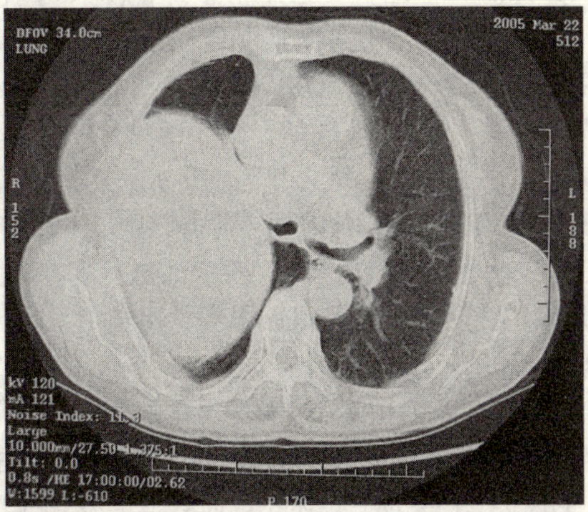

图 23

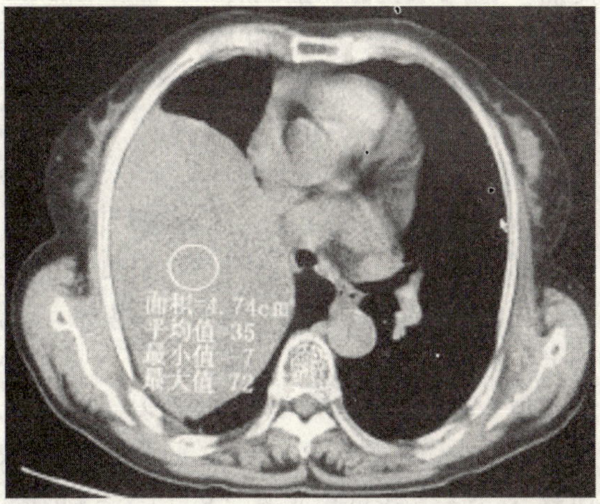

图 24

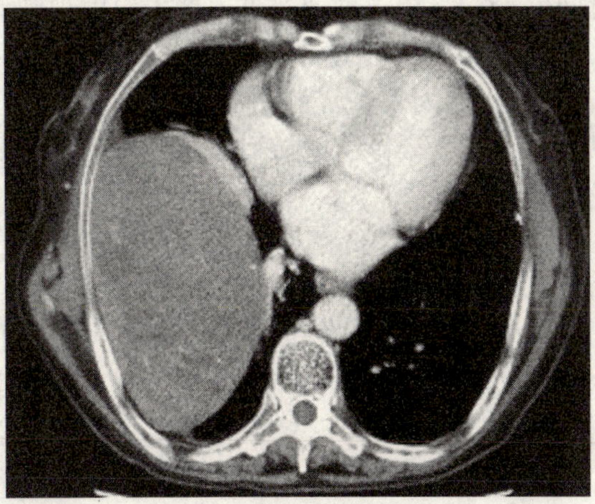

图 25

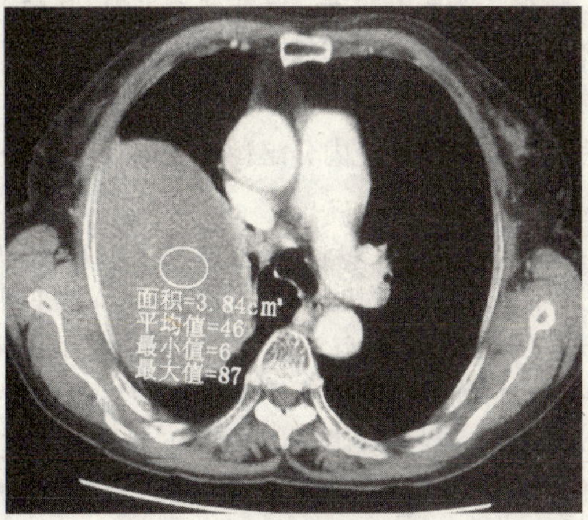

图 26

影像学诊断：右胸腔巨大肿瘤，以纤维瘤或神经纤维瘤可能性大，不除外低度恶性。

手术所见：右侧胸腔巨大肿瘤呈灰褐色，挤压右肺上叶及中叶，造成右上叶及中叶明显不张，右下叶受压较轻。右胸腔内有少量积液。

病理所见：肿瘤大小约为 20 cm×20 cm×15 cm。镜下见肿瘤组织主要为梭形细胞。

病理结果：右胸腔巨大孤立性纤维瘤。

胸膜巨大纤维瘤亦称为胸膜孤立性纤维瘤，是非胰岛细胞肿瘤性低血糖的一种，这种肿瘤体积大，恶性程度低，生长慢。除了胸膜孤立性纤维瘤外，不少起源于间质组织的肿瘤，包括间皮细胞瘤、纤维肉瘤、平滑肌瘤等亦可引起低血糖。胸膜孤立性纤维瘤通常在胸部 X 线检查时意外发现。在手术切除肿瘤后，低血糖症状可以改善，但可能复发。

病例 7 与病例 8 均为孤立性纤维瘤，2 例临床表现及影像学所见十分相似。肿瘤均巨大，直径均为 20 cm，肿瘤生长缓慢，1 例为 6 年，另 1 例为 5 年。当肿瘤较小时临床症状轻微，肿瘤体积发展到巨大后，方出现低血糖现象。本病诊断的关键是临床表现与影像学所见的密切结合。

讨论：有关胸部内分泌性肿瘤特别是神经内分泌性肿瘤的有关报道日渐增多，相关研究亦日趋深入。10 余年来我们对这类肿瘤的影像学表现进行了研究。目前取得了一些经验，但尚处于初步阶段，有待深入。仅将初步几点体会报道如下，以供参考。

1. 密切联系临床，重视出现的各种激素综合征　支气管肺癌、胸腺肿瘤、胸膜肿瘤等特别是支气管小细胞癌，产生多种内分泌症状者较多。主要如下：① Cushing 综合征。②肥大性骨关节病。③黑色素瘤。④男性乳房发育症。⑤甲状腺功能亢进。⑥其他。影像学所见与各种激素综合征结合可以提高诊断水平及早期发现病变。有一中年女性病人，因 3 个月来皮肤逐渐变黑来院就诊。当时疑为 Addison 病，可能为肾上腺结核。胸部 X 线检查发现左下肺叶块影及胸水，X 线表现结合临床所见诊断为肺癌。后经病理证实为支气管小细胞癌。又如一 50 岁男性病人，2 个月来因心悸、失眠、食欲亢进等症状来院就诊。临床诊断为甲状腺功能亢进，但病人无眼球突出表现，且有多年吸烟史，因而疑为支气管肺癌。但胸部 X 线检查未发现异常，根据病人病史，我们仍认为不能排除支气管肺癌，对病人进行密切追踪。半年后胸片检查肺内出现阴影，经病理证实为支气管肺癌。上述病例说明，只靠影像学检查不与临床出现的内分泌症状结合，是不可能确诊，更不可能及早发现病变。

2. 仔细并追踪观察影像学变化，开展影像及病理对照研究　我们曾对 10 例非典型支气管类癌影像学变化与病理学做对照研究。3/10 例病变增大很快，倍增时间为 2～3 周。此种变化经病理证实为中心坏死所致，使我们初步认识非典型支气管类癌迅速增大的原因，主要为中心坏死。而其他类型支气管肺癌出现迅速增大者远比非典型类癌为低，支气管肺癌迅速增大的原因，除了病灶坏死外，出血亦是重要原因。病例 3 为较大的支气管非典型类癌，肿瘤倍增时间仅 18 天，经病理证实迅速增大原因为肿瘤中心坏死所致。其后发现不但肿瘤较大时多有中心坏死，而且在早期非典型类癌即可出现坏死。此种现象在其他类型支气管肺癌很少出现。非典型类癌发现这种变化的因素，尚待进一步研究。有的病理学家认为可能与肿瘤神经内分泌颗粒变化有关。上述所见，如不进行影像学密切追踪及与病理学对照研究，是难以发现的。

3. 认真总结学习国内外先进经验　病例 7 为巨大胸膜纤维瘤引起低血糖病人，6 年前病人无自觉症状，查体发现胸内肿块较大，直径为 6 cm。肿瘤逐渐增大，6 年后增大至直径 18 cm，手术时肿瘤直径为 20 cm。病人无任何自觉症状，直到 6 年后肿瘤巨大时才出现意识障碍等低血糖症状。当时我们对巨大肿瘤与低血糖之间关系不够了解，因而未能明确诊断。以后认真总结本病的临床、病理及影像学资料，学习有关文献，对胸膜纤维瘤与低血糖关系有了认识。我们又保留一套较完整的本病例影像学资料。19 年后我们又遇到同样病例，由于对这种病有了认识，因此能及早正确诊断。过去我们对支气管多发微小类癌缺少认识，所以将例 4 误诊为支气管肺癌及类癌。其后认真学习文献资料，密切观察影像学及病理变化，了解到支气管微小类癌有侵犯血管的特点。从而认识到支气管微小类癌病灶很小，影像学检查无法发现，但可发现微小类癌继发的肺梗死。也提示我们今后诊断肺多发小动脉梗死时，应警惕有微小类癌的可能性。

（白友贤　孙红　姚洪祥　汤俊凡）

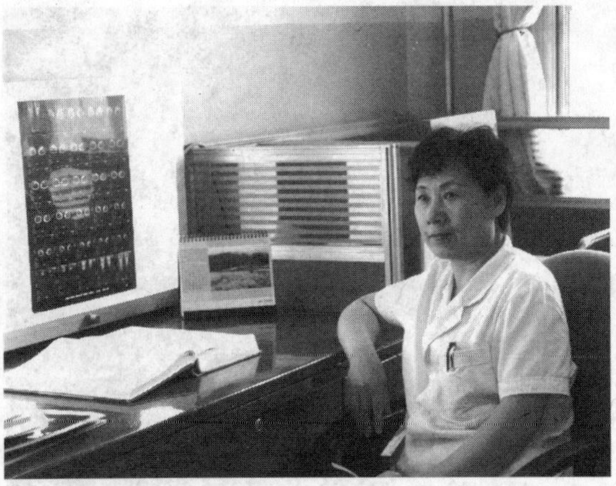

蔡跃增，主任医师、硕士生导师。

女，1952 年 1 月出生。1977 年毕业于天津医科大学。

现任天津医科大学总医院放射科主任医师，硕士生导师，中国老年学会骨质疏松委员会委员，《中国骨质疏松杂志》编委。

主要从事肌骨系统影像学诊断及骨质疏松的研究工作，并承担医科大学临床医学七年制、五年制，影像专业及全国放射诊断部办班的教学工作。1993 ~ 1995 年赴日本滋贺医科大学放射科专修骨矿及骨强度的研究工作。

发表论文 20 余篇，参编影像专业书籍 5 部。承担多项科研项目，其中两项获天津市科技进步三等奖。

多发性骨嗜酸性肉芽肿一例

多发性骨嗜酸性肉芽肿少见，由于病变时期的不同，其影像学表现各异，容易导致误诊，故对其影像学征象进行全面的认识，有助于提高诊断水平。

病史：男性，24 岁，既往体健。于 11 个月前无明显诱因出现右上肢疼痛，后转为双侧肋骨痛、左肩背痛及左髂骨痛，20 天前出现右髂骨痛，近日诉左髋部疼痛。

查体：左肩胛骨、左髂骨区隆起、压痛，皮温、皮色正常。左上肢、左下肢活动受限。浅表淋巴结未触及。

实验室检查：白细胞 8.57×10^9/L，红细胞 3.35×10^{12}/L，HGB 89 g/L，EO 2%。血沉增高，血钙降低，免疫球蛋白 G 增高，C 反应蛋白增高，碱性磷酸酶正常。

影像学检查：X 线平片显示右第 8 肋骨及左肩胛骨体部大片状溶骨性骨质破坏（图 1），肩胛骨破坏区外下方见不规则高密度影（图 2），无明显骨膜增生。CT 扫描显示左肩胛骨、左髂骨、骶骨、右髋臼及腰 5 椎体多处溶骨性骨质破坏（图 3 ~ 图 6），病灶始于髓腔，部分突破骨皮质，向周围软组织蔓延，形成不同程度的软组织肿块，骨破坏区内可见斑点状高密度影。右侧髂骨、左股骨颈和骶骨内可见多发圆形及不规则形高密度影，边界清楚或不清楚。骶髂关节 MRI 平扫显示髂骨及骶骨多发性病灶，以左髂骨为著（图 7 ~ 图 9）。T_1WI 上稍高于肌肉信号；T_2WI 上呈中高混杂信号，左髂骨轻度膨胀，病灶与周围软组织肿块相连，邻近皮下脂肪受压。左骶髂关节部分显示不清。

诊断：多发性骨恶性肿瘤。

鉴别诊断：本例影像学显示多骨多发溶骨性骨质破坏伴多发不规则骨质硬化。病灶以局限于不规则骨为特点，并伴有周围软组织肿块。首先考虑为恶性骨肿瘤，骨转移瘤的可能性大。骨转移瘤是最常见的骨肿瘤，其骨质破坏形态各异，突破皮质可形成软组织肿块，可无原发性肿瘤史，而以转移性病灶为首发表现。本病人为青年男性，在男性所有骨转移瘤中 60% 来自前列腺癌，前列腺癌骨转移瘤几乎均为成骨型。本例影像学显示溶骨和成骨混合性病灶同时存在，考虑为混合型骨转移瘤。混合型骨转移瘤多见于乳腺癌。但病人既无乳腺肿物也无泌尿系统疾病史。临床症状表现轻微，而影像学征象显示严重，骨转移瘤不能完全解释。

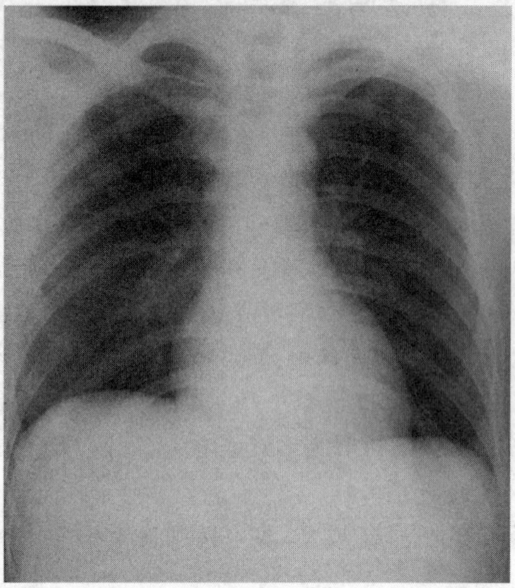

图1

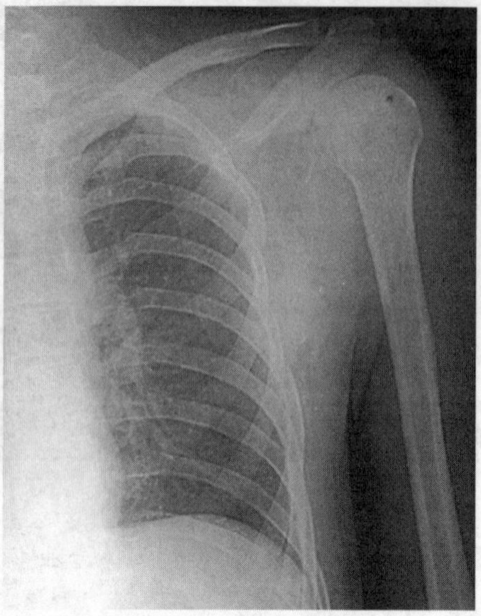

图2

图1、2　X线平片：右第8肋骨溶骨性骨质破坏；左肩胛骨大片状溶骨性骨质破坏，其外下方见不规则高密度

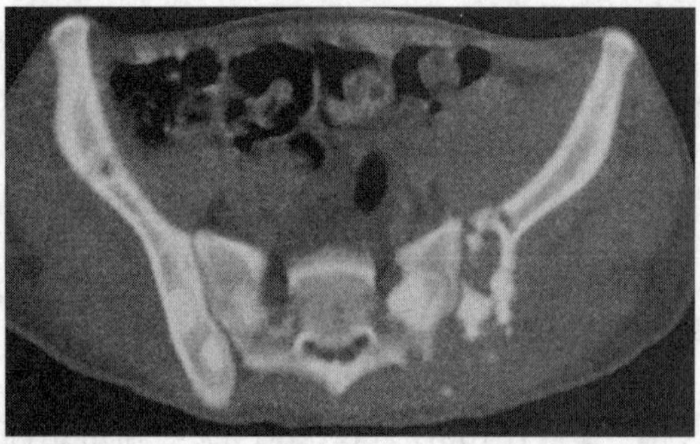

图3

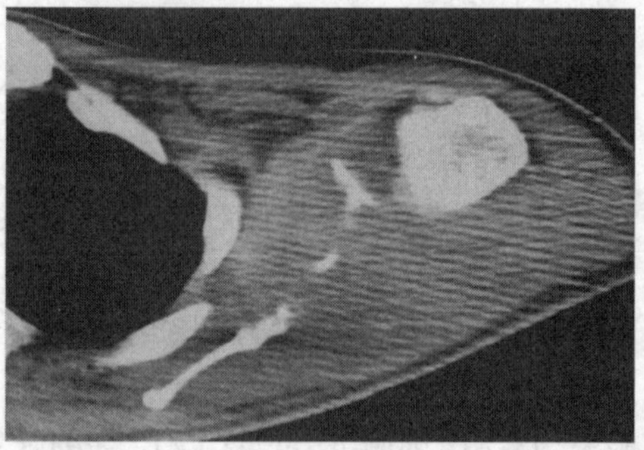

图4

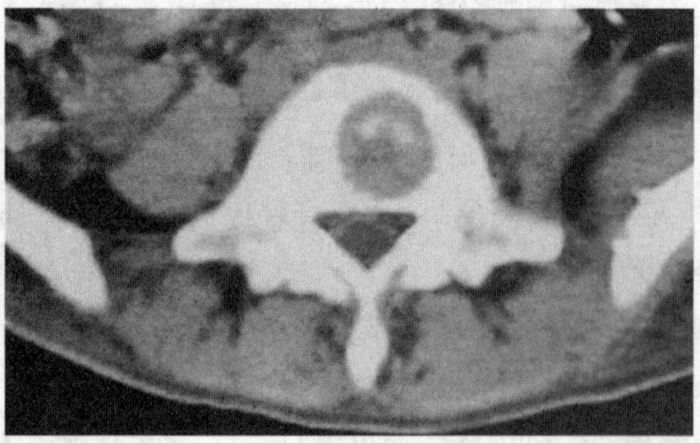

图5

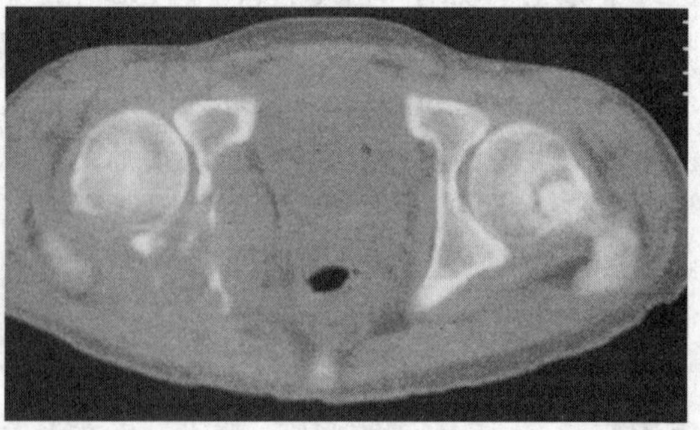

图6

图3～图6　CT平扫：左髂骨、左肩胛骨、腰椎和右髋臼处多发不规则溶骨性骨质破坏，边界清楚，其内见残留高密度影，周围伴不同程度软组织肿块。右髂骨、骶骨及左股骨颈区多处硬化区

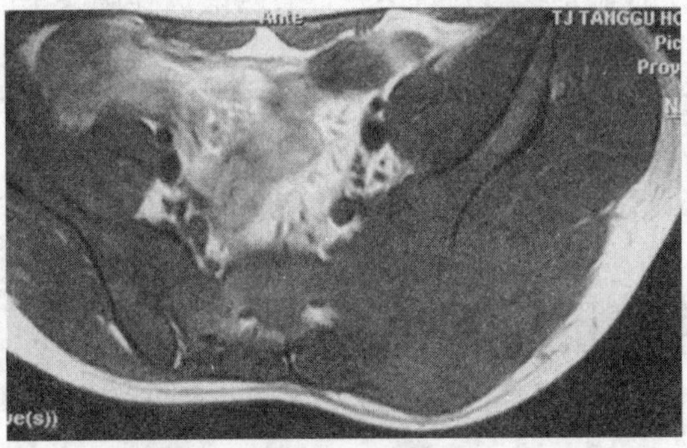

图7　T_1WI

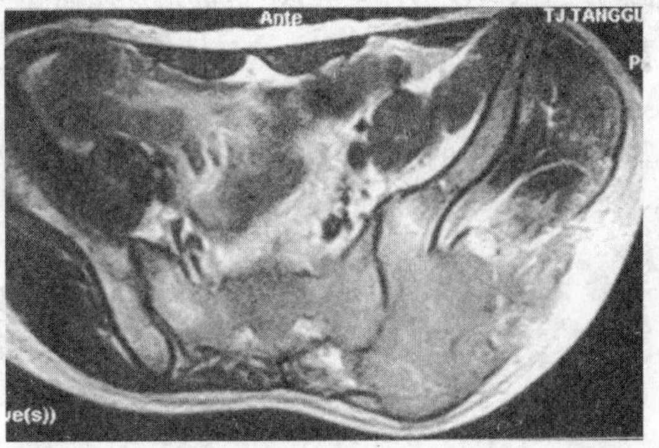

图8　T_2WI

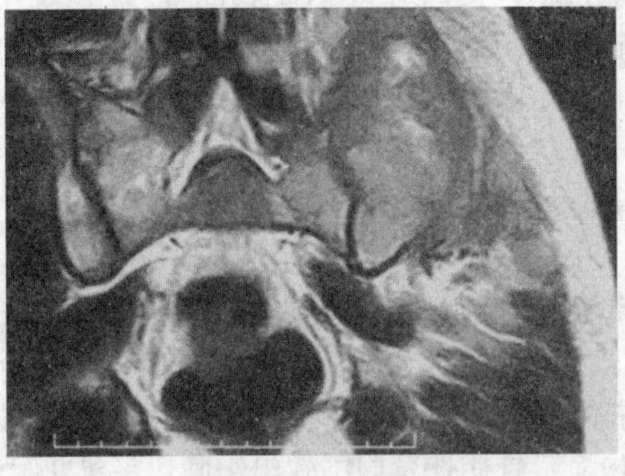

图9　T_2WI冠状

图7～图9　骶髂关节MRI平扫：髂骨及骶骨多发病灶，T_1WI稍高于肌肉信号；T_2WI呈中高混杂信号，左髂骨轻度膨胀，病灶与周围软组织肿块相连

另外，多骨溶骨性骨质破坏，其内出现不规则骨质硬化，伴周围软组织肿块。多中心骨肉瘤也应考虑，但本病极为罕见，多见于青少年，病变进展迅速，早期即可出现肺转移，实验室检查碱性磷酸酶增高，血钙、血磷大多正常，病灶以长骨受累多见，与本病不同。

病理所见：送检软组织镜下见横纹肌及脂肪组织，其中可见横纹肌灶性变性坏死伴炎细胞浸润及纤维组织增生，未见异形性病变。

送检骨组织部分骨髓样组织内可见Langerhans细胞样细胞，少量嗜酸性粒细胞、淋巴细胞等浸润，骨小梁结构无明显异常。

病理结果：骨嗜酸细胞肉芽肿。

讨论：骨嗜酸性肉芽肿病因不明，多数认为是一种免疫性疾病。是局限性郎格汉斯组织细胞增多症（localized Langerhans－cell histiocytosis of bone）。病理上为网状细胞增生和嗜酸性粒细胞浸润所形成的肉芽肿，自髓腔侵蚀骨质，致局限性骨质破坏。临床症状主要为病变的局部疼痛或压痛，可有轻度运动障碍。以单发多见，也可多发，约2/3病人发病于20岁以前，男性较女性多见。实验室检查有时白细胞总数略增高，嗜酸细胞多在4%～12%之间，血碱性磷酸酶正常或略增高。影像学表现主要取决于病变的不同时期及病变的进展程度。早期破坏区边界模糊不清，无明显硬化缘，周围软组织肿胀。晚期骨质破坏区边界清楚，有硬化边缘。破坏区内可出现中心性死骨及倾斜的边缘。受累骨可轻度膨胀并伴有周围软组织肿块。MRI显示扩大的髓腔内充满异常的软组织信号，T_1WI呈低或等信号，T_2WI呈混杂高信号，脂肪抑制呈高信号，周围软组织肿胀显示清晰，增强扫描病灶明显强化。与平片及CT比较，MRI能够准确地界定病变的范围。单发性骨嗜酸性肉芽肿病变可自愈，多发性骨嗜酸性肉芽肿不论是否经过放射治疗，即使某一病灶消退，也可能在同一骨或其他骨又出现新病灶。本例为多骨受累，溶骨和成骨病灶既出现在不同部位，也出现在了同一病灶内，为嗜酸肉芽肿少见的影像学表现。结合病人临床症状轻微，与影像学表现不匹配，可提示良性病变。误诊的主要原因是对多发性骨嗜酸肉芽肿复杂的影像学表现认识不足。

总之，骨嗜酸肉芽肿的临床和影像学表现复杂多样，应加深对本病影像学表现的认识，以提高对骨嗜酸肉芽肿诊断的准确性。坚持临床、影像、病理相结合，可减少误诊率。

骨恶性纤维组织细胞瘤一例

骨恶性纤维组织细胞瘤（malignant fibrous histocytoma of bone，骨 MFH）是一种少见的骨恶性肿瘤。影像学表现多种多样，缺乏特征性，应正确认识其影像学表现，以提高对 MFH 的诊断率。

病史：女性，66 岁。半年前无明显诱因自觉右肩关节疼痛，无关节活动障碍。2 个月前疼痛加重伴关节活动受限，并出现右肩肿胀。无发热及畏寒。病人于 26 年前曾行左乳腺肿物切除术，术后病理为乳头状瘤，增生活跃。

查体：右肩关节外侧软组织轻度肿胀，局部未触及明显肿块，表面皮肤、皮温均正常，局部有轻压痛。实验室检查未见明显异常。

影像学检查：右肩关节 X 线平片显示右肱骨头、颈部大片状溶骨性骨质破坏，边缘模糊，与正常骨质分界不清。外侧骨皮质受侵蚀断裂，病灶内侧可见不规则骨质硬化区（图 1），无明显骨膜增生。CT 平扫：右侧肱骨头颈区大片状溶骨性骨质破坏，其内侧有不规则高密度影，边界不清，病灶突破骨皮质形成周围软组织肿块（图 2），右肱关节间隙清晰。MRI 平扫显示骨病灶及周围软组织肿块呈等 T_1 中长 T_2 混杂信号（图 3、图 4）。增强检查病灶边缘轻度强化，其内未见明显强化（图 5、图 6）。

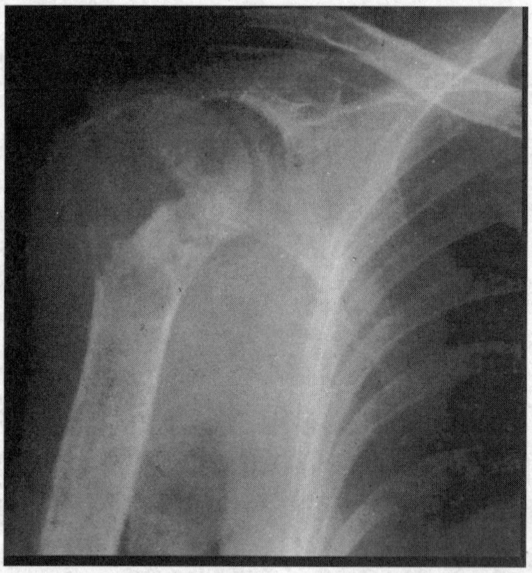

图 1

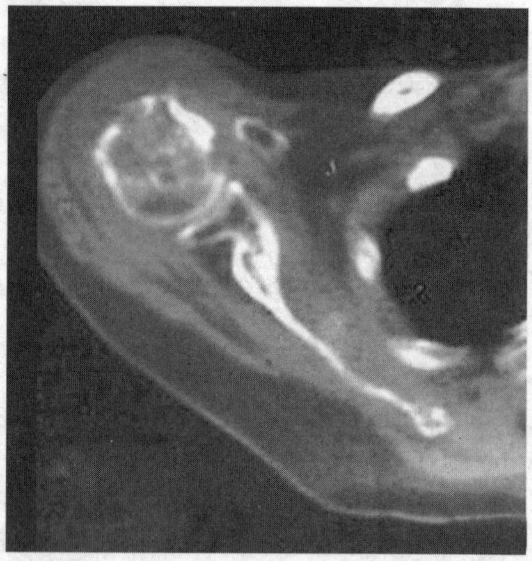

图 2

诊断：右侧肱骨上段恶性骨肿瘤。①混合型骨转移瘤；②骨恶性纤维组织细胞瘤，建议穿刺活检。

鉴别诊断：本例为发生于右肱骨上段不规则的溶骨性骨质破坏，边界不清，其内侧可见片状骨质硬化区。病灶突破多处皮质向周围软组织延伸。周围无明显骨膜增生，肿物生长较快。据此可以判断病灶为来源于骨组织的恶性肿瘤。鉴于病人曾有左乳腺肿物切除史，应首先考虑为骨转移瘤。在女性所有骨转移瘤中 70% 来自乳腺癌，乳腺癌中 10% 为混合型骨转移。混合型转移灶特征可为来自同一肿瘤

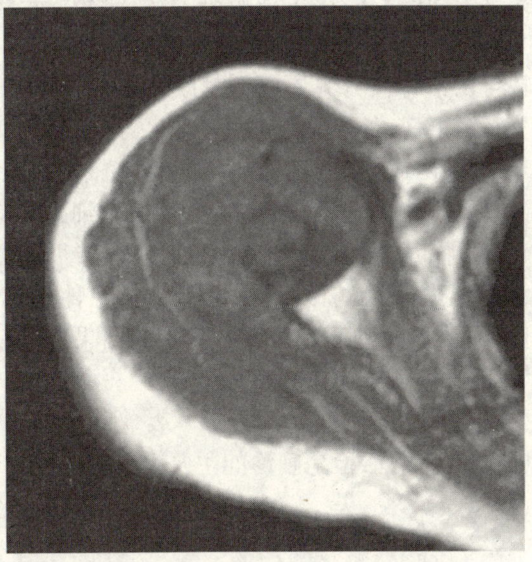

图3

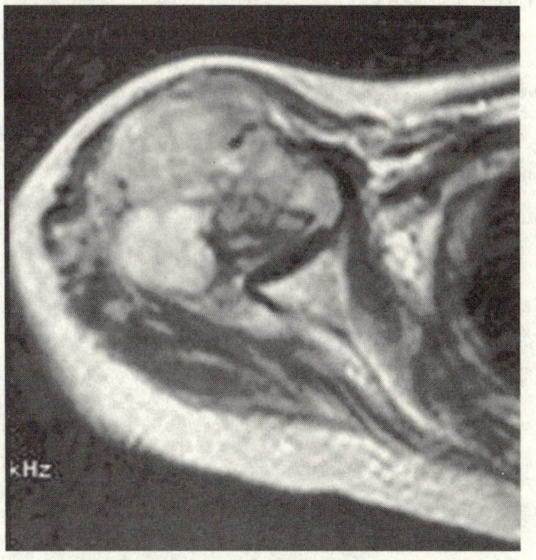

图4

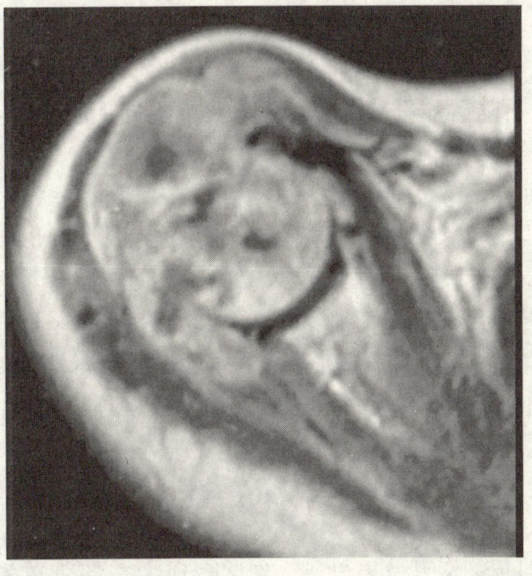

图5

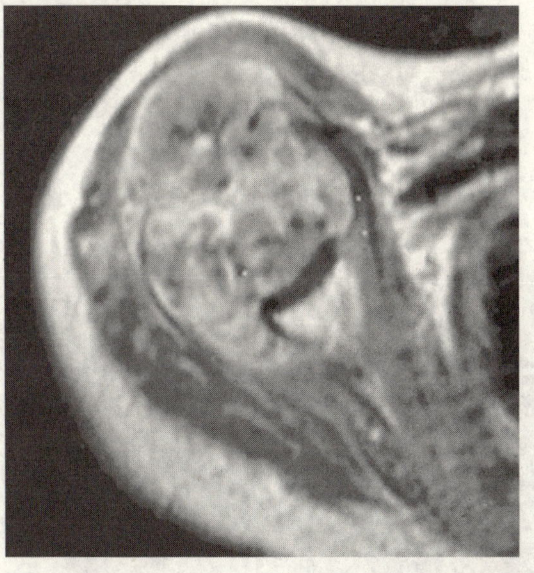

图6

的骨转移灶在不同的部位出现溶骨及成骨性两种类型;也可在同一病灶内出现这两种表现。通常表现为大的软组织肿块的骨转移瘤较少见,但此时临床症状一般会较明显。而本例病人骨质破坏范围大且临床症状表现轻微,不符合骨转移瘤的特征。根据临床体征和影像学表现,还应考虑有骨恶性纤维组织细胞瘤及骨纤维肉瘤的可能。骨恶性纤维组织细胞瘤与骨纤维肉瘤在影像学表现上相似。但骨纤维肉瘤生长较缓慢,软组织肿块相对较小,易发生病理性骨折。

手术记录:术中所见病变大部位于右侧肱骨头及肱骨上端,侵犯骨皮质及周围软组织,在软组织内形成肿块,行右侧肱骨中上1/3截除灭活+植骨术,术中可见右肱骨头被鱼肉样组织代替。

病理结果:右侧肱骨上端恶性纤维组织细胞瘤,多形性。

讨论:自1972年Feldman首次报道骨原发性恶性纤维组织细胞瘤以来,它作为一种独立的原发性骨肿瘤,逐渐引起临床、病理和影像学者的注意。本病好发于30~60岁,男性略多于女性,病程长短不一。局部疼痛及肿胀是常见的症状。骨MFH主要发生于长骨(股骨、胫骨)的骨端,逐渐向骨干发展,一般为单发。影像学表现为溶骨性骨质破坏,边界模糊,与正常骨质分界不清。骨膜反应较轻微,病变突破骨皮质可形成软组织肿块。易造成病理性骨折。实验室检查多无异常。目前多数学者认为MFH起源于原始间叶细胞。病理特点为肿瘤组织细胞具有多样性,由成纤维细胞、组织细胞、多核巨细胞、黄色瘤细胞、中间型细胞、未分化细胞及少量炎细胞构成。但肿瘤性成纤维细胞和肿瘤性组织细胞是诊断的主要依据。这些细胞成分在不同的病例或同一肿瘤的不同部分,其数量、比例和排列均有很大的差异,是该病诊断困难的主要原因。MFH不具备产生瘤骨的能力,所以瘤组织中也不能出现骨样组织。曾有MFH中出现骨样组织的报道,称之为"假性骨样组织",认为是肿瘤胶原成分化生的结果。本例在溶骨性病灶内有类似骨样组织影存在,为不典型影像学表现。

总之,骨恶性纤维组织细胞瘤是一种具有明显侵蚀破坏的恶性骨肿瘤,其影像学表现复杂多样,无论临床、影像学表现和实验室检查均无特征性,正确诊断较为困难,活检是确诊的主要手段。

髂骨骨纤维结构不良一例

髂骨单发囊状膨胀型骨纤维结构不良少见,影像学表现酷似骨囊肿,应充分认识病灶组织学基础不同所致各异的影像学表现。

病史:男性,36岁。左髂区酸痛,活动受限2个月,活动后加重,休息后减轻,疼痛不向下肢放射。

查体:左髋部无压痛,皮肤无红肿,无发热乏力,髋关节过伸试验(-)。

实验室检查:血钙、磷、碱性磷酸酶等均在正常范围内。

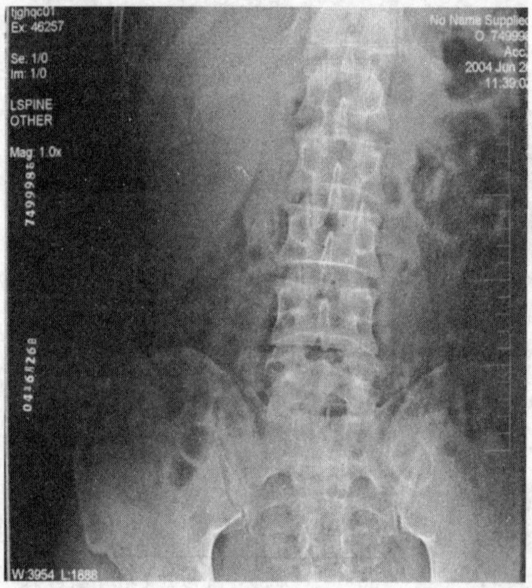

图1

影像学检查:X线平片显示左骶髂关节区类圆形密度减低影,边缘环状硬化(图1)。CT平扫可见左髂骨后部一椭圆形低密度区,边界清晰无分叶,大小约2 cm×3 cm×4 cm,CT值为30 HU(图2、图3)。病灶长轴与髂骨长轴相平行,其内密度均匀,无钙化及分隔,边缘有环形硬化缘。病灶轻度膨胀,邻近骶髂关节清晰。

诊断:左髂骨肿瘤样病变。①单纯性骨囊肿;②骨纤维结构不良。

鉴别诊断:本例为男性,影像学表现为左髂骨单发囊状、膨胀性病变,边界硬化而清晰,其内密度均匀,无骨膜增生及软组织肿块。首先考虑为骨肿瘤样病变,单纯性骨囊肿可能性大。骨囊肿为一单房性囊性病变,可能为骨内出血伴有吸收液化所致。常见于儿童和青少年,男性多见。好发于长骨干骺或骨干中央,大多无临床症状,多系偶然发现。本例虽不是囊肿的好发部位,但扁骨的骨囊肿最常发生于跟骨和髂骨,且多见于年长者。另外,还应考虑为单发性骨纤维结构不良。骨纤维结构不良按其X线表现可分为4型,其中囊状膨胀型病灶可见囊状膨胀性透亮区,边缘清晰,常有硬化边。早期囊内可透亮,但随着纤维组织的不断骨化,病变逐渐呈混杂密度。

手术记录:左髂骨囊状病灶清除术,取左髂骨植骨融合术。逐层切开皮肤,皮下骨膜骨皮质正常,左髂后上棘下方5 cm处髂骨内,见灰白色肿物2 cm×3 cm大小,质韧。肿物周围骨质硬化粗糙(硬化骨)。取同侧伤口周围部分髂骨植入。

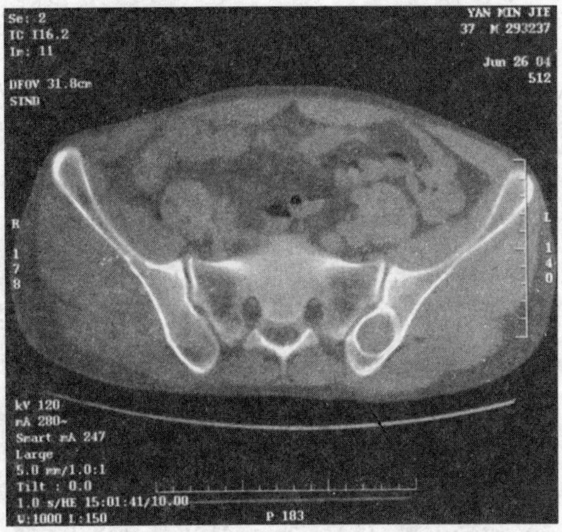

图 2

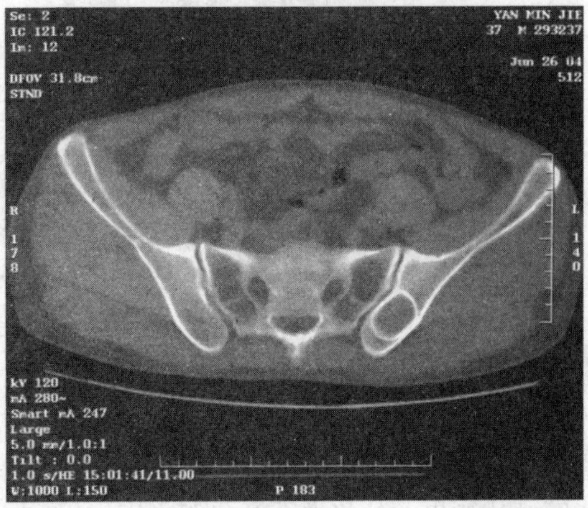

图 3

病理结果:(左髂骨)骨性纤维结构不良。

讨论:骨纤维异常增殖症亦称为骨纤维结构不良,是一种较常见的骨骼发育异常疾病。以纤维组织的大量增殖代替正常骨组织为病理特征,常见于青少年,国外报道 75% 的病人不超过 30 岁。病变可累及单骨或多骨,以单骨型多见。单发者多见于股骨、胫骨和肋骨,骨盆相对少见。病理上以纤维组织和不成熟的非板层骨增生为特征。如病变范围广泛,受累骨可出现畸形。X 线表现因病灶组织学基础不同而各异,分为 4 种类型:①囊状膨胀性改变;②磨玻璃样改变;③丝瓜瓤状改变;④虫蚀样改变。各型主要病变形态单独出现者较少,大多数为多种类型共同存在。曾提出几乎所有病例包括或多或少的磨玻璃样骨化,这个征象可称为骨纤维异常增殖症的定性征象。本例囊内相对较透亮,囊壁光整,病灶内未见磨玻璃样高密度及条索状骨化影。故骨囊肿作为第一诊断。

总之,典型骨纤维结构不良不难做出诊断。非常见部位单骨单发者影像学表现缺乏特异性,正确诊断有赖于临床、影像学和病理相结合。

著名放射学家李景学教授

我 1977 年有幸从师于李景学教授。时光荏苒,在近 30 年的工作接触中,使我对李教授的为人、处事、生活、工作有了较多的了解并从中汲取了诸多有益的借鉴,受益匪浅。借此书出版的机会介绍李教授一二,以表对前辈的敬仰。

李景学教授 1925 年出生于辽宁省辽阳市。1948 年毕业于沈阳医学院。自 1949 年供职于天津医科大学总医院。历任放射科住院医师、主治医师、副教授、教授等职。李教授曾担任《中华放射学杂志》编委、咨询编委,《国外医学 · 临床放射学分册》编委,《临床放射学杂志》编委、顾问,《放射学实践杂志》编委、《医学影像学临床与研究杂志》编委,《中国骨质疏松杂志》副主编,《中日合办影像医学杂志》副主编,老年学会骨质疏松委员会第一、二、三、届委员会委员、副主任委员、顾问,天津市数届放射学会分会委员,并曾兼任湖南医学院、鸡西医学院、天津第二医学院客座教授。1992 年退休后又返聘于原单位,仍活跃于医、教、研战线,继续发挥所长,为祖国医学影像学的发展不懈地努力。

李景学教授将全身心奉献给了医学影像学事业,他的敬业、拼搏精神已深深铭记在同道们心目之中。

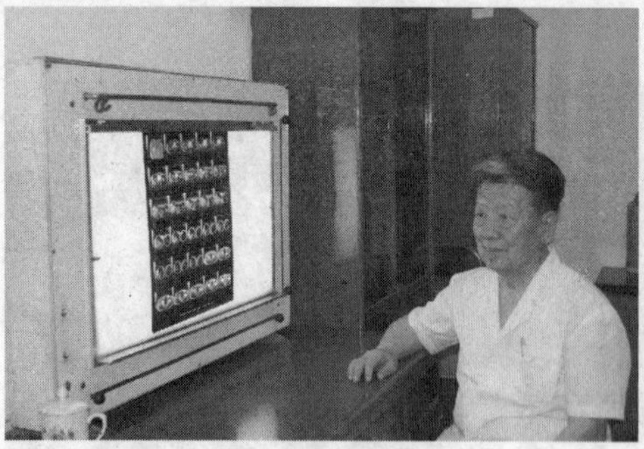

一、刻苦耕耘　不断进取

李教授在科研方面取得的成就是引人注目的。迄今发表于国内外刊物的论文计60余篇。其中有的在国际会议上宣读，有的获优秀论文奖。他在1955年首次提出脊椎结核的影像学分型，一直被应用于放射诊断。1958年他与孙鼎元教授共同论述了长管状骨巨细胞瘤横向生长优势在影像学诊断的重要性也受到广泛重视。自1987年以来，李教授潜心于骨矿定量研究。在国内他首次研制成功QCT定量用校准体模并应用于临床及科研，为骨矿测量开辟了新途径。其后发表的"单能定量CT测量人体骨矿含量的准确性"论文中，第一次提出适用于中国人骨质疏松性骨折QCT所测骨矿密度阈值。在"骨硬化还是骨软化"的论文中提出硬化样骨软化的新概念，得以较合理地解释出现于一些代谢、营养、内分泌性骨病的硬化密度与软化形态并存的矛盾现象。在国内外尚无类似的报道，填补了一项认识上的空白区，是颇有创新的高水平论断，当属国际先进论点。1989年在颈椎病的研究中又提出一个诊断颈椎病的新征象《颈椎正位裂隙征》，并阐述其形成及临床的诊断价值。此征象至今仍应用于临床，对颈椎病的诊断具有重要的意义。他还总结出真性及假性骨折的诊断标准，提出以夹心椎的出现或消失作为评估代谢性骨病的疗效指标之一。以上诸论点亦属国内首创。他曾多次应邀参加国际会议并介绍有关骨矿定量的研究成果，颇受国内外同道重视。李教授重视科研，重视技术。他不仅自己开拓创新、不断进取，还在不断总结经验的基础上，将行之有效的科研方法传授他人。他时常教导我们搞科研工作一定要实事求是，不能有半点虚假。在他的科研思想中始终贯彻着"纵向深入、横向联系、认真求实、锲而不舍"的务实精神；从不先入为主，主观臆断，都是可借鉴的宝贵财富。

李景学教授主编或参编《骨关节X线诊断学》、《骨关节X线征》、《急腹症X线诊断学》、《泌尿系统影像学诊断》、《骨折与脱臼治疗图谱》、《骨放射诊断学》、《X线诊断试题》、《中国医学百科全书(X线诊断)》、《骨质疏松症》、《骨科基本功》、《肿瘤影像诊断学》、《放射学》、《骨矿疾病》、《实用放射学》、《骨关节影像学》、《放射诊断学征象》、《中华影像学(骨肌系统卷)》等17部放射专业书籍，无不倾注着大量辛勤劳动和对影像诊断学腾飞的执著关爱。这些专著都为本学科的进步与发展起到极大的推动带头作用。其中由他和孙鼎元教授主编的《骨关节X线诊断学》是国内最早问世的骨关节影像学专业参考书之一，其内容丰富、实用性强、备受读者青睐。该书自1982年出版至2002年20年间，已先后10次印刷、发行，仍供不应求。在20世纪最后20年间，这本著作曾是我国骨关节影像诊断学医、教、研较有影响的主要参考书之一，其内容曾被多次引用于相关的著作、科研论文中，为该领域的深入发展做出了不朽的历史性贡献。1998年该书获天津市科技著作二等奖。由于他在医教研方面的卓越成就，而获得多项奖励。自1994年享受国务院有贡献专家待遇。1995年获全国57名知名放射学专家荣誉奖状。其中两项研究成果获天津市科技进步三等奖。

二、医德高尚　甘为人梯

李教授知识渊博、医德高尚、医术精湛并具有丰富的实践经验。对工作精益求精、一丝不苟。他给学生修改报告或论文非常仔细认真，连错别字、标点符号都一一改好，并清楚地写上须改的忠言，很快交给我们。强调质量至上、一贯坚持严谨求实的工作作风。他本着"一切以病人为中心"的原则，急病人之所急，想病人之所想，经常教导年轻医生对病人一定要耐心、负责，深受同行的尊敬和病人的信任。李教授学术造诣很深，但仍孜孜不倦地学习新知识。他说："读书是我最大的快乐，学习本身也充满了乐趣。"他的夫人(著名的妇产科教授)常对我们说："一到周日李主任早就把大的书桌占满，只给我留下小的书桌。"李教授对医学影像学方面的新进展十分重视。他经常说医学知识更新很快，各种新技术层出不穷，必须要不断地学习以适应医学发展和时代的要求。他把时间和精力都用在学习上，有了新知识就很快传授给大家。

五十多年来李教授一直关心并致力于医学影像学特别是骨关节系统影像诊断学的后继人才培养。他曾积极倡导并参与多次全国部办或地方办的各类进修或培训班的教学工作。在多年教学培干工作中,他积累了丰富的经验。在此基础上总结出有益的经验教训。他经常教诲年轻医师绝不能“只当黑白影大夫”。影像表现必须与临床及病理解剖相结合,探索成像基础理论。这种求实的作风不仅始终贯穿于他的工作和教学实践中,也为年轻一代的茁壮成长树立了良好榜样。得益于李教授言传身教的受益者遍及全国,有的已成为颇有声望的专家学者,诚可谓桃李满天下。经李教授培养的学生都在各自工作岗位上成为中间力量。多年的辛勤耕耘终于取得了丰硕回报。在为祖国培养影像诊断专业后继人才上,李教授已尽到了一个热烈企盼祖国影像诊断学腾飞者应尽的责任。

三、一生廉洁　为人真诚

李教授一生廉洁、不图名利、为人真诚。他写文章的稿纸都是用废弃文件的反面,有的纸张都已发黄。日常生活都很朴素。他还非常注重对年轻人的培养和锻炼,积极为年轻医生申请各种深造机会。对所带研究生无论是选题、课题设计、论文修改还是答辩前的准备工作,无不倾注大量心血。至今他仍为年轻医师的科研选题、设计出谋划策。他不为名利,自己甘做铺路的基石,毫无保留地将自己的真才实学传授给年轻医生,他希望所有的年轻医生超越自己,不断地取得丰硕的成果。

李教授十分和蔼可亲,无论本院的还是进修的医生都愿意向李教授请教问题。他每天早上坚持会诊疑难病例,认真分析影像学征象并有理有据地做出诊断和鉴别诊断。对大家提出的问题都耐心解答,从中我们感受到老教授扎实的基本功及深厚的知识功底,让人由衷地佩服他的敬业精神。李教授持之以恒的学习精神和严谨的治学态度无不孕育着他执著追求真理的高尚人格。

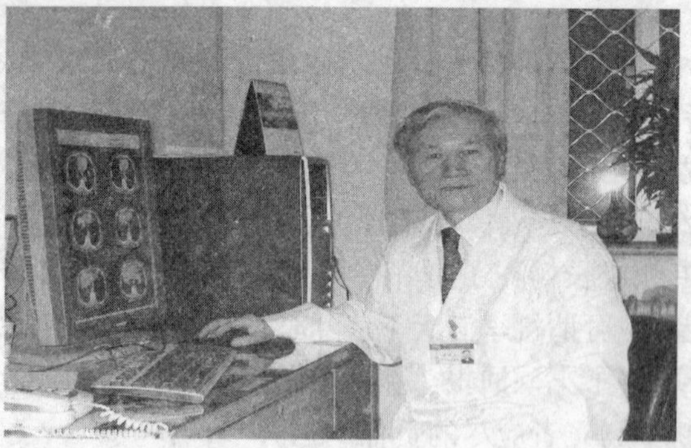

蔡祖龙，主任医师、教授、博士生导师

男，1940 年 8 月出生。1965 年毕业于第四军医大学。现任解放军总医院放射科主任医师、教授与博士生导师。曾任第五届与第六届中华医学会放射学分会委员与常务委员，以及总后勤部高评委委员。现为中国医学影像技术研究会常务副会长兼放射分会主任委员、北京放射学会委员、解放军医学科学技术委员会委员、全军放射诊疗学专业委员会副主任委员，《中华放射学》杂志资深编委，《中国医学影像学》杂志、《实用放射学》杂志及《中国临床医学影像学杂志》等杂志编委。曾于 1975 年在中国医学科学院心血管研究所、阜外医院放射科进修心血管放射诊断技术，并分别于 1985 年、1989 年赴荷兰、日本进修 CT 与 MRI 诊断技术。从医 40 年来一直工作在临床第一线。医学知识全面，放射学诊断基本理论扎实，全面掌握常规 X 线、CT 与 MRI 诊断技术，有丰富的临床实践经验。在心胸影像学诊断方面造诣较深，尤其对肺癌的影像学诊断有深入研究。被中央保健办聘为中央保健会诊专家，因医疗保健工作成绩突出，于 2000 年与 2001 年分别获中央保健委员会颁发的荣誉证书与中央军委保健委员会颁发的特殊贡献奖证书。曾被评为总医院标兵医生。担任《全身 CT 诊断学》、《磁共振成像诊断学》、《胸部 CT 鉴别诊断学》、《心脏大血管影像学诊断图谱》及《胸部 CT 与磁共振诊断学》等专著主编，并参与 10 余部专著编写。先后发表论文 70 余篇。获军队科技进步二等奖 2 项，三等奖 2 项，军队医疗成果二等奖 1 项。获军医进修学院优秀教学成果奖 2 项，被评为总后勤部优秀教师。于 1991 年享受政府特殊津贴。

肺部弥漫性疾病的鉴别诊断思路

肺部弥漫性病变种类繁杂，影像学表现多样。同一疾病可有不同的影像学表现，不同的疾病又可以出现相似或几乎相同的影像学表现，因此，有时鉴别诊断相当困难。一些缺乏经验的医生，面对一份较为疑难的弥漫性疾病的影像常感到无从下手。肺部弥漫性病变的鉴别诊断是我们日常工作中经常遇到的一个难点。

怎样才能对肺部弥漫性病变做出正确的鉴别诊断？除了需要熟悉正常肺 HRCT 解剖知识，认识各种疾病所引起的病理学改变以及正确识别这些改变所产生的基本的 CT 征象外，还需要具有正确的鉴别诊断思路和步骤。

一、总体诊断思路与步骤

1. 根据主要影像学表现特点进行分类以缩小鉴别诊断的范围。通常分为五大类：①弥漫性网合结节或结节；②弥漫性线网状影；③弥漫性磨玻璃样密度；④弥漫性肺部实变；⑤弥漫性低密度病变。

2. 根据弥漫性病变的肺内解剖分布特点进行鉴别诊断。首先从宏观方面应注意病变是否按肺叶肺段分布；是否有分布于某个肺野（上、中、下肺野），某个肺带（内、中、外带）的倾向；是以肺门区分布为主，还是以肺外周胸膜下分布为主。这对于病变的鉴别颇有帮助。如结节病的结节在上、中肺野分布占优势，而粟粒性肺结核常均匀地分布于整个肺野，血行性肺转移癌则以下肺野分布占优势。其次从微观方面应注意观察病变与小叶解剖结构的关系,这样可进一步缩小鉴别诊断的范围。有些弥漫性结节病变以小叶中心分布为主,病变仅位于小叶中心不与小叶间隔相连,可见于过敏性肺泡炎,弥漫性全细支气管炎、石棉肺、肺水肿等,而另一些病变则以小叶周围性分布,即病变累及小叶间隔,HRCT上表现为光滑的或结节状小叶间隔增厚,可见于淋巴道转移瘤,结节病、淋巴瘤等。

3. 密切结合临床对鉴别诊断有十分重要的意义。仔细观察病人的症状、体征,重视各项实验室检查结果有助于正确诊断。如粉尘接触史对于尘肺的诊断是不可或缺的,肺内或肺外原发性肿瘤的存在对于癌性淋巴管炎与血行性肺转移瘤是重要的提示。

二、弥漫性网合结节或结节的鉴别诊断思路

许多疾病可引起肺部网合结节或结节影。前者伴有网状影,后者仅有结节。很多种疾病可产生弥漫性网合结节或结节,包括结节病、矽肺、煤工肺、粟粒性肺结核、血行性肺转移瘤、细支气管肺泡癌、淋巴管转移瘤及弥漫性全细支气管炎等,其他还有过敏性肺泡炎、非肺结核分枝杆菌感染等。弥漫性结节的鉴别诊断首先需要认识小结节的形态特点并明确小结节与肺小叶结构的关系,并在此基础上找到多发小结节的分布规律,再结合其他CT表现和临床检查所见进一步鉴别诊断。

(一)肺部弥漫性小结节的形态

肺内小结节一般可分为间质性结节与气腔性结节。间质性结节位于间质内,其病理基础为各种原因的肉芽肿,肿瘤,纤维组织及淀粉样物质累及间质所致。因结节周围无渗出性病变,故即使很小,通常境界仍较清楚。间质性结节常呈软组织密度,掩盖它们所接触的血管或其他结构的边缘。常见的间质性结节的疾病主要有淋巴管转移瘤、结节病及矽肺等。粟粒性肺结核、血行性肺转移癌也可引起间质性结节。气腔性结节是位于肺泡腔内的实变影像。病理基础为细支气管周围气腔实变,常见于各种炎症,也可见于出血和水肿。常见的气腔性结节性病变为过敏性肺炎、支气管播散性肺结核、嗜酸性肉芽肿等。气腔性结节一般境界较模糊,可呈均质的软组织密度,于是掩盖血管;或呈模糊的比邻近血管密度淡的影像,即所谓的磨玻璃状;也能见到成堆的或呈玫瑰花瓣样的小结节。气腔结节约为腺泡大小,故亦有称为腺泡结节性病变的,但并非在组织学上的真性腺泡。气腔结节多有小叶中央和细支气管周围分布的趋向。小气道腔内病变也产生位于小叶中央的结节,其病理基础为终末细支气管,呼吸细支气管及肺泡管因黏液或炎性分泌物充填而引起的异常扩张,产生具有特征性的树芽征,主要见于弥漫性全细支气管炎与气管播散性肺结核。

(二)肺内小结节的分布特点

尽管这两类结节HRCT表现有所不同,但要根据这些不同来区分间质性的还是气腔性的仍是相当困难的。事实上,这种区分有时是人为的,因为许多结节性疾病,组织学上既能累及间质又能累及肺泡成分。小结节的分布或定位在鉴别诊断上比其形态学表现更有价值。不同情况下,小结节可呈随机性分布,淋巴周围性分布,或主要呈小叶中央性分布。

1. 随机性分布　小结节与次级肺小叶结构的关系呈随机性分布。小结节与小血管,小叶间隔和胸膜面均可相关,常见于粟粒性肺结核和粟粒性真菌感染。血源性转移瘤亦呈随机性分布。HRCT上,小结节均匀性分布而不着重分布于某一解剖结构是最具典型的征象(图1~图3)。

2. 淋巴周围性分布　结节主要分布于肺门旁支气管血管周围间质,小叶中央间质、小叶间隔和胸膜下部位。此为结节病、矽肺、煤工肺和癌性淋巴管播散等病人的典型表现(图4~图6)。此种异常类型称之为淋巴管或淋巴管周围型。上述每一种疾病均有与淋巴管相关的组织学异常。引起淋巴周围性分布的结节的不同疾病可根据影像与临床表现进一步鉴别。如结节病的结节以中轴间质分布为主,在上肺野分布占优势。常伴有肺门与纵隔淋巴结肿大。而癌性淋巴管炎的结节以周围间质分布为主,常可见小叶间隔串珠样增厚。常有肺内与肺外原发肿瘤表现。

3. 小叶中央性分布的结节　小叶中央性结节通常距小叶间隔和胸膜面数毫米,在肺外周,通常距胸膜面5~10 mm。这些结节分布与小叶间隔或胸膜表面无相关性,此与随意分布或淋巴管周围分布不

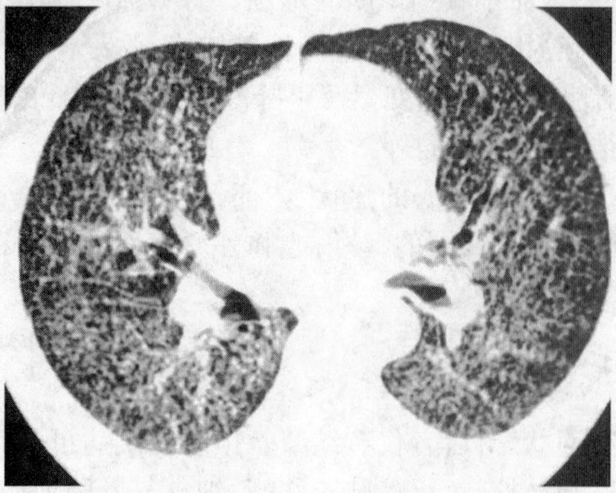

图 1 粟粒性肺结核。男性，40 岁，持续高烧月余，HRCT 示两肺弥漫性小结节，呈随机性分布，大小均匀，轮廓欠清晰

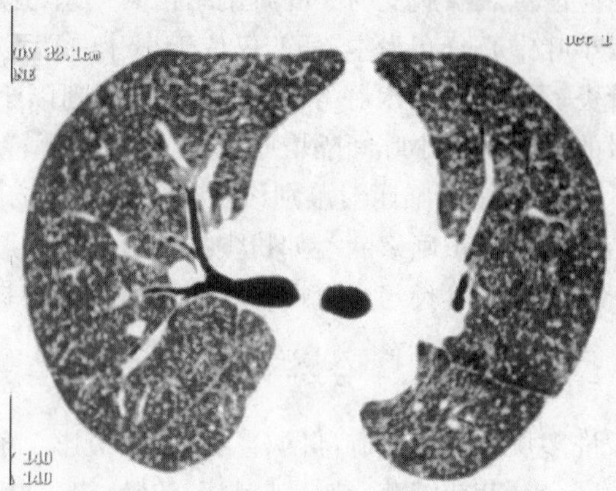

图 2 粟粒性肺结核。两下肺弥漫性小结节，大小均匀，密度均匀，轮廓清晰

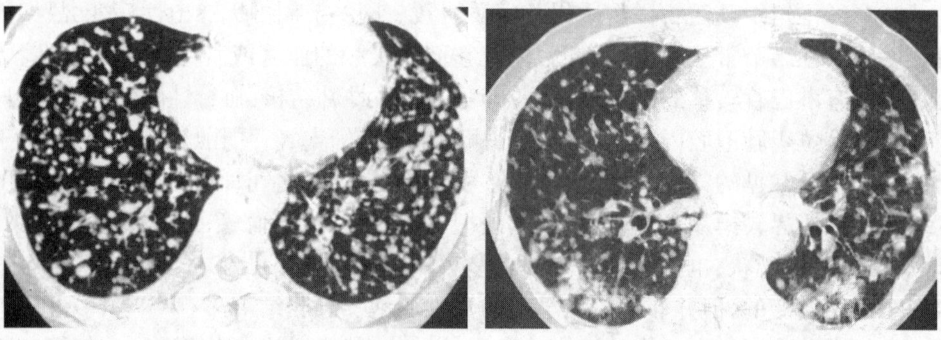

A　　　　B

图 3 血源性转移瘤

A 与 B 为两个不同的病例 HRCT 示两肺弥漫性小结节，大小不等，形态相似，边缘清晰，呈随机性分布

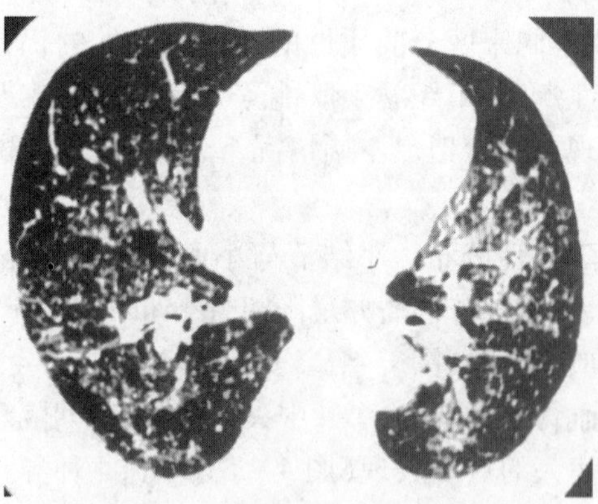

图 4 结节病。两肺弥漫性小结节，直径约 2 mm，分布欠均匀，伴支气管血管束增粗

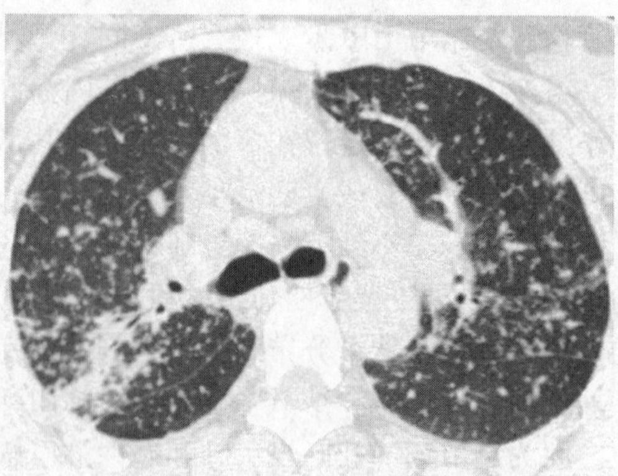

图 5 结节病。两肺弥漫性小结节，直径约 2 mm，边缘欠清晰。右肺上叶后段有些结节已融合成斑片状，在增厚的斜裂与小叶间隔线上有小结节影

同，胸膜下肺组织不受累。这样的分布差异在弥漫性中央性分布与弥漫性随意分布的结节的鉴别中特别有价值。小叶中央结节凭借观察它们与小肺动脉分支的关系可加以鉴别。在 HRCT 上，小叶中央结节显示为位于血管周围，围绕或掩盖 HRCT 上能见到的最小的肺动脉。小叶中央结节见于主要累及小叶中央细支气管或动脉并造成周围间质和肺泡的炎症或纤维化的多种疾病。境界清晰，小的细支气管周围结节，代表间质性肉芽肿，见于组织细胞病 X，但此症相当罕见。境界模糊的小叶中央结节见于肺结核支气管内膜播散或非结核性分枝杆菌感染、弥漫性全细支气管炎（图 7）、过敏性肺泡炎、机化性闭塞性细气管炎、闭塞性细支气管炎、吸烟者之细支气管扩张伴周围纤维化、石棉肺、肺水肿、血管炎及滑石肺。细支气管肺泡癌（图 8）和气管支气管乳头瘤状病的支气管内播散也可造成小叶中央性小结节。矽肺的结节可位于小叶中央或细支气管周围（图 9）。

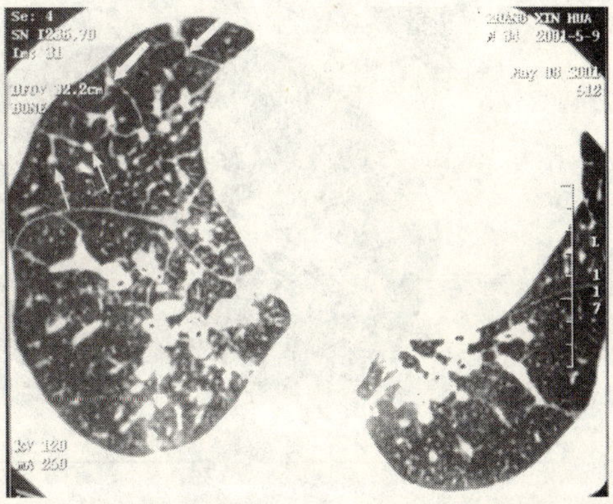

图 6 淋巴道转移瘤。两肺散在分布多数小结节影，以右肺为主，伴小叶间隔增厚，支气管血管束增粗。有许多结节分布在明显增厚的小叶间隔线上

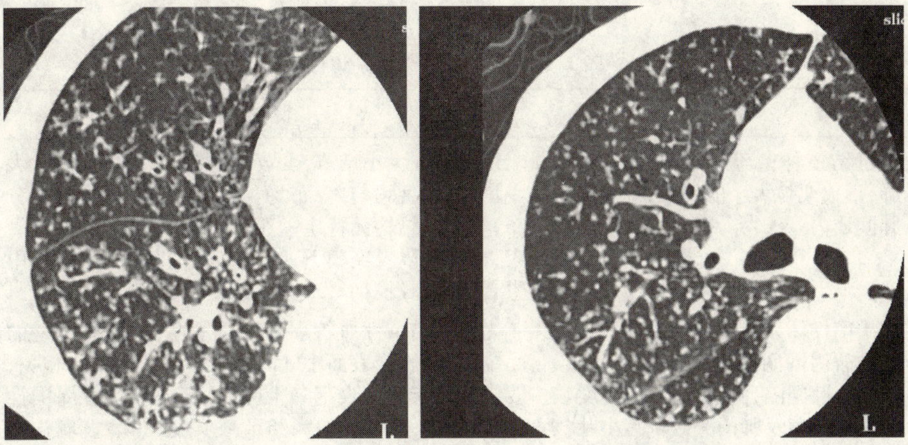

A B

图 7 弥漫性全细支气管炎

A 与 B 分别通过气管隆突下 1 cm 与下肺野层面示右肺中叶与下叶内有弥漫性细小结节影，以胸膜下小叶中央最显著，可见树芽征

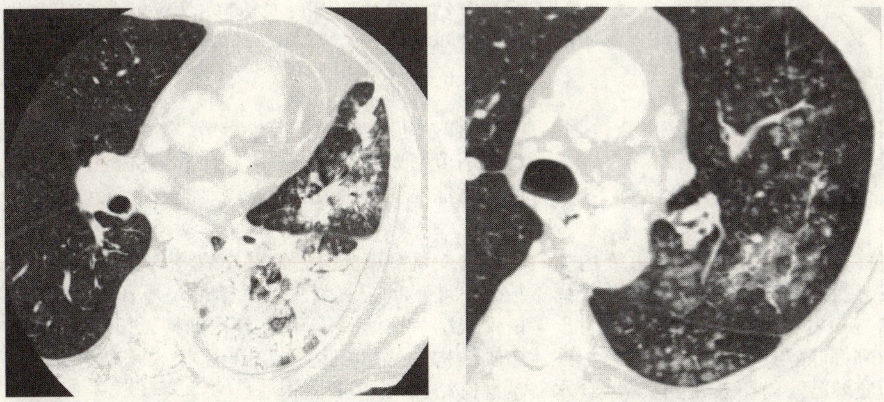

A B

图 8 弥漫型细支气管肺泡癌气道播散

A 左肺下叶实变，可见支气管充气征。左上肺舌叶有数个结节状影，形态不规则。B 为 A 之上方层面示右肺野内弥漫性小结节，呈小叶中央性分布，为 BAC 经气道播散

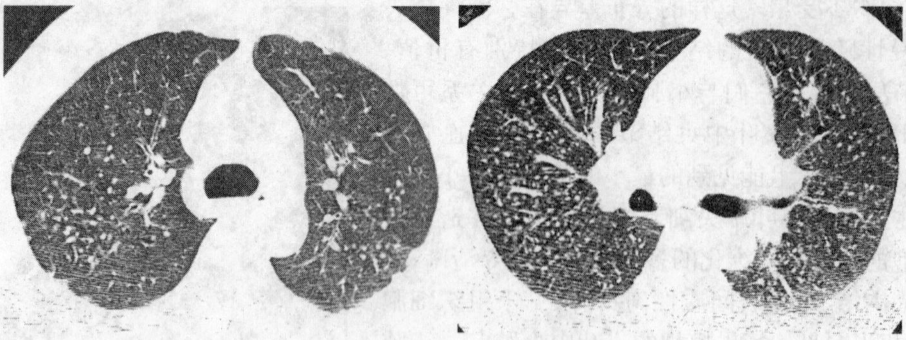

A　　　　B

图9　矽肺

男性,39岁,有大量粉尘紧密接触史。A与B为分别通过上、中层面示两肺弥漫性分布的小结节,以两中、上肺野,中、后部分布为著,密度较高,轮廓清楚,呈小叶中央性分布

总之,按照以上鉴别诊断方法,一般能对一个弥漫性结节的病人做出正确的诊断。常见引起肺部弥漫性小结节的疾病的鉴别诊断见表1。

表1　弥漫性小结节鉴别诊断

疾病名称	病理	CT表现特征	备注
粟粒性肺结核	大量结核杆菌经肺动脉播散至双肺,形成粟粒大小的病灶,主要位于肺间质内	①1～3 mm大小结节,少数可达5 mm,弥漫分布,大小均匀,密度均匀,分布均匀;②病灶呈弥漫随意分布,与小叶结构无特定关系,可位于小叶内,支气管束,小叶间隔及胸膜下;③轮廓多清楚,位于小叶中央者,边缘较模糊	临床症状重,发热高
结节病	非干酪样坏死性肉芽肿主要沿支气管血管周围间隙内的淋巴管分布,累及小叶间隔,胸膜下,间质程度较轻。主要累及肺门旁区域与小叶核心	①光滑或结节性血管周围间质增厚;②境界清楚的小结节,与胸膜表面小叶间隔及小叶中央结构相关;③结节位于肺中央部与上叶,呈支气管血管周围性分布;④大于1 cm的大结节或实变;⑤磨玻璃样密度;⑥纤维化表现:小叶间隔增厚,牵引性支气管扩张,蜂窝肺;⑦集合性肿块伴有支气管扩张;⑧斑片状分布;⑨淋巴结肿大,通常呈对称	影像学表现明显,而临床临床症状轻
血源性转移瘤	位于肺实质和间质的小结节,不累及淋巴管	①大小不等,形态相似,境界清楚,边缘光滑的小结节;②与肺内小叶结构和小叶间隔无特定关系;③有些病例结节以肺外周与下肺野占优势;有些结节与肺血管小分支相关;④如合并淋巴道转移瘤,同时具备相关的一些特点	有其他恶性原发肿瘤的病史
细支气管肺泡癌	起源于细支气管与肺泡上皮,呈弥漫性境界不太清楚的小结节	①广泛的小叶中央性气腔性结节,境界模糊;②弥漫性小结节与血源性肺转移瘤相仿;③弥漫性,斑片状或多灶性实变与磨玻璃样密度	临床上无发热,常有大量泡沫样痰
淋巴道转移瘤	转移性肿瘤在肺的淋巴系统内生长,侵犯中轴间质(支气管血管周围与小叶中央间质)与周围间质(小叶间隔与胸膜下),肿瘤在上述间质淋巴管内生长,伴有淋巴管水肿	①血管支气管束光滑性或结节性增厚(支气管袖口征);②小叶间隔光滑性或结节性增厚;③叶间裂光滑性或结节性增厚;④正常肺内结构无扭曲;⑤小叶中轴结构凸显;⑥弥漫性、斑片状或一侧性分布;⑦淋巴结肿大;⑧胸腔积液	有其他恶性原发肿瘤的病史

续表

疾病名称	病理	CT 表现特征	备注
矽肺与煤工肺	矽肺:位于小叶中央或细支气管周围,呈分层状的结缔组织结节,直径数毫米,弥漫性,散在分布于肺内,通常以上叶与肺门旁数量最多,结节周围存在灶性肺气肿。煤工肺:局灶性积聚的煤粉尘周围少许纤维结缔组织包绕	①直径 2 ~ 5 mm 小结节,轮廓模糊,或清楚呈小叶中央或胸膜下分布;②不太显著的网状密度增高影;③弥漫性分布,以上叶和后部为著;④集合性肿块,形态不规则,含有坏死区;⑤局灶性小叶中央性肺气肿;⑥矽肺伴有不规则或瘢痕性肺气肿;⑦淋巴结肿大	有粉尘接触史
弥漫性全细支气管炎	以呼吸性细支气管炎为中心的细支气管及细支气管周围病变,细支气管壁增厚,管腔狭窄、闭塞,伴近侧细支气管扩张	①弥漫性小结节,以中下肺野,肺外围胸膜下分布为著;②为小叶中央微结节,呈小球状,并与细线状影相连形成树芽样表现,距胸膜为 2 ~ 3 mm;③终末细支气管扩张表现为小叶中心的小环影	常合并鼻窦炎
弥漫性肺实质性淀粉样变性	侵及肺实质或肺泡间隔,淀粉样物质沉积累及小血管,小支气管壁内和肺间质	①小结节呈 2 ~ 4 mm 直径,轮部清楚;有些结节可有致密钙化;②伴有网状影与小叶间隔增厚;③小结节可融合成实变影,分布以中下肺野胸膜下区域为主,实变区内有斑点状钙化	罕见

二、弥漫性网状阴影的鉴别诊断思路

弥漫性线状网状阴影在病理上为肺的间质纤维网架由于细胞或其他物质的浸润、液体积聚、肉芽肿形成以及纤维化而增厚所致。临床上有许多疾病可产生肺线网状阴影,主要包括特发性肺间质纤维化或其他原因的寻常性间质性肺炎的病人,如类风湿性动脉炎、硬皮病或其他胶原血管性疾病、石棉肺、放射性肺炎、结节病及过敏性肺泡炎等。此外,还有一些可以引起间质增厚的疾病如癌性淋巴管炎、肺水肿及肺泡蛋白沉着征等。

弥漫性线状网状阴影在 HRCT 上呈现以下几种征象:①界面征;②小叶间隔增厚;③小叶内间质增厚;④胸膜下间质增厚;⑤肺实质索带;⑥胸膜下曲线影;⑦蜂窝影像;⑧小叶内细支气管扩张等。这些表现均非特异性,不管任何疾病,只要能产生肺间质增厚与纤维化,就可出现上述表现。对这些疾病进行鉴别诊断是很重要的。基本上,产生弥漫性线状网状阴影疾病可以分为两类,一类有纤维化表现,另一类有间质增厚而无纤维化表现。前者的 HRCT 征象主要有蜂窝影像,小叶内间质增厚,界面征,小叶间隔增厚,牵引性细支气管扩张及肺实质索带等,这些征象多合并存在。产生肺纤维化的疾病有慢性间质性肺炎、特发性肺间质纤维化、胶原血管性疾病、石棉肺及过敏性肺泡炎等(图 10 ~ 图 12)。此外,放

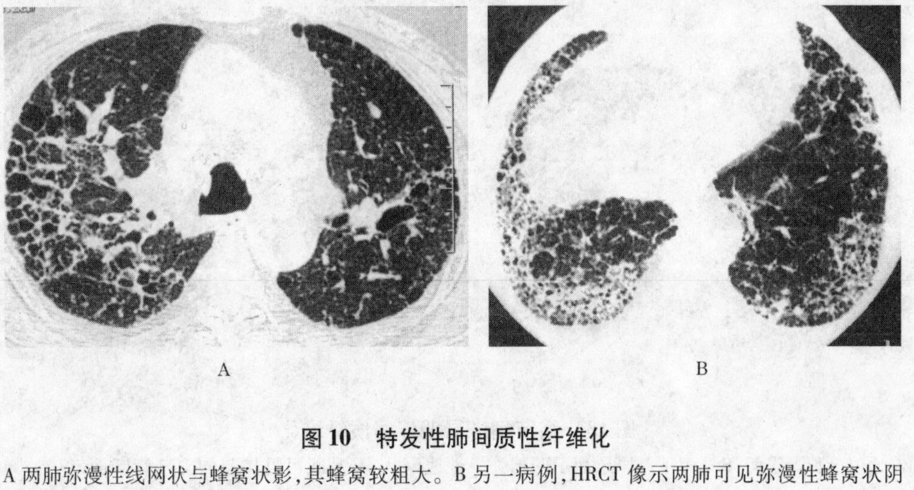

A　　B

图 10　特发性肺间质性纤维化

A 两肺弥漫性线网状与蜂窝状影,其蜂窝较粗大。B 另一病例,HRCT 像示两肺可见弥漫性蜂窝状阴影,以胸膜下为著

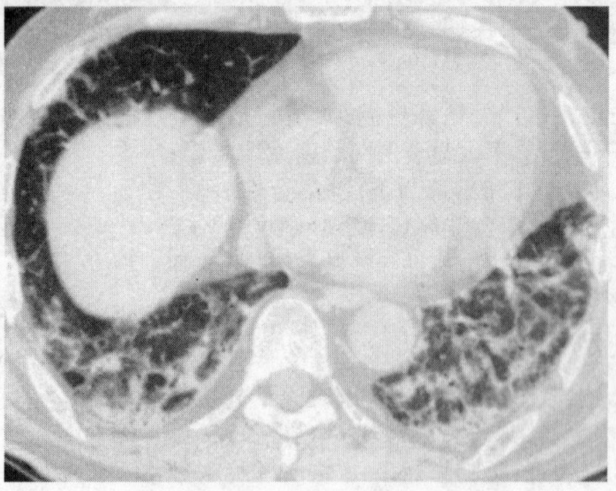

图11 胶原血管性疾病所致的纤维化,两下肺邻近膈面后部线网状阴影,两侧后壁胸膜增厚

射性肺炎、药物诱发性疾病也可引起肺纤维化。肺纤维化的病因诊断须结合其他 CT 征象和临床检查,如在石棉肺中,肺实质索带、胸膜下曲线及胸膜下逗点状影像较常见并常伴有胸膜增厚与斑块。如临床上有长期石棉接触史对于石棉肺的诊断有重要意义。有的胶原血管性疾病,有明确的胶原血管性疾病临床表现,如进行性系统性硬化与混合性结缔组织病常有食管扩张;结节病晚期的肺纤维化常以肺门周围,中上部肺野分布为主(图 13),与特发性肺间质纤维化、胶原血管性疾病、石棉肺引起的纤维化主要发生在两下肺后部及肺外周胸膜下有很大区别。而且结节病晚期常合并聚合性纤维性斑块,这些聚合性纤维性斑块多位于中上肺野,周围有瘢痕旁肺气肿,有助于鉴别诊断。过敏性肺泡炎蜂窝影像常以中带分布占优势而以两肺底较轻。无肺纤维化一类疾病有结节病(Ⅱ期)肺部浸润、肺水肿及癌性淋巴管炎等(图 14 ~ 图 16)。这些疾病一般仅有小叶间隔光滑性或结节性增厚及支气管血管束增粗,无小叶内间质增厚(小叶内细线),牵引性细支气管扩张、肺实质索带和胸膜下曲线影等代表肺纤维化的征象。常见的引起肺部弥漫性线状网状阴影的疾病鉴别诊断(表 2)。

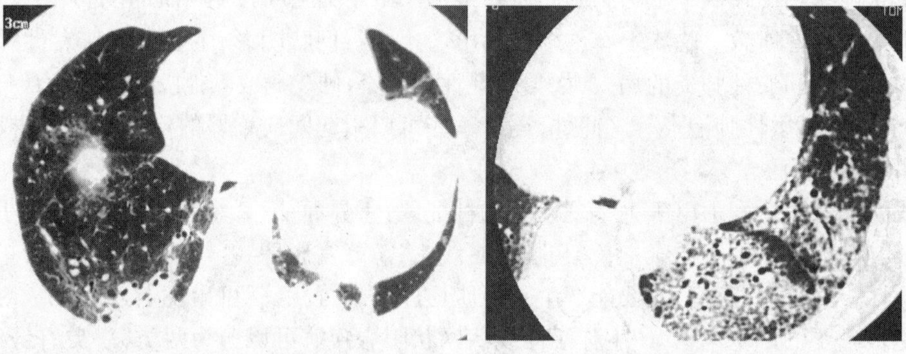

A B

图 12 胶原血管性疾病(类风湿)所致的纤维化

A 与 B 为两个不同的病例。CT 示下肺后基底段线网状影,内有多数扩张的支气管断面

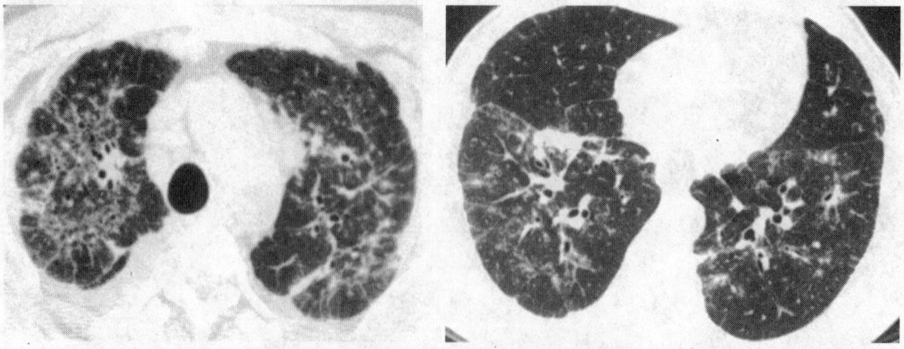

A B

图 13 结节病进展期伴间质纤维化

A 通过上肺野层面,B 通过下肺野层面示两肺弥漫性线网状影,其间可见扩张的支气管断面,斜裂、胸膜下间质以及小叶间隔增厚。病变分布特点是以两上肺野为著,下肺野相对较轻

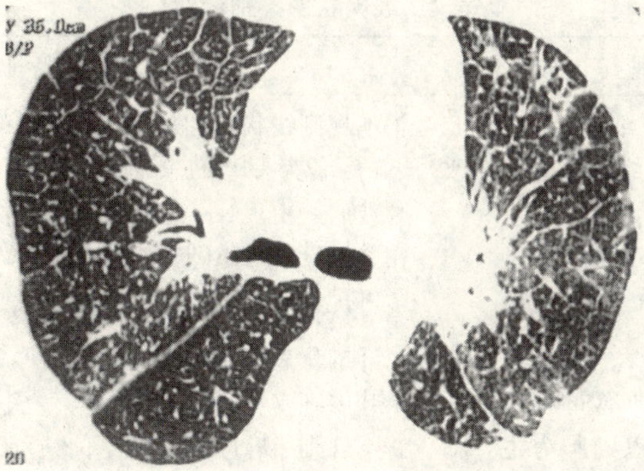

图 14　结节病（2 期）肺浸润。肺野内见可见小叶间隔线光滑性增厚，形成线网状改变，并可见弥漫性小结节，伴支气管血管束增厚，斜裂增厚，右侧斜裂上尚可见多个微小结节影

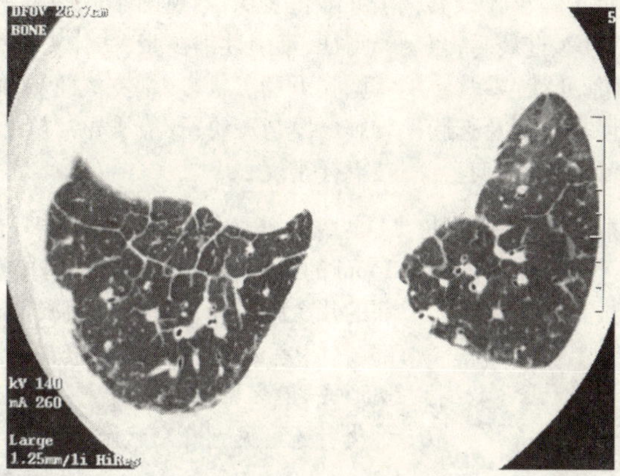

图 15　间质性肺水肿。病人心肌梗死，心功能不全，**HRCT** 示两下肺线网状阴影，以左侧为著，为小叶间隔线增厚所致，伴支气管血管束增粗。两侧胸腔有少量积液

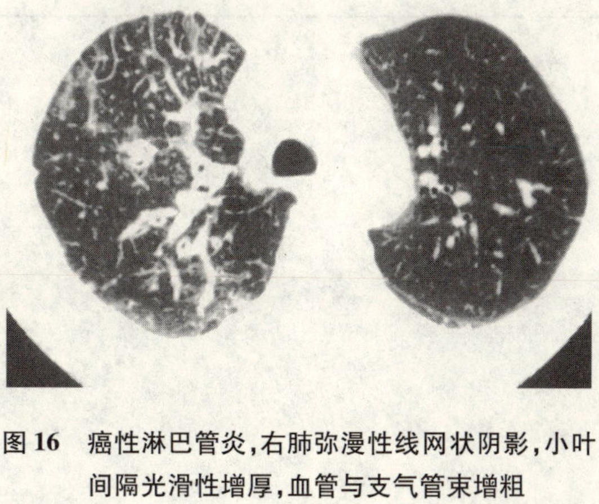

图 16　癌性淋巴管炎，右肺弥漫性线网状阴影，小叶间隔光滑性增厚，血管与支气管束增粗

表2　线网状影鉴别诊断

疾病名称	病理	HRCT表现特征	备注
寻常性间质性肺炎(急性间质性肺炎)	为肺泡炎和肺泡壁细胞结构增加,疾病进展引起肺纤维化和蜂窝状改变	①不规则线状影和蜂窝状影,分布于两下肺和胸膜下(后者为UIP的末期改变),伴细支气管扩张;②磨玻璃*密度(肺泡炎,肺泡壁增厚或早期纤维化相关);③DIPHRCT表现以磨玻璃*密度非网状阴影占优势	
特发性间质性纤维化	绝大多数IPF组织学上呈现典型的UIP或DIP改变,肺泡间隔不同程度细胞浸润,以淋巴细胞为主。肺泡间隔增厚	①纤维化表现小叶内间质性增厚,不规则界面,可见小叶内细支气管,蜂窝状肺,牵引性细支气管扩张;②不规则小叶间隔性增厚;③磨玻璃密度;④周围性与胸膜下异常占优势;⑤两下肺与后部占优势	
胶原血管性疾病(类风湿)	间质性肺炎和纤维化,胸膜积液,胸膜增厚,生理坏死性结节,支气管扩张和闭塞性细支气管炎改变	①纤维化表现,蜂窝状肺,小叶内间质增厚,不规则界面,牵引性细支气管扩张;②磨玻璃密度;③异常表现以周围与胸膜下为著;④下部与后部肺野分布为著;⑤不规则界面;⑥胸膜增厚;⑦食管扩张(PSS,MCTD)	
石棉肺	最早纤维化改变发生于肺小叶核心内的呼吸细支气管周围,进展时,累及整个肺小叶的肺泡,最后累及小叶间隔;病变在下叶,后肺部及胸膜下最严重,可出现峰高状肺改变	①纤维化表现,不规则小叶间隔增厚,不规则界面,蜂窝征,牵引性细扩张;②肺实质束带;③胸膜下线;④胸膜下豆点状影(细支气管周围纤维化);⑤壁层胸膜增厚与斑块;⑥最早异常位于后部与底部;⑦磨玻璃样密度	有长期石棉接触史
结节病	非干酪性肉芽肿性病变进展引起肺间质纤维化	①早期表现为小叶间隔增厚,多与结节共存,厚1~3 mm的不规则线影。可见于小叶间隔或延伸至相邻的几个肺小叶;②进行性肺纤维化可导致肺中央部、肺门旁支气管、血管的聚集,伴有纤维组织融合块形成,最多见于上叶,伴有支气管扩张;③严重纤维化者还可见到蜂窝状影	
间质性肺水肿	肺毛细血管内的血浆较大量地外渗到肺间质组织(包括小叶间隔、血管及支气管周围等)	①小叶间隔光滑性增厚;②支气管血管束增厚;③胸膜增厚(斜裂增厚)或有叶间积液;④伴有心脏增大(左心房室增大为主)	病人有左心功能不全的症状和体征
癌性淋巴管炎	肿瘤在肺间质组织(包括小叶间隔、血管及支气管周围等)的淋巴管内生长,伴有淋巴管水肿	①不规则小叶间隔增厚;②支气管血管束增厚;③胸膜增厚(斜裂增厚)或有叶间积液	有原发癌的病史

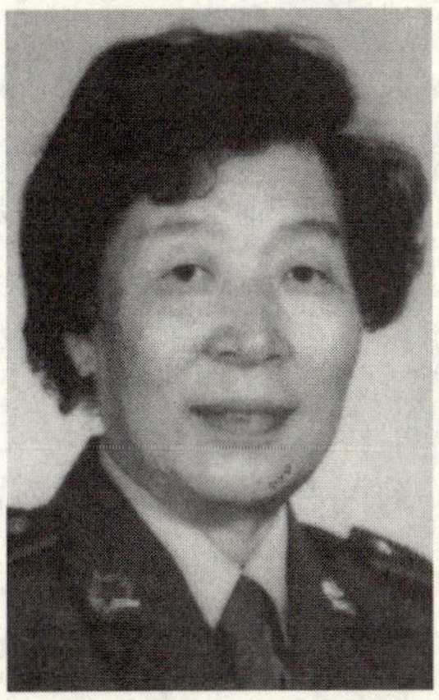

曹丹庆，主任医师、教授、硕士生导师。

女，1927 年 9 月出生。1951 年 7 月毕业于原上海医学院。1951～1954 年任北京协和医院放射科住院医师、助教，1954 年调入解放军总医院放射科，历任主治医师、副主任、副教授、主任医师、教授，专家组成员。1970 年曾参加该院阿尔巴尼亚留学生培训工作。1994 年退休，退休后接受返聘从事 CT 工作，并参加 CT 会诊、门诊工作。

退休前曾担任中华放射学会北京分会委员、中国医学影像技术研究会理事、《医学影像学译丛杂志》编委、《临床影像学杂志》特约编委、《解放军进修学院学报》副主编等职务。1990 年被聘为国家卫生部大型医疗影像设备引进专家组组员，同年被北美放射学会（RSNA）接纳为该会会员。曾主编《实用 CT 诊断学》、《全身 CT 诊断学》，后者获第二届“解放军优秀图书奖”和第十一届“中国图书奖”。参加12 部医学专著的编写先后发表学术论文 50 余篇，获军队科技进步三等奖 8 次，全国性学会优秀论文 2 次。荣立三等功 1 次，获“先进工作者”称号 1 次。1993 年起享受政府特殊津贴。

如何做出正确的影像学诊断

医生的诊疗水平是个不断积累和完善的过程，是在不断总结经验教训而实现的。作为一名从事医学影像已有 53 年的放射科医生来说，将自己长期在实际工作中的经验和教训总结出来，是非常有意义的，也是我的责任。遗憾的是由于行医的时间较长，有些病历难以找到，只能凭记忆，记述一些印象比较深刻的个案供参考。

影像诊断不同于临床，我们每天面对的是黑白照片、影子，不是病人，我们要从各种不同的影像表现中，找出某种疾病在影像学上的客观反映，为临床医生正确治疗提供客观的依据。各种疾病的影像表现是错综复杂的，特别是一些疑难病、少见病，要做出正确的解释与判断是很不容易的。为此，我想就如何做出正确的影像学诊断提出自己的一些肤浅的体会和看法，愿与同道共同探讨。

一、全面细致地观察影像学表现

除影像学检查方法选择正确、检查技术质量符合诊断要求外，对于影像诊断医生来说最重要的是在看片时要全面细致地观察和分析疾病在影像学上的客观表现。

有一位老年男性病人，自诉胸、背部疼痛，常规 X 线片、CT、MRI 均显示第 5、6 胸椎有骨质破坏，无骨质硬化及死骨，核医学检查亦显示该处有核素浓聚。会诊时，大多数医生认为胸椎所见为转移，应进一步寻找原发灶。我仔细观察了病人的 X 线片、CT 及 MRI 片，提出不是肿瘤而是结核的意见。虽然第 5、6 胸椎影像学表现是以破坏为主，但两个椎体之间的椎间隙明显狭窄，提示椎间盘受侵，这不符合转移瘤的表现，椎旁虽未见明确的软组织肿块或肿胀，但仔细观察，可见一侧腰大肌外缘稍膨隆，CT 片上示有少许散在的细小点状钙化影（X 线片及 MRI 片均未能显示），为椎旁脓肿的表现。在讨论中，经我反复强调 CT 表现不支持转移，最终临床医生同意结核的诊断。经抗结核治疗，症状明显好转。这一病例说明，全面细致地观察影像学表现，找到对诊断有利的证据，并能正确识别这些影像学表现所代表的病理变化，抓住其真实的、本质的主要的东西，经过认真的研究和分析，才有可能做出合理的诊断。

二、影像诊断要密切结合临床，切忌主观臆断

1957年，有一位12岁女孩因腿痛就诊。常规X线片显示右侧胫骨骨干有花边样骨膜反应，骨干呈大范围骨质破坏及硬化，骨小梁不规则，并有病理骨折，在集体阅片讨论时，有两种意见：有人认为是骨结核，有人认为是后天性骨梅毒。当时我主观地认为新中国成立后梅毒早已消灭了，一个12岁的女孩怎么可能患后天性梅毒呢？我既没有去了解病史（病人2年前有被强暴史），又没有要求做进一步血液的化验检查，主观武断地诊断为骨结核，最后病理诊断为后天性梅毒。这一误诊病例教训深刻，尽管骨结核与骨梅毒在X线片上的表现鉴别有一定的困难，如能紧密结合临床，询问有关病史及血液检查，是不会误诊的，误诊的原因就是主观武断，自以为是。

三、影像诊断不能只看影像不及其他

有一位65岁男性病人，左侧上肢疼痛，常规X线片及CT扫描均显示在肱骨上端有一膨胀生长的囊性病变，其内密度稍高，可见残余的骨小梁，邻近骨皮质变薄，未见中断或虫噬状破坏，周围软组织未见肿块或肿胀。常规X线、CT均诊断为"动脉瘤样骨囊肿"，在阅片讨论中，我注意到病人为65岁的老人，老年人患动脉瘤样骨囊肿实为少见，影像学上并未显示有病理骨折，病人自诉有疼痛又如何解释？记得北京协和医院放射科解毓章教授总结过肾癌骨转移的X线表现，指出肾癌骨转移可表现为单发囊样改变，常易被误为良性病变，为此，我大胆提出了肾癌骨转移的可能。后经病理科复查病理切片并行肾脏CT扫描后证实该病人确为肾癌骨转移。上述病例告诫我们，影像诊断不能只跟着影像走，要结合病人的具体情况，追根寻源、弄清楚是非。近年来，现代化医疗检查手段越来越先进，CT、MRI、SCT、PET等广泛应用于临床，在医疗工作中，影像诊断发挥了日益重要的作用，对某些疾病的诊断起着关键性的作用。但在实际工作中，常可见到不同的疾病在影像学上有相同的表现。而相同的疾病有着不同的表现，这些都给诊断带来一定的困难。因此，对于影像学上反映的特征不仅要认真分析和研究，还要密切结合临床全面了解病人的年龄、性别及主要症状是否与影像诊断相符，绝不能放过一个疑点，否则难免要误诊。

四、影像科医生在工作中应变被动为主动

多年来，影像诊断科被认为是辅诊科室，是依附于临床的，很多人在这种思想的指导下，工作总是处于被动状态，病人来到放射科、CT室或做MRI检查时，大多由技术员或技师接诊，医生极少主动去观察或检查病人，只针对影像做结论，缺乏主动性，因而掌握不到对诊断有利的重要线索和第一手资料，只能跟着影像走，跟着临床走。

2002年有一位74岁男性病人，突然出现一侧腮腺肿大，疼痛，被诊为"急性腮腺炎"，按"腮腺炎"治疗，疼痛情况有所好转。病人是我科的一位老医生。当我去看他时，总感到不太像炎症，我认为老年人患"腮腺炎"较少见。用手触摸时发现腮腺肿块较硬而红、肿、痛、热征象不明显，建议他做CT扫描，在CT片上除见腮腺部位有边界清楚的软组织肿块外，双侧颈部有多个小淋巴结，当时我提出要警惕恶性肿瘤，病人没有接受我的意见，半年后，该肿块增大明显，经穿刺活检证实为NHL。

另一例65岁女性病人，右侧腋窝下有肿块，病人被告知为良性肿瘤。她也是本科医生，我主动摸了该肿块，发现肿块硬、不活动，立即劝告病人行CT扫描乳腺，发现该侧乳腺内有一形态不规则的小结节，非常靠近胸壁，临床医生触诊及红外线检查均未能检出，后经手术证实为乳腺癌并纵隔、颈部、腋窝淋巴结转移。

上述两个病例说明影像科医生绝不能只看影像不看病人。有些所谓疑难病例，如果我们亲自检查病人，获得第一手资料，诊断往往容易得多。"视、触、叩、听"这是医生的基本功，和中医"望、闻、问、切"一样是诊治病人不可少的，千万别弃而不用。

五、影像诊断切忌“单打一”

所谓“单打一”就是说,对疑难病症的诊断不能单靠一种手段。

2002 年有一位 68 岁女性病人,因左上腹痛就诊,经 CT 扫描发现胰腺体尾部增粗,密度比较均匀,轮廓比较规则,邻近有少许炎性反应,CT 诊断为慢性胰腺炎,没有考虑肿瘤的可能性。住院检查发现其 CA199 升高,后经 MRI 及 PET 检查发现其为胰腺癌。手术证实胰腺体、尾部确有慢性炎症,炎症掩盖了肿瘤,导致 CT 误诊。

从上述误诊病例深刻认识到疑难病的诊断不能“单打一”,一种疾病在不同的影像学上,各有一定的表现,应互相补充,互相印证,绝不能把某一种影像学检查方法当成解决疑难病症的唯一检查手段,只有灵活运用各种不同的检查方法和手段,才能使病人受益。

六、动态观察有助于诊断

对于一些疾病往往一次摄片或扫描不能明确诊断,需要追随观察——即动态观察。众所周知,不典型的炎症、结核、早期肿瘤往往是需要复查才能得出诊断。大概在 20 世纪 70 年代上半年。我总结了“肺瘢痕癌”的 X 线表现,在中华放射学杂志上发表了,在那些确诊病例中,早期均未能做出肺癌的诊断。通过动态观察,肿瘤长大了才提出肺癌的诊断。当时检查手段仅为常规 X 线片及断层摄片,没有现代化检查技术,早期诊断是有困难的。现在有 CT、螺旋 CT、多排螺旋 CT、对早期癌瘤的诊断较前大大提高。不过在日常工作中,有些病例往往还是需要动态观察才能明确诊断。为此,希望我们在阅片有疑问时,不要怕麻烦,要求病人能按要求定期复查,正确诊断往往产生于再坚持一下之中。

七、努力学习是做好工作的保证

医学知识的海洋无边无际,只有不断求知,不断求新才能完善自己。以下两个病例说明“敏而好学,不耻下问”的重要性。

病例 1 ,一位 75 岁男性病人,因上腹不适就诊。CT 扫描发现其胰腺有多个分叶状囊性肿物分布在胰腺头部、体、尾部,伴有主胰管扩张。在集体阅片讨论中,大家认为其胰腺病变主要是多个囊肿,无胰腺癌或一般常见的囊腺瘤或癌的征象,腹膜后未见肿大淋巴结,讨论中也提不出一个合理的诊断。事后,通过查阅文献终于找到这一少见胰腺肿瘤——导管内乳头状黏液瘤(intraductal papillary mucinous tumor,IPMT)的相关报道。通过学习,认识到这是一种少见的、低度恶性肿瘤,其特征是胰腺导管内有一产生黏液的肿瘤,导致胰腺导管及其分支呈囊样扩张,由于其肿瘤较小且多为扁平状,影像学上难以显示,有时甚至 ERCP 也不易检出。该肿瘤分为 3 种类型:①导管分支型,多个小囊肿或单房囊肿主要发生在胰腺钩突,亦可见于体、尾部,常伴有主胰管扩张及胰腺萎缩;②主胰管型,整个主胰管中度或明显扩张,亦可仅累及主胰管某一段;③混合型,病变同时侵犯主胰管及其分支。本病例属于混合型。

病例 2,为一位 38 岁女性病人,无明显特殊症状,查体时 B 超发现胰头部有一囊性肿物。CT 扫描发现胰头部确有一囊样肿物,其内密度不均,有实性部分,囊壁有钙化。增强扫描示囊壁有强化,囊内实性部分亦有增强(肉眼观察)。阅片讨论时认为这种表现不符合囊腺瘤或癌,也不像无功能性胰岛细胞瘤,诊断比较困难。通过查找文献,认识到这是一种极为少见的胰腺肿瘤,临床病理学命名为胰腺实性囊性肿瘤,多为良性,亦可为低度恶性,但可发生转移。如治疗不彻底或未经治疗可演变为恶性肿瘤。此瘤好发生于年轻女性,可发生于胰腺任何部位,亦可发生于腹膜后或肝脏,其 CT 表现取决于实性部分和囊性部分的比例和分布。增强后实性部分强化而囊性部分不强化,肿瘤可发生钙化,文献报道钙化率为 30% 左右,不论肿瘤发生在胰腺的任何部位,均不伴有胆总管和胰管的扩张。通过学习和对照文献描述,我们做出了胰腺实性囊性肿瘤的诊断,后经手术病理证实。

对我个人来说通过文献学习对上述少见病例有所认识,有所提高,也深刻体会到学习的重要性和迫切性。近年来,由于影像诊断技术的迅速发展,其他检查手段(病理、实验室检查等)日益先进,再加上人民生活富裕了，到医院看病的病人越来越多，一些疑难病、少见病，甚至过去听也没有听过的疾病也会见到，诊断非常困难。因此，我认为不论是年轻的或年老的医生都必须努力学习，不断追索新知识，学习也要与时俱进，才能适应当前的新形势。

最后，我还要强调的是不论临床科医生还是影像科医生，既然选择了医生的职业，就要下定决心做好我们的工作，全心全意为伤病员服务，把毕生精力贡献给病人，这是做好医疗工作的基本保证。

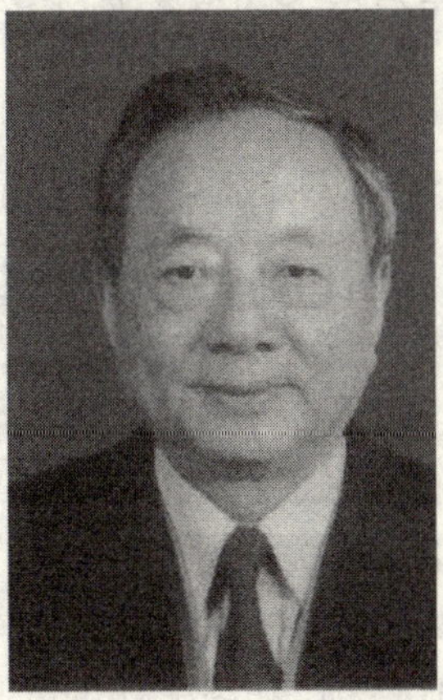

陈　凡，1932年3月出生，湖北安陆人，1952年毕业于湖北公医专科学校。解放军第161医院放射科主任医师。1992年享受国务院政府特殊津贴。曾任全军放射诊疗委员会副主委、湖北省放射学会副主委、武汉市放射学会主委、《中华放射学杂志》编委、《临床放射学杂志》常务副总编、第一军医大学客座教授等职。发表论文60余篇，主编和参与编写《放射诊断学征象》、《骨关节影像学》等专著10部。

湖北省暨武汉市放射界史话

武汉放射学会成立于1953年，至今有51年的历史；湖北省放射学会成立于1984年，也走过了21年历程。笔者有幸基本上参加了两个学会工作的全过程，同时也大致了解湖北省和武汉市放射技术学会的简要情况。现就记忆所及，参阅一些资料，咨询前辈和同道，写下了这篇文字。但由于时间太长，资料收集不全，有些前辈已辞世，核实工作有困难，难免有遗漏和错误，请同道们补充和指正。

一、解放前的省、市放射界

早在1914年，即伦琴发现X线19年后，汉口天主堂医院（该院1951年与武汉市第二医院合并，现为武汉市中心医院）引进了一台国外生产的费希尔30毫安X线机，这台机器在国内虽不算首台，但距今已91年，仍属比较早的。1931年汉口协和医院、1934年汉口铁路医院、1937年省立武昌医院、1938年汉口普爱医院等都安装了X线机。汉口同仁会医院（该院早已停业）、武昌同仁医院（现为武汉市第三医院）、汉口市立医院（院址现为市立第一医院）、汉口陆军医院、武汉大学医学院附属医院（简称武大医院，原址阅马场，1950年与协和医院合并）、汉口第二门诊部（市二医院前身）、梅神父医院（1951年武汉市卫生局接管）、万国医院（1952年改为武汉市干部疗养院）、恩施洋湾医院、宜昌基督教教会医院等，都陆续引进了30～200毫安的X线机，只是启用时间不详（图1）。

有了设备就有使用人员。解放前湖北省和武汉市放射人员有两大类，即国人和外籍人士。

国人：龙名扬（武大医院放射科主任，副教授），臧大鹏（汉口第二门诊部放射科主治医师），俞纯麟（陆军医院医师），李祖辉（湖北医学院技师），童友源（汉口天主堂医院技师），黄忠汉（陆军医院技师）、杨松梅（武大医院技师），王河清、李景怡和汪燕冰（普爱医院技师），陈占惠和唐仁清（协和医院技师），彭世华（汉口第二门诊部技师）、杨志刚（宜昌基督教教会医院技师）等。

外籍人士：中森崇次郎（日本籍，1922年来汉口同仁会医院，X线技师），巴特生（Domala E Paterson英籍印度人，1946年来汉口协和医院，X线室主任，1950年回国），何丽仪（Elsa Holmvik，瑞典籍，1946年来汉口协和医院，X线技师，回国时间不详），浅稻（日本籍，汉口市立医院X线医师，何时来院何时回国不详）。

汉口协和医院在1947年办了一所博医技专，培养X线和检验人员，巴特生和何丽仪担任X线班的老师。

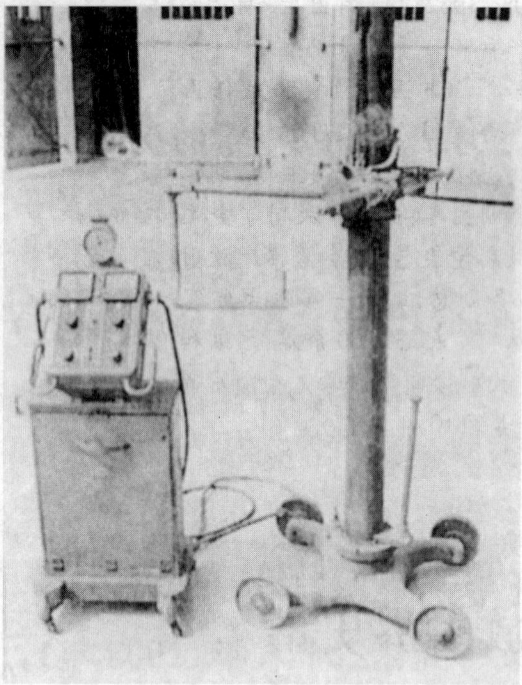

图1 1914年汉口天主堂医院安装的30毫安X线机(《武汉市卫生志》)

武汉市虽有设备和技术人员,但基本上没有学术交流。

二、早年从武汉到美国留学的蒋士焘

蒋士焘(1890～1968),江苏镇江人,1916年毕业于上海哈佛医校,到武昌同仁医院(武汉市第三医院前身)任外科医师,1921年到美国哈佛大学医学院学习放射,1923年回国在北京协和医院工作。解放前任江苏医学院和南昌中正医学院放射学教授,放射科主任。解放后任中南军区医学院教授,武汉解放军第151医院(武汉军区总医院前身)放射科主任,同时兼任武汉市第一医院放射科顾问,并担任武汉放射学会第一届主任委员,20世纪50年代后期调任北京解放军总医院任放射科主任、教授。

蒋士焘教授可能是出国学习放射的第一人,因为目前还未查及更早者。他于1923年在美国出版的美国放射学杂志(现称AJR)发表论文"皮肤放射治疗的省时装置(time - saving device for therapy)"。

解放后作为第一作者发表的论文有:肺蛭虫病在肺内的X线征象(中华放射学杂志,1954;1:19),脆性骨硬化症(石骨症)(中华放射学杂志,1955;1:29),肠梗阻X线诊断(广州军区第二届物理诊疗会议专刊,1955),肺部大块密度增加阴影的鉴别诊断(同上刊)等(图2)。

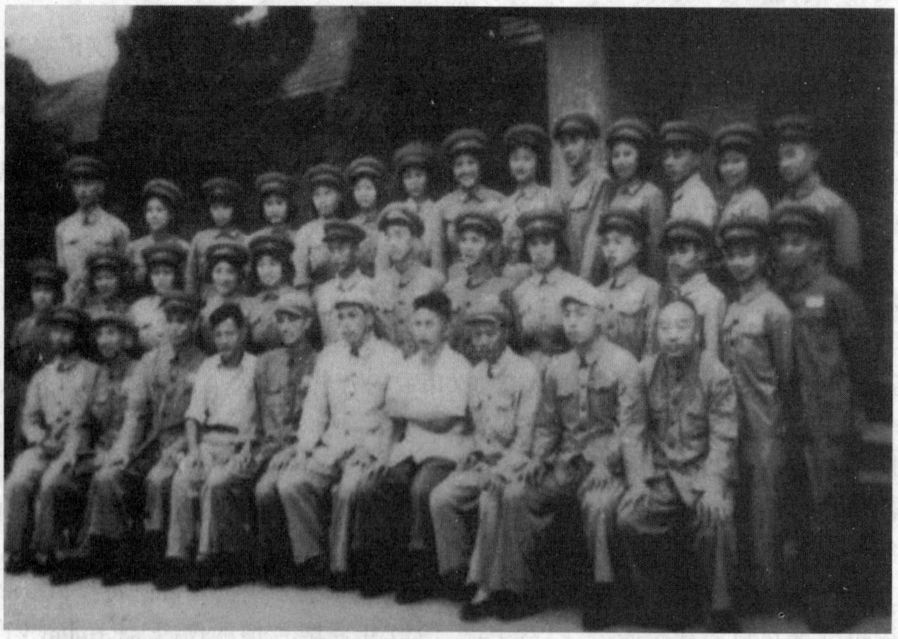

图2 1952年蒋士焘教授(前排右1)在武汉第151陆军医院(武汉军区总医院前身)与放射班教员、学员合影(戴桃源提供)

三、新中国武汉放射学分会成立

中华医学会是1915年成立的，1925年前后成立了中华医学会汉口支会。中华放射学会是1937年成立的，但直到1949年武汉解放，尚无放射学分会。

1951年成立了新中国的中华医学会武汉分会，随之各分科学会陆续成立。1953年3月8日武汉放射学分会成立。当时我国大多数地区除直辖市外，都未成立省学会，而是成立以省会城市命名的省市合一的市学会，故名武汉放射学分会，这种结构一直沿用到20世纪70年代后期和80年代初期。这是第一届放射学会，主任委员蒋士焘，副主任委员龙名扬，秘书兼会计臧大鹏。

1954年以后湖北省的地（市）、县都纷纷成立了放射学会或学组，成立比较早的城市有：沙市、宜昌、襄樊、黄冈、孝感、咸宁、黄石、荆州、恩施、十堰等地市（图3、图4）。

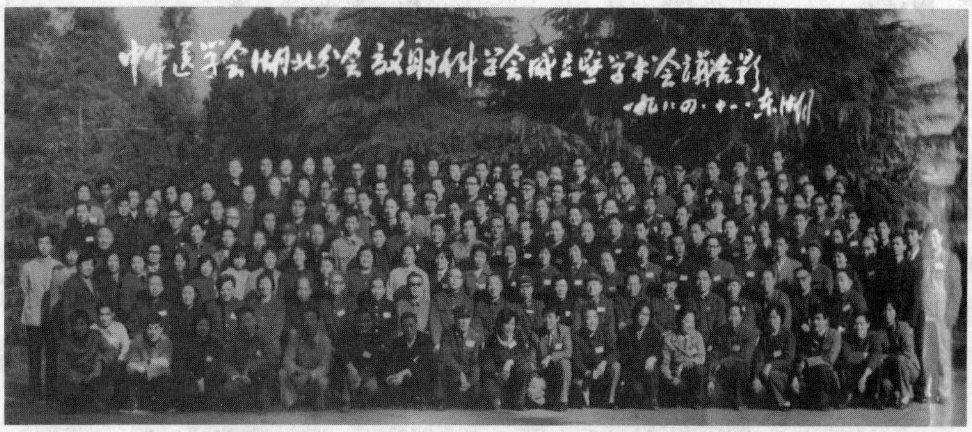

图3　1984年湖北省放射会成立，同时举行学术会议，医学会领导、放射学会全体成员与代表合影　（陈凡提供）

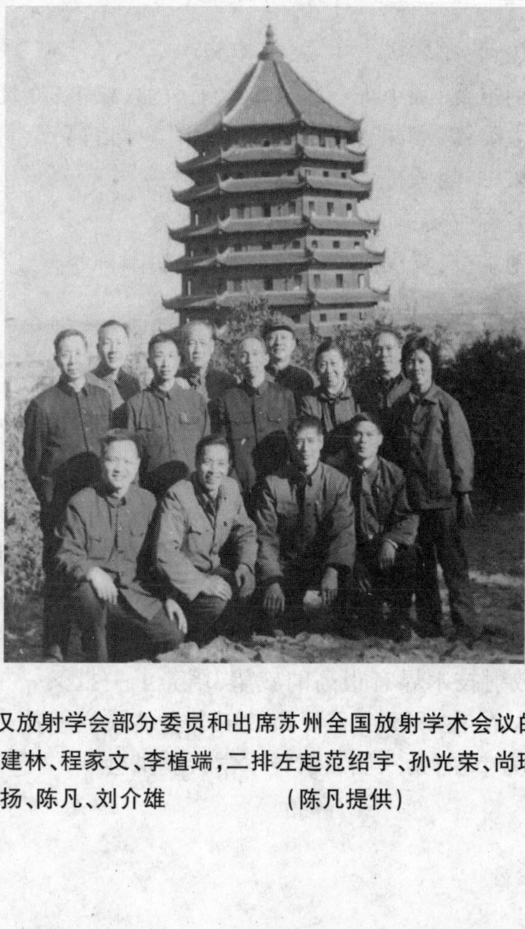

图4　1978年第3届武汉放射学会部分委员和出席苏州全国放射学术会议的本省代表会后合影，前排左起黄德州、邓建林、程家文、李植端，二排左起范绍宇、孙光荣、尚瑞瑜、颜小琼、袁勇，后排左起郭俊渊、龙名扬、陈凡、刘介雄　（陈凡提供）

四、省、市放射学会的换届工作

武汉放射学会经过5次换届，现为第6届；省放射学会经过4次换届，现为第5届。每次换届都是一项很慎重的工作，在省、市医学会的领导下进行。委员、常委、副主委、主委的产生，在大多数情况下采取协商解决，少数情况下采取选举办法。秘书由主委提出。4年左右即进行换届，但由于种种原因而常推迟1~2年，甚至十余年。到了换届时，一般来说，由医学会出面征求上届正副主委意见，必要时还征求有关医院的意见，对正副主委的要求（特别是对主委）要挑选德高望重，热心学会工作，且身体条件允许，大多数人能认可的专家来担任。如果改选条件不成熟，宁可推迟一段时间，等到条件成熟时再换届。省、市医学会工作深入细微，所以每次换届都比较顺利。历届主要负责人如下：

武汉市放射学会委员会：

第一届（1953年）	主委：蒋士焘　副主委：龙名扬　秘书：臧大鹏
第二届（1959年）	主委：龙名扬　副主委：饶建之　秘书：臧大鹏
第三届（1978年左右）	主委：龙名扬　副主委：颜小琼　尚瑞瑜 秘书：陈凡
第四届（1989年）	主委：郭俊渊，副主委：王丽雅　王应才　陈　凡 秘书：陈凡
第五届（1995年）	名誉主委：郭俊渊　主委：陈凡 副主委：王应才　周燕发　冯敢生　邓建林 秘书：邓建林（兼）
第六届（2001年）	名誉主委：陈凡　主委：周义成 副主委：孙骏谟　陈　宪　郑晓华　韩　萍 秘书：胡道予

湖北省放射学会委员会：

第一届（1984年）	顾问：龙名扬　主委：郭俊渊 副主委：颜小琼　曾祥阶　王敬业，秘书：陈凡　胡国栋
第二届（1988年）	主委：郭俊渊　副主委：王丽雅　林怡蔼 秘书：胡国栋
第三届（1992年）	名誉主委：郭俊渊　主委：王承缘 副主委：罗汉超　陈凡　秘书：胡国栋
第四届（1997年）	名誉主委：郭俊渊　主委：王承缘 副主委：陈凡　秘书：胡国栋
第五届（2001年）	名誉主委：王承缘　主委：冯敢生 副主委：漆剑频　孙骏谟　陈宪　郑晓华　秘书：孔祥泉

五、历届省、市放射技术学会组成情况

湖北省暨武汉市的放射技术力量是很强的，这是因为他们有深厚的根底，有的来自抗战时期荣独山教授办的X线队，如李祖辉（现已85岁高龄）、黄忠汉、徐仁慰等；有的来自解放战争后期东北军区办的培训班，如张东阳、韩复来等；有的来自解放前博医技专，如陈占惠、魏金元等；还有来自华东经过正规训练的杨松梅等。他（她）们在放射技术界有很高的威望，培养了一批又一批的技术人员，发展到现在力量更强了。技术学会成立较早，早在1979年武汉市放射学会就成立了技术学组；1985年省放射学会成立了技术学组，后来分别追认为市、省第一届放射技术学会委员会。

武汉市放射技术学会委员会:

第一届(1979 年) 主委:罗冰玉 副主委:杨松梅 秘书:谢 伟

第二届(1984 年) 主委:曾祥阶 副主委:陈心铭 秘书:谢 伟

第三届(1998 年) 主委:曾祥阶 副主委:陈心铭 蓝蔚春

秘书:袁建民

第四届(2003 年) 主委:彭振军 副主委:邱华英 王春华

秘书:黄 雄

湖北省放射技术学会委员会:

第一届(1985 年) 主委:曾祥阶 副主委:张东阳 秘书:陈心铭

第二届(1988 年) 主委:曾祥阶 副主委:张东阳 秘书:刘忠炎

第三届(1998 年) 主委:曾祥阶 副主委:张玉星 王春华

秘书:彭振军

第四届(2002 年) 主委:余建民

副主委:王春华 邱华英 胡军武 潘鄂武

秘书:彭振军

六、在全国性放射学术团体任职的湖北专家

设在北京市的中华医学会,我们习惯称为总会,下设三个全国性放射学术团体:放射学分会,《中华放射学杂志》和影像技术学分会,地点都在北京。关于放射学分会委员会,究竟经历了多少届,现有两个不同的版本,一为《中华放射学杂志》刊登的资料,刊有第 2、3、4、5、7、8 届名单,缺第 1 和第 6 届;另一为刘赓年教授执笔撰写的中华医学会放射学会会史,刊登在中华医学会专科学会会史(内部资料),附有第 1 ~ 8 届名单(截稿至 1995 年),如果再加 1997 年和 2001 年两次换届,就是 10 届。两个版本相差 2 届,相差的时间段是1956 ~ 1980 年。究竟哪个版本可靠,我个人认为刘教授的版本可靠些,因为 1956 ~ 1980 长达 24 年,减掉"文革"10 年,还有 14 年,不可能在 14 年的时间里不换届,现综合两个版本,湖北专家在放射学会任职情况如下:

第一届(1937 年) 5 人组成委员会,无湖北专家

第二届(1951 年) 委员:龙名扬

第三届(1956 年) 委员:龙名扬

第四届(1963 年) 委员:龙名扬

第五届(1981 年) 委员:龙名扬 曾祥阶

第六届(1985 年) 委员:王骏业 郭俊渊

第七届(1989 年) 常委:郭俊渊 委员:曾祥阶

第八届(1993 年) 常委:王承缘

第九届(1997 年) 常委:王承缘 委员:冯敢生

第十届(2002 年) 副主委:冯敢生 委员:漆剑频

《中华放射学杂志》于 1953 年创刊,至今已 52 年,编委会经过 6 次换届,现为第 7 届,每届都有湖北的编委,少则 1 人,多则 7 人(第 4 届),名单如下:

第一届(1953 年) 编委:龙名扬

第二届(1978 年) 编委:王应才 龙名扬 陈 凡

第三届(1985 年) 编委:王应才 陈 凡 郭俊渊 俞纯麟

第四届(1988 年) 编委:王应才 陈 凡 郭俊渊 俞纯麟

第四届增补(1990 年) 编委:王承缘 胡国栋 曾祥阶

第五届(1994 年) 编委:王承缘 陈 凡 胡国栋 郭俊渊 曾祥阶

第六届(1998 年) 常委:王承缘　编委:冯敢生　周义成　曾祥阶
通讯编委:程家文
第七届(2003 年) 资深编委:王承缘　副总编辑:冯敢生
编委:周义成　漆剑频　韩萍

原来中华医学会放射分会包括放射诊断、放射治疗和放射技术三个专业,20 世纪 80 年代后期放疗分出,成立单独的学会,90 年代放射技术又分出,称影像技术协会,后改称为影像技术分会。湖北有多人在影像技术分会委员会任职:

第一届(1993 年) 常委:曾祥阶　委员:张玉星
第二届(1998 年) 常委:曾祥阶　委员:张玉星
第三届(2001 年) 常委:余建明　委员:王春华

七、丰富多彩的学术活动

省、市放射学会和放射技术学会的学术活动多种多样,丰富多彩,既有分工,又有合作。

市放射学会以每月一次学术活动为主,也开一些全市性大型学术会议。从 1953 年市放射学会成立之日起,直到现在,除"文革"时期中断外,基本上能坚持每月一次学术活动,7、8 两个月武汉天气太热,过春节的月份(1 月或 2 月)因忙于过节,停止活动。另外,如果某月有全市性学术活动,也停止活动。这样,每年平均有 8 ~ 9 次学术活动。学术活动内容以专题报告与读片会相结合。学术活动日程由不固定过渡到固定每月最后一周的星期五下午二时。学术会议地点,早些年不固定,轮流安排,从 20 世纪 80 年代开始,固定在长航总医院。会议主持人,由委员轮流担任,主委带头到会,几乎逢会必到。

每月活动的讲题很重要,实践告诉我们,高、新、尖的题目不一定很受欢迎,在普及的基础上提高的题目很受欢迎,例如,在 20 世纪 80 年代初,放射学会与结核病学会共同举办一次小儿结核病讨论会,安排几位中心发言人,到会人数很多,有 300 多人,内容受到欢迎;又如周燕发教授讲肺癌的影像学诊断从平片讲到 CT,再讲 MRI,也很受欢迎。

市放射学会的大型学术会议,平均 2 ~ 3 年开一次,有时与换届结合起来,有时还请国内知名专家来讲学,汪绍训、王云钊、吴恩惠教授等都曾来武汉讲学,很受欢迎。1995 年是伦琴发现 X 线 100 周年,市放射学会召开了纪念大会,并进行了专题讲座。1998 年市放射学会还与市放射技术学会联合召开大型学术会议,当场由评委投票,评出优秀论文一、二、三等奖和优质片一、二、三等奖,颁发证书和纪念品。由于学术气氛浓厚,能受益,不仅本市的同道们踊跃参加,也有郊区和邻近县、地、市的同道,曾经还有河南信阳地区、湖南岳阳市、江西九江市的同道有时也来参加。

省放射学会以全省大型学术会议为主,兼开全国性学术会议。全省学术会议与换届相结合,每届平均有两次会议,一次在委员会改选时,内容广泛,一次在任期的中途,多为专题会议。会议地点不固定,如果改选时,就在武汉市召开,如果是专题会,就到地市去开,我们曾在宜昌市(呼吸系统)、十堰市(消化系统)、咸宁市(介入)、襄樊市(骨骼和神经系统)召开过。这对活跃当地学术空气也是很大的促进。大型学术会议都印有汇编。省市技术学会也分别召开过多次学术会议,有在武汉召开的,也有到下面地、市召开的。

省放射学会还接待过全国性放射会议,如 1989 年第五届全国放射学术会议在武汉东湖召开;2001 年全国第三届 MRI 会议在武昌召开。全国同道对会议安排都比较满意。

武汉市是大城市,来来往往的外国专家也不少,多为美国和德国的专家,还有外籍华人。有学会接待的,有同济医院和协和医院接待的,也有公司请来的,使我们了解到许多新进展、新知识。

湖北省各地市县也纷纷召开学术会议,有的地市固定在地市所在地,有的地市到各县轮流。他们有时自己开,有时请省专家前去作专题报告。邀请何人,多由各地市点名,也可以由省放射学会安排。到贫困地区讲学不拿讲学费,甚至连路费也不让接待方出,1998 年王承缘、陈凡、胡国栋三人到恩施讲学,全部费用未让恩施负担。湖北省和武汉市的专家下去讲学,可增加该地区的学术气氛,提高学术水平,增进友谊。

敬老活动也是我省、市放射学术活动的内容之一，湖北放射界寿星多，据不完全统计，70岁以上健在者达60多人，80岁以上者近10人，90岁以上者1人。曾多次邀请部分老专家、老教授、老前辈莅临指导学术会议并聚餐（图5）。

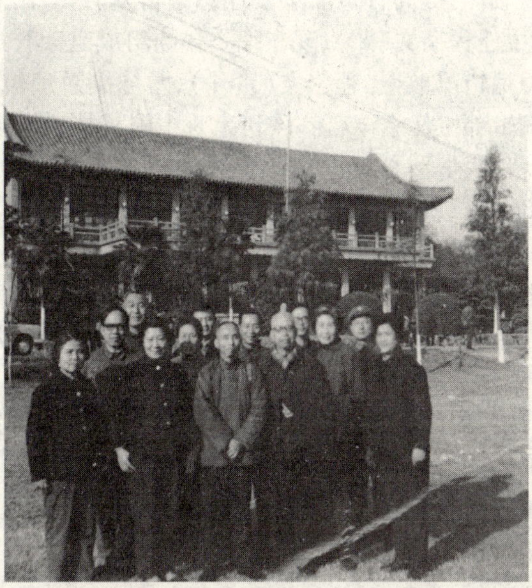

图5　1975年武汉放射学会邀请中华放射学会主任委员、北京医学院汪绍训教授（前排右4）来武汉讲学，在东湖长天楼前合影　（陈凡提供）

八、学术活动基地——长航总医院放射大楼

开展学术活动，必须要有一个地点比较固定、条件比较好的学术活动场所，在长航总医院放射大楼未建之前，武汉放射学会每月一次的学术活动没有固定的场所，在多家医院轮流举行。虽然各医院的放射科大力支持，但也有诸多不便之处，有时与医院安排有矛盾，有时与管理礼堂的工作人员有矛盾，由于位置经常更换，参会者乘车线路不熟悉等等。

1984年3月8日，长航总医院放射大楼落成，当时邓建林任副院长兼放射科主任，他和历届院领导对放射学会的工作都大力支持，主动将放射大楼作为固定的学术活动基地。该大楼建有三层共2000 m^2，带电梯还有内外楼梯，有32个工作间和一个300 m^2的学术报告厅。一楼安装传统X线机和MRI，二楼安装血管造影机、胃肠机和体层摄影机，三楼为CT和学术报告厅。建单独的放射大楼在全省可能是比较早的。后来邓建林担任院长，他和放射科历任主任及现任杜柏林主任都是一如继往地大力支持学会工作。放射大楼竣工时，长航总医院和武汉放射学会联合召开了为期三天的学术报告会，邀请国内著名专家吴恩惠、王云钊、朱大成、郭俊渊作学术报告。我们在长航总医院放射大楼从1984～2004年开了整整二十年的会，而且全部免费，还供应茶水。

九、创办三本放射学刊物

据不完全统计，目前在全国影像学刊物已达20余种，公开发行者约18本左右，我省有3本，现已成为比较有影响的放射学刊物。

《临床放射学杂志》创刊于1982年，现已发行22年22卷，由季刊、双月刊发展到月刊。主办单位是黄石市医学科技情报所，这本刊物的前身是1974年黄石市的《X线诊断学参考资料》，内部刊物刊登译文和译文文摘，不定期出版，1980年经中共湖北省委宣传部批准公开发行，改为季刊。1981年在郑州召开的全国第三届放射学术会议的同时，召开了《中华放射学杂志》编委会，重点讨论筹办第二本放射学刊物，解决稿件积压问题。经讨论，大家认为《X线诊断参考资料》办刊基本条件具备，建议改为《临床放射学杂志》，以湖北技术力量为主，向全国聘请编委，向全国征稿，并请程家文同志到《中华放射学杂志》编辑部去挑选文章，这样就保证了开办初期的稿源问题。创刊号特请著名放射学家荣独山教授题词："保证质量，具有特色，重视临床，提高普及。"第一任总编辑龙名扬，副总编辑叶念祖、陈凡、程家文、张侗、郭俊渊、颜小琮，编辑部主任程家文（兼），现在编委会的组成是荣誉总编辑郭俊渊、王承缘、陈凡，名誉总编辑戴建平、周康荣，总编辑冯敢生、程家文（责任），常务副总编辑袁德启，副总编辑孙骏谟、陈宪、孔祥泉、漆剑频、曾蒙苏，编辑部主任袁德启。该刊评为中国科技论文统计源期刊、中国科学论文数据库来源期刊及临床医学·特种医学核心期刊。

《放射学实践》创刊于1986年，现已办19年发行19卷，开始为季刊，后改为双月刊、月刊。主办单位为原同济医科大学（现称华中科技大学同济医学院）。这本杂志是Rontgenpraxis中文版，Rontgenpraxis是德国著名的放射学杂志之一，为了尽快将德国放射学的最新进展和实践经验介绍给中国同道，选择一些论文译成中文而刊出在创刊号。前卫生部部长钱信忠题词"放射学实践：为德意志联邦合作发行放射学杂志题。"到了1996年编委会决定中文版在保留原译文为主的基础上，以一定的版面刊登中国作者的文章，从1996年第2月开始，刊登译文的同时刊登中文论文和其他稿件，近些年，译文逐步减少，中文文章逐步增多。该刊为中国科技论文统计源期刊，中文科技核心期刊，引文数据库统计源期刊。创刊时主编：德方盖尔哈特（PGerhard P）、赫伯讷（Hübener KH）中方 郭俊渊，现任主编：郭俊渊、Gerhardt（德国），常务副主编：王承缘、周燕发，副主编：王仁发、孔祥泉、冯敢生、肖湘生、周义成、高培毅、韩萍、漆剑频，编辑部主任：夏黎明、汪晓。

《中国医学文摘·放射诊断》是中国国家科学委员会批准出版的中国医学文摘系列中的一个分册，1987年创刊，季刊，现办18年，发行18卷，公开发行，这是一本科技文献检索刊物，刊登国内公开发行的医学卫生期刊发表的有关影像诊断学的文摘，是查找文献的重要根据。创刊时主编：郭俊渊，副主编：颜小琮、王丽雅、王承缘。现任主编：漆剑频。

十、德医双馨的老教授和98岁老寿星

从历史资料来看，在湖北众多的老专家教授中，有三位更突出的老专家。

龙名扬教授（1919～1988），在生前担任的学术职务中，有三项领先于其他专家：①他于1951年担任中华医学会放射学分会的委员，湖北只有他1人；②他于1953年《中华放射学杂志》创刊，担任第一届编委，湖北只他1人；③他于1982年担任《临床放射学杂志》第一届编委会总编辑。

郭俊渊教授（1925～），他在全国和湖北省暨武汉市的放射学术团体中曾担任和现担任的学术职务最全，也属最多。他担任过中华医学会放射分会的常委，《中华放射学杂志》编委，武汉市放射学会主委，湖北省放射学会主委，《临床放射学杂志》名誉总编辑，《放射学实践》总编辑，《中国医学文摘·放射诊断》主编，还有许多其他的学术职务。

上述两位教授在武汉工作四、五十年，学识渊博，医技精湛，品德高尚，为人师表，真是德医双馨，有目共睹。他们为湖北省和武汉市放射学会、放射学刊物打下了坚实的基础。湖北放射学界的学术地位在全国占据一席之地，与他们所做的杰出贡献分不开的。

老寿星王文清，主任医师（1907～），女，湖北蒲圻人，今年98岁高龄，她是我国最早从事放射专业的女专家之一，全国健在的放射专家中，她是最长者之一。她高中毕业后因家中经济困难未直接上大学，而是当老师等待奖学金，直到有了奖学金时，进武昌华中大学，毕业后又考入上海医学院，1937年毕业，留在上海从事放射工作，曾在上海中山医院、红会医院、仁济医院放射科工作。1951年，武昌同仁医院院长杨爱德邀请她回武汉工作，她与杨个人感情较深，杨向她提出三点理由：①你是湖北人，应回湖北服务；②武汉同仁医院收治志愿军伤员，应回来为抗美援朝出力；③同仁医院放射科缺主任，更需要你回来。此时，她已在上海仁济医院任放射科主任，在上海有许多志同道合的老师和朋友，她与荣独山教授

(也是她的老师)私交甚好,在上海常有来往,她与邹仲、徐鹫伯教授都很熟悉。她在上海的生活待遇、工作环境也较好,但她仍毅然决定与母亲一起迁来武汉,到武昌同仁医院担任放射科主任。该院在解放前是一所教会医院,设备和技术较好,远近有名,本文前面提到的我国第一位出国留学放射的蒋士焘就是从这所医院出走的。她到任后着重抓基础建设,抓规章制度,抓人才培养,为同仁医院放射科打下了良好的基础。主任医师王应才就是她培养出来的优秀代表。

她是我国较早从事放射专业的女专家,她一生不求名,不求利,在平凡的工作岗位上兢兢业业,扎实苦干,是一位德医双馨的老前辈老寿星。现在退休在家,近两年除了记忆大部分丧失外,身体基本健康,生活可自理。我们衷心祝愿她老人家健康长寿(图6)。

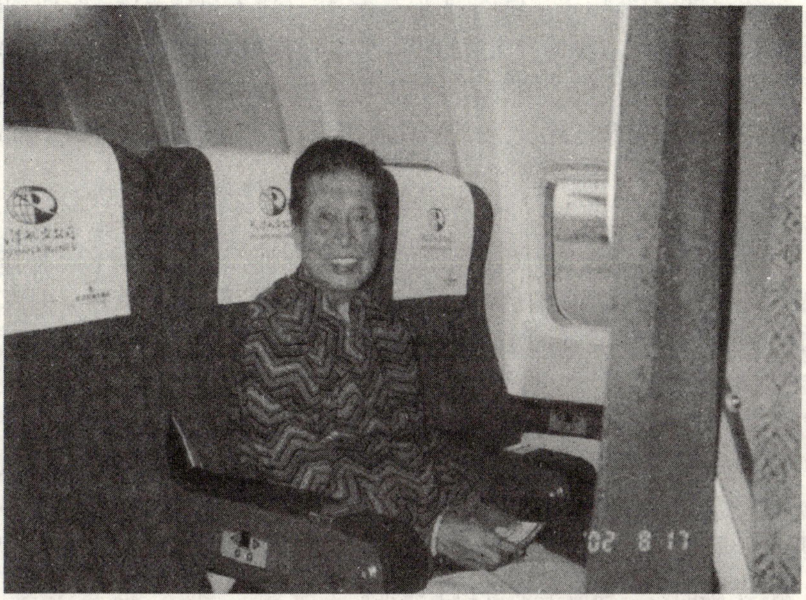

图6　98岁老寿星、放射学专家王文清,此照片摄于95岁时(王涛提供)

后　记

本文写的史话,并非全面的放射学界历史,还有许多未涉及的项目,例如新设备,科研成果,论文著作,医学院校办、中专、专科、本科放射专业情况,出国留学,培养人才和带研究生,众多的老专家的事迹(60~90岁还大有人在),中青年专家和后起之秀等等,我个人能力有限,精力有限,只能写这篇文字,开个头,希望年富力强的同志继续写下去。

致谢:本文在整理过程中,曾咨询郭俊渊、王承缘、冯敢生、臧大鹏、李祖辉、林怡蔼、王应才、王颂章、王丽雅、程家文、孔祥泉、邓建林、孙骏谟、陈宪、曾祥阶、黄德洲、郑晓华、张在沛、周中良、卢木发等专家教授,承蒙提出宝贵意见,并得到湖北省医学会林勇主任和胡丽萍主任、武汉市医学会郝惠萍主任大力支持,特表谢意。

解放军放射学界史话①

高育璈　冯　亮　黄其鎏　肖湘生　吴泽新　石明国　**审阅**

伦琴发现X线已110年,我国在1906年宁波市引进了第一台X线机,据说上海还有更早的机器,有待进一步查证。我军已建军78周年,经过了土地革命、抗日战争和解放战争时期,直到1949年建国,在长达22年的战争环境中,医疗战线上有无放射设备?有谁使用?建国后又经过56年的不断发展,发生了巨大的变化。笔者搜集了部队放射学界的一些资料,作了一些考证工作,整理了这篇文字。但由于年代已久,资料记载不全,有些前辈已辞世,核实工作有困难,难免有遗漏和错误,请批评指正。

一、我军的第一台X线机

关于我军的第一台X线机,过去认为抗战时期才有,现查证在长征前就有。早在1933年,红军总政治部主任王稼祥同志遭敌机袭击负伤,急需X线确定弹片的位置,便于治疗。但当时苏区没有这种设备。经联系,几个月后上海地下党的同志从德国搞到了一台小型X线机,但由于国民党对苏区进行封锁和围剿,X线机难以运到苏区。费尽周折,在最难通过的地段,将机器装进棺材里,装作出殡,才送到苏区。为了尽快发挥作用,军委卫生部贺诚部长决定派正在中央瑞金卫生学校学习的欧阳辉和张洪生同志随一位懂德文的教师,学习安装和使用这台X线机。他们对照说明书一一辨认,仔细琢磨,克服种种困难,好在小型X线机线路不太复杂,终于将这台X线机安装使用,及时为王稼祥同志做了检查。这两位同志就是我军最早使用X线机的人。接着他们又用它为大批伤员检查,使其得到了及时治疗。这件事从《党史文苑》杂志的另一篇文章也得到了印证。

不久开始长征,这台X线机分装在三个箱子内,一个大木箱由两个人抬着,两个小木箱由一个人挑着,随部队长征。走了两个多月,历经千辛万苦,总算把这台机器运到了贵州。遵义会议决定整编部队,甩掉笨重的辎重装备,轻装前进。一天半夜,部队准备出发,医政局长陈志芳来对欧阳辉和张洪生说:"组织上决定把X线机掩藏在这个村"。他们跟着陈局长来到村边事先联系好的一户人家,将X线机藏在阁楼上,陈局长对这家一个40来岁的老乡说:"老乡,要保密,不要让国民党查出来,我们不久回来的时候还要来取。"陈局长掏出几个银锭子送给他。他们离开了这个村,踏上了新的征途。据说此机现存于贵州某地。

二、白求恩的X线机

抗日战争爆发后,为援助中国人民抗击日本侵略者,1938年3月,受加拿大共产党和美国共产党的派遣,白求恩率医疗队,带着小型X线机、显微镜等医疗设备和一些药品来延安。不久赴晋察冀边区,担任八路军晋察冀军区卫生顾问,并在前线领导医疗队开展工作。他致力于改进八路军的医疗和战地救治工作。1939年7月他从前线回冀西山区参加军区卫生机关的组织领导工作,他将自己带来的X线机、显微镜和全套手术器及一批药品捐献给军区卫生学校。他逝世后,晋察冀军区决定将卫生学校命名为"白求恩卫生学校"。

三、抗战时期荣独山与延安医疗队的X线机

1937年抗战爆发,荣独山教授以满腔的爱国热情积极响应,离开上海,参加了中国红十字会总会救

① 本文作者2004年11月在全军第十届放射学术会上作专题报告

护总队部的工作。1938 年到达长沙,协助林可胜总队长组织 4 个医疗队配备医药器材和轻便 X 线机到延安工作。1939 年他到达贵阳,任 X 线队队长和代理总队长,培训了一批 X 线技术人员。培训完后,每人发一台小型 X 线机和小型发电机赴各地工作(这些设备是国际救援机构赠送的)。现在还健在的 85 岁高龄的李祖辉主任(武汉大学附属口腔医院放射科,已退休),就是 X 线队的成员之一。由此可看出荣独山教授为抗战做出的贡献。

四、解放战争时期的放射培训班

我们部队一贯重视人才的培养,早在土地革命时期的 1931 年,江西瑞金创办了中国工农红军军医学校(1932 年改称红军卫生学校),培养了很多医护人员,但那时全国都没有培养放射人员的基地,红色根据地更无培训条件。抗日战争时期,根据地扩大,虽已有数台 X 线机,但由于种种条件限制,也不能培训。到了解放战争时期,解放区不断扩大,根据地条件逐步改善,特别是东北地区缴获和接收的 X 线机较多,我们部队随即着手培养放射技术人员。1948 年 4 月东北军区西线卫生部在郑家屯门诊部举办为期半年的 X 线技术培训班,由夏柏春(现离休)技师任教,毕业后部分学员留在当地部队医院工作,部分学员如谢永林、李树森、李信德等随部队进关。1948 年 7 月,吉林军区卫生学校开办 50 名学员的 X 线班,其中 12 名学员由部队调来,如吴泽新、曲景泰、韩复来等,大部分学员由地方招来,如张东阳、冯锡惠等。校长是杨昭桂,由日籍滩波教授讲放射诊断,日籍北村技师讲放射技术,张国忱同志任翻译。另外,在绥化卫校和佳木斯卫校也培养这方面的人员。在东北培养的放射技术人员中,很多人都成了建国后部队的技术骨干,如吴泽新、张东阳、李树森等。

五、部队放射界的老前辈

20 世纪 40 年代末期,我们部队虽然培养了一批放射技术人员,但放射诊断专家很缺乏,建国前后大批专家(包括部分年轻人才)参加部队,到大型医学院校工作,如南京第五军医大学张秉彝、郭庆林、江海寿;第二军医大学孔庆德、杨承荣、贾雨辰;中南军区医学院蒋士焘;南京军区总院冯亮;广州军区总院李生光;第三军医大学杨竞飞、王其源。新疆军区总医院徐宪明,兰州军区总医院魏若林,沈阳军区总医院马维业等老前辈。后来解放军总医院成立,高育璈调入,中国人民解放军医科院成立,吴桓兴、徐海超调入。

这些老教授为部队服务长达 50 年左右,健在者都是 80 岁以上高龄,他们学识渊博,医技精湛,品德高尚,为人师表,还为我军培养了大批放射人才,早已桃李满天下。他们不仅在全军放射学界有很高的威望,在全国亦享有盛名,他们之中大多担任过全国放射学会委员和《中华放射学杂志》编委,以及当地放射学会主委或主要成员。1984 年冯亮教授曾任日内瓦联合国世界卫生组织发展中国家将来应用新影像技术科学小组成员。

六、全军放射诊疗专业委员会成立和换届

全军放射学术组织在 20 世纪 90 年代以前称放射专业组,20 世纪 90 年代后改名为全军放射诊疗委员会。已换 5 届,现为第 6 届,主要成员如下:

第一届(1962 年) 主委:张秉彝
副主委:马维业

第二届(1982 年) 主委:孔庆德
副主委:高育璈 陈 凡

第三届(1987 年) 主委:孔庆德
副主委:高育璈 陈 凡 余有渔 黄其鎏

第四届(1991 年) 主委:黄其鎏
副主委:高元桂 陈 凡 胡为民 吴泽新 肖湘生

顾问:孔庆德　高育璈

第五届(1995 年)　主委:黄其鎏

副主委:肖湘生　高元桂　陈　凡　陈君坤

顾问:高育璈

第六届(2000 年)　主委:肖湘生

副主委:陈君坤　蔡祖龙　张雪林　丁仕仪　张贵祥

顾问:黄其鎏　高元桂

在放射诊疗委员会中设有技术组,第一届(1986 年)组长吴泽新,副组长果宏垣、薛玉祥;第二届(1990 年)组长吴泽新,副组长张玉星、梁燕、陈堤;第三届(1994 年)组长吴泽新,副组长张玉星、梁燕、陈堤;第四届(1998 年)名誉组长吴泽新,组长张玉星,副组长梁燕、陈堤、石明国、田富强;第五届(2001 年)名誉组长吴泽新,组长张玉星,副组长梁燕、石明国、田富强;第六届(2003 年)名誉组长张玉星,组长石明国,副组长田富强、胡朝芬。

1998 年总政干部部和总后卫生部发出卫联字第 65 号文件,“关于成立全军继续医学教育指导委员会的通知”,成立了指导委员会下属的各学科专业委员会,放射诊疗专业委员会由黄其鎏担任主委,肖湘生、高元桂、陈凡、陈君坤担任副主委。

七、在全国性放射学术团体任职的部队专家

在中华医学会总会领导下的全国性放射学术团体有中华医学会放射学分会、《中华放射学杂志》和中华医学会影像技术分会,都有委员会或编委会,每届都聘有部队专家,现汇集如下:

中华医学会放射学分会委员会的组成有两个版本,一为《中华放射学杂志》公布的资料,公布了第二、三、四、五、七、八届,未公布第一和第六届,总数是八届。另一版本为刘赓年教授撰写的“中华医学会放射学分会会史”,写 1937 ~ 1995 年的情况,在附录中,他认为 1937 ~ 1995 年经历了八届委员会,如果再加 1997 年和 2001 年的两届,共十届,两个版本相差两届,也就是说后一版本多 1956 ~ 1980 年中的两届,1956 ~ 1980 长达 24 年,减去“文革”10 年,在 14 年的时间内不可能不换届,因而,笔者认为后一版本是有道理的。现综合两个版本的记载如下:

第一届(1937 年)　共 5 人 无军队成员

第二届(1953 年)　委员:张秉彝

第三届(1956 年)　未公布全体委员名单

第四届(1963 年)　常委:徐海超

委员:孔庆德　冯亮　李生光　江海寿　高育璈

第五届(1982 年)　常委:孔庆德　江海寿　李生光

委员:冯　亮　高育璈

第六届(1985 年)　常委:孔庆德

第七届(1989 年)　委员:顾　霖　徐家兴　章　韵

第八届(1993 年)　副主委:徐家兴　常委:肖湘生

委员:蔡祖龙　顾霖

第九届(1997 年)　顾问:徐家兴

常委:肖湘生　蔡祖龙

委员:丁仕义

第十届(2001 年)　常委:张金山　肖湘生

委员:丁仕义　田建明

《中华放射学杂志》从 1953 年创刊,至今已 52 年,历经 7 届编委会,每届均公布,都有部队专家参加,少者 3 人(第一届),多者 10 人(第四届和第七届)。

第一届(1953 年)　编委:孔庆德　张秉彝　汤　湞
第二届(1978 年)　编委:孔庆德　冯　亮　李生光　杨竞飞　陈　凡　高育璈　魏若林
第三届(1985 年)　咨询编委:孔庆德　冯　亮
　　副总编:徐家兴
　　编委:巫北海　李铭山　陈凡　胡为民　俞纯麟
第四届(1988 年)　总编辑:徐家兴
　　编委:巫北海　李铭山　陈凡　胡为民　俞纯麟
第四届(增补)(1990 年)　编委:毛松寿　张金山　肖湘生　陈君坤
第五届(1994 年)　总编辑:徐家兴
　　编委:李铭山　肖湘生　巫北海　张金山　陈　凡　陈君坤　刘振春　黄其鎏
第六届(1998 年)　名誉总编辑:徐家兴
　　常务编委:肖湘生　张金山　陈君坤
　　编委:李彦豪　巫北海　崔进国　蔡祖龙
第七届(2003 年)　顾问:徐家兴
　　资深编委:蔡祖龙
　　编委:马　林　田建民　孙　纲 李彦豪　肖湘生　陈君坤　崔进国
　　通讯编委:丁仕义

中华医学会影像技术分会成立于 1993 年,当时称影像技术协会,后改为影像技术分会,部队专家如下:

第一届(1993 年)　副主委:吴泽新
　　常委:朱荣发
　　委员:张玉星　吴宗琏　宋学堃　郑念祖
第二届(1998 年)　副主委:吴泽新
　　常委:朱荣发　宋学堃
　　委员:张玉星　吴宗琏　郑念祖
第三届(2001 年)　副主委:石明国
　　常委:宋学堃
　　委员:吴宗琏

从上述历史资料中,有三位老专家在全国性、全军性学术团体中做出了特殊的贡献:

张秉彝教授(1909 ~ 1968),他有三项最早:最早(1952 年)担任全国放射学会的委员,部队只他一人;最早担任《中华放射学杂志》编委会的部队三名编委之一;是第一届全军放射诊疗委员会的主任委员。他辞世过早,军内外放射界都非常惋惜,他是山西赵城(今属洪洞)人,1931 年毕业于山西省立医学专门学校,曾任中央大学医学院教授,1947 年入美国芝加哥大学医学院任研究员,1949 年回国,任南京第五军医大学和第四军医大学附属医院放射科教授、主任,1951 年参加抗美援朝,1953 年任南京放射学会主委,曾立过大功,1979 年追认为中国共产党党员、革命烈士。从 1945 年开始在《中华医学杂志》英文版和《中华放射学杂志》有多篇论文发表。他是非常值得我们怀念的放射学专家。

徐家兴教授(1927 ~),他从 1985 年至今,长达 20 年之久担任中华放射学杂志副总编、总编、名誉总编和顾问,目前还在继续作贡献,他在 1989 ~ 1997 年的全国放射学会担任副主任委员和顾问,他是国家卫生部 CT 和 MR 专家组的成员,曾任总后卫生部医疗仪器咨询委员会主任,北美放射学会(RSNA)会员,多次出国参加国际学术会议,长期担任来我国讲学者的英语翻译。可以这么说,他为中国放射学事业特别是为《中华放射学杂志》和中外学术交流做出了杰出的贡献。

黄其鎏教授(1930 ~),他在全军第一届放射诊疗委员会担任秘书,第三届担任副主委,第四、五届担任主委,第六届担任顾问,他基本上参加了全军放射专业委员会和历届学术会议的全过程,且长期担任领导职务。他曾任总后卫生部第五届科委会委员、国家发明奖评委、总后卫生部科技进步奖评委、《解放军医学杂志》编委、《中华医学杂志》(英文版)通讯编委、国家卫生部影像诊断设备(CT、MRI)引进专家组顾问、多家地区性杂志的编委。可以看出他为全军放射学事业乃至全国放射学事业作出了巨大的贡献。

八、历届全军放射学术会议

全军放射学术会议从1962年开始,已开过十届(表1)。第一届未编汇编,从第二届开始都有汇编,且收稿越来越多,汇编越编越厚。在兰州举行的第七届会议,有外宾参加做学术报告,在杭州召开的第九届有多位国内知名专家参加做报告。

表1 历届学术会议情况

届	年	地点	承办单位
1	1962	西安	西京医院
2	1981	北京	解放军总医院
3	1984	郑州	153医院
4	1987	西安	西京医院
5	1990	广州	南方医院
6	1993	南京	南京军区总医院
7	1997	兰州	兰州军区总医院
8	2000	昆明	成都军区昆明总医院
9	2002	杭州	上海长征医院
10	2004	广州	南方医院

全军放射技术专业学术会议,第一届(1984年)在郑州153医院召开,第二届(1989年)在昆明总医院召开,第三届(1991年)在宜昌召开,第四届(2000年)在昆明总医院召开,第五届(2003年)在九江市召开。

后　记

本文写的史话并非全面的历史,因而还有许多未涉及的项目,例如引进新设备、科研成果、论文专著、人才培养、突出的中青年专家等等。我个人能力有限,精力有限,只能写这篇文字。希望年富力强的同志继续写下去(后附4幅照片,图1~4)。

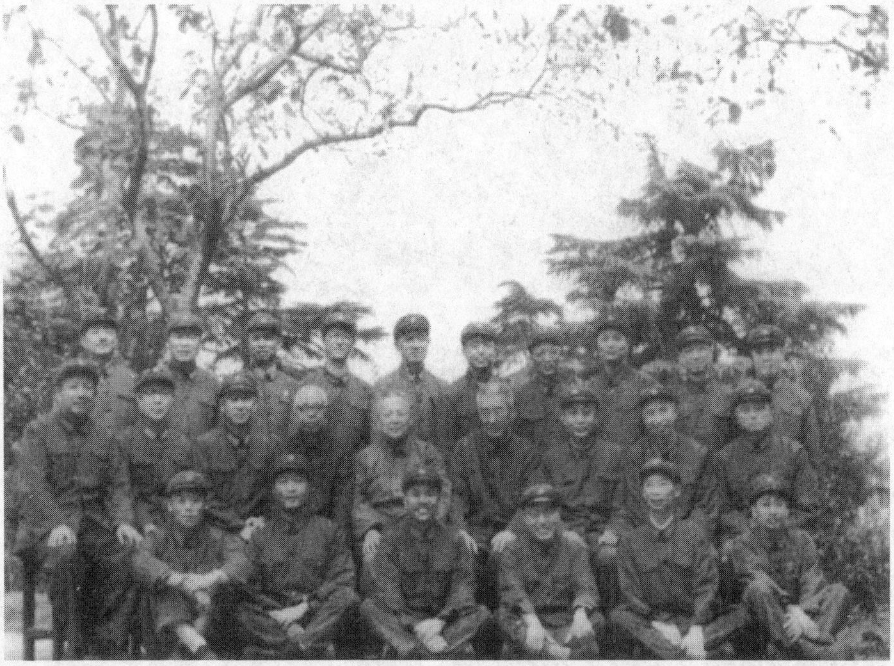

图1　1978 年在苏州召开全国放射学术会议,放射学界"三老":汪绍训教授、荣独山教授、邹仲教授(二排左起 4、5、6)和参加会议的部队代表合影　(陈凡提供)

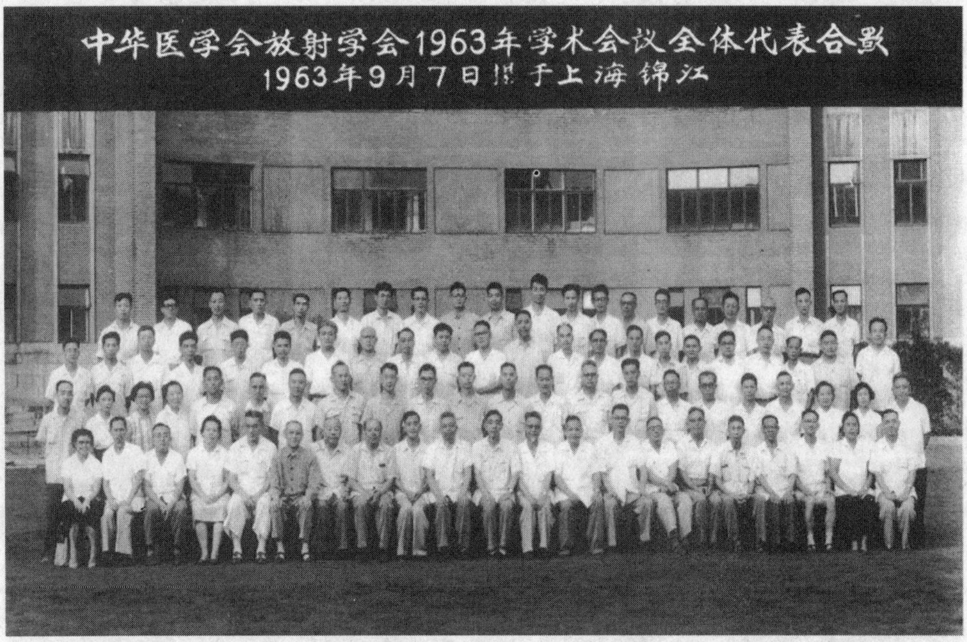

图2　1963 年在上海举行第二届全国放射学术会议,部队有 11 位代表参加,蒋士焘、吴桓兴、徐宪民、张秉彝(第一排左起第 7、8、16、18),杨承荣(第二排右起 9),杨竞飞、高育璈、冯亮、孔庆德、魏若林(第三排右起第 6、8、19、21、22),江海寿(第 4 排右起第 9)　(冯亮提供)

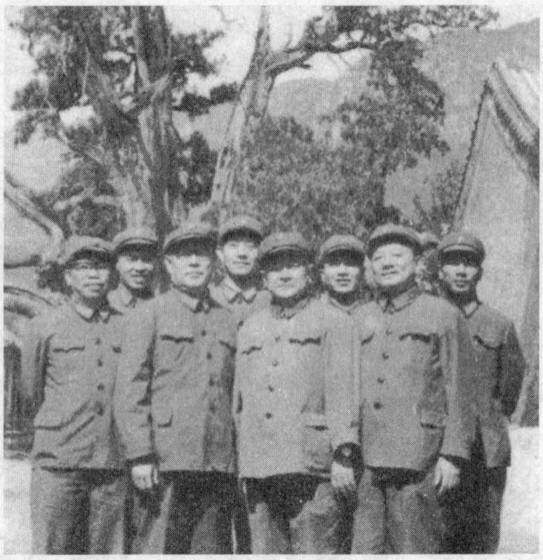

图3　1982年全军第三届放射专业组(后改为专业委员会)成立,组长孔庆德(前排右2),副组长高育璈(前排左2)、陈凡(前排右1)和有关同志合影　(陈凡提供)

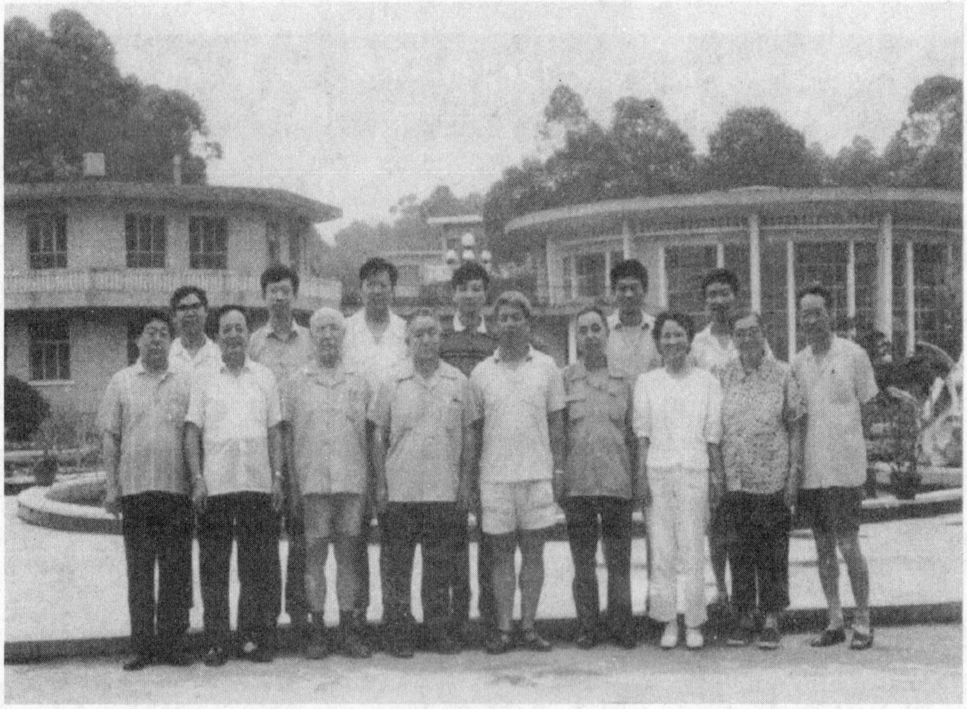

图4　1987年全军放射专业审稿会,前排左起吴泽新、陈凡、高育璈、孔庆德、黄其鎏、易习之、车素华、孔夫人,后排左三是张玉星　(陈凡提供)

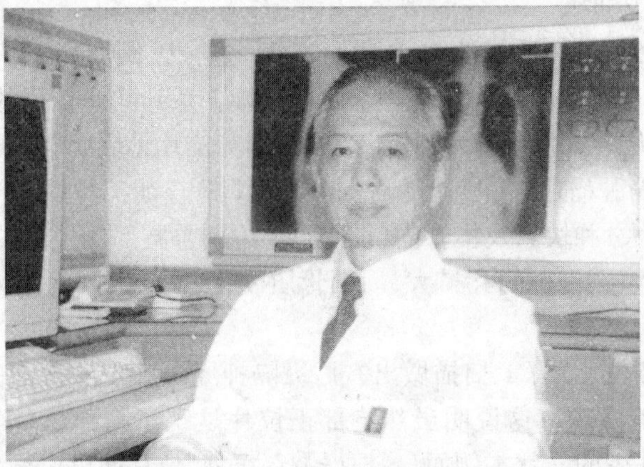

陈金城，主任医师、教授。

男，1936 年 1 月出生，广州人。1959 年毕业于北京医学院医疗系本科，随即工作于北京友谊医院放射科，1979 年调任暨南大学，1987 ~ 1989 年在美国 Duke 大学进修胸部影像诊断。曾任中华医学会放射学分会心胸专业学组成员及广东省医学会放射学分会副主任委员。现任暨南大学第一临床医学院教学指导委员会委员、广东省医学会资深专家委员会委员。《中华放射学杂志》资深编委及多家医学杂志审稿专家、编委、顾问、副总编。已发表影像学论文 60 余篇(含合作撰写)，参编影像学专著 5 部，参加审校影像学译著 1 部。获省、部级科技进步奖 3 项(其中 2 项为负责人)。1997 年被广东省人民政府评为南粤教书育人优秀教师，2003 年被中国科协评为全国防治非典型肺炎优秀科技工作者。主要科研方向为胸部肿瘤影像诊断。

常见纵隔肿瘤的影像诊断思路

纵隔由多个系统的器官和组织构成，是胸部的重要组成部分。由于其组织成分复杂，故发生的肿瘤种类繁多。但是已被确诊为纵隔肿瘤的病人就一定患有肿瘤吗?

乍一看，这是个毫无意义的问题，纵隔肿瘤病人当然患有肿瘤了。而事实上，正确的回答应该是“不一定”。目前临床上的所谓纵隔肿瘤实际上是约定俗成的一组纵隔占位疾病，而并不都是发生于纵隔内的病理学上真正的肿瘤。例如，良性纵隔囊肿不是肿瘤，大部分胸内甲状腺为结节性甲状腺肿而非肿瘤，但在临床上均可笼统地把它们归类于纵隔肿瘤之中；另外，一些很常见的而且同样表现为纵隔内肿块的肿瘤如食管癌则不属于通常所讲的纵隔肿瘤的范畴，至于一些非肿瘤性纵隔占位病变如纵隔淋巴结结核不被称为纵隔肿瘤，这倒容易理解。

沿用习惯上的分类，常见的纵隔肿瘤有胸腺瘤、神经源肿瘤、胸内甲状腺、生殖细胞肿瘤(主要为畸胎类肿瘤)、前肠囊肿(主要为支气管囊肿和食管囊肿)、心包囊肿。发生于纵隔的恶性淋巴瘤不少见，是否将它归类为原发性纵隔肿瘤，意见不一。至于纵隔内最多见的肿瘤——纵隔转移瘤，一般不称之为纵隔肿瘤。最常见的原发性纵隔肿瘤是胸腺瘤。

目前在临床上影像学检查仍是发现与诊断纵隔肿瘤最重要的手段，随着影像学的发展，CT 与 MRI 在临床上的应用愈来愈广泛，纵隔肿瘤的影像学诊断水平有了很大的提高，同时也对胸片在纵隔肿瘤诊断中的作用与局限性有了更深刻的了解。在胸片上所见到的纵隔肿瘤仅仅是纵隔肿瘤突出到肺野与充气的肺组织构成良好对比的那一部分，并且仅从胸片上难以观察肿块与纵隔固有结构的一些重要关系，那么常规胸部 X 线检查对纵隔肿瘤的诊断还有意义吗?

实际上，作为胸部疾病首选检查方法的胸片，对于纵隔肿瘤诊断具有极其重要的作用。纵隔肿瘤病人早期多无自觉症状，许多是在胸部 X 线检查时偶然被发现。肿瘤逐渐长大，压迫邻近器官时才会出现相应的症状，但这些症状往往缺乏特异性。只有少数纵隔肿瘤有较特殊的临床表现，如大约 1/3 胸腺瘤病人伴有重症肌无力，畸胎瘤病人偶见咯出毛发等。因此胸部正、侧位片是观察纵隔肿瘤最基本的影像学方法,对发现纵隔肿瘤并对其初步诊断意义重大。

应该指出的是纵隔肿瘤规范的胸片检查必须是高质量的胸部正、侧位片,过去强调用高千伏照片,现在如有条件用 CR 或 DR 照片效果更佳。而且医生阅片的水平与态度也直接关系到胸片作用的发挥。

病例 1:男性,44 岁,体检照胸片。胸部正位片未发现异常(图 1A)。胸部侧位片见后肋膈角上方处有一肿块,肿块后缘贴后胸壁,应考虑为后纵隔肿瘤(图 1B)。随后的胸部 CT 检查证实肿块位于右胸下部脊柱旁沟,且该水平的胸椎右侧椎间孔扩大,肿块累及椎管内(图 1C)。再调整胸部侧位片的窗宽、窗位进一步仔细观察,在胸部侧位片上也可见该胸椎椎间孔扩大,周围骨质硬化(图 1D)。术后病理结果为神经鞘瘤。

病例 1 的影像表现典型,根据其胸部正、侧位片及 CT 扫描做出右后纵隔神经源肿瘤的诊断并不困难,但是如果仅仅照正位胸片,则连病变都不能发现。这说明虽然胸部正位片是观察胸部最基本的照片,但要全面了解胸部情况,侧位胸片是不可缺少的。就本例而言,根据胸部正、侧位片即可以做出纵隔神经源肿瘤的诊断,但若要了解椎管内情况,则需要做 CT 或 MRI。

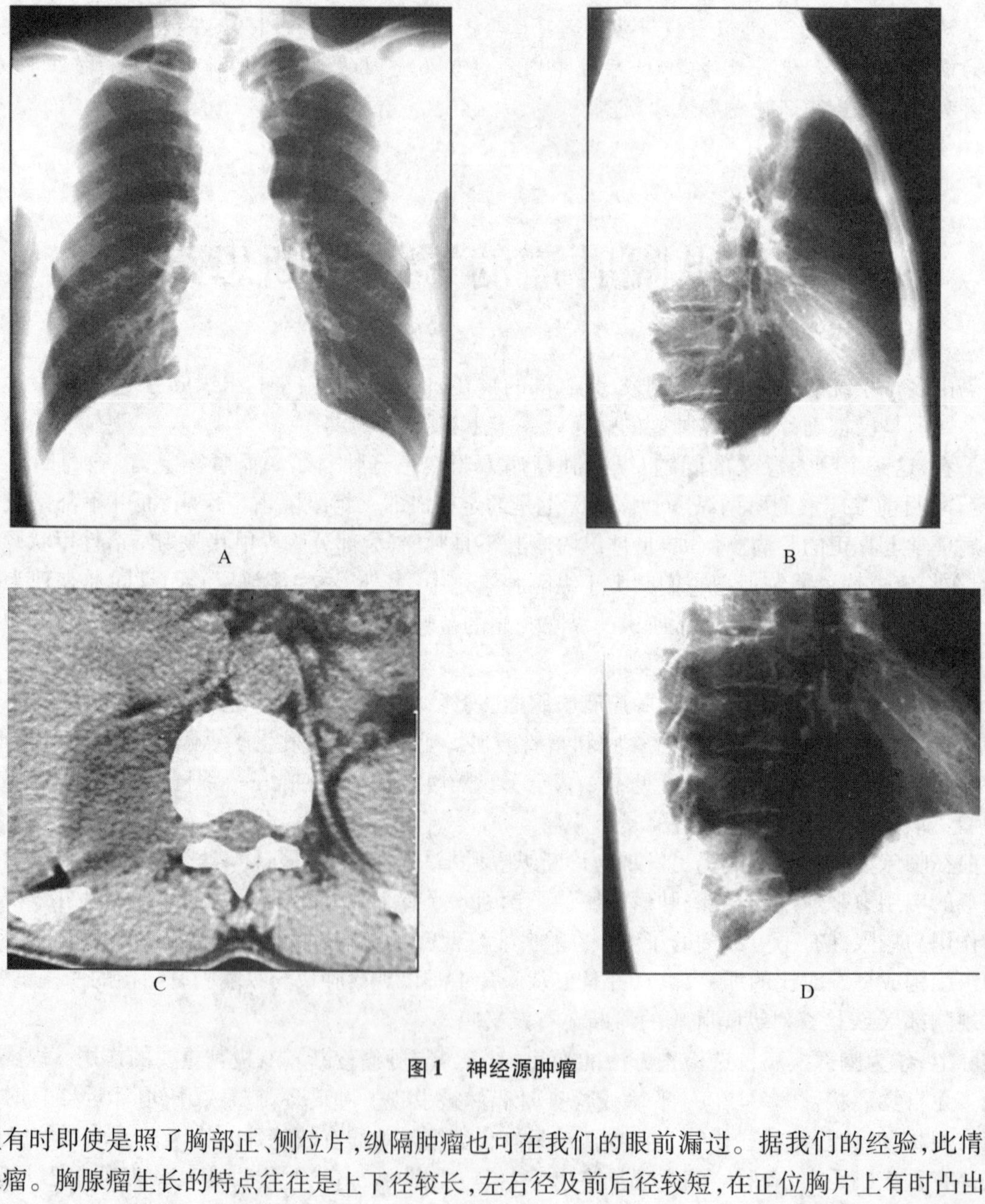

A　B　C　D

图 1　神经源肿瘤

但有时即使是照了胸部正、侧位片,纵隔肿瘤也可在我们的眼前漏过。据我们的经验,此情况多见于胸腺瘤。胸腺瘤生长的特点往往是上下径较长,左右径及前后径较短,在正位胸片上有时凸出正常的纵隔影边缘十分轻微,或基本不凸出心影之外,但与心脏大血管影重叠处有时可见局部密度增高;在侧位胸片上肿块影位于心血管前间隙,如投照条件不理想并且阅片者经验又不多,很易漏诊。我们遇到过一位重症肌无力病人来照胸部正、侧位片,年轻的医生报告胸部未见异常,上级医生审核照片报告时发现心脏大血管前间隙处有一长形软组织影,参阅病人自带的一年前拍摄的胸片,该影当时已存在而诊断报告并未描述。马上加做胸部 CT 扫描,CT 诊断为胸腺瘤,后为手术、病理所证实。在过去的所谓常规正位胸片(即非高电压普通照片)上,左后纵隔中下部的神经源肿瘤往往与心影重叠,不能清楚显示,而在侧位胸片上有时肿块呈长形与脊柱影重叠且边缘并不清楚(多见于节细胞神经瘤),如阅片医生经验不足,即使肿瘤较大也易漏诊。

发现了胸部病变后,准确的定位诊断在纵隔肿瘤影像诊断中有重大作用。在确定肿块位于纵隔内之前,首先应与肺部及胸膜疾病做鉴别。对于纵隔肿瘤与肺部及胸膜病变的定位鉴别,前人已积累了很多经验,在很多有关专著中已有描述,但在实际工作中,尤其在平片诊断工作中,有时仍会遇到困难。

病例 2:男性,54 岁,右腰背隐痛 3 年,照胸片发现右胸部肿块 20 天。胸部正、侧位片(图 2A,2B)示右肺野的巨大肿块,正位片上肿块内缘与纵隔的交角成锐角,其假想圆心在肺野内而不在纵隔内,心影无移位,粗略观察会首先考虑为肺内肿块。但对照正、侧位片所见分析,此肿块位置不符合肺段分布,不能诊断为肺内肿块。由于定位诊断有困难,加做了 CT 扫描。图 2C 示肿块内具有脂液面,其四周均为肺组织,如仅据此表现很可能诊断为肺内畸胎瘤。但全面观察该肿块各层面的表现,肿块主要位于后纵隔内且延伸至腹膜后,内有脂肪及骨性影像(图 2D),虽然后纵隔不是畸胎瘤的最好发部位,但本例畸胎瘤的诊断应没有问题。经手术,标本送病理检查证实为成熟囊性畸胎瘤。

病例 3:女性,53 岁,体检发现左上纵隔阴影 14 天入院,胸部正、侧位片示左肺尖投影处有一边缘清楚的球形肿块(图 3A,3B),一线值班的年轻放射科医生写报告诊断为左上肺尖后段内占位性病变,神经源性肿瘤待排,上级医生签字发报告改诊断为后纵隔肿瘤,考虑为神经源性肿瘤。加照胸部 CT,图 3C 示边缘清楚的圆形肿块,中央有低密区,四周均为肺组织,其表现酷似肺内肿块。而图 3D 则表明肿块位于脊柱旁沟,考虑为后纵隔肿瘤。手术切除左上纵隔肿瘤,病理结果为神经鞘瘤黏液性变。

在论述纵隔肿块与肺内肿块 X 线鉴别诊断时常提到纵隔肿瘤的两个征象:即胸膜外征与肿块假想圆心纵隔内征。纵隔肿瘤的胸膜外征系指肿块自纵隔突出,推压胸膜,致突出于肺野的肿块边缘清楚,纵隔肿块与纵隔的夹角为钝角;而肺内肿块则此角为锐角。肿块圆心纵隔内征系指如在正位胸片上用与纵隔影相连的肺野内肿块影的外缘弧线画一假想的圆,其圆心在纵隔影内者推断此肿块为纵隔肿块,而该假想圆心位于肺内者则定为肺内肿块。然而以上 2 例纵隔肿瘤胸部正位片上肿块的假想圆心均在肺野内而不在纵隔内,其内缘与纵隔影的夹角均为锐角而非钝角。据我们统计的一组病例资料表明,胸部正位片上约有 90% 纵隔肿瘤的假想圆心在纵隔内,其余 10% 主要包括胸廓上口的后纵隔神经源肿瘤、心包囊肿等,其假想圆心在肺内。至于胸膜外征,并非每例纵隔肿瘤在正位胸片上都能显示,一般来说,后纵隔的神经源肿瘤显示此征的较多。至于一些形状不规则的纵隔肿瘤在轴位 CT 扫描的某些层面上处在肺组织包围之中而酷似肺内肿物是不难理解的。

用胸片来鉴别纵隔肿块与肺内肿块时,在全面分析的基础上,我们更愿意强调以下两点:①当自纵隔突出的肿块的肿物肺接触面(mass lung interface,MLI 或 mass pulmonary interface,MPI)为平滑者先考虑为纵隔肿物,而肿物肺接触面毛糙不清者先考虑为肺癌等肺内病变,这是因为纵隔肿块将纵隔结构向外推移时,一般纵隔胸膜不被侵犯。而大多数侵犯纵隔的肺内肿块的边缘是毛糙的。但要注意少数较大的纵隔畸胎瘤由于附近的支气管受压,导致其所引流的肺部有继发感染,其影像在正位胸片上与纵隔突出的影像边缘投影重叠,也可使后者边缘模糊,甚至有长毛征,此种胸片上的“纵隔肿块外缘”实非真正的 MPI,加做 CT 检查即可证实。②正、侧位胸片对照观察,如肺野内的肿块不符合肺段分布一般不是肺内肿块,但符合肺段分布的肿块不一定都是肺内肿块。如用胸部 CT 鉴别,只要检查规范,观察全面,确定肿块是在肺内还是在纵隔内一般困难不大。

一些纵隔肿瘤可合并有胸腔积液,其中以纵隔畸胎瘤合并同侧胸腔积液发生率最高。但我们也遇

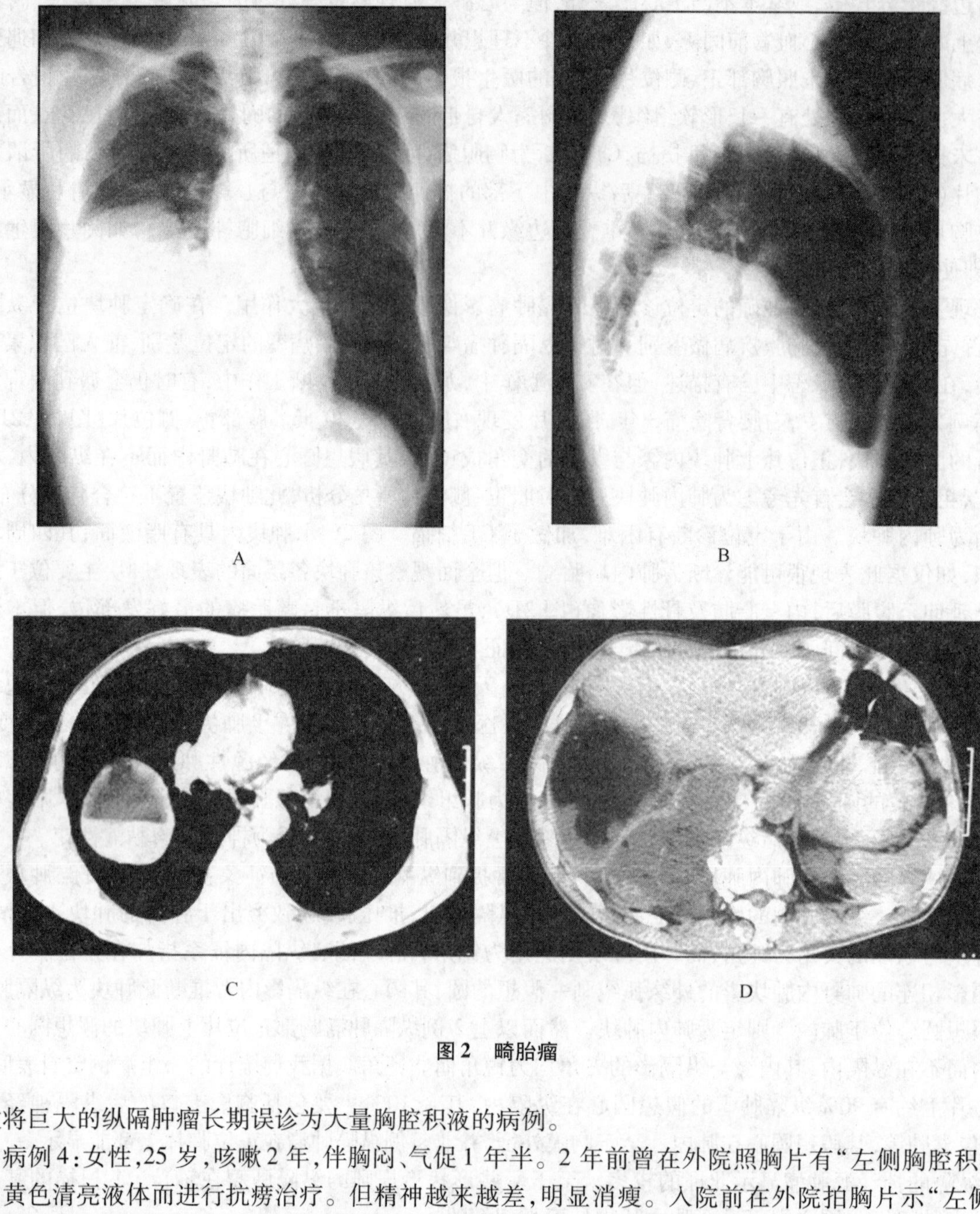

A　B　C　D

图2　畸胎瘤

到过将巨大的纵隔肿瘤长期误诊为大量胸腔积液的病例。

病例4:女性,25岁,咳嗽2年,伴胸闷、气促1年半。2年前曾在外院照胸片有"左侧胸腔积液"并抽出黄色清亮液体而进行抗痨治疗。但精神越来越差,明显消瘦。入院前在外院拍胸片示"左侧大量胸腔积液"转入我院治疗。在我院拍摄的胸部正侧位片报告左侧大量胸腔积液(图4A,图4B),其后胸穿抽出800 ml深棕色液体,沉淀细胞学涂片,巴氏染色,镜下见少量鳞状上皮中表层及无核角化细胞,并见多量吞噬大量黄棕色颗粒及脂滴样物质的泡沫样细胞。

手术所见证实心影后方的透亮影就是被挤压于后肋膈角仍充有气体的左下肺。行左胸内囊性肿物切除及左肺粘连松解术。病理诊断为成熟型畸胎瘤。此例纵隔肿瘤经多间医院诊断为左侧大量胸腔积液,并进行抗痨治疗,误诊长达3年。

病例1与病例4均说明了侧位胸片在纵隔肿瘤诊断中的重要性。它可以发现胸部正位片未显示的肿块,并据此做出正确的诊断;也可对以胸部正位片上有"典型影像学表现"为依据的影像学诊断提出质疑,经加做CT检查推翻了原来的诊断。

此外,还可以根据纵隔肿瘤在侧位胸片上的位置推断纵隔肿瘤的类型。常见纵隔肿瘤具有一定的

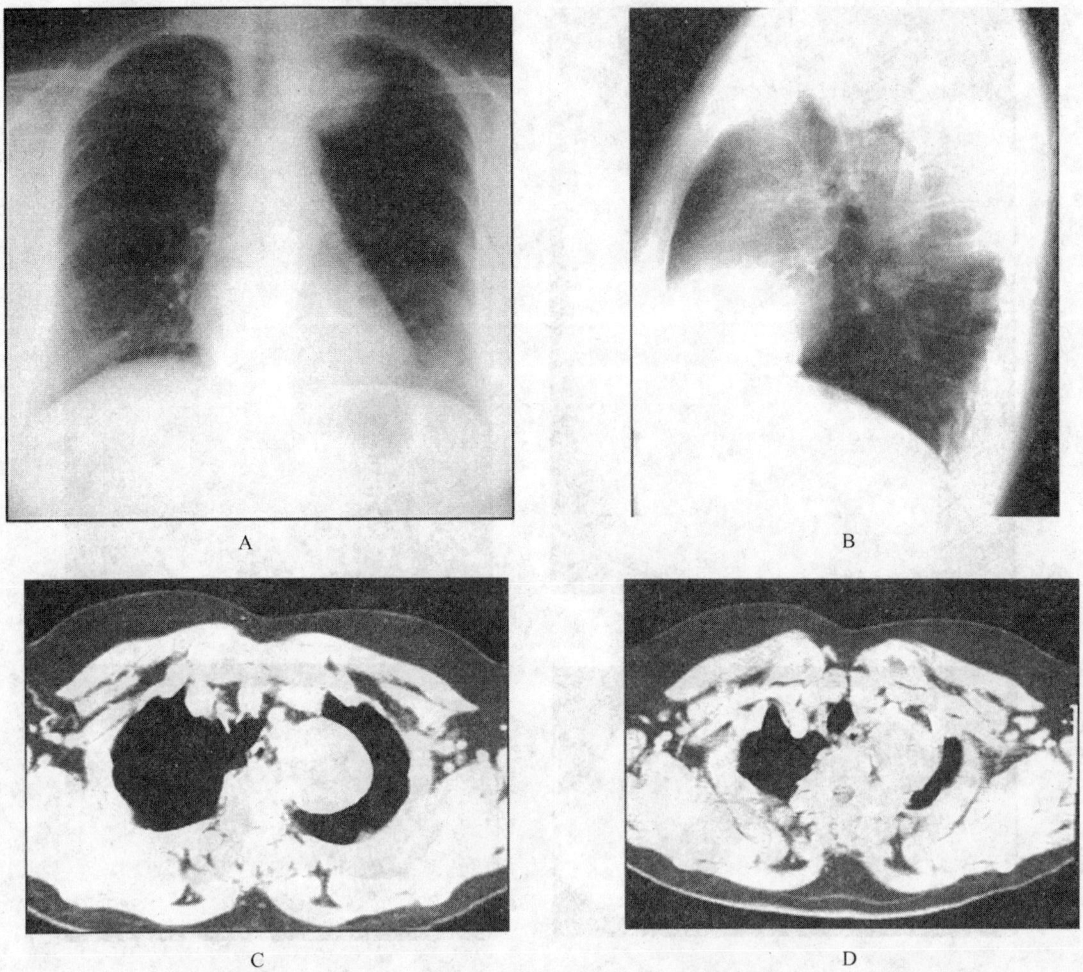

图3 神经源肿瘤

好发部位，已有不少作者对纵隔提出不同的分区划胸部侧位划线，以利于缩小纵隔肿瘤之间鉴别诊断的范围。笔者提出的纵隔7分区法是在侧位胸片上划两条纵线及两条横线将纵隔分为7个区（线条图）。前纵线为胸骨柄后上缘与心影后缘横膈交点的连线（遇其下端的标志不好确认时可采用胸骨柄后上缘与下横线的前胸壁至胸椎前缘之间中点的连线并向下延长至膈）；后纵线为诸胸椎椎体前后缘中点的连线；上横线为胸骨角与第4胸椎椎体前下缘的连线；下横线为通过第9胸椎椎体的最下缘与下横线平行的线段，前抵前胸壁，后达后纵线。在胸部轴位的几个主要层面上，也可做出相应的划线，故纵隔7分区法在平片及CT（或MRI）诊断中均可应用，这是很多其他的纵隔分区法所不具有的优点。但据笔者的体会，由于CT、MRI图像上纵隔肿瘤与纵隔固有结构之间的解剖学关系大多显示得非常清楚，故在CT、MRI图像上人为划线作纵隔分区对诊断纵隔肿瘤的帮助远不如在侧位胸片上作纵隔分区的作用大，但相应的CT图像上的划线对阐述侧位7分区的解剖学基础有很大作用。

7分区法各分区好发的常见原发性纵隔肿瘤：前上区，胸腺瘤；前中区，胸腺瘤、生殖细胞肿瘤、恶性淋巴瘤；前下区，心包囊肿；中上区，胸内甲状腺、恶性淋巴瘤、前肠囊肿；中中区，恶性淋巴瘤、前肠囊肿；中下区，前肠囊肿、心包囊肿；后区，神经源肿瘤。

需要说明的是，对于跨区的纵隔肿瘤，7分区法有几个应用原则须注意：①中心原则：一般以纵隔肿块中心位置所在的分区为肿块所在分区。②贴边原则：当根据肿块中心位置难以确定所属分区时，如肿块靠贴胸壁或横膈可将它定位于近胸壁或近横膈的分区；如肿块不靠贴胸壁或横膈则定位于远离胸壁

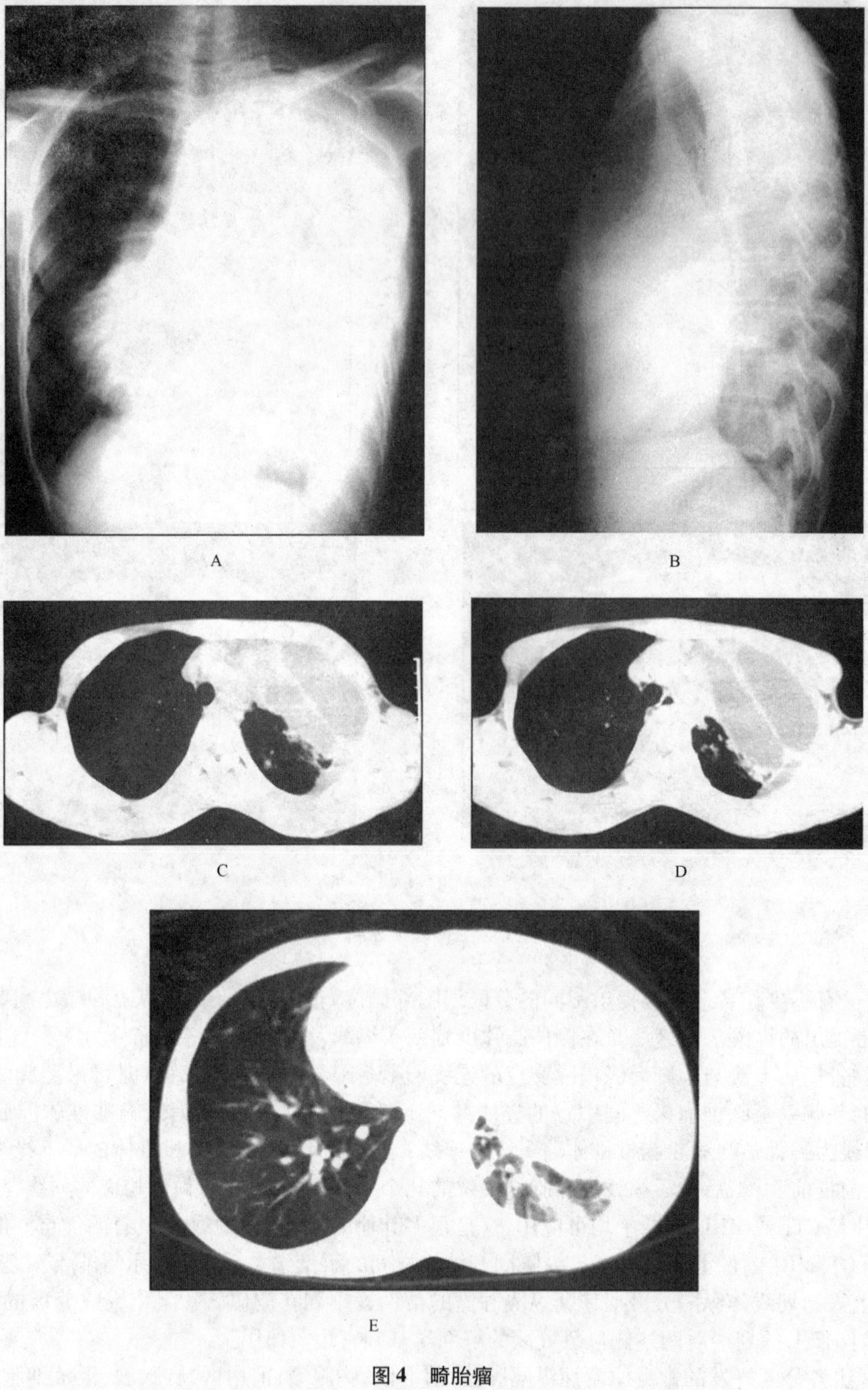

图4　畸胎瘤

及横膈的分区。至于后区的肿瘤：考虑到纵隔旁沟区有其解剖学特点，一些较大的肿块不论中心位置在何处，只要在侧位胸片上肿块靠贴后胸壁或在CT片上靠贴脊柱旁沟后壁，均划入后区。但一些较小的跨区肿块虽然其中心已在后纵线之后，如其后缘未超过胸椎椎体后缘，则不定位于后纵隔区而划归于中纵隔区。

笔者总结过分别来自北京地区、广州地区及美国北卡罗来纳州的3组纵隔肿瘤病例（每组均超过

100 例),90% 的纵隔肿瘤发生于上述好发分区之内,而对 7 类常见的纵隔肿瘤其符合率可达 95%。

无论应用哪一种纵隔分区法,大多数胸腺瘤与畸胎类肿瘤都位于同一纵隔分区内(在笔者提出的纵隔 7 分区中多位于前中区,见图 5),两者在纵隔肿瘤中均有较高的发生率,且有时两者的 X 线表现又有一些相似之处,过去曾认为这是纵隔肿瘤之间鉴别诊断中的一个难点。发生部位相仿的胸腺瘤与畸胎瘤能鉴别吗?请看以下病例,并分析其胸部平片及 CT 表现。

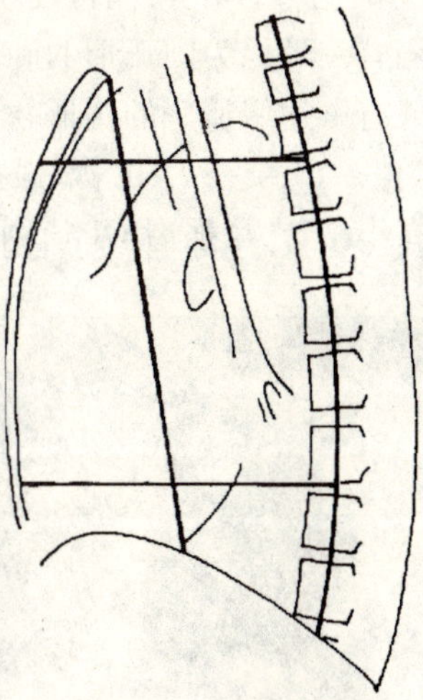

图 5 线条图 纵隔 7 分区法胸部侧位划线

病例 5:男性,26 岁,入院前 1 个月在体检胸透时发现纵隔肿块,除稍有胸闷外,无其他不适症状。胸部正位片(图 6A)见右纵隔有一外缘为圆弧形的肿块突入肺野,边缘光滑。侧位片(图 6B)此影靠前,其后上缘呈边缘清楚的弧形,位于前中纵隔区。胸部 CT(图 6C)右前纵隔肿块大部分囊性变,CT 值 17 ~ 23 HU,无钙化,靠近纵隔固有结构处部分为实质性,MCI 为灌注型。经手术切除,病理诊断为胸腺瘤(淋巴细胞型)伴囊肿形成。

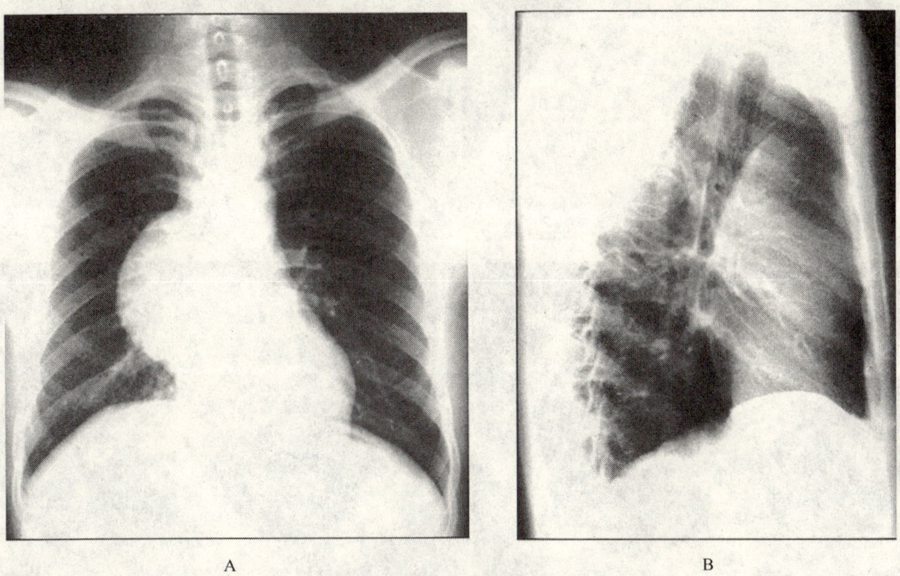

C

图 6 胸腺瘤

A. 正位胸片;B. 侧位胸片;C. CT 纵隔窗

病例6：男性，14岁，体检发现胸内巨大肿块1周入院，无症状，一般情况较好。胸部正位片（图7A）见右纵隔有一外缘为圆弧形的肿块突入肺野。边缘清楚，呈均匀软组织密度。胸部侧位片（图7B）见前中纵隔区有一边缘清楚的圆形软组织影。胸部CT（图7C、7D）前纵隔右份有一圆形囊状影，边缘清楚，囊内CT值－13～－17 HU，增强扫描无强化。MCI呈凸出型，大部分囊内壁平滑清楚，但靠内后方的囊内壁上有小结节，增强后CT值约64 HU。手术摘除纵隔肿物，病理诊断为囊性畸胎瘤。

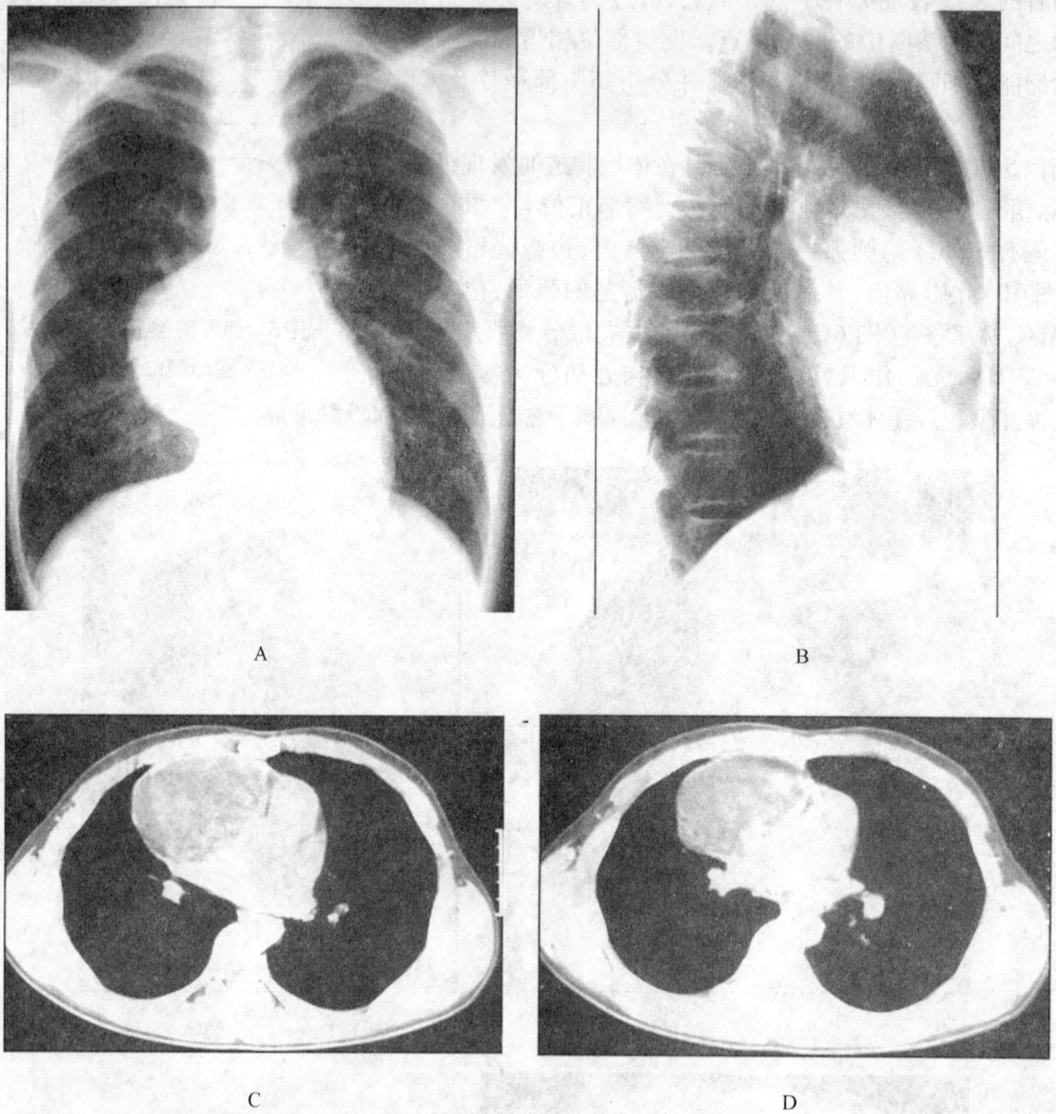

图7　畸胎瘤

A. 正位胸片；B. 侧位胸片；C. CT纵隔窗；D. CT纵隔窗

病例5、病例6均位于前中区的纵隔肿瘤，该处最常见的为胸腺瘤与畸胎类肿瘤，国外曾有人提出以40岁为分界线，40岁以上者首先考虑为胸腺瘤，40岁以下者首先考虑为畸胎类肿瘤。当然，这也并非绝对的，我们就遇到过数例20多岁的胸腺瘤病人。此两例均无明显症状，分别为26岁与14岁，正位上见一自纵隔向肺野凸出的软组织影，边缘清楚呈圆弧形，侧位靠前，位于前中纵隔区。据所见胸片此两例均诊断为畸胎类肿瘤似乎有一定道理。

但全面回顾阅读此两例的胸部影像学资料，在胸部正位片上，病例5与病例6的纵隔肿块表现十分相似，几乎无法区分。而仔细目测估计突出于肺野的纵隔肿块的左右径与上下径之比，仍可发现此比值病例5小于病例6。更主要的是在侧位片上,病例6为一边缘清楚的圆形而病例5则上下径偏长,且只有后上部边缘清楚,其余大部分边缘不清楚。从平片所见,病例6诊断为畸胎类肿瘤是有依据的;而病例5虽然只有26岁,但据其影像学表现也应首先考虑有胸腺瘤的可能,至少不能排除。我们曾对116例胸腺瘤及畸胎类肿瘤的平片表现进行了观察,肿块呈圆形者多为畸胎类肿瘤,而肿块呈长形者多为胸腺瘤。在CT图像上,两者的差别是显而易见的,病例6纵隔肿块的赤道面为典型的囊性病变,MCI呈凸出型,内壁有增强的小结节,虽未见典型的牙骨影及脂肪密度结构,仍应做出囊性畸胎瘤的诊断;而病例5纵隔肿块虽然有部分囊变但仍有实质部分,MCI为灌注型,这并非典型的畸胎瘤表现,应首先考虑为胸腺瘤。

那么如何对发生部位相仿的胸腺瘤与畸胎瘤进行鉴别呢?首先在胸片上纵隔肿瘤内如有牙、骨影,不管位于何处即可诊断为畸胎瘤,但要警惕与胸腺瘤内的蛋壳样钙化相鉴别;纵隔肿瘤内含脂肪甚至出现脂液面也是诊断畸胎瘤的重要依据;前纵隔肿块若有典型的帆状征(或称钩鼻征),则首先考虑为胸腺瘤。上述情况一般教科书都已提及。据我们的体会,还有以下几点有助于胸腺瘤与纵隔畸胎类肿瘤的鉴别诊断:①外形:在胸部正、侧位片上畸胎类肿瘤倾向为圆球形,其前后径与上下径相仿,边缘较清楚;胸腺瘤往往在正位胸片上突出肺野部分较小,侧位片上则表现为长形,有的只有部分边缘清楚,有时可见典型的舌状征。②肿块的心脏血管接触面(mass - cardiovascular interface, MCI):笔者曾将纵隔肿瘤的MCI分为凸出型、平坦型、凹陷型及灌注型4型。畸胎类肿瘤的MCI多为凸出型,有感染时个别也可为灌注型,但边缘模糊;胸腺瘤的MCI多为平坦型,也可为灌注型,但边缘多较清楚。我们还未遇到过胸腺瘤的MCI呈凸出型,也未遇到过畸胎类肿瘤的MCI呈平坦型。③胸内其他并发情况:肿瘤侵犯肺、伴同侧胸腔积液多见于畸胎瘤。④同样大小的肿块,畸胎类肿瘤的占位效应(如表现出来的对大血管的推压移位)往往较胸腺瘤明显,但靠近中线在大血管前紧贴前胸壁的肿块(上述两例即如此)则此区别不大。

随着经验的积累,用胸部正、侧位片加胸部CT扫描,绝大多数部位相仿的胸腺瘤与畸胎类肿瘤是可以做出正确的鉴别诊断的。但要注意胸腺瘤囊变可能会给鉴别诊断带来一定的困难。

病例7:男性,32岁,咳嗽、胸闷、胸痛2周,且痰较黏稠,偶伴血丝,发热2天,体温37.8℃,无眼睑下垂,无畏寒发热等症状。胸部正、侧位片(图8A、8B)于左前中纵隔区见一肿块,同时伴有左侧胸腔少量积液。胸部CT检查(图8C、8D)囊状肿块位于前纵隔,在主动脉弓的左前方。增强扫描见囊壁强化,大部分内缘规则,但囊内壁的后内部隐约可见结节状影,低密度的囊内容物无强化。手术切除纵隔肿物,见左前纵隔肿物与左上肺前段紧密粘连,完全切除肿物及左上肺前段部分组织后送检,病理结果为胸腺瘤坏死囊变并感染。此例胸腺瘤在术前及术中均误诊为畸胎类肿瘤。

回顾分析病例7的影像学表现,正位胸片示左纵隔有外缘弧形凸出的肿物,CT片上有相应囊性肿物。且囊状影的内壁隐约可见小结节状影,病人32岁,有发热、咳嗽、血丝痰,在临床工作中囊性畸胎瘤远较胸腺瘤囊变多见,故术前诊断为畸胎瘤不是完全没有依据的。

但在正位胸片上,纵隔肿块向肺野突出不显著,在侧位片上也未显示相应的边缘完整的圆形肿块,CT上此肿物的MCI为平坦型,这些表现都不是畸胎瘤的特点。而且CT片的层厚为10 mm,所谓囊内壁结节状影实系部分容积效应所致,如用薄层CT扫描,其MCI及囊内壁情况会显示的更清楚,误诊应该可以避免。

20世纪70年代末曾有作者在美国一家著名的心胸外科杂志上提出,一旦在胸片上发现纵隔肿瘤就应马上手术,再做任何进一步的放射学检查进一步观察都只是浪费时间。显然,这观点在当时就是很片面的。现在可能很少有人会同意这观点了。虽然少见的纵隔肿瘤术前大多很难做出与病理学诊断相同的影像学诊断,但对常见纵隔肿瘤的类别我们应该尽量做出正确的判断。首先应规范影像检查程序,胸部正、侧位片是纵隔肿瘤最基本的影像观察手段,胸部CT往往是不可或缺的首选补充检查,而MR则可更有针对性地使用。一般来说,对纵隔肿瘤做出准确的定位诊断是正确判别纵隔肿瘤种类的第一步。然后,确认、分析肿块的轮廓(包括观察MCI与MPI情况);观察肿块的结构(CT上密度与MRI上信号

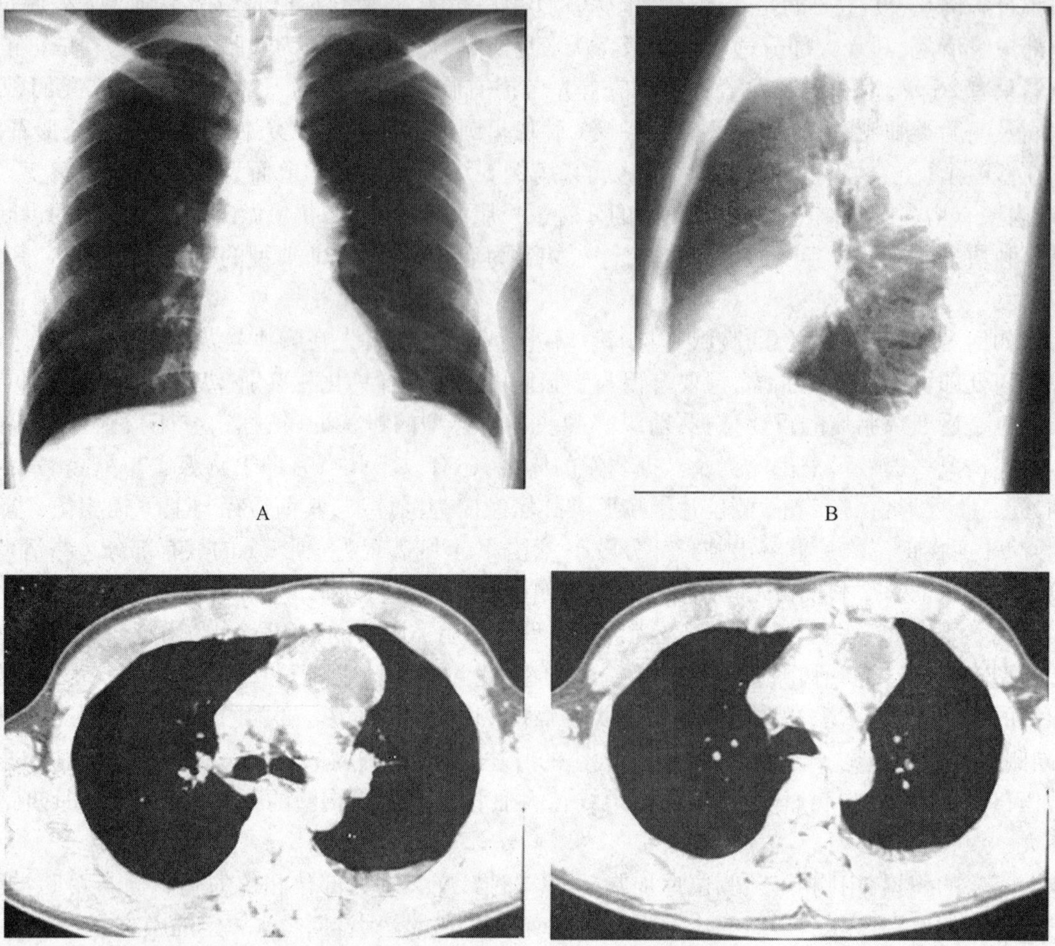

图 8　胸腺瘤

A. 正位胸片；B. 侧位胸片；C. CT 纵隔窗；D. CT 纵隔窗

的改变），尤其要注意肿块的牙、骨影、脂肪组织及囊性变等；并注意肿块与邻近器官、结构的关系。对大多数常见纵隔肿瘤不但可以正确判断其类别，而且还要特别注意观察一些他们各自特有的与临床治疗方案的制定密切相关的问题。

胸腺瘤要尽量确定为侵袭性（已侵犯肿瘤包膜）抑或非侵袭性，如确定有困难可以考虑用局限性（只局限于前纵隔）及非局限性（累及纵隔内固有间隙或其他器官）的分类。胸腺瘤不能完整手术切除者多系由于侵犯大血管或蔓延至血管之间的间隙内，术前做有针对性的充分准备可提高肿瘤的完整切除率。当然并非所有胸腺增大均由胸腺瘤引起，良性增生亦可引起。如胸腺增大的病人合并有甲状腺功能亢进，更要注意胸腺瘤与胸腺增生的鉴别，当鉴别有困难时可考虑先治疗甲状腺功能亢进，由胸腺增生引起的胸腺增大，往往可随甲状腺功能亢进的缓解而缩小。畸胎瘤继发感染对手术影响很大，严重、广泛的炎症纤维化甚至可使畸胎瘤无法切除，要重视附近肺部有无受累甚至有无并发支气管瘘。我们遇到过 1 例纵隔畸胎瘤其 MCI 为灌注型，伴有发热，抗炎治疗 1 个月，肿瘤影像明显缩小后顺利将肿瘤完整切除。典型的神经源肿瘤发生在脊柱旁沟，影像诊断并不困难，但要注意观察肿瘤处的椎间孔骨质改变，尤其注意观察肿瘤累及椎管内的情况（如硬膜囊受压等），为术者设计手术方案提供重要的信息，对于椎管内结构的观察 MRI 有其优势。胸内甲状腺多自颈部沿气管旁间隙延伸至胸内，以结节性甲状腺肿多见，临床上很重视有无气管软化。巨大的胸内甲状腺肿，气管多呈广泛的鞘状变形，要特别注意局部受压情况及气管壁有无受累。增大的甲状腺将连通头臂的血管向外推压，在轴位 CT 片上呈典型的铃鼓状征，一些较大的胸内甲状腺如术前能用 CTA 或 MRA 将肿块与重要血管的关系显示清楚，对手术也会有帮助。恶性淋巴瘤可累及多处淋巴结甚至可累及多脏器，故当影像学拟诊为纵隔恶性淋巴瘤后，应常规加做颈部及腹部 CT 扫描，这对于恶性淋巴瘤临床分型、分期及治疗方式的选择至关重要。

（陈金城　殷　亮）

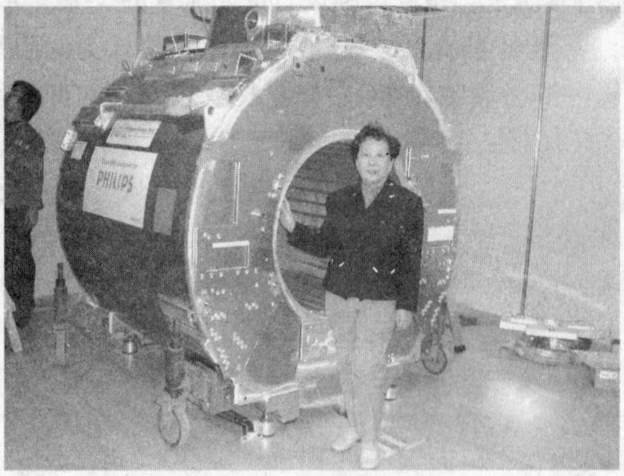

陈丽英，主任医师、教授、硕士生导师。

女，1929年7月出生，上海人。1954年7月毕业于上海第二医科大学医疗系。毕业后到沈阳市中国医科大学第二附属医院放射科工作至今。享受国务院政府津贴。辽宁省医疗保健专家。于1990～1997年担任中华放射学会介入学组委员、《中华放射学杂志》编委、《中国医学计算机成像杂志》编委、《中国临床医学影像杂志》编委、《介入放射学杂志》、《放射学实践》、《医学影像学杂志》编委及中华医学会辽宁省分会第三届理事等职务。为中华医学会、北美放射学会会员。曾在1996年国际放射学会、1997年中韩医学大会、1998年亚大影像诊断与介入放射学会、2003年亚大儿科学会等国际学会进行大会发言。研究的主要内容为小肝癌的磁共振诊断，与药科大学共同研制超顺磁性造影剂诊断微小肝癌。以上课题分别获辽宁省科委科研基金、国家自然科学基金的资助(已结题)。近年来致力于新生儿缺氧缺血性脑病的磁共振成像、磁共振频谱研究、弥散成像及弥散张量成像。获得的科研成果奖有：所负责的《0.35T磁共振对国人肝癌的诊断与鉴别诊断》，获辽宁省科委(1997)科技进步三等奖。所负责的《新生儿缺氧缺血性脑病的影像学研究》获辽宁省科委(2003)科技进步二等奖。所参加的“活脉饮冲剂对经皮腔内血管成形术，术后狭窄预防作用的研究”，“呼吸器在新生儿临床应用研究”分别获辽宁省科委1997年与1993年科技进步一等奖与三等奖。1990年后发表论文40余篇。参编专著3本。现正在编写专著《实用儿科影像学》。

刻苦钻研与时代同步前进

——利用各种设备攻克疑难疾病

首先要感谢中华放射学编辑部给我这个机会，让我把50年来从事放射诊断的经验写出来，一方面勉励自己在今后不多的好时光的日子里继续发挥余热，更好地为临床、为病人服务，一方面作为经验、教训激励年轻的同道们更快、更好地成长。

我于1954年毕业于上海第二医科大学医疗系，在最后实习阶段作为放射线重点师资进行培训，因当时放射专业的医师很缺，与其他3名同学一起由全国著名专家朱大成、徐惊伯、何维庶、邹仲四位教授悉心培养。毕业后服从国家统一分配，只身来到塞外沈阳中国医科大学第二附属医院放射科，一干就是50年，时光飞逝，弹指一挥间。回想这50年的经历，酸甜苦辣都尝遍了，使我深感我们的命运和进步与祖国的磨难与繁荣息息相关。

第一阶段　土枪、土炮打天下

刚参加工作满怀热情，但对放射学毕竟还是生疏的，一切得从头学习。那时的工作环境与现在相比真有天壤之别。科内从上到下只有10人左右，机器是美国救济总署的一台军用30 mA Picker机器作透视用和两台GE 200 mA X线机，一台照相，一台作胃肠透视，还有一台裸露的高压电缆照相机，照起来啪啪直响,很是吓死人。每天得背着20来斤重的铅围裙,带着笨重的铅手套,在黑屋里一呆就是半天,出来透风时还得戴上橡皮黑眼镜像蛤蟆一样,一天工作下来不亚于在操场上练习1 000米长跑,满头大汗,手套内可流出汗水来。这样的日子一干就是20多年,为了对科内工作人员的防护和科内老大夫一起设计了隔室透视房和隔室照相房,条件改善了很多。我真羡慕现在的放射科年轻医生,隔室透视,不带铅眼镜,不穿防护衣,不戴铅手套。没有射线的威胁,没有品尝过我们那年代的"飒爽英姿"。观看CT、MRI简直可说是享受,现在年轻人都笑我们是土枪、土炮打天下。但我没有怨恨,要不是那时的土,现在的洋学起来就很费劲,没有根底。不过那时正是运动一个接着一个,还要大炼钢铁,每天晚上得搞到半夜才回家。想要学习也没有精力。但每天早上还是坚持4点钟起来学俄文,总算熬到已经能看俄文杂志了,很是高兴,但是十年动乱,怕戴上苏修帽子,也没条件再看了,浩劫过去全忘光了,很是可惜,也怪我不够坚持,没有挺住。1957年经科领导争取,卫生部拨给我们一台西门子500 mA X线机,真可说是雪中送炭,我也跟着技师们一起安装机器,感到条件改善了,真好像吃了大餐,打了强心剂一样,精神焕发起来,想大干一番。可是……

第二阶段 "接受再教育"

1969年在"左"倾思潮的影响下,我院全体迁至了辽宁西部山区朝阳。朝阳是个十年九旱的穷苦地区,每年刮两次风,一次半年,风刮起来还夹带着小石子,一起打在脸上。由于我们的努力,科内的机器虽然很老,但丝毫无损地搬了下来,才使我们得以用来为老乡服务。刚下来时,不停地"疲劳轰炸"我想这十年寒窗学的知识算要付诸东流了,但当看到缺医少药的老乡们对我期盼和渴望的眼光,使我坚定了还要努力学习,技术精益求精,因此顶着很大的压力,仍不间断地订外文杂志,虽然那时工资只有56元,但杂志一直没断,年复一年地订下去,不断自学。14年来虽身在朝阳,没有学习和学术交流的机会,又没有先进的机器,但思想上我没有受到干扰,凭着一颗为人民服务的心,在极其困难的条件下解决了不少疑难杂症。

第三阶段 "这里14载,世上已千年"

喜看文革后党中央拨乱反正,重新有出国学习的机会,知道后,我即报名,并以优异的成绩考取了世界卫生组织的名额,于1982年到美国加州大学旧金山分校从师国际著名教授Margulis A。农村14年虽然为老百姓解决了不少疾苦,但这14年正是国内外科技大发展的阶段,可惜我国这只雄狮足足沉睡了整整一代人的时光,让我们心痛啊!我那时真好像久旱逢甘雨,如饥似渴地像海绵一样贪婪地学习着先进的技术,在短短的四个月内学习了如CT、介入治疗、MRI、超声等过去从未知道的放射科先进技术。一方面靠自己的努力,一方面我感谢父母为培养我,送我到国内最好的医学院校学习所付出的艰辛,使我在国外没有语言的障碍,因此很快掌握了新知识,可惜我没能在老人们有生之年在他们的身旁尽一点孝心。在国外四个月内完成了两篇论文一篇登载在1983年Pediatric Radiology,一篇登载在1984 Gastroenterology 杂志上,有关硬化性胆管炎的分类还被不少国外杂志引用(图1)。

第四阶段 奋起直追

回国后,我想怎样在最短时间内将学到的新知识用到临床。1983年我院已决定回迁沈阳,我回国后还没有来得及整顿,家还没有搬迁,过去的院址已被别的单位所占领,只好搬到中国医大三院,但是为我院盖的病房还没建好,宿舍还没建完,我迫不及待就只身来到沈阳,住单身宿舍,带着从国外用自己省下的有限经费购买的少量器械,准备开展工作,极力想把失去的时光补上。每天不断地奔波于病房和科室之间,护士长说每天找你的人很多,但你又没办公室,到哪去找啊,我说不要紧我满院跑,院有多大,我的办公室有多大。我非常感谢三院的科领导,不但很高兴收留我们,还给我们创造机会开展工作。这样使我能在很短时间内于1984年将介入技术在科内初步发展起来,做了肾血管性高血压的介入治疗、PTCD、精索静脉曲张介入治疗、肾癌动脉栓塞、脾动脉栓塞、腰间盘脱出介入治疗等,曾在《中华放射学

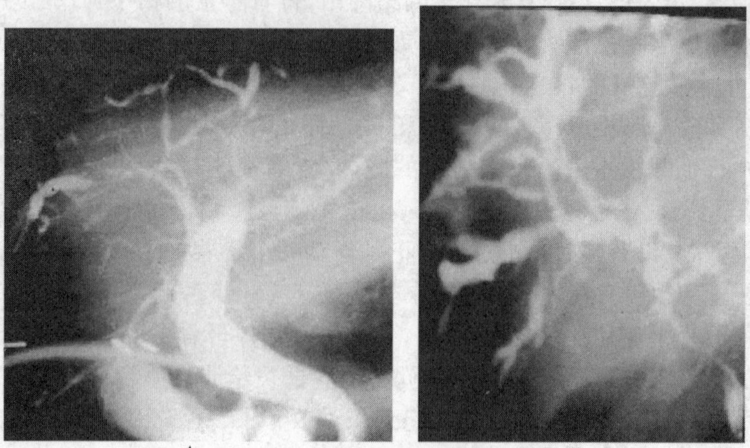

A　B

图1　硬化性胆管炎

A. T－管造影，肝内胆管如干枝梅；B. 肝内胆管扩张与狭窄相交替如串珠，肝外胆管狭窄

杂志》、《临床放射学杂志》、《介入放射学杂志》发表论文。培养了年轻医师和硕士研究生。看到当年患肾血管性高血压的年轻人经治疗后血压控制并已成家立业来看望我时，心中有说不出的快慰。但受到人员、机器和我能力的限制，介入放射学这块阵地在我院发展还较缓慢，直到1993年现任院长郭启勇教授的博士学位读完回国后才突飞猛进地向前发展，添了新设备，建立了自己的病房，增加了新生力量。确是长江后浪推前浪，看到此情此景怎能不感到由衷的欣慰。

第五阶段　增添了新设备，不断更新知识，更好为临床服务

在校院领导的支持下，我院贷款1989年、1991年先后引进了美国Diasonics 0.35T及Picker 2000 CT机，并于1988年末让吴振华主任和我与两名工程师一起赴美培训MRI，我深感肩上的担子重了，这方面毕竟知道甚少。学完回来后我毫无保留地向全科及各临床科室的同行传播学习知识，使大家一起掌握这门来之不易的新技术，和科内多名医师走遍了辽宁城乡进行宣传，使更多的病人有机会受益，由于我们热心服务，使购买机器的贷款两年还清。

1. 影像学与组织病理学相结合对提高诊断的重要性

因为我国乙肝病人发病多，肝癌发病率居高不下，过去对此病的诊断一直是盲区，我院又是省内传染科重点单位。自从有了MRI设备，我开始在肝癌、肝硬化方面进行钻研，和临床医师一起进行切磋，从不会到能精确诊断微小肝癌，使病人能及时得到治疗，提高了生存率。通过《原发性肝细胞癌PHC的磁共振成像及病理对照研究》观察到肿瘤与磁共振形态与信号的病理基础，通过41例经手术证实为肝癌的病例发现合并肝硬化者占73.2%，在《肝硬化的MRI诊断》中通过对50例肝硬化者的研究提出其MRI特点，肝硬化中的小结节（≤1.0 cm），大结节>1.0 cm，在T_1WI上呈稍高信号，T_2WI上呈等或低信号，12个这种结节经病理证实为发育不良结节，其中3个经病理证实演变为小肝癌，因此提出发育不良结节为癌前病变，必须加以严密随访。当时我们提出的肝硬化中的再生节结在T_1WI上为等或高信号，T_2WI上为等或低信号；发育不良结节在T_1WI，T_2WI上分别为高或等信号，与等或低信号，为国内首先提出。《肝细胞癌的MRI与和DNA含量相关性研究》提出肝细胞癌MRI信号、癌肿大小、瘤内坏死、浸润性生长等与癌细胞核DNA含量及倍型有显著相关性，通过这一研究间接估计到肝癌的生物学行为，对治疗预后的判断极为重要。因此，我认为影像与组织病理学相结合是提高诊断极为重要的一环。必须坚持进行下去。在这方面我们写出了论文，培养了研究生。并获得辽宁省科技进步3等奖（图2～图4）。

2. 详细观察影像上的每一种信号或密度与形态进行全面分析

例 1：女 41 岁，间歇性右上腹疼痛，近来消瘦。食欲不振，右季肋部疼痛。肝功正常，AFP 值正常 10 ng/ml，影像学检查见图 5。

讨论：此病例的诊断有下列可能性：①肝癌；②肝内畸胎瘤；③肝脂肪瘤；④脂肪肉瘤。

(1)肝癌伴瘤内出血。因在 T_1WI 上肿瘤内可见高信号，考虑为出血，但出血信号有些太高。并且肝癌多发生在肝硬化基础之上，本例并无肝硬化。另外肿瘤边缘清楚，也不符合肝癌。病人在院外作过 CT。肿瘤内有低密度，CT 值为负值，正好是 T_1WI 上的高信号处，说明肿瘤内含有大量脂肪。

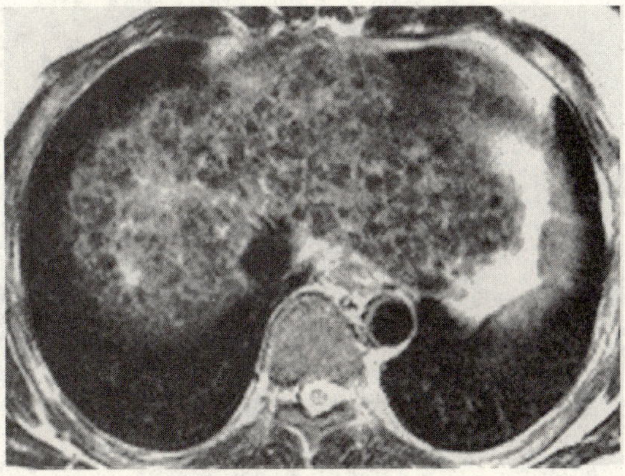

图 2　肝硬化 T_2WI　肝内弥漫再生结节，均为低信号

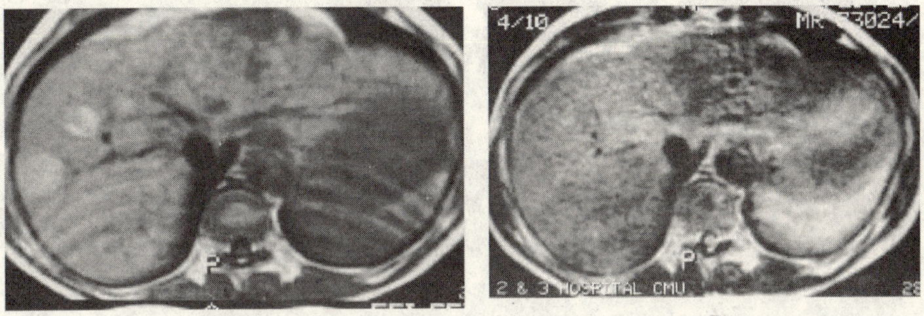

A　　B

图 3　发育不良节结(DN)。A T_1WI　结节呈稍高信号，B T_2WI　结节呈等信号。手术病理证实为发育不良节结

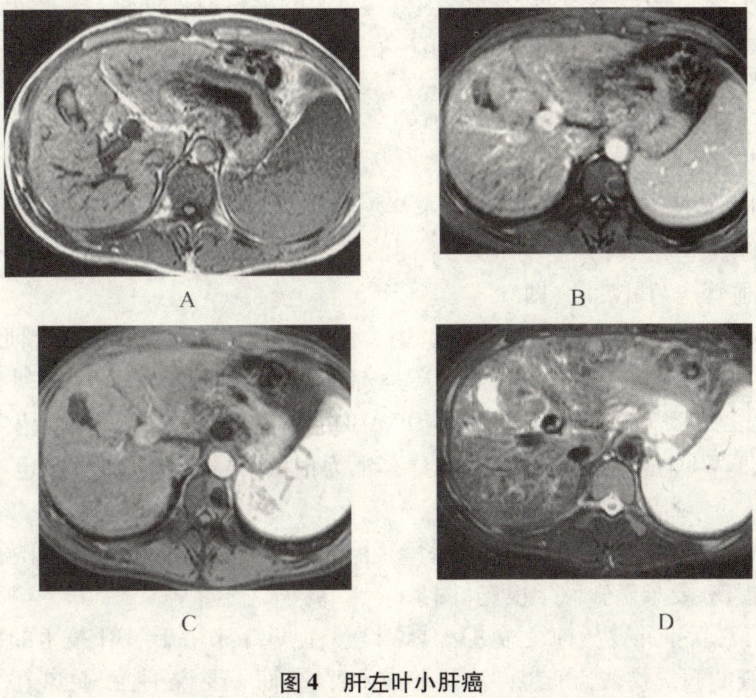

A　　B

C　　D

图 4　肝左叶小肝癌

A. T_1WI；B. T_2WI；C. 增强　动脉期，病灶环形强化；D + C. 静脉期为稍低信号

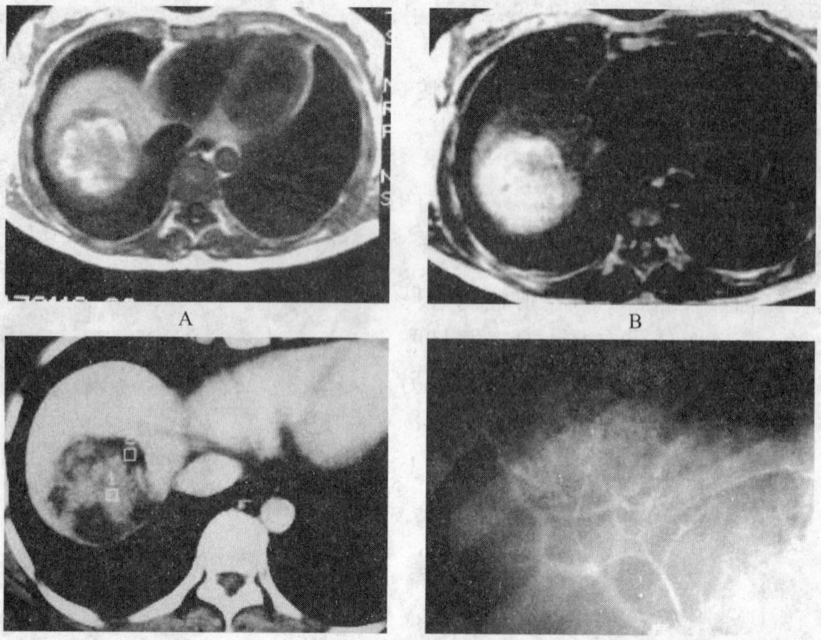

A　B　C　D

图5

A. T_1WI　右叶后上段(S7段)肿块,内有高低不均信号;B. T_2WI 病变大部为高信号;C. CT 增强密度高低不均,低密度处 CT 值为负值。D 肝动脉造影显示血供丰富肿块

(2)畸胎瘤多发生于小儿,瘤内有骨化或钙化。此例没有。

(3)肝脂肪瘤为良性肿瘤,一般血供不丰富。

(4)脂肪肉瘤一般好发生于大腿和腹膜后,原发于肝罕见,经光盘检索文献报告不到10例,本例经病理及手术证实为肝脂肪肉瘤(多形性型)。病理学上脂肪肉瘤分4种类型,分化良好型、黏液样型、圆细胞型和多形性型。其中,分化良好型与黏液样型发病年龄小。笔者曾遇到1例肝黏液样型脂肪肉瘤为一3岁男孩。CT与MRI表现与病理类型有一定关系。本例应用了多种检查技术,既有CT平扫与增强,MRI平扫及肝动脉造影。从 T_1WI 上高信号即应想到含有脂肪的可能性,但没有参考外院CT片因此未想到含有脂肪的肿瘤,肝动脉造影显示为血管丰富肿瘤应想到为恶性肿瘤。总结经验:分析不够全面,结合病史不够深入。

3. 不断探索,利用不同MRI序列为不同病人解决问题

MRI与别的影像技术不同探索空间很大,不同的序列可以解决不同的问题。

例2、3:鉴别肝血管瘤与肝囊肿(图6)。

讨论:在MRI上不易区分肝囊肿及血管瘤,因为两类病灶边缘都清楚都呈圆形 T_2WI 上均为很高信号,虽然都是良性病变,但也应区分是血管瘤还是囊肿。因此我想用FLAIR序列有可能将两者分开。图6A、6B为左叶外段血管瘤,T_2WI 为很高信号,FLAIR序列上信号有所降低,但仍未全压下,图6C、6D为肝左叶内段囊肿,T_2WI 上为很高信号 FLAIR序列上为很低信号,表明为囊肿,也不用增强,为病人节省了费用。

例4:用MRI诊断臂丛神经损伤。男,6天,因是巨大儿故分娩时有困难,近日发现右臂不活动。临床怀疑右臂丛神经损伤,要求做影像学检查(图7)。

讨论:以往没有对新生儿臂丛神经做过影像学检查,但近年来由于MRI技术的不断更新,对一些过去无法用影像学检查的病例要动脑筋想办法帮助临床解决,而不要说不会,不知道,把病人或临床顶回去。巨大儿分娩时有困难往往用力助产,因此在做MRI时须注意脊髓及神经。过去对臂丛神经损伤者

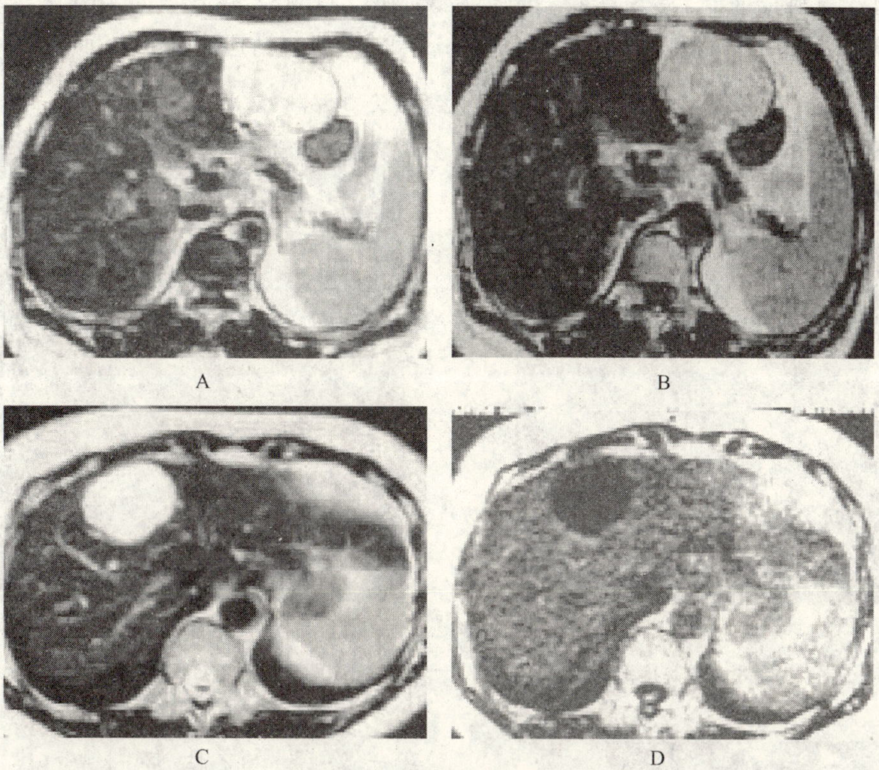

图 6　A. T_2WI；B. FLAIR 序列（抑水序列）；C. T_2WI；D. FLAIR（抑水序列）

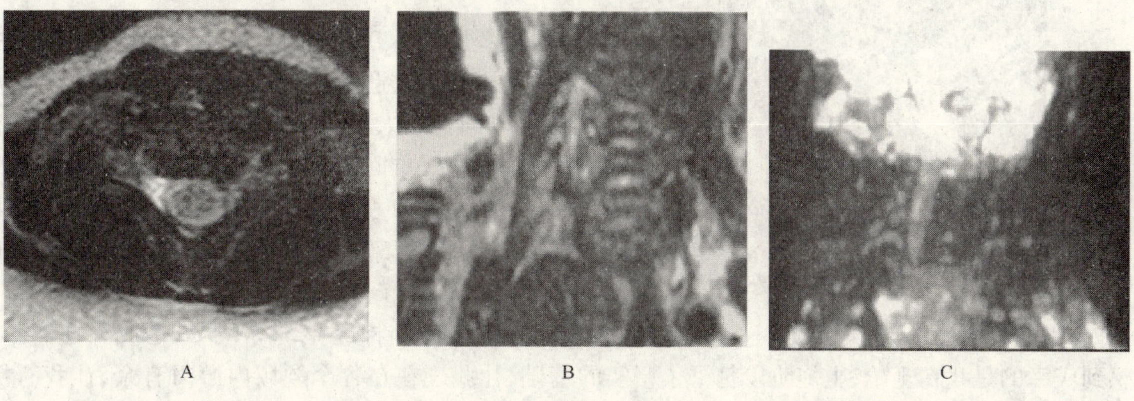

图 7

A. 横断面 T_2WI 右侧神经根管高信号，表示水肿或出血，即所谓的神经根管处的假性脊膜膨出；B. 冠面 T_2WI 显示右侧神经管及右侧臂丛 CV－VII 高信号为水肿、出血所致。CV，CVII 神经根中断，对侧臂丛神经正常，无高信号，与患侧形成鲜明对比；C. 全身 DWI 序列右侧臂丛增粗中断

只靠临床诊断，现在通过 MRI 及 MR 弥散成像新技术就能有所发现，并对治疗后随访也能起到重要作用。此病儿于 T_2WI 横断面上神经管高信号为损伤的神经根水肿或出血所致，文献上有称之为假性脊膜膨出。冠状面及全身弥散成像显示右侧臂丛神经粗，信号高，并有断裂。此病儿经按摩、针灸未见好转，复查时仍见臂丛断裂，但水肿有所好转。

近年来我致力于儿科放射学，这也是完全根据临床需要，过去小儿神经科诊治的病人多为癫痫、脑瘫、脑炎、积水、创伤、偏瘫等等，但都找不出原因，现在每家都是一个儿，因此见小儿一抽十分焦虑，不知自己孩子得了什么病。现在有了 CT、磁共振成像，这些症状多数能找到病因。我们开始与临床密切配合，应用了普通磁共振、磁供振频谱、弥散成像等先进技术（图 8～图 10），对新生儿 HIE 进行了近 10 年的研究，并获辽宁省科技进步二等奖。我们结合临床 MRI，1HMRS 将 HIE 的 MRI 表现分为轻、中、重度，轻度者恢复后多无后遗症，中度及重度者恢复后多有这样那样后遗症。由于近年来对围产期的重视重度者发病率减少。

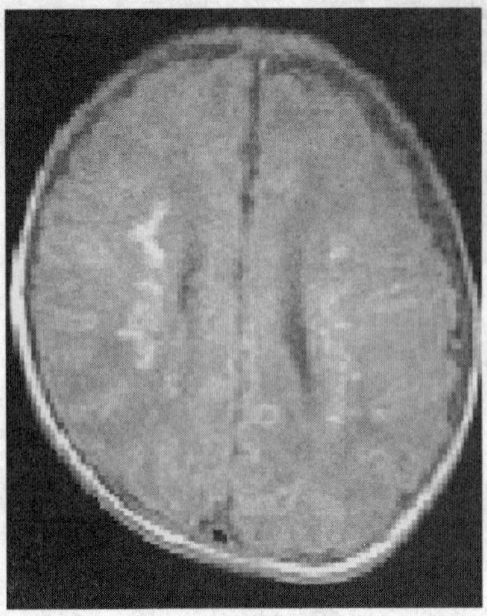

图 8　中等度 HIE

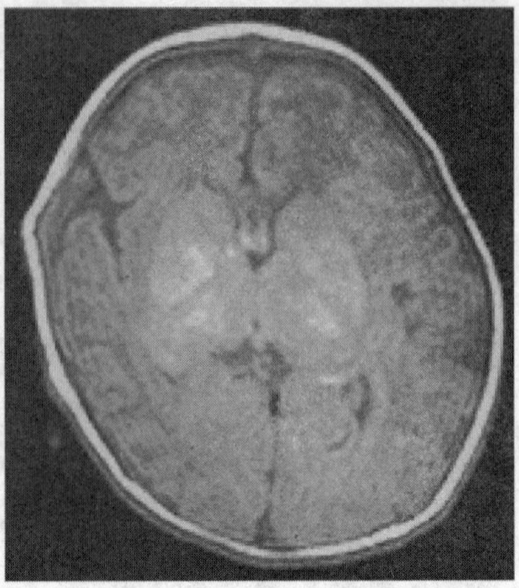

图 9　重度 HIE 基节受累

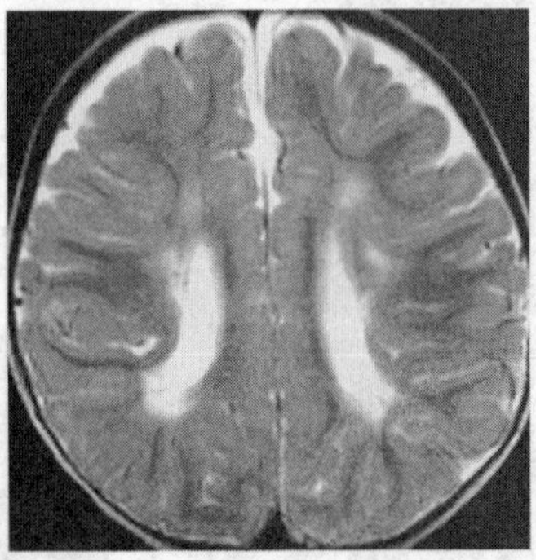

图 10　PVL，早产儿窒息后遗症

第六阶段　珍惜好时光，虚心谨慎，继续发挥余热

虽然我已退休，但因身体尚可，院长郭启勇教授对我说你能干我们欢迎，因此一直让我在专家门诊为病人服务，一方面为病人解决疑难杂症，一方面为科内年轻医师解决一些疑难问题。这些年来我体会：

1. 一专多能的重要性　在这个时期我感到知识全面的重要性，因为来诊的病人拿来的片子不都是 CT、MRI，还有 X 线片、超声、核医学片子等，不只是腹部，还有胸部、骨骼、颅脑神经系统等，不只是成人还有小儿，我感到庆幸的是我在土枪、土炮阶段打下了坚实的基础，让我现在在各个领域内游刃有余，让我有机会更好地为病人服务。

例 5：男，10 岁，近 1 个月来腰疼，犹以夜间为重（图 11）。

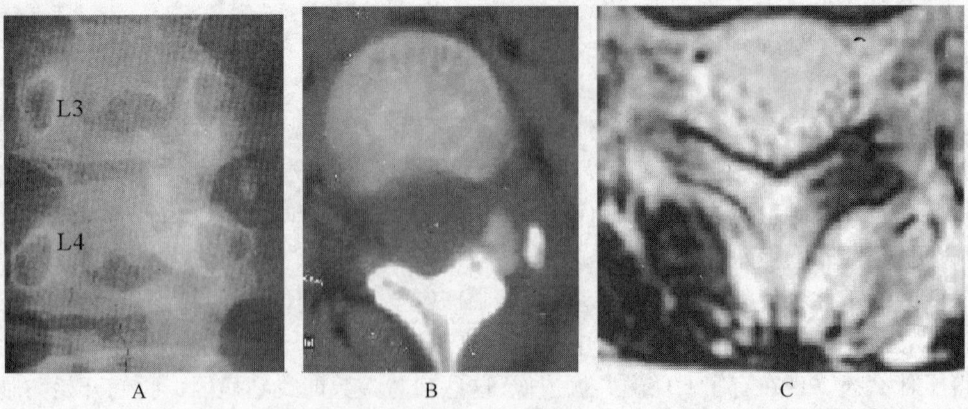

图 11　椎板及椎弓根骨样骨瘤

讨论：此病例在腰椎平片上显示 L3 左侧椎板、椎弓根密度增高，CT 上显示左侧椎板密度均匀一致性致密，前外侧可见一很小的密度减低区，左侧椎板增大，右侧椎板皮质增厚。在 T_2WI 上左侧椎板呈低信号。根据影像表现，应想到：①感染，如硬化性骨髓炎；②肿瘤：成骨性转移瘤、成骨肉肿瘤、良性骨肿瘤、骨岛。椎体感染一般发生于椎体累及间盘，有很明显的病因，如：椎体手术后、椎间盘手术后，常有发高烧、椎体破坏、密度高低不均、椎间隙狭窄，以上现象在本例都没有。肿瘤，椎体肿瘤一般以转移瘤常见，多见于椎体，本例为小儿，反复追问，没有肿瘤史，因此可排除成骨性转移瘤的可能。那么原发性肿瘤发生在椎体方面应想到的有成骨肉瘤、Ewing 瘤、软骨肉瘤、巨细胞瘤、骨母细胞瘤、骨软骨瘤、骨样骨瘤。成骨肉瘤在脊柱较少，如发生多半在椎体，密度不均边缘不整呈恶性肿瘤的表现。Ewing 瘤发生与椎体多表现为溶骨性改变。骨母细胞瘤发生于椎体为溶骨与骨增生，巨细胞瘤发生与椎体多为溶骨性改变。因此以上都不是此病的最好的诊断。骨样骨瘤多发生于长骨不过如发生在脊柱则多见于椎弓、椎板。最典型的是在骨硬化中有小的低密度透光区即巢，此病例就有，另外其疼痛主要于夜间为重，此病例也是这样，病人一般状态良好。因此该病例应诊断为腰椎板、椎弓根的骨样骨瘤。经手术证实。这一例诊断正确，主要观察其典形表现以及观察病人，密切结合病史。

2. 密切结合临床，与临床共同提高　我的经验是一定要接触病人，接触临床，不能只看片子，从病人哪里会得到很多情况，让你做出意想不到的正确诊断。现在因为有了“新式武器”和 PACS 系统，医师不用看病人在屏幕上就能做出诊断，与病人之间就好像隔了一道墙，虽然很简便，诊断出得也很快，但问题也会不少，希望还是在必要时常和“上帝”们沟通。

例 6：男，3.5 岁　以恶心，呕吐 1 年入院，自幼智、体发育落后，2 岁方会独走。一直不能独立上楼，蹲起困难，近 5～6 天呕吐加重，皮肤发黑，双膝反射减弱。实验室检查：皮质醇 3.5 ng/dL（正常值 5～25 ng/dL），血甘油三酯 5.31 mmol/L（正常值 0.22～1.90 mmol/L），心肌酶谱：谷草转氨酶 168 U/L（正常值 8～40 U/L），乳酸脱氢酶 899 U/L（正常值 109～205 U/L）α－羟丁酸脱氢酶 5 798 U/L（正常值 25～200 U/L），染色体核型分析为 46，XY，血长链脂肪酸测定结果正常。头 MRI 显示两侧半卵圆中心及侧脑室旁可见半片状长 T_2高信号有期，两侧脑室背侧大片状长 T_2高信号（图 12）。

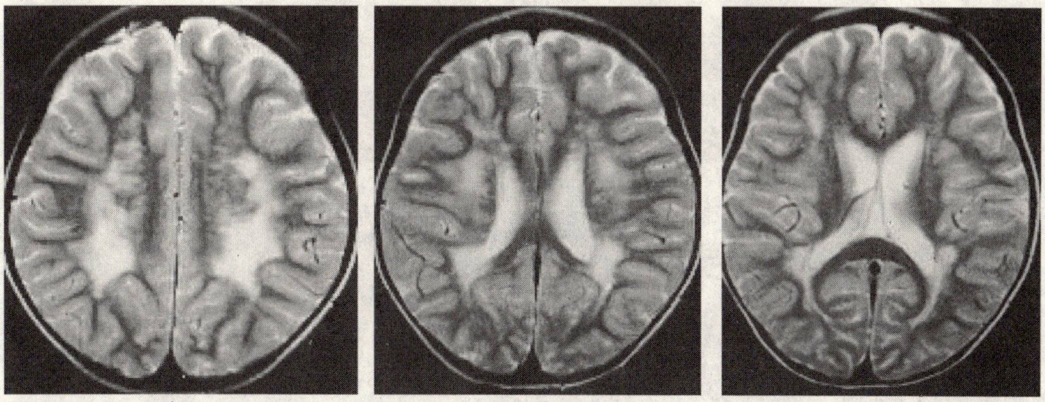

A　B　C

图 12　T_2WI　见两侧大脑半球偏背侧白质内大片状长 T_2 高信号，两侧额叶前方虽也有高信号但病灶较背侧少

讨论：此病诊断有下列可能性：①脑室旁白质软化（PVL）；②遗传代谢性脑病中异染质白质脑病及肾上腺营养不良性白质脑病。脑室旁白质软化是新生儿期缺氧缺血性脑病的后遗症，但此病儿并无缺氧缺血性脑病史，因此可不考虑 PVL。遗传代谢性脑病中异染性脑白质营养不良婴儿晚发型，主要在 1～3 岁发病，常有智力减退，语言笨拙，行动困难，肌张力增高，脑白质病变主要始于额部，然后向后扩展，这与本例不相符合。X－连锁肾上腺脑白质营养不良此病以男性发病，是脑白质营养不良中最常见的一种，是由极长链脂肪酸的 β－氧化障碍，使之在组织内沉积，导致脑白质与肾上腺皮质损害的临床表现。此病出生后健康，于 6 ~ 10 岁逐渐发病，出现行为异常，视、听障碍，智力倒退，痴呆等。脑的病变始于两侧侧脑室三角区周围的白质，逐渐向前扩展。根据影像学的表现有像此病之处，如脑的病变发生在脑室背侧白质，病儿又有皮肤发黑，口唇黏膜发黑及实验室检查，符合肾上腺皮质功能减低的表现，但也有不太符合的地方，除脑的影像表现外，还有杜氏肌营养不良和高甘油三酯血症。因此，本例患儿具有典型的三种单基因缺陷遗传病的临床表现，故诊断为 Xp21 邻近基因缺失综合征。Xp21 邻近基因缺失综合征是一种邻近基因缺失伴有 Duchenne 肌营养不良、甘油激酶缺乏、先天性肾上腺发育不全，由于肾上腺皮质功能低下的患儿可能仅仅是 Xp21 邻近基因缺失或肾上腺脑白质营养不良的一部分或首发症状。因此当临床上遇到肾上腺皮质功能低下的患儿时，应进一步考虑是否患有 Xp21 邻近基因缺失综合征。血清甘油三酯及心肌酶谱测定是筛查 Xp21 邻近基因缺失综合征最简便的方法，可以确定诊断。通过此病的诊断不但要观察影像学表现，而且要密切结合临床，不能主观简单下结论。

例 7：男，84 天，生后 21 小时因呻吟、发绀、气促、吐沫，来院。诊断：宫内感染肺炎。新生儿低血糖入院，为排除缺氧缺血性脑病（HIE）做头部 MRI 显示两侧颞极部脑外少量积液。1 个月后，抽搐、嗜睡、视力减退、智能、体能倒退、头发由黑变黄，略硬，无卷曲。实验室检查：血清铜蓝蛋白 0.18 g/L（正常值 0.31 ~ 0.55 g/L），染色体核型：46XY。眼底检查提示双视神经萎缩。MRI 与生后 10 天片比较两侧大脑及小脑萎缩明显加重，硬膜下大量积液（图 13）。不久病儿死亡。此病儿胞姐有同样疾病，头 MRI 也表现为硬膜下大量积液，大、小脑明显萎缩，约 50 天时死亡。

本病是本人通过典型的 MRI 表现，查阅文献，提示此病的可能性，并积极与临床联系，又从临床学到了不少遗传学方面的知识。临床与影像科互相学习，密切联系，我想这也是我今后临床实践中的方向。

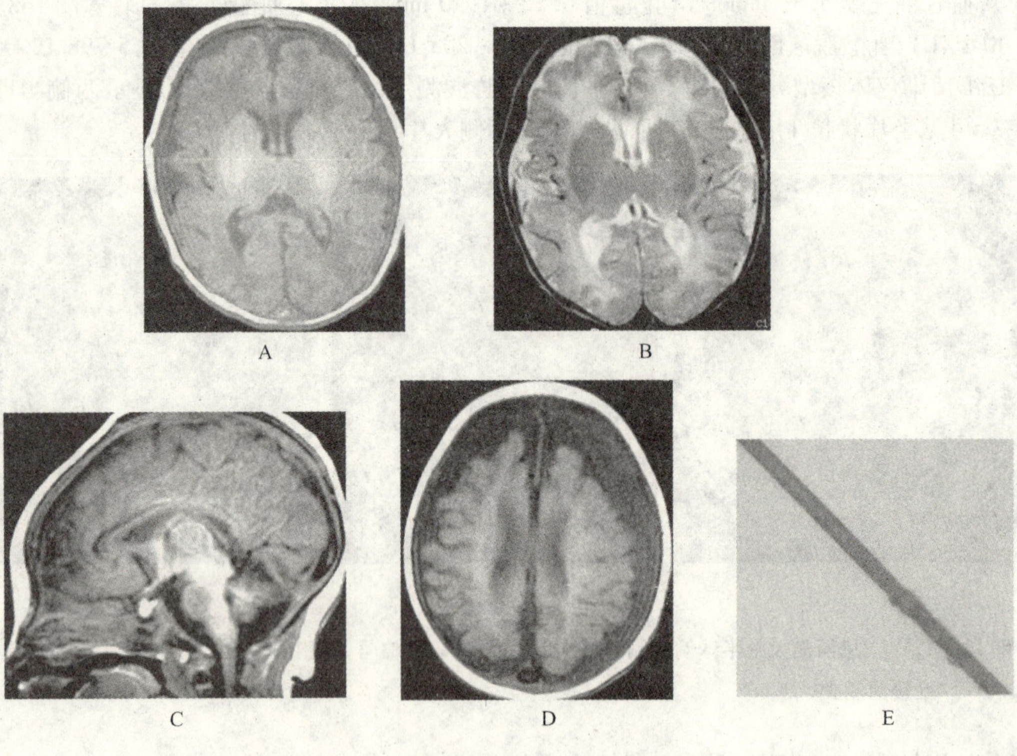

图 13

A、B. 生后 10 天 T_1WI 与 T_2WI 轻度脑外积液；C、D. 3 个月时 T_1WI 见两侧大脑小脑明显萎缩，伴大量硬膜下积液；E. 病儿头发镜下所见，显示发黄、粗、有节

讨论：对于此病儿的诊断有两种可能：①化脓性脑膜炎；② Menkes 病。

化脓性脑膜炎虽然在影像上可有硬膜下积液,但不会那么迅速严重到大、小脑萎缩。病儿的临床表现也不符合。其胞姐有同样症状及 MRI 表现,因此应想到遗传性疾病。在遗传代谢性脑病中,硬膜下有如此大量积液及大、小脑迅速萎缩者应符合 Menkes 病。因此与临床提示此病的可能性,经临床一系列化验得到证实。

Menkes 病是一种罕见的致死性铜代谢障碍性疾病,系 X – 连锁隐性遗传,男孩得病,发病率为 1/3 000。临床特点以早期夭折,智能、体能发育落后,抽搐,头发稀疏、发黄、易折,多在 6 个月前发病,其病因为细胞对铜的应用异常,铜对很多酶是重要的成分,血清,肝及脑内铜成分的低下是由于小肠对铜的吸收障碍,使很多对铜依赖的酶活动能力减弱,这些酶的缺乏被认为与胶原纤维、弹力纤维的缺陷有关,以致造成头发、骨及血管的异常。CT、MRI 表现为小脑、大脑迅速明显萎缩,大量硬膜下积液,脑室扩张。本例经 MRA 检查可见血管扭曲、延长,长骨 X 线片显示骨端尖突。神经病理学表现神经元明显丧失,特别影响到大脑及小脑皮质,梗死、出血。大脑、小脑、脑干可有明显胶质增生。血管病理学改变很显著,血管壁缺乏弹力纤维。典型的 Menkes 病应发生在男性,女性仅为携带者,其表型通常是正常的,至今国外报道的 Menkes 病已近 100 例仅 9 例为女性,而本例的胞姐也为此病。导致女性得病的原因,有以下几种情况:①体内仅有一条染色体(45,X)并且这条染色体处于失活状态;②X 染色体结构异常,多数是 X 染色体与其他染色体易位;③X 染色体的结构和数量均正常(46,XX),但一条正常 X 染色体在大部分组织的细胞中处于失活状态,而携带突变基因的另一条处于活性状态,因此表现为病态。目前,国外报道的 9 例女性病人一共 7 例做了染色体检查,5 例显示染色体异常。本例胞姐可能属于第 3 种情况。

3. 活到老学到老,不断学习、应用新技术

例 8:男,10 个月,1 月前创伤,伤后无明显症状,近几天来左半身不能活动,治疗 1 个月后,现能爬,但左侧肢体仍无力。经 MRI 平扫后见放射冠有稍长 T_1 及长 T_2 信号,按脑梗死治疗,1 个月后症状有所改善(图 14)。

讨论:此例虽然右侧脑室旁放射冠脑软化,但病变区皮质纤维束虽不像对侧连贯,但还有少数纤维通过,可说明其治疗后有好转的原因。

根据文献弥散张量成像及白质纤维束图是近年来发展的 MRI 新技术。弥散成像反映水分子的随机运动,即布朗运动。弥散效应用表观扩散系数(ADC)表示。弥散加权成像就是利用成像平面内水分子扩散系数的变化来产生图像对比的,但 ADC 仅反映了某一时刻某一方向组织的弥散特点。而在人体生理条件下,水分子的弥散受组织内的细胞膜和大分子的影响,随方向改变而变化,即有方向性。在平行于白质纤维束的方向上,水分子扩散受到的阻力比垂直于纤维束的方向上小,弥散距离长,所以在垂直于纤维束的弥散编码梯度方向上比平行于纤维束弥散编码梯度上测得的图像信号高。获得了单位体积内的各向异性信息,即可研究生物体的细微解剖结构及功能改变。弥散的改变与神经细胞轴突直径、神经细胞膜成分及结构、神经细胞轴突髓鞘化程度与完整性、神经胶质细胞的数量和排列、神经外间隙的容积等多种因素相关。弥散的各向异性 MRI 分析和显示即为弥散张量成像,反映白质纤维的解剖和病理过程,这是以前成像手段所不能达到的,它补充了常规 MRI 的不足。水分子弥散的各向异性可以用来追踪纤维束走行,评估组织结构完整性和连通性。要评估弥散的各向异性,至少要在 6 个方向上连续应用弥散梯度,获得一组弥散加权(DWI)图像。重组出各向异性分数图,可以完全显示弥散特性。通过测量各向异性,可对有序排列的微结构如白质纤维束进行定位。观察白质纤维束的走行、完整性和方向性。有髓神经纤维可以通过 DTI 伪彩图进行空间定位。在脑实质中能明显区分灰、白质,并清楚地显示白质纤维束的形态。

临床适应证:在小儿可用于脑室旁白质软化、脑梗死、脑畸形、代谢性脑病等,现在我们已在临床上应用。不但能观察到病变,而且能观察到白质的细微结构和纤维束走行,对病儿临床症状能更清楚地理解并能预测其预后。每一病例做完后,我均亲自在机器上画出每一组白质纤维束,这样能更好地测定病儿的情况。

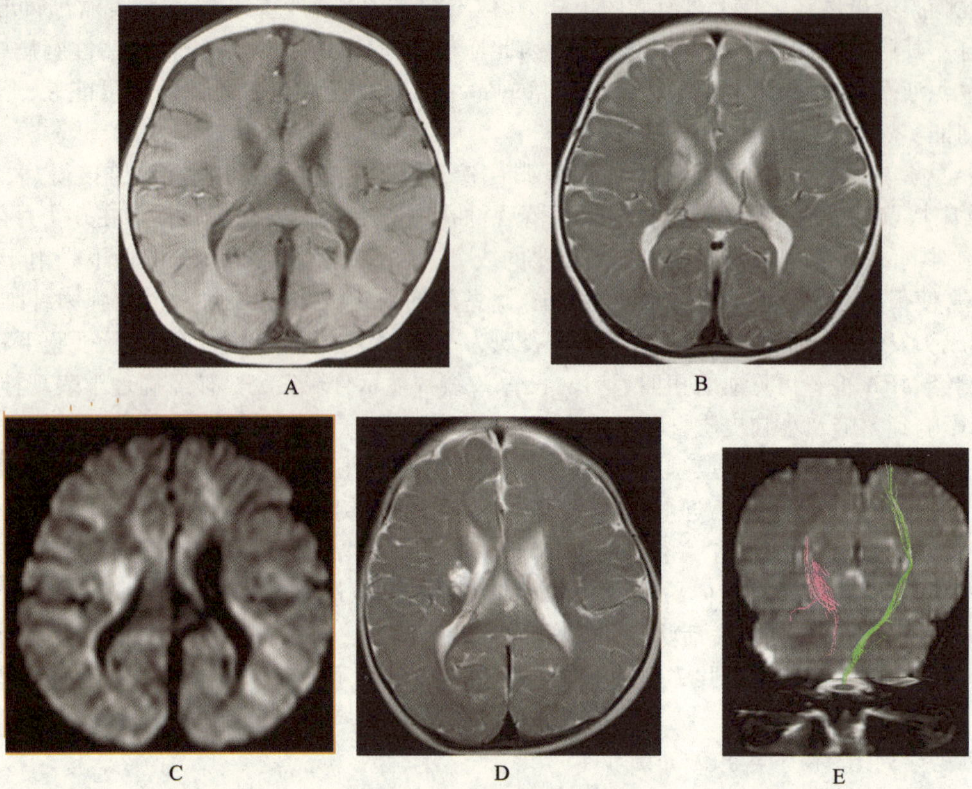

图14　外伤后脑梗死，男，10个月

A. T_1WI示右侧放射冠稍低信号；B. T_2WI病灶呈稍高信号病灶外围信号比内侧稍低；C. 弥散成像病灶区呈高信号；D. 治疗1个月后复查，病灶呈脑软化表现；E. 白质纤维束图。显示右侧皮质脊椎束有少数纤维通过病灶区但大部中断（粉色），左侧皮质脊椎束完好（绿色）

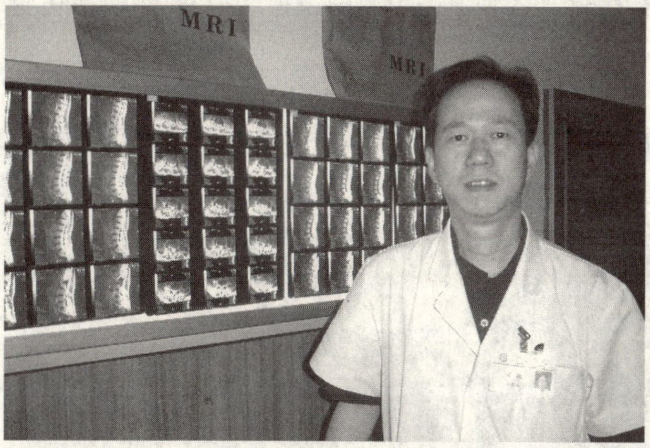

陈敏,主任医师、教授、硕士生导师。

男,43岁,医学博士。1984年毕业于福建医科大学医疗系大学本科,1989年获中国北京协和医科大学研究生院硕士学位,2004年获天津医科大学医学博士学位。现任卫生部北京医院放射科行政副主任、中华医学会放射学分会磁共振学组委员兼秘书、《中国医学影像技术杂志》编委。主要专长为神经中枢系统疾病、腹部及泌尿生殖系统疾病的影像诊断。

1994~1997年在美国加州大学旧金山分校医学中心进修学习;分别在本专业国际著名杂志AJR、RADIOLOGY、JMRI等杂志上发表论文数篇,回国后将自己所学的知识应用到临床实际工作中,如对前列腺癌的磁共振扫描技术进行改进,在国内首先开展小视野高分辨率的前列腺磁共振成像,大大提高前列腺癌早期诊断和分期的准确性,有助于临床早诊早治,得到本专业同行专家的好评;并较早在国内开展脑功能磁共振成像研究,与中国科学院生物物理研究所脑认知实验室合作,2005年在世界著名杂志"SCIENCE"发表论文1篇(为主要参加者),1993~2005年分别在《中华放射学杂志》、《中华老年医学杂志》、《中华肿瘤杂志》、《临床放射学杂志》、《实用放射学杂志》、《中国医学影像技术杂志》等发表论文20余篇;从2001~2004年连续四年研究论文被北美放射年会(RSNA)所接受,并在大会交流。

目前承担的主要研究课题有:①国家自然科学基金资助项目1项;②国家人事部留学回国人员科技活动择优基金项目1项;③卫生部北京医院科研基金面上资助项目1项。

著书情况:参加编写专著7部,其中在《泌尿生殖系统影像诊断学》书中为副主编。

获奖情况:1. 第二届全国中青年英文学术交流会获论文演讲三等奖

2. 2002年北京大学医学部优秀教师

3. 2002年卫生部北京医院(局级)科研成果一等奖

神经系统常见病变的定位诊断

神经系统疾病的影像学诊断是根据平片、CT、MRI及血管造影等影像学表现并结合临床及有关实验室检查加以分析而推断出来的。一般分为定位和定性诊断两方面。

神经系统疾病的定位诊断和定性诊断不可截然分开,如某些神经系统疾病,在确定病变部位的同时也可推断出病变的性质,如内囊附近病损多由动脉硬化合并高血压性血管疾病所致。因而在不少情况下,神经系统疾病的定位、定性诊断是相互参考同时进行的。

一、颅神经损害的定位诊断

(一)视神经损害的定位

视神经通路损害包括自视网膜、经视神经、视交叉、视束、外侧膝状体、视放射至枕叶视觉皮质等各部损害。

1. 视神经损害　病侧眼视力减退或全盲，多见于各种原因引起的视神经炎、脱髓鞘性病变以及创伤、肿瘤等（图1）。

2. 视交叉损害　视交叉中央损害时，视神经双鼻侧纤维受损，产生双颞侧偏盲，多见于鞍区肿瘤，特别是垂体瘤。如病变扩及视交叉外侧累及病侧的颞侧纤维时，则患侧眼全盲，对侧眼颞侧偏盲。见于鞍区肿瘤、视交叉蛛网膜炎等（图2）。

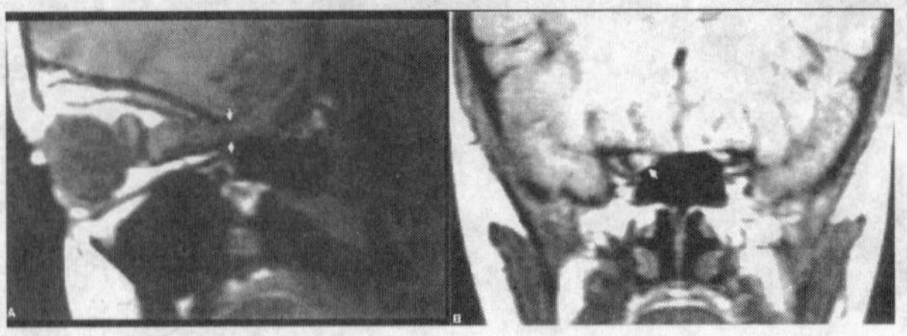

图1　右侧视神经胶质瘤：右侧视神经不均匀增粗，边缘不光整

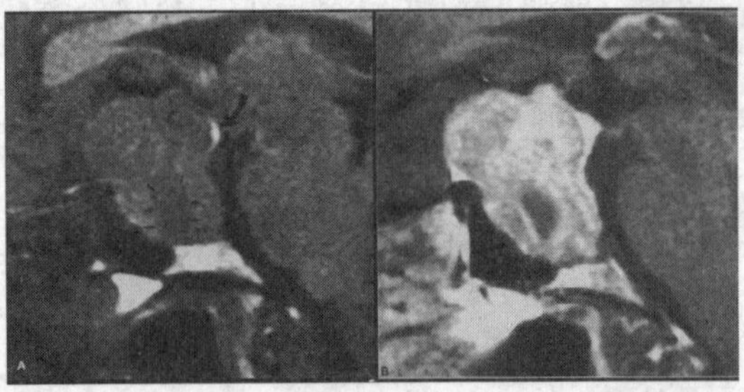

图2　垂体瘤：瘤体较大，突向鞍上区，并压迫视交叉，瘤体内有坏死、囊变，打药后不均匀强化

3. 视束损害　病灶同侧视神经颞侧纤维和对侧视神经鼻侧纤维受损，产生病侧眼鼻侧偏盲，对侧眼颞侧偏盲，即对侧同向偏盲，伴有“偏盲性瞳孔强直”（光束自偏盲侧照射瞳孔，不出现瞳孔对光反射，自另侧照射时则有对光反射），多见于鞍区肿瘤（图2）。

4. 视放射病变　也出现对侧同向偏盲，但因瞳孔光反射的传入纤维已进入丘脑外侧膝状，故无偏盲性瞳孔强直。此外，视放射向后其上方和下方纤维逐渐分开，故可出现同向上象限性盲（下方纤维受损）或同向下象限性盲（上方纤维受损）。多见于内囊血管性病变和颞顶叶肿瘤（图3）。

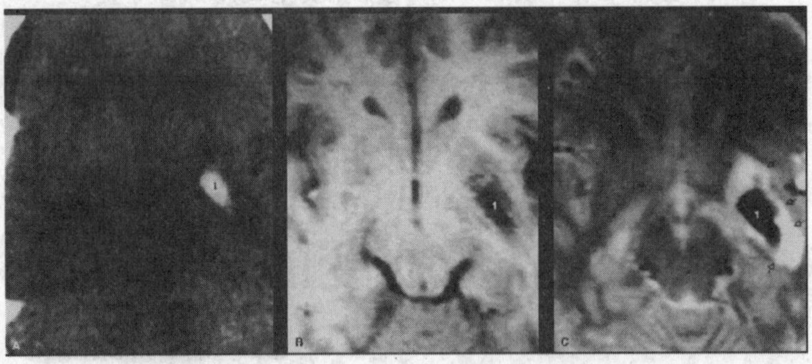

图3　左侧内囊急性期出血：在 CT 上呈高密度（左），T_1WI 呈低信号（中），T_2WI 呈低信号伴周围高信号水肿带（右）

5. 视觉皮质损害　一侧病变时视野改变同视放射病变，出现对侧同向偏盲或上下象限性盲。双侧视皮质损害时，视力丧失，但对光及调视反射存在，称皮质盲；刺激病变时，可出现光幻视或形象纪视。多见于枕叶的脑血管病、肿瘤及变性病变（图4）。

（二）眼动障碍的定位诊断

眼球运动由动眼、滑车及外展神经完成，眼动障碍可由上述神经单个或同时损害引起。临床以动眼神经麻痹和外展神经麻痹多见。

1. 动眼神经损害

(1)核性损害。动眼神经核群为一细长的细胞团块,位于中脑的上丘水平大脑导水管周围,双侧自上而下的排列为提上睑肌核、上直肌核、内直肌核、下斜肌核和下直肌核,各核两侧相距甚近,而前后距相对较远。因此,中脑病变时,多表现为双侧的某些眼肌单个麻痹,而前端的 Edinger - wesphal 核常不累及,故瞳孔多正常。见于脑干脑炎、脑干肿瘤及脱髓鞘病变(图5)。

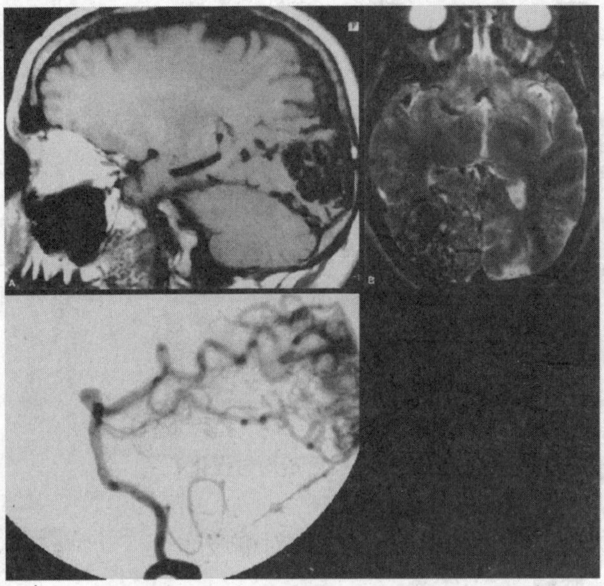

图4　右侧枕叶动静脉畸形(AVM)

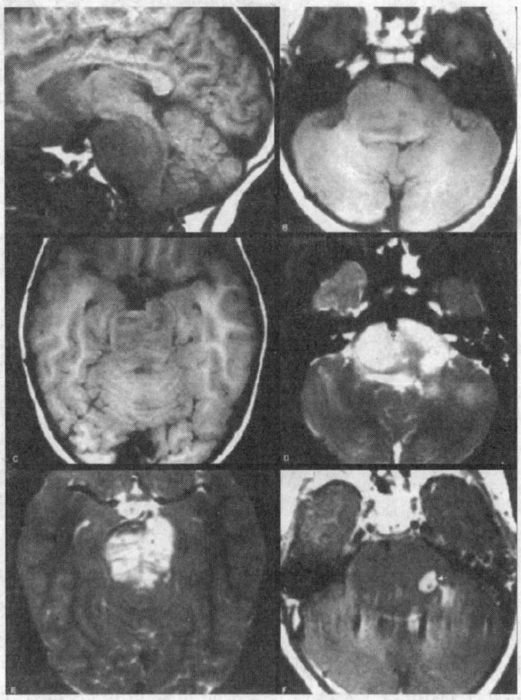

图5　脑干胶质瘤:T_1WI 呈低信号,T_2WI 呈高信号,$T_1WI + C$ 呈不均匀强化

(2)核下性损害:表现为眼睑下垂,眼球外下斜位、向上、向下、向内运动受限,瞳孔散大,对光反应消失。因走行各段邻近结构不同的表现也不同:①中脑病变:为髓内段动眼神经纤维受损,常累及同侧尚未交叉的锥体束,故出现病灶侧动眼神经麻痹,伴对侧中枢性面、舌瘫及肢体上运动神经元性瘫痪(Weber 综合征)。见于中脑梗死,肿瘤及脑干脑炎等。②颅底病变:仅有一侧动眼神经麻痹,多见于大脑后动脉瘤,小脑幕切迹疝等。③海绵窦病变:早期可仅有动眼神经麻痹,但此处病变常累及滑车神经和外展神经,故多为全眼麻痹。此外,因同侧三叉神经Ⅰ、Ⅱ支也受损害,而有颜面该两支神经范围内感觉减退或三叉神经痛发作,角膜反射减弱或消失,如眼球静脉回流受阻,尚有眼球突出、结膜充血、水肿等。见于海绵窦血栓形成、海绵窦动静脉瘘、海绵窦动脉瘤等(图6)。④眶上裂病变:同海绵窦病变,但无眼球静脉回流受阻症状,并因动眼神经入眶上裂进分为上、下两支,故有时仅表现为部分眼肌麻痹。见于该处肿瘤、创伤等。⑤眶内病变:同眶上裂病变外,因同时累及视神经,而出现视力减退,视乳头水肿。见于眶内肿瘤、炎症等(图7)。

(3)核上性损害:表现为双眼协同运动障碍,如双眼侧视麻痹或同向偏斜,或双眼上视和(或)下视不能可伴瞳孔对光反应和(或)调视反射消失,系脑干或皮质眼球协同运动中枢受损引起。多见于脑干肿瘤、炎症、脱髓鞘病变以及大脑半球血管病变、肿瘤等。

2. 外展神经损害　表现为眼球内斜视、外展受限。

(1)核性损害:外展神经核位于桥脑面丘水平,被面神经所环绕。该处病变时表现为病灶同侧眼球

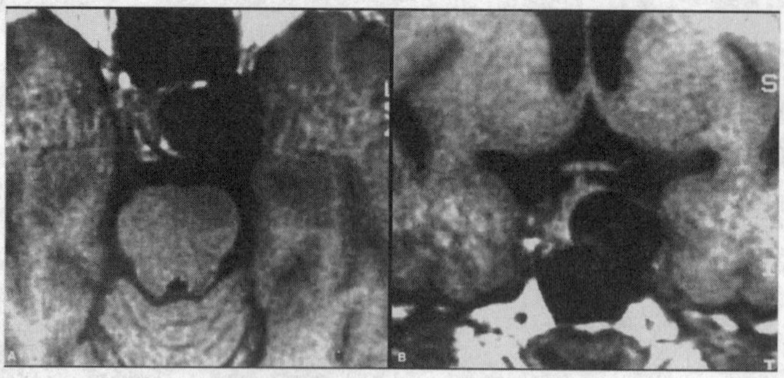

图6　左侧海绵窦动脉瘤

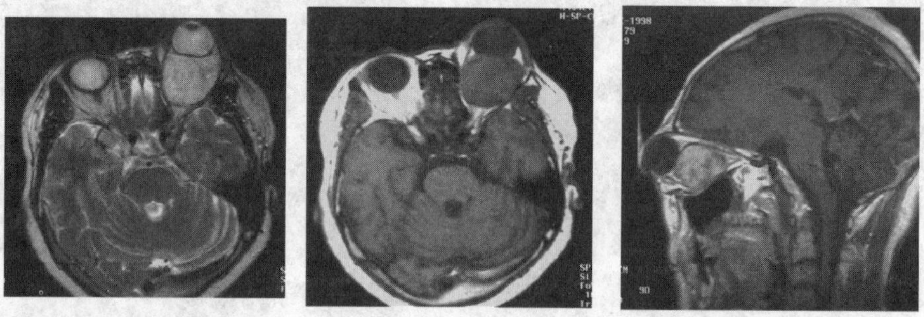

图7　左眼球后海绵状血管瘤：T_1WI 呈低信号，T_2WI 呈高信号，打药后不均匀强化

不能外展，内斜视和周围性面瘫，因病变常累及同侧未交叉的锥体束，故还出现对侧肢体上运动神经元性瘫痪（Millard－Gubler 综合征）。多见于脑干梗死及肿瘤 。

（2）核下性损害：①颅底病变：外展神经在颅底行程较长，故很易受损，可为单侧或双侧，出现一侧或双侧眼球外展受限或不能。见于颅底炎症、斜坡肿瘤、颅底转移癌、颅内压增高等（图8）。②海绵窦、眶上裂和眶内病变：见上。

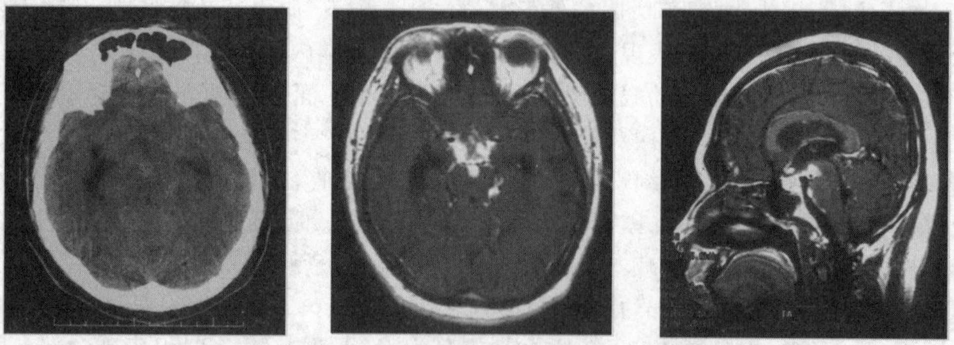

图8　颅底结核性脑膜炎：打药后病变不均匀强化

3. 核上性损害　表现为双眼同向运动障碍，系脑干或皮质眼球同向中枢病变引起。

（1）侧视麻痹：同向侧视中枢有两个：①桥脑侧视中枢：位于外展神经核附近或其中，发出纤维经内侧纵束至同侧外展神经核及对侧动眼神经核的内直肌核，使同侧外直肌和对侧内直肌同时收缩，产生双眼球向同侧的侧视运动。②皮质侧视中枢：主要在额中回后部，下行纤维支配对侧桥脑侧视中枢，使双眼受意志支配同时向对侧侧视。上述两个侧视中枢的病变均可引起侧视麻痹。脑干侧视中枢病变时，常损及邻近的面神经核和未交叉的皮质脊髓束，而出现同侧周围性面瘫和对侧肢体上运动神经元性瘫瘓及双眼不能向病灶侧注视而凝视病灶对侧(病人凝视自己的瘫痪肢全,Foville 综合征)。见于桥脑梗死、肿瘤和脱髓鞘病等。皮质侧视中枢病变时,双眼不能向病灶对侧注视,且因受对侧(健侧)侧视中枢的影响,双眼向病灶侧偏斜(病人凝视自己病灶);但当病变较轻产生刺激症状时,则双眼向病灶对侧偏斜。由于皮质其他部位的代偿作用,皮质侧视中枢产生的侧视麻痹多为一过性。见于内囊部位的脑血管病、额叶肿瘤等(图9)。

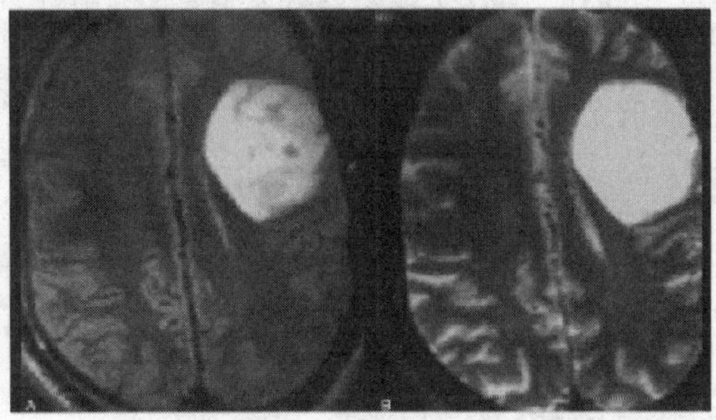

图9　左侧额叶Ⅱ级星形细胞瘤:T_2WI 呈不均匀高信号,边缘尚清楚

(2)垂直运动麻痹:垂直运动脑干中枢位于中脑四迭体和导水管周围灰质,皮质中枢不明。中脑病变时引起双眼不能同时上视和(或)下视,可伴瞳孔对光反应和(或)调视反射消失。见于中脑的血管病变(图10)和脱髓鞘病以及肿瘤,刺激症状时偶可产生双眼痉挛性上视,见于帕金森综合征等。

(三)面肌瘫痪的定位诊断

1. *中枢性面瘫*　即核上性损害,相当于肢体的上运动神经元性瘫痪,表现为病灶对侧下组面肌瘫痪——口角下垂、鼻唇沟变浅、示齿口角歪向健侧、鼓腮及吹口哨不能等。

(1)皮质运动区病变:除中枢性面瘫外,多合并有面瘫同侧以上肢为主的上运动神经元性肢体瘫痪及舌瘫;也可为刺激症状,表现为面部或同时有肢体的局限性运动性癫痫发作。见于额叶占位性病变(图11)、脑膜脑炎等 。

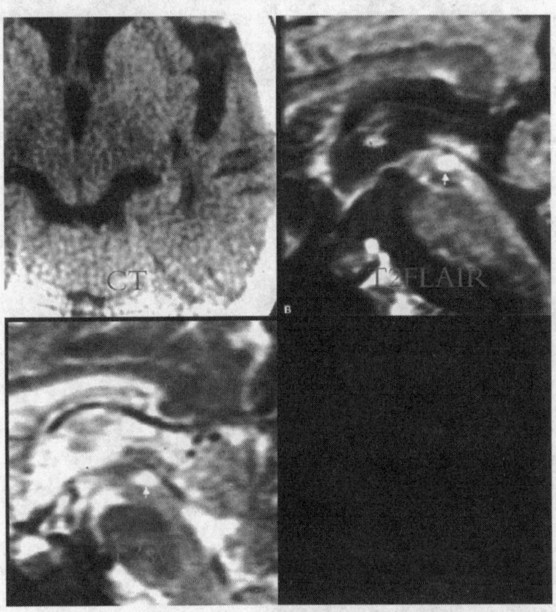

图10　中脑梗死:CT 呈等密度,T_2WI 呈高信号

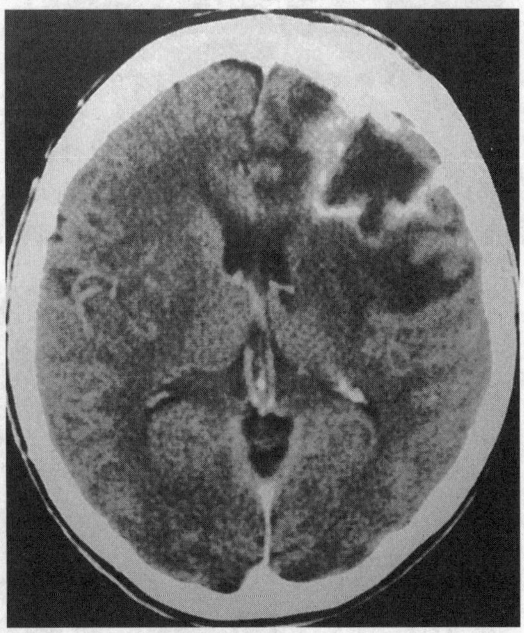

图11　CT 增强:左额叶Ⅲ级星形细胞瘤,打药后瘤体周边不规则强化,中央坏死、囊变

(2)内囊病变:除中枢性面瘫外,因病变同时累及皮质脊髓束、丘脑皮质束及视放射,而出现面瘫同侧的肢体上运动神经元性瘫痪、偏身感觉障碍及同侧偏盲,称为"三偏征"。见于脑血管病及占位性病变(图12)。

2. *周围性面瘫*　即核下性损害,相当于肢体的下运动神经元性瘫痪。除下组面肌瘫痪外,还有上组面肌瘫痪(如抬额、皱眉不能、额纹消失、眼睑闭合不全等)。

(1)桥脑病变:在桥脑内,面神经核发出纤维环绕外展神经核出脑。当桥脑病变累及面神经时,外展神经及位于桥脑腹侧的锥体束均难于幸免,故出现病灶同侧的周围性面瘫、外展神经麻痹,及病灶对侧肢体的上运动神经元性瘫痪(Millard - Gubler 综合征)。见于桥脑梗死、出血、肿瘤及多发性硬化等(图 13)。

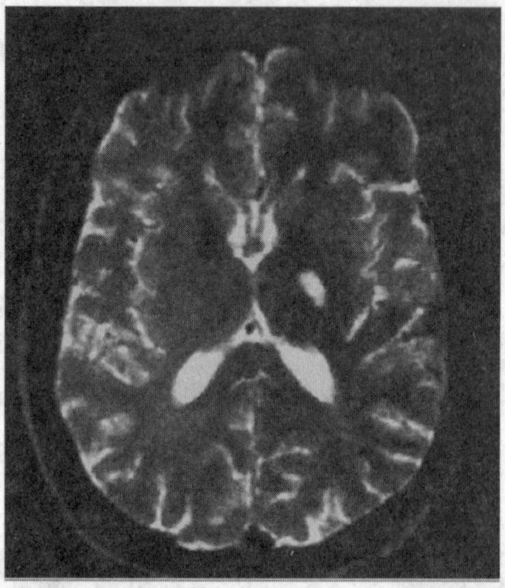

图 12 左侧内囊梗死:T_2WI 呈高信号

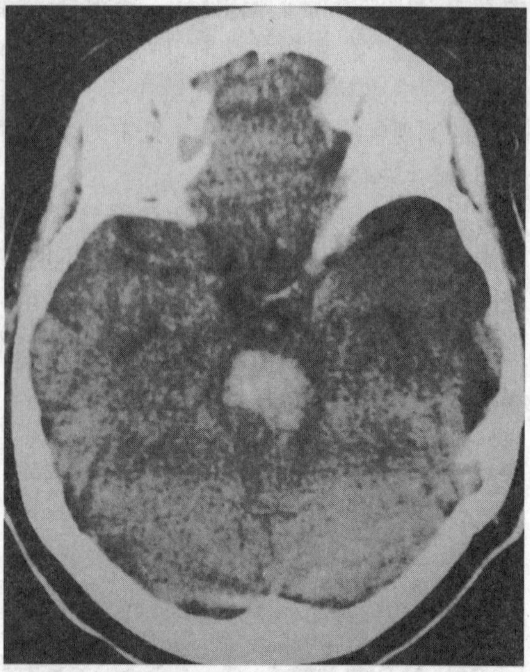

图 13 CT 平扫 桥脑梗死:桥脑斑片状高密度

(2)脑桥小脑角病变:除面神经受损外,因累及邻近的三叉神经、位听神经及小脑,故周围性面瘫外,还分别出现面部麻木、疼痛、咀嚼肌无力及萎缩,耳鸣、耳聋、眩晕及共济失调等,称为“脑桥小脑角综合征”。多见于该部肿瘤(尤以听神经瘤、胆脂瘤多见)(图 14),蛛网膜炎等。

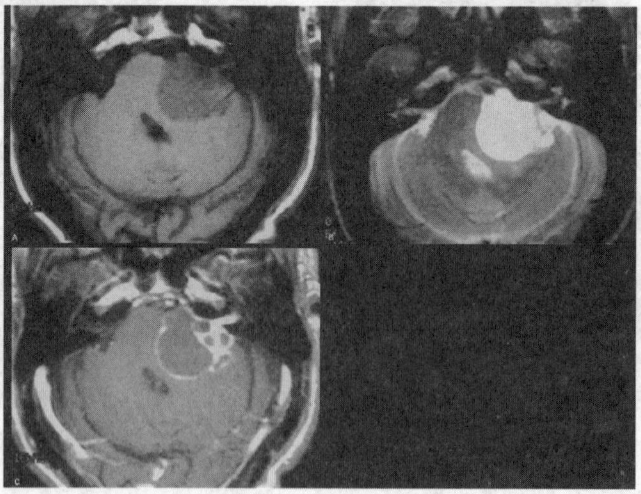

图 14 左侧听神经瘤:左侧桥小脑角区瘤体 T_1WI 呈低信号,T_2WI 呈高信号,打药后周边强化

(3)面神经管病变:除周围性面瘫外,因镫骨神经和鼓索神经也常受累,常伴听力过敏和舌前 2/3 味觉丧失。多见于面神经炎、乳突炎及手术损伤等。

(4)茎乳孔以外：仅有病侧周围性面瘫，见于腮腺肿瘤（图15）等。

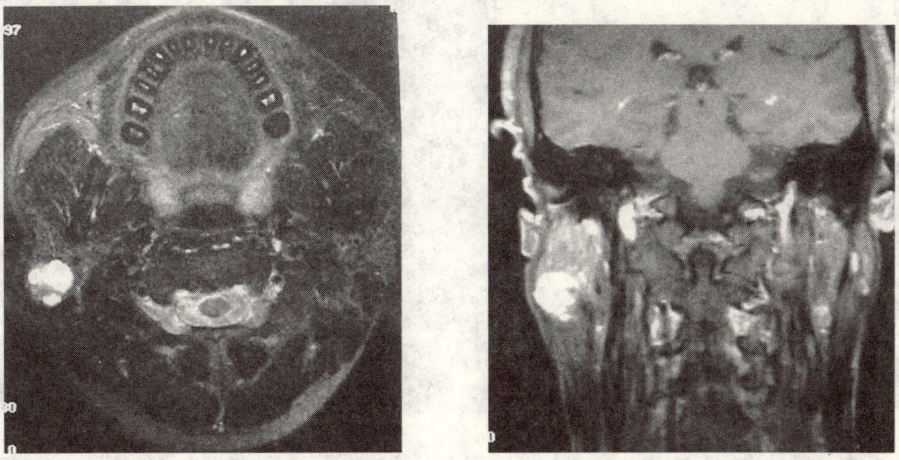

图15　左侧腮腺混合瘤：在 T_2WI 呈高信号（左），打药后明显强化（右）

3. 肌源性面瘫　双侧面肌肌肉活动障碍引起，双眼闭合及示齿不能、表情呆滞、饮水自口角外流。见于重症肌无力、肌营养不良等。

（四）球（延髓）麻痹的定位诊断

1. 真性球麻痹　为一侧或双侧延髓病变或舌咽、迷走及舌下神经病变所致，表现为声音嘶哑、构音不清、吞咽困难、软腭下垂、咽反射消失、伸舌偏斜或不能、舌肌萎缩并有肌纤维震颤。急性者见于急性感染性多发性神经炎，椎、基底动脉闭塞等。慢性者多见于肌萎缩侧索硬化症、脑干肿瘤、延髓空洞症等。

2. 假性球麻痹　为双侧皮质运动区或皮质脑干束损害所致，因疑核受双皮质干脑侧束支配一侧病变时不发生症状。除构音、发声及吞咽障碍外，与真性球麻痹不同处为咽反射存在，无舌肌萎缩及震颤，且常伴有双侧锥体束征和病理性脑干反射如及吮反射（以手指触碰病人上唇，引起吸吮样动作）和掌颌反射（快速划手掌尺侧，引起同侧下颌收缩），智力多减退，双侧内囊病变时尚有哭强笑表现。见于两侧先后发生的脑血管病、散发性脑炎、运动神经元病等。

二、瘫痪的定位诊断

瘫痪是指肌肉的收缩无力至完全不能。根据其无力程度分为不完全性瘫痪（轻瘫、肌力检查为1～4度）和完全性瘫痪（肌力为0度）两种。

瘫痪的定位可根据临床上肢体瘫痪的部位和范围，按单瘫、双下肢瘫、偏瘫和四肢瘫分别进行定位诊断如下：

（一）单瘫（指一个肢体或一个肢体的某一部分的瘫痪）的定位诊断

1. 大脑皮质运动区（前中央回）损害　司掌躯体各部位运动的锥体细胞，在前中央回呈特殊的倒入状排列，故其下部病变出现对侧上肢上运动神经元性瘫痪，如病变在优势半球累及额下回后部 Broca 区时，还可伴有运动性失语。上部病变出现对侧下肢上运动神经元性瘫痪。病变如局限于皮质时，瘫痪始终为弛缓性，与一般上运动神经元性瘫痪后期为痉挛性者不同。当病变引起刺激症状时，瘫肢还可出现局限性运动性癫痫发作而无明显瘫痪。多见于肿瘤、血管病和创伤等（图16）。

2. 脊髓半横贯性病变　①胸段病变，因同侧皮质脊髓束受损，引起同侧下肢上运动神经元性瘫痪：病变同时累及后索及脊髓丘脑束，分别引起损害水平以下同侧感觉和对侧痛温觉减退，称为“脊髓半横贯综合征”（Brown－Sequard 综合征）。②腰段病变，损及同侧脊髓前角，出现病变侧下肢运动神经元性瘫痪，常伴有下肢放射性痛和感觉减退等马尾症状，以上均多见于脊髓压迫病的早期（图17）。

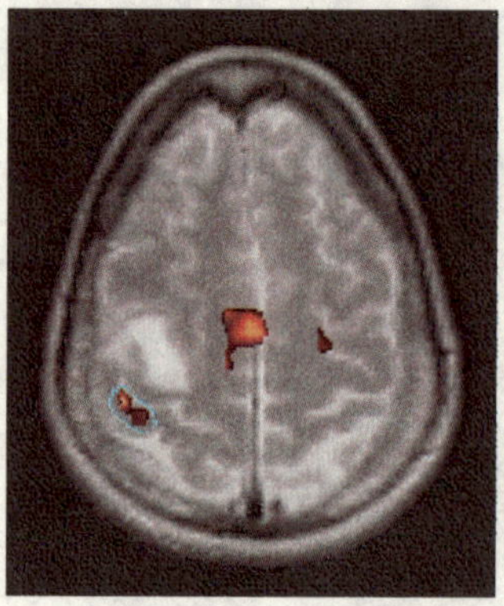

图 16　右侧前中央回胶质瘤：在 T_2WI 呈高信号，累及运动区（红色）

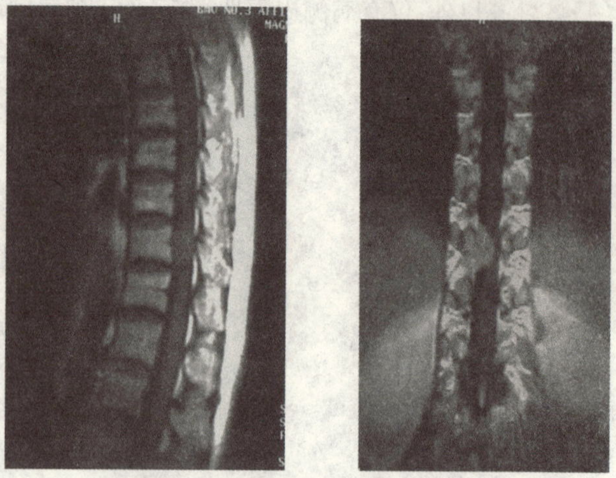

图 17　胸椎管脊膜瘤：椎管内脊髓外见一 T_1WI 呈等信号、打药后均匀强化肿块，明显压迫脊髓

3. 脊髓前角病变　颈膨大（颈 5 ~ 胸 1）支配上肢的肌肉运动，腰膨大（腰 2 ~ 骶 2）支配下肢的肌肉运动，上述部位病变可分别引起上、下肢部分肌肉下运动神经元性瘫痪，并因刺激作用，伴有瘫肌的肌纤维震颤。病变如仅限于前角时，无感觉障碍，多见于脊髓前角灰质炎等。伴浅感觉分离则见脊髓空洞等（图 18）。

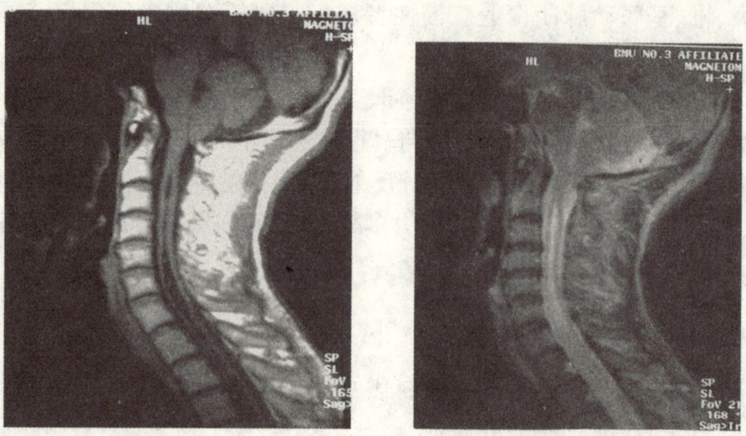

图 18　脊髓空洞症：脊髓内见一空洞，在 T_1WI 呈低信号（左）、T_2WI 呈高信号

4. 脊神经前根病变　所产生的瘫痪与前角损害者相同，但肌纤维震颤较粗大，称肌纤维束性震颤。此外，病变常同时累及邻近的后根，故多伴有相应的根性分布的感觉障碍，如上下肢的放射性疼痛，浅感觉的减退、丧失或过敏等。多见于神经根炎、增生性脊柱炎、早期椎管内占位性病变。

5. 神经丛损害　近端损害同相应的脊神经前根损害的症状，远端者则表现为其组成的有关神经干损害症状。以臂丛近端病变为例。

（1）臂丛上干型损害（上臂丛瘫痪，Erb - Du - chenne 瘫痪）：为颈 5 ~ 6 神经根受损，表现上肢近端和肩胛带肌肉瘫痪、萎缩、上肢不能上举、屈肘和外旋。二头肌腱反射和桡骨膜反射消失，上肢桡侧放射性疼痛和感觉障碍，前臂肌肉和手部功能正常。多见于创伤、产伤等。

（2）臂丛下干型（下臂丛瘫痪，Klumpke - Dejerine 瘫痪）：为颈 7 ~ 胸 1 神经根受损表现，肌肉瘫痪和萎缩以上肢远端包括手部为主，尺侧有放射性疼痛和感觉障碍，可有 Horner 征。多见于肺尖肿瘤、锁骨骨折、颈肋等。

（二）双下肢瘫痪的定位诊断

1. 双侧旁中央小叶病变　双下肢上运动神经元性瘫痪，但多呈弛缓性，可有双下肢运动性癫痫发作，并有失抑制性高张力型膀胱障碍。见于该部位占位性病变及上矢状窦病变。

2. 脊髓病变

(1)脊髓横贯性损害：损害平面所支配的肌肉因前角受损，呈现下运动神经元性瘫痪，损害平面以下肢体因皮质脊髓束受损，呈现上运动神经元性瘫痪（脊髓休克期可为弛缓性瘫）；损害平面以下所有深浅感觉减退或消失；括约肌障碍因脊髓损害水平不同而异，骶髓以上急性病变的休克期，表现为失张力性膀胱，但休克期过后，如膀胱反射弧的功能恢复，可逐渐转变为反射性膀胱，此外损害平面以下尚有泌汗、皮肤营养及血管舒缩障碍。多见于脊髓压迫性病变、急性脊髓炎（图19）及脊髓损伤。胸、腰节段损害的具体表现：①胸段（胸髓2～12）：双下肢呈上运动神经瘫痪，病灶水平以下的全部感觉缺失，大、小便障碍，受损髓节支配的躯干部位常有神经根性痛或束带感。②腰膨大（腰髓1～骶髓2）：双下肢呈下运动神经元性瘫痪，下肢及会阴部全部感觉丧失，大小便障碍，伴有下腰和（或）下肢的神经根性痛。

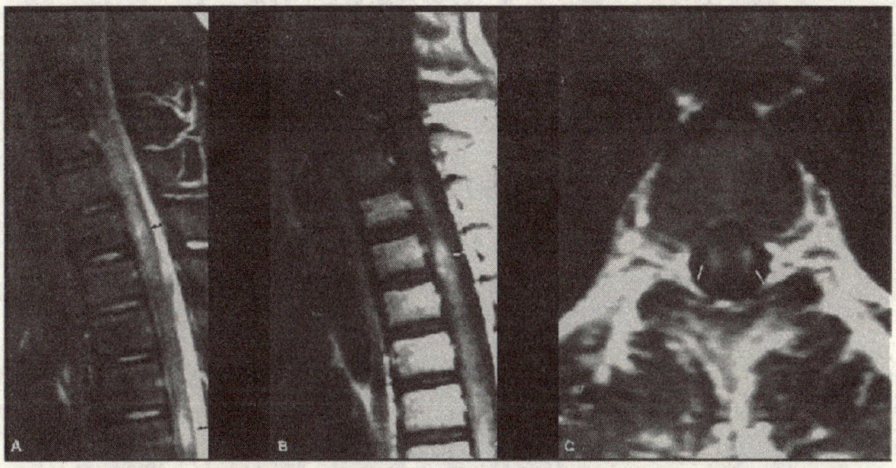

图19　急性脊髓炎：脊髓内可见斑片状 T_2WI 呈高信号（左）、打药后明显强化（中、右）

(2)脊髓其他损害：①腰膨大部的两侧脊髓前角损害：出现双下肢下运动神经元性瘫痪而不伴有感觉和括约肌障碍，偶见于脊髓前角灰质炎。②胸髓两侧侧索损害：引起双下肢上运动神经元性瘫痪而无其他脊髓横贯损害症状，见于脊髓压迫病的早期和原发性侧索硬化症。③胸髓两侧侧索和后索损害：双下肢上运动神经元性瘫痪，伴有深感觉丧失和感觉性共济失调，肌张力和腱反射改变视侧索和后索何者损害为主而定，如当后索损害为主时下肢肌张力减退，腱反射消失。见于营养代谢障碍引起的后侧索硬化综合征和 Friedrich 型家庭遗传性共济失调症。

3. 双侧腰骶神经根病变　双下肢呈现下运动神经元性瘫痪，伴有下肢放射性疼痛和根性分布的浅感觉障碍，因骶神经根受损，出现失张力性膀胱。见于脊髓蛛网膜，中央型椎间盘突出（图20）及脊髓膜炎等。

（三）偏瘫的定位诊断

1. 大脑皮质损害　大脑广泛性损害累及整个中央前回时，可引起对侧中枢性偏瘫及面、舌瘫，可伴对侧肢体局限性运动性癫痫发作。优势半球病变时，并伴有运动性失语，累及后中央后回时常有皮质觉障碍。多见于脑膜炎。

2. 内囊病变　由于锥体束、丘脑皮质束及视放射均在内囊通过，因此内囊损害后除出现病灶对侧中枢性偏瘫及面、舌瘫外，可伴有对侧偏身感觉障碍以及对侧同向偏盲，即“三偏综合征”。常见于脑血管病变和肿瘤（图21）等。

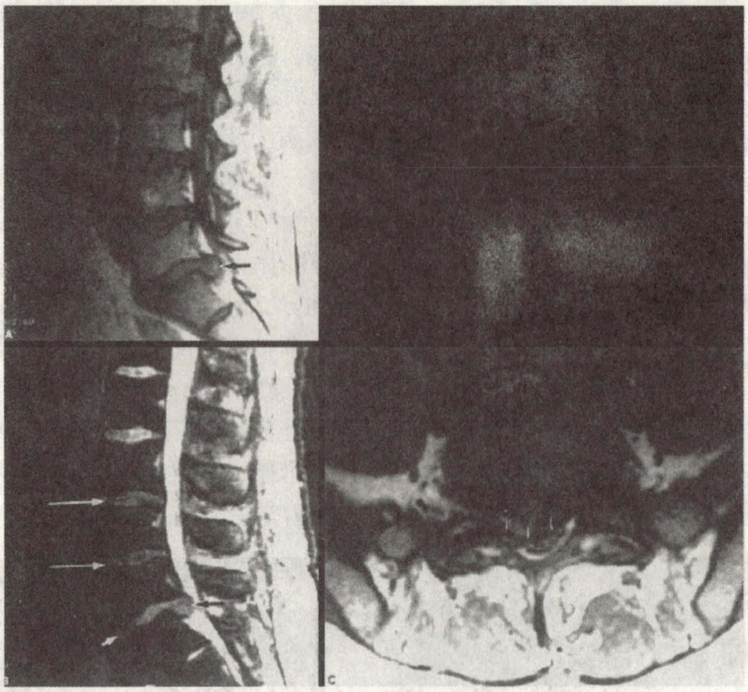

图20 腰椎间盘突出(中央型),压迫双侧神经根

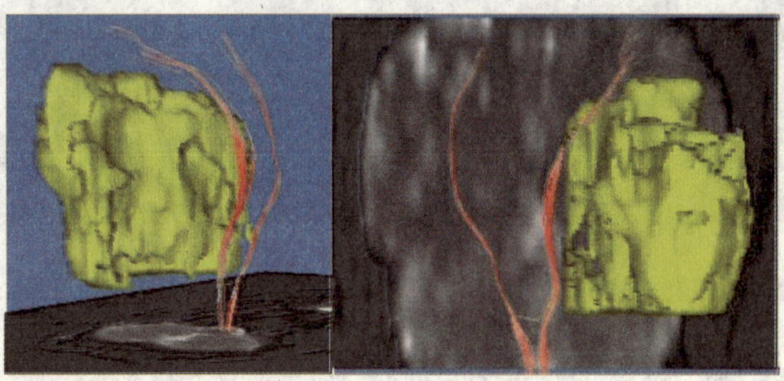

图21 左侧基底节胶质瘤:左侧皮质脊髓束受压移位,但未中断(右肢肌力Ⅲ级)

3. 半卵圆中心病变 由于上、下行的感觉和运动通路及其支配颜面和上、下肢的纤维在此呈扇形分散排列,病变常使各种纤维受损程度不同,因此偏瘫常表现为上下肢和颜面受累程度不同,运动与感觉障碍的轻重也不相平行。多见于颅内肿瘤、血管病变及多发硬化等(图22)。

4. 脑干病变 因脑干病变损害所在平面同侧的颅神经运动核和髓内的核下纤维,以及未交叉到对侧去的皮质脊髓束,而出现病灶同侧颅神经的周围性瘫痪,对侧肢体上运动神经元性瘫痪,称为交叉性瘫痪。多见于脑干肿瘤、炎症及血管病变。不同损害平面其表现也各异。如:①中脑病变:病灶侧动眼神经麻痹、对侧中枢性面、舌瘫及肢体瘫痪(Weber综合征)。②桥脑病变:病灶同侧外展神经及面神经麻痹、对侧中枢性舌瘫及肢体瘫痪(Millard Gubler综合征)。③延髓病变:病灶同侧球麻痹或舌下神经麻痹,对侧肢体瘫痪。

5. 脊髓病变 见于颈髓半横贯性损害。高颈段病变表现为病灶同侧上、下肢上运动神经元瘫痪,颈膨大病变则表现为病灶侧上肢下运动神经元性瘫痪,下肢上运动神经元性瘫痪,同时伴有病灶侧损害水平以下深感觉障碍,对侧痛温觉障碍(脊髓半切综合征、Brown-Sequard综合征)。

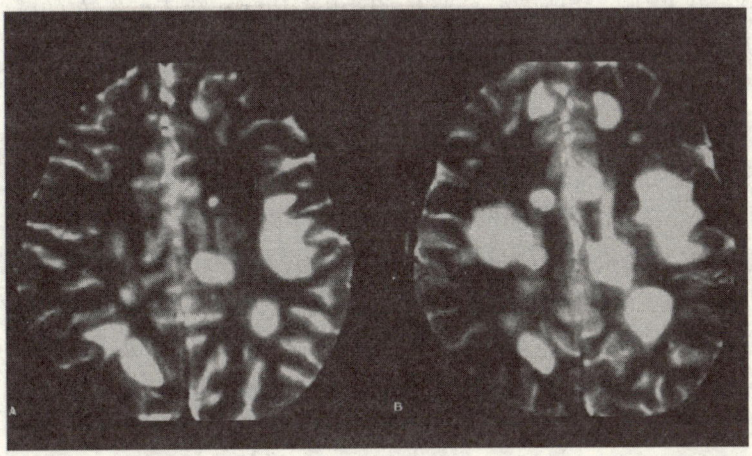

图22 双侧半卵圆中心多发硬化

(四)四肢瘫的定位诊断

1. *大脑皮质和皮质下广泛病变* 双侧中枢性面、舌瘫、四肢上运动神经元性瘫痪,同时因双侧皮质脑干束受损而有吞咽和构音障碍等假性球麻痹症状,因皮质感觉区病变而有皮质性感觉障碍,并有失语和癫痫大发作等,见于脑膜脑炎。内囊双侧病变除双侧偏瘫和躯体感觉障碍外有强迫性哭、笑等精神症状,多见于先后两次发作的脑血管病。

2. *脑干双侧病变* 双侧偏瘫伴感觉障碍外,并有双侧损害水平的颅神经麻痹。见于脑干肿瘤、脑干脑炎等。

以上病变如仅侵及双侧锥体束,表现为双侧肢体上运动神经元性瘫痪伴有假性球麻痹而无感觉障碍。见于原发性侧索硬化症。

3. *颈髓双侧病变*

(1)颈髓横贯性损害:①高颈段病变:四肢上运动神经元性瘫痪,病灶水平以下全部感觉丧失,大小便障碍,可能出现膈肌麻痹或刺激症状(呼吸困难或呃逆),以及后颈部向枕部放散的神经根性疼痛。②颈膨大部病变:双上肢下运动神经元性瘫痪、双下肢上运动神经元性瘫痪、病变水平以下全部感觉缺失、大小便障碍、常伴有霍纳(Horner)征(颈髓1侧角受损),并可有向上肢放射的神经根性疼痛。

(2)其他脊髓损害:①颈髓侧索双侧损害:四肢上运动神经元性瘫痪,不伴感觉障碍,极少数病人可有括约肌障碍。见于原发性侧索硬化症。②双侧颈髓前角及侧索损害,因损及颈膨大前角细胞而呈现上肢下运动神经元性瘫痪;下肢则因侧索受损而呈现上运动神经元性瘫痪。见于肌萎缩侧索硬化症。③脊髓双侧前角病变:四肢呈现下运动神经元性瘫痪,无感觉及膀胱障碍。见于进行性脊肌萎缩症。

4. *周围神经损害* 四肢呈下运动神经元性瘫痪,伴有套式感觉障碍。见于格林-巴利(Guillain-Barre 综合征)。

5. *肌原性瘫痪* 四肢呈现弛缓性瘫痪,无感觉障碍。见于周期性麻痹、重症肌无力、癌性肌病、多发性肌炎等。

(三)感觉障碍的定位诊断

由于感觉通路各部位损害后,所产生的感觉障碍有其特定的分布和表现,故可根据感觉障碍区的分布特点和改变的性质,判定感觉通路损害的部位。

1. *末梢型* 表现为四肢末梢对称性手套式和袜套式分布的各种感觉减退、消失或过敏,主观表现为肢端的麻木、疼痛和各种异常感觉,如烧灼感、蚁行感等。由于植物神经纤维也同时受损,还常有肢端发凉、发绀、多汗及甲纹增粗等植物神经功能障碍。有的则有不同程度的下运动神经元性瘫痪症状。见于四肢末梢神经炎。

2. 神经干型　神经干损害后表现该神经干支配区出现片状或条索状分布的感觉障碍，伴有该神经支配的肌肉萎缩和无力。如桡神经、尺神经及腓神经损伤等。

3. 神经根型　脊神经后根、脊神经节、后角或中央灰质损害后出现的感觉障碍，表现为节段性(也称根性)分布的各种感觉障碍。

(1)后根病变：各种感觉均有障碍并常伴有沿神经根分布的放射性疼痛。见于脊神经根炎、脊柱肿瘤、增生性脊椎病等。病变常同时累及前根而出现相应的下运动神经元性瘫痪症状。

(2)脊神经节病变：同神经根病变所见，尚伴有受累神经根支配区内的疱疹。见于带状疱疹。

(3)后角病变：因痛、温觉纤维进入后角更换神经元而受损，但部分触觉纤维及深感觉纤维则经后索传导而幸免，因而出现一侧节段性分布的痛、温觉障碍，而触觉及深感觉正常的感觉障碍，称为浅感觉分离。病变累及前角时可出现相应范围内的下运动神经元性瘫痪症状，颈8胸1侧角受累时出现该节段内的植物神经功能障碍，如 Horner 征等。见于脊髓空洞症、早期髓内肿瘤等。

(4)脊髓中央灰质病变：双侧痛、温觉纤维受损而触觉及深感觉保留，出现双侧节段性分布的分离性感觉障碍。其特点和常见病因同上。

4. 脊髓传导束型　脊髓感觉传导束损害后产生损害平面以下的感觉障碍。

(1)后索损害：病灶水平以下同侧深感觉减退或消失，同时出现感觉性共济失调、肌张力减低、腱反射消失。见于后侧索联合变性、早期脊髓肿瘤及神经梅毒等，单侧见于脊髓半切综合征。

(2)脊髓侧索损害：因脊髓丘脑侧束受损。产生病灶以下对侧的痛、温觉障碍。因侧索中的锥体束也难免，故常同时伴有损害水平以下肢体的上运动神经元性瘫痪。病变原因同上。

(3)脊髓横贯损害：损害水平以下所有深、浅感觉消失。

5. 脑干损害　一侧病变时，典型表现为"交叉性感觉障碍"，系因传导对侧躯体深浅感觉的脊髓丘脑束受损，出现对侧躯体深浅感觉障碍；同时尚未交叉的传导同侧颜面感觉的三叉神经传导通路也受损，因此出现同侧颜面的感觉特别是痛觉障碍。见于脑血管病、脑干肿瘤等。

6. 内囊损害　丘脑皮质束经内囊后肢的后1/3投射至大脑皮质中央后回及顶上小叶，病损后出现对侧偏身的深、浅感觉障碍，伴有对侧肢体上运动神经元性瘫痪和同向偏盲。

(陈　敏　周作福　杨天和)

多型性胶质母细胞瘤伴脑膜瘤分化一例

女性，53岁，头晕、头痛15天，伴反应迟钝、情感淡漠、走路笨拙、记忆力明显减退。

体格检查：四肢活动正常，生理反射存在，双巴氏征阴性。

影像学表现：图1～图4为CT平扫+增强，可见左侧额颞叶一范围约6.0 cm×3.5 cm的不规则片状低密度影，密度欠均匀，平均CT值约20.7 HU，边界欠清。相应左侧脑室可见受压，中线结构略右偏。增强扫描示上述病灶呈囊状明显强化，平均CT值约78.1 HU，与颅骨内板及硬膜关系较密切。图3～图10为MRI像，于左侧额部可见一范围约为4.1 cm×3.2 cm×4.5 cm的异常信号区，表现为T_1WI低、等信号，T_2WI以高信号为主的混杂信号，在FLAIR序列影像上呈等、稍高混杂信号，边界仍欠清，周围可见较大范围的水肿带，相应左侧额叶脑沟明显变窄，左侧脑室轻度受压变窄，大脑前纵裂池轻度右偏；增强后冠状位见病灶边界尚清楚，病灶与左侧额骨关系密切，且大部分呈明显强化，其下部囊性部分未见明显强化，与病灶相邻的脑膜明显强化。图11～图12为病理图像，为多形性胶质母细胞瘤(Ⅲ级)，部分区域伴有脑膜瘤分化。

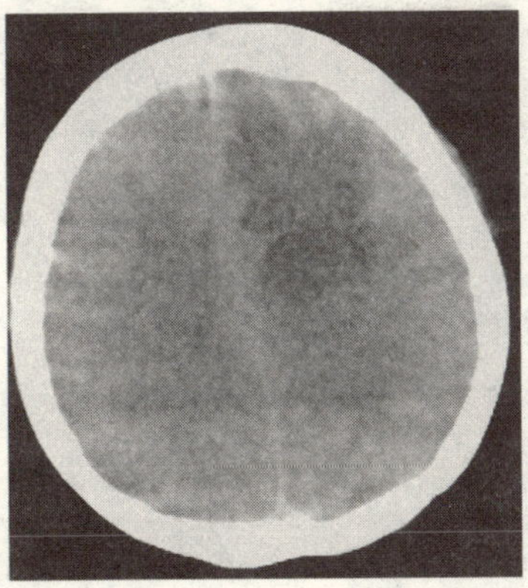

图1　CT平扫

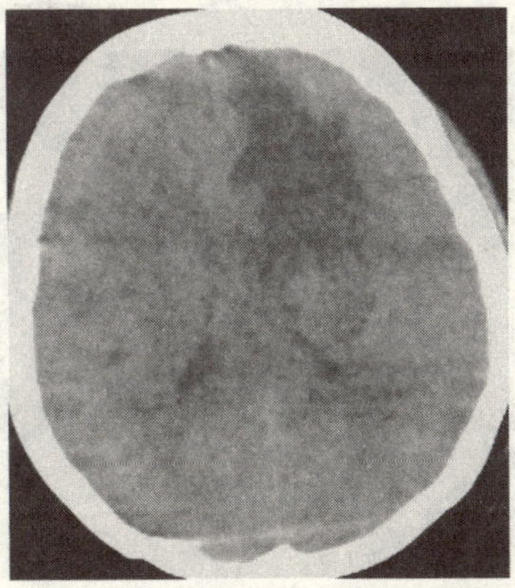

图2　CT平扫

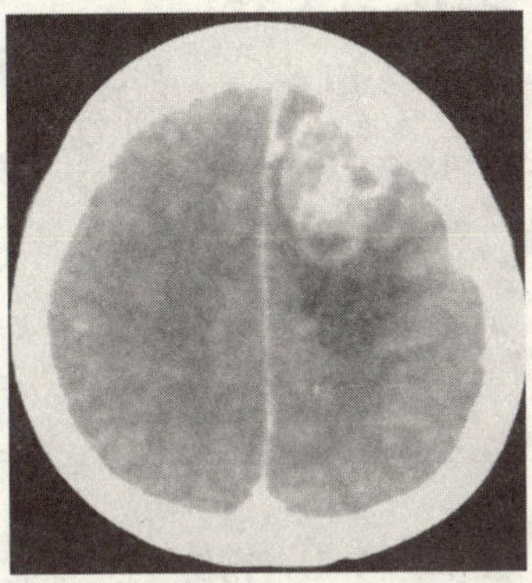

图3　CT增强

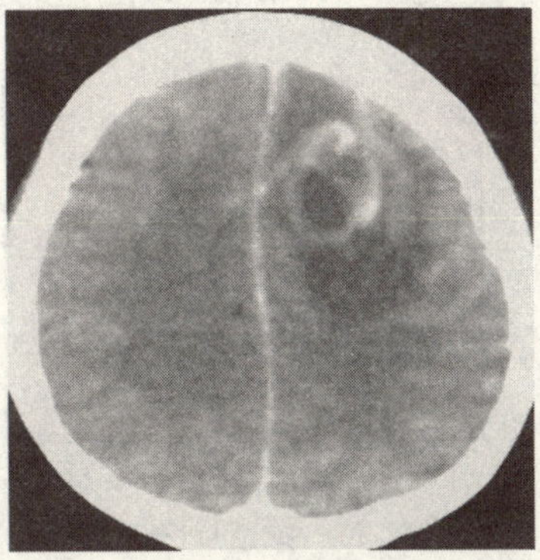

图4　CT增强

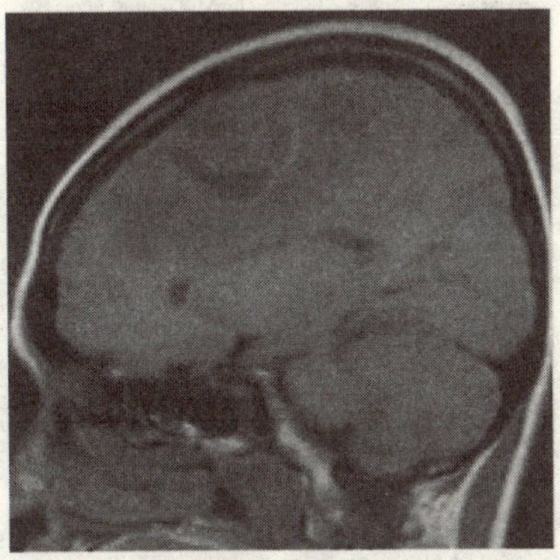

图5　MRI矢状T_1WI

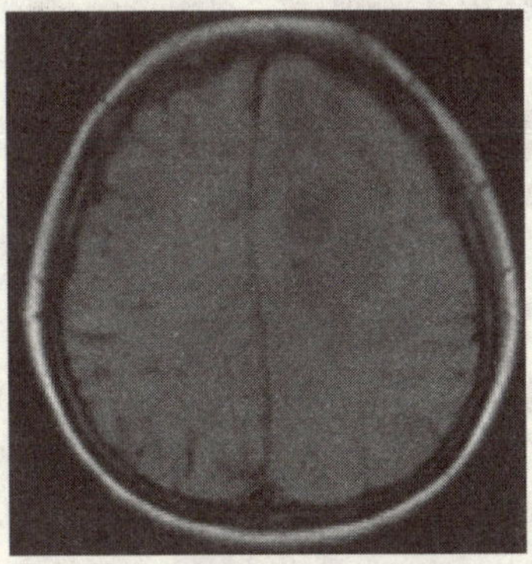

图6　MRI轴位T_1WI

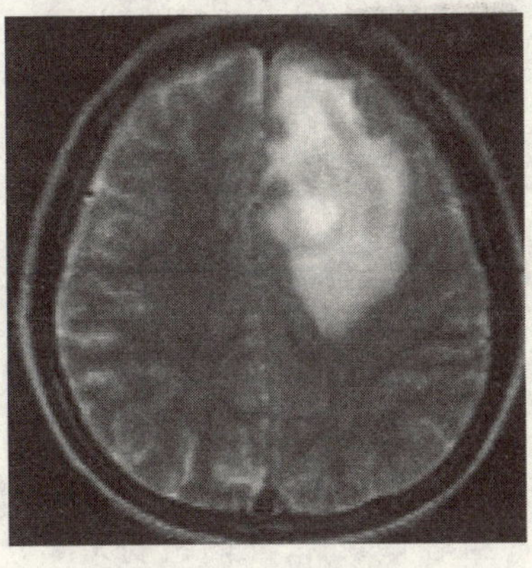

图7　MRI轴位T_2WI

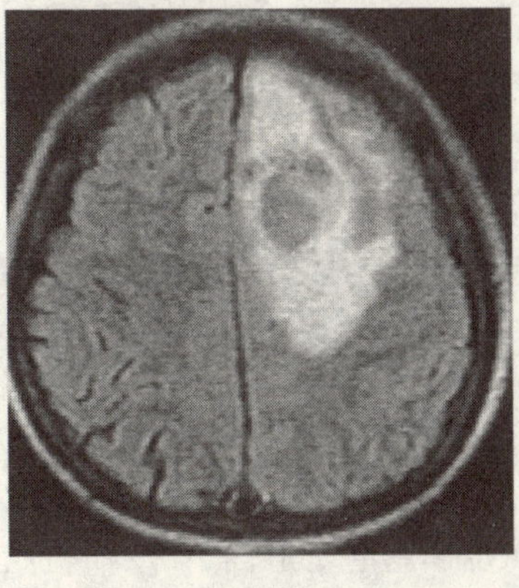

图8　MRI轴位FLAIR

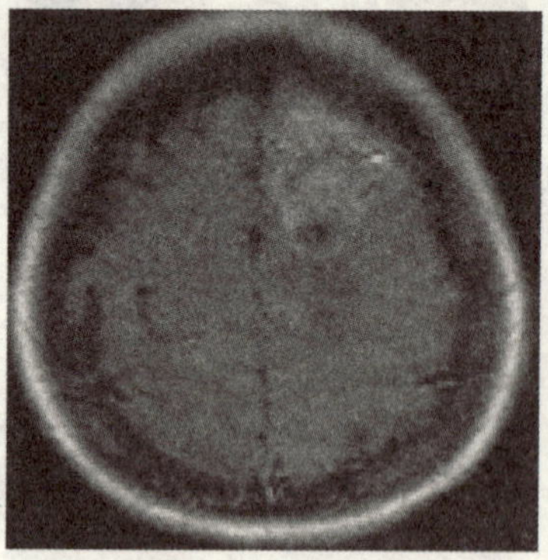

图 9　MRI 轴位增强

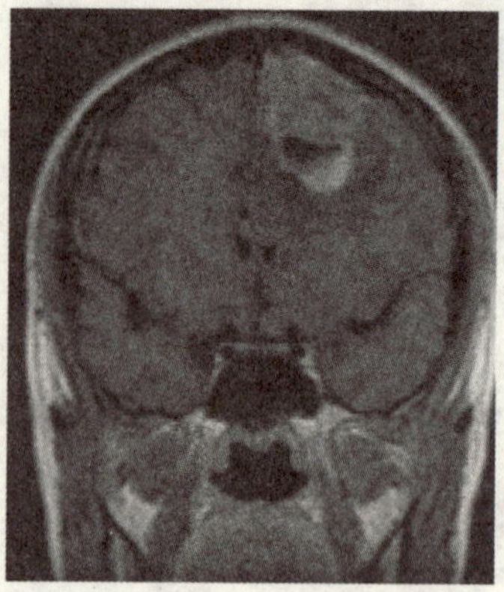

图 10　MRI 冠状增强

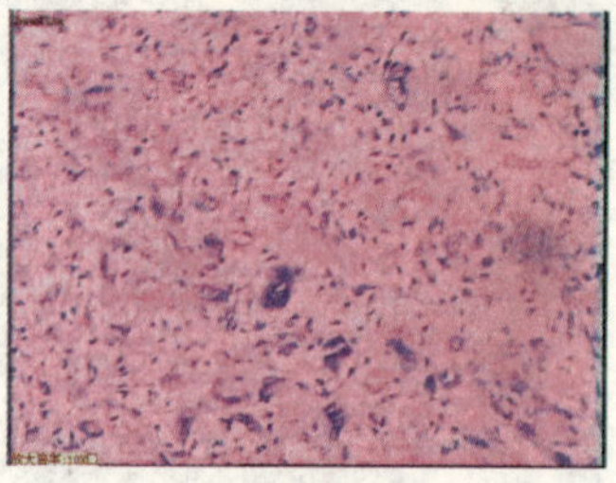

图 11　病理片(低倍)

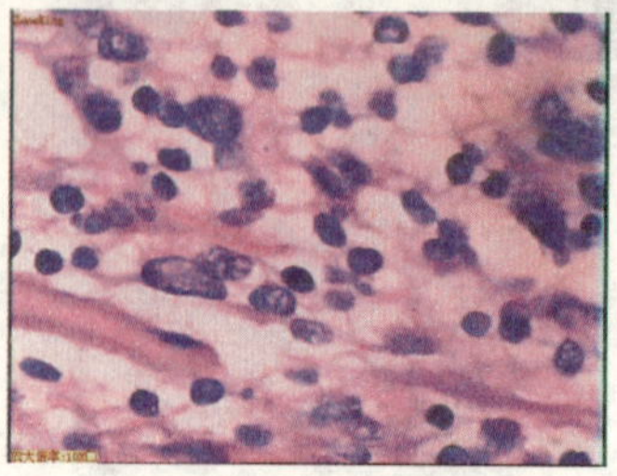

图 12　病理片(高倍)

影像学诊断:1. 脑膜瘤。

2. 恶性胶质瘤。

病理结果:多型性胶质母细胞瘤伴脑膜瘤分化。

讨论:多形性胶质母细胞瘤相当于 Kernohan 分类中的Ⅲ～Ⅳ级星形细胞瘤,是胶质瘤中最恶性的一种,可原发或继发于低度恶性的星形细胞瘤的恶变,其主要病理特点为明显的细胞和(或)核呈多形性;常位于幕上深部脑白质内,以额颞叶受累最多见、恶性程度高,生长迅速,瘤周脑组织广泛水肿,颅内压增高症状明显。由于肿瘤生长快、瘤体大,其瘤内多伴有坏死出血灶而形成囊腔。CT 的典型表现为肿瘤环形强化伴中央多个囊腔,形成高低不等的混杂密度影,肿瘤边界清楚,瘤周大片水肿带。MRI 表现为 T_1WI 呈等、低信号,T_2WI 呈高信号,70% 为不均匀或环状强化。本例可见有宽基底附于左侧额顶骨内板,且可见肿瘤明显强化伴相应脑膜强化,而诊断为脑膜瘤,但是多形性胶质母细胞瘤伴脑膜瘤分化极为罕见,可能性有两种:①同时伴发两种肿瘤;②多形性胶质母细胞瘤侵犯或累及相应脑膜。

(陈　敏　周作福)

腹膜后乳头状血管淋巴管瘤

男性,31 岁,腹胀、消瘦伴食欲不振 3 个月。

影像学表现:图 1～图 3:CT 平扫可见腹膜后一范围约 16 cm×2 cm×35 cm 的巨大不规则囊性密度影,该异常密度影上起于肝内下缘、横贯腹左右并向下延伸至耻骨联合,其内密度大部分均匀(平均 CT 值约 17 HU)及隐约可见部分细线样分隔改变,边缘界境尚清楚,但与右侧肾上腺、肾脏及肝脏、胰头、膀胱、诸肠管关系甚密。相应右侧肾上腺、肾脏部分被包绕且分别受压向内上或向内侧移位；胰头向受向前向左移，诸肠管受压前移，而膀胱受压、略变形。图 4 ~ 图 8 为增强扫描（图 4 ~ 图 6 为动脉期、图 7 ~ 图 8 为静脉期），上述异常密度仅见包膜样或细线分隔样强化改变及少量血管影，其余大部无明显强化。腹腔内并可见少量液性密度影。所示肝、脾、胰及两侧肾脏内未见明显异常密度影。膀胱充盈欠佳，壁不厚，其内未见明显异常密度影。腹膜后及两侧髂内外、腹股内未见明显肿大淋巴结。图 9 ~ 图 11 为病理片，分别可见血管、乳头和淋巴组织，符合乳头状血管淋巴管瘤。

影像学诊断：腹膜后囊腺瘤恶变。

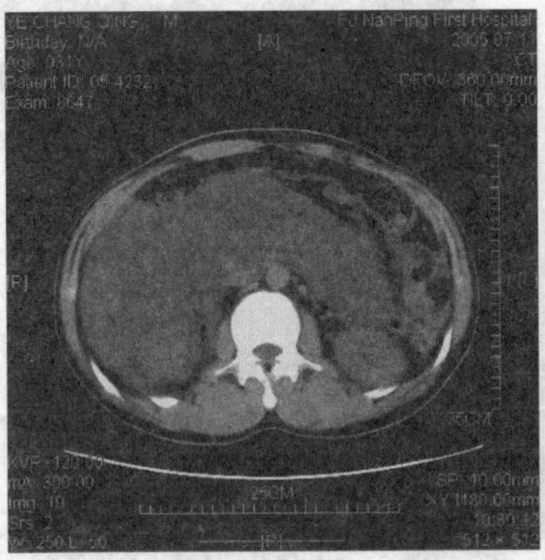
图 1　CT 平扫

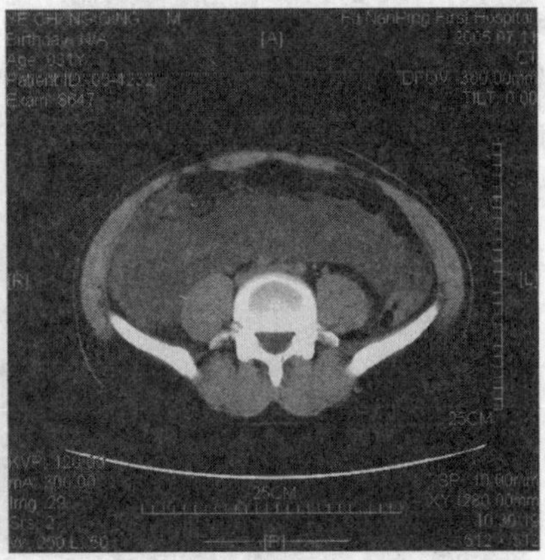
图 2　CT 平扫

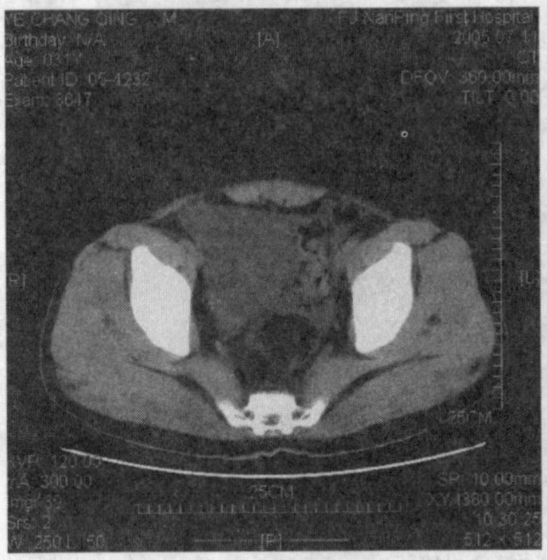
图 3　CT 平扫

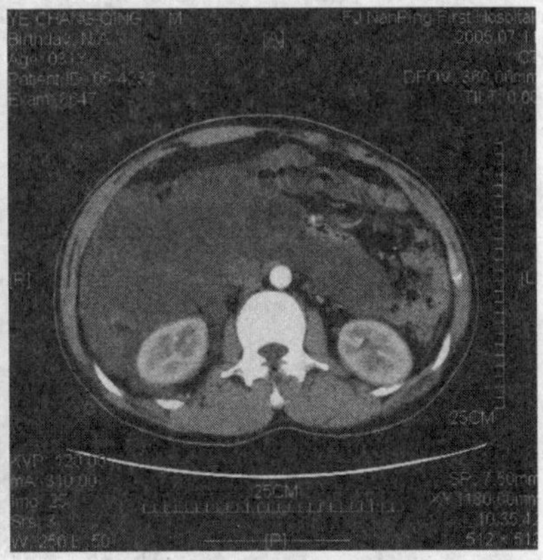
图 4　CT 增强（动脉期）

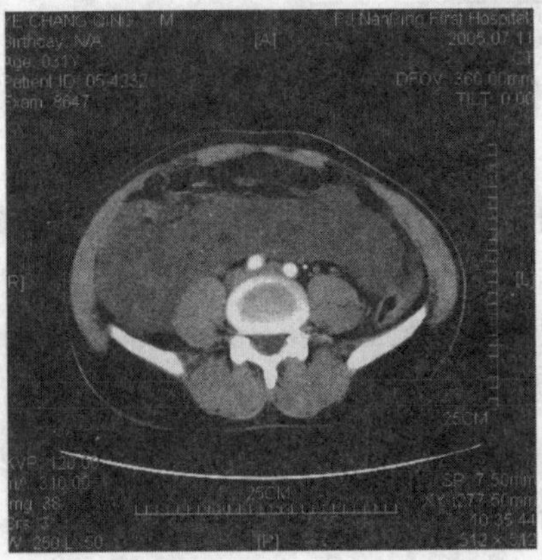
图 5　CT 增强（动脉期）

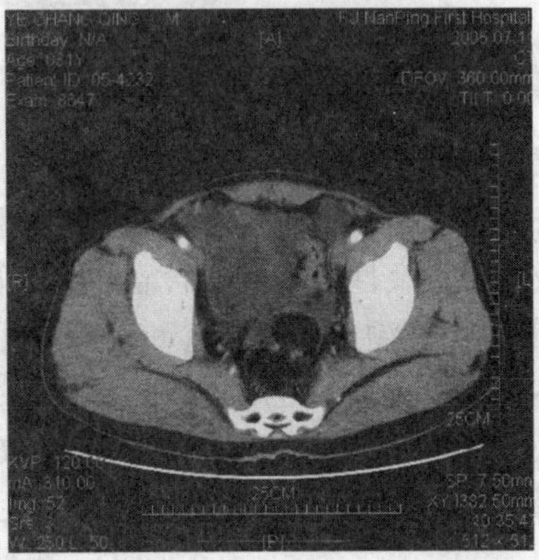
图 6　CT 增强（动脉期）

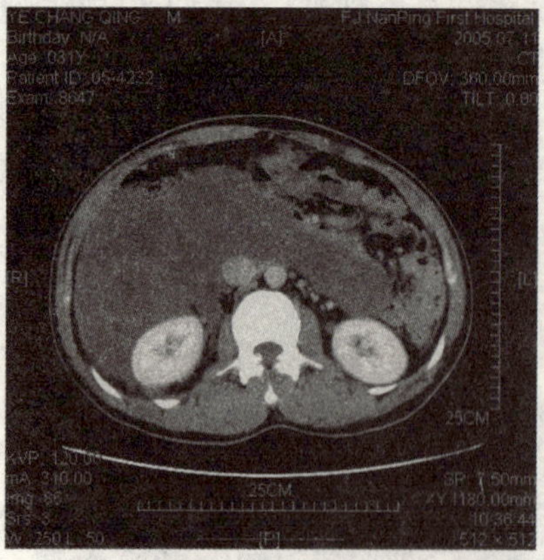

图7　CT 增强(静脉期)

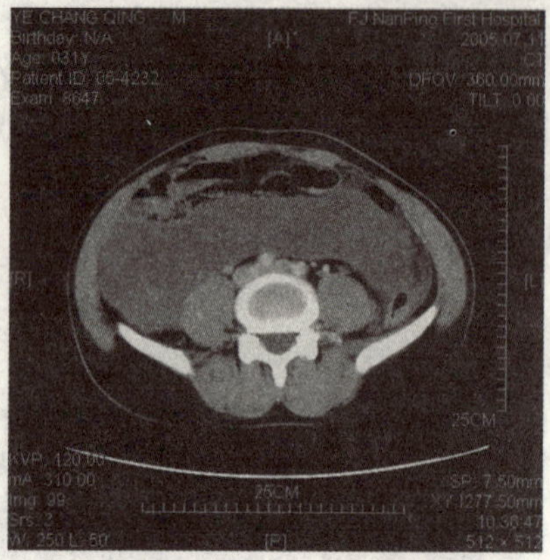

图8　CT 增强(静脉期

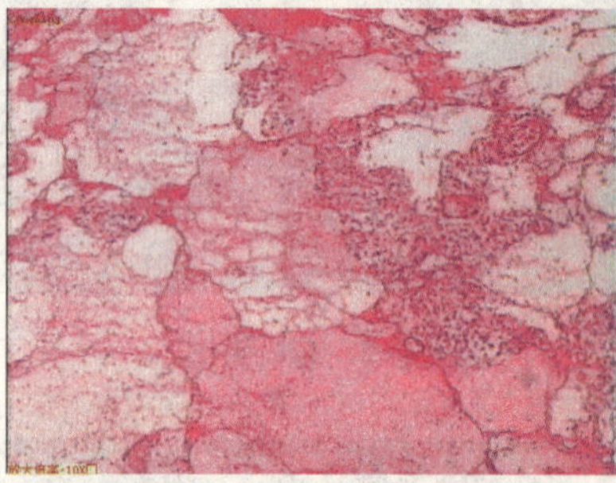

图9　病理片

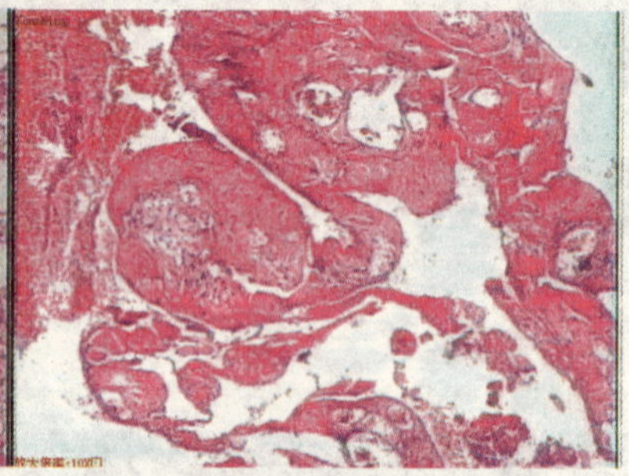

图10　病理片

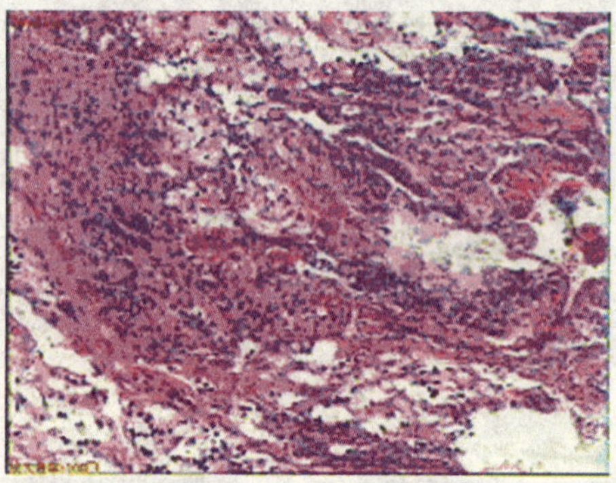

图11　病理片

病理结果:腹膜后乳头状血管淋巴管瘤。

讨论:血管瘤是先天性良性肿瘤或血管畸形,起源于残余的胚胎成血管细胞;淋巴管瘤是淋巴管发育畸形所形成的一种良性肿瘤。血管瘤和淋巴管瘤是两种类型的疾病,如果淋巴管瘤中混杂有血管组织,则称为血管淋巴管瘤。病理学诊断是根据组织成分做出。病灶多见于头颈部,而位于腹膜后较少见。病灶基本上有较完整的包膜,但肿瘤生长较大时可因外力等原因破裂。由于在组织结构上由血管、淋巴管和疏松结缔组织组成,可为单囊或多囊改变。随着多层螺旋 CT 的出现,在血管显示上明显优于 MRI,而在多囊的分隔显示上 MRI 有优势。彩色超声检查上可见囊性水瘤的特殊声像和血管回声,也有一定特点。

(陈　敏　周作福)

骨化性脑膜瘤一例

女性,34 岁,以头部感觉异常 1 年为主诉入院,体检未见异常。

影像学表现:图 1、图 2 为 CT 平扫与骨窗,于右侧额骨内板下见一小点状高密度影,似有宽基底与内板相连,骨窗上与颅骨内板密度一致,未见明显软组织密度影。图 3、图 4 为病理图,镜下见片状钙化灶、成骨形成及纤维化改变,符合骨化性脑膜瘤。

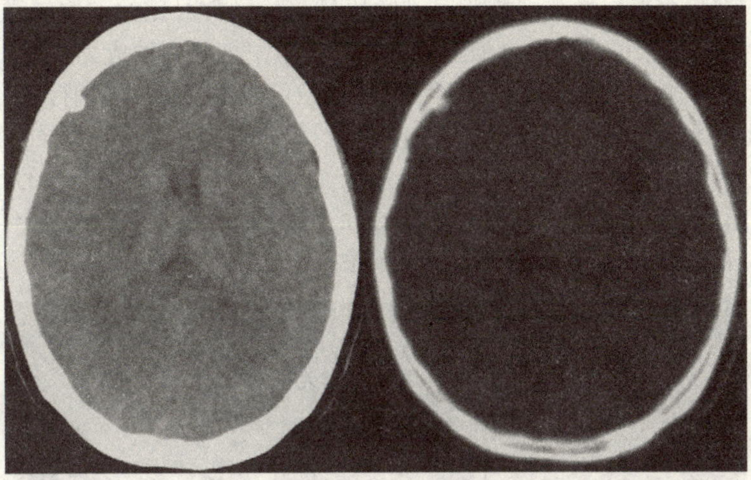

图 1　CT 平扫　　　图 2　骨窗

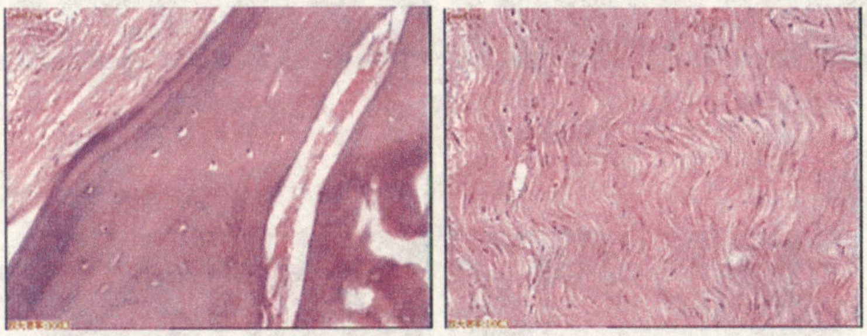

图 3　病理片(高倍)　　　图 4　病理片

影像学诊断:考虑来源于颅骨内板的骨瘤可能。

病理结果:骨化性脑膜瘤。

讨论:3% ~18% 的脑膜瘤内可见点状、片状钙化,明显者呈血团状,颇具特征,但完全呈骨化改变极为罕见,而且骨化原因至今不明,有关报道甚少,Kitagawa 等报道 2 例脊髓骨化性脑膜瘤,认为蛛网膜细胞的化生可能是肿瘤骨化的来源,并且与个体异质性有关。我们认为骨化性脑膜瘤的诊断:①肿瘤生长缓慢,占位效应不显著,临床症状不典型,早期不易发现。②CT 上为均匀的高密度骨化影,无软组织成分,增强扫描不强化。③MRI 检查可能有帮助,可发现 CT 上不易发现的少量软组织影。

(陈　敏　周作福)

脑胶质肉瘤一例

男性,58 岁。主诉:头晕头痛、呕吐、右侧肢体无力伴偶发性言语不清半年。

查体:右侧肢体肌力Ⅲ级。

影像学表现:图 1 ~ 图 6 为术前 MRI 资料,平扫表现为 T_1WI 大部分低、部分略高混杂信号,周围大量不规则低信号水肿带,T_2WI 为高或略低的混杂信号,周围水肿带呈高信号,FLAIR 略高和部分略低的混杂信号,周围水肿带呈高信号;增强扫描后可见肿块呈明显异常对比的不均匀增强,占位效应明显。图 7、图 8 为术后大病理资料,可见胶质母细胞和恶性纤维组织细胞两种成分。图 9、图 10 为术后及放疗后 2 个月 CT 扫描,为术后改变观,无异常强化区,占位效应基本消失。同期行 CT 灌注扫描为图 11 ~ 图 14,在术后区的血流量(BF)、血容量(BV)及血管通透性(PS)上均未见明显异常灌注出现。图 15 ~ 图 20 为术后 6 个月,开始出现轻度占位效应,原肿瘤区域出现 T_1WI 略低混杂信号,T_2WI 为较高信号,FLAIR 略高信号,周围可见呈高信号水肿带;增强扫描后可见肿块及边缘呈梅花瓣样中等度异常对比增强,病人自此 3 个月后开始处于昏迷状态、6 个月后死亡。

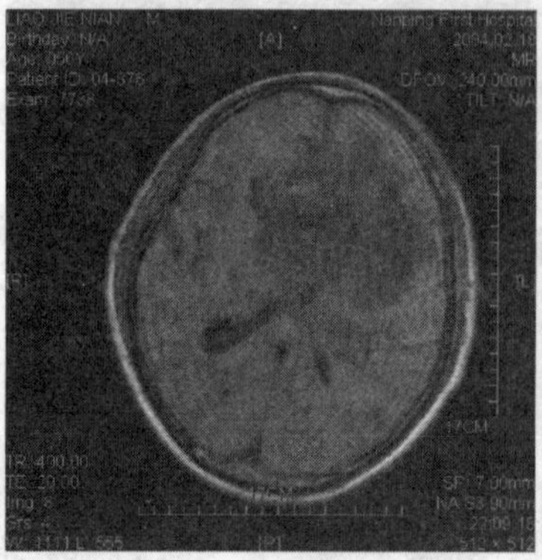

图 1　T_1WI 轴位平扫

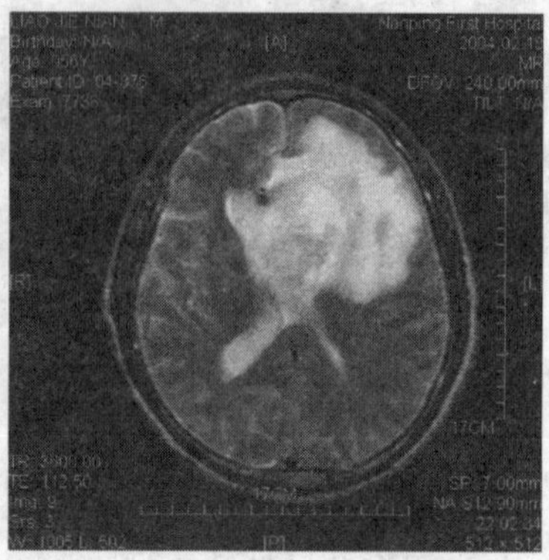

图 2　T_2WI 轴位

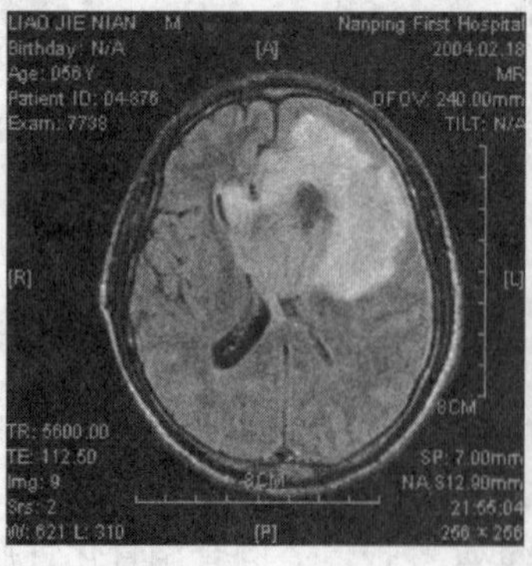

图 3　FLAIR 轴位

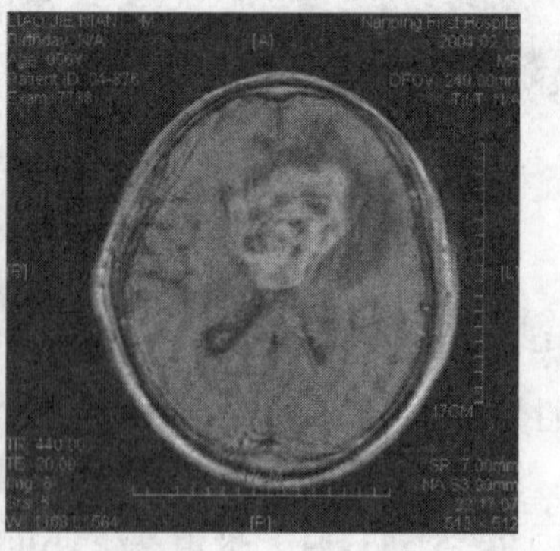

图 4　T_1WI 轴位增强

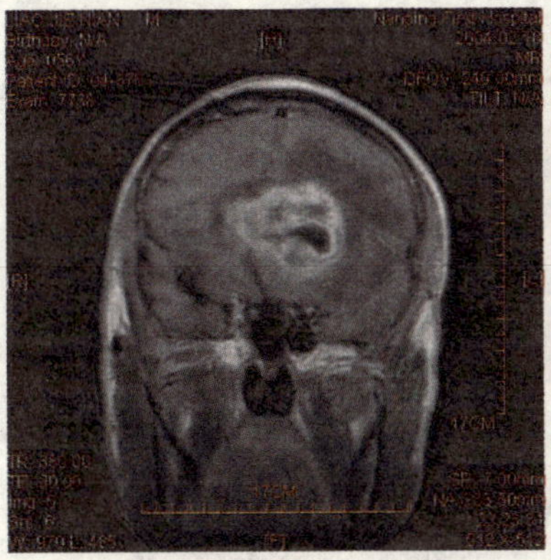

图5　T_1WI 冠状增强

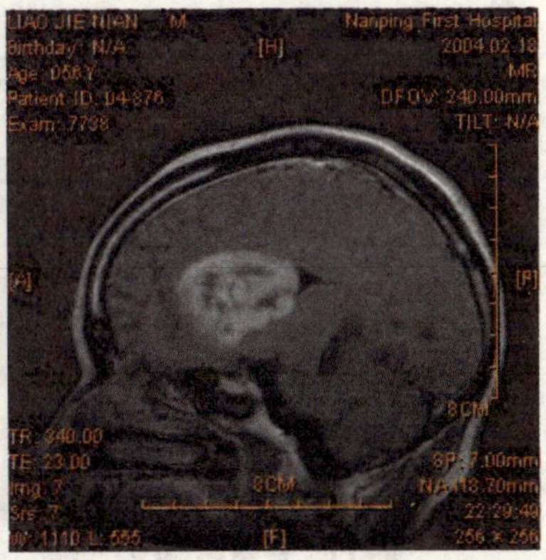

图6　T_1WI 矢状增强

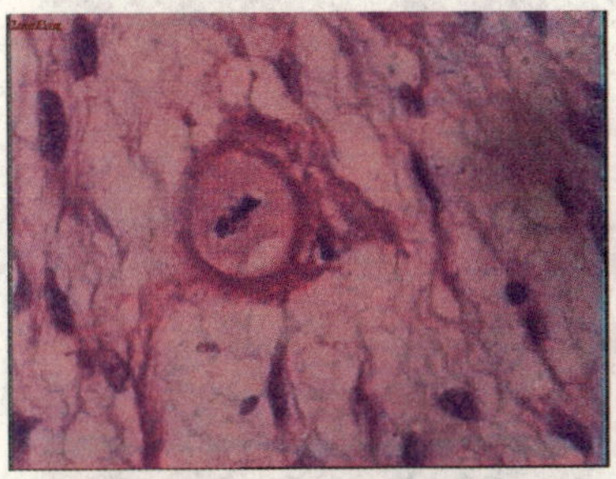

图7　病理高倍

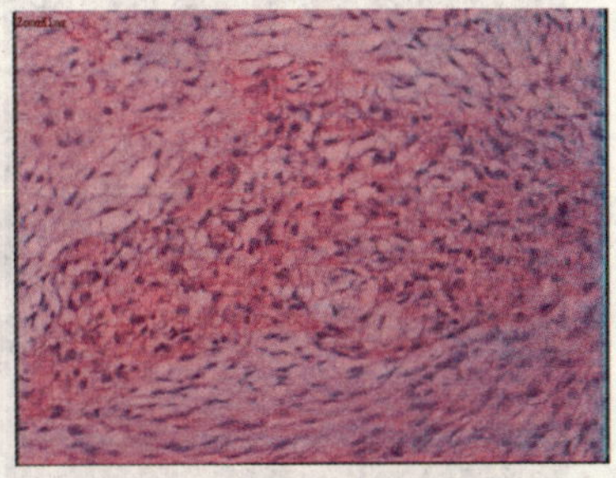

图8　病理低倍

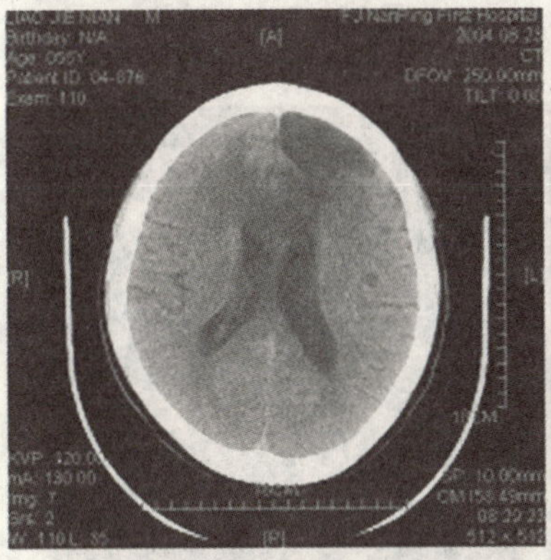

图9　CT 平扫

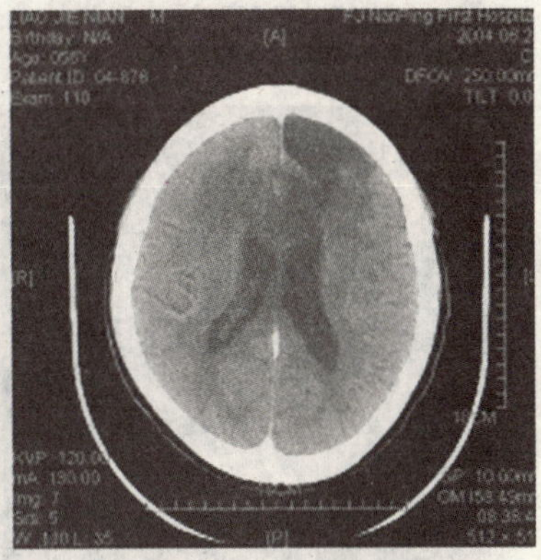

图10　CT 增强

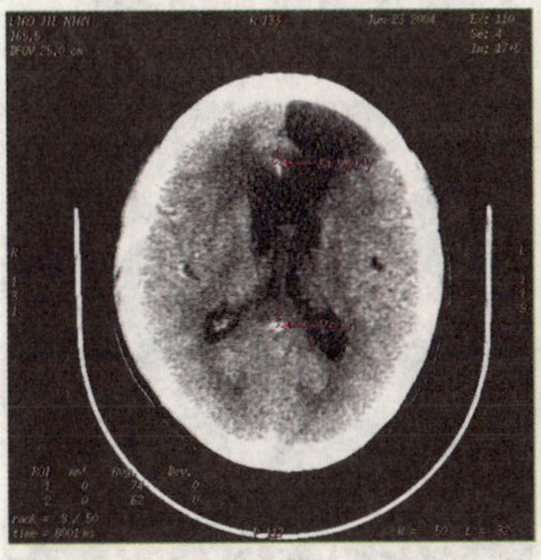

图11　灌注定位图

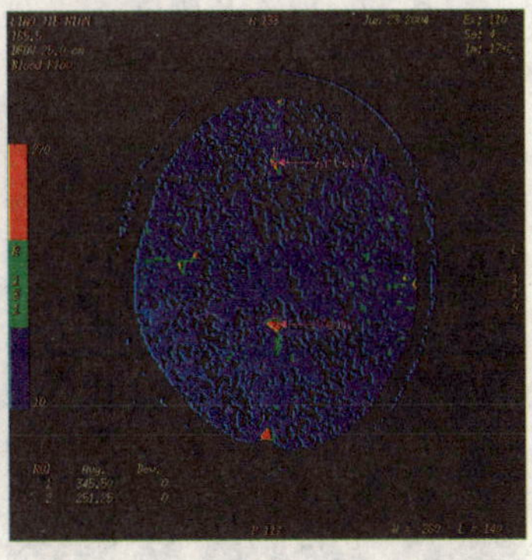

图12　血流量(BF)

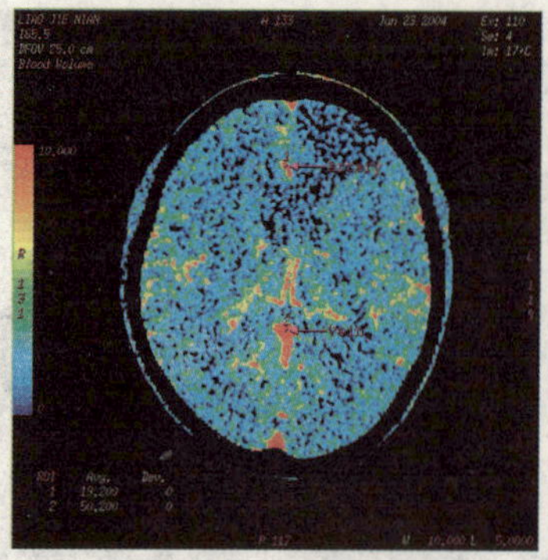

图 13　血容量(BV)

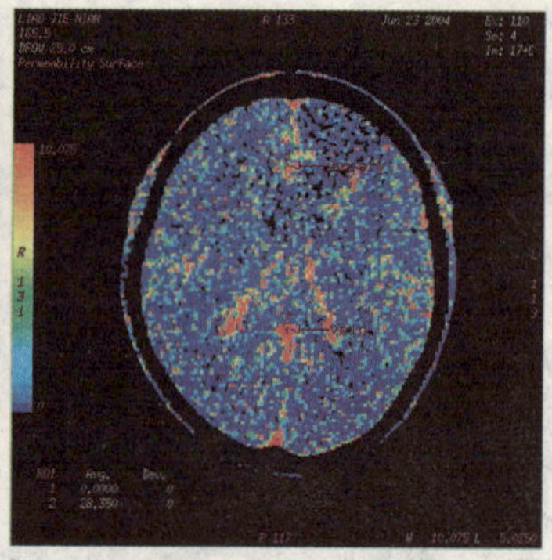

图 14　血管通透性(PS)

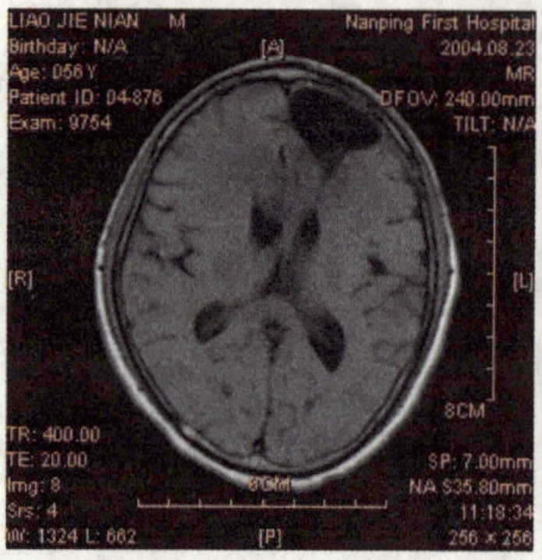

图 15　T_1WI 轴位平扫

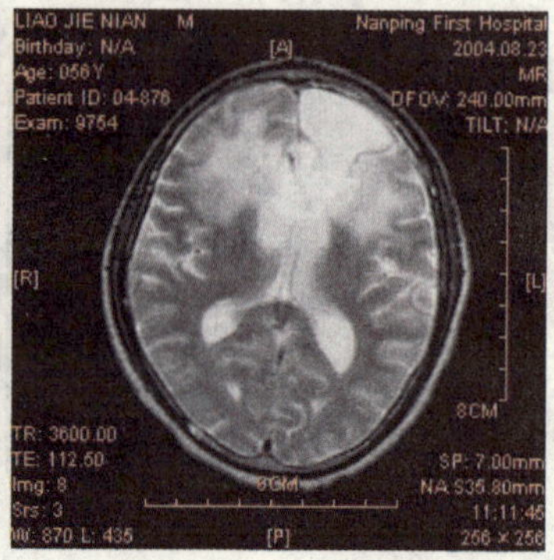

图 16　T_2WI 轴位

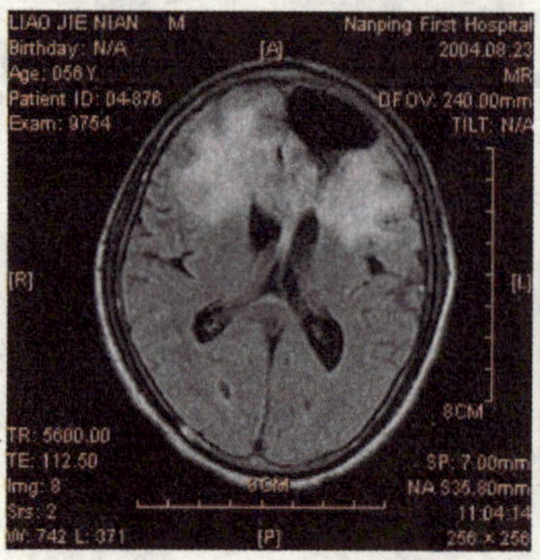

图 17　FLAIR 轴位

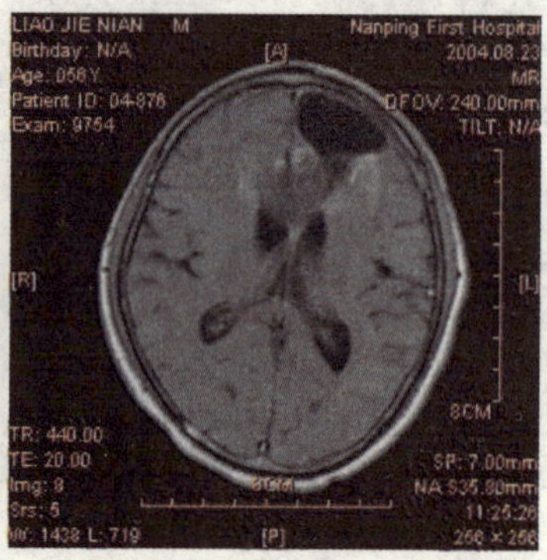

图 18　T_1WI 轴位增强

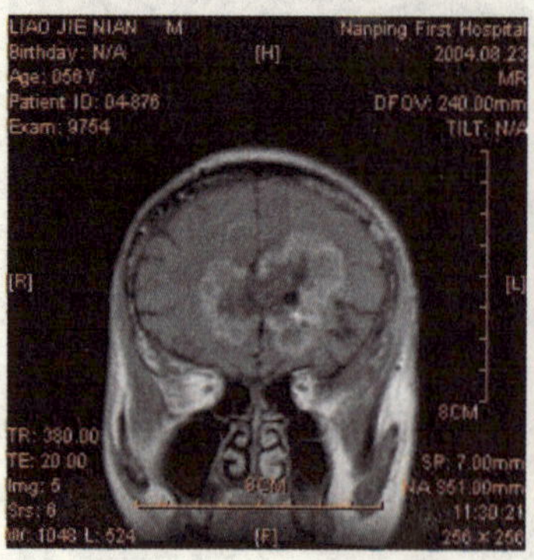

图 19　T_1WI 冠状增强

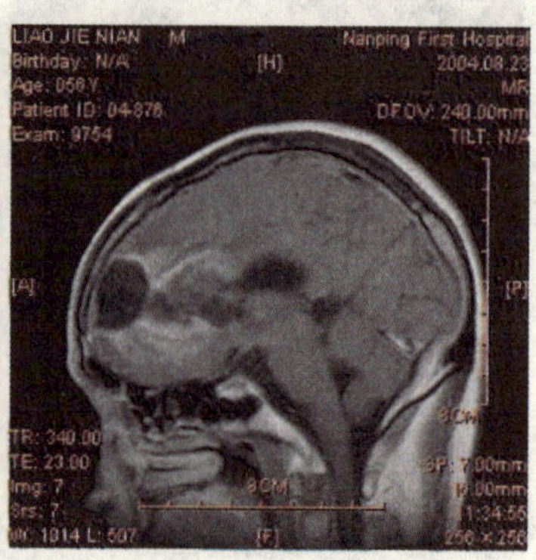

图 20　T_1WI 矢状增强

影像学诊断:胶质母细胞瘤。

病理诊断: 胶质肉瘤,组织学兼有多形胶质母细胞瘤和肉瘤两种成分,恶性纤维组织细胞是主要的肉瘤成分。

讨论:脑胶质肉瘤发病率极低,较为罕见,其发病年龄、性别比例、表现方式与预后均与胶质母细胞瘤相似,是胶质母细胞瘤的变形,其组织学类型兼有多形胶质母细胞瘤和肉瘤两种成分,1979 年 WHO 正式把有胶质和肉瘤成分组成的混合性肿瘤命名为胶质肉瘤。影像学上难与胶质母细胞瘤鉴别。MRI 增强扫描可能对两者鉴别有一定作用,胶质肉瘤多为结节样不规则强化。CT 灌注扫描对肿瘤良、恶性及术后是否残留的诊断有意义。病理上,恶性纤维组织细胞是胶质肉瘤常见的肉瘤成分。

(陈　敏　周作福)

脑转移瘤出血一例

女性,38 岁。突发头痛伴左侧偏盲 2 天。曾有右侧肾癌切除史。2005 年 6 月 16 日再次突发头痛伴左侧偏盲入院。

影像学表现:图 1 ~ 图 5 为第一次入院(2005 年/1/10)术前 MRI 资料,平扫右侧枕叶占位表现为 T_1WI 略高信号,周围少量不规则低信号水肿带,T_2WI 为低于周围水肿带的较高信号影,FLAIR 呈高信号,与周围高信号水肿带基本相似。增强扫描后上述肿块无明显异常对比增强,仅可见近枕骨区域少量轻度强化影,占位效应较明显。图 6、图 7 为 2 天后(2005/1/12)CT 扫描资料,平扫表现为形态规则的高密度出血灶,增强后未见明显异常强化区域。同期行 CT 灌注扫描为图 8 ~ 图 11,在各灌注参数图:血流量(BF)、血容量(BV)及血管通透性(PS)上均未见明显异常灌注出现,为出血性灌注改变。图 12 为第一次手术病理,右侧枕叶破碎组织,镜下见血块及部分脑组织伴退变,出血灶中有血管破裂病灶,未见肿瘤细胞。图 13、图 14 为第一次术后约 5 个月,症状再发入院,CT 平扫可见右侧枕叶边缘不规则的高密度出血灶,相应右侧枕叶皮质区、颅骨内板下方较高密度影,增强扫描后可见右侧枕叶皮质区可见典型的异常对比增强,而其余区域未见明显强化。图 15、图 16 为第二次手术病理:头皮及脑组织血块中可见转移性腺癌。

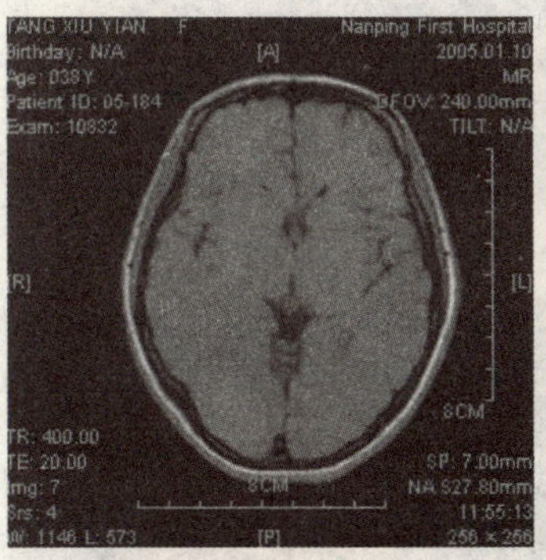

图 1　T_1WI 轴位平扫

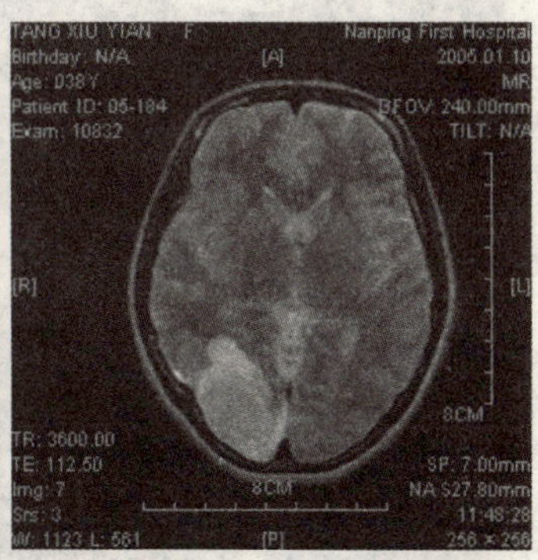

图 2　T_2WI 轴位

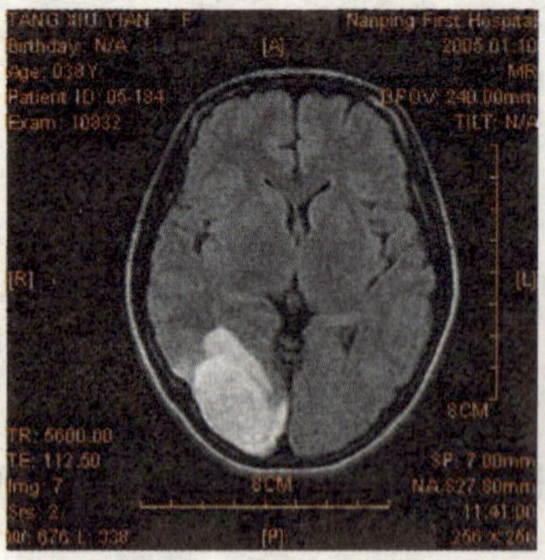

图3　FLAIR 轴位

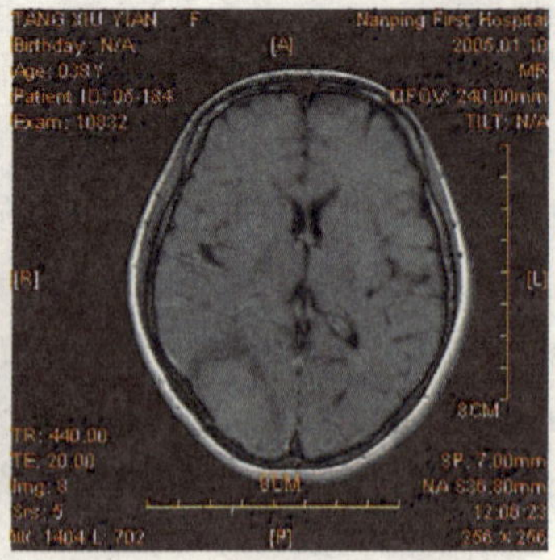

图4　T_1WI 轴位增强

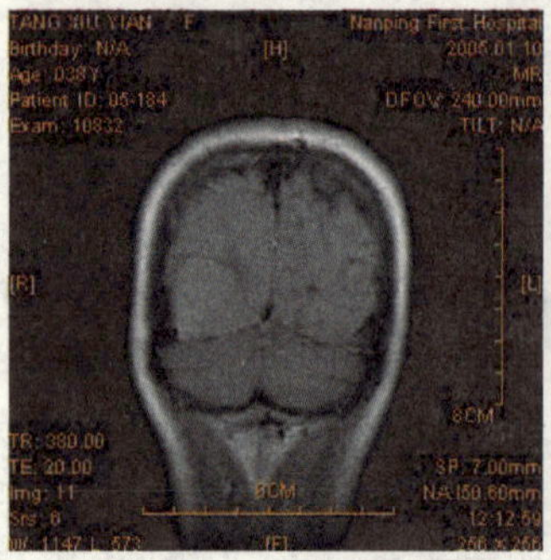

图5　T_1WI 冠状增强

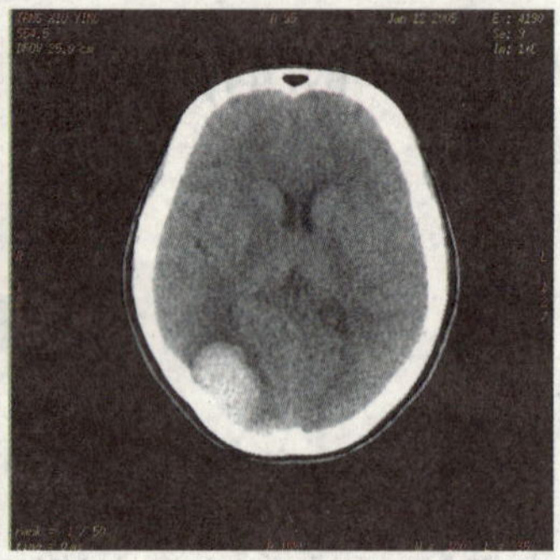

图6　T_1WI 矢状增强

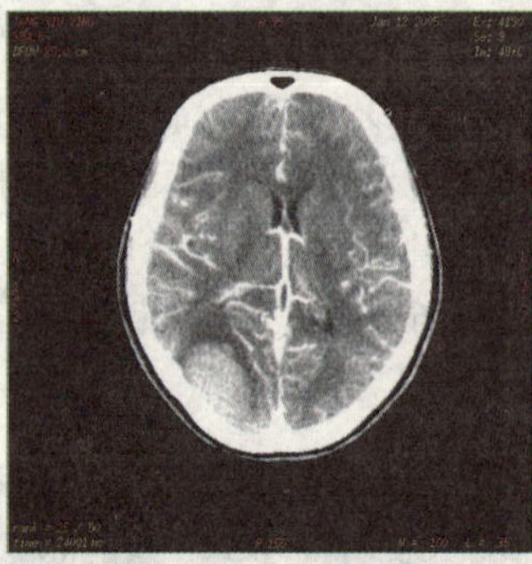

图7　CT 增强扫描

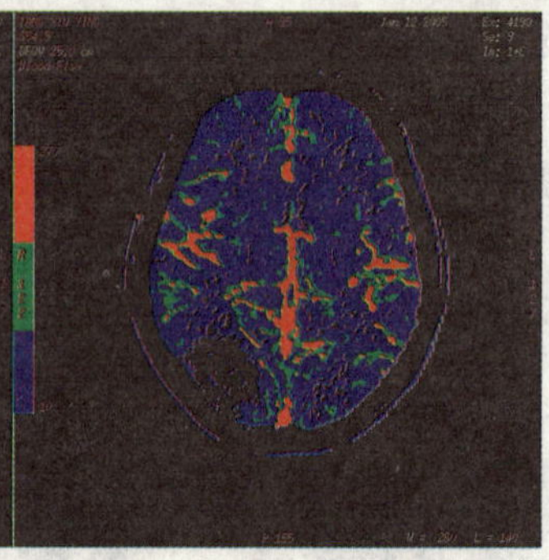

图8　CT 灌注 BF 图

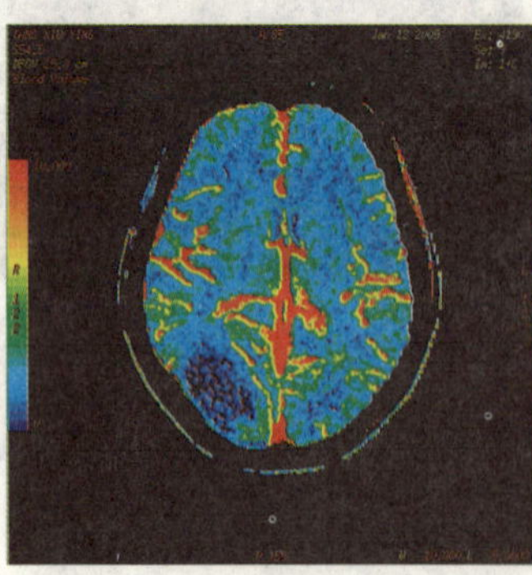

图9　CT 灌注 BV 图

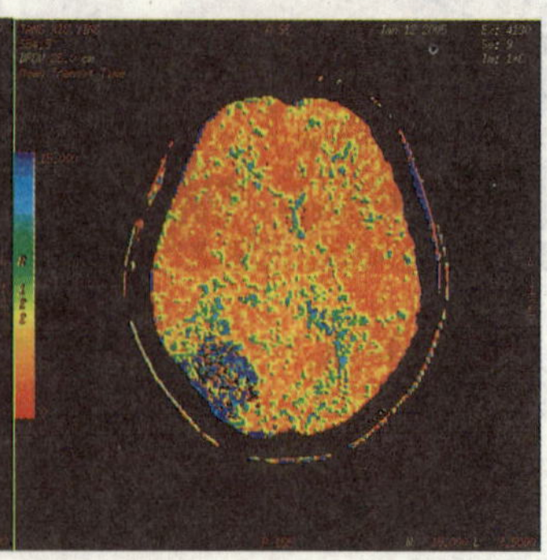

图10　CT 灌注 MTT 图

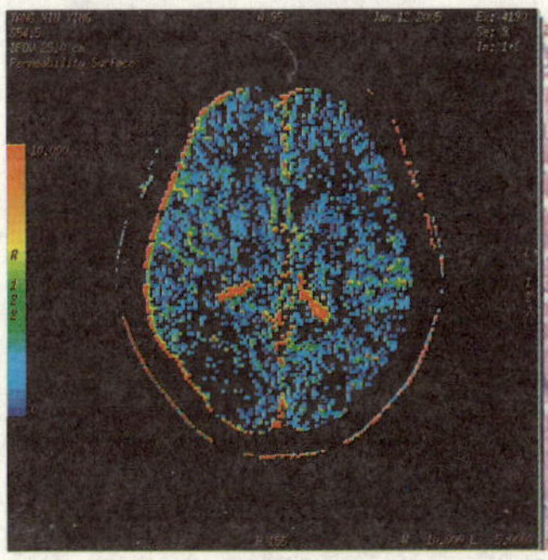

图 11　CT 灌注 PS 图

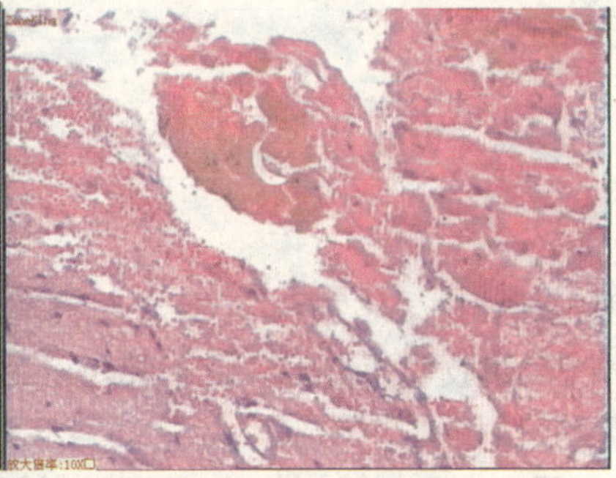

图 12　病理片

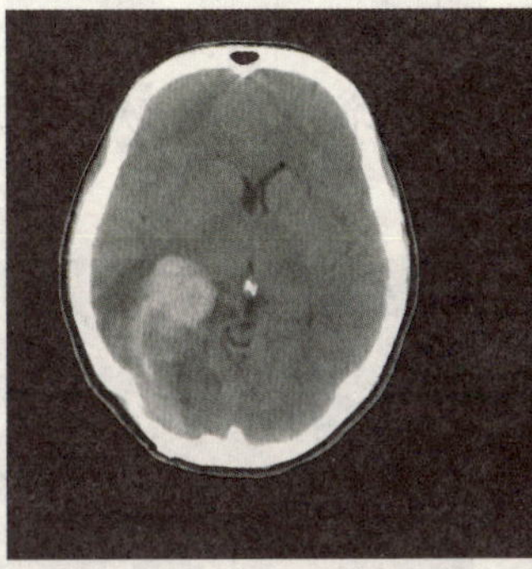

图 13　CT 平扫

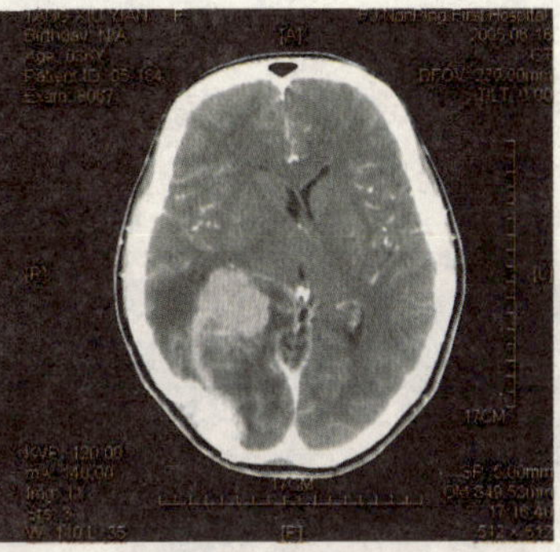

图 14　CT 增强

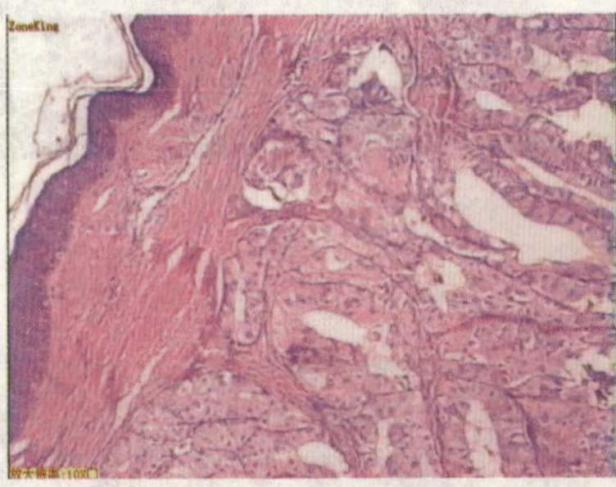

图 15　病理片(高倍)

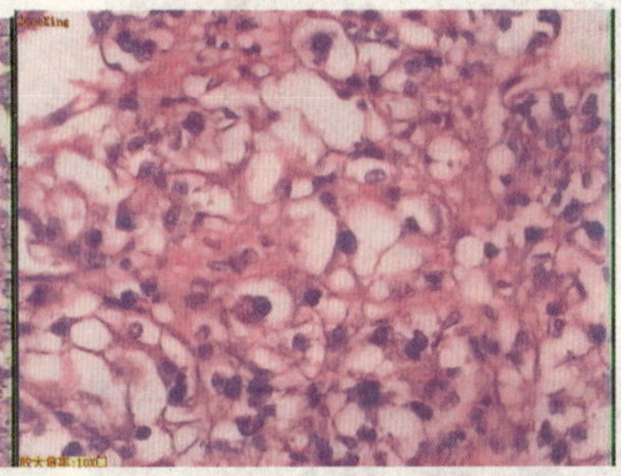

图 16　病理片(高倍)

病理诊断:脑转移瘤卒中型。

讨论:颅内转移瘤中约 80% 来源于支气管肺癌或肺内转移,且以脑转移瘤占绝大多数,由于脑内没有淋巴系统,故脑外恶性肿瘤,无论是癌还是肉瘤均主要经动脉转移致脑。而肾癌脑转移极为少见。本例为卒中型,第一次由于肿瘤小而出血量大,病理上未见肿瘤细胞,而第一次术前 MRI 可见少量强化影,应为少量肿瘤组织,病理阴性估计与取标本有关。而第二次发病,肿瘤已生长时间较长,肿瘤增大,CT 扫描已明确,手术中可见呈鱼肉样肿瘤组织。CT 灌注扫描未见肿瘤灌注征象,应考虑灌注层面有关。因此,对于有原发恶性肿瘤病史病人颅内出现肿块样出血灶时应考虑卒中型转移瘤。

(陈　敏　周作福)

腹腔巨大畸胎瘤一例

女性,64 岁,发现腹部肿块多年,近一年肿块明显增大。

查体:轻度贫血外观、四肢较为细小。由于肿块巨大,病人仰卧较为困难。腹部可触及大约40 cm×35 cm 的包块,境界清楚,质稍硬。

影像学表现:图 1、图 2 为腹部正侧位片,可见腹腔巨大占位,其内可见大量散在的斑片状高密度钙化(或骨化)灶,腹部明显膨隆。图 3 ~ 图 6 为 CT 影像,图 3、图 4 为 CT 平扫,表现为巨大肿块影,大约 35 cm×30 cm×20 cm,上至肝下缘、下致盆腔的膀胱上缘,为高于水而低于软组织密度影,其内可见大量散在大小不等的钙化灶,未见明确脂肪组织;图 5、图 6 为增强扫描,动脉期和静脉期上述肿块内均未见强化组织,左侧肾盂积水;图 6、图 7 为病理图像,分别可见滋养细胞、软骨、钙化和骨小梁、血管和淋巴管、脂肪等,即主要为中胚层组织,符合石胎。

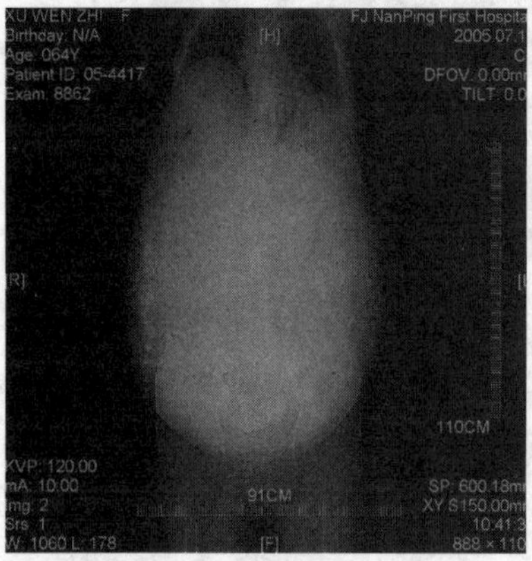

图 1

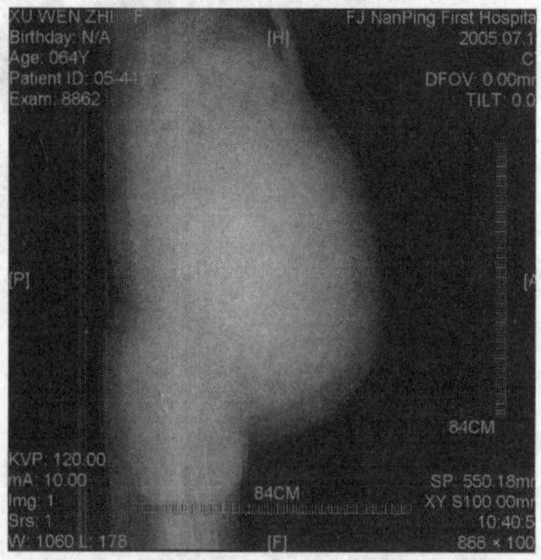

图 2

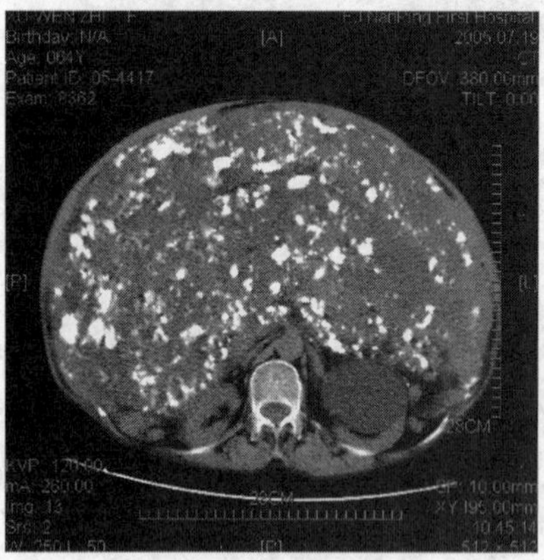

图 3

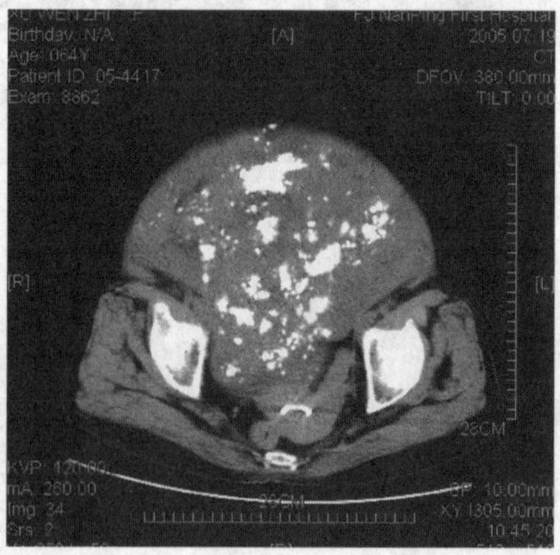

图 4

影像学诊断:腹腔巨大畸胎瘤。

病理结果: 腹腔巨大石胎。

讨论:石胎是腹腔妊娠的一种结局,腹腔妊娠胎儿多数死亡,胎儿死亡后被大网膜和粘连的脏器包

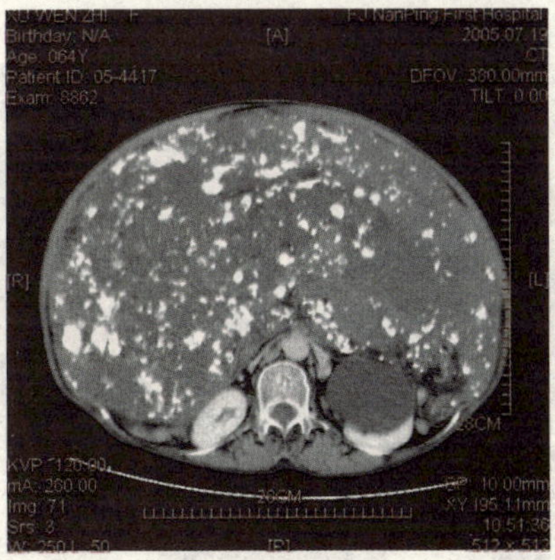

图5

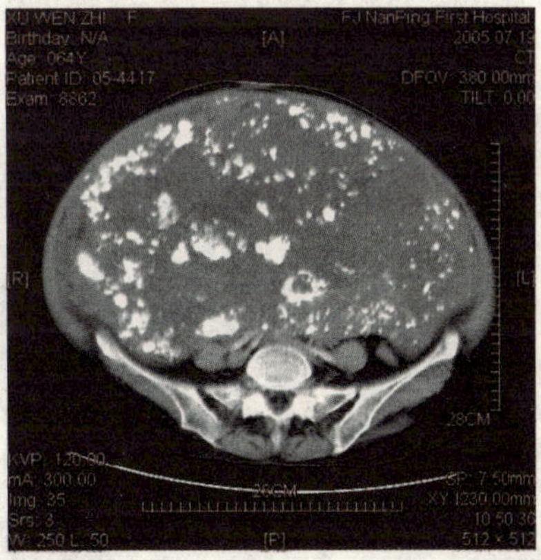

图6

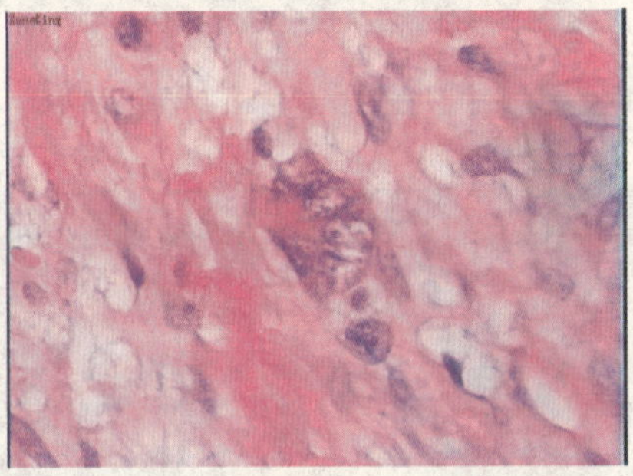

图7

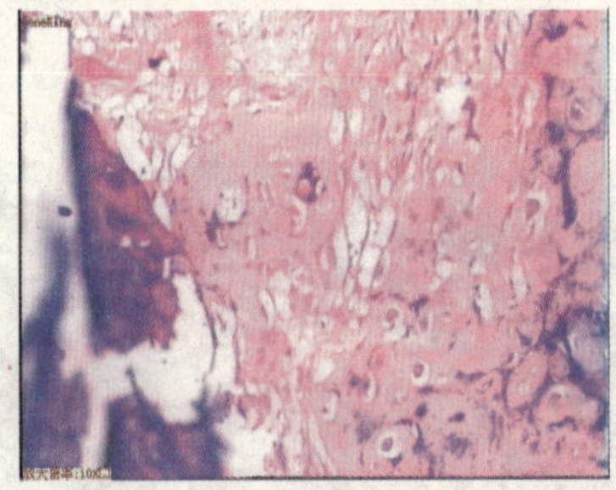

图8

围形成结缔组织包裹，并有钙盐沉着。其演变过程主要是胎儿生长到一定大时胎死而呈干尸。经过脂肪样变、钙化和骨骼化等而形成石胎。石胎可长期存留在腹腔内，国外报道曾有存留腹中60年者，但国内报道极为罕见，且多数直径在10 cm以内，基本不超出盆腔。在术前影像学检查和术中和术后标本观察均诊断为腹腔巨大畸胎瘤（手术中可见较为完整的包膜，完整切除后重量为15 kg，且血液供应来源于脾脏脾门区）。如此巨大并伴有近年来明显增大为极其罕见之征象，故极难诊断。病理上可见血管淋巴管，血管内可见血细胞，为增大的原因。病灶较小时，石胎类“肾形”，有不规则重叠钙化影，当见到类似胎儿脊柱和长骨影时诊断不难。平片和CT诊断价值大，尤其是CT三维重组有帮助。

（陈　敏　周作福）

平滑肌瘤病一例

女性，47岁。诉劳累后胸闷。既往有子宫肌瘤，子宫切除史。

查体：BP110/70 mmHg，口唇无发绀，颈静脉无怒张，心前区无隆起，心尖搏动位于第5肋间、左锁骨中线处，心界向左下扩大。心率100/min，律齐，$A_2 > P_2$，心尖部可闻及2～3/6级SM，无心包摩擦音，周围血管征（－）。无杵状指趾，双下肢轻度水肿。血常规及全部生化检查正常。

影像学表现：X线胸片示心肺未见异常。心脏彩超显示下腔静脉及髂总静脉迂曲、增宽，充满实质性栓子回声。盆腔见实质性包块。MRI检查盆腔内见9.7 cm×10.5 cm×13.5 cm的巨大占位，并下腔静脉及右心房瘤栓形成。病灶大体呈不均匀等T_1、等T_2信号，形态不规则，位于盆腔的病灶，边缘清楚，而位于静脉内和右心房的病灶，则边界欠清晰(图1～图4)。

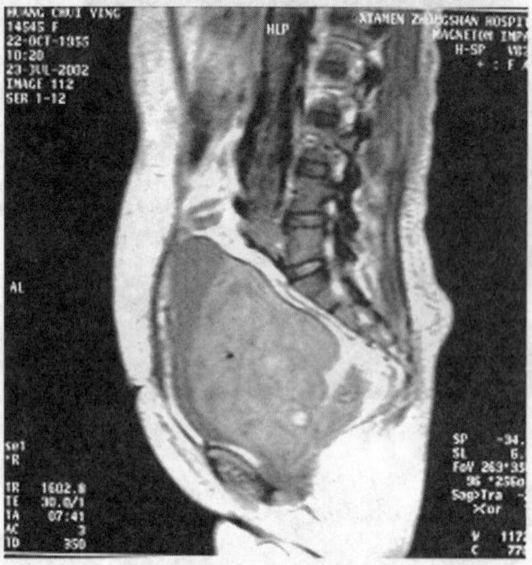

图1

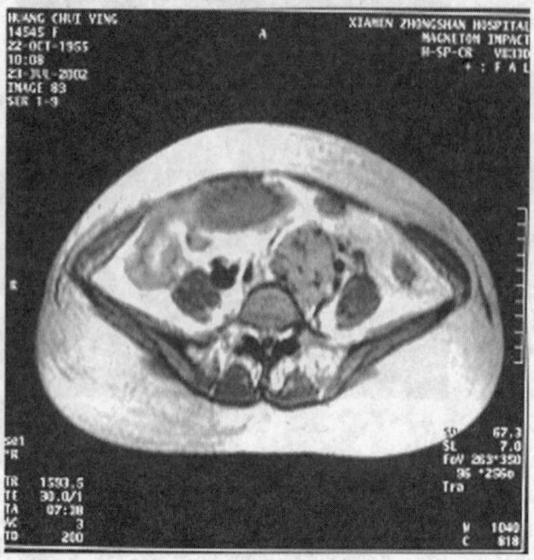

图2

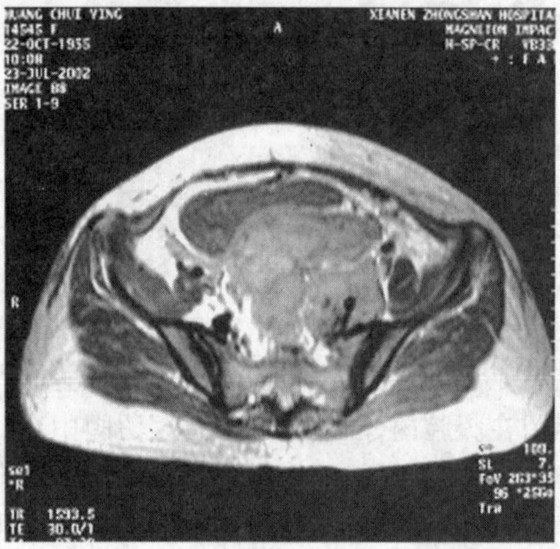

图3

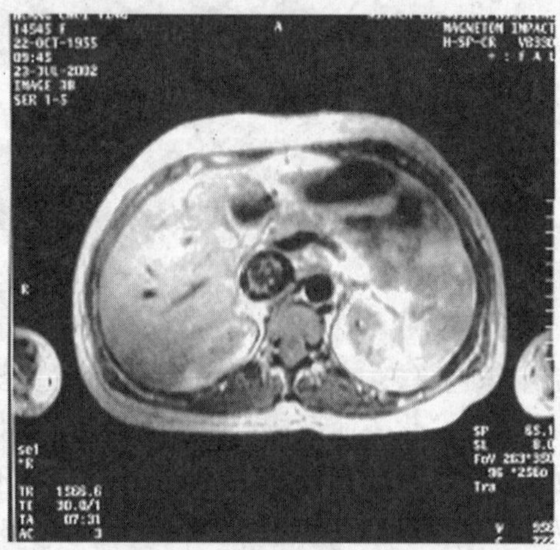

图4

手术所见：右房巨大肿块由下腔静脉延伸入内，至三尖瓣环处，肿瘤充满下腔静脉至左髂总静脉和左髂内静脉。分段阻断下腔静脉，切除下腔静脉至左髂内静脉肿瘤。切除之肿瘤全长40 cm，重量500 g，有完整包膜，内为成束肌组织。

病理所见：镜下见肿瘤细胞呈漩涡状排列，瘤细胞呈梭形，胞浆嗜伊红，核呈杆状，无核异形性，无核分裂象。盆腔内肿物的组织形态学与血管内肿物相同。

病理结果：平滑肌瘤。

讨论：平滑肌瘤病(intravenous leiomyomatosis)临床罕见，均为个例报道。组织学上与子宫平滑肌瘤一样，由增生的平滑肌细胞组成但其生长方式酷似恶性肿瘤，可发生于子宫、食管、胃、腹膜等。常见于静脉内，特别是子宫肌层静脉，也见于子宫静脉、盆腔静脉和下腔静脉。病灶蔓延生长，术中常有“取之不尽”之感。

多数学者认为本病的发生与复发可能和雌激素有关，研究发现，免疫组化检测雌孕激素受体强阳性，故可采用抗雌激素药物辅助治疗以防止复发。近年研究还发现许多生长因子与本病的发生有关，发现雌孕激素通过刺激表皮生长因子(EGF)、胰岛素样生长因子(IGF)而维持肿瘤生长，细胞培养证实嗜碱性成纤维细胞生长因子(BFGF)对子宫肌瘤和子宫肌层细胞均有致有丝分裂作用，说明生长因子对平滑肌瘤病有潜在作用，可能是通过促进细胞增生，血管形成和维持瘤体血供来完成。查近 12 年国内文献共报道 11 例，仅 1 例无子宫肌瘤手术史。本例病人为 12 例中年龄最大者。与本病关系较密切的还有播散性腹膜平滑肌瘤病。

临床如果发现右心房和下腔静脉则易将本病误诊为转移瘤，临床上肝细胞癌、平滑肌肉瘤、Ewing 瘤、Wilm 瘤及低度恶性子宫内膜间质肉瘤等均可发生，如病变在心房，则超声检查易误诊为黏液瘤。而平滑肌瘤病长入右心房和下腔静脉很罕见，查 47 篇相关文献，仅检索出 5 例发生于下腔静脉及右心房，均为女性，36～45 岁，仅 1 例无子宫肌瘤手术史。故子宫肌瘤手术史对于诊断平滑肌瘤病至关重要，术前讨论能正确诊断亦得益于病史。

影像检查应着重于鉴别诊断，转移瘤所形成的肿块状瘤栓可呈卵圆形或菜花状，包膜完整，有轻度强化，静脉血管壁可受侵，结合临床，诊断不难。而黏液瘤发生于右心房仅 6%（左心房 93%），MRI T_2WI 信号较高，可活动变形，同时下腔静脉不受累，鉴别不难。平滑肌瘤病为良性病变，如能注意到下腔静脉系统及右心房内病灶的 T_2WI 等信号特点，且与子宫肌瘤的信号特征一致时，应考虑到本病。

（陈　敏　杨天和）

纤维型脑膜瘤一例

男性，15 岁。以右手震颤、书写能力受损 1 个多月为主诉。1 个多月来无明显诱因渐渐开始自觉右手震颤、持笔不稳。无头晕、头痛、恶心、呕吐，无大小便失禁，无鼻出血。

查体：双侧瞳孔等大等圆，对光反应灵敏，伸舌居中。颈软，四肢肌力 5 级。直线行走不能，右手指鼻试验及轮替试验阳性。

影像学表现：头颅 MRI 见左侧额部及左侧脑室前角内侧巨大占位。T_1WI 呈等信号；T_2WI 呈低、等、高混杂信号，其内见较粗大的供血动脉，病灶外周见带状脑脊液环绕。眼底检查见视乳头水肿明显（图 1～图 9）。

影像诊断：嗅神经母细胞瘤可能，脑膜瘤不排除。

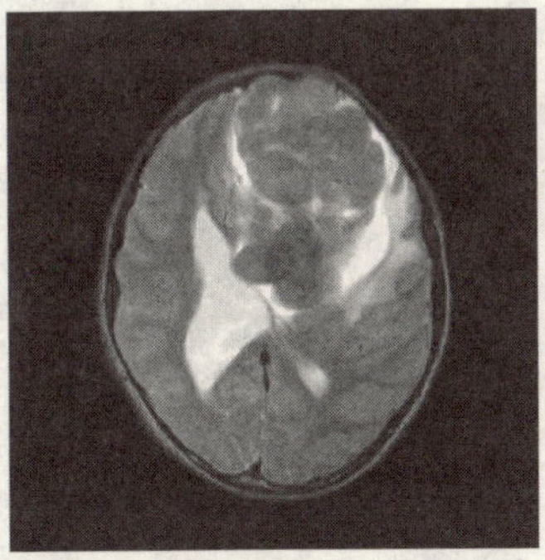

图 1

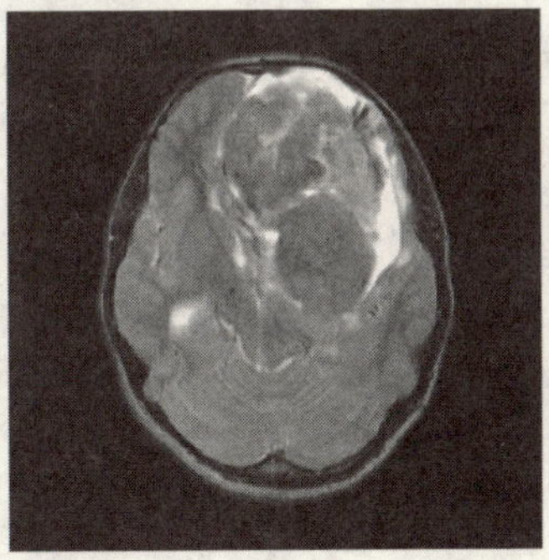

图 2

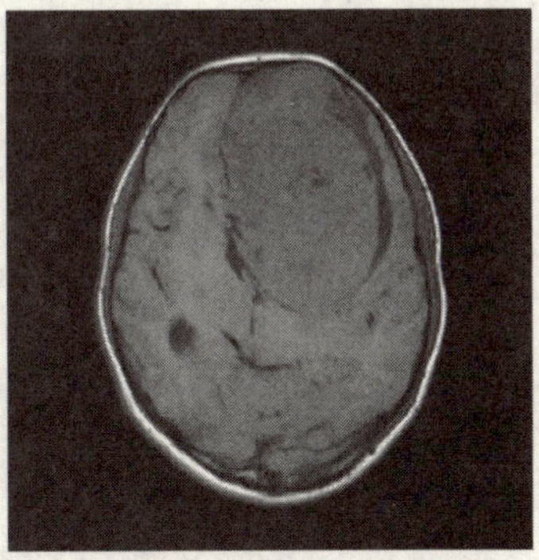

图 3

病理所见：手术中见肿瘤位于左侧额颞部，大小约 12 cm × 13 cm × 10 cm，肿瘤质地较硬、色黄、血供一般。

病理结果：纤维型脑膜瘤。

讨论：儿童脑膜瘤发病年龄以 5～14 岁多见，且恶性为多。生长速度较成人快。可因细胞排列的密

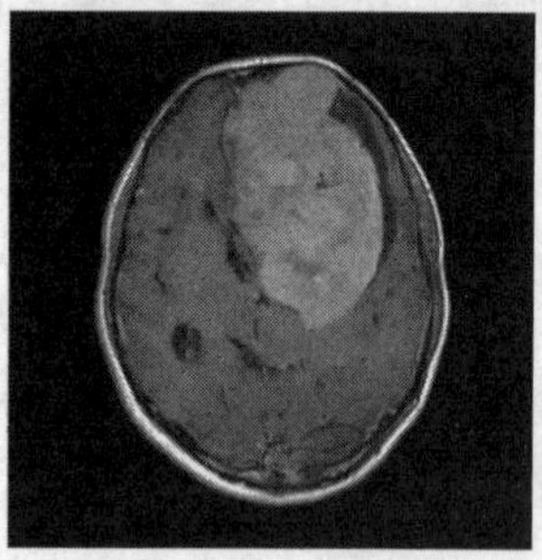

图 4

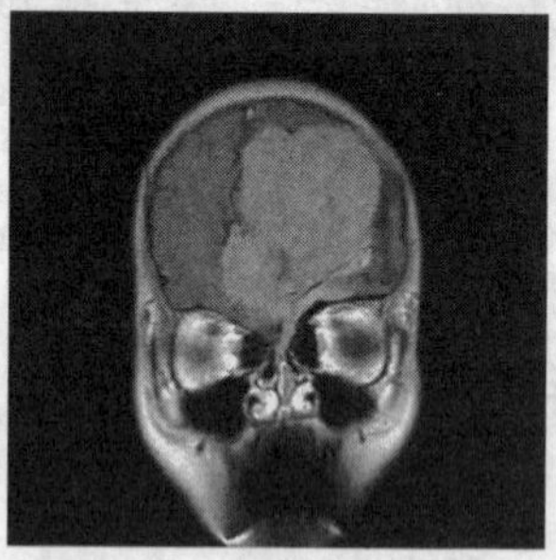

图 5

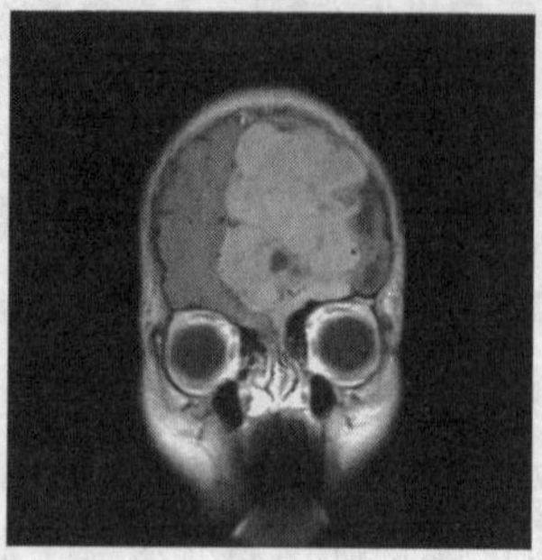

图 6

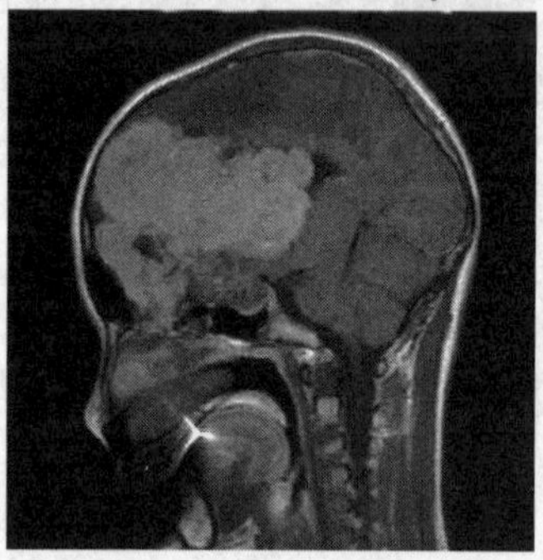

图 7

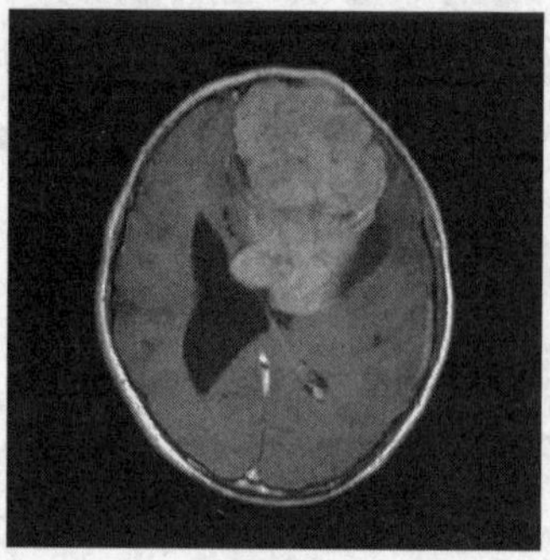

图 8

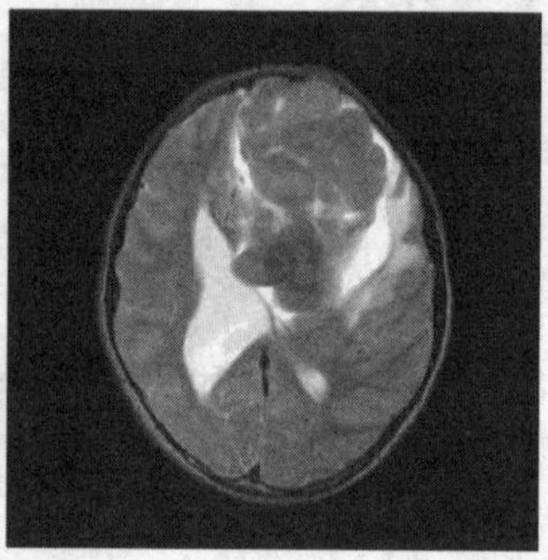

图 9

度和有无钙化,是否有包膜包绕而表现为不同的信号强度。纤维型脑膜瘤偶有小液化灶,但较大的囊性变少见。鉴别诊断包括:①嗅神经母细胞瘤,为神经外胚层来源的恶性肿瘤,起源于鼻中隔上 1/3、筛板及上鼻甲的嗅神经上皮,密度不均匀,常伴颅底骨广泛破坏,MRI 可以见到前颅凹底内外沟通的肿瘤。②转移瘤,多见于 40 岁以上病人,症状性癫痫伴有消瘦或迅速发展的肢体无力。常为多发病灶,体积通常不大,周围脑组织水肿严重。

(陈 敏 杨天和)

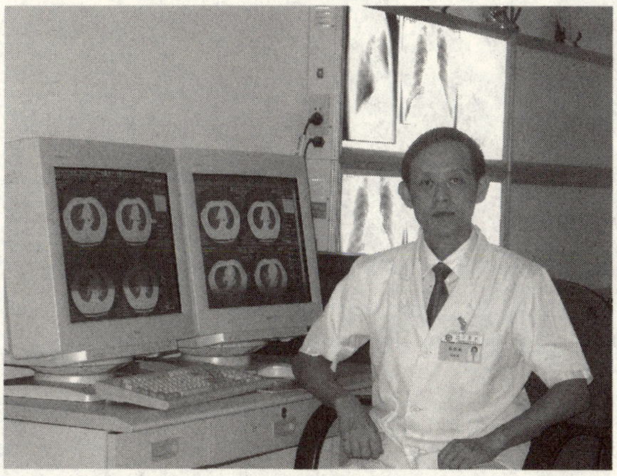

陈起航，主任医师、硕士生导师。

男，1983 年毕业于中山医学院。现任卫生部北京医院放射科副主任、中华放射学会心胸学组委员、中央保健会诊专家。

1987～1988 年被选派赴美国加州大学旧金山医学中心放射科进修胸部影像诊断，师从曾任美国胸部放射学会主席 Gamsu 教授和著名胸部放射家 Webb 教授，主要学习胸部影像诊断，尤其是肺部高分辨率 CT 诊断，并开展哺乳动物的肺高分辨率 CT 研究和肺动脉高压动物模型的磁共振研究。回国后利用在国外学到的新技术结合新引进的当时最先进 CT GE9800quick 于 1990 年首先开展肺部高分辨率 CT 的研究和临床应用。1998～1999 年应韩国放射学会的邀请赴韩国国立汉城大学医学院研究交流胸部影像，学习研究螺旋 CT 在胸部的综合应用及三维成像技术。2000 年赴美国科罗拉多大学医学院学习肺部弥漫性病变和小气道疾病诊断的新进展。

长期从事胸部影像的临床诊断及研究，尤其在弥漫性肺部疾病和气道疾病诊断有相当的经验。曾两次被邀请在亚太胸部放射学及亚洲胸部放射学大会做专题讲座；作为第一作者有 2 篇论文入选 RSNA，其中 1 篇于 2002 年获 Certificate of Merit 奖，为我国学者首次获该奖。参加编写 5 部专著，其中有李果珍主编的《临床 CT 诊断学》的胸部篇，此书为卫生部大型设备上岗培训教材，并获卫生部科技成果二等奖；作为主编之一编著《肺部高分辨率 CT》等。

肺部弥漫性囊状影的诊断思考分析

1993 年初，当时还是主治医师时，有一次在 CT 扫描室接诊，一位来自内科病房的 28 岁女性病人，申请单上的主诉是右侧乳糜胸水，常规胸部 CT 平扫除了显示右侧少量胸腔积液外，两肺隐约可见些小透亮灶（图 1），鉴于病人年轻并出现类似小叶中心型肺气肿改变，当时想到大约几个月前曾在 Radiology 上看到有报道相似的病例的文章，但一时想不起该病名称，即在常规厚层扫描后增加了 5 层 HRCT 扫描（从主动脉弓上 2 cm 起，间隔 4 cm 扫到右膈顶水平下方），显示两肺弥漫分布的薄壁小囊状影（图 2），最大的囊状影直径仅 8 mm。第二天到图书馆查阅相关文献才对该病有进一步的认识，并提出肺淋巴管肌瘤病（lymphangiomyomatosis）的 CT 诊断报告。与此同时，内科病房有一位来自美国杜克大学的医师也提出了相同的诊断意见。经检索，国内仅有过一例手术病人病理意外发现的个案报道。为了获得病理诊断，经过动员病人同意做经支气管肺活检，活检过程顺利。但由于经验不足，病理科并未做出明确的病理诊断。后经请我国第一例肺淋巴管肌瘤病的病理学专家会诊，做出了该病的病理诊断。由于肺淋巴管肌瘤病目前并无有效的治疗方法，虽已明确诊断，并选择了使用大剂量孕酮进行治疗，经过 1 年的治疗复查 CT 并无明显进展，胸水无明显变化。很遗憾，2 年后病人出现反复两侧气胸，复查胸部 CT 显示两肺弥漫小囊状影有明显增大增多，最后导致呼吸衰竭而死亡。

由于有这次经验，随后几年内我们又发现了几例同样的疾病，其中一例也是年轻女性病人，因自发气胸入院，其胸部 CT 发现典型的两肺散在分布的薄壁囊状影（图 3），经询问病史一年前曾因后腹膜占位病变手术，术后病理诊断结果是后腹膜错构瘤，因此也可确立诊断。虽然有的也没有进一步的病理性

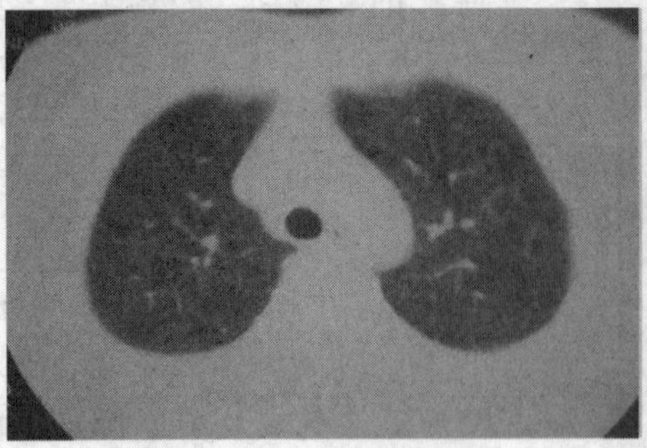

图 1

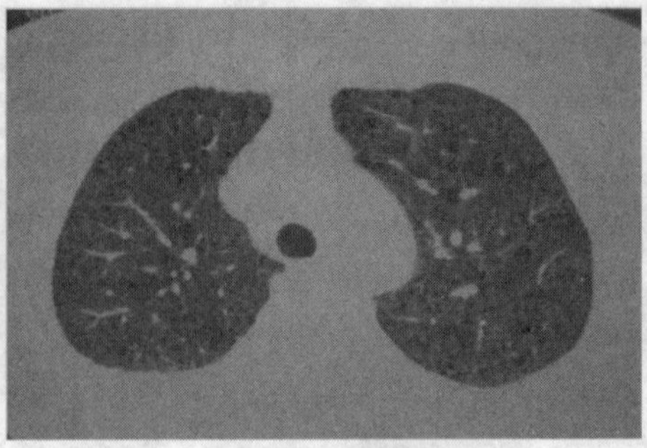

图 2

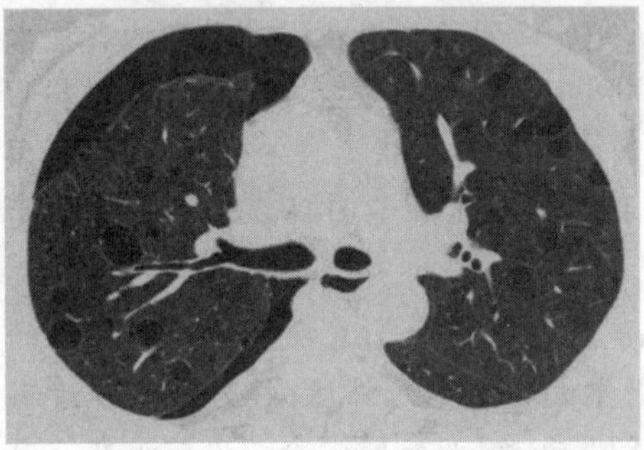

图 3

检查,但由于有典型的胸部 CT 表现和相应的临床表现(主要是年龄和性别),可以做出明确诊断。另外由于无有效的治疗方法,目前除了肺功能差严重影响生活质量且有条件时可进行肺移植术,一般不做无为的治疗。通过总结该病的诊断过程,有几点建议:

1. 平时养成阅读专业文献的习惯,有条件应包括外文主要影像杂志,尤其是要注意一些有典型征象而自己不太熟悉的疾病,有时可能成为临床诊断的主要依据。

2. 对可疑弥漫性病变的检查,应常规增加 HRCT 扫描,虽然稍微增加了扫描时间,但时常可获得有价值的诊断信息,甚至是具有诊断价值的信息。

3. 目前国内具有相当水平的肺弥漫性病变病理诊断专家相对缺乏,在临床工作中不要太依赖于病理性诊断(但作为科学研究一定要有准确的病理诊断),如有典型的影像学和临床表现,即可做出相应的临床诊断,不至于耽误疾病的诊断和进一步治疗。

附:有关肺淋巴管肌瘤病的诊断和鉴别诊断。

肺淋巴管肌瘤病(lymphangiomyomatosis 或 lymphangioleiomyomatosis)是一种罕见病,Enterline 和 Roberts 于 1955 年首先报道。它的发病原因不明,可能与雌激素异常有关。

组织学上的特点是细支气管、肺血管、淋巴管、肺泡壁和胸膜的类平滑肌细胞的进行性增生。早期主要呈细支气管的类平滑肌细胞增生,从而导致相应小气道狭窄并出现气肿样改变,进一步扩大的含气腔壁可见类平滑肌细胞增生和大量胶原沉积而呈薄壁囊肿;另外,引起血管、淋巴管的狭窄阻塞,可出现出血及乳糜胸等一系列临床改变。

一、临床表现

本病仅发生于女性,特别是生育期妇女,通常为 17 ~ 50 岁,文献报道最大年龄为 72 岁。所有病人有不同程度的气短而且进行性加重为主,也可呈急性发作,可能是突发气胸所致。60% 病人出现乳糜胸,40% 病人合并气胸且可以反复发作,30% ~40% 病例咯血,肺功能检查最常见改变是一氧化碳弥散量的减低,其次是阻塞性,少数为限制性。预后较差,大多数病人于出现症状后 5 ~ 10 年内死于呼吸衰竭。近年有报道用大量孕激素治疗可缓解,另外的治疗方法是肺移植。

二、影像学表现

胸片可正常,有报道经病理证实是肺淋巴管肌瘤病的病人中,35% 呈正常胸片。其表现多呈非特异性,包括两肺广泛网状、网结节状或粟粒样阴影。后期呈蜂窝样改变,肺容量正常或稍增大。胸水可单侧或双侧,胸水检查全部是乳糜性。气胸可以单侧或双侧性。

常规 CT 显示两肺广泛小透亮区或囊状阴影,边缘大多不甚清楚。HRCT 显示弥漫性分布的薄壁囊状透亮影,囊状影之间为相对正常的肺组织结构,囊状影直径为 1 ~60 mm ,大多数囊状影 <10 mm。囊状影有随病变发展而增大的趋势。囊状影多呈圆形或卵圆形,少数呈多边形或不规则形。囊壁厚度从不明确至 4 mm,大多数 <1 mm。本病早期囊状影直径 <5 mm,囊壁厚度 <1 mm,晚期当 80% 以上肺组织受累时,囊状影直径 >10 mm,囊壁厚度 >1 mm,甚至达 4 mm 。本病的另一个特点是囊状影呈弥漫性分布,即使在早期病人也如此,肺底肋膈角区也不例外。其他少见表现包括小叶间隔增厚(可能是小叶间隔水肿),斑片状磨玻璃阴影(肺出血的表现)。小结节影极少见。淋巴肿一般认为较少见,但 Shernier 等报道 7 例本病有 4 例出现淋巴结增大。

CT 和 HRCT 对本病的诊断和鉴别诊断明显优于胸片,胸片表现呈非特异性而且在本病的中晚期才较明显。当 CT 特别是 HRCT 显示典型的两肺广泛小囊状阴影,分布均匀遍及全肺,无明显的间质纤维化和结节影时,如是生育期妇女且伴有乳糜胸水时即可做出本病的诊断。

三、鉴别诊断

(一)结节性硬化症(tuberous sclerosis)

是一种全身性疾病,当它侵犯肺时,呈与肺淋巴管肌瘤病几乎完全相同的肺部临床、病理及影像学表现。结节性硬化症是一种少见的遗传性疾病,约 25% 有明确的家族史。其病因及发病情况尚不清楚。典型病例可有癫痫样抽搐、骨硬化性病变、肾血管平滑肌脂肪瘤等多器官改变。通常发病于婴幼儿,且 75% 死于成年之前。结节性硬化症侵犯肺极为少见,仅占 1.0% ~2.5%。虽然结节性硬化病男女性发病率相等,但侵犯肺者仅见于女性。有文献报道它可与肺淋巴管肌瘤病并存,也有人认为肺淋巴管肌瘤病是结节性硬化症的一种顿挫型。有肺侵犯的结节性硬化症病人,大多数发病年龄也在 21 ~50 岁,临床同样表现为气短、气胸、咯血等,其病理改变与肺淋巴管肌瘤病相似,但结节性硬化病主要累及血管平滑肌而极少侵犯淋巴管和淋巴结,因此乳糜胸罕见。肺淋巴管肌瘤病与结节性硬化症的鉴别主要是后者有遗传倾向,肺外多器官病变,无乳糜胸水等而在胸片、CT 甚至 HRCT 上除显示有无胸腔积液外其他肺内改变两者几乎完全一致。

(二)肺气肿

早期的小叶中心型肺气肿在 HRCT 上可表现为小的、圆形、低密度区,在小叶结构中位于小叶中心且与小叶间隔相距 3 ~5 mm,与肺淋巴管肌瘤病的小囊状影有相似之处。但是小叶中心型肺气肿的小低密度区无明确的壁,分布不均匀,虽然较大的肺大泡呈可有壁但多见于肺周围,且主要分布于中上肺野。小叶中心型肺气肿由于低密度影位于小叶中心,因此在低密度影之中可见血管影即小叶中央动脉。肺淋巴管肌瘤病囊状影有明确均匀薄壁,分布均匀,血管影位于囊状影边缘处。另外结合发病年龄、性别等临床因素有助于鉴别。

(三)肺组织细胞增生症 X

大多数肺组织细胞增生症 X 病人的胸部 HRCT 呈弥漫含气囊状影同时有多发小结节影,因此容易鉴别。当病人是生育期妇女且仅表现为囊状影时,鉴别比较困难。但其囊状影以中上肺分布为主,而肺底及肋膈角区相对正常,无乳糜胸水也有助于肺组织细胞增生症 X 的诊断。

(四)囊状支气管扩张

支气管扩张在 HRCT 上可呈多发囊状影,且有明确的壁,但支气管扩张的囊状影沿支气管树分布,囊壁通常较厚,在肺周围部较少见,常同时可见扩张的呈轨道征的支气管或扩张迂曲的分支状管状影。合并感染时囊状影内可见气液平面,一般容易与肺淋巴管肌瘤病相鉴别。

(五)肺间质纤维化晚期

肺间质纤维化晚期呈广泛蜂窝状阴影,但其蜂窝囊状影呈厚壁,形态不规则,多呈灶性分布,且以下肺野胸膜下分布为主,囊状影之间纤维化明显。与肺淋巴管肌瘤病的 HRCT 特征明显不同。

小气道疾病的诊断思路分析

临床上小气道疾病并不少见，其中有些病变经过正确诊断可以得到相应的治疗，甚至可能治愈。相反如果诊断不正确，病变可能进展甚至危及生命。

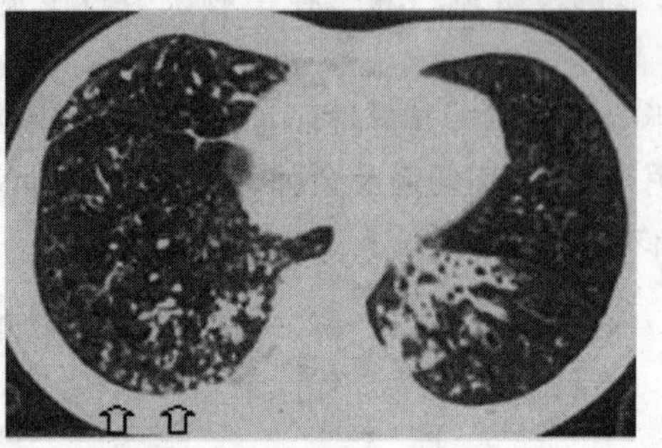

图1

1996 年秋天，有一位小伙子咳嗽、发热 2 个多月，经多家医院抗菌治疗效果不明显到我院就诊。胸片显示两下肺小斑片模糊影，考虑为小叶性肺炎。为除外支气管扩张，进一步 CT 检查。CT 扫描显示右中叶、左舌叶及两下肺可见弥漫胸膜下小斑点状影，伴左舌叶及两下叶轻度柱状小支气管扩张（图 1），HRCT 显示胸膜下小斑点影位于小叶中心且部分呈树芽征，两下肺外带可见空气潴留征象。

在分析病例时，首先从 CT 征象上可以看出该病例是以小叶中心小斑点状影和树芽征为主要征象，按照以胸膜下分布的小叶中心小点状影和树芽征的鉴别诊断，应该考虑到的疾病是应包括支气管和肺动脉分支的相关疾病。首先，跟肺动脉有关的结节影最常见的是血行转移瘤、粟粒性肺结核、肺真菌性感染，但这几种疾病的病变分布上呈典型的随机分布，与本例的以中下肺和胸膜下分布有明显的区别，可以除外；从小叶中心分布考虑在鉴别诊断上包括的病种较多：

1. *细支气管和细支气管周围病变* 结核的支气管播散（包括非结核性分枝杆菌感染）、小叶性肺炎、感染性细支气管炎、支气管扩张合并感染、弥漫性泛细支气管炎、囊性肺纤维化、过敏性肺泡炎、哮喘和变应性支气管肺曲菌病、组织细胞增生症 X、隐匿性机化性肺炎（或称闭塞性细支气管炎并机化性肺炎）、各种吸入性反应、偶尔恶性肿瘤的支气管播散也可有相似的表现。

2. *与血管相关的疾病* 血管炎包括韦格纳肉芽肿、系统性红斑狼疮、多肌炎和硬皮病等；其他非血管炎疾病更少见，有肺动脉高压病人的胆固醇性肉芽肿、毛细血管性血管瘤病。

3. *其他* 少数结节病、矽肺也可呈相似改变。

从上述情况可以看出很多疾病都可表现为相似的影像征象，因此在鉴别诊断中，须先列出需要鉴别的疾病，然后再根据影像表现排除诊断，并结合临床最后得出最可能的影像诊断；如难于明确一个诊断，也可做出可能的 2 ~ 3 个诊断，并提示可进一步行何种检查。

根据这一诊断原则，我们列出了鉴别诊断疾病名单后，本例除了有两中下肺胸膜下小斑点状影和树芽征外，还有空气潴留征象，说明主要病变是以气道疾病为主，这样可以排除一些与血管相关的疾病，根据相关病史也可排除矽肺、肿瘤性疾病、吸入性反应、哮喘和变应性支气管肺曲菌病；病人有感染表现也可除外组织细胞增生性 X 和结节病。剩下的相似疾病只有结核的支气管播散（包括非结核性分枝杆菌感染）、小叶性肺炎、感染性细支气管炎、支气管扩张合并感染、弥漫性泛细支气管炎、囊性肺纤维化、过敏性肺泡炎、隐匿性机化性肺炎。

（1）结核的支气管播散：结核的支气管播散可呈胸膜下树芽征，而且树芽征曾作为诊断活动性肺结核的一个特征性表现，但是结核的树芽征是沿支气管呈肺叶和肺段分布，通常合并有支气管内膜或肺内空洞性病灶，且两上肺的结核病灶比较明显，与本例的弥漫性分布且两上肺无明确结核病灶有明显的区别。

（2）支气管肺炎（小叶性肺炎）：各种致病菌引起的支气管和细支气管周围的炎症渗出，也可累及肺泡，产生类似结核支气管播散的 CT 表现，少许病毒也可有小叶中心结节的表现。但是，病毒引起小叶中心病灶时不伴支气管壁增粗或扩张的表现,且常伴斑片状磨玻璃影;而细菌性支气管肺炎常可见些斑片状实变影,而且除了分布于胸膜下病灶外,肺野中心部分也可见小斑片影和小叶中心结节,另外单纯的支气管肺炎不伴支气管扩张表现。上述表现与本例CT表现有明显差别,可以除外。

(3)细支气管炎(尤其是感染性细支气管炎):感染性细支气管炎主要见于儿童,成人较少见,大多数为病毒所致,也可是支原体感染。其影像学表现以小叶中心线状和分支状影为主,伴小斑片状磨玻璃和小实变影,临床上抗菌治疗有效,借此可与本例鉴别。

(4)过敏性肺泡炎:通常有明确的过敏病史,影像学上表现主要是小叶中心小磨玻璃影和小结节影,不伴有支气管扩张和树芽征。

(5)隐匿性机化性肺炎:其病灶虽然也是位于支气管周围,偶尔也可见树芽征,但其主要征象为支气管周围的斑片状影和磨玻璃影,而弥漫性胸膜下小叶中心点状影不是其特点。与本例有较大的区别。

(6)支气管扩张合并感染:是与本例比较相似的改变,既有支气管扩张,又有远端感染灶,但是其最大的差别在于支气管扩张相对于小叶中心病灶要明显得多,支气管扩张并感染极少引起两肺广泛小叶中心结节影,与本例以胸膜下小叶中心病变为主伴轻度支气管扩张形成明显对比。

(7)囊性肺纤维化:应该说从影像学的角度看,本例完全可以做出该诊断,幸运的是囊性纤维化集中于欧美地区,在亚洲国家还没报道,所以可排除诊断。

上述疾病均可能性小或被排除之后,剩下的就是最可能的诊断,即弥漫性泛细支气管炎,其典型表现为两肺胸膜下小叶中心点状或小结节影,并相应区域的轻度支气管扩张和远端的空气潴留改变,通过上述过程,我们的CT诊断是弥漫性泛细支气管炎。该病人住院后曾照副鼻窦像显示上颌窦炎改变,为了进一步明确诊断,进行开胸肺活检,但初步病理诊断为机化性肺炎,后经来访的日本著名呼吸病理学家会诊确诊为典型的弥漫性泛细支气管炎,经过低剂量红霉素治疗后两个月复查CT显示肺内病灶明显吸收减少,一年后复查显示胸膜下小叶中心点状影已完全消失,仅剩下少许轻度支气管扩张改变和相应的空气潴留(图2)。

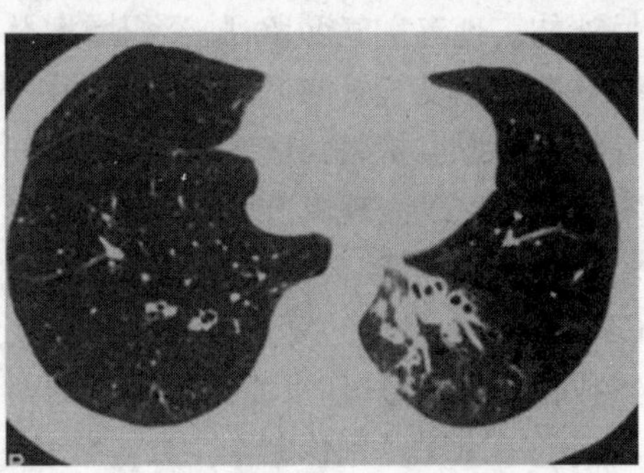

图2

通过上述疾病的诊断过程,一些经验供大家参考。在弥漫性肺部疾病的诊断中,仅少部分有比较典型影像特征的疾病容易做出诊断,更多的是以排除性和缩小诊断范围的方法提出可能的影像诊断,必要时应开胸肺活检或胸腔镜辅助肺活检,但是首先要让病人理解诊断的重要性,同时注意开展该项目的另一关键不在于胸外科,而是病理科。因为肺活检对胸外科并不是有难度的手术,而病理诊断如无多年相关专业病理(呼吸病理)的学习和研究是难于做出准确诊断的。

下列附弥漫性泛细支气管炎相关资料:

弥漫性泛细支气管炎(diffuse panbronchiolitis)是一种呼吸性细支气管的慢性炎症,且其原因及发病机制不明。这种疾病几乎仅发生于亚洲,尤其是日本、韩国和中国。在欧美国家极为罕见。

临床上多见于40岁以上的中年人,男性较多见,男女比例大约为2:1,与吸烟无明显关系。早期症状主要是慢性咳嗽,活动性呼吸困难,进一步发展可表现为发热、黄痰,晚期为咳脓痰,最后出现呼吸衰竭。病程常呈进行性,且多合并其他感染发作,晚期痰培养常有细菌,特别是绿脓杆菌。以前文献报道约20%的病例于发病后5年内死亡。另30%病人10年内致死。常规须长期使用低剂量红霉素治疗,文献报道10年生存率高于90%。虽然本病的发病机制不清,但已发现有家族性发病。另外,病人多伴有鼻窦炎症高达90.5%。

大体标本上,肺组织标本的切面可见许多细黄色结节分布于肺内,显微镜下在呼吸性细支气管周围可见组织细胞聚集。并合并有淋巴细胞、浆细胞浸润,相当于大体标本的小结节,晚期可出现由于呼吸性细支气管狭窄和收缩而致终末细支气管的继发性扩张,由于本病主要累及终末细支气管远端的呼吸性细支气管,而此区域位于气道与肺实质之间的移行区,具有气体传输、气体交换及防御机制等特殊功能,因此直接导致肺通气障碍而临床上产生低血氧症状,最终导致呼吸衰竭。

影像学表现:在胸片上的特征是弥漫性分布于两肺内的直径达 2 mm 的微结节,以下肺部较多,肺过度充气也较明显,重症者可见囊状阴影。

CT 和 HRCT 上,两肺可见小而模糊的圆影,位于小叶中心内,围绕着小叶核心结构。距胸膜面几毫米,这些阴影反映了细支气管周围炎症,是典型的小叶中心气腔结节。两肺可见小而模糊的圆影为广泛分布,且几乎所有病例均累及两下肺。在我们一组病理证实病例中也显示两下肺最常累及,其次是右中叶和左舌叶,再其次是右上叶,而左上叶最少通常也是最后累及的肺叶。在严重的病例中,可见细支气管壁增厚和细支气管扩张。Akia 报道的 20 例弥漫性泛细支气管炎的 HRCT 所见,认为 CT 表现正确地反映了本病的临床分期的病理改变。他们根据病变由轻而重及由肺周围向中心发展的过程把本病的 CT 表现分为 4 型:Ⅰ型,是本病最早期,可见小而边缘模糊的小圆影,位于小叶内支气管分支末端周围,距胸膜面 2~3 mm,结节无融合倾向。Ⅱ型,结节与从近端的支气管血管束上发出的相距 1 mm 的第 2 级或第 3 级细线相连,这种细线相当于增厚的终末细支气管,结节则为位于呼吸性细支气管内。Ⅲ型,有些结节与也起源自近端支气管血管束的小环状或管状影相连接,后者代表轻度扩张的终末细支气管。当病变进展时,环状或管状影增加,而同时结节影减少。Ⅳ型,为本病的晚期,可见相当于扩张的近端终末细支气管和支气管的大囊状影,周围气道较近端气道扩张更明显,前者连接于后者上形成果树状表现。另外的表现有空气潴留、肺容积增大及外围肺实质密度减低等。

弥漫性泛细支气管的 CT 和 HRCT 主要表现为两肺小叶中心结节,小叶中心分支状阴影或树芽征,细支气管壁增厚或扩张,其他表现包括支气管扩张肺容积增大及外围肺密度减低。

本病的 HRCT 表现具有相对特异性,典型病例依据 HRCT 可以做出诊断,开胸肺活检是本病的确诊方法。根据我们的经验,根据临床表现和典型的 HRCT 表现可做出诊断,一般无需进一步做有创性肺活检。CT 还可作为良好的复查时的检查手段。文献报道经低剂量红霉素治疗后,肺内小叶中心结节及分支状影或树芽征明显吸收,而未经治疗的对照组进展为近段支气管扩张。

本病的 HRCT 鉴别诊断上主要与囊性肺纤维化相鉴别。从单纯影像学表现上有时几乎无法鉴别。但是后者好发于欧美国家,而在亚洲国家几乎未见报道,与本病恰好相反,因此病人的来源地有助于本病与囊性纤维化的鉴别。

真菌性肺结节的误诊思考

2004 年上半年,有一位 60 岁女性病人做常规胸部 CT 检查,厚层 CT 显示右上肺紧贴侧胸膜处可见一个小淡圆形影,HRCT 显示为微结节影(图 1),直径 0.5 cm 大小,密度均匀呈软组织密度,边缘清楚锐利,未见毛刺或分叶征,病人无任何临床症状或体征,右中叶膨胀不全,其外侧段支气管局限变窄,其他肺野未见异常征象,右肺门及纵隔可见多个淋巴结影,部分可见钙化,最大位于 4 R,短径为 1 cm,复习一年前胸部 CT,除了右上肺微结节为新发现病灶外,其余所见同前。考虑肺内病灶为孤立性肺微结节,建议临床做相关检查,1 个月后复查 CT。

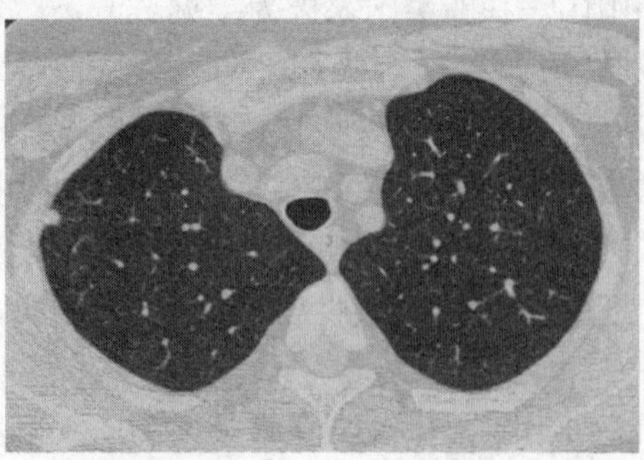

图 1

在首次检查后 2 周内,做了各种相关实验室检查、痰病理和细菌学检查,同时口服抗生素,但所有检查均无相关的阳性结果。首次 CT 检查 20 余天后复查胸部

CT显示原右上肺微结节影较前增大(图2),直径达1.1 cm,其旁新出现一个结节影,直径为0.6 cm大小,结节影边缘不光滑,病灶周围出现约3 cm直径的磨玻璃影,鉴于右上肺微结节影在短期内明显增大,其旁出现新病灶,结合原右中叶及纵隔所见,考虑为感染性病灶,结核可能。由于无相关的实验室和病理结果的支持,临床采取保守治疗,用抗结核药试验性治疗。

经过近1个月的抗结核治疗,这期间病人无任何不适,再次复查CT时发现原右上肺相邻两个小结节融合成一个,形成一个直径约2.2 cm大小的类圆形阴影(图3),其内密度均匀,边缘不规则,可见长短毛刺征,病灶周围原磨玻璃影范围略增大。其他肺野及纵隔所见未发现新变化。从病灶的发展过程看,其增长速度较快,符合感染性病变可能,但由于临床无任何感染相应的症状、体征和实验室检查依据,而且经正规抗菌和抗结核治疗,病灶不仅没有缩小而且明显进行性增大,曾考虑有无真菌性感染的可能,但临床表现也不支持。另外主要是无法排除恶性肿瘤的可能,尽管恶性肿瘤的生长速度大多数比该病人的要慢,但并不是不可能。在这种情况下,提出考虑恶性肿瘤的可能,但不除外少见感染性病灶。在此期间病人曾做PET-CT检查,显示右上肺代谢增高病灶,SUV值是2.7,纵隔和两肺门有代谢增高的淋巴结。最后病人不接受穿刺活检,而接受手术探查,做局部楔形切除,病理诊断为肺隐球菌感染。

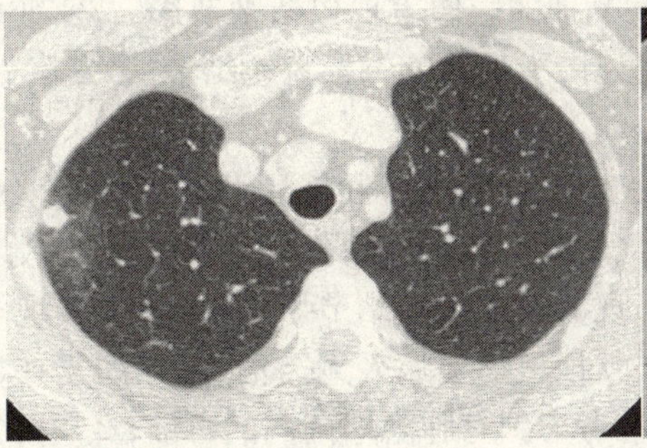

图2

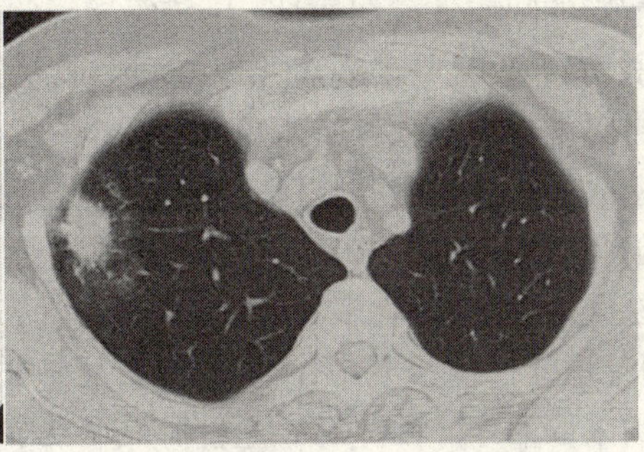

图3

肺孤立性结节的诊断目前仍然是影像诊断的难点,尽管各种影像学技术的不断发展,诊断经验的提高,CT的综合诊断准确率可达85%以上,PET-CT应该是目前对肺内结节诊断的准确率最高的无创性检查方法,虽然没有大宗病例统计,但据文献报道可达90%~95%。但是由于设备昂贵,检查费用高,限制了其广泛应用。另外根据我们的经验,PET-CT、PET对肺内结节的诊断有一定的价值,但与其价格相比,仍然不理想。我个人认为对于周围型肺结节的诊断,经皮肺穿刺活检更有效,而且在目前国内情况下相对于PET或PET-CT,从病人的经济角度考虑更有利。如个人经济条件允许,在CT检查诊断不肯定且不愿接受有创的检查,或有肺穿刺的相对禁忌证,可选择PET-CT检查进行诊断。

附:肺隐球菌病的影像诊断

肺隐球菌病是由隐球菌引起,隐球菌在土壤中、动物或人体以酵母菌的形式存在。肺隐球菌病可见于全世界各地,无明显的地方分布特点。尽管在健康人群中可有发病,而且可以局灶性或不播散性病灶的形式发病,但更常见于免疫抑制病人,特别是艾滋病病人,是最常见的真菌感染,其他包括霍奇金淋巴瘤、恶性肿瘤化疗、器官移植、用皮质激素治疗的胶原血管性疾病的病人和慢性心衰病人。艾滋病的肺隐球菌感染常合并肺外隐球菌病,组织学上人体对隐球菌的反应也有明显不同,免疫功能正常的病人的病变倾向于局限于一个肺叶,呈肉芽肿改变;免疫抑制病人呈肺泡浸润,病灶中心可有坏死。

(一)临床表现

感染的最初阶段没有症状,因此常不被发现,约三分之一的病人都是因其他原因做胸部检查或常规体检时发现的。当出现临床症状时,通常较轻,包括咳嗽、黏液痰、胸痛和低烧等,偶可见少量血痰,在有症状的病人中,免疫抑制病人约占1/2~2/3,而且这些病人症状可更明显,出现气急和低氧血症等,甚至出现成人呼吸窘迫综合征。值得注意的是隐球菌有神经系统浸润的倾向,呈脑膜炎改变。

（二）影像学表现

最常见的表现是肺内孤立或多发结节影，直径0.5～4.0 cm大小，少数可大于5 cm，位于胸膜下。从文献报道显示，孤立性结节比多发结节影常见，在有关肺隐球菌病的3篇来自日本的共报道35例肺隐球菌病的CT诊断，孤立性肺结节占23例，多发性肺结节占10例，另2例呈肺浸润灶或肺炎性病变。但在最近Lindell 等的报道中，在10例肺隐球菌病中多发结节影占7例，孤立性肺结节仅两例，大多数结节影边缘清楚光滑，但也可呈毛刺征；多发性结节可以是双侧性或单侧性，多发性结节可有小叶中心微结节或腺泡结节，但未有树芽征的报告。文献中未见有增强扫描的表现，但我们有1例表现为孤立结节的增强扫描显示肺结节影有明显强化，其强化特点与癌性结节无区别。另外一种表现是局灶性肺实变影，边缘较模糊，可呈肺段或肺肺段性分布，但通常见于一个肺叶。其他少见表现包括日晕征、空洞病灶、磨玻璃影。胸水少见，呈单侧性。免疫功能正常的病人，其病灶发生空洞少见。

免疫抑制病人的肺隐球菌病与免疫功能正常的病人有明显的不同。艾滋病病人的隐球菌感染中仍然以肺最常见，但出现临床表现中最常见是脑膜炎。文献报道肺隐球菌病占艾滋病病人隐球菌感染的30%～40%，而且大多数为免疫功能很低的病人。影像学表现虽然有多种多样的表现，但最常见的是呈网状或网结节影的间质性浸润病灶，占50%～62%，其他的影像表现包括结节影、肺实变影。结节影多见于早期艾滋病病人，且易出现坏死或空洞形成。另外，少见改变有粟粒性结节、多发模糊病灶、磨玻璃影。肺门和纵隔淋巴结增大和胸水也较少见。

肺隐球菌病的诊断由于其临床表现和影像学改变均无明显特征性，因此对其诊断一般需依靠经皮肺活检或开胸肺活检，如结节出现空洞则可通过支气管灌洗获得诊断。临床上，免疫功能正常的肺隐球菌病通常容易误诊，因为其大多数是偶然发现，且表现为孤立性肺结节影，其影像学表现与肺癌结节无明显区别，而且增强扫描并不具有鉴别价值，尽管文献报道这类病人无需治疗，但如复查显示结节影进行性增大则须采取治疗。因此对孤立性肺结节影，应考虑到有肺隐球菌病的可能，经皮肺穿刺是比较可靠有效的诊断方法。

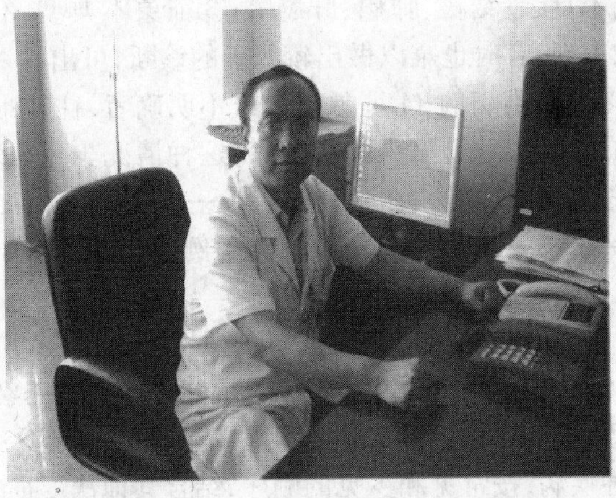

陈志刚,主任医师、教授。

1982年12月西安医学院医疗系本科毕业,1989年7月西安医科大学放射专业硕士研究生毕业。原在西安医科大学第一附属医院影像中心工作,曾任陕西老年学会骨质疏松专业委员会委员兼秘书,西安医科大学放射专业硕士研究生导师。现任深圳市第二人民医院放射科主任。中华医学会深圳医学会理事,广东省放射专业委员会中青年委员,深圳市放射专业委员会委员,《实用放射学杂志》编委,《中国军少疾病杂志》特约编委,广东省和深圳市卫生专业技术资格评审专家,深圳市科技咨询、医疗鉴定评审专家。

从事影像诊断工作20余年,具有丰富的临床经验,熟练掌握全身各系统常见病、多发病及疑难罕少见病的X线、CT、MRI诊断,尤其擅长骨关节系统的影像诊断。

近年获市级科技局立项课题2项。曾获省级科研成果2项:①《跖趾骨生长发育的基础、临床及X线研究》(第一作者)获陕西省政府1995年度科技进步三等奖,并获国家科学技术委员会颁发的国家科技成果完成者证书;②《跟骨生长发育的X线研究》(第二作者)获1994年度河南省教委二等奖和河南省政府科技进步三等奖。

发表论文40余篇。出版学术专著三部:①主编《关节病影像诊断学》(陕西科学技术出版社1999年9月出版);②副主编《软组织病影像诊断学》(陕西科学技术出版社2001年1月出版);③参编《骨关节影像学》(科学出版社2002年1月出版);三部均为百万字以上的大型专著,且为国内有关关节病和软组织病的第一部影像学专著,具有较高的学术价值和临床应用价值,其中《关节病影像诊断学》获1998、1999年西南西北地区优秀科技图书一等奖。

骨关节疾病影像诊断的分析思路

——抓住主要征象

放射诊断,即X线诊断,是百余年来放射工作者在实际工作中所面临的主题,近20余年来随着CT、MRI的广泛应用,现在影像诊断这一专用名称已经上升成为实际工作中的常见主导用语和时髦用词。但放射诊断与影像诊断在实质上是一样的,后者仅较前者范围更广而已。

影像诊断这一主题很大很复杂,探讨其诊断信息的分析和归纳,总结其中的规律性和诊断思路,对提高影像诊断水平有重要意义,也对年轻放射工作者具有指导价值。

骨关节疾病的影像诊断,如同其他系统疾病一样,在诊断中具有基本相同的规律与思路。如何分析、归纳和总结诊断规律与分析思路,对于简单或典型病例比较容易,但对于复杂、疑难或不典型病例确实很困难,此外许多疾病在征象上有同病异征和异病同征的特点,使得诊断分析更为困难。因此,影像诊断规律与分析思路显然是一个值得总结和探讨的问题。

在实际工作中,疾病的影像诊断与报告书写大致可分为4类:①具有典型征象者,可以直接明确诊断,如骨折、骨软骨瘤、肺结核、胃溃疡、脑出血等;②不具备典型征象者,可根据主要征象、特异征象或特殊征象等加以分析和判断,必要时再结合临床表现、实验室检查和其他影像表现(超声、核医学等),多数也能做出较可靠的诊断，如骨肉瘤、骨纤维结构不良、骨结核、肺癌、肝癌等；③征象不典型、不明显或单一者，即使结合既往病史、临床表现和其他影像表现，有时也难以做出较明确的诊断，可出具一个具有倾向性的报告，供临床参考，这种情况并不少见，多属疑难病例；④征象复杂或不明确者，往往难以做出较明确的诊断，可出具一个分析性的报告，仅供临床参考，并请病人随访观察，这种情况少见，多属疑难罕少见病例。第一类病例，只要掌握了常见病和多发病影像诊断的基本知识，一般都可以做出正确诊断，因而对其总结诊断规律与思路意义不大。而除了第一类以外的其他三类病例，则有必要分析、归纳和总结诊断规律与思路，对实际工作有指导意义。

对于不典型、复杂或不明确病例的诊断分析，重要的是要抓住主要征象，这是诊断骨关节疾病的关键。这些疑难或罕少见病例，可能有多个 X 线征象，既有主要征象，也有次要征象，但主要征象一般只有一个，因此抓住主要征象就等于抓住了主要矛盾，找到了解决问题的金钥匙。首先，一般以一个主要征象为出发点，分析可能具有这一主要征象的各种疾病，按常见和少见的顺序，结合其他次要征象，往往可做出初步判断；其次，再根据各种疾病本身所具有的特点，询问与此相关的既往病史和临床表现，如果有可能再结合其他影像资料或做相关的进一步临床和影像检查，即可得出较准确的分析判断，进而做出正确诊断。

例如，一个病例在长骨干骺端或骨端有一骨质破坏区，呈多囊性、膨胀性改变，没有钙化和骨膜反应等表现，这时主要征象是多囊性骨质破坏，而不是膨胀性骨质破坏，因为后者可见于所有良性骨肿瘤，范围太大，依次鉴别太困难且费时，而前者尽管也见于一些疾病（如骨囊肿、动脉瘤样骨囊肿、骨巨细胞瘤、非骨化性纤维瘤、骨纤维结构不良、骨血管瘤等），但范围相对局限，再结合其他征象及临床特点，诊断就不难做出。要点分析：具有多囊性骨质破坏的肿瘤与非肿瘤病变的鉴别要点：①骨囊肿（图 1）：膨胀较轻，中心性（髓腔内），密度均匀，CT 或 MRI 为液性病灶，边界清楚，薄层硬化缘，发生病理骨折可出现骨碎片坠落征等；②动脉瘤样骨囊肿（图 2）：膨胀较明显，偏心性为主，密度不均或欠均匀，可有钙化，内有分隔或骨嵴，CT 或 MRI 可有出血灶及部分实性病灶；③骨巨细胞瘤（图 3）：骨端好发，膨胀较明显，偏心性为主，内有分隔或骨嵴，典型为皂泡样，边界清楚，有硬化缘，CT 或 MRI 为实性病灶；④非骨化性纤维瘤（图 4）：邻近骨皮质（皮质下），膨胀较轻，偏心性，边界清楚，有硬化缘或带，CT 或 MRI 为实性病灶；⑤骨纤维结构不良（图 5）：有膨胀，中心性，范围较广，密度不均，典型为磨玻璃样，有硬化灶，边界清楚或不清，可有硬化缘，骨骼变形弯曲，CT 或 MRI 为实性病灶。

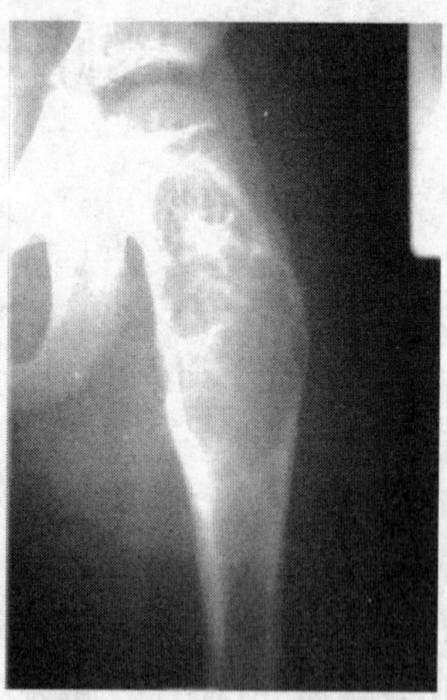

A

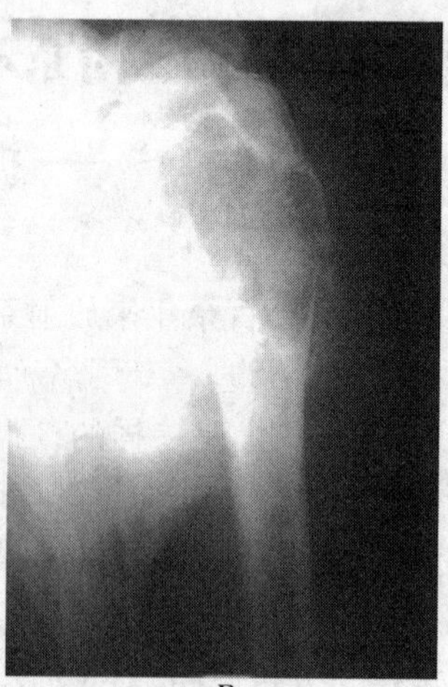

B

图1 骨囊肿

A. 左股骨颈干骺端多囊性骨质破坏，轻度膨胀，密度均匀，边界清楚，薄层硬化缘；B. 左肱骨上干骺端多囊性骨质破坏，与 A 特点相似，但有病理骨折

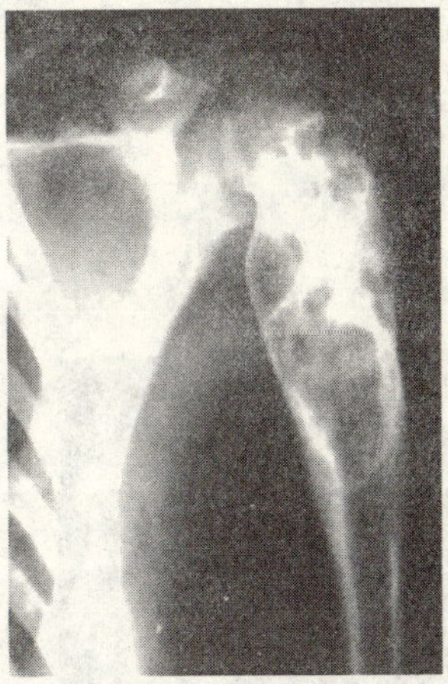

图 2　动脉瘤样骨囊肿，左肱骨上干骺端多囊性骨质破坏，与骨囊肿特点相似，但膨胀较明显，内部密度不均，边界不清，有硬化缘，部分硬化明显

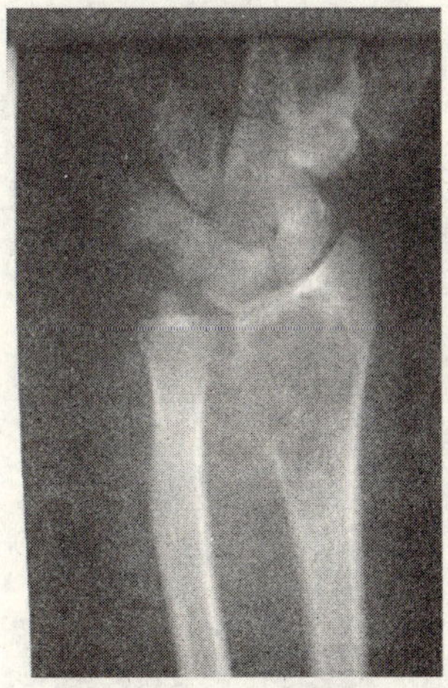

图 3　骨巨细胞瘤，左桡骨远端多囊性，骨质破坏，偏心性，内有残留骨嵴，边界清楚，没有硬化缘

再如肾性骨营养不良和甲状旁腺功能亢进症的诊断分析思路。肾性骨营养不良的 X 线征象尽管有骨质疏松、骨质硬化、纤维性骨炎、骨质软化、骨膜下新骨形成和异位钙化等，但主要征象是骨质软化与骨质硬化，特征是硬化性骨软化，以中轴骨为主，椎体呈特征性的“夹心饼干征”（图 6），此外骨的多种基本征象并存也是本病的特征。甲状旁腺功能亢进症的 X 线征象有纤维性骨炎、骨质疏松、棕色瘤、骨质软化、病理性骨折、骨质硬化和软组织钙化等，原发性和继发性的表现相似，其中棕色瘤、骨硬化和软组织钙化在继发性较常见。尽管征象较多，但主要征象是纤维性骨炎的骨膜下骨吸收（常见于中节指骨的桡侧，图 7）、锁骨远端骨吸收、软骨下骨吸收（见于耻骨联合）和齿槽骨骨吸收。因此，对于肾性骨营养不良和甲状旁腺功能亢进症这两种疾病的分析要点是，只要抓住硬化性骨软化和骨膜下骨吸收这两个主要征象，诊断将迎刃而解。

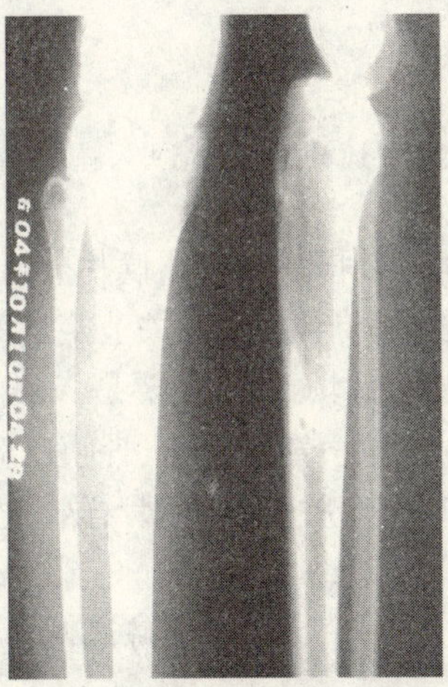

图 4　非骨化性纤维瘤，左胫骨上干骺端与骨干交界处多囊性骨质破坏，临近骨皮质，局部稍硬化，边界清楚，有硬化缘

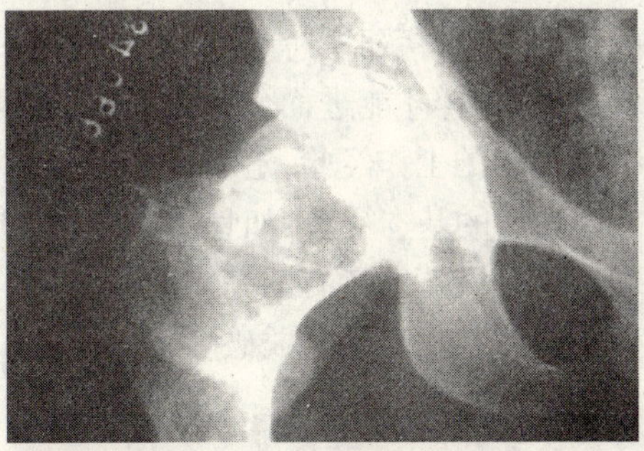

图 5　骨纤维结构不良，右股骨颈多囊性骨质破坏，轻度膨胀，密度不均，呈磨玻璃样，内有局部硬化灶，边界清楚，有硬化缘

如何才能抓住主要征象，这是诊断分析过程中的第一步，至关重要。主要征象仅仅是一种 X 线表

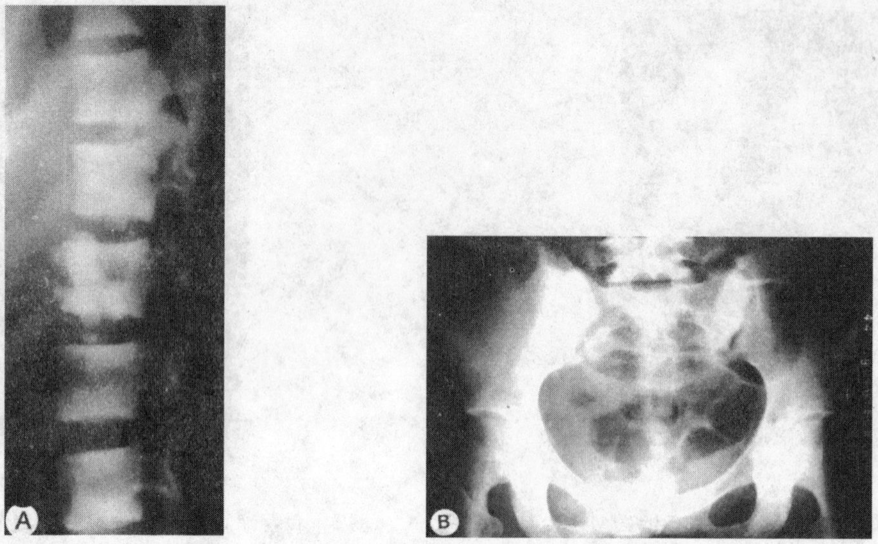

图6　肾性骨营养不良

A. 胸腰椎体骨质硬化,呈“夹心饼干征”,腰1椎体重叠的多发致密影为肾脏结石影;B. 骨盆轻度弥漫性骨硬化,右髋关节间隙略窄

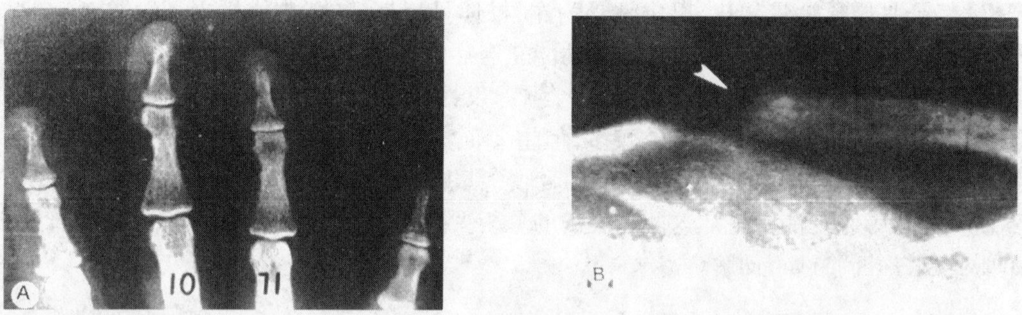

图7　甲状旁腺功能亢进症

A. 左手第2~5中节指骨桡侧骨皮质凹陷侵蚀,为典型的骨膜下骨吸收;B. 右锁骨远端骨吸收(箭头),肩锁关节间隙增宽

现,并不是某一种疾病所特有的,可能是许多疾病共有的一种表现。因此,在具体读片分析时,要学会抓住主要征象,这样才能进而分析判断疾病。可见培养抓住主要征象的能力,对骨关节疾病的诊断极为重要。结合自己的工作经验,笔者认为首先要熟知骨关节疾病的各种基本征象,主要是X线基本征象,也包括CT、MRI的基本征象,如骨质破坏、骨质疏松、骨质软化、骨质增生、骨质硬化、骨膜反应等。其次要尽量掌握某种疾病所特有的基本征象,如骨肉瘤有肿瘤骨、软骨肉瘤有肿瘤软骨、骨样骨瘤有瘤巢、骨巨细胞瘤有膨胀性皂泡样骨质破坏等。

（陈志刚　郭　琪）

骨关节疾病影像诊断的快捷方法

——认识特异征象

特异征象是指某种疾病所特有的征象，一般发生率并不高，但对疾病诊断有明显的提示作用。在实际工作中，对某一病例的诊断分析，如果征象不典型，特别是疑难病例，往往诊断很困难，既费时费力，还不一定诊断正确。如果这时该病例具有某一特异性征象，并且我们能够认识该征象，将会事半功倍，必将简单而快速地做出明确诊断，这种单刀直入直奔主题的方式，往往可以产生奇效，显然是一种快速有效的分析判断方法，这种诊断思路与诊断决策非常有效，具有明显的实用价值。

这种对诊断有特殊作用的特异性征象，并不是每一种疾病都会具有的，可是一旦出现就很有意义。特异性征象也是相对的，只是在许多征象中相对特异性价值较高而已。在某种疾病中，特异性征象可以是一个，也可以是两个，甚至是多个，只要出现其中一个征象就有诊断意义，如果出现一组征象诊断意义更高。

举一实例，有一个中年男性病人，主诉四肢关节疼痛，以下肢负重关节为主，X 线平片表现为四肢关节骨质增生硬化、关节间隙狭窄等退行性骨关节病的典型征象，以下肢负重关节为重，此外两侧踝关节还表现为跟骨变短、距骨塌陷（图 1）。该例如何诊断分析，一般根据退行性骨关节病的一组典型征象，似乎首先考虑骨性关节病应该没错，但一定要排除创伤、职业损伤或其他骨病所引起的继发性骨性关节病，创伤或职业损伤通过询问病史和多为单关节发病可排除诊断；该例值得注意的是有跟骨变短、距骨塌陷两个特异性征象，如果心中有数，知道这两个特异性征象所具有的特殊意义，据此会很快正确诊断为大骨节病。因为除了创伤可造成距骨塌陷以外，几乎没有其他疾病可以同时引起跟骨变短和距骨塌陷，只有大骨节病可以这样。由于大骨节病属于地方病，一定要询问地方病史，尤其是在非地方病区，该例经询问证实为来自黑龙江省的大骨节病区。

在实际工作中，病人的主诉往往只说一些自己感觉最明显的症状和部位，多有片面性，如果不认识特异性征象，常常很难下手，不知如何分析诊断。因此，认识和掌握特异性征象很重要，是快速有效诊断疾病的关键，这需要靠平时的工作积累、书本学习和不断总结经验教训，才能丰富自己的知识，提高诊断分析能力。下面介绍自己曾遇到的实例并加以总结的特异性征象，供同道参考。

一、骨结节等附丽病改变

一例男性年轻病人主诉双侧足跟痛，曾在多家医院就诊，诊断不清，在我院拍平片发现有跟骨结节附丽病改变，根据此征象，建议再拍骶髂关节正斜位片，才明确诊断为强直性脊柱炎（图 2）。要点分析：跟骨结节附丽病改变这一少见征象，如果不认识，仅根据这一个征象，很难分析，更别提明确诊断，如果认识这一征象，诊断则很简单，因为该征象有特异性，主要见于血清阴性脊椎关节病。后经询问病史，实际上本例病人也有腰骶部疼痛的症状，只是不如足跟痛明显，被病人忽视。附丽病（Enthesopathy）是指韧带、肌腱、关节囊或骨间膜于骨表面附着部位发生的炎性及增生性反应，又称为附丽炎。常见于骨突、结节、粗隆等处，X 线表现通常初为骨侵蚀，后在侵蚀处出现愈合和矿化，产生毛糙、骨肥厚突起或钙化。病因有：①炎性增生性；②代谢性（见于代谢性骨软骨病）；③药源性（能引起骨质增生的药物如 VitA）；④退性行改变（包括创伤）。附丽病主要见于炎性增生性疾病，尤其是以强直性脊柱炎为首的血清阴性脊椎关节病。强直性脊柱炎的附丽病改变最常见最典型，其他血清阴性关节炎均不及强直性脊柱炎的表现典型。因此，凡是发现病人有附丽病改变，首先应提示诊断强直性脊柱炎。

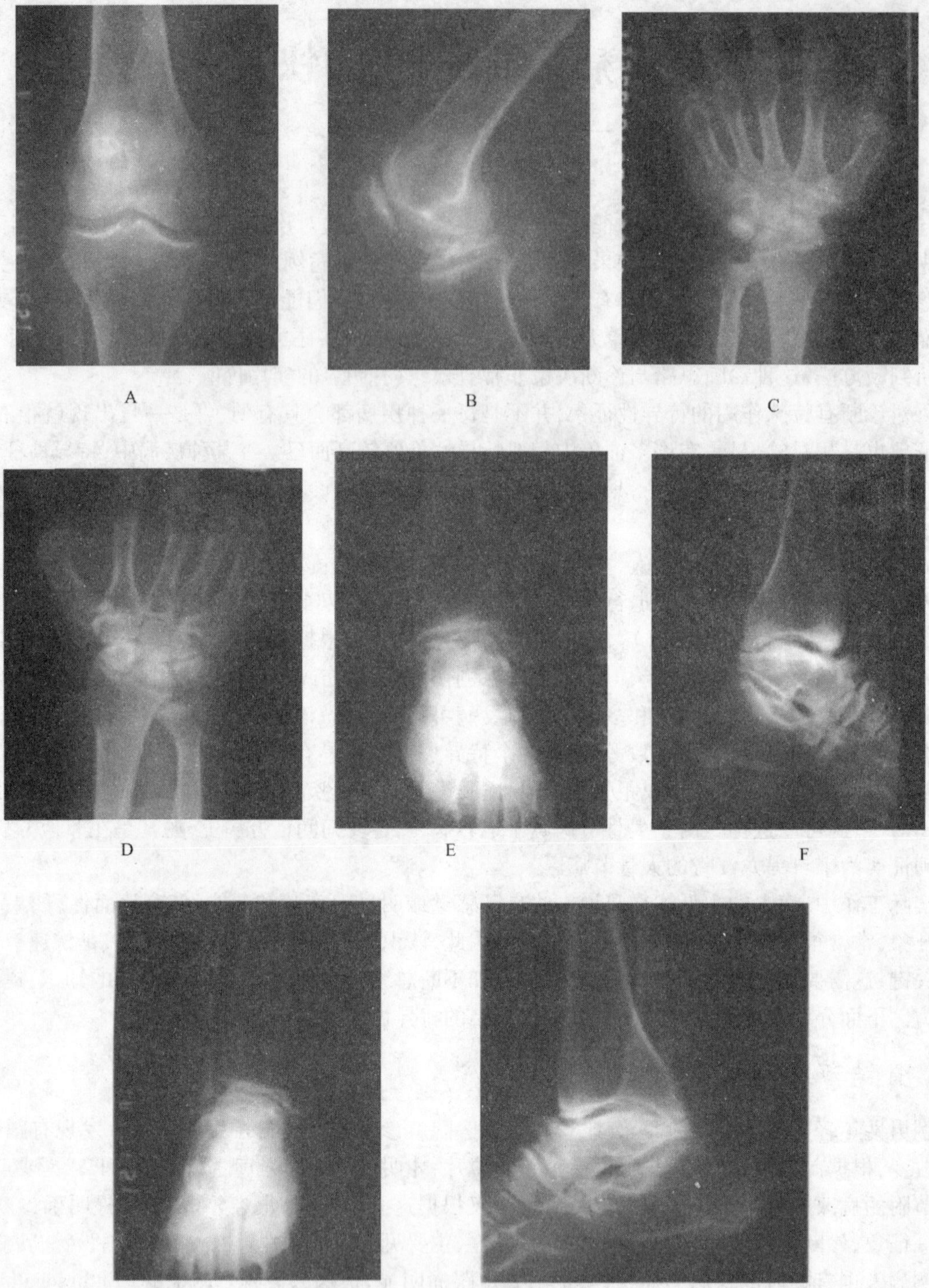

图1　大骨节病

双膝(A、B). 双腕(C、D). 关节显示骨质增生硬化、关节间隙狭窄等退行性骨关节病的典型征象,膝关节半月板纤维软骨钙化(箭头)。双踝(E、F、G、H)关节显示跟骨变短、距骨塌陷及继发退变表现

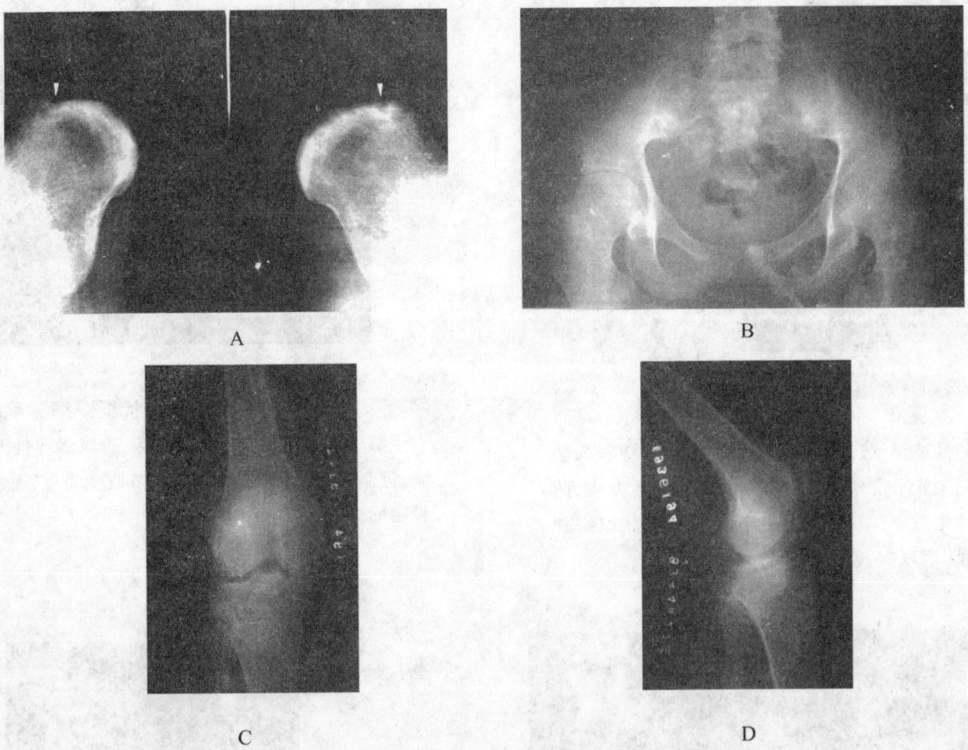

图2　强直性脊柱炎

A. 双侧跟骨结节（后上部跟腱附着处）小囊样骨质侵蚀破坏（箭头），周围轻度反应性硬化；B. 双侧骶髂关节间隙狭窄、侵蚀破坏、硬化，双侧髋关节间隙一致性狭窄；C、D. 右膝关节间隙略窄，内侧髁间嵴模糊侵蚀

二、胸锁关节边缘骨侵蚀

一位年轻女病人主诉胸锁关节疼痛数年，曾在多家医院就诊，诊断不清，在我院拍胸锁关节平片发现有边缘骨侵蚀，根据这一征象高度提示强直性脊柱炎，再建议拍骶髂关节正斜位片和CT平扫明确了诊断。要点分析：胸锁关节很少发生骨侵蚀破坏，一旦出现，诊断分析比较困难。一定要从临床X线表现上，并通过询问病史和检查病人，注意鉴别是局部病变还是全身疾病的局部表现，前者见于结核性、化脓性关节炎等，后者见于强直性脊柱炎、类风湿性关节炎等，尤其是边缘骨侵蚀多见于后者。本例属于后者，为全身疾病的局部表现，经询问病史，实际上本例病人也有腰骶部疼痛的症状，只是症状不明显，被病人忽视。该征象还可以引申到其他很少发生骨侵蚀的关节，如肩锁关节等。

三、手或足远侧指（趾）间关节破坏及间隙增宽

手或足远侧指（趾）间关节破坏及间隙增宽是牛皮癣性关节炎中晚期手足的特殊征象（图3），发生率不高，但几乎只见于本病和多中心性网状组织细胞病（图4），是一种特异性较强的征象。牛皮癣性关节炎是一种少见的血清阴性脊椎关节病，除了手足改变以外，还有不对称性骶髂关节炎、椎旁韧带骨化及典型的皮肤损害等表现。多中心性网状组织细胞病是一种罕见的不明原因的疾病，又称网状组织细胞瘤或类脂质皮肤关节炎，特征是累及皮肤和滑膜，引起皮肤结节（黄色瘤）和侵蚀性多关节炎。

手或足远侧指（趾）间关节破坏，不伴有间隙增宽，也是牛皮癣性关节炎的一种特异性征象，但特别要注意与侵蚀性骨性关节炎相鉴别。侵蚀性骨性关节炎是骨性关节炎的一种特殊类型，多见于绝经后妇女，主要累及指间关节和第1腕掌关节。X线表现为指间关节侵蚀破坏和关节间隙狭窄，鉴别要点是关节中央性骨侵蚀（软骨下侵蚀），引起远指骨“鸥翅”样外形，而牛皮癣性关节炎关节边缘侵蚀（裸区侵

蚀),引起"鼠耳"样表现(图5)。

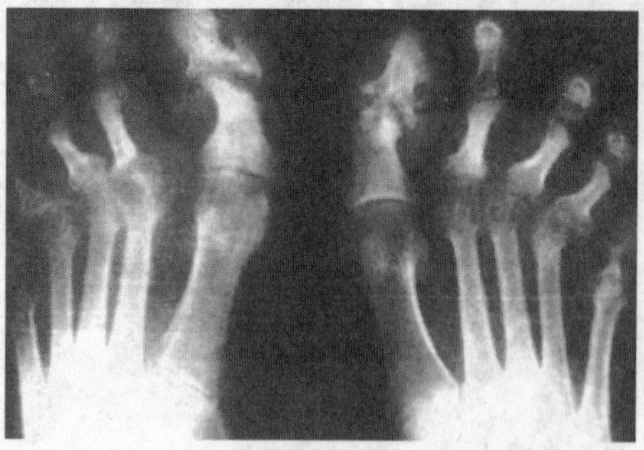

图3　牛皮癣性关节炎

双足关节广泛骨破坏,部分关节半脱位、骨强直,特殊的是双侧拇趾趾间关节间隙增宽,右第4近趾远端吸收变尖,两侧拇趾远节增生致密,呈"象牙样"趾,部分足趾软组织肿胀,呈"香肠趾"表现

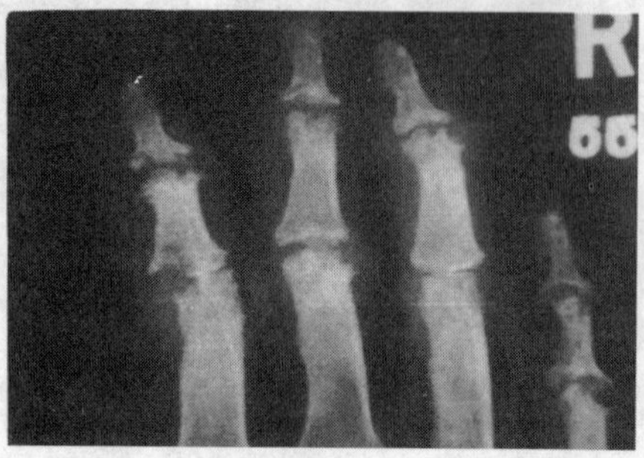

图4　多中心性网状组织细胞病

右手第1~5指间关节狭窄、破坏、边缘骨侵蚀及软组织肿胀,近侧指间关节较远侧指间关节改变为重,无骨质疏松及骨膜反应

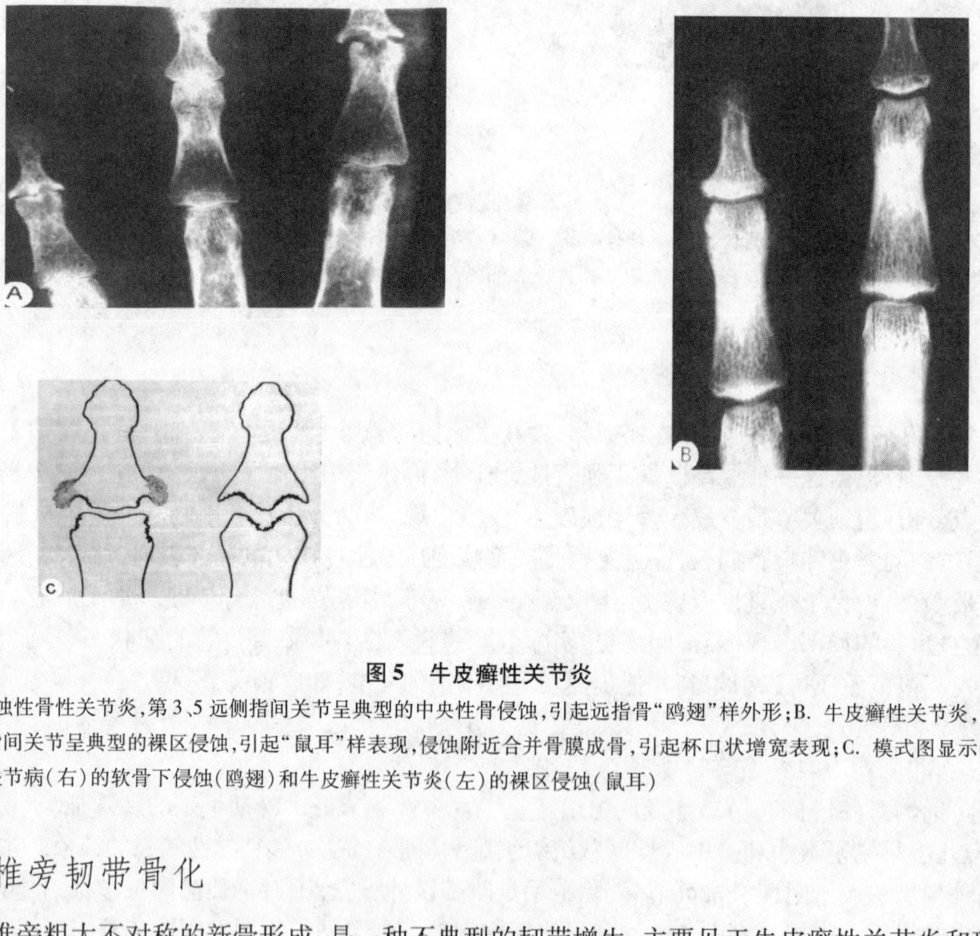

图5　牛皮癣性关节炎

A. 侵蚀性骨性关节炎,第3、5远侧指间关节呈典型的中央性骨侵蚀,引起远指骨"鸥翅"样外形;B. 牛皮癣性关节炎,环指远侧指间关节呈典型的裸区侵蚀,引起"鼠耳"样表现,侵蚀附近合并骨膜成骨,引起杯口状增宽表现;C. 模式图显示侵蚀性骨关节病(右)的软骨下侵蚀(鸥翅)和牛皮癣性关节炎(左)的裸区侵蚀(鼠耳)

四、椎旁韧带骨化

是指椎旁粗大不对称的新骨形成,是一种不典型的韧带增生,主要见于牛皮癣性关节炎和瑞特综合征(或称 Reiter 病)。椎旁韧带骨化与强直性脊柱炎的韧带骨化不同,起于椎体中部,可以是唯一的骨关节表现,伴有或不伴有手足等征象,也是一种特异性征象。一例男性中年病人主诉腰痛多年,来我院就诊拍片,发现腰2、3左侧和腰4、5右侧旁有粗大不对称性韧带骨化(图6),其余未见异常,根据椎旁韧带骨化这一特异性征象,高度提示牛皮癣性关节炎改变,经询问和检查,病人确实有典型的皮肤损害,诊断得到证实。

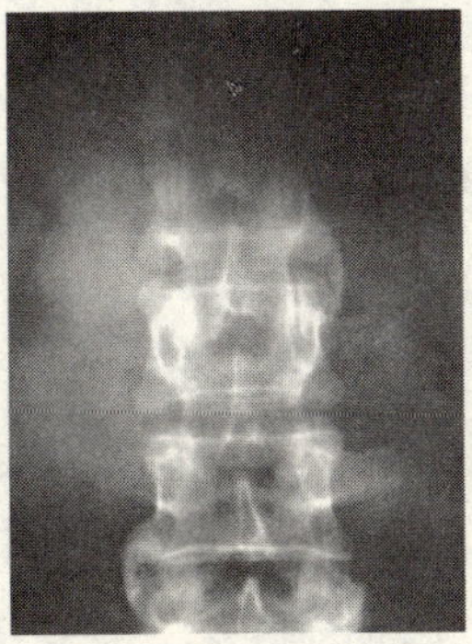

图6　牛皮癣性关节炎

腰2、3左侧和腰4、5右侧椎旁不对称性粗大韧带骨化，为Ⅱ型旁韧带增生骨化

（陈志刚　郭　琪　邱喜雄）

骨关节罕少见疾病影像诊断的有效方法

——分析特殊征象

骨关节罕少见疾病的影像诊断非常困难，常常诊断分析无从下手，按照通常的逻辑思维、分析方法往往不起作用。尽管这类疾病少见，但在实际工作中即便是偶然遇见，将无法应对。因此，提高骨关节罕少见疾病的影像诊断水平具有重要意义，对临床日常工作也具有实用价值。

罕少见疾病多种多样，每个病例都各不相同，都具有一些各自的特点，共同点和规律性较少，这就是很难分析诊断的原因所在。尽管病例各不相同，但总还是可能有一些共性或规律性，关键是要靠不断总结分析，才有可能提高诊断水平。

如何才能更好地分析判断罕少见疾病，笔者的经验是注重分析特殊征象，一些特殊征象尽管少见，但却有较高的诊断价值，对某些疾病具有明显的提示作用，起码可以给你一个诊断分析思路。

病例分析：

例1：男，37岁。主诉：腰痛、双腿麻木、无力、行走不稳5个月余。查体：腰椎后突畸形，会阴感觉减退，双腿肌肉萎缩。X线检查：腰椎椎体普遍变扁，以腰2椎体楔变明显并后突畸形致椎管狭窄，腰1～3椎体缘骨增生硬化并骨桥形成，以腰2椎体明显，腰2～3椎间隙狭窄，椎旁有骨痂样钙化（图1）。显然根据临床X线表现，初诊为腰2陈旧性压缩骨折伴腰椎退行性改变，应该没有大的问题。但是，腰椎椎体普遍变扁、腰2椎体明显骨增生硬化并骨桥形成、椎旁有骨痂样钙化等表现特殊，难以解释，感觉不像一般的陈旧骨折与退变，这种腰椎改变会不会是一种罕少见疾病的特殊征象。要点分析：显然想到这一步很重要，提示我们遇到无法充分解释征象的病例要特别小心，否则将错失对罕少见疾病的正确诊断。

我们当即请病人询问病史，并详细体检发现临床只重视腰腿部而忽视了其他部位问题，主要是由于最近病人腰腿部表现明显，其他表现才没有引起病人和临床医生的重视。该病人还有全身皮肤干燥，手足臀部皮肤多处瘢痕，舌有溃疡，上牙缺齿，下牙脱落，牙釉质发育差，双肘关节肿大畸形及活动受限，手足粗短，痛觉明显减退，触觉及深感觉正常，病理反射未引出，智力正常。建议加拍双肘关节正侧位、头颅正侧位、双手足正位和骨盆正位片，X线显示双肘关节狭窄破坏脱位紊乱畸形，骨端膨大增生硬化，关

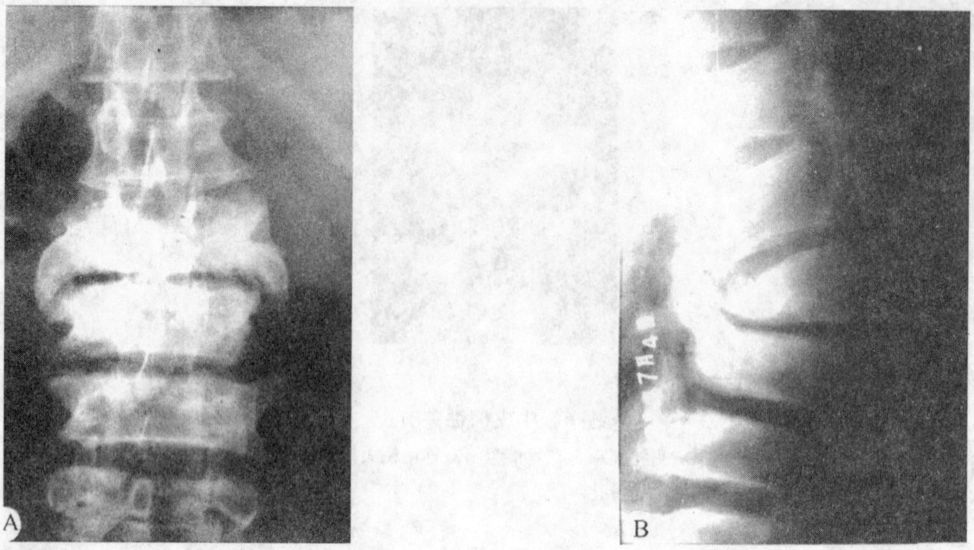

图1　腰椎正侧位(A和B),显示腰椎体变扁增宽、硬化、肥大增生,前缘骨肥厚、碎裂,腰2椎体楔变并后突畸形,腰2~3椎间隙狭窄,为脊椎肥大性Charcot关节改变

节周围钙化,呈典型的夏科关节(图2)。颅底短平,颅底角增大160°,下颌骨萎缩(图3)。双手掌指骨轻度粗短,第5指近侧指间关节狭窄屈曲,末节骨端骨吸收(图4)。右足第1跖趾关节略窄,关节面不光整,骨端变形硬化,呈骨软骨炎样改变(图5)。双侧髋臼变浅,髋臼角增大,股骨颈变短,髋外翻(图6)。要点分析:此时,看到双肘夏科关节和双手末节骨端骨吸收,才高度提示腰椎为夏科关节改变,因而认识腰椎夏科关节这一特殊征象对诊断很重要,即便开始不认识如果能引起重视,详细询问和检查病人,对提示诊断也很有帮助。X线诊断:①双肘腰椎夏科关节;②双手末节骨端骨吸收;③右足第1跖趾关节骨软骨炎;④掌指骨、颅底和骨盆轻度发育异常。

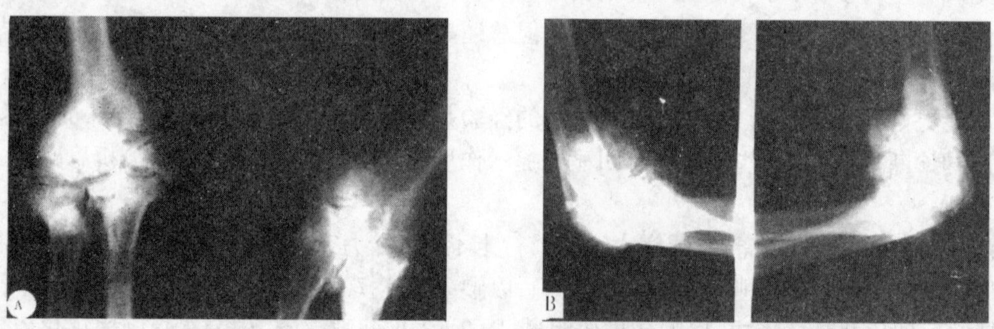

图2　双肘关节正侧位(A和B),显示双肘关节为典型肥大性Charcot关节

夏科关节是神经营养性关节病的典型表现,主要有肥大型(增生型)和萎缩型(吸收型)两种类型,本例属于肥大型。但是,神经营养性关节病的原因很多,多达几十种,相对常见的如梅毒(脊髓痨)、脊髓空洞症、糖尿病、麻风病等都与本例不符合,提示可能是一种少见原因。要点分析:根据病人痛觉明显减退,皮肤多处瘢痕,舌有溃疡,牙齿缺失等改变,提示有无痛症的可能。再详细询问病史,病人自幼常发生舌咬伤、烫伤及烧伤,经常发生创伤,但无明显痛感,5岁和8岁先后摔伤致双肘骨折,自小牙齿发育不好,19岁下牙脱落,怕热,喜阴凉,汗少。至此,本例有如下临床X线特点:①自幼痛觉迟钝;②经常发生各种创伤;③夏科关节;④汗腺发育差;⑤牙齿发育不良;⑥骨软骨轻度发育异常,据此可以明确诊断为先天性无痛症。

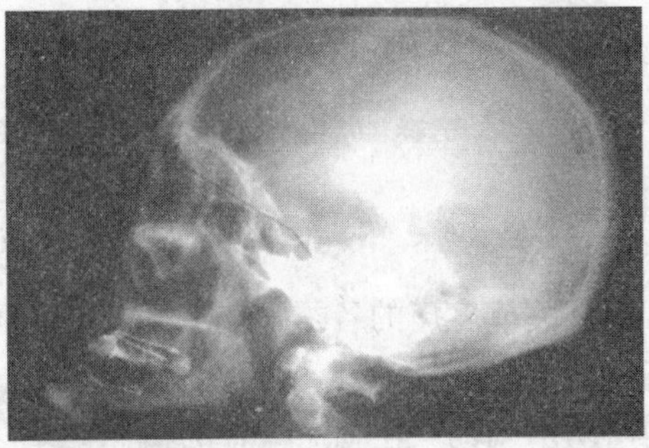

图3 头颅侧位,显示颅底短平,颅底角增大,下颌骨萎缩,下牙脱落

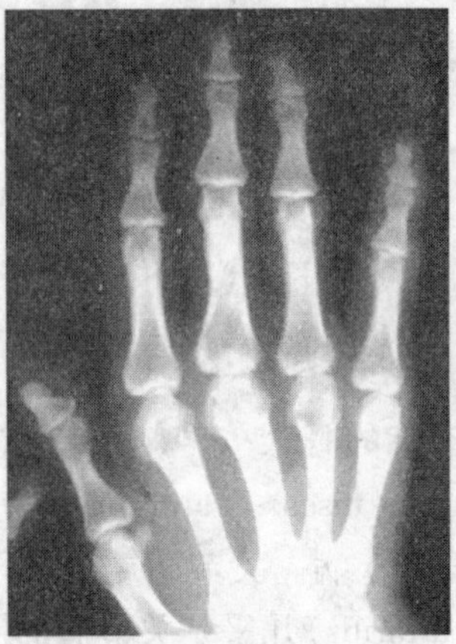

图4 左手正位,显示第4、5指末节骨端骨吸收

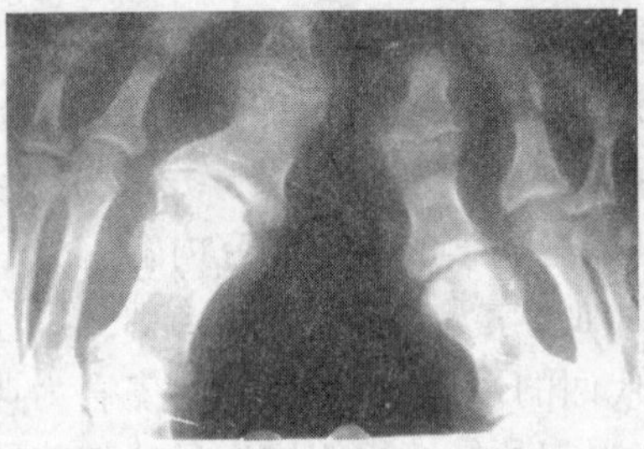

图5 双足正位,显示右足第1跖趾关节面不整、硬化、囊变

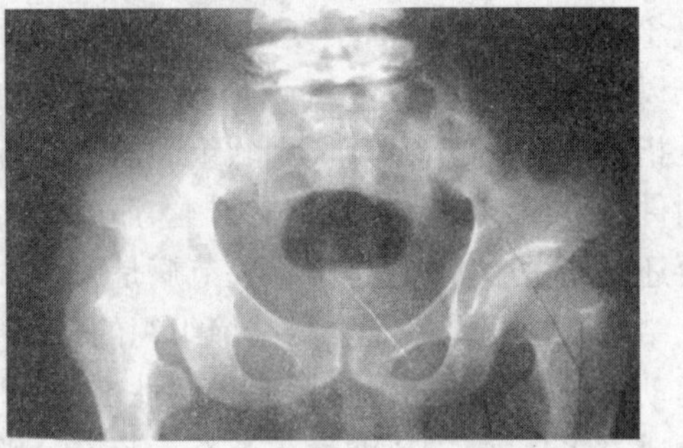

图6 骨盆正位,显示双侧髋臼变浅,髋臼角增大,股骨颈变短,髋外翻

进一步询问家族史,发现病人的一对双胞胎胞弟,也有类似的病史与表现。

例2:34岁,自幼痛觉迟钝,常发生舌咬伤、烫伤及烧伤,汗少,经常不明原因发热,3岁患"脑炎"后痴呆,30岁右膝摔伤骨折。X线检查有股骨下端陈旧骨折畸形愈合并右膝创伤性关节炎。例3也是自幼痛觉迟钝,常发生舌咬伤、烫伤及烧伤,汗少,经常不明原因发热,20岁患右胫骨骨髓炎,32岁患急性化脓性左髋关节炎,因"败血症"死亡。

先天性无痛症是一种罕少见疾病,病因不明,有先天性痛觉不敏感症和先天性痛觉缺失症两种类型,本组一家三例属于第一种类型。遗传方式为常染色体隐性遗传,多有家族史。临床特征:①自幼痛觉迟钝或缺失,故遭受各种损伤无哭喊和防卫反应,勇敢好斗,常有皮肤瘢痕及舌咬伤;②经常发热,多由创伤并发感染所致;③少汗或无汗,皮肤干燥;④关节肿胀,肢体残缺畸形;⑤牙齿发育不良;⑥多有家族史。其中以第一点最为重要,但往往不易引起重视。X线特征:①骨折或关节脱位;②夏科关节;③骨关节感染;④骨软骨炎;⑤骨软骨轻度发育异常。其中以第二点最为重要,认识这一特殊征象是诊断的关键。此外,多数X线特征都与反复创伤合并感染有关。因此,笔者认为临床上反复发生各种创伤或感染,X线上有夏科关节、骨折或骨关节感染,可高度疑诊先天性无痛症,详细询问有无痛觉异常病史和家族史可明确诊断。

(陈志刚 郭 琪)

关节病的概念、分类与诊断思路

一、关节病的概念与分类

(一)关节病的概念

关节病(joint disease, arthropathy)是指凡能引起关节病变及关节疼痛的各类疾病的总称,因而包括许多不同类型的疾病。关节病复杂多样,很难对其下一确切的定义。

关节炎(arthritis)几乎是关节病的同义语,两者往往交互使用。但严格地说两者的概念略有不同。关节炎主要指关节发生的炎性病变,可以是感染性的,而更多见的是非感染性的,如以类风湿性关节炎为代表的结缔组织病,也包括其他原因所致的关节非特异性炎性病变,如结晶沉淀性关节炎及创伤性关节炎等。但关节肿瘤性病变严格地说不能称为关节炎,因而关节炎并不能代表所有关节病,只能代表大部分关节病。但也有将关节炎泛指所有原因所致关节病变的"广义"关节炎概念,这时关节炎与关节病的概念相近。一般倾向于使用前一种概念,即关节炎不能完全代表关节病。

风湿病(rheumatic diseases, rheumatism)指的是所有不同原因及不明原因引起的骨关节肌肉疾病,即泛指影响骨、关节及其周围软组织的一组疾病。实际上风湿病不仅累及骨关节肌肉,也累及与其相关的附件和软组织,这包括腱鞘、滑囊、筋膜、软骨等。可见风湿病较关节病的概念要广泛得多,但风湿病主要还是指关节病,这是由于关节病是风湿病中的主要成分,是风湿病学的主要研究内容。

结缔组织病是累及全身结缔组织的疾病,与风湿病的概念相似,累及全身许多系统脏器,包括关节与运动系统。胶原病仅指胶原代谢性疾病,即合成代谢或分解代谢的过剩或不足,如硬皮病为典型的胶原合成过多疾病,类风湿性关节炎为胶原分解异常,而慢性炎症引起的结缔组织增生显然与胶原代谢无关。自身免疫性疾病是指以免疫与变态反应异常为主要发病机理的疾病,如类风湿性关节炎、系统性红斑狼疮、动脉炎等均是由第Ⅲ型抗原抗体复合物反应所引起的疾病,因而自身免疫异常在风湿病与关节病的病因与发病机理上具有相当重要的作用,由其引起的自身免疫性疾病在风湿病与关节病中也占有相当重要的地位。

关节病与风湿病均属临床概念,结缔组织病是解剖概念,胶原病是生理生化概念,自身免疫病是病因概念。由此可见,一种疾病可以从不同角度进行分类,如系统性红斑狼疮,临床上属于风湿病,解剖上属于结缔组织病,病因上属于自身免疫病,但生理生化不属于胶原病,X线上不单纯属于关节病。

(二)关节病的分类

关节病种类繁多,很难进行相关分类,一般多沿用风湿病的分类,也有针对关节病的分类。这些分类由于出发角度不同,其分类方法也各家不一,尚无统一的分类系统。关节病主要有四大分类系统:临床分类、解剖分类、病理分类和X线分类。目前多以临床分类为主,在临床上实用价值高,较公认的是美国风湿病协会提出的风湿病分类法(1993年修订)和类风湿性关节炎的分类法(1987年修订)。

笔者对关节病做如下归类。首先,按病变发生部位分为原发性和继发性两大类,前者指病变原发于关节组织,即滑膜,包括许多疾病,如类风湿性关节炎等;后者指病变原发于关节外的骨、软骨及肌肉等软组织,继发侵及关节组织造成关节病,如骨结核、骨肿瘤、肌肉软组织感染等。第二,按关节受累范围分成系统性(全身性)和区域性(局限性)关节病,前者是指全身多数关节均可受累,这类疾病往往不仅累及关节,也同时累及骨和肌肉以及其他系统的脏器组织,即关节病变仅仅是全身多系统(脏器)损害的一个组成部分,如系统性红斑狼疮等结缔组织病;后者是指只累及某一关节区域的疾病,如肩关节的肩袖损伤、膝关节的半月板损伤、髋关节的化脓性关节炎等。第三,按发病原因关节病可分为多种类型:感染性,如化脓性关节炎;遗传性,如Marfan综合征;先天性,如先天性髋关节脱位;退变性,如骨性关节病;免疫性,如类风湿性关节炎;代谢性,如痛风;内分泌性,如糖尿病;肿瘤性,如滑膜肉瘤;创伤性,如半月板撕裂;生态环境性,如大骨节病等。

二、关节病的诊断思路

由于关节病的种类繁多,表现各异,使得关节病的临床X线诊断很困难。在实际工作中,时常无从下手,尤其是遇到疑难罕少见病例,往往束手无措。笔者认为关节病的诊断原则与诊断思路,主要体现在观察步骤、分析要点、X线表现、基本征象等方面,只要经过全面细致地分析判断,必将提高关节病的影像诊断水平。

(一)关节病的观察步骤

对于关节病的诊断评价,为了获得最佳的诊断和解释,标准化的观察步骤是必要的,即按一定的顺序(程序化)来观察和分析影像表现,从而达到全面准确的诊断。

1.软组织(soft tissue)　软组织异常是疾病最早期或唯一的X线诊断特征,详细观察X线影像可发现一些轻微的软组织病变。软组织的广泛性增多通常是水肿所致,而广泛性减少是由于萎缩所致。局限性软组织异常更常见和更有意义,如肌腱、关节囊和滑囊肿胀和增密。受累软组织结构的外形、部位和数目可提供诊断线索,如出现软组织肿块或钙化,其特点和部位对诊断有重要意义。

2.关节轴线(joint alignment)　轴线异常是由于软组织疾病及关节囊、韧带和肌腱松弛所致。因此,软组织评价后按逻辑上,应观察关节轴线情况。轴线异常分为5个基本类型:屈曲、伸展、偏离、半脱位和脱位,严格地说后两种不是真正的轴线异常,因为脱位是关节面的移位,轴线可正常。轴线异常的特点、数目、程度和部位是重要的诊断指征。

3.关节间隙(cartilage space)　关节间隙改变有增宽、狭窄和强直。①关节间隙增宽是由于软骨过度生长、积液或纤维组织的嵌入所致。②关节间隙狭窄是由于关节软骨的变性坏死所致,见于许多关节病。③关节强直分纤维性和骨性强直两种类型,原因可以是自发性的或是继发于外科手术后。此外,要注意观察关节软骨有无钙化以及关节内有无游离体存在,关节软骨钙化和关节内游离体可见于许多关节病,注重分析判断,对提示诊断有帮助。

4.骨质(bone)　骨改变分为广泛性和局限性,骨量的增多或减少,以及骨破坏,主要有骨质疏松、骨侵蚀、骨膜新骨形成和骨质增生等,这些改变的特点、部位和分布对诊断有意义。此外,在儿童还要注意观察,构成关节的骨骺是否有异常。

5.分布类型(distribution pattern)　关节受累的数目、一个肢体或整个身体的受累分布以及个体表现的类型都可提供疾病的特性,对关节病的诊断有价值。如骨性关节病和牛皮癣性关节炎常累及手的远指间关节,类风湿性关节炎典型累及近指间关节、掌指关节和腕的特定部位,瑞特综合征特征性地累及下肢关节。

(二)关节病的分析要点

在关节病的诊断中,除了按上述的步骤观察X线表现以外,同时在观察和分析时,也要注意下列情况。

1.临床检查的诊断意义　病人的年龄、性别、临床病史及家族史和职业史可提供重要的诊断和鉴别诊断依据,如退行性关节病多见于老年人,类风湿性关节炎女性多见,尿黑尿可提示有褐黄病,有典型的皮疹改变可提示牛皮癣性关节炎,遗传性关节病可有家族史等。此外,要注意不少关节病和综合征,常合并有许多的症候群,关节炎可能是其中的一种表现,在诊断时要注意分析归类,如类风湿性关节炎与牛皮癣性关节炎可并存出现;费耳提(Felty)综合征由类风湿性关节炎、白细胞减少和脾大组成;瑞特(Reiter)综合征以腹泻、尿道炎、关节炎和结膜炎为特征。

临床体格检查对关节病的诊断和鉴别诊断也有重要意义,尤其是对受累关节的检查更有意义。常见的关节体征有关节肿胀、触痛及功能障碍,不同的体征组合可见于不同的关节病,如关节的红、肿、热、痛和功能障碍,见于急性化脓性关节炎。关节的功能状况在某些关节病的诊断中尤为重要,如疼痛弧综合征中的肩关节功能状态对诊断有意义。某些临床特殊征象,对提示诊断也很有帮助,如撞击征阳性提示撞击综合征。

2. 实验室检查的诊断意义　实验室检查对关节病的诊断和鉴别诊断有重要价值，这些检查包括类风湿因子、抗核抗体、人体白细胞抗原（HLA）、血沉、血清学、血细胞计数、尿液分析、血尿酸、骨髓及滑液检查等，其中以前三项意义较大。

3. 病理生理机理的诊断意义　病理生理机理决定了关节病的发生发展，反映了病理表现与X线表现的内在联系，是理解和解释X线表现的基础，对X线诊断有重要意义。关节炎的主要病理生理机理包括免疫反应、炎性反应、充血、愈合反应及肉芽组织。如类风湿性关节炎起病于滑膜，先产生IgG抗原，后产生IgG、IgM抗体，形成抗原抗体复合物，并诱发炎症反应和肉芽形成，这些因素都作用于滑膜，导致肿胀、水肿和软组织松弛，同时炎性细胞释放溶解胶原和蛋白的酶，导致软骨消失和关节间隙狭窄。

关节软骨是滑膜关节的共同解剖特性，它与滑膜一起构成滑膜关节的两个独特结构。关节软骨是由胶原、蛋白多糖和水组成。胶原包埋在蛋白多糖基质内，胶原纤维的走向与软骨的弹性有关。关节软骨内没有血管，是一种无氧代谢，营养来自周围的滑液，通过弥散和关节运动时的机械泵作用来获取营养。因此，凡是引起胶原、蛋白多糖或离子改变，或滑液成分紊乱，或营养弥散能力受限的任何机理，均可引起软骨变性消失和关节间隙狭窄。

4. 系统观察影像表现　由于关节病的任意一张X线片只反映病变进展中一个特定时期的表现，因此在诊断时，要注意系列也观察影像表现。这有两个含义，一是要与原来的X线片进行对比观察，二是要随访观察X线表现的变化，这对关节病的诊断、治疗及预后均有重要意义。

5. 全面观察影像表现　全面细致地观察各种X线表现，有助于正确地诊断关节病，这也包括两点含义：一是除了观察关节间隙及软组织的改变以外，也要注意观察关节软骨下骨的改变（如粗糙、硬化或囊肿等）、骨骺的改变（如增大、变形或稀疏等）及邻近骨的改变（如稀疏、硬化或骨刺等），甚至要注意观察其他部位的骨改变。二是要注意与对侧正常关节做对照观察，以便发现一些轻微的关节改变。

6. 注意儿童关节影像特点　①儿童关节的解剖生理特点与成人不同，显著特征是由骨骺构成关节，各关节都有不同的发育特点及正常变异，较成人关节更为特殊复杂；②累及儿童关节的许多疾病具有独特病变，其临床和影像特征与成人明显不同；③儿童关节影像具有特殊的技术性和逻辑性要求。

由于儿童有特殊的解剖生理特点，因此在诊断分析时要特别注意，以免造成误诊。此外，在进行影像检查时需要注意以下两点：①射线曝光：离子辐射的危险对儿童较成人敏感，应尽量减少不必要的曝光，如重复摄片。②镇静：为了在检查中让患儿不动、减少不适和提高影像质量，常需要使用镇静剂。

（三）关节病的X线表现分析提要

关节病具有各种各样的X线表现，有些是共性表现，有些较有特征性，甚至具有特异性。在实际工作中，具体分析每一种X线表现，尤其是主要表现，对提示诊断很有帮助。

1. 软组织肿胀（soft – tissue swelling）　软组织肿胀是关节病常见的X线表现，是滑膜炎、关节积液和关节周围软组织水肿的总和表现。它往往是关节病的早期改变和唯一表现，但常常缺乏特征性和特异性。

手指的一致性软组织肿胀常见于感染性关节炎、神经营养性关节炎、牛皮癣性关节炎（图1）、瑞特综合征和幼年类风湿性关节炎。

近指间关节和掌指关节软组织肿胀是类风湿性关节炎的典型表现（图2）。

杵状指见于肥大性骨关节病（图3）、甲状腺性杵状指、白血病性杵状指和厚皮性骨膜病。

偏心性软组织肿胀见于痛风和甲状腺性杵状指。

2. 关节间隙改变（joint space changes）　关节间隙增宽：早期增宽是由于积液，见于所有关节炎。关节软骨增生可致特征性增宽，见于肢端肥大症（图4）。晚期增宽可以是由于嵌入纤维组织或碎屑，如远指间关节增宽很少见，只见于牛皮癣性关节炎（图5）和多中心性网状组织细胞病（类脂性皮肤关节炎，图6）。骨吸收也可导致关节间隙增宽，如神经营养性关节病。

关节间隙狭窄：是关节病的主要X线表现，见于许多关节病。

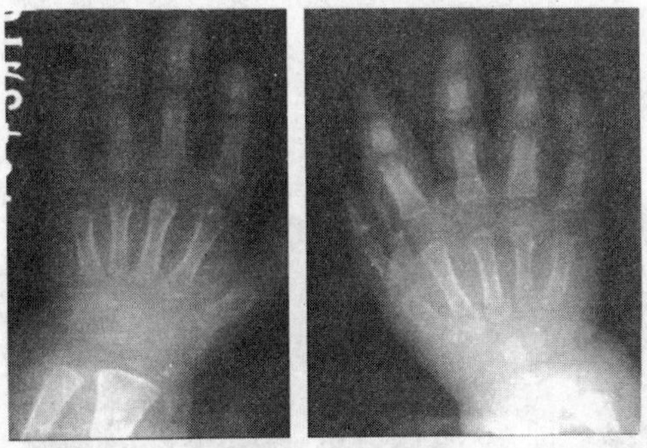

图1　牛皮癣性关节炎(早期)

双手第2～4指软组织肿胀,呈典型"香肠指"改变。左侧第2、4近节指骨薄层骨膜增生

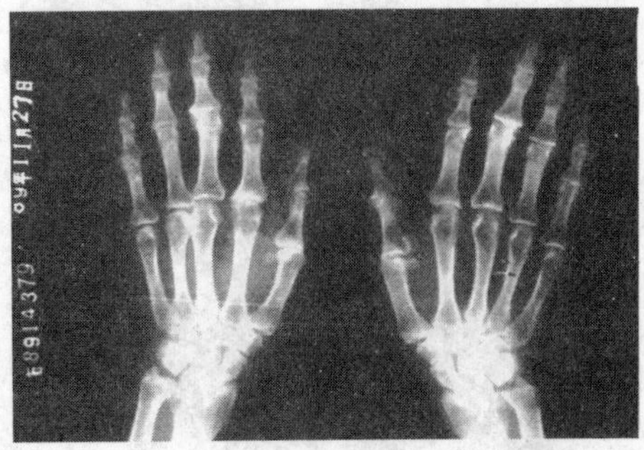

图2　类风湿性关节炎

双手轻度骨质疏松,两侧近侧指间关节及第1～3掌指关节对称性间隙狭窄、边缘骨侵蚀、轻度软骨下骨硬化、边缘骨增生及软组织肿胀,腕关节间隙模糊

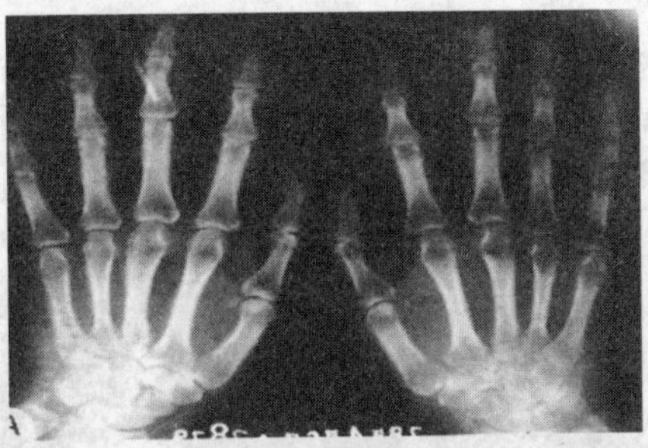

A

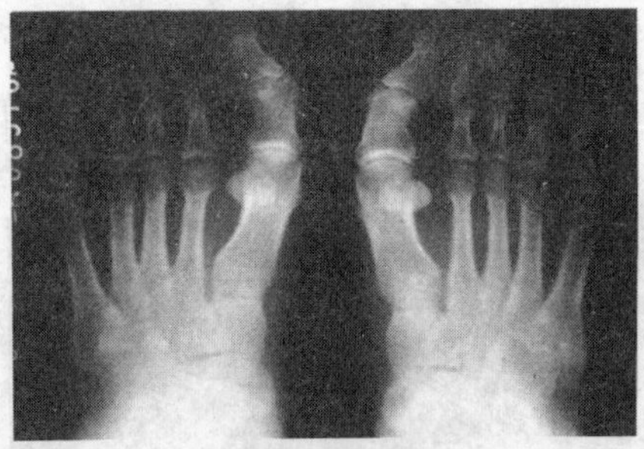

B

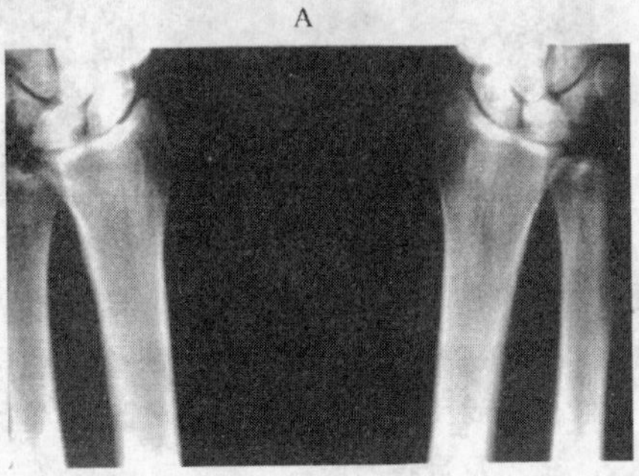

C

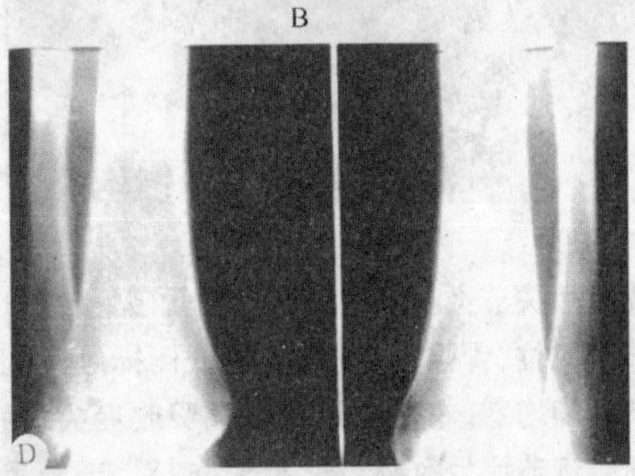

D

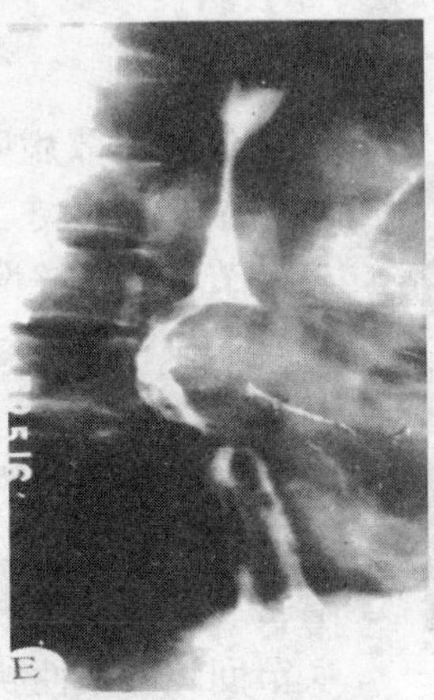

E

图3　肥大性骨关节病

A. 双手第2～5远指软组织杵状膨隆,但骨质未见异常,双手掌骨和近指骨干对称性骨膜反应,关节周围骨质疏松;B. 双足第1、2远趾软组织杵状膨隆;C、D. 双侧尺桡骨和胫腓骨远端骨干对称性薄层骨膜反应;E. 食管钡剂造影示中段肿块型食管癌

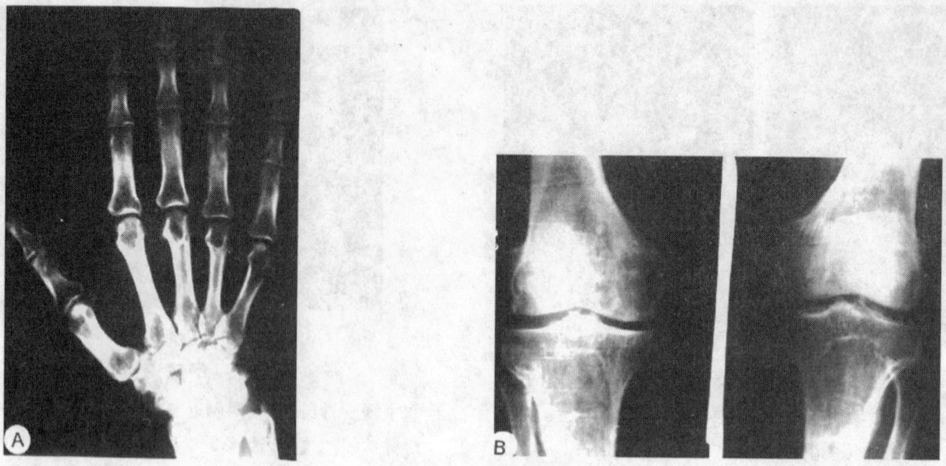

A　　B

图4　肢端肥大症

A. 左手各掌指关节间隙增宽，掌指骨略粗短；B. 双膝关节间隙增宽，骨端变形增大，髁间棘骨增生

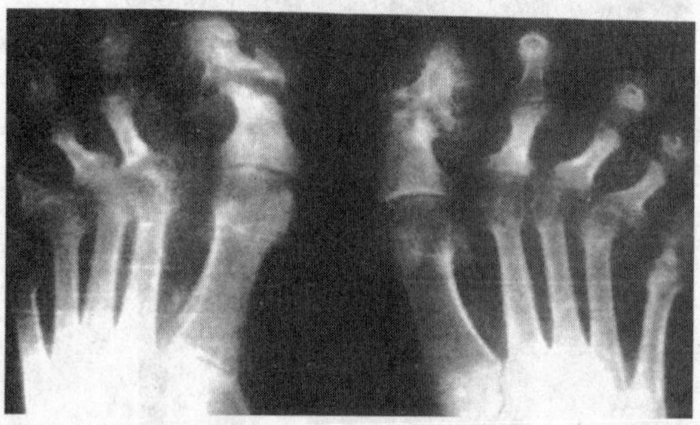

图5　牛皮癣性关节炎。双足关节广泛骨破坏，部分关节半脱位、骨强直，特殊的是双侧拇趾趾间关节间隙增宽，右第4近趾远端吸收变尖，两侧拇趾远节增生致密，呈“象牙样”趾，部分足趾软组织肿胀，呈“香肠趾”表现

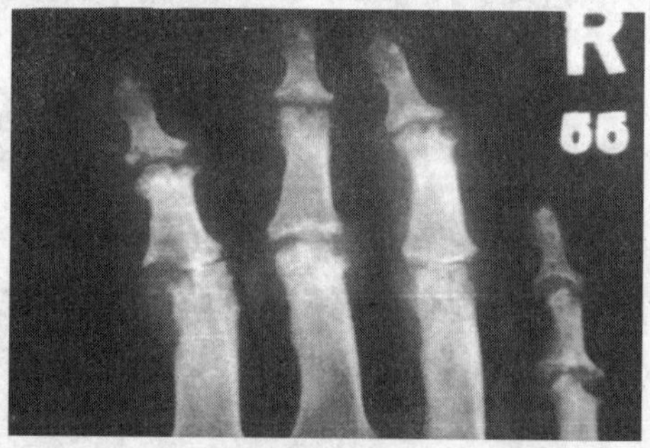

图6　多中心性网状组织细胞病。右手第1～5指间关节狭窄、破坏、边缘骨侵蚀及软组织肿胀，近侧指间关节较远侧指间关节改变为重，无骨质疏松及骨膜反应

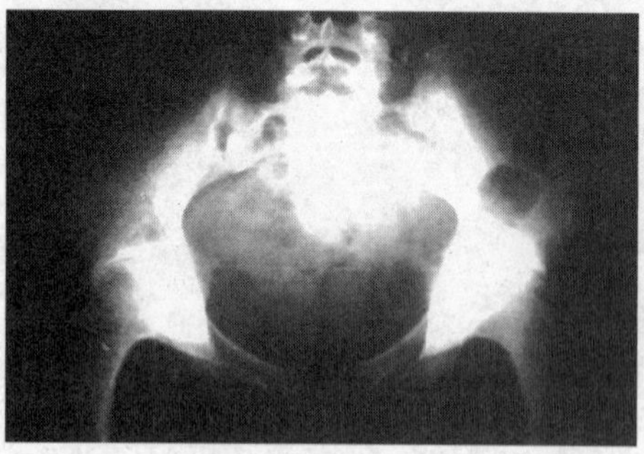

图7　类风湿性关节炎。双侧髋关节间隙狭窄，软骨下轻度骨硬化，软骨下小囊变，髋臼变深，双侧骶髂关节未见异常

各种关节病引起软骨破坏的病理机制各不相同。如化脓性关节炎是脓液中的蛋白溶解酶破坏软骨；结核性关节炎是结核性血管。破坏软骨；类风湿性关节炎是纤维性血管翳替代软骨；骨性关节病是关节软骨纤绒样变和退变；痛风是酸性尿酸钠结晶沉淀。

各种关节病所致的关节间隙狭窄的X线表现类型不同，据此可将各种关节病分组分类，对分析提示诊断有重要意义，是常规X线最有诊断价值的作用之一。如关节间隙一致性狭窄，见于炎性关节炎，主要有化脓性关节炎、类风湿性关节炎（图7）和血清阴性脊椎关节病。如关节间隙非一致性狭窄，见于退行性关节炎（图8），包括原发性和继发性骨性关节病，以负重区为重，在膝和髋关节最明显，继发性见于CPPD沉淀病、创伤后关节炎、神经性关节炎及骨发育不良或代谢病引起的骨性关节病。如关节间隙正常或接近正常，可见于痛风、滑膜骨软骨瘤病、色素沉着绒毛结节性滑膜炎和肥大性骨关节病。

关节间隙狭窄合并骨改变，主要有四种类型：①在关节边缘形成骨刺，常见于骨性关节病（图8）。②局限性骨吸收或侵蚀，见于结核性关节炎（图9）。③广泛的骨密度减低，见于类风湿性关节炎（图7）。④邻近骨皮质出现线状骨膜反应。

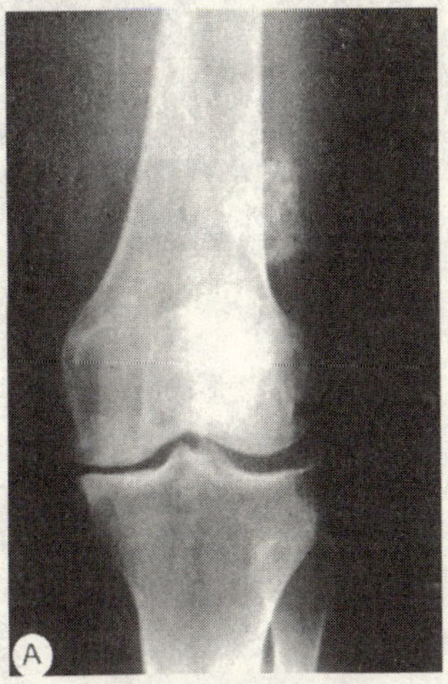

A

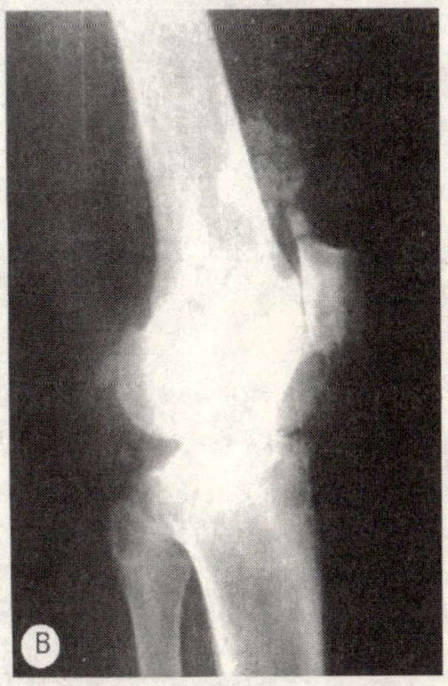

B

图8　骨性关节病

左膝关节正位（A）示胫股关节内侧间隙明显狭窄，软骨下硬化，两侧边缘骨增生，髁间棘增生变尖。侧位（B）示髌股关节间隙狭窄，软骨下硬化，髌骨后上下缘骨增生，髌上囊棉团状钙化

3. 骨侵蚀（bony erosion）　骨侵蚀是由于增生滑膜和肉芽组织的直接机械作用所致，是关节病的主要X线表现，见于许多关节炎，如类风湿性关节炎、幼年类风湿性关节炎、化脓性关节炎、结核性关节炎、痛风、色素沉着绒毛结节性滑膜炎等。各种关节炎在表现类型上有不同，如类风湿性关节炎为边缘、压迫和表面侵蚀（图10）；化脓性关节炎以关节负重面为主，进展快；结核性关节炎以边缘侵蚀为主（图9），进展慢；痛风的侵蚀远离关节面，有硬化缘，呈特征性的悬垂边缘或骨刺样外翘突起（图11）。

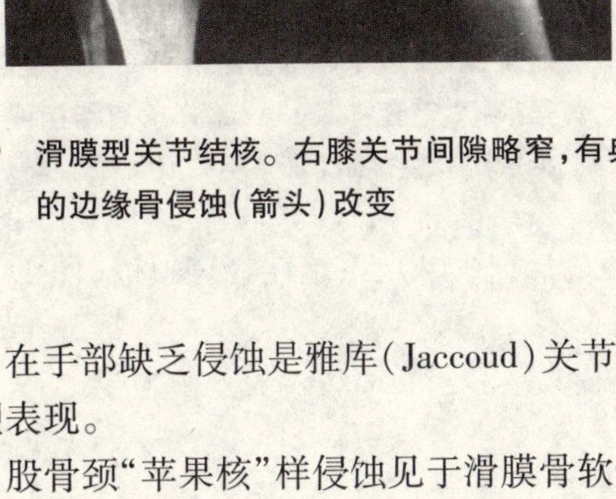

图9　滑膜型关节结核。右膝关节间隙略窄，有典型的边缘骨侵蚀（箭头）改变

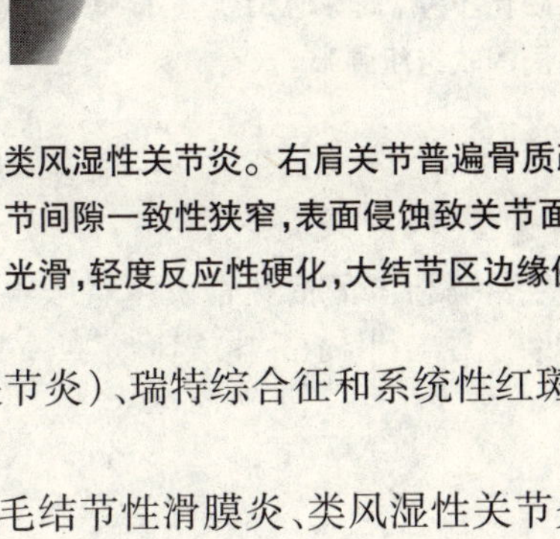

图10　类风湿性关节炎。右肩关节普遍骨质疏松，关节间隙一致性狭窄，表面侵蚀致关节面粗糙不光滑，轻度反应性硬化，大结节区边缘侵蚀

在手部缺乏侵蚀是雅库（Jaccoud）关节炎（慢性风湿热后关节炎）、瑞特综合征和系统性红斑狼疮的典型表现。

股骨颈“苹果核”样侵蚀见于滑膜骨软骨瘤病、色素沉着绒毛结节性滑膜炎、类风湿性关节炎、淀粉

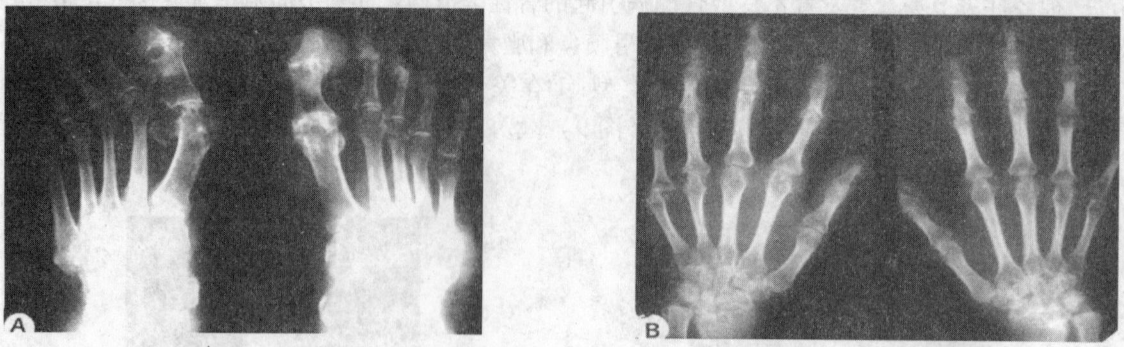

A　　　　B

图11　痛风(晚期)

A. 两侧第1跖趾和趾间关节有边缘侵蚀、骨端缺损、外压凹缺及软骨下囊变等多种骨破坏形式,关节间隙狭窄及半脱位(右跖趾关节),关节周围结节状软组织肿胀,两侧跗骨区也有骨改变及软组织肿胀;B. 双手掌指和指间关节不对称性边缘骨侵蚀破坏、骨刺样突起、关节狭窄和半脱位及软组织肿胀,双侧腕骨破坏、关节狭窄、右桡腕关节下囊变、左桡腕关节纤维性强直及腕部软组织肿胀

样变性。

膝髁间切迹侵蚀见于血友病(图12)、幼年类风湿性关节炎、结核性关节炎。

4. 骨囊肿(bony cysts)　关节下囊肿又称软骨下囊肿或假囊肿,多见于类风湿性关节炎、骨性关节病等。

5. 骨吸收(resorption of bone)　关节附近的骨吸收见于类风湿性关节炎、牛皮癣性关节炎和神经营养性关节病。

手足小关节“铅笔套”(pencil - in - cup)样或“研和杵”(mortar - and - pestle)样畸形(凸侧变细变小,而凹侧扩大变深),见于牛皮癣性关节炎(图13)、硬皮病、结节病、神经营养性关节病和麻风病。

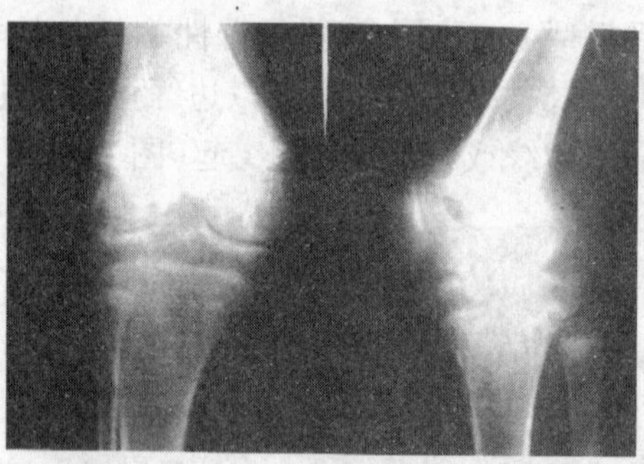

图12　血友病性关节病。膝关节间隙狭窄,关节面硬化不整,骨骺增大变方,髁间窝增宽增深,周围软组织肿胀

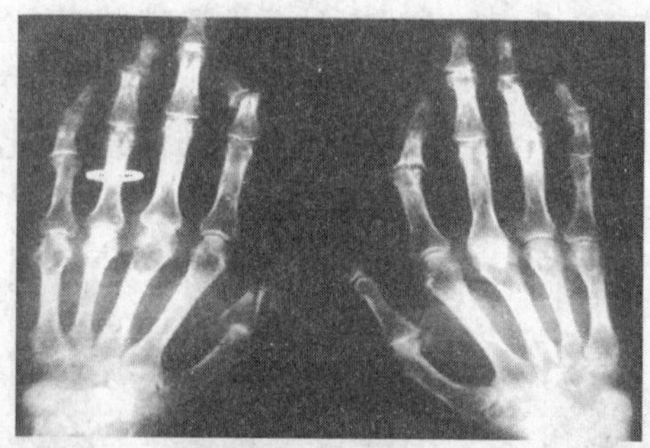

图13　牛皮癣性关节炎。左第2近侧指间关节和双侧第5远侧指间关节破坏,呈“笔套样”早期表现,右拇指和食指远侧指间关节明显破坏,呈典型“笔套样”表现,部分掌指和指间关节半脱位和骨强直,双侧腕关节骨性强直

锁骨远端和末节指丛常发生骨吸收,见于许多疾病,如硬皮病(图14)、系统性红斑狼疮(图15)、神经营养性关节病(图16)和麻风病等。

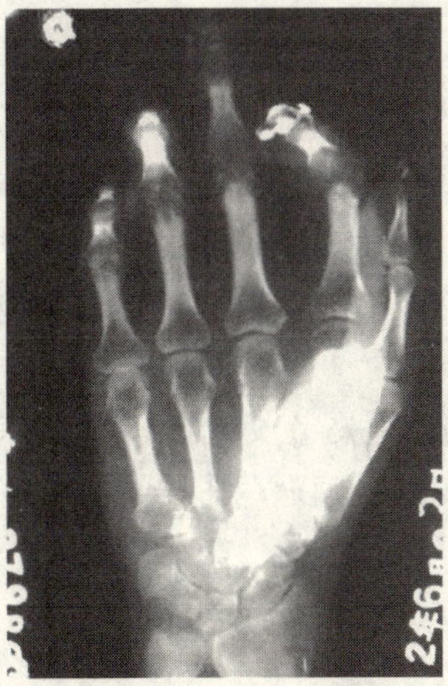

图 14 硬皮病

右手骨质疏松，远指骨吸收变尖，部分指间关节屈曲挛缩畸形

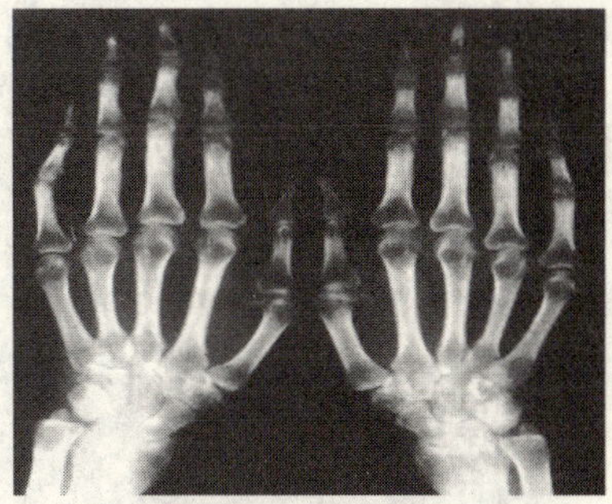

图 15 系统性红斑狼疮

双手关节周围型骨质疏松，远指吸收变细变尖

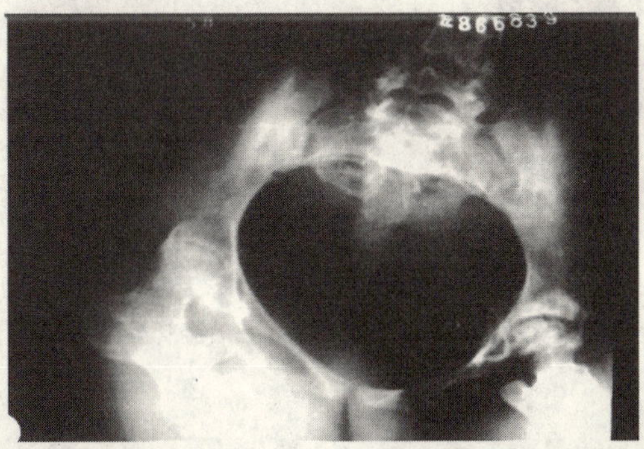

A

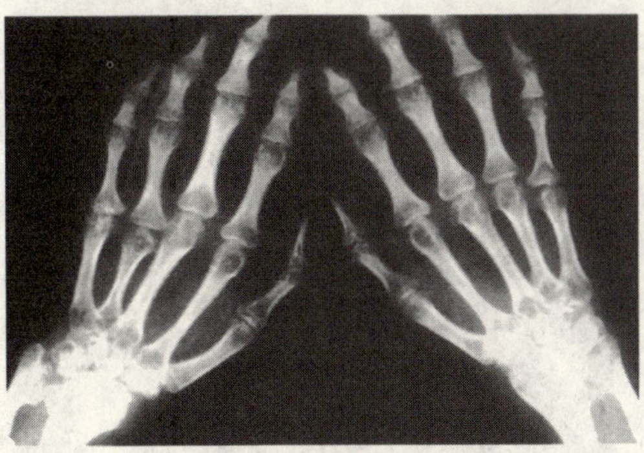

B

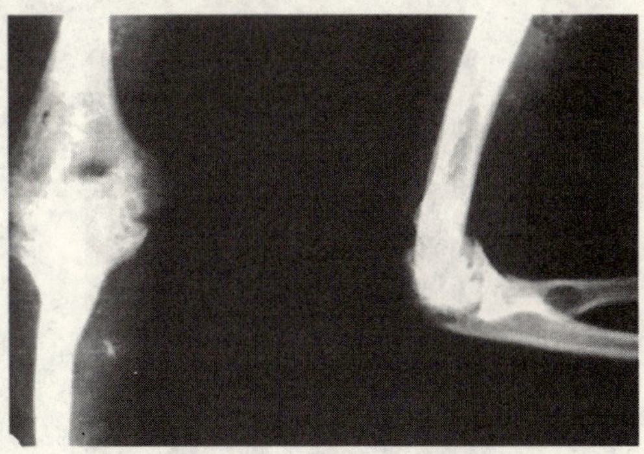

C

图 16 神经性关节病

A. 双髋关节狭窄、破坏、硬化、囊变，髋臼变浅，关节内收和外展畸形；B. 双腕关节破坏，尺桡骨远端肥大、半脱位，掌指和指间关节轻度狭窄退变及关节周围骨疏松，部分远指吸收变尖；C. 右肘关节狭窄、肥大、硬化及增生

6. 骨质疏松（osteoporosis） 关节周围骨质疏松（图 15）反映了关节炎的急性期，通常伴有关节周围软组织肿胀。广泛性骨质疏松反映了关节病的慢性期，可进展成一致性骨萎缩，常见于类风湿性关节炎、强直性脊柱炎、结核性关节炎、化脓性关节炎、霉菌性关节炎、硬皮病（图 14）、晚期系统性红斑狼疮、

血友病。

7. 骨质增生(osteophytes)和软骨下硬化(subchondral sclerosis) 关节的骨质增生和软骨下硬化两者常并存,与软骨下囊肿也常并存,均是原发性和继发性骨性关节病的特征表现(图8)。

早发性退行性关节病:即早发性继发性骨性关节病,见于髌骨软化症、褐黄病、肝豆状核变性(Wilson病)、血色病、神经营养性关节病、大骨节病、缺血性坏死、侵蚀性骨关节炎、血友病、化脓性关节炎、结核性关节炎、幼年类风湿性关节炎、损伤、灼伤、冻伤、肢端肥大症、痛风、淀粉样变性、椎体骺板骨软骨病(Scheuermann disease)、外生骨疣。

8. 骨膜反应(periosteal reaction) 骨膜反应见于幼年类风湿性关节炎(图17)、瑞特综合征(图18)、强直性脊柱炎、化脓性关节炎、肥大性骨关节病(图3)和厚皮性骨膜病(图19)等。

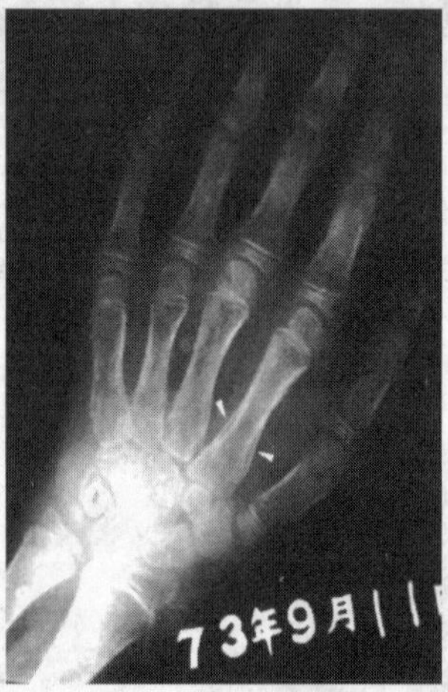

图17 幼年类风湿性关节炎

右手腕普遍骨质疏松,关节软组织肿胀,腕骨轮廓模糊,部分掌指骨可见薄层骨膜反应(箭头)

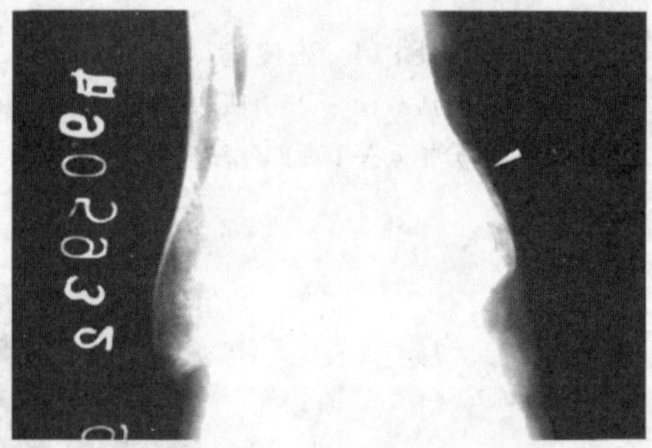

图18 Reiter 综合征

右胫骨内侧(内踝)不规则单层骨膜增生(箭头)

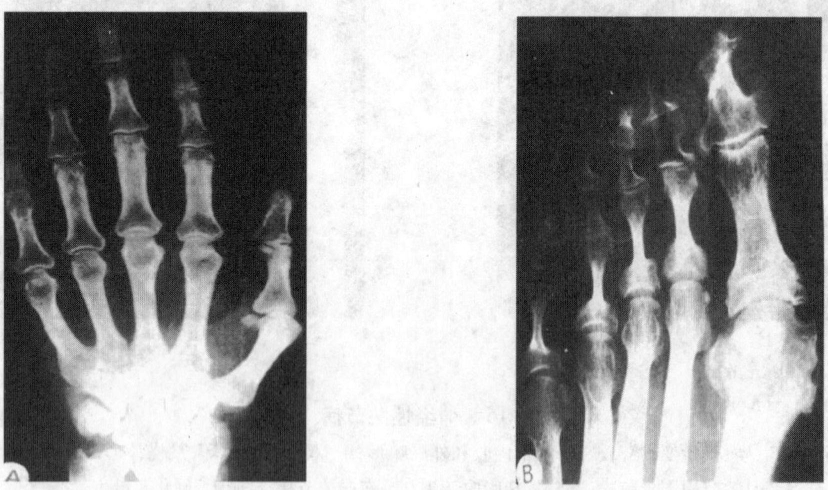

A B

图19 厚皮性骨膜病

手(A)足(B)部分远指丛骨吸收,尺桡骨远端骨干可见增厚不规则骨膜增生,第1跖趾关节肥大增生手的骨膜反应见于肥大性骨关节病、甲状腺性杵状指和厚皮性骨膜病。

拇趾远节基底部的绒毛样骨膜反应见于瑞特综合征和牛皮癣性关节炎。

(1)肥大性骨关节病(hypertrophic osteoarthropathy):原因有支气管肺癌、胸膜间皮瘤、肺转移瘤、支气管扩张、肺脓肿、肺结核、肺霉菌病、脓胸、肺动静脉瘘、青紫型先天性心脏病、慢性肝病、肝硬化、胃肠道恶性肿瘤、慢性溃疡性结肠炎、鼻咽癌、结节性多动脉炎、原发性吸收不良综合征(celiac disease)、厚皮性骨膜病、甲状腺性杵状指。

(2)附着病(enthesopathy):又称附丽病,为肌肉肌腱附着处出现不规则新骨形成或骨侵蚀,多见于跟骨结节、坐骨结节、股骨大转子、肱骨大结节等部位,为一种特殊骨膜反应,见于强直性脊柱炎(图20)、类风湿性关节炎、瑞特综合征(图21)、牛皮癣性关节炎、白塞综合征、慢性炎症。

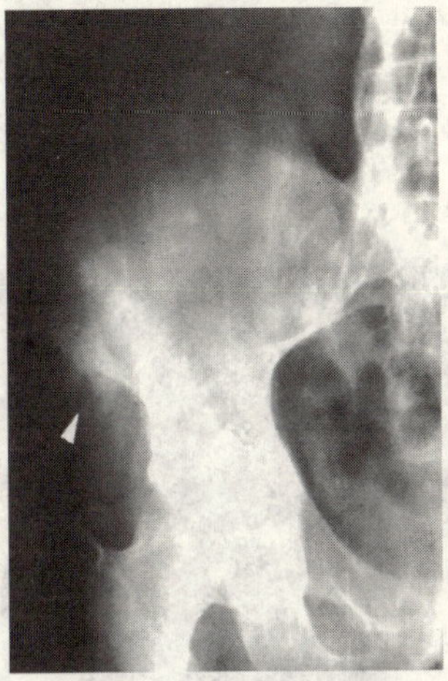

图20　强直性脊柱炎

右侧髂前下棘羽毛状骨化(箭头),骶髂关节强直,髋关节间隙狭窄,腰椎小关节强直,椎旁韧带骨化

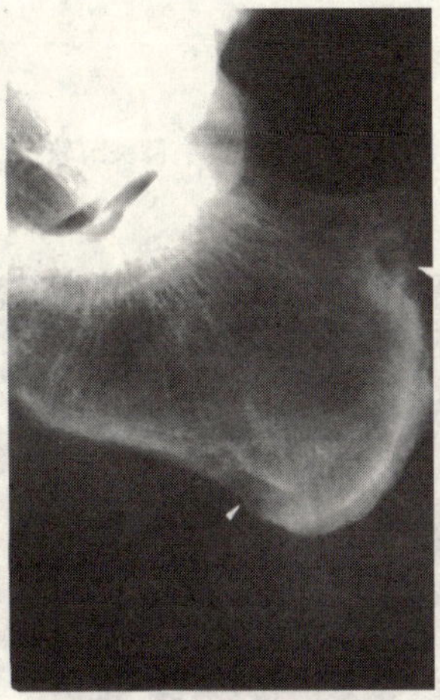

图21　Reiter 综合征

右跟骨后结节骨质侵蚀、囊变、周围反应性硬化(大箭头),前结节局部骨疏松、侵蚀(小箭头)

9. 骨化中心(ossification centers)　骺骨化中心的出现和闭合时间及形态和结构的改变,特征表现是骨骺增大、轮廓不规则、骨质疏松和骨小梁粗糙,肢体可发生变短或变长,见于幼年类风湿性关节炎(图22)、青少年关节结核和血友病(图12)。

胫距倾斜(tibiotalar slant)为骨骺发育变形所致,见于血友病、幼年类风湿性关节炎、多发性骨骺发育不良、镰状细胞贫血、纤维结构不良、神经纤维瘤病、代谢性疾病、创伤后。

10. 关节轴线异常(malalignment)　轴线异常表现为偏离、屈曲或过伸,以手部关节具有特征性,见于类风湿性关节炎、系统性红斑狼疮和 Jaccoud 关节炎。如掌指关节的尺偏,在类风湿性关节炎可合并侵蚀(图23),而后两种病不合并侵蚀。手指的"纽扣状"(boutonniore)畸形和"鹅颈状"(swan - neck)畸形(图24),前者由近指间关节屈曲和远指间关节过伸组成,后者刚好相反。

11. 关节脱位和半脱位(dislocation and subluxation)　关节脱位是临床X线的一种常见征象,按病因分为四种类型。①先天性脱位:如先天性髋关节脱位。②病理性脱位:是指关节结构缺损(自发性脱位)或关节破坏性疾病〔化脓性关节炎、类风湿性关节炎(图23)、结核性关节炎及神经性关节病〕引起的关节脱位。③创伤性脱位:最常见,肩、肘关节多见。④复发性脱位:通常先有一个暴力性脱位,引起韧带或关节面的永久损伤,肩、髌股和踝关节最常受累。

12. 关节不稳(instability)　关节不稳主要见于损伤后,原因有:①韧带松弛;②肌肉无力;③骨缺损:指关节盂缘的损伤性缺损,常见于肩关节。损伤也可导致另一种类型的不稳,又称作复发性脱位。

关节轴线异常、关节脱位和关节不稳三者在概念上相近,有时易混淆,但严格地说它们在含义上有不同。笔者认为它们主要在原因和病变程度上有不同,如轴线异常的原因主要是由各种关节病引起关

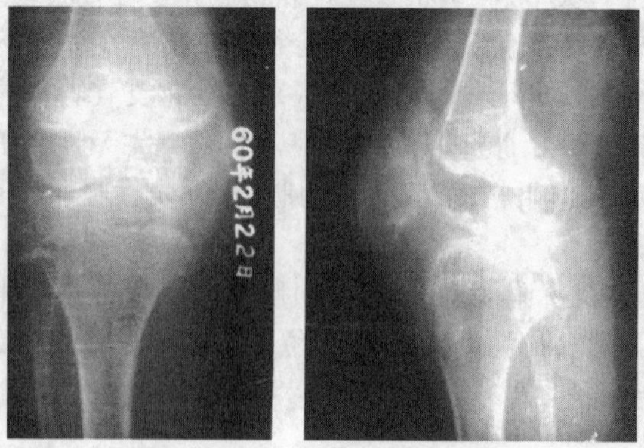

图22 幼年类风湿性关节炎

右膝关节软组织肿胀，骨质疏松，关节面不整，关节间隙变窄，骨骺增大

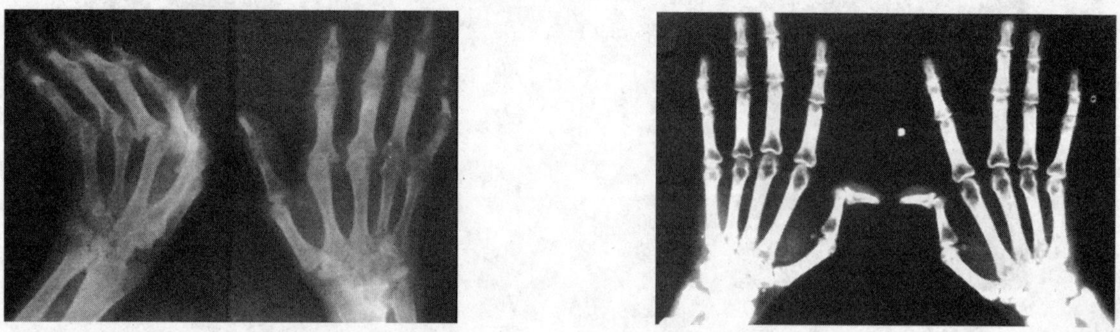

A B

图23 类风湿性关节炎

双手关节旁骨质疏松。两侧腕骨破坏，腕关节间隙狭窄、破坏、消失及部分骨性强直。双侧掌指关节破坏、狭窄、尺偏、半脱位，以右侧为著。指间关节狭窄。各指骨骨硬化

节支持结构的紊乱，病变程度较轻，可反复发作；脱位的原因有多种如损伤性、病理性、先天性等，病变程度较重，严重影响关节功能，一般不反复发作；关节不稳的原因主要是损伤性，病变程度不重，但影响关节功能，可反复或持续存在关节不稳，严重者可进展成关节脱位，尤其是造成复发性脱位。

13. 关节畸形（joint deformity） 先天性关节畸形主要有先天性髋脱位、先天性畸形足、马德隆（Madelung）畸形（图25）和先天性脊柱侧弯等。

获得性关节畸形的原因有：①脱位：创伤性，病理性。②肌肉不平衡：如踝的马蹄足畸形可由背屈肌麻痹（如脊髓灰质炎）所致。③肌肉或肌腱的束缚或挛缩：局部感染或损伤所致，如指的屈肌腱的化脓性腱鞘炎可引起指间关节的屈曲畸形。④软组织挛缩：如杜普伊特伦挛缩（Dupuytren′s contracture）为增厚和挛缩的掌腱膜牵拉掌指和近指间关节，造成一指或多指的屈曲畸形。⑤关节炎。⑥姿势：关节长期习惯性处于畸形位常可导致永久性畸形，如拇趾跖趾关节的外偏，即拇外翻（hallux valgus）。⑦特发性。

14. 关节紊乱（disorganization） 关节紊乱指的是各种关节病引起关节结构的破坏，从而导致关节形态的紊乱，可以看作是获得性关节畸形的一种特殊类型。

大关节紊乱（图16）是神经性关节病（夏科关节，Charcot joint）的典型表现，可见骨端的碎片、脱位和软组织碎屑。原因有梅毒（脊髓痨）、脊髓空洞症、糖尿病、先天性无痛症、关节内注射激素、脊髓脊膜膨出、脊柱裂、麻风病、脊髓损伤、脑损伤、脊髓炎性病变（蛛网膜炎、急性脊髓炎、脊髓灰质炎）、肢端营

养不良性神经病、淀粉样神经病、神经病、肾移植后、酒精中毒、麻醉剂延长使用、库欣综合征、恶性贫血、硬皮病。

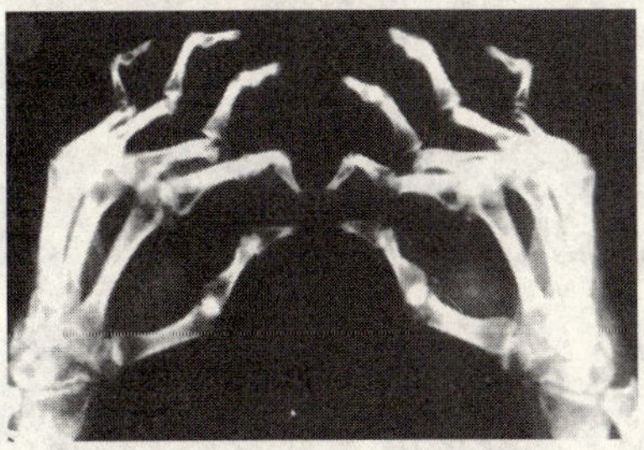

图 24　系统性红斑狼疮(显示没有侵蚀的关节畸形)

A. 双侧拇指指间关节背侧半脱位;B. 双侧近指间关节过伸和远指间关节过屈,为典型的鹅颈样畸形

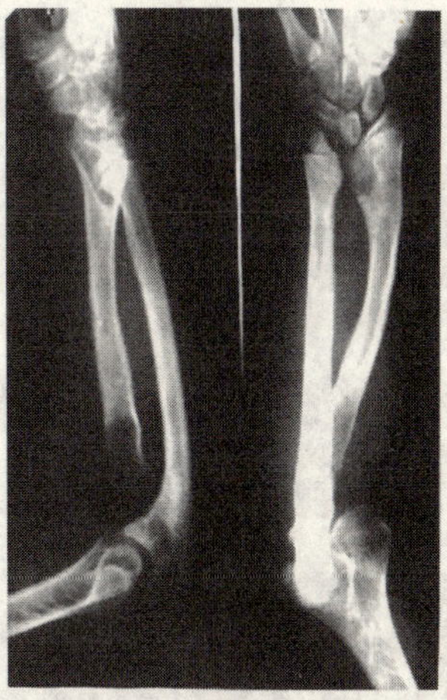

图 25　桡骨发育不良,马德隆畸形(轻)

桡骨发育粗短弯曲,尺桡骨远端相对侧骨骺及干骺发育差,远端关节面对应倾斜,呈"八"字形,近远侧尺桡关节脱位

小关节紊乱主要有手足的短缩套叠和残缺性关节炎。残缺性关节炎(arthritis mutilans)指的是手足的破坏性关节炎,有骨侵蚀和骨溶解,短缩套叠和关节融合,见于类风湿性关节炎(图 26)、幼年类风湿性关节炎、牛皮癣性关节炎(图 13)、侵蚀性骨关节炎、麻风病(图 27)、糖尿病、慢性感染、类脂性皮肤关节炎、Reiter 综合征。

15. 关节强直(ankylosis) 关节强直分纤维性和骨性两种类型,但 X 线只能观察后者。骨强直常见于类风湿性关节炎(图 23)、幼年类风湿性关节炎、牛皮癣性关节炎(图 13)和感染性关节炎。

16. 关节内游离体(loose bodies in joints) 游离体可以是骨、软骨或滑膜源性,见于滑膜骨软骨瘤病(图 28)、剥脱性骨软骨炎(图 29)、关节内骨折碎片、神经营养性关节病、骨性关节病、创伤性关节炎、关节内肿瘤钙化、感染性关节炎的死骨、假痛风综合征、大骨节病。

17. 关节软骨钙化(chondrocalcinosis) 假痛风综合征(图 30)、甲状旁腺功能亢进症、退行性关节病、褐黄病、痛风、血色病、肝豆状核变性、损伤后、特发性、肢端肥大症、低磷酸酶症、糖尿病、草酸中毒。

18. 关节内钙化(intra – articular calcification) 滑膜骨软骨瘤病(图 28)、滑膜瘤、钙化性滑膜炎、关节囊内软骨瘤、甲状旁腺功能亢进症、维生素 D 过多症、羟磷灰石沉淀病。

19. 关节周围钙化(periarticular calcification) 甲状旁腺功能亢进、甲状旁腺功能低下、维生素 D 过多症、痛风、假痛风、类风湿性关节炎、皮肌炎、硬皮病、红斑狼疮、褐黄病、糖尿病、钙化性肌腱炎及滑囊炎、结核病、广泛性钙化、骨化性肌炎、滑膜骨软骨瘤病(图 28)、滑膜瘤、转移性钙化、瘤样钙质沉着症、骨软骨病、动脉瘤样骨囊肿、截瘫、结节病、损伤后骨化、成年性早老综合征(Werner's syndrome)、Pellegrini – Stieda(膝内侧副韧带钙化)、饮牛奶者综合征。

20. 椎间盘钙化(calcified intervertebral discs) 特发性(图 31)、损伤后、褐黄病(图 32)、假痛风(只在纤维环)、维生素 D 过多症(纤维环)、强直性脊柱炎。

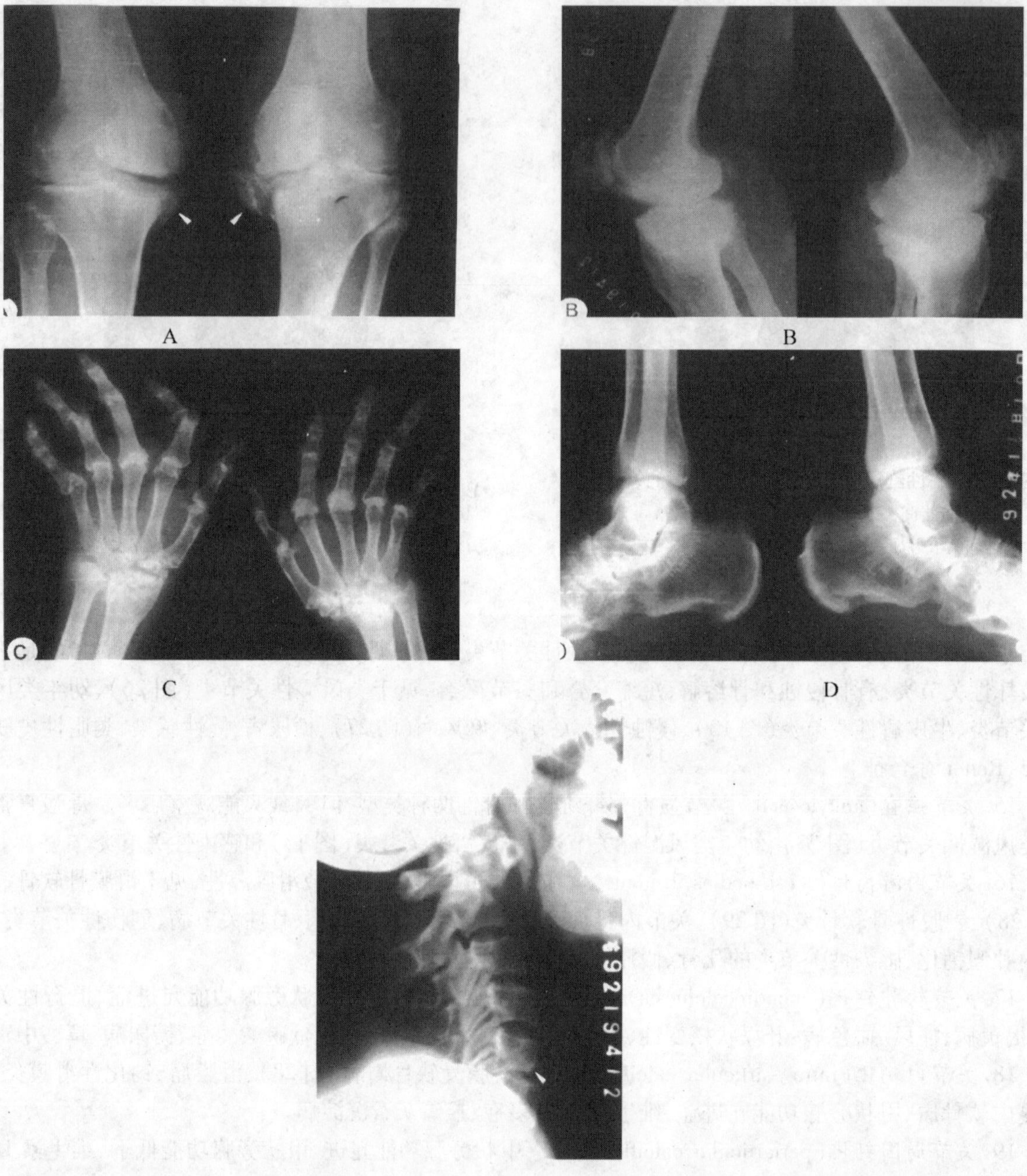

图 26　类风湿性关节炎

A. 双膝关节间隙一致性狭窄,内侧胫骨平台塌陷、碎裂及游离骨块(箭头),软骨下骨质硬化;B. 双膝关节胫骨关节面塌陷,软骨下骨硬化,关节囊肿胀,髌股关节狭窄、增生、硬化;C. 双手掌指关节及近侧指间关节侵蚀破坏,尺偏及半脱位,关节囊普遍肿胀。双侧腕关节明显骨质破坏并关节脱位。普遍骨质疏松,部分关节软骨下骨硬化;D. 双踝关节间隙一致性狭窄,软骨下轻度骨硬化;E. 环枢关节前脱位,环齿前间隙增宽,约 12 mm。C5 ~6 椎间隙狭窄,C5 椎体前下缘骨侵蚀破坏(箭头)

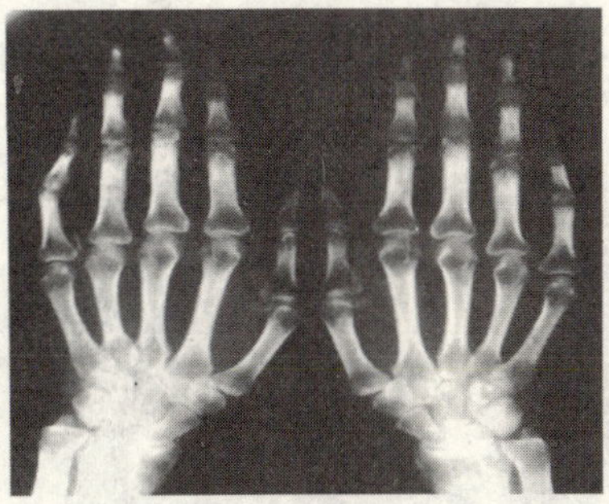

图 27　麻风病。双手各指间关节挛缩及半脱位，呈“爪形手”表现

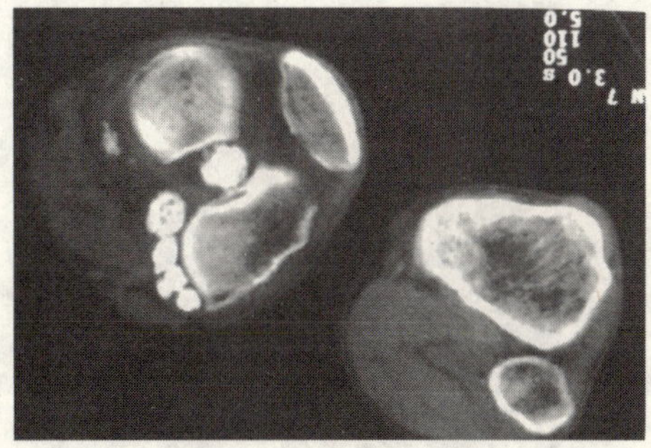

图 28　滑膜骨软骨瘤病。CT 示右膝关节囊肿胀，关节内及周围有散在钙化结节，已形成游离体

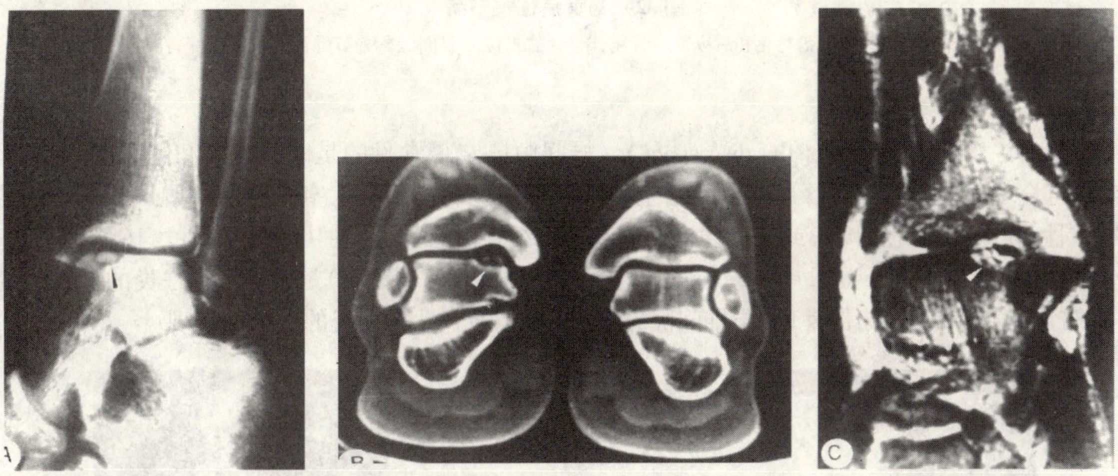

A　　B　　C

图 29　剥脱性骨软骨病

A. 平片示典型 X 线表现，距骨前上滑车面下有一游离骨块，周围有透亮环（箭头）；B. CT 轴扫亦清楚显示典型表现，右距骨内侧穹窿有一骨软骨缺损灶（箭头）；C. MR 冠状 T_2 加权显示高信号的关节积液清楚衬托出已分离的骨软骨碎片（箭头）

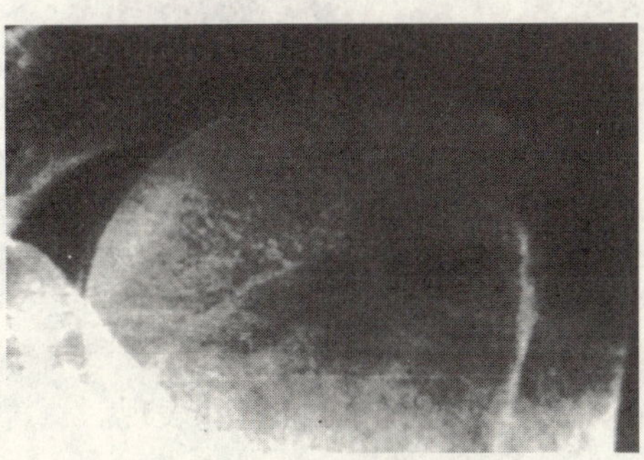

图 30　CPPD 结晶沉淀病

左肱骨头弧形薄线状关节透明软骨钙化

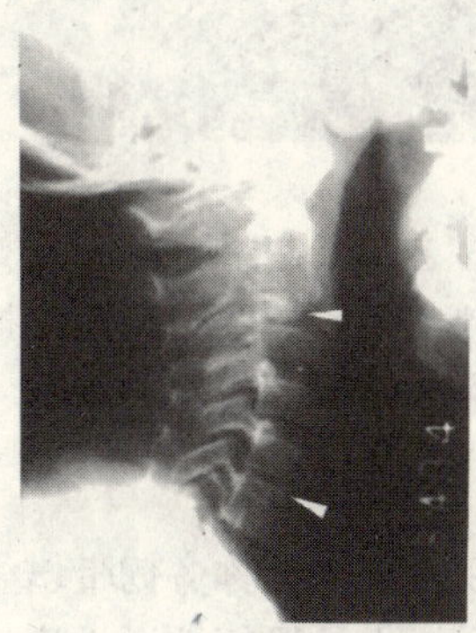

图 31　特发性椎间盘钙化

颈 2 ~ 3 和颈 5 ~ 6 椎间隙内见盘状钙化（箭头）

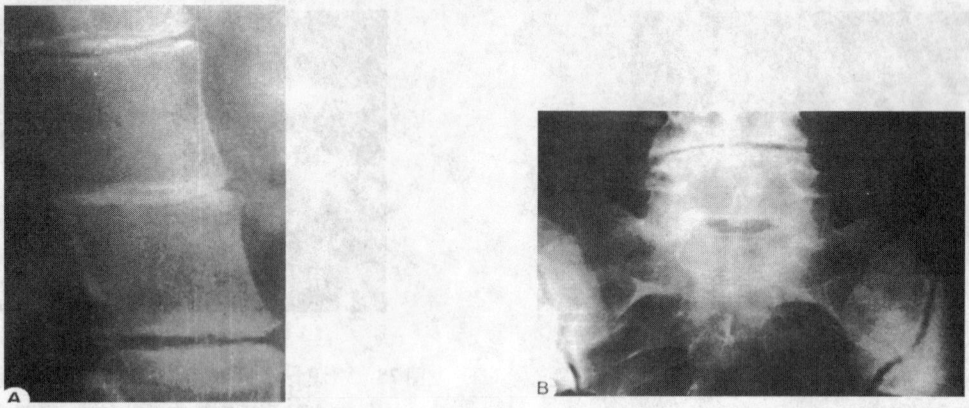

A　　　　B

图 32　褐黄病性关节病

A. 腰椎侧位示椎间隙狭窄、椎间盘钙化和后纵韧带骨化；B. 骨盆正位示双侧骶髂关节骨性关节病改变，左侧骶髂关节下部骨侵蚀

21. 椎间隙狭窄(stenosis of the disc space)　椎间隙狭窄最常见的是髓核脱出和间盘变性，两者可并存，均可合并继发性椎体边缘唇状骨质增生和终板下硬化。局限性狭窄见于髓核脱出、间盘变性、感染(结核性、化脓性)、先天畸形或节段性椎小关节的萎缩伴融合，广泛性狭窄见于褐黄病(图 32)。

22. 椎体改变(changes of the vertebral body)　椎体前缘变方(图 33)是强直性脊柱炎的特殊改变。

韧带增生(图 34)即韧带骨化(与椎间隙方向垂直)是强直性脊柱炎的特征性表现。

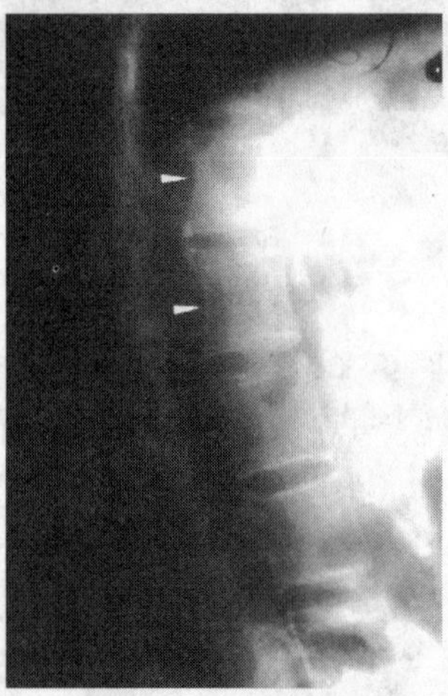

图 33　强直性脊柱炎

腰椎曲度变直，骨质疏松，椎体呈方形，$T_{11,12}$ 椎体后缘扇形凹陷(箭头)，相应椎管前后径增宽

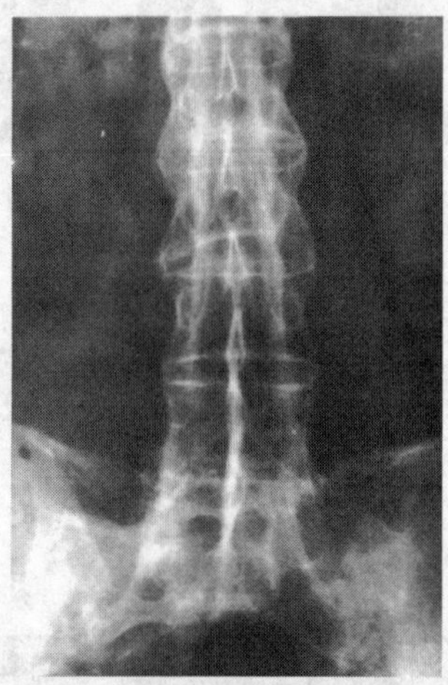

图 34　强直性脊柱炎

椎体方形，骨质疏松，椎小关节间隙消失、强直，椎旁韧带(前后纵及棘间韧带)骨化，呈典型"竹节样"改变。双侧骶髂关节骨性强直，髂腰韧带骨化

不典型韧带增生又称旁韧带增生(图 35)是牛皮癣性关节炎或 Reiter 综合征的特殊表现。

边缘骨质增生是退行性脊椎病的典型表现。

牵引骨质增生(横向外突，距椎体缘约 2 mm 处发出)是脊椎不稳的指征(图 36)。

广泛明显的骨质肥厚增生(图 37)见于 Forestier 病，即弥漫性特发性骨质肥厚症(DISH)。

终板不规则和侵蚀常见于脊椎结核等疾病。

钙化性椎旁肿块是脊椎结核的典型表现。

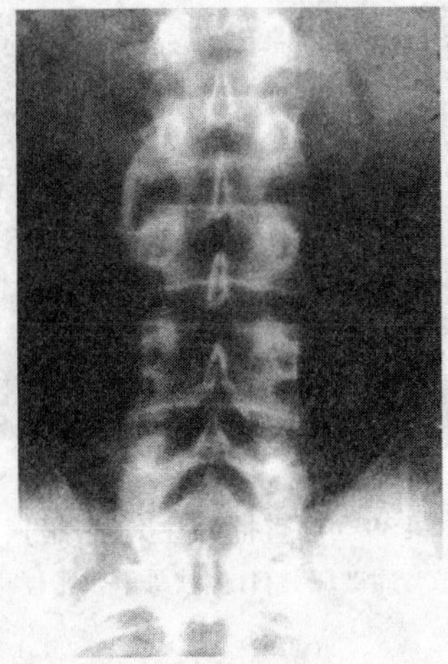

图 35　牛皮癣性关节炎

腰2、3右椎旁不对称性粗大韧带骨化，为Ⅱ型旁韧带增生骨化

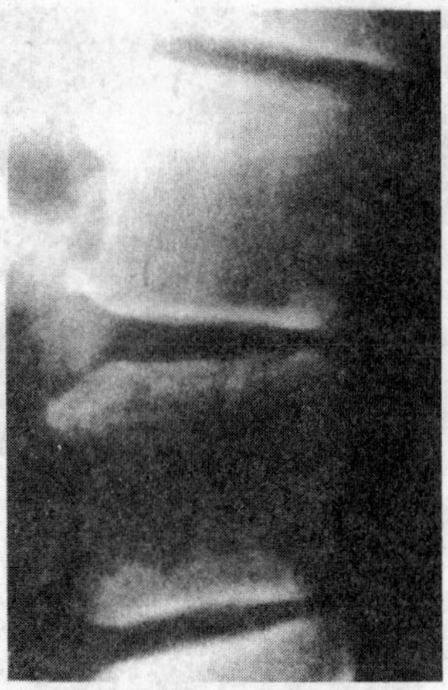

图 36　椎间盘“真空”现象

腰椎间隙狭窄，内有线状透亮影，终板硬化，边缘骨增生。腰3前上缘出现牵引骨刺（黑箭头），腰2～3椎体后缘可见台阶征象（白箭头），提示有节段不稳

23. 椎小关节改变（changes of the apophyseal joints）　椎小关节狭窄、不规则或骨强直（图34）见于强直性脊柱炎、类风湿性关节炎、幼年类风湿性关节炎和牛皮癣性关节炎。

软骨下硬化见于脊椎的骨性关节病。

24. 寰枢关节改变（changes of the atlantoaxial articulation）　寰枢关节半脱位或齿状突的侵蚀和破坏，见于一些关节炎，其中类风湿性关节炎（图26）最常见。

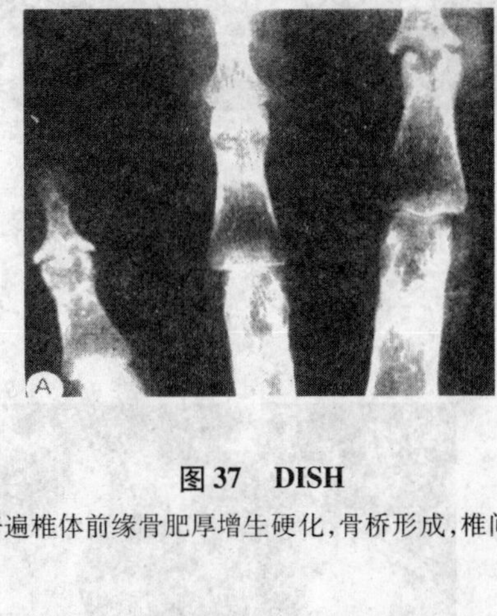

图 37　DISH

胸椎普遍椎体前缘骨肥厚增生硬化，骨桥形成，椎间隙相对存在

25. 脊椎畸形（vertebral deformities）　侧突畸形（scoliosis）：①原发性或特发性结构性侧突畸形：是结构性侧突畸形中最重要的类型，起于儿童或青少年，进行性进展至骨生长停止。②继发性结构性侧突畸形：常见疾病有先天性畸形（如半椎体）、脊髓灰质炎（脊椎肌肉一侧软弱）和神经纤维瘤病。③代偿性脊椎侧突：腰椎侧弯多见，见于骨盆一侧倾斜时，如下肢不等长或一侧髋关节屈曲外展或内收畸形。④坐骨神经性侧突畸形：是一种暂时性畸形，由椎间盘脱出压迫腰或骶神经引起。

后突畸形（kyphosis）：见于脊柱结核、椎体楔形压缩骨折、Scheurmann 病、强直性脊柱炎、老年性骨质疏松和脊柱肿瘤（尤其是转移癌）。

26. 骶髂关节改变（sacroiliac changes）　狭窄、融合、破坏和硬化。①双侧对称：强直性脊柱炎（图38～图41）、致密性髂骨炎、骨性关节病、幼年类风湿性关节炎、肠源性关节炎、痛风、复发性多软骨炎、聚氯乙稀中毒、高雪（Gaucher）病、截瘫、肾性骨营养不良。②双侧不对称：Reiter 综合征、牛皮癣性关节炎、类风湿性关节炎。③单侧：结核性关节炎（图42）、化脓性关节炎（图43）。

27. 髋臼突出（protrusio acetabuli，Otto's pelvis）　双侧：类风湿性关节炎、骨软化、畸形性骨炎、强直性脊柱炎、牛皮癣性关节炎、佝偻病、甲状旁腺功能亢进症、骨质疏松、退行性关节病、成骨不全、原发性、痛风、黏多糖病。

单侧：结核性关节炎、化脓性关节炎、髋臼骨折。

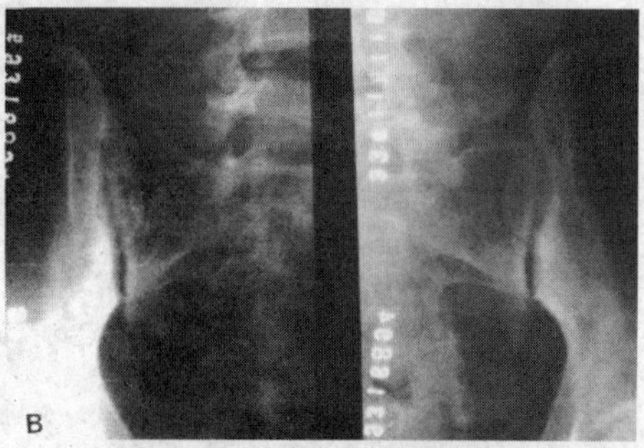

图 38　强直性脊柱炎(Ⅱ级)

斜位片示双侧骶髂关节面骨侵蚀、不光滑,关节下硬化,髂骨侧明显,关节间隙无改变

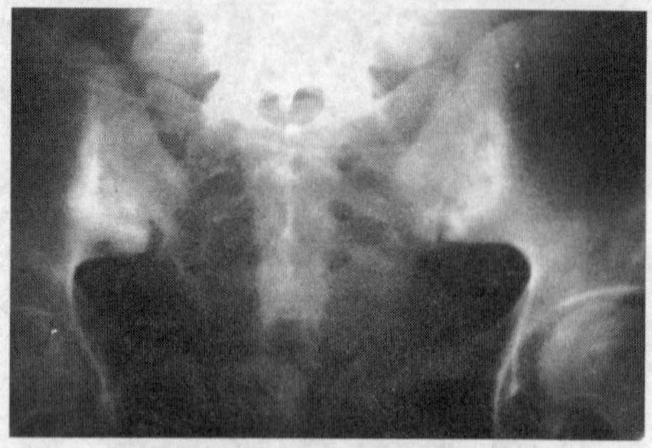

图 39　强直性脊柱炎(Ⅲ级)

双侧骶髂关节骨质破坏,髂骨侧软骨下致密硬化伴囊变,关节间隙狭窄

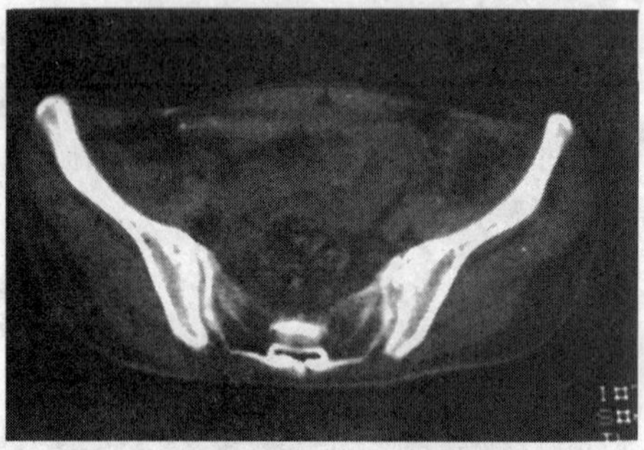

图 40　强直性脊柱炎(Ⅱ级)

CT 示双侧骶髂关节模糊,骨侵蚀破坏,左侧明显,关节间隙无改变

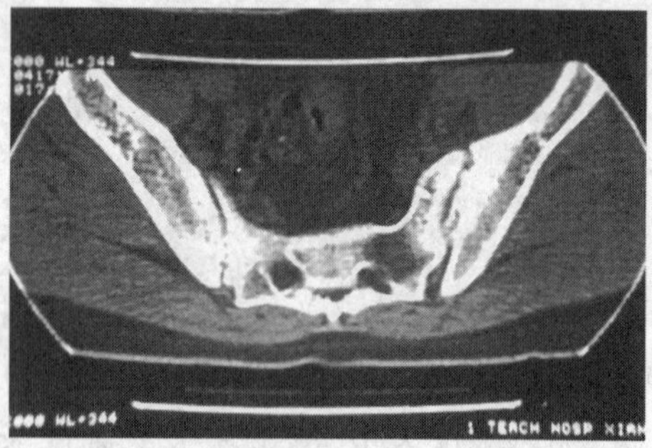

图 41　强直性脊柱炎(Ⅲ级)

CT 示双侧骶髂关节间隙狭窄,关节面破坏,关节下硬化、囊变

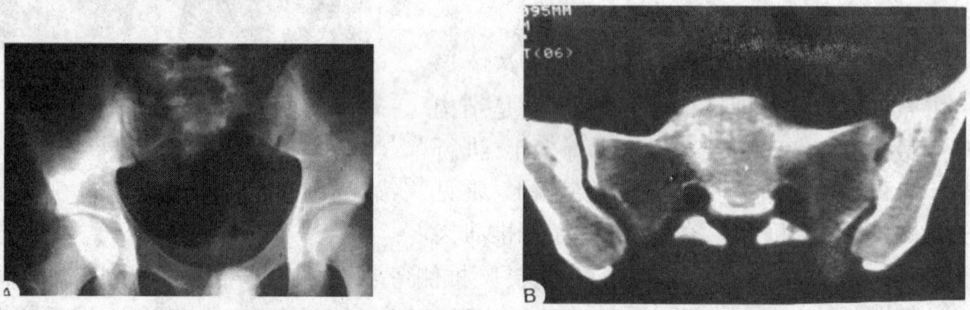

A　　B

图 42　骶髂关节结核

A. 平片示左骶髂关节间隙狭窄,关节面侵蚀。B. CT 横扫更清楚显示关节狭窄及侵蚀破坏征象

28. 髋内翻(coxa vara)　先天性髋内翻、股骨头骺滑脱(骺性髋内翻)、骨折(转子区骨折)、骨骼变软(佝偻病、骨软化、Paget 病)、类风湿性关节炎。

29. 髋外翻(coxa valgus)　麻痹性病变、类风湿性关节炎、遗传性关节 - 眼病、黏多糖病、进行性骨化性肌炎。

(四)关节病的 X 线征象分析提要

关节病的 X 线征象,许多较有特征性,甚至具有特异性。在实际工作中,如发现或认识某些具有价值的 X 线征象,对分析提示诊断很有帮助。

1. 骨化中心消失征(loss of ossification center)　见于儿童化脓性关节炎。

2. 接吻死骨征(kissing sequestration)　对应骨的死骨相互接触称接吻死骨，见于结核性关节炎。

3. 铅笔套征(pencil - in - cup)　为手足小关节，近侧关节面(如中节远端)因骨吸收变细变小，而远侧关节面(如远节近端)骨质增生形如杯口状，似套在中节指骨之上，形如铅笔套。见于牛皮癣性关节炎、硬皮病、麻风病和神经营养性关节病。

4. 拇指松软征(loose and soft thumb)　拇指指间关节脱位或桡侧半脱位，是皮肌炎或多肌炎的特征性畸形。

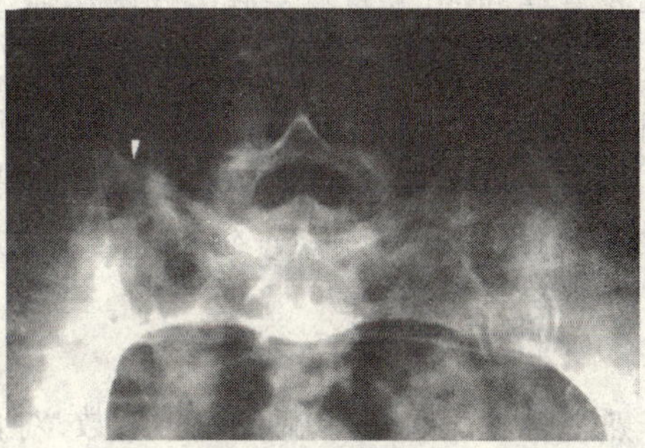

图43　化脓性骶髂关节炎

右骶髂关节狭窄、消失、硬化，部分已骨性强直，上部骶髂韧带骨化(箭头)

5. 腊肠征(sausage)　手指或足趾软组织弥漫性肿胀似腊肠状，或称"香肠指"，常伴有骨膜炎，为牛皮癣性关节炎的典型表现。

6. 特瑞 - 托马斯征(Terry - Thomas' sign)　舟骨和月骨分离，表现为舟月关节间隙增宽和舟骨的掌侧旋转，月骨背屈跑到头状骨的上面，月骨移位原因是桡舟 - 月韧带或 Testut 韧带的受侵松弛或破裂，见于类风湿性关节炎。

7. 肩垫征(shoulder pad)　双侧肩部软组织肿胀伴肱骨头下移及关节间隙增宽，临床体征为肩部增厚似橡皮硬度，见于淀粉样关节病。

8. 跟腱增厚征(thickness of Achilles's tendon)　跟腱厚度正常为 5 ~ 8 mm，超过 8 mm 为异常表现。常见原因为跟腱炎，见于类风湿性关节炎、牛皮癣性关节炎、瑞特综合征等。

9. 连鬓胡须征(whiskering)　在肌腱附着点或应力点处有不规则新骨形成似连鬓胡须，常伴有反应性骨硬化，属于附着病表现，多见于坐骨结节、髂骨缘(图 20)及跟骨结节等部，见于血清阴性脊椎关节病。

10. 腓肠豆征(calf bean)　腓肠豆是位于膝关节囊后部的籽骨，如后移称腓肠豆征，见于滑囊积液和滑囊内肿块，也见于炎症与创伤后水肿。

11. 新月征(new moon)　见于股骨头骺缺血性坏死，初为皮质下新月形透明带，随后透明带消失出现关节面碎裂。

12. 啮咬征(tooth biting)　表现为较大的骨质缺损，常见于缺血性坏死，由于坏死骨碎裂和吸收所致。

13. 烟头征(cigarette head)　软骨坏死征象，表现为关节面模糊粗糙不平似燃烧的香烟头。

14. 三角征(triangled)　当股骨头骨骺滑脱时，股骨颈移向髋臼外侧，使正常人股骨颈干骺端内下方与髋臼后壁形成的三角形阴影消失。

15. 倒拿破仑帽征(oppositing Napoleonic's hat)　见于先天性脊椎滑脱，腰椎前下移位在骶骨上，在前后位投影似倒置的拿破仑帽。

16. 猎狗征(hunting dog)　见于椎弓峡部崩裂，腰椎斜位显示似狗颈部戴项圈样表现。

(陈志刚　郭　琪)

骨肿瘤的影像诊断思路

骨肿瘤的影像诊断很困难，主要原因是分类繁多、征象复杂、同病异征(骨肉瘤有成骨性、溶骨性和混合性骨破坏；骨血管瘤在不同部位表现各异，如脊椎栅栏状，颅骨放射状骨针，长骨网眼状、囊状、多囊状等)、异病同征(转移瘤与嗜酸性肉芽肿、骨囊肿与动脉瘤样骨囊肿)及片面诊断(单纯X线:骨髓炎→尤文氏瘤,动脉瘤样骨囊肿→恶性肿瘤,甲旁亢棕色瘤、嗜酸性肉芽肿→肿瘤。单纯活检:骨化性肌炎→骨肉瘤,骨肉瘤→骨母细胞瘤,出血性骨肉瘤→动脉瘤样骨囊肿,甲旁亢棕色瘤→骨巨细胞瘤)等。

如何正确诊断骨肿瘤,显然诊断思路很重要,笔者认为,在尽可能全面掌握骨肿瘤的基本知识以外,应着重掌握如下诊断分析要领。

一、骨肿瘤的分类

熟悉骨肿瘤的分类,做到心中有数,对骨肿瘤初步定性诊断有很大帮助。

骨肿瘤分类繁多,有WHO、美国、日本及国内的等分类,尽管分类各异,但共同点都是以病理组织学为依据,按肿瘤的组织来源进行分类。

熟悉肿瘤的组织来源,加以分析归纳,对影像诊断有意义。如X线表现有软骨钙化征象,提示肿瘤为软骨组织来源,诊断范围只能在软骨瘤、骨软骨瘤、软骨母细胞瘤、软骨黏液纤维瘤和软骨肉瘤内,再结合其他征象或临床表现不难诊断。

二、骨肿瘤的检查方法

临床检查:包括病史、临床表现及实验室检查,对诊断有一定帮助,如骨样骨瘤有疼痛,骨髓瘤做本周蛋白,但明确诊断很困难,诊断意义有限。

影像检查:X线检查对发现病变,确定部位、范围、性质、进展、治疗、预后有重要作用,是首选的常规检查。CT检查可明确肿瘤的范围(骨髓、软组织)及邻近关系(侵犯、转移),有助于肿瘤分期、治疗及预后评价。MRI检查可多方位清晰显示肿瘤的大小、形态和范围,有助于肿瘤分期、治疗及预后评价(较CT为佳)。X线、CT和MRI在显示肿瘤成分及密度上各有特点,以CT(钙化、脂肪)和MRI(血管、脂肪)较佳。

病理检查:对诊断有决定意义,但取材要准确,避免片面性,要注意密切结合临床表现和X线表现。

作为影像工作者更应该重视和掌握影像检查方法,熟知各种影像检查的优势与限度,合理有序地应用影像检查。

三、骨肿瘤的诊断原则

三个结合:临床、影像和病理三个结合。

三个分析:从临床、影像、病理三个层次分析。

三个重视:重视病史询问和体格检查,重视X线平片质量和分析,重视活检规范操作和病理全面观察。

这既是骨肿瘤的诊断原则,也是骨关节疾病和其他系统疾病的诊断原则。

四、骨肿瘤的诊断步骤

主要是指影像诊断步骤,这样诊断分析时有条不紊,条理清晰,逻辑性强。

第一步:判断是肿瘤、非肿瘤或肿瘤样病变。

第二步:判断是原发还是继发,判断是良性还是恶性。

第三步:初步定性诊断及鉴别诊断。

第四步:如需要进一步明确肿瘤组织成分或肿瘤分期,可进行CT、MRI检查或者穿刺活检。

第五步:如诊断不确定,与原片比较,或随访动态观察。

五、骨肿瘤的读片要点

主要是指X线平片分析要点,掌握读片要素对正确分析判断骨肿瘤的性质有很大帮助。读片要点非常重要，掌握的好往往可见奇效，如肿瘤发生部位，对诊断具有很强的提示作用。

1. 组织来源　骨、软骨、骨髓(恶性)、脂肪。

2. 部位　骨骺——软骨母细胞瘤(图1)、骨母细胞瘤，骨端——骨巨细胞瘤(图2)，骨干——尤文瘤、网织细胞肉瘤、转移瘤，扁骨——骨髓瘤、血管瘤，骨皮质——骨样骨瘤(图3)。脊索瘤好发于颅底、骶骨，造釉细胞瘤好发于下颌骨、胫骨，骨瘤好发于颅骨、鼻副窦(图4)，内生软骨瘤好发于手足短管状骨。

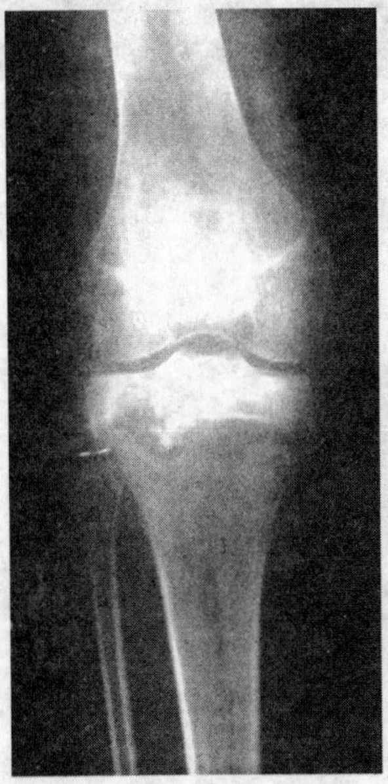

A

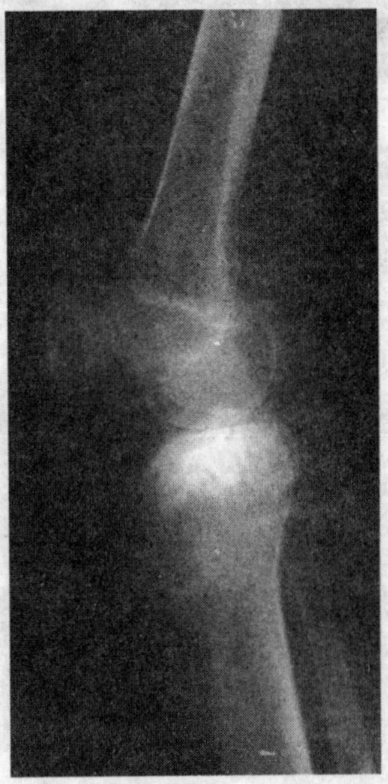

B

图1　软骨母细胞瘤

右胫骨近端骨骺偏腓侧内有一类圆形骨质破坏，跨过骺板，边界清楚，内有多个钙化点

3. 数目　单发——原发良性、恶性，多发——恶性多见，如骨髓瘤、转移瘤；良性少见，但多发性骨软骨瘤、多发性软骨瘤例外。

4. 骨质破坏　中心性(软骨瘤)，偏心性(非骨化性纤维瘤、软骨黏液性纤维瘤、骨巨细胞瘤)，病变外形，有无膨胀，范围大小，是否侵及骨皮质，成骨性(前列腺癌)、溶骨性(肺癌)和混合性(胃肠道癌)。

5. 骨结构改变　病变区内有无钙化、骨化、骨间隔，骨破坏边缘硬化、锐利、模糊，骨膜反应，相邻关节。

6. 软组织改变　肿胀、肿块、钙化、骨化，良性常无改变，或仅有推压移位，恶性多侵犯软组织，出现软组织肿块等改变。

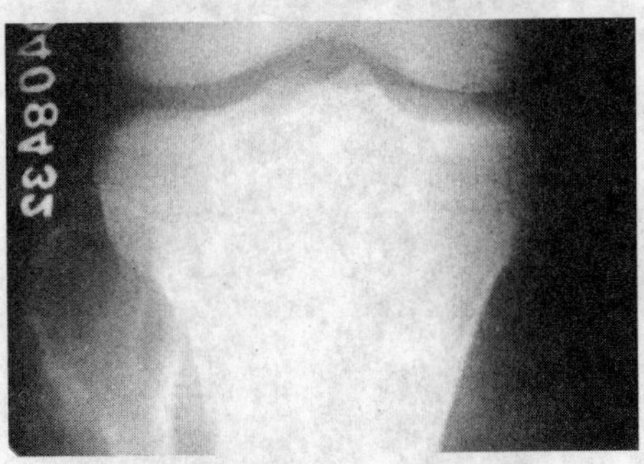

图2　骨巨细胞瘤

男，32岁，右腓骨小头见一类圆形膨胀性骨质破坏，边界尚清楚，内有残留骨嵴，没有钙化灶

六、骨肿瘤的基本征象

主要是指X线征象，也包括CT征象和MRI征象(信号特点)。基本征象是认识、分析和判断骨肿瘤的基础，对骨肿瘤的良恶性鉴别及定性诊断具有重要意义。任何疾病的诊断都是首先从基本征象入手，抓住一个或多个主要征象，加以分析判断，再结合其他征象及临床表现，诊断将迎刃而解。

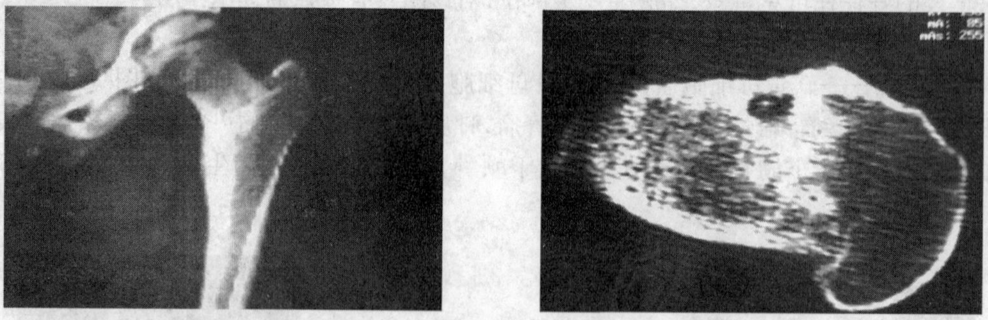

图3　骨样骨瘤

A. 左股骨颈内侧骨皮质局部增厚硬化，边界清楚；B. CT 显示前内侧骨皮质环状增厚硬化灶，内有一低密破坏区，中央有一点状高密影（瘤巢）

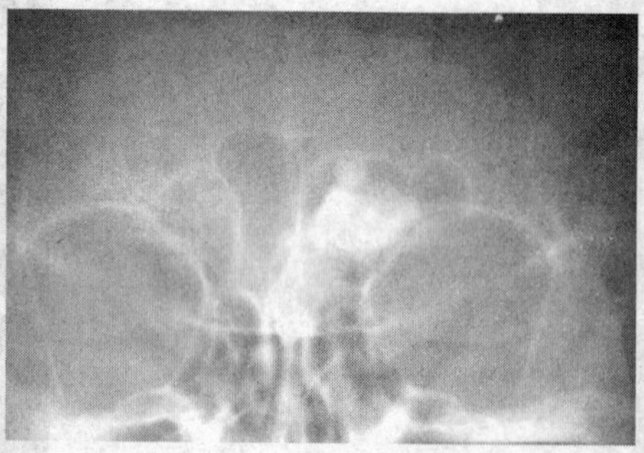

图4　骨瘤，左额窦内有一高密均质骨样密度影，边界清楚

X 线基本征象主要有：

1. 骨质破坏　良性为囊状、膨胀性破坏（图5），恶性为弥漫性、进行性、浸润性破坏。

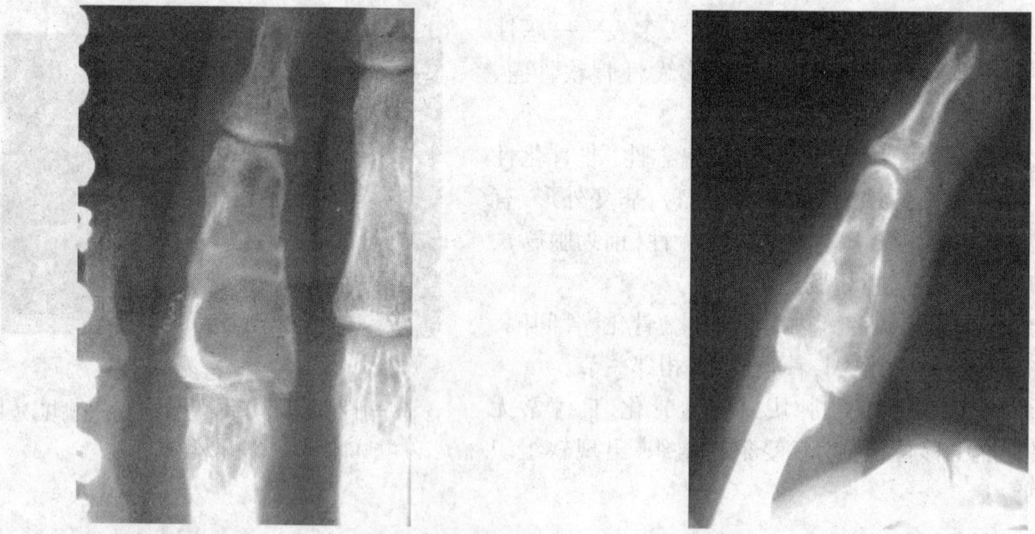

A　　　　B

图5　内生软骨瘤

A、B 示右手第 4 指中节指骨内有一膨胀性多囊状骨质破坏，骨皮质受压变薄，没有钙化和骨膜反应

2. *肿瘤骨* 肿瘤细胞形成的骨组织，最多见于骨肉瘤(图6)。分化良好的瘤细胞形成象牙样瘤骨，分化差的形成棉絮样瘤骨，分化很差的形成磨玻璃样骨化，分化极差的不能形成瘤骨而发生溶骨性破坏。

3. *肿瘤软骨* 肿瘤细胞形成的瘤软骨，瘤软骨的基质钙化称瘤软骨钙化。良性瘤软骨钙化密度较高，呈斑点、片、环状钙化。恶性瘤软骨钙化稀少，密度不高，边缘模糊。

4. *骨膜反应* 线样提示早期、低度恶性或距离较远，花边、葱皮或放射状提示生长迅速、高度恶性或已向骨外发展(图6)。

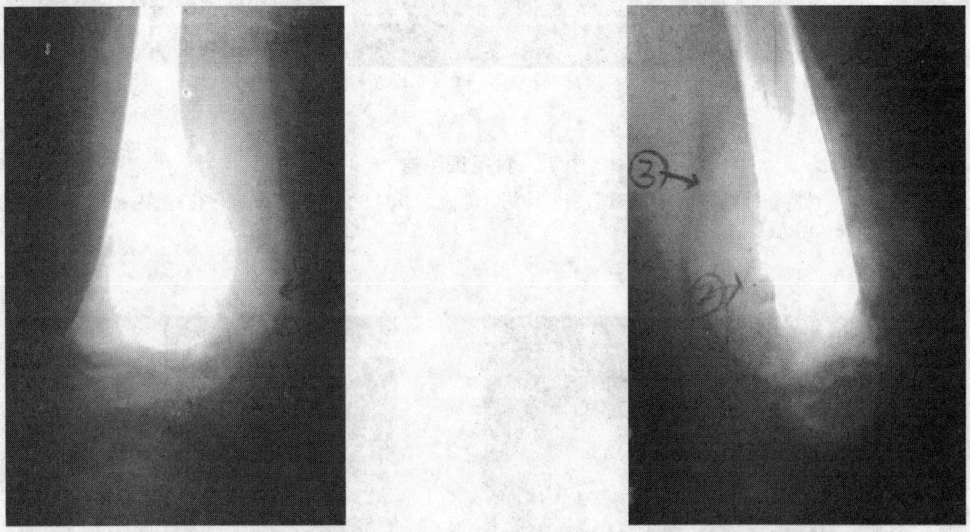

A　　　　　　　　B

图6 成骨肉瘤

A、B示右股骨远侧干骺端不均匀高密度骨质破坏，边界不清，骨皮质受累，有放射状骨针及柯氏三角，周围明显软组织肿块，内有肿瘤骨形成

5. *软组织改变* 肿块或肿胀，内含瘤骨(图6)、瘤软骨或钙化。

6. *骨肿瘤侵犯骨骺、骺板及关节* 并不少见，良恶性肿瘤晚期均可侵犯。侵犯骺板表现为干骺端先期钙化带消失。侵犯关节软骨表现为骨性关节面破坏，关节间隙增宽，关节内肿块。

CT基本征象：与X线征象大致相同，主要有骨质破坏、肿瘤骨、骨膜反应、软组织肿块等(图7、图8)。此外，髓腔内肿瘤浸润对诊断也有帮助，如CT值>15 HU往往提示有髓腔内肿瘤浸润，而正常骨髓腔CT值为负值(-100～-120 HU)。

MRI信号特点：骨肿瘤的MRI信号并无特异性，诊断与鉴别诊断价值有限，但对肿瘤分期和疗效判定具有较高价值(图9、图10)。

七、骨肿瘤的良恶性鉴别

良恶性鉴别对骨肿瘤的诊断很重要，它是最基本的诊断要求，在不能明确定性诊断的情况下，鉴别良恶性仍然是极为重要，因为这与病人的治疗与预后密切相关。因此，在诊断分析中，要尽可能地加以鉴别。

良恶性鉴别主要是依据X线征象(表1)。此外，CT和MRI对良恶性鉴别也有一定意义。如CT增强扫描在良性肿瘤除血管瘤外，大多无明显强化；而在恶性肿瘤因坏死和成分不同，多为明显不均匀强化。多数良性肿瘤(除神经肿瘤和血管瘤外)在T_1WI为等于或略低于肌肉的均质信号强度，在T_2WI为略高于肌肉的均质信号；而多数恶性肿瘤在T_1WI为均质低信号强度，在T_2WI为不均质高信号。此外，

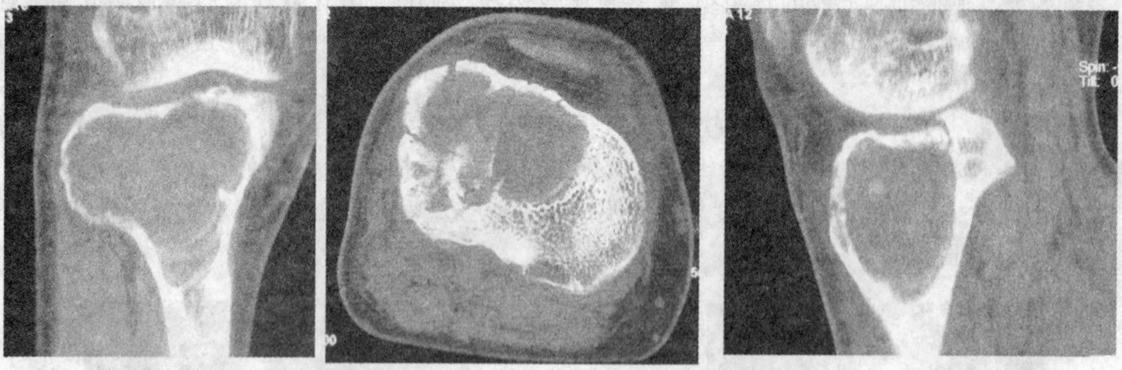

A　　B　　C

图7　骨巨细胞瘤

A. 右胫骨近端有一偏心性膨胀性椭圆形骨质破坏，密度均匀，CT值52 HU，边界清楚，没有硬化缘，内有残留骨嵴，没有钙化灶，有病理骨折；B、C. 为冠矢状位MPR重建

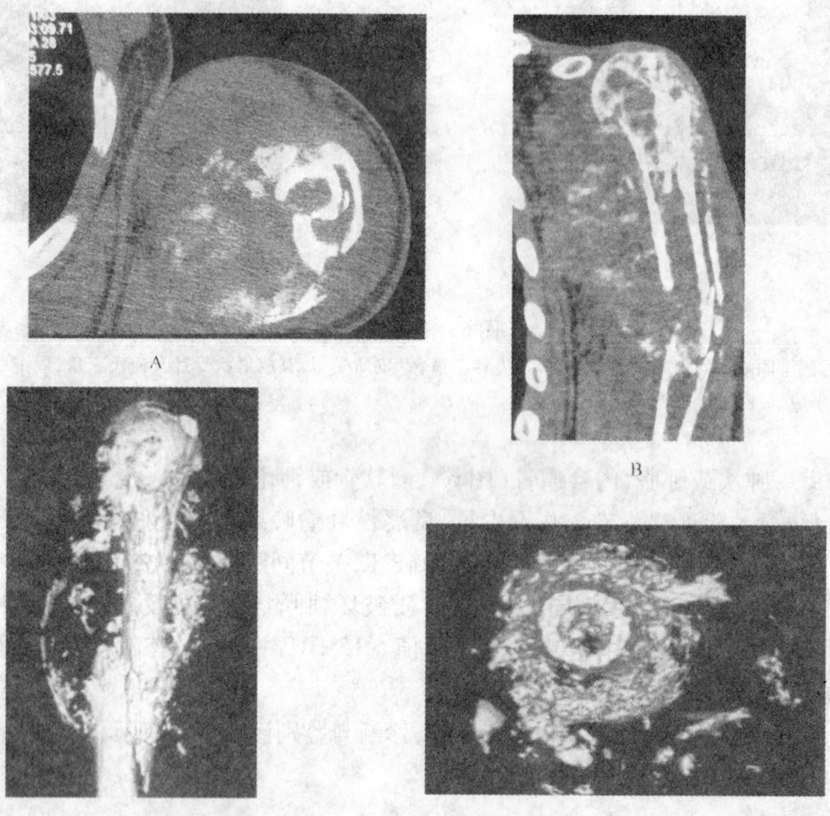

A　　B　　C　　D

图8　骨肉瘤

A. 左肱骨中上骨干不规则骨质破坏，边界不清，有病理骨折，骨皮质受累，有多种类型骨膜反应，周围巨大软组织肿块，内有许多点片絮状肿瘤骨；B. 为冠状位MPR重建；C、D. 为表面三维重建

动态增强MRI扫描对良恶性鉴别也有一定意义。

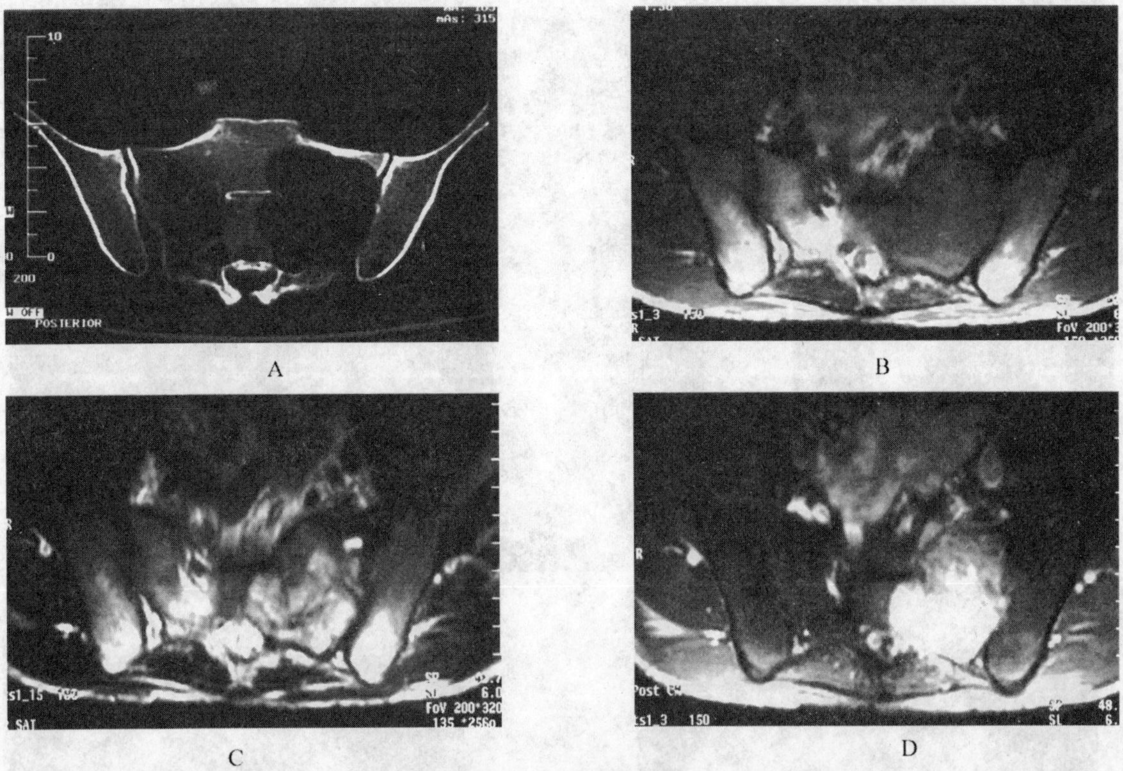

图 9　骨巨细胞瘤

A. 骶骨 1、2 左侧有一偏心性膨胀性类圆形骨质破坏，密度均匀，CT 值 46 HU，边界清楚，没有硬化缘及钙化灶；B、C、D. T_1 加权像为中等偏低信号，T_2 加权像为不均匀略高信号，增强扫描有中度强化，周围结构未见侵犯

表 1　骨肿瘤的良恶性鉴别

征　　象	良　　性	恶　　性
骨质破坏	囊状，规则	不规则、弥漫性
生长速度	缓慢	较快
生长方式	膨胀性	浸润性
边缘	光滑整齐清楚	模糊不清
硬化缘	有	无
骨皮质	完整、变薄	中断、消失
骨膜反应	无	有
瘤骨	无	有
瘤软骨	无	有
破坏区	有间隔、钙化	不规则致密影
软组织	无肿块或肿胀	有肿块或肿胀

八、骨肿瘤的分期与疗效判定

骨肿瘤的分期与疗效判定对诊断似乎意义不大，但与肿瘤的治疗和预后明显相关，对临床有重要意义。分期主要是针对恶性骨肿瘤，CT 和 MRI 对肿瘤分期与疗效判定具有较高价值。目前，骨肿瘤的分期主要有 UICC 的 TNM 分期、TNMG 分期（1997）及 Enneking－GTM 分期（美国肌骨系统肿瘤学会）。

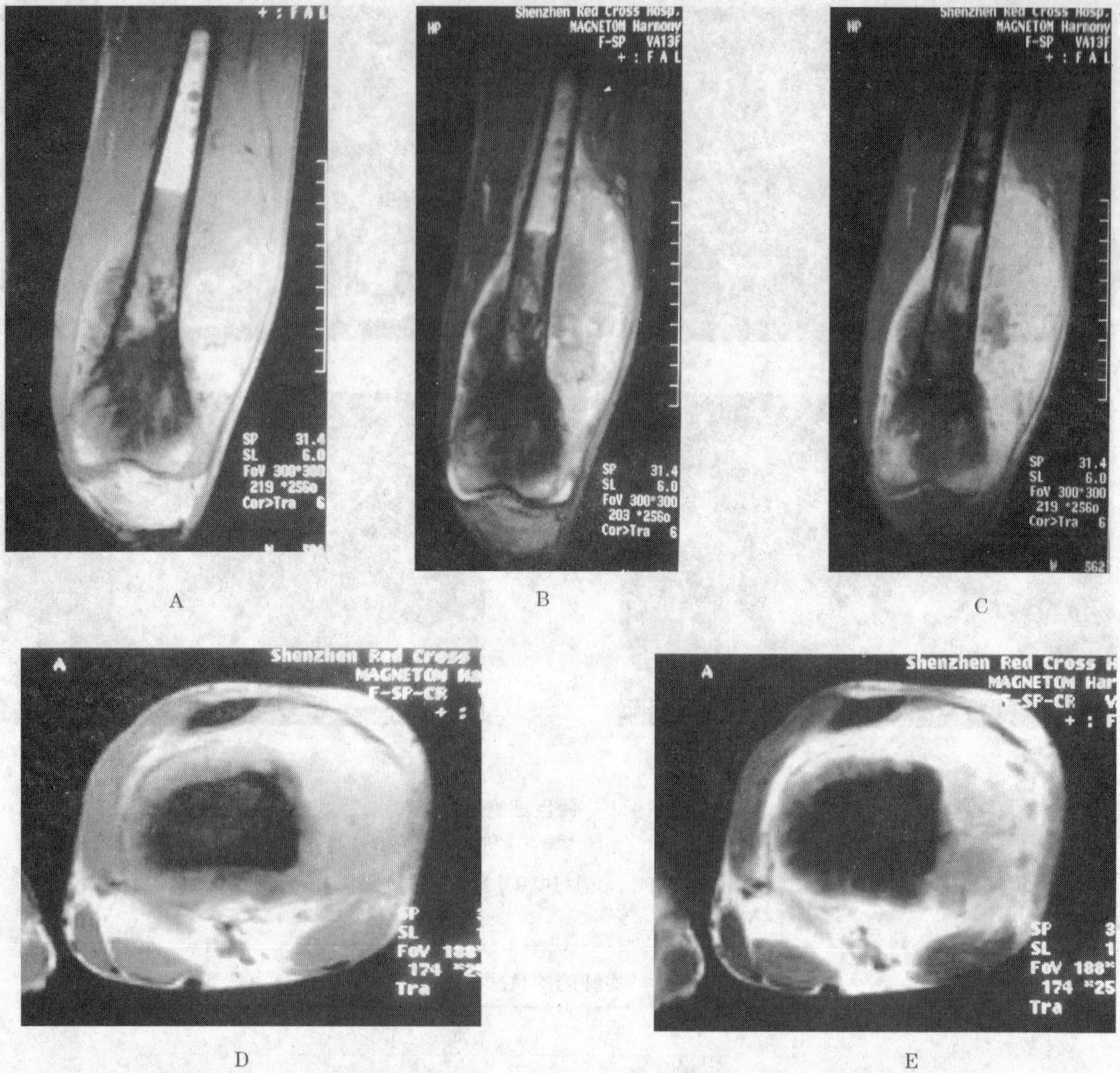

图 10　骨肉瘤，股骨远侧干骺端不均匀骨质破坏，边界不清，骨皮质受累，有骨膜反应，周围巨大软组织肿块，内有肿瘤骨形成，清楚显示肿瘤范围及周围结构，对肿瘤分期有较高价值

A、B. 为冠状位 T_1 和 T_2 加权像；C. 为增强扫描；D、E. 为横断位 T_1 加权像和增强扫描

（一）肿瘤分期的观察要点与影像评价

1. *骨皮质破坏*　X 线、CT 或 MRI（信号增高）均可显示。

2. *骨髓内浸润*　MRI 较 X 线、CT 更敏感，显示范围更大，与术后标本一致。

3. *软组织、骨骺及关节侵犯*　MRI 较 X 线、CT 更敏感，呈长 T_1、长 T_2 信号，明显强化。

4. *神经、血管侵犯*　MRI 能较好评估，特别是增强扫描可显示血管束的受压、侵犯或包绕。

5. *瘤周水肿与骨外肿瘤*　两者均呈长 T_1、长 T_2 信号，静态增强扫描均可强化，鉴别困难，动态增强扫描可区分（时间曲线的斜率不同）。

6. *活性细胞与肿瘤坏死*　两者均呈长 T_1、长 T_2 信号，平扫鉴别困难，静态增强扫描可区分，前者可强化，但后者（小分子造影剂经细胞外间隙进入坏死区）可出现延迟对比增强，动态增强扫描可鉴别。

（二）疗效判定与影像评价

1. *恶性肿瘤手术、化疗和放疗后组织改变*　可引起软组织缺损、水肿和瘢痕，积液、脓肿及血肿形成，使判断更困难。MRI 较 X 线、CT 更敏感，如肿瘤大小、肌肉肌间隙清晰度及瘤周水肿变化。

2. 肿瘤复发与手术、化疗和放疗后组织变化　MRI 较 X 线、CT 更敏感，特异性更强。如结节样病变为长 T_1、长 T_2 异常信号，且向周围软组织和骨质浸润破坏多为复发；如结节样病变 T_1WI 呈低信号、T_2WI 呈中或低信号，且信号均匀，多为慢性纤维化和瘢痕形成。增强扫描，复发多强化，而瘢痕无明显强化。

九、综合影像评价

X 线平片：可观察骨破坏、瘤骨、瘤软骨、钙化、骨膜反应等细微结构。

CT、MRI：可显示骨髓、软组织、肿瘤血运、肿瘤坏死、出血、水肿、液化等改变。

影像检查：以 X 线检查为主，合理有效地运用 CT、MRI 的诊断优势。

肿瘤定性：以 X 线平片为主，单纯 CT 或 MRI 很难定性诊断，综合影像检查可提高诊断正确率。

肿瘤分期和疗效判定：X 线、CT 或 MRI 均有价值，但以 MRI 的价值最高（最准确、最可靠）。

（陈志刚　郭　琪　李　涛）

发育性骨关节病的分类概念、诊断思路及分析实例

所谓发育性骨关节病是指一大类遗传性、先天性、发育性的各种各样复杂的骨关节病变，包括遗传性结缔组织疾病及骨体质性疾病。

一、分类概念

1955 年 Mckusick 提出遗传性结缔组织疾病的分类概念，到 1986 年在德国柏林召开了国际命名大会。骨体质性疾病的分类概念，从 1969 年起已经有了多次国际会议与国际命名。1997 年徐德永等提出先天发育性关节病的分类概念。

骨体质性疾病（constitutional disorders of bone）又称遗传性骨病（heritable bone disease），指的是由于先天或内在因素所引起的软骨和骨形成异常，大多属于遗传性疾病。临床特征是生长异常和骨骼发育畸形。很多骨骼发育不良以过早发生骨性关节病为特点，这是由于原有的软骨营养不良所引起的关节异常。骨体质性疾病主要分为六大类：①骨软骨发育异常：这类疾病影响软骨或骨的生长和发育，主要有软骨发育不良、多发性骨骺发育不良和脊椎骨骺发育不良等。②骨发育不全：这组疾病是累及骨的异常，有原发于颅面骨（如颌面骨发育不全），有原发于脊柱（如 Klippel - Feil 畸形），也有原发于四肢（如指趾关节粘连）。③特发性骨溶解。④累及骨的其他疾病。⑤染色体畸变。⑥原发性代谢异常：主要有黏多糖病、黏脂病和甘露糖病等。

发育性骨关节病（developmental osteoarthropathy）是指由于骨关节包括软骨和（或）关节的稳定装置发育异常所引起的骨关节病。根据病理学改变，大致可分为三类：①发育异常直接累及骨骺和关节软骨：导致关节软骨的薄弱或不对称，和（或）骨性关节面的畸形或不平整，以及其本身所存在的成分和结构异常（如发育性骨量减少或构成关节的两骨长度不协调），而引起骨和关节的严重变形，也包括骨骺化骨的速度不一所致的骨骺变形，致使关节受力过于集中或不均衡，造成关节的原发损害，进而受累关节总会出现早发退变。这类疾病有多发性骨骺发育异常、脊椎骨骺发育异常、致密性骨发育不全、石骨症、黏多糖病、黏脂病及同型胱氨酸尿症等，这类病人在青年期即可出现关节病表现。②关节的稳定装置受累：主要是指关节周围的肌肉、肌腱、韧带及关节囊等软组织的挛缩、松弛，导致关节的结构紊乱与畸形，致使关节面的压力分布不匀称，进而导致关节软骨的加速损伤与退变，从而出现关节病的临床表现。这类疾病包括成骨不全、Marfan 综合征、多发性或系统性骨纤维发育异常、内生软骨瘤病和 Maffucci 综合征、遗传性多发性骨软骨瘤以及进行性骨化性肌炎等。③干骺端的严重受累：主要见于干骺软骨发育异常，这种病人干骺端常呈"V"字形缺损，其骨骺呈锥形并嵌入其内，使关节的上下两端不相适应或受力不均，出现关节症状，并且易导致早发关节退变。

二、诊断思路

发育性骨关节病种类繁多、分类复杂、病变特殊、表现多样，且发病率并不高，多属少见或罕见病变，临床 X 线诊断困难。这类疾病 X 线诊断非常重要，不少疾病主要依靠 X 线检查确诊，而病理检查意义不大。因此，熟悉发育性骨关节病，掌握临床 X 线诊断，对放射科医生很重要，尤其是对从事骨关节放射诊断专业的医生更为重要。

（一）首先应熟悉发育性骨关节病的分类概念，从中找出初步的分析线索与诊断思路

某一类疾病都有一些共同的特点，只要认清临床 X 线的主要特点，就可将某一疾病限定在某一类疾病内，使范围缩小，便于进一步分析诊断。如以骨体质性疾病为例，骨软骨发育异常内有管状骨及脊椎骨发育异常、骨的纤维及软骨成分发育紊乱、干骺部塑型及骨干皮质结构与密度异常三类，每一类均有一组具有共同特点的疾病。再以徐德永的分类为例，以累及骨骺与关节软骨、关节稳定装置和干骺端分三类，每一类疾病都有一定的限定范围。

（二）其次应掌握发育性骨关节病的临床 X 线特点，尤其是 X 线特征，对诊断很有帮助

发育性骨关节病尽管复杂多样，但临床 X 线表现多有一些共同的特点，据此可将相关疾病归为一类，再结合某个疾病的自有特点，诊断将简便明确易行。遇到实际病例，只要先抓住共同特点，再结合其他特征，诊断问题将不难解决。

发育性骨关节病的主要临床 X 线特点有骨和关节的发育异常及其他系统的异常。骨发育异常主要表现在脊椎、骨盆、颅骨、肩胛骨、长骨骨骺与干骺端异常等，关节发育异常主要表现在：①关节的原发损害：表现为骨端、骨骺、干骺各种不同程度的变形，关节面不规则或不平整，关节间隙变窄或宽窄不一，关节内翻或外翻畸形，关节脱位或半脱位等。②关节的继发改变：表现为继发性骨性关节病改变，程度轻重不一，与年龄不相称。

（三）发育性骨关节病的临床诊断提要

每一种发育性骨关节病都有一种或多种主要临床特征，据此可提示诊断。下面归纳整理具有相同临床特征的疾病群，供诊断参考。

1. *短肢侏儒*　有软骨发育不良、软骨发育低下、窒息性胸廓发育异常、软骨外胚层发育异常、多发性骨骺发育异常、点状软骨发育异常、干骺软骨发育异常、肢中发育异常、肢根发育异常等 20 余种。

2. *脊椎骨受累*　有假性软骨发育不良、脊椎骨骺发育不良、脊椎干骺发育不良、脊椎骨骺干骺发育不良、脊椎骨骺干骺发育不良与关节松弛、脊椎骨骺干骺发育不良与肌强直、变型发育异常等 10 余种。

3. *骨塑型异常*　有干骺发育异常、颅骨干骺发育异常、颅骨骨干发育异常、额骨干骺发育异常、骨形成障碍、管状骨狭窄等。

4. *颅面部骨发育不全*　有颅骨狭窄症、颅面骨发育不全、尖头并指畸形、尖头多指并指畸形、颌面骨发育不全、肢端面骨发育不全、下颌发育不良等 10 余种。

此外，还有以脊椎发育不全、四肢骨畸形综合征、关节挛缩强直综合征、过度生长综合征等为主的多组疾病症候群。

（四）发育性骨关节病的 X 线诊断提要

每一种发育性骨关节病都有一种或多种主要 X 线特征，据此可提示诊断。下面归纳整理具有相同 X 线特征的疾病群，供诊断参考。

1. 脊椎异常　脊柱侧弯后弯畸形、椎体形态改变（变扁或楔变），椎体缘不整，椎间隙正常或变窄，提示脊椎发育不良，见于许多骨发育异常综合征，如软骨发育不良（图 1）、假性软骨发育不良（图 2）、软骨发生不全、黏多糖病（图 3、图 4）、变型发育异常、肢曲性发育异常、致死性发育异常、肢中性发育异常、脊椎干骺发育不良、脊椎骨骺发育不良、脊椎骨骺干骺发育不良、骨软骨营养不良精神痴呆型和精神正常型、发育不全性骨硬化、成骨不全；椎弓根间距变窄，提示软骨发育不良、软骨发育低下、致死性发育异常、弯扭性发育异常、手腰椎发育异常、骨软骨营养不良精神痴呆型和精神正常型、先天性腰椎管狭窄。

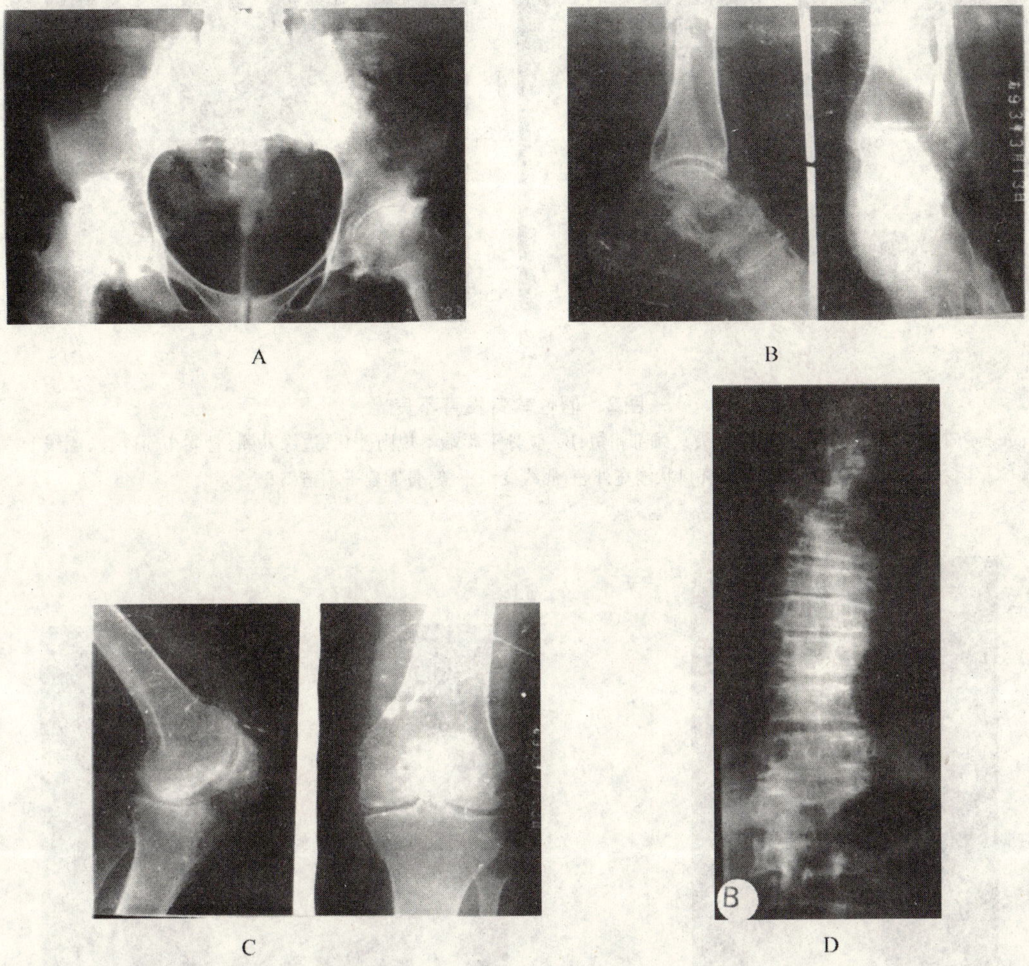

图1 软骨发育不良

A、B. 胸腰段脊柱后突，椎体发育不良变形，椎弓根间距由上向下逐渐狭窄（箭头）；C. 肱骨粗短，肱骨外上髁发育不良致肘外翻畸形；D. 双侧股骨颈粗短，髋内翻，箭头示椎弓根间距狭窄

2. *骨骺异常* 变形、碎裂不整，提示骨骺发育不良，见于几乎所有骨发育异常综合征，但轻微改变诊断意义有限。

3. *干骺端异常* 增宽、凹陷、不规则变形，提示干骺发育不良，见于许多骨发育异常综合征，如干骺发育异常、颅骨干骺发育异常、额骨干骺发育异常、脊椎干骺发育不良、脊椎骨骺发育不良、脊椎骨骺干骺发育不良、石骨症、发育不全性骨硬化、变型发育异常、弯扭性发育异常、骨形成障碍、成骨不全。

4. *骨盆异常* 骶髂切迹缩小，提示软骨发育不良、致死性发育异常、变型发育异常、短肋骨综合征Ⅰ型；髂骨嵴齿状不整，提示骨软骨营养不良精神痴呆型和精神正常型、肢曲性发育异常；骨化延迟，提示软骨发生不全、颅锁骨发育异常、长骨弯曲发育异常；骨盆畸形，提示长骨弯曲发育异常、骨形成障碍、骨指甲发育不全、软骨发育不良、黏多糖病；髋内翻，提示脊椎干骺发育不良、脊椎骨骺发育不良、脊椎骨骺干骺发育不良、额骨干骺发育异常、骨形成障碍、颅锁骨发育异常、骨软骨营养不良精神痴呆型和精神正常型。

5. *颅骨异常* 头颅变形，巨大头颅合并颅缝宽及缝间骨，囟门增大，或颅缝早闭，提示颅面部骨发育

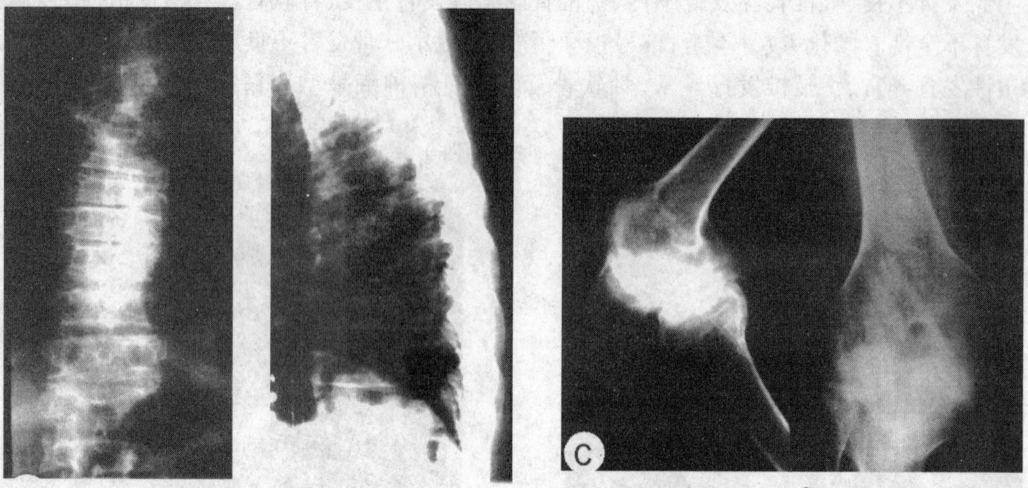

A　　B　　C

图 2　假性软骨发育不良

A. 髋臼扁平，股骨头骺发育小（箭头），颈部粗短；B. 肱骨干骺端不规则硬化，边缘外翘，骨骺小而碎裂，骺线变窄早闭；C. 膝部干骺端结构紊乱，杯口状增宽外翘，骺线变窄不整，骨骺扁平不整

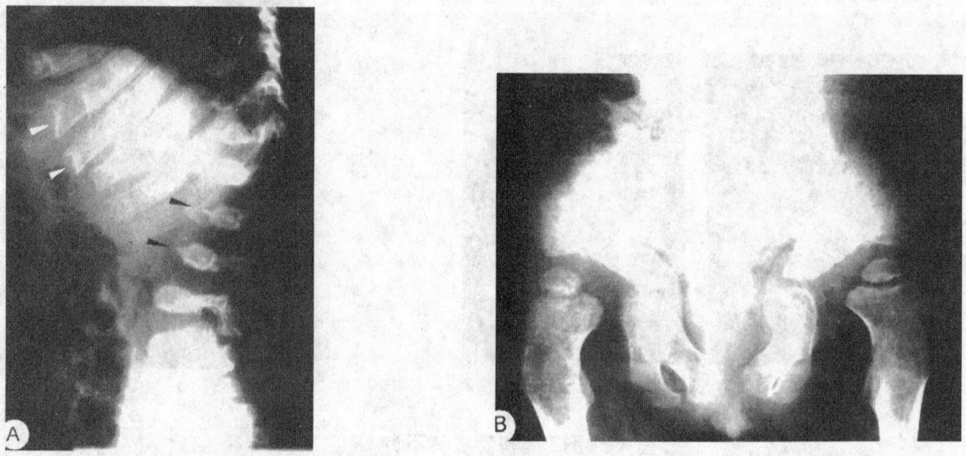

A　　B

图 3　黏多糖病Ⅳ型

A. 胸腰椎体变扁，前上、下面缺损，椎体前中央舌状突出，呈"中央前鸟嘴"（黑箭头），椎间隙增宽，脊椎后突，肋骨呈"飘带状"（白箭头）；B. 骨盆缩窄，髂翼外张，髂骨体和骶骨较小，髋臼内突出，髋关节半脱位，股骨颈增宽外翻，耻骨联合增宽

异常类疾病，如软骨发育不良、黏多糖Ⅰ型（图 5、图 6）、成骨不全、神经纤维瘤病、致密性骨发育不全、低磷酸酶症、管状骨狭窄、锁颅骨发育异常；颅底骨变短，枕骨大孔变小，提示软骨发育不良。

6. *肩胛骨异常*　发育低下或小肩胛，提示颅锁骨发育异常、骨指甲发育不全、软骨发生不全、短肋骨综合征、致死性发育异常、长骨弯曲发育异常等。

7. *骨质疏松*　提示成骨不全（图 7）、青年特发性骨质疏松、低磷酸酶症、同型胱氨酸尿症等（图 8）。

8. *骨质硬化*　普遍性骨硬化提示石骨症、致密性骨发育不全、中轴骨致密等；颅骨硬化与长管状骨塑型不良提示干骺发育异常、颅骨干骺发育异常、颅骨骨干发育异常、额骨干骺发育异常、骨形成障碍、发育不全性骨硬化、眼齿骨发育异常；特殊骨硬化提示条纹状骨病、骨斑点症、厚皮性骨膜增生症、蜡泪样肢骨硬化症。

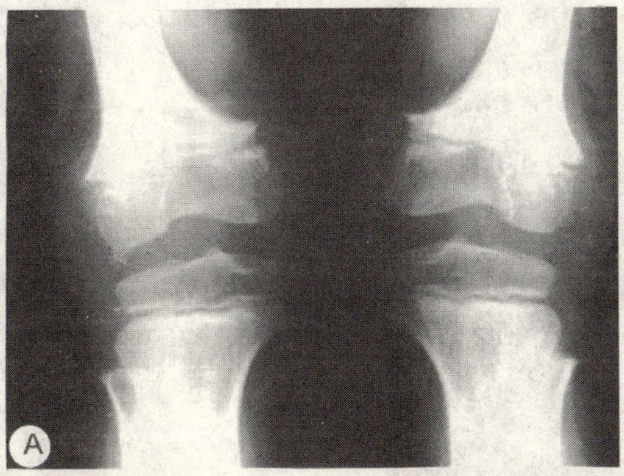

A

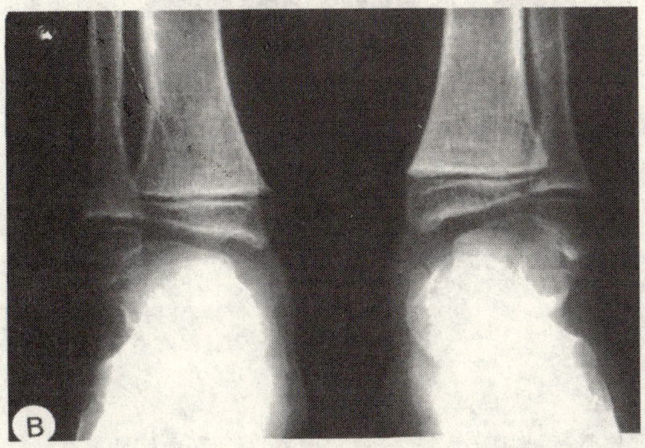

B

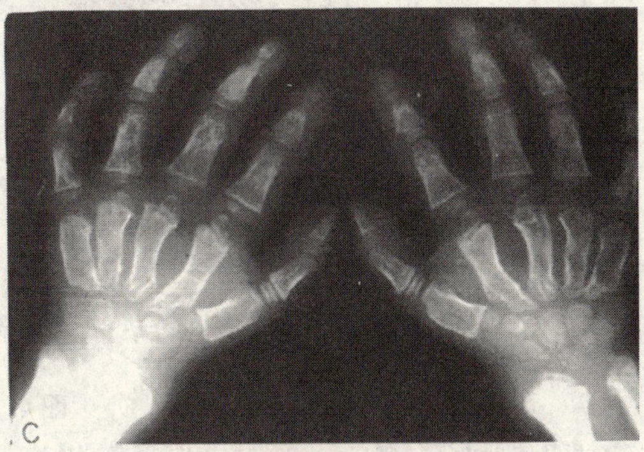

C

图4　黏多糖病Ⅳ型

A. 双侧股骨和胫骨干骺骨骺膨大、倾斜、膝外翻，关节间隙增宽；B. 胫骨骨骺和距骨倾斜，踝外翻畸形；C. 双侧掌指骨粗短，掌骨近端和指骨远端变窄，尺桡骨远端倾斜呈“八”字形

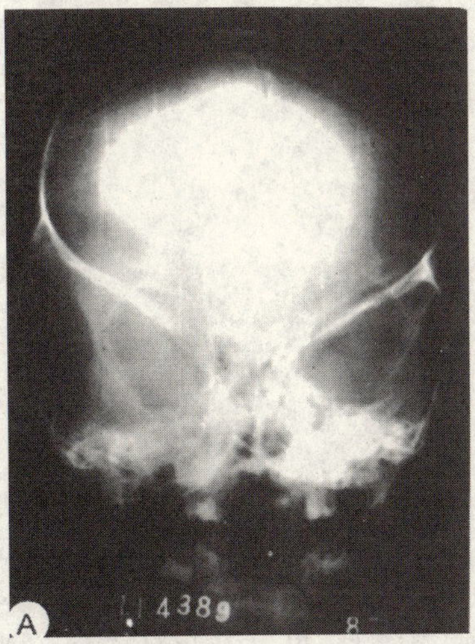

A

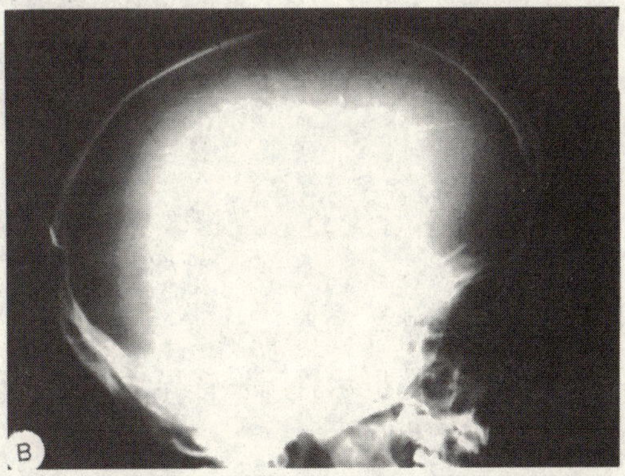

B

图5　黏多糖病Ⅰ型

头颅呈长头和颞鳞膨隆畸形，蝶鞍扁宽呈“J”型，颅底相对短平

9. 骨增生伴有骨扩张　提示骨内膜增生症、硬化性骨肥大、婴儿骨皮质增生症（图9）、眼齿骨发育

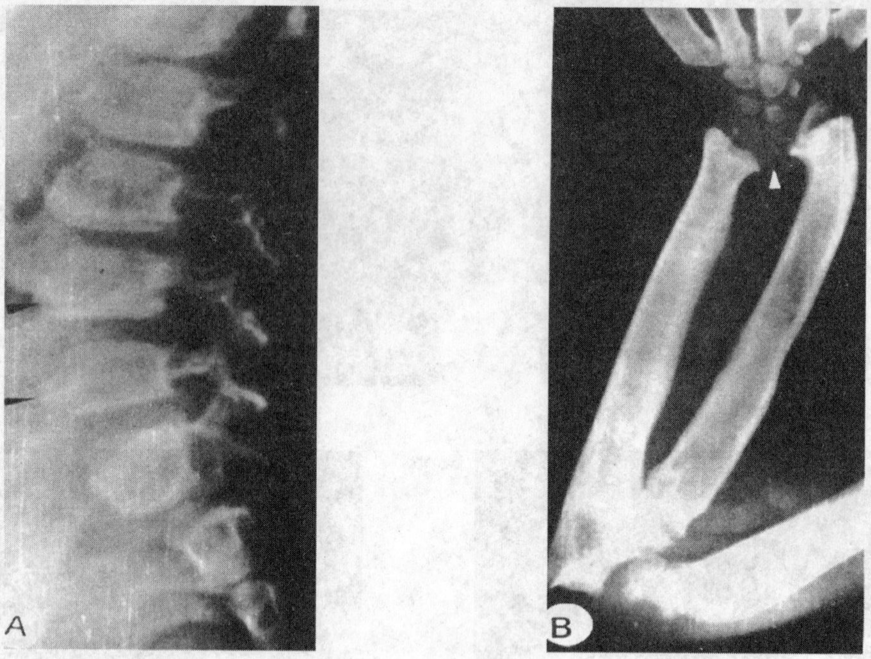

A　　B

图6　黏多糖病Ⅰ型

A. 椎体呈前下“鸟嘴”改变(黑箭头);B. 掌骨和尺桡骨远端异常,尺桡骨远端相互倾斜、分离,呈“八”字形(白箭头)

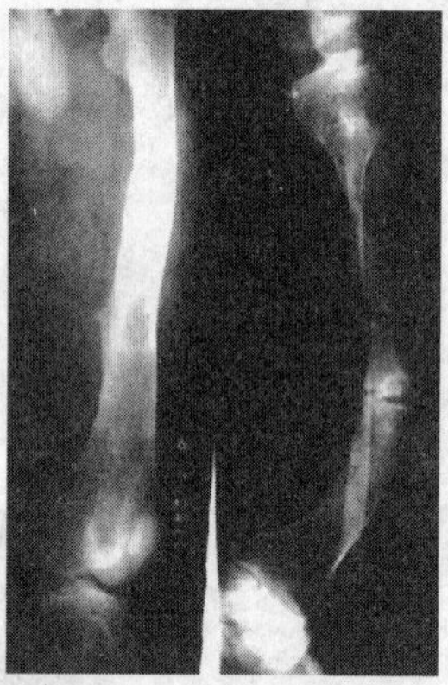

图7　成骨不全

明显骨质疏松,股骨和胫腓骨弯曲变形,胫骨干骨折及假关节形成,关节骨端相对粗大

异常、骨干发育异常等。

10. 骨膜反应　提示骨干发育异常、神经纤维瘤病、骨纤维结构不良、婴儿骨皮质增生症、畸形性骨炎、厚皮性骨膜增生症。

11. 易发骨折　主要原因是骨质疏松,但也有一些是由于骨结构脆弱引起,见于某些骨质硬化类疾病,这类疾病主要有成骨不全、青年特发性骨质疏松、软骨发生不全、石骨症、致密性骨发育不全、干骺软骨发育异常、黏脂病Ⅱ型。

12. 假关节　提示成骨不全、神经纤维瘤病、骨纤维结构不良。

13. 软骨与纤维组织发育异常　提示半肢骨骺发育异常、多发软骨外生骨疣(骨干连续症)、内生软骨瘤病、神经纤维瘤病、骨纤维结构不良等。

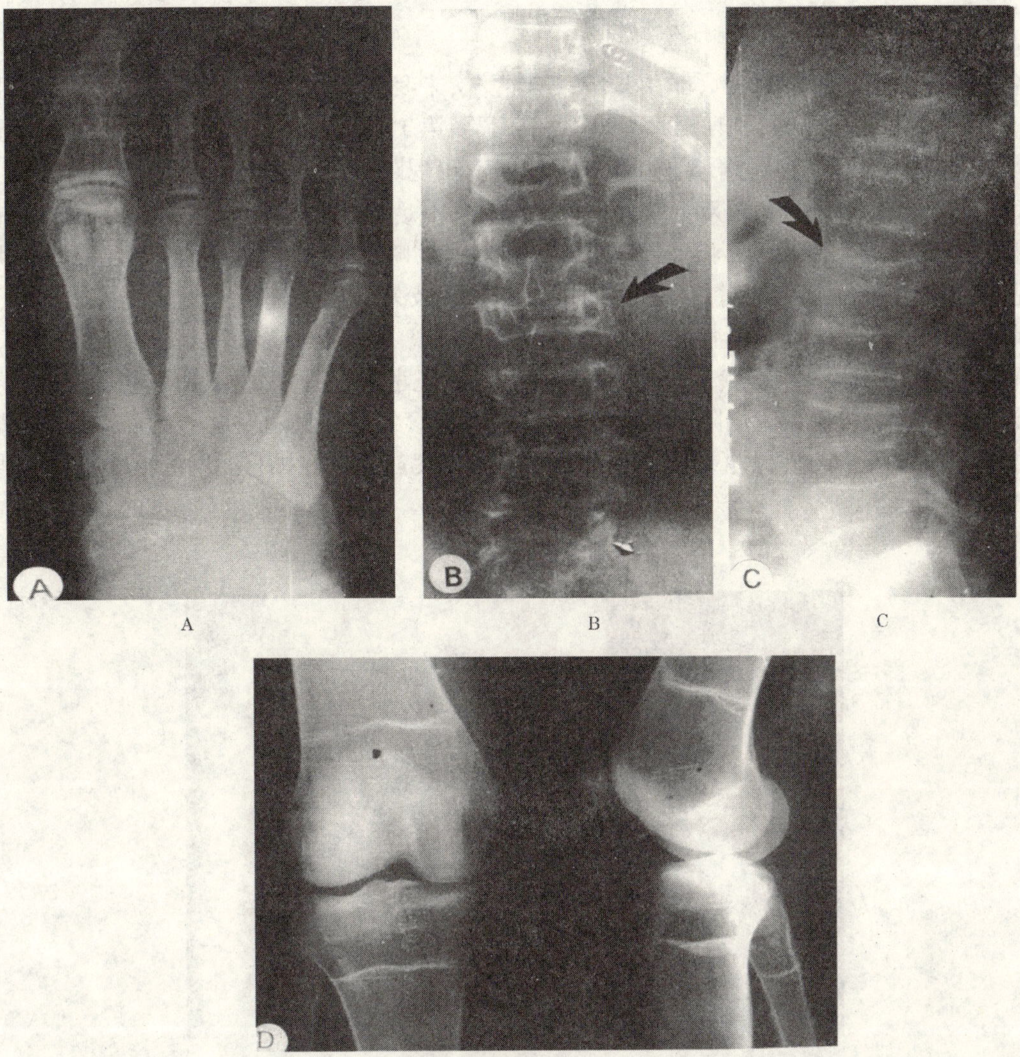

A　B　C　D

图 8　同型胱氨酸尿症

A. 足跖趾骨细长，骨质疏松；B、C. 腰椎骨质疏松，椎体变扁呈双凹变形（箭头），椎间隙增宽；D. 膝关节骨质疏松，干骺端生长障碍线

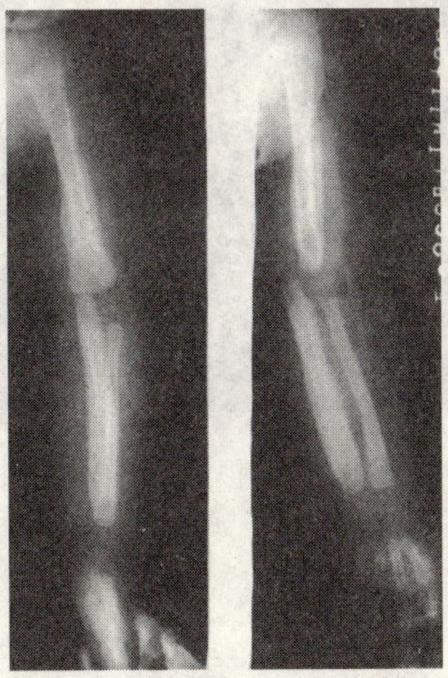

图 9　婴儿骨皮质增生症：左肱骨、尺骨和桡骨干大量骨膜增生、新骨形成

三、分析实例

笔者曾遇到3例长期误诊病例，都在12~24年之久，来我院就诊后明确诊断。其中2例男性为亲兄弟，一个32岁，另一个19岁，长期误诊为“大骨节病”。第3例女性30岁，长期误诊为“类风湿性关节炎”。两兄弟都是7岁开始发病，第3例11岁开始发病，出现跛行及摇摆步态，双膝肿痛受限，随后四肢关节肿大僵硬畸形及功能障碍，以双下肢为重，身材矮小，不足150 cm，智力正常，颅面无畸形，桶状胸，脊柱僵直变短，四肢关节僵硬，肌肉萎缩，手足关节屈曲挛缩畸形，实验室检查包括血沉和RF均正常。X线表现：椎体普遍变扁变长，椎体缘不整，椎间隙变窄；四肢关节早发退变，以增生肥大为主，下肢关节为重；长骨骨骺增大不整，可碎裂；骨盆小，髂骨短，髋臼浅，髋内翻，股骨颈粗短(图10~图12)。

分析要点：根据临床X线特点，非大骨节病区病人，首先考虑发育性骨关节病，再依据X线特征主要有脊椎与骨骺改变，没有距骨塌陷和跟骨变短等征象，初诊为脊椎骨骺发育不良，再结合其他临床X线特征，如学龄儿童发病与进行性关节病变，最终明确诊断为晚发性脊椎骨骺发育不良伴进行性关节病(SEDTPA)。

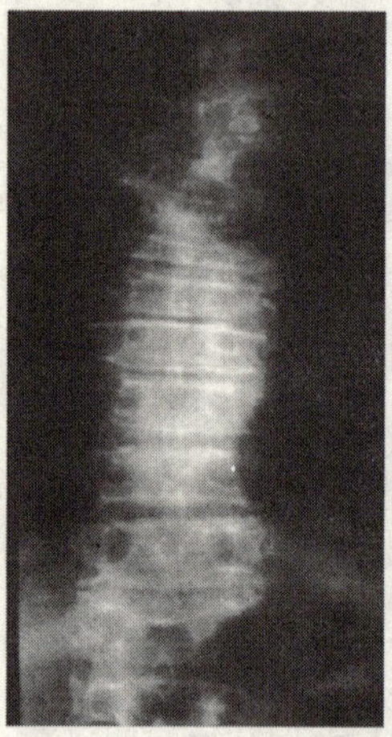

A

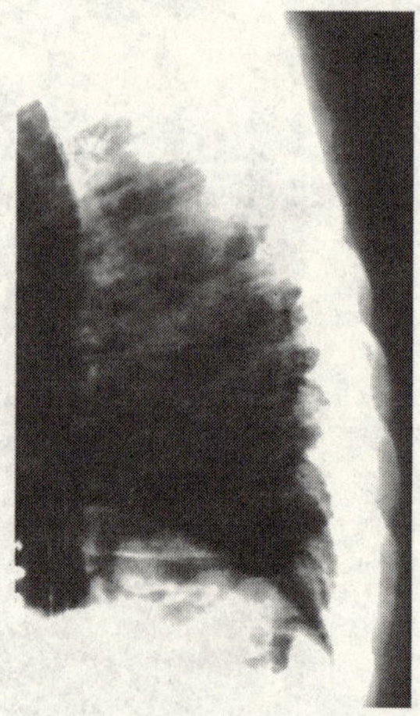

B

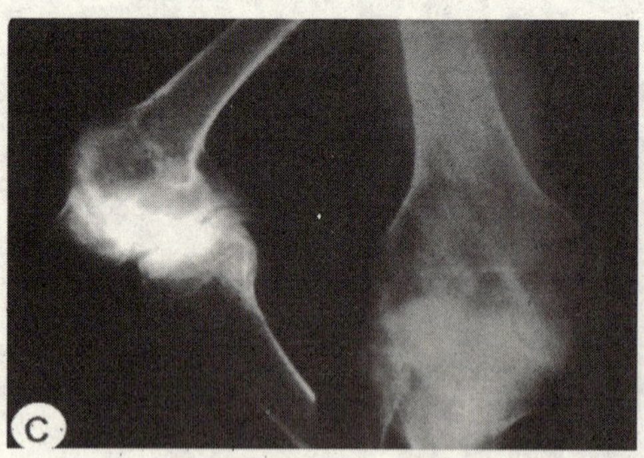

C

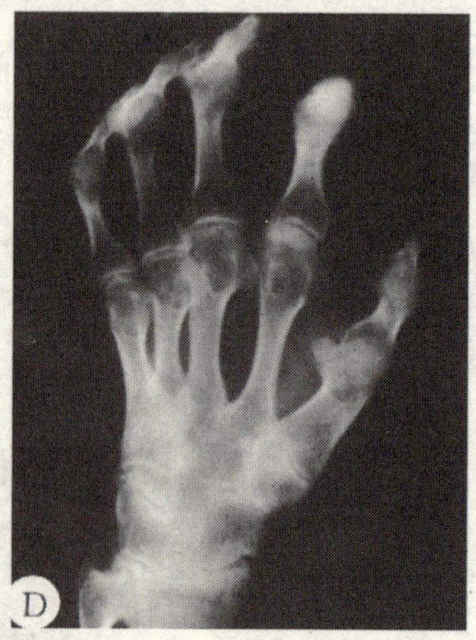

D

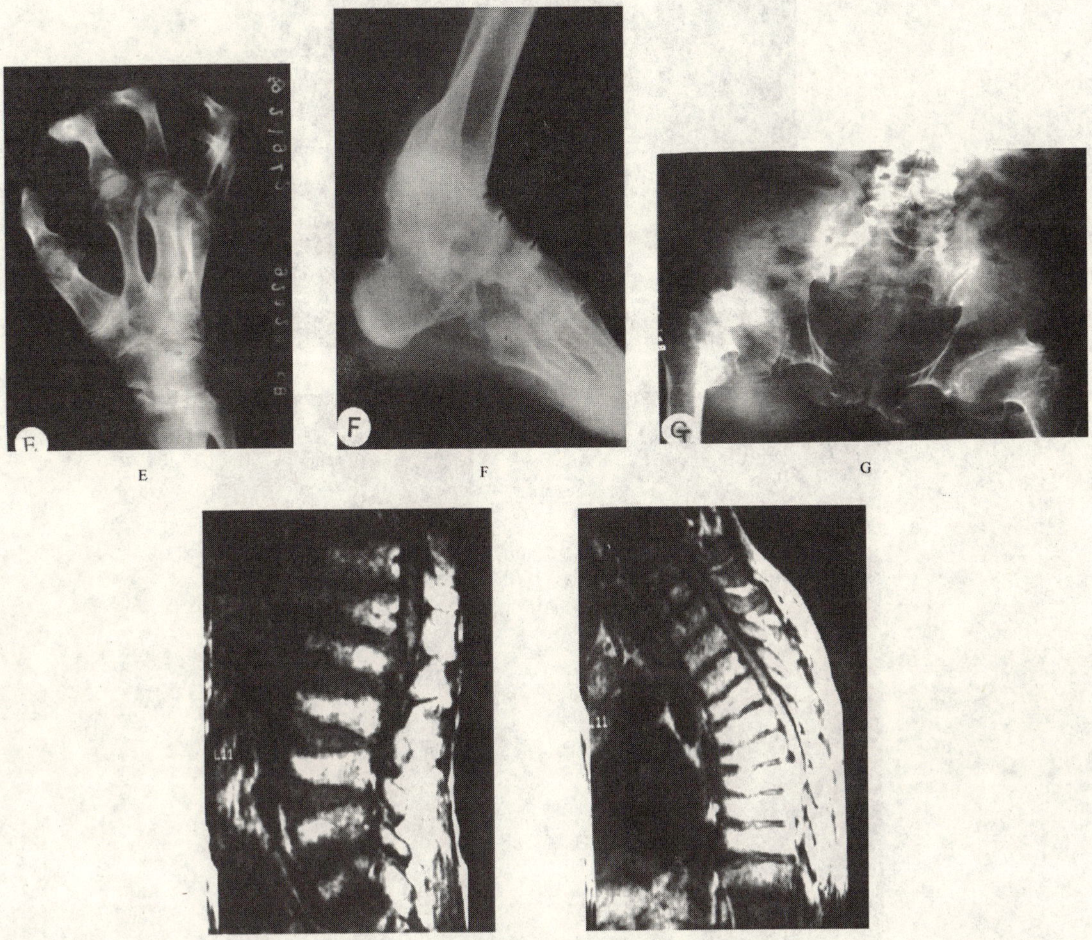

图10　晚发性脊椎骨骺发育不良伴进行性关节病(例1)

A、B. 胸椎体变扁变宽，终板不整，椎间隙狭窄；C. 膝关节狭窄、弯曲、硬化，骨端肥大增生；D、E. 双手腕各关节狭窄、弯曲、挛缩，呈“爪形”，骨端肥大轻度硬化，部分关节骨性强直；F. 踝关节狭窄、消失、僵直及硬化，跗骨间关节普遍狭窄，部分消失；G. 骨盆变形，双髋关节狭窄、硬化及边缘增生，髋臼变浅，股骨头扁平，颈粗短；H、I. MRI 矢状 T_1 加权示胸腰椎体扁长，前部更缩窄，胸间盘薄，腰间盘厚，间盘信号减低，普遍后突压迫硬膜囊和脊髓

SEDTPA 罕见，病因不明，系常染色体隐性遗传。临床 X 线表现类似类风湿性关节炎，故又称进行性假性类风湿性关节炎。临床上容易误诊为类风湿性关节炎、幼年类风湿性关节炎、大骨节病等疾病。

临床特征：①学龄儿童发病，②短躯干侏儒，③四肢关节对称性进行性肿痛僵硬，屈曲挛缩畸形。

X 线特征：①椎体改变，普遍变扁变长；②四肢关节早发退变；③长骨骨骺改变，增大不整碎裂。

鉴别诊断要点：①大骨节病：关节改变与本病相似，但脊椎改变轻，手足及踝关节改变重，距骨塌陷，跟骨变短，且系地方病。②类风湿性关节炎和幼年类风湿性关节炎：关节边缘侵蚀破坏，可出现骨膜反应，脊椎改变轻或无，血生化有阳性改变。③晚发性脊椎骨骺发育不良：脊椎骨骺改变与本病相似，但关节改变轻且手足关节正常。④黏多糖病Ⅳ型：脊椎、骨盆改变与本病相似，但关节改变少或轻，掌骨远端变尖，尿内排出过多硫酸角质，角膜浑浊。

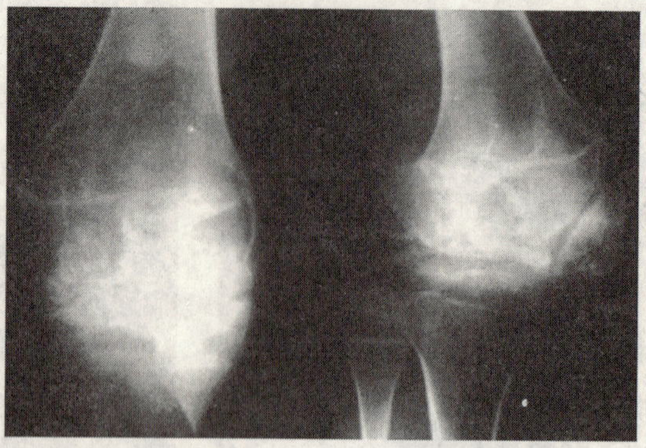

A

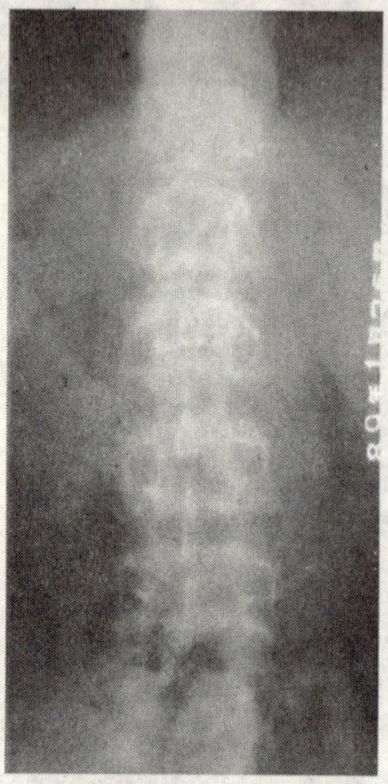

B

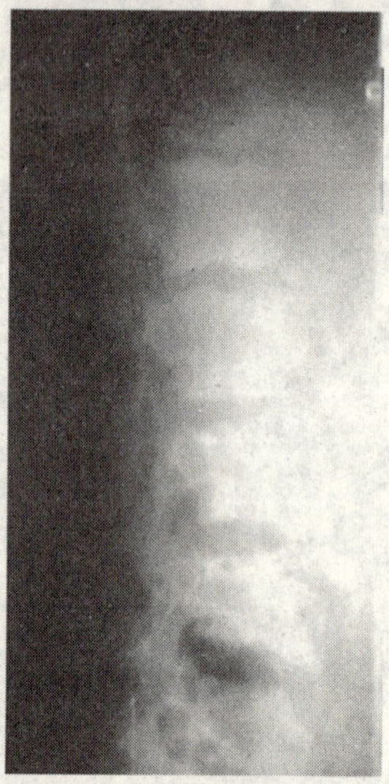

C

图 11　晚发性脊椎骨骺发育不良伴进行性关节病(例 2)

A. 膝关节骨骺增大、变形、硬化及碎裂,关节内游离体形成,关节间隙狭窄;B、C. 脊椎改变以及手足腕踝关节改变与例 1 相似,但改变较轻

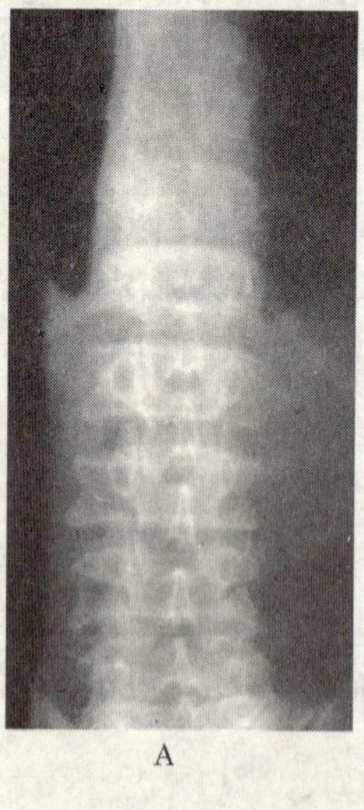

A

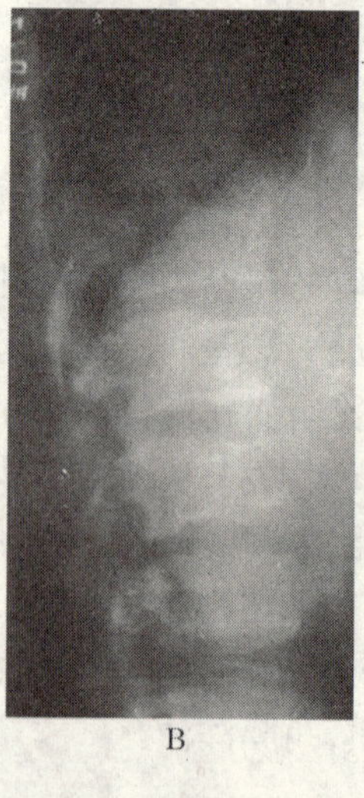

B

图 12　晚发性脊椎骨骺发育不良伴进行性关节病(例 3):
脊椎改变及四肢关节改变与例 1 相似,但改变较轻

(陈志刚　郭　琪)

软组织肿瘤的影像诊断分析

——附肌内黏液瘤一例报告

软组织肿瘤多种多样，诊断较为困难，尤其是征象不典型或为罕少见肿瘤，很难做出诊断。除了依据临床表现以外，软组织肿瘤的诊断主要是依靠影像检查，X 线、CT、MRI 及超声都有一定的诊断价值，其中尤以 MRI 的价值最高。一般来说，不管是实性或是囊性肿瘤，如肿块内出现钙化、出血、坏死等表现，对诊断有提示作用，或肿块内有脂肪、黏液等成分，对诊断也有很大帮助。因此，在影像检查中，要特别注意发现和认识那些具有典型、特殊或特异的征象，对诊断软组织肿瘤很有实用价值。下面举一实例分析如下。

一、病例报告

男，43 岁，左髋部外侧 3 年前无诱因出现质地中等包块，逐渐增大入院。既往无特殊病史。体查：左髋部外侧触及 8 cm×6 cm 包块，界清，轻压痛，活动度差，局部皮肤无红肿发热，无波动感；左髋关节活动正常，左下肢肌力、感觉正常。实验室检查：血尿粪常规、血生化均正常。超声检查：左髋部实性不均质肿块，无明显血流回声。MRI：左髋部臀中肌内占位，8.0 cm×7.5 cm×4.5 cm，边界清楚，T_1WI 呈均匀低信号（图 1），T_2WI 呈明显高信号，内见数条线状低信号（图 2），Gd－DTPA 增强后不均匀强化（图 3）；意见左侧臀中肌内良性肿瘤。术中所见：在左侧阔筋膜张肌与臀肌间钝性分离出肿物，大小约 8 cm×6 cm×5 cm，包膜完整，与周围结缔组织疏松连接，无明显粘连；术中切开肿物，呈灰白鱼肉样，中间有少量坏死区域。病理：肉眼肿物包膜完整，灰黄色，黏液变，切面半透明，灰白淡黄；镜下基质内含大量黏液，散在分布少量的梭形、圆形、星形细胞，无明显异形，间质血管少（图 4）。病理诊断：左髋部肌内黏液瘤。术后病人恢复良好，追踪 18 个月无肿瘤复发、转移。

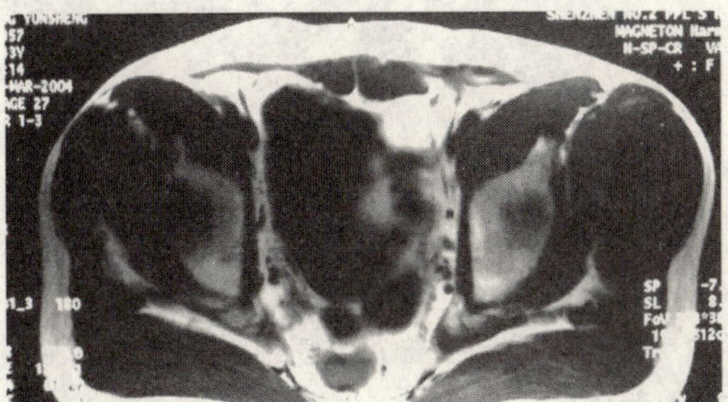

A

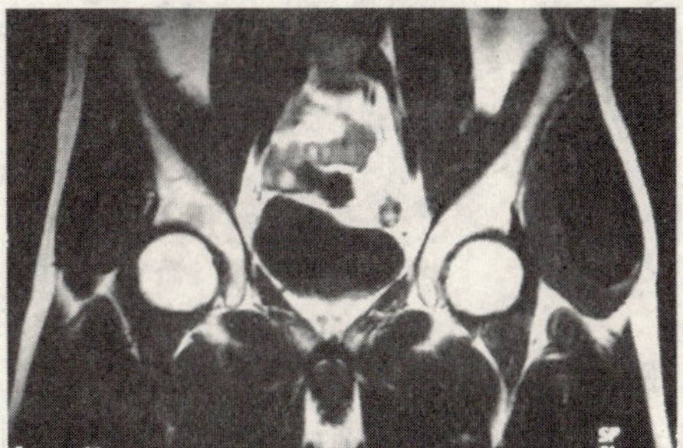

B

图 1　T_1WI 平扫，横断位（A）和冠状位（B）示左臀中肌内团块状低信号灶，边缘清楚

二、要点分析

本例 MRI 平扫肿块 T_1WI 呈均匀低信号，T_2WI 呈明显高信号，似为囊性肿瘤，但增强扫描有不均匀强化，说明仍然是实性肿瘤；由于当时对此特异征象并不认识，遗憾地错失术前明确诊断。实际上肌内黏液瘤是一种比较容易诊断的软组织肿瘤，特别是 MRI 表现非常特殊，一旦认识就很容易从众多软组织肿瘤中间识别出来。但是由于此肿瘤罕见，临床和影像科医师往往初诊时容易误诊。

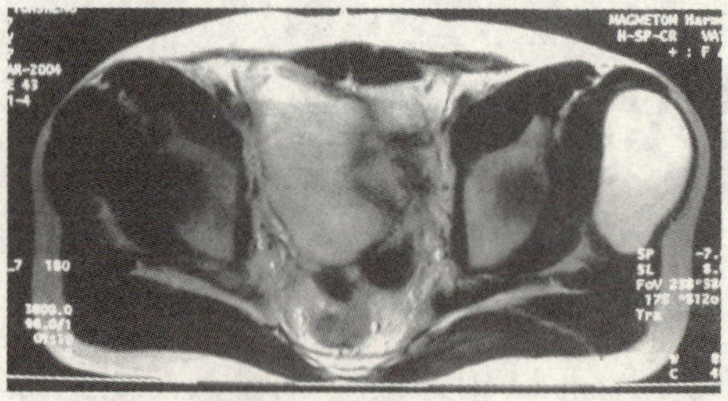

图 2　T_2WI 平扫，横断位示肿块呈显著高信号，内见数条线状低信号

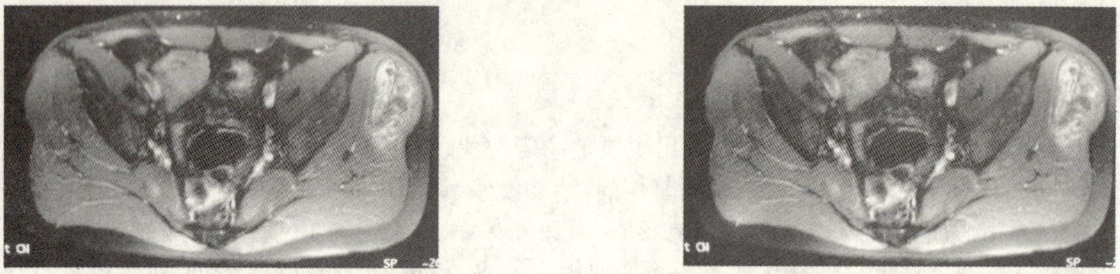

A　　B

图 3　Gd－DTPA 增强扫描，横断位（A）和冠状位（B）示肿块呈不均匀强化

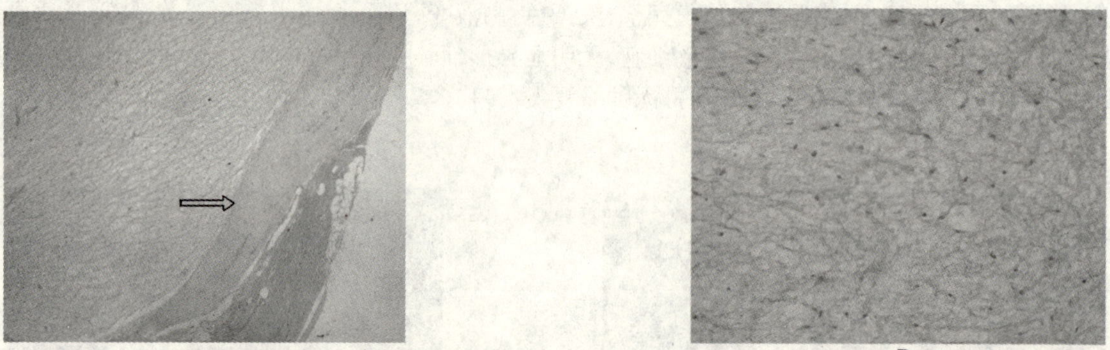

A　　B

图 4　病理切片，低倍（A）和高倍（B）镜下显示肿瘤基质内含大量黏液，散在分布的实质细胞呈梭形、圆形、星形，无明显异形，间质血管较少，周围有完整包膜（空心箭头）

肌内黏液瘤是一种罕见的软组织内良性肿瘤，来源于原始间叶组织，向纤维母细胞分化，能产生透明质酸，病理上有少细胞、少血管、大量黏液基质的特点。临床表现为良性进程，多见于中老年，好发于四肢大肌肉，表现为肌肉深部缓慢增大的包块；单发者较多，多发者常伴有临近单骨或多骨的骨纤维结构不良，称为 Mazabraud's syndrome。影像表现很有特异性，突出表现在 MRI 有特征性，表现为 T_1WI 均匀低信号、T_2WI 显著高信号、Gd－DTPA 增强后不均匀强化，可伴有“周围脂肪带”征和周围肌肉内水肿征；CT 表现为境界清楚的囊样密度灶；超声表现为低回声而非无回声的实质性肿块。治疗采用简单手术切除即可，无转移和复发。

（陈志刚　李　涛　郭　琪）

酷似胸椎结核之恶性胸膜间皮瘤一例分析

我院曾收治 1 例恶性胸膜间皮瘤，但其表现酷似胸椎结核，临床多次会诊都不明确，现将此病例进行报告并分析如下。

一、病例报告

病人，男性，49 岁。胸背部隐痛 10 余天。无明显诱因自觉胸背部隐痛，时好时坏。病人系本院医生熟人，建议拍胸片体检发现后纵隔占位性病变。既往否认结核病史及石棉接触史。查体：全身一般状况良好。头颅五官胸腹部未见明显异常。胸椎 2、3 及 5、6、7 区域有轻压痛。实验室检查：三大常规检查无异常，血沉明显加快（96 ~ 112 mm/h），抗结核抗体阴性。支气管镜检查涂片未见癌细胞及抗酸杆菌。

胸片（图 1、图 2）及胸椎（图 3、图 4）X 线片：左肺尖后上纵隔见一类圆形软组织块影，前外下缘清晰，左侧侧胸膜及斜裂胸膜明显增厚，肋膈角消失。胸 7 椎体明显变扁，左侧明显塌陷破坏，左侧椎体缘消失，椎旁隐约可见软组织肿块影，椎间隙未见狭窄。意见：后纵隔多发占位性病变，胸膜增厚；胸 7 椎体压缩破坏，建议进一步检查。

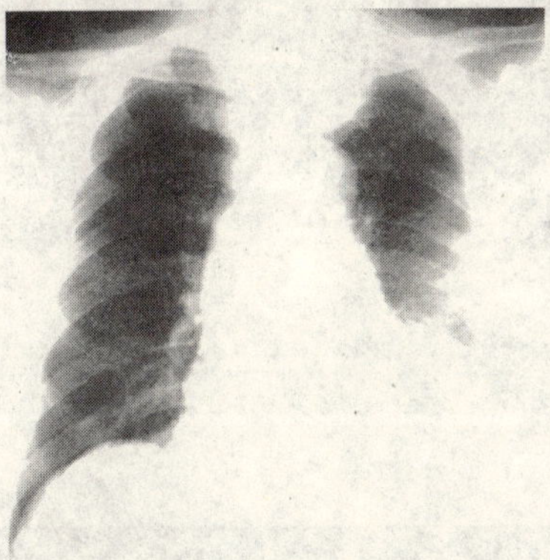

图 1　胸部正侧位：左肺尖后上纵隔见一类圆形软组织块影，前外下缘清晰，左侧侧胸膜及斜裂胸膜明显增厚，肋膈角消失

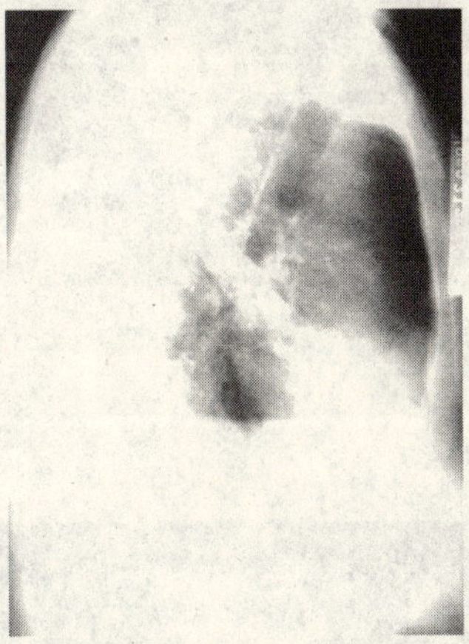

图 2　胸部正侧位：左肺尖后上纵隔见一类圆形软组织块影，前外下缘清晰，左侧侧胸膜及斜裂胸膜明显增厚，肋膈角消失

MRI（图 3 ~ 图 13）检查：T_2 和 T_7 平面为中心左侧椎旁 2 个团块状软组织肿块影，前者累及 T_1 ~ T_3，后者累及 T_5 ~ T_9，与周围组织分界不清，相邻的椎体左侧缘、胸肋关节及邻近的胸壁软组织均有侵犯，T_7 椎体破坏塌陷，左侧明显；肿块 T_1WI 呈不均匀中等信号，T_2WI 不均匀高信号，不均匀强化，T_7 旁肿块呈周边强化，中间有液化坏死；相邻椎间隙无狭窄，椎间盘信号无改变；T_2 和 T_7 椎体旁肿块周围胸膜广泛增厚，有强化；T_7 椎旁肿块前外下方有一较大包裹性积液，左侧斜裂间包裹积液。气管隆突下和主动脉弓下见增大淋巴结影；左侧胸廓变小。诊断意见：T_7 椎体楔形变，其内信号异常伴后纵隔脊柱左旁异常信号考虑为胸椎结核并脓肿形成可能性大，左侧斜裂和左侧后肋膈窦内包裹性积液，建议胸部 CT 检查了解肺部情况。

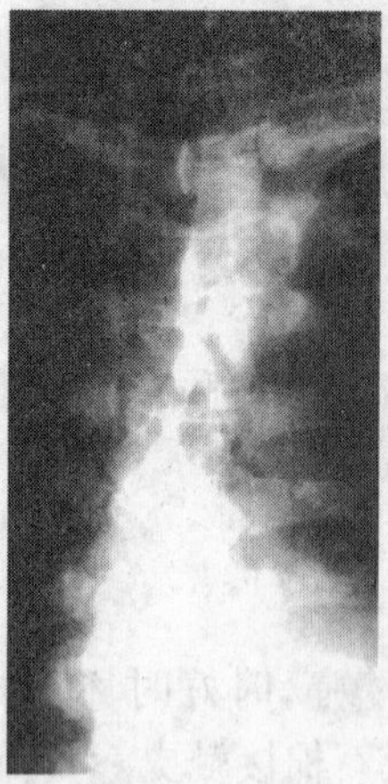

图3　胸椎正侧位片：胸7椎体明显变扁，左侧明显塌陷破坏，左侧椎体缘消失，椎旁隐约可见软组织肿块影，椎间隙未见狭窄

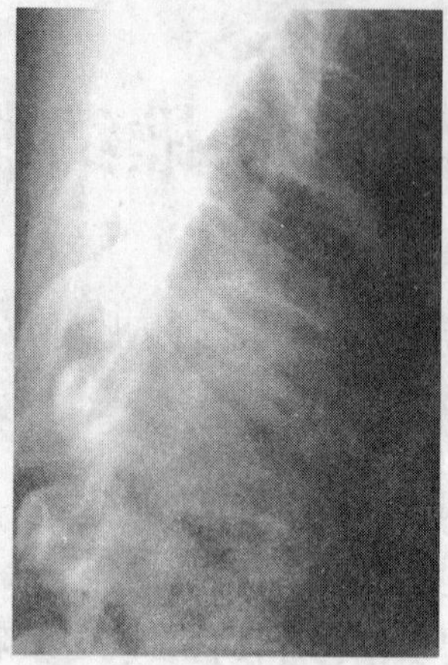

图4　胸椎正侧位片：胸7椎体明显变扁，左侧明显塌陷破坏，左侧椎体缘消失，椎旁隐约可见软组织肿块影，椎间隙未见狭窄

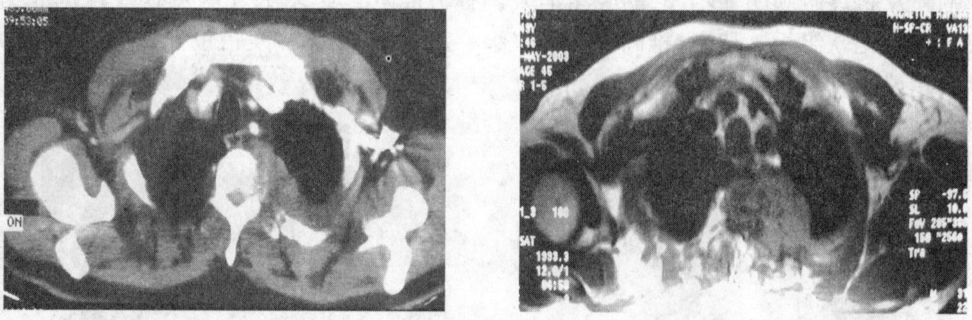

A　　B

图5

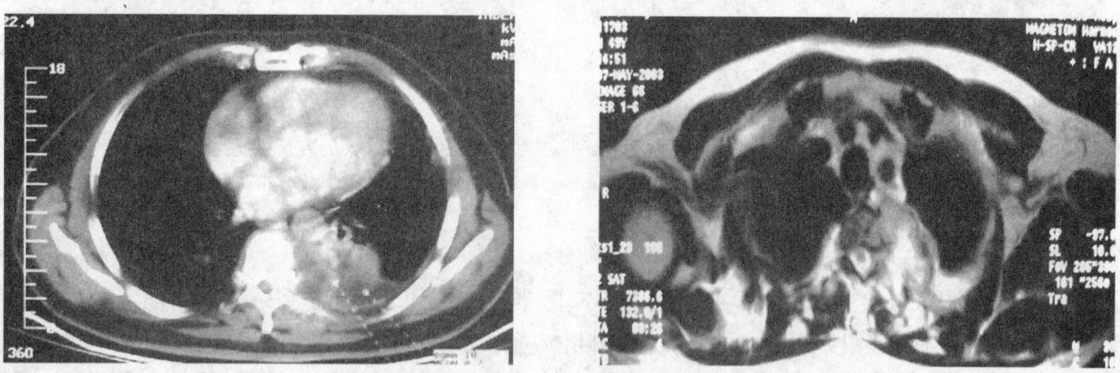

A　　B

图6

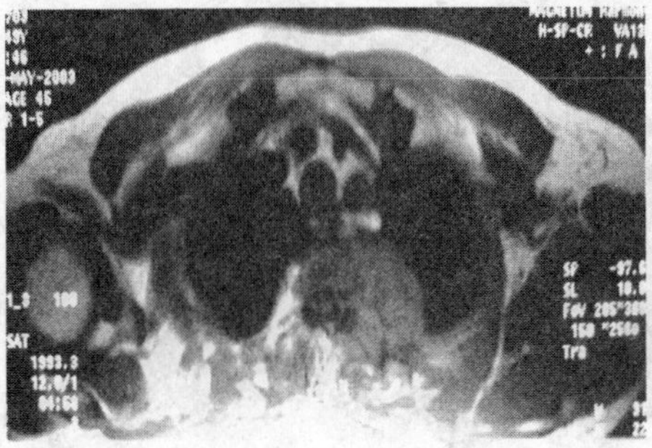

A

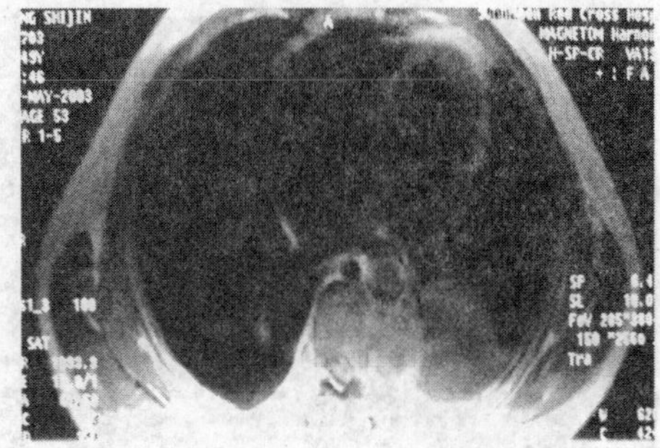

B

图 7

图 5～图 7　**MRI(T_2 平面)**:椎旁左侧软组织块影(**5A**),T_1**WI**(**5B**)呈不均匀中等信号,T_2**WI**(图 **6**)不均匀高信号,不均匀团块状强化(图 **7A**、**B**),与周围组织分界不清,相邻的椎体左侧缘、胸肋关节及邻近的胸壁软组织均有侵犯,左侧增厚的胸膜有明显强化

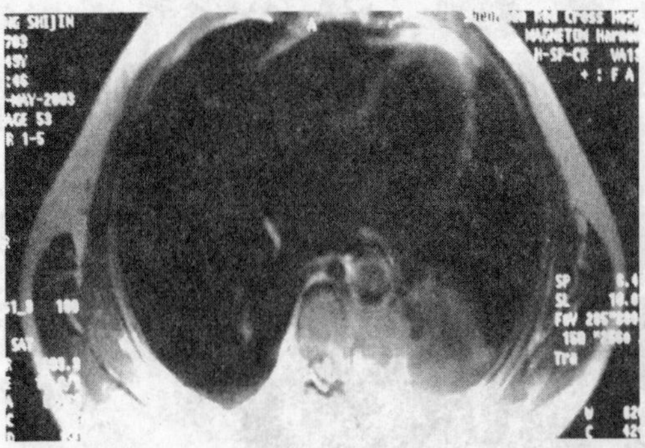

A

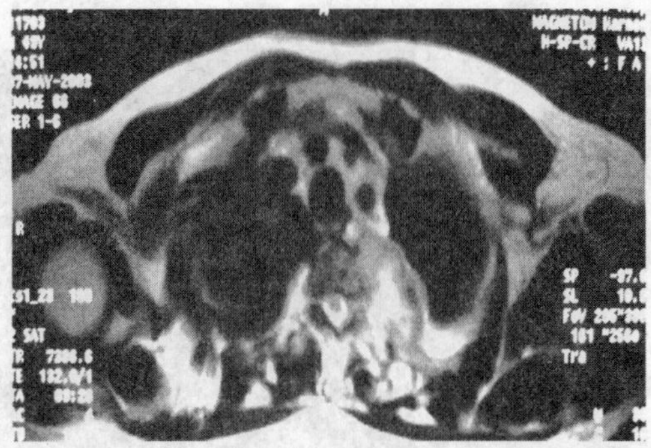

B

图 8

A

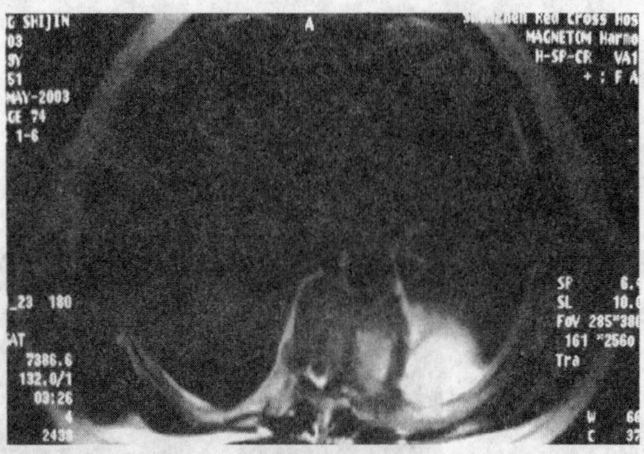

B

图 9

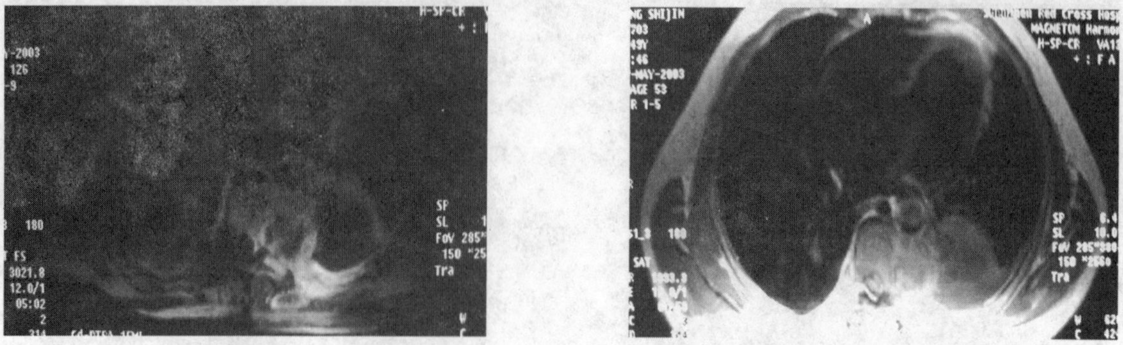

A　　B

图 10

图 8 ~ 图 10　MRI（T_7 平面）：椎旁左侧软组织块影，T_1WI（图 8）呈中等信号，T_2WI（图 9）不均匀高信号，周边强化，中间有液化坏死（图 10），相应椎体（左侧明显）、左侧胸肋关节及邻近的胸壁软组织均有侵犯；肿块外下方胸膜明显增厚并见较大包裹性积液

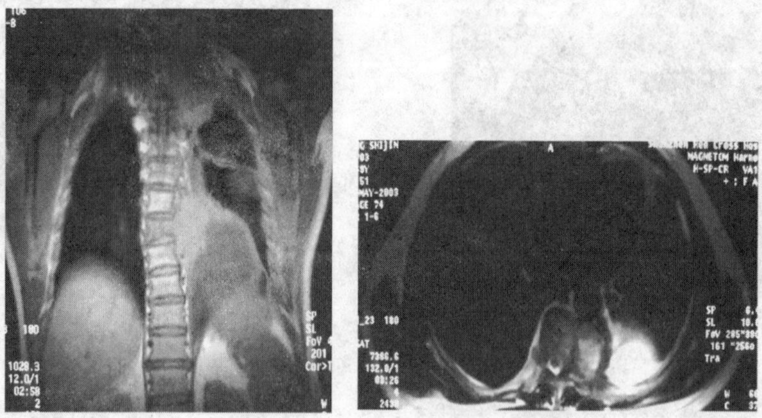

A　　B

图 11

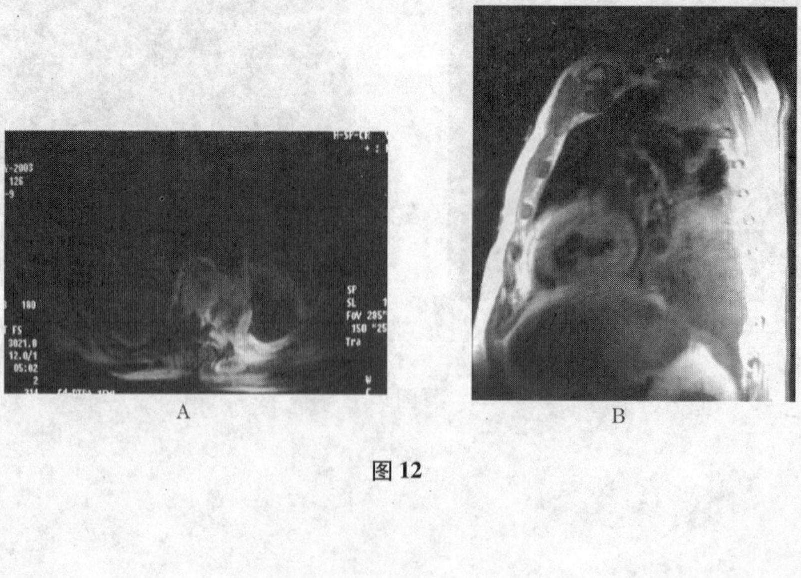

A　　B

图 12

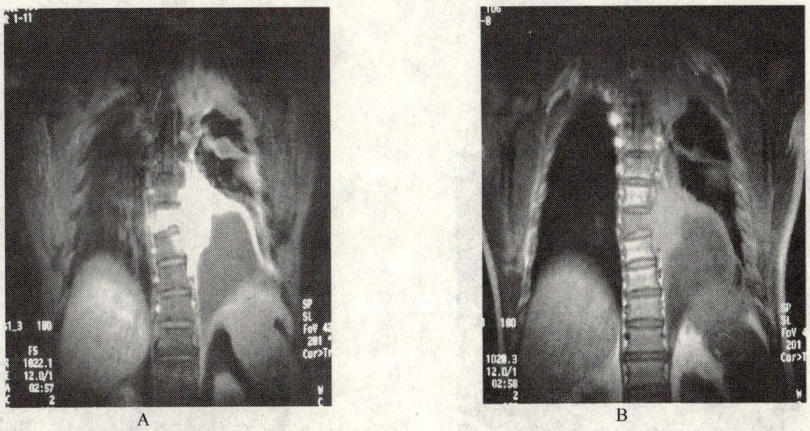

A B

图13

图11～图13 MRI T_1WI 冠(图11)、矢(图12)状面显示在T_2和T_7平面为中心左侧椎旁2个团块状软组织肿块影,前者累及T_1～T_3,后者累及T_5～T_9,周围相应椎体(T_7椎体破坏塌陷)、胸肋关节及胸壁软组织均有侵犯;相邻椎间隙无狭窄,椎间盘信号无改变;T_7椎旁肿块前外下方有较大包裹性积液,斜裂间包裹积液;左侧胸膜广泛性明显增厚。MRI 抑脂增强扫描(图13)冠状位显示软组织肿块明显强化(T_7周围更明显),T_7椎体整个受累、T_8椎体左侧部分受累,胸膜有强化

CT 平扫及增强扫描(图 14、15):T_2椎体旁左侧见一软组织块影,不均匀强化,沿胸椎旁匍匐生长,椎体左侧缘、胸肋关节骨质侵蚀破坏,邻近胸膜广泛增厚;T_7椎体左旁亦有较大不规则的软组织团块影,CT 值 37 HU,增强扫描见不均匀强化,CT 值 77 HU,椎体左侧缘和邻近后肋骨有侵蚀破坏,肿块外下方胸膜明显增厚并见较大包裹性积液。气管隆突下和主动脉弓下见增大淋巴结影;左侧胸廓变小。初诊意见:T_2、T_7椎体骨质破坏并椎旁软组织影,考虑胸椎结核并椎旁脓肿可能性大,建议进一步检查。2 个月内 3 次复查 CT,最后会诊意见:胸椎及邻近结构广泛改变考虑为恶性病变,以恶性胸膜间皮瘤可能性大,转移瘤不除外,请穿刺活检确诊。

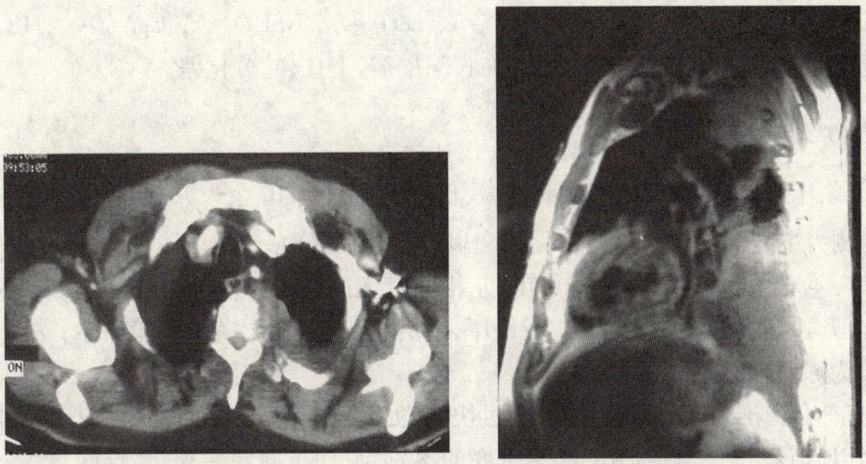

A B

图14

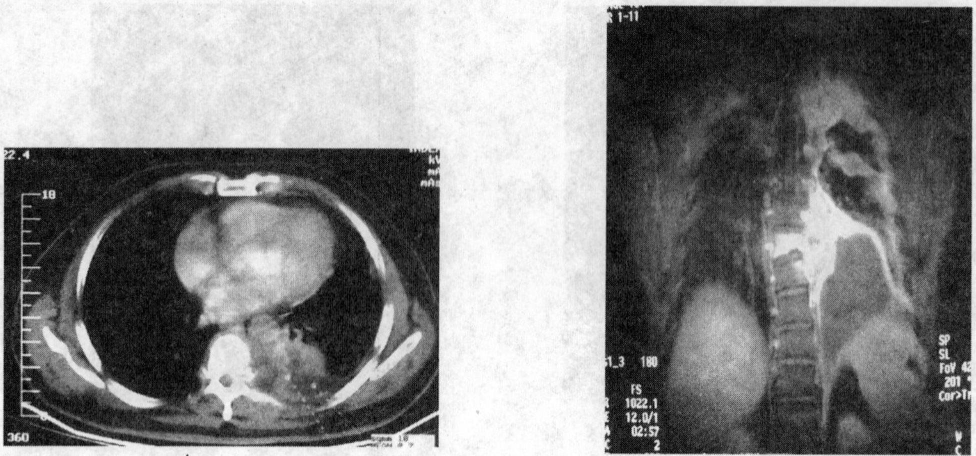

A　　B

图15

图14、图15　**胸部CT增强扫描：T_2椎体旁左侧见一软组织块影，不均匀强化，沿胸椎旁匍匐生长，椎体左侧缘、胸肋关节骨质侵蚀破坏，邻近胸膜广泛增厚；T_7椎体左旁亦有较大不规则、不均匀强化的软组织团块影，椎体左侧缘和邻近后肋骨有侵蚀破坏，肿块外下方胸膜明显增厚并见较大包裹性积液**

手术所见：左胸呈闭锁状态，左胸腔的壁、脏层胸膜明显增厚、粘连，后胸膜达1.5 cm厚。肿瘤来源于壁层胸膜，位于左后胸壁（5～8后肋处）约8cm×6 cm×6 cm大小，与后胸壁及椎体无界限融为一体，侵及左肺下叶形成血肿，内有陈旧性积血约80 ml。因胸腔闭锁，其他部位未进一步探查。在胸腔肿瘤及血肿腔内取活检送病理。

病理检查：肉眼所见：标本1："囊性肿物"不规则2.5 cm×1.5 cm×1 cm，切面灰白、黄，近边缘黄豆大区域为灰白色。标本2：1 cm×0.7 cm×0.3 cm灰黄、红组织一块。镜下所见：瘤细胞为上皮样，异型，胞浆红染，较多，核有偏位，瘤细胞主呈巢片状或散在排列，上皮样瘤细胞间为梭形细胞伴纤维化及较多的淋巴细胞浸润；瘤组织坏死明显，并已侵犯肺组织。免疫组化：上皮样细胞CK（+），VIM（+），MC（+/-），LCA（-），CD68（-），S-100（-），act（-），NSE（-），CgA（-），UCHL1（+/-），L26（-）。病理诊断：（后胸壁）病变符合恶性胸膜间皮瘤，上皮样，分化差。

二、病例分析

本例有以下临床影像特点：①病人症状轻微，仅有胸背隐痛10余天，一般状况良好；②T_2和T_7椎体骨质破坏，以左侧为主，尤以T_7椎体为甚，塌陷变扁，并累及部分左侧椎体附件；③邻近平面的肋椎关节及肋骨侵蚀破坏；④X线示椎间隙无狭窄，MRI示椎间盘无破坏；⑤T_1～T_3和T_5～T_9胸椎左旁软组织块影，增强扫描有不均匀强化；⑥左侧胸膜广泛增厚，以后胸膜及纵隔、横膈胸膜为主；⑦左侧胸膜包裹性积液（术后证实为陈旧性血肿）。

由于本例有符合胸椎结核的表现，如血沉过快，多处胸椎破坏，椎旁似见脓肿表现，胸膜增厚及包裹性积液，造成MRI误诊。但忽略了两个非常重要的鉴别点，即椎间隙无狭窄，椎间盘无破坏；两处椎旁软组织块影，有不均匀强化。这两点不支持胸椎结核，再结合邻近平面有肋椎关节及肋骨侵蚀破坏，高度提示恶性肿瘤。如果恶性肿瘤定位在胸椎，多发骨破坏主要见于两个病：胸椎转移瘤和多发性骨髓瘤，但椎旁多发软组织块影、胸膜广泛增厚、胸膜包裹性积液等征象，不支持诊断。由于本例具有胸膜广泛增厚、胸膜包裹性积液、椎旁多发软组织块影、多处椎体、肋椎关节及肋骨侵蚀破坏等征象，支持恶性肿瘤定位在胸膜，那只能是弥漫性恶性胸膜间皮瘤，只有它可以有胸膜广泛病变，即可侵犯胸壁骨与软组织，又可侵犯胸椎与肺组织。

三、诊断与鉴别诊断要点

1. 弥漫性恶性胸膜间皮瘤　符合依据：①左侧胸膜广泛增厚，以后胸膜及纵隔、横膈胸膜为主；②侵蚀破坏邻近多处肋椎关节及肋骨；③侵蚀破坏邻近多处胸椎左侧椎体及椎体附件（少见），尽管 T_7 椎体破坏已塌陷变扁，但邻近椎间盘无破坏；④破坏的胸椎、肋骨旁见较大的软组织块影，增强扫描有不均匀强化；⑤左侧胸腔积液。不符合依据：①多处胸椎破坏，椎旁似见脓肿表现；②胸膜增厚较均匀；③血沉过快。综合本例特点有较广泛胸膜增厚，多处肋椎关节、肋骨及左侧胸椎椎体及椎体附件骨质破坏伴有其邻近软组织块影，增强扫描有不均匀强化，且有胸腔积液，只能诊断是弥漫性恶性胸膜间皮瘤。

2. 胸椎结核　符合依据：①多处胸椎破坏，椎旁似见脓肿表现；②血沉过快；③胸膜较均匀增厚及包裹性积液。不符合依据：①多处胸椎破坏并不连续，且为椎体左侧边缘破坏，尽管 T_7 椎体破坏已塌陷变扁，但邻近椎间盘无破坏；②胸椎结核很少侵蚀破坏多处肋椎关节及肋骨；③抗结核抗体阴性。

3. 胸椎转移瘤（血行转移）　符合依据：①多处胸椎破坏；②邻近椎间盘无破坏。不符合依据：①多处胸椎破坏，为椎体左侧边缘破坏，不符合血行转移特点（椎体中央破坏）；②多处肋椎关节及肋骨为直接侵蚀破坏；③血沉过快；④胸膜增厚及包裹性积液，⑤椎旁多发软组织块影且较大。

四、讨　论

胸膜间皮瘤是一种少见的肿瘤，起源于浆膜表面的间皮细胞，占胸膜肿瘤的5%，可分为局限性胸膜间皮瘤及弥漫性胸膜间皮瘤两型。后者较多见，且常为恶性，发病多与石棉接触有关。此型自胸膜壁层发生，多起自横膈壁层胸膜，向上发展，可将胸膜腔大部充填并压迫肺组织，可侵犯纵隔、肺、肋骨等临近组织，可沿淋巴管及血液转移。本例即为弥漫型胸膜间皮瘤，但无石棉接触史。

临床表现：弥漫型胸膜间皮瘤可有胸痛及进行性气短。胸痛常较剧烈，还可有体重减轻，胸腔积液等。

影像表现：X 线早期表现为较局限的胸膜增厚，常起自横膈处壁层胸膜，向上蔓延沿胸壁内缘可出现一系列高低不平的连续的结节状影。胸膜积液常为大量，且反复发作。胸膜增厚一般不伴有肋间隙狭窄，反可有增宽。常侵及临近组织。

CT 表现多种多样，胸膜增厚可呈现不规则样、结节样、瘤样，严重者可包绕患侧肺组织。可有叶间胸膜增厚，可呈结节状与叶间积液难以区别。弥漫性恶性胸膜间皮瘤的主要扩展方式为胸膜腔的直接蔓延，可侵犯胸壁、纵隔、横膈及腹部。而本例病人侵犯胸壁、肋骨、纵隔，甚至侵犯邻近多处胸椎及肋椎关节，其中 T_7 椎体破坏塌陷变扁，此种表现极为少见。有时胸膜间皮瘤 CT 值较低而在平扫中与积液难以区别，但增强扫描胸膜间皮瘤明显强化。目前 CT 分级为：一级，肿瘤局限于一侧壁层胸膜；二级，肿瘤侵犯胸壁及胸膜外的纵隔结构；三级，肿瘤穿过膈肌侵及腹膜，对侧胸膜受累或胸部以外淋巴结受累；四级，远处血行转移。本例属于二级，诊断及治疗较为困难。

MRI 表现类似于 CT。良性局限性胸膜间皮瘤的信号具有特征性，在 T_1、T_2 加权像及质子像上常呈低信号，与胸内其他肿块性病变如肺癌、转移瘤不同。弥漫性恶性胸膜间皮瘤相对于肋间肌肉在 T_2 加权像及质子像上常呈稍高或高信号。

（陈志刚　郭　琪）

特殊软骨肉瘤的影像诊断思路

——附二例软骨肉瘤分析

软骨肉瘤是除骨肉瘤之外最常见的骨肿瘤，影像学表现较复杂，临床工作中经常误诊。我们遇到两例表现较特殊的软骨肉瘤，分析如下：

一、病例报告

病例1：男，72岁，右肩疼痛、肿大及功能障碍8个月入院。8个月前无明显诱因出现右肩部疼痛、肿胀，逐渐加重。

体格检查：发育营养正常，自动体位，神清合作，心肺腹部无异常。右肩前外部明显肿大，皮下浅静脉怒张，触之皮温增高，可扪及20 cm×20 cm大小肿块，边界不清，质地硬，明显压痛，右上肢轻度肿大，右肩关节屈曲、外展活动受限。实验室检查：无特殊。

ECT扫描（^{99m}TC－MDP）：右肱骨上段、右肩胛骨及肩关节周围软组织内异常核素浓集。

X线片：右肱骨上段及肩胛骨外上部软组织肿块，内见广泛片絮状高密度影；右肩关节病理性脱位。

CT：右肩胛骨前上方及肩关节周围巨大分叶状肿块，肿块中等密度，其内不均匀分布较多点状、条状和斑片状钙化影；右肩胛骨上部肩盂旁局部骨质破坏（图2），边缘不清；肿块与周围的肌肉、软组织分界尚清；肱骨上段骨皮质边缘性侵蚀破坏（图1～图3）。意见为右肩部软组织内恶性肿瘤。

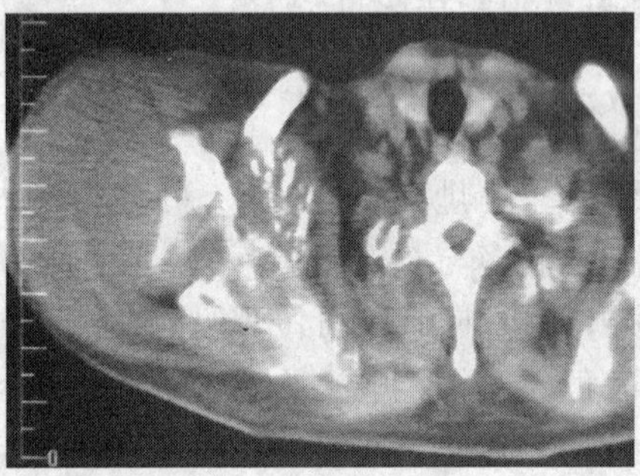

图1

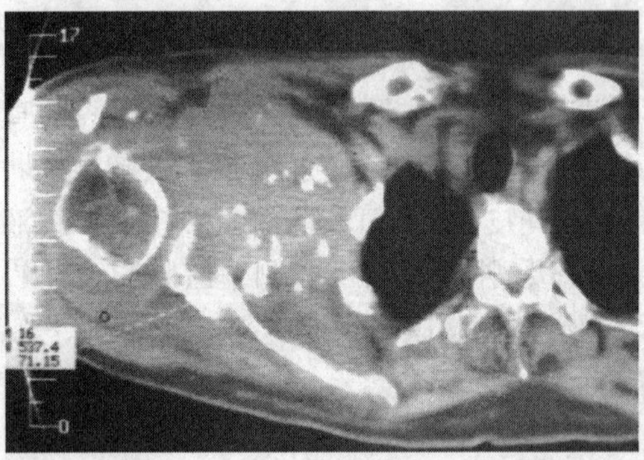

图2

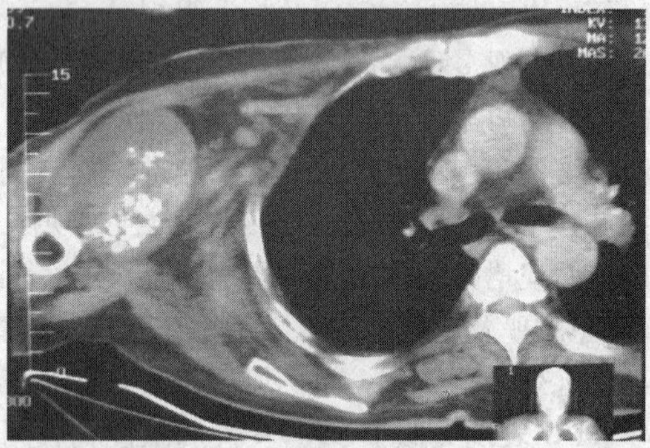

图3

图1～图3 CT平扫：右肩胛骨前上方及肩关节周围巨大分叶状肿块，肿块中等密度，其内不均匀分布较多点状、条状和斑片状钙化影；右肩胛骨上部肩盂旁局部骨质破坏（图2），边缘不清；肿块与周围的肌肉、软组织分界尚清；肱骨上段骨皮质边缘性侵蚀破坏（图2、图3）

MRI扫描：右肩胛骨前上方巨大分叶状肿块，沿肩关节周围间隙匍行生长，进入肩关节致间隙增宽及半脱位，包绕肩关节及周围结构，包括肱骨头及上段、肩峰、肩锁关节；肿块呈多囊状或蜂窝状改变，由长条状或不规则囊样纤维分隔成大小不等的囊腔，T_1WI 低信号（图 4），T_2WI（图 5）和抑脂序列（图 6）高信号，内见钙化所致片状低信号灶，Gd－DTPA 增强（图 7、图 8）后囊内容物不强化，囊壁及分隔有明显强化；肿块与周围的肌肉、软组织分界清楚；肩胛骨前上方肩盂旁局部骨质破坏，T_1WI 低信号，T_2WI 和抑脂序列高信号，Gd－DTPA 增强不强化；右肱骨上端骨皮质边缘侵蚀破坏（以大、小结节处明显），且骨髓内见小片状异常信号（图 6）。MRI 意见为右肩部软组织内恶性肿瘤。

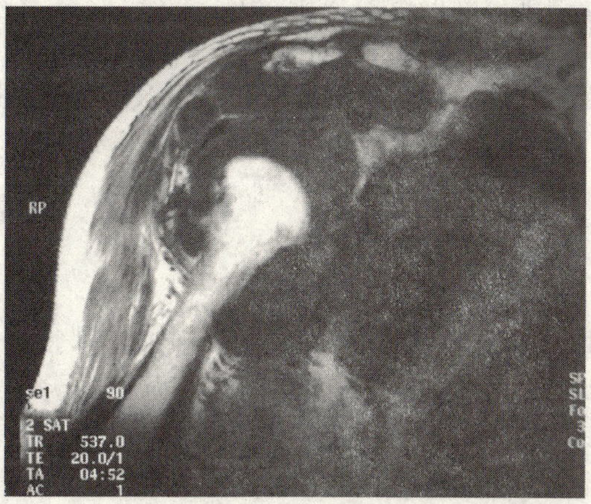

图 4

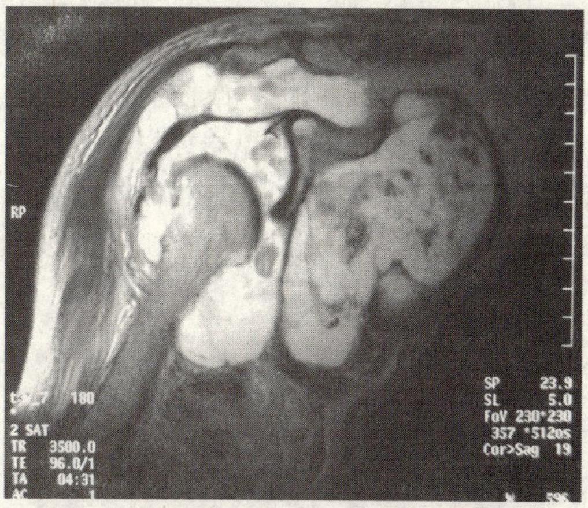

图 5

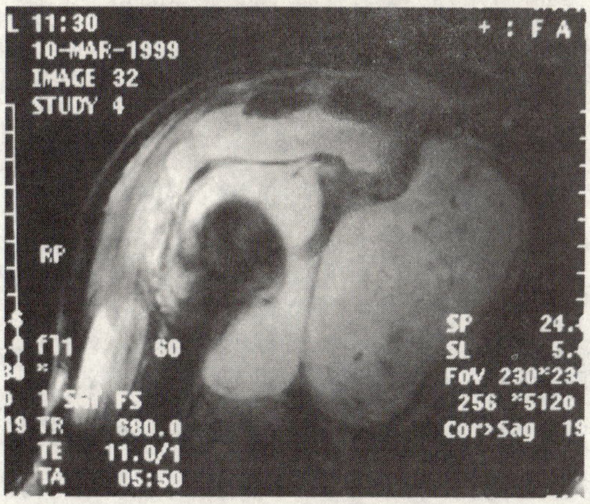

图 6

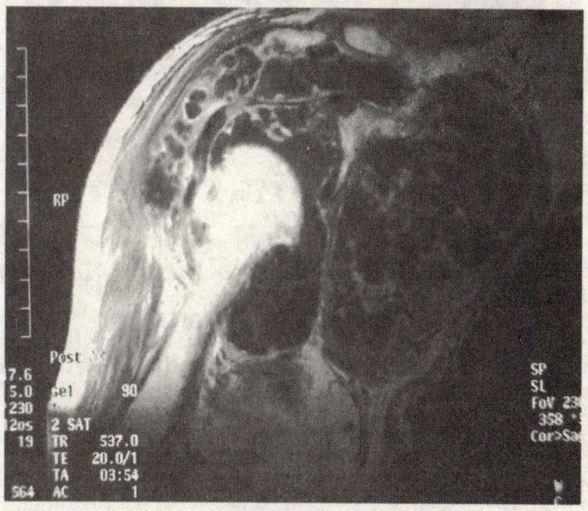

图 7

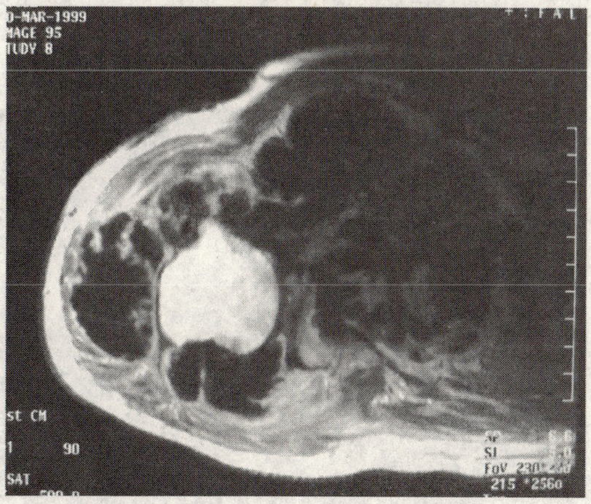

图 8

图 4～图 8　MRI 扫描：右肩胛骨前上方巨大分叶状肿块，沿肩关节周围间隙匍行生长，进入肩关节致间隙增宽及半脱位，包绕肩关节及周围结构，包括肱骨头及上段、肩峰、肩锁关节；肿块呈多囊状或蜂窝状改变，由长条状或不规则囊样纤维分隔成大小不等的囊腔，T_1WI 低信号（图 4），T_2WI（图 5）和抑脂序列（图 6）高信号，内见钙化所致片状低信号灶，Gd－DTPA 增强（图 7、图 8）后囊内容物不强化，囊壁及分隔有明显强化；肿块与周围的肌肉、软组织分界清楚；肩胛骨前上方肩盂旁局部骨质破坏，T_1WI 低信号，T_2WI 和抑脂序列高信号，Gd－DTPA 增强不强化；右肱骨上端骨皮质边缘侵蚀破坏（以大、小结节处明显），且骨髓内见小片状异常信号（图 6）

手术所见：行右侧肩胛带离断术，术中见肿瘤主要分两大部分，右肩胛骨部分 12 cm × 12 cm × 10 cm，右肱骨上端部分 8 cm × 8 cm × 7 cm，包膜完整，周围软组织轻度水肿。

病理检查：术后大体病理标本肉眼观察：右肩胛骨肿物 24 cm × 14 cm × 9 cm，有包膜，表面结节状，切面呈透明淡黄色，有黏液感，可见黄白色钙化灶。镜下观察：瘤组织中大量软骨细胞，细胞排列紊乱，有轻度不等的异形，并见双核，未见核分裂，软骨基质钙化明显。病理诊断：右肩胛骨高分化软骨肉瘤。

病例 2：男，52 岁，右下肢肿痛伴活动障碍 1 年，症状逐渐加重，外院按"风湿"治疗无效。

查体：心肺无异常；右下腹扪及 10 cm × 8 cm 肿块，质硬，轻压痛，位置固定，肠鸣音正常，未触及肿大淋巴结；右下肢弥漫性、凹陷形水肿，无静脉曲张，皮肤无破溃，胫前感觉功能减退，右下肢前伸、后曲、外旋活动障碍，肌力下降，无病理反射引出。实验室检查：血尿粪常规、生化大致正常，ALP、ESR 均正常，CEA、AFP、PSA（CPSA）、CA199 等均阴性。

超声检查：盆腔右侧厚壁囊性肿瘤，内无血流，推压髂动、静脉；考虑恶性肿瘤。

ECT：右髂骨异常浓聚。

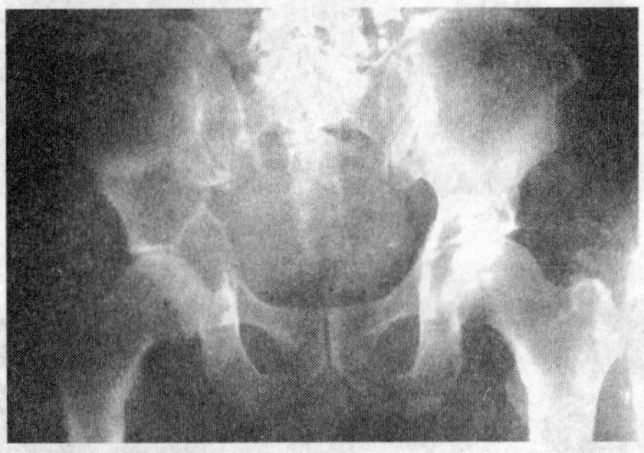

图 9　X 线平片：右髂骨近髋臼处不规则骨质破坏，轻度膨胀，部分边缘不清，无硬化缘，其内有分房间隔样改变，向盆腔内突入一巨大软组织包块；右侧盆腔内巨大软组织包块

X 线检查：右髂骨近髋臼处有一较大不规则骨质破坏，轻度膨胀，部分边缘不清，无硬化缘，其内有分房间隔样改变，向盆腔内突入一巨大软组织影（图 9）；意见考虑右侧髂骨良性肿瘤可能性大，不除外恶性肿瘤可能。

CT：右髂骨内膨胀性骨质破坏，部分内外板均已穿破，肿块向盆腔内生长形成多囊状巨大软组织肿块，囊内密度低而均匀，CT 值平均为 18 HU，推压临近器官和软组织（图 10 ~ 图 12）；肿块向外生长，髋臼外上方骨板破坏，见放射样骨针（图 12），临近臀肌有侵犯；骨破坏区域和软组织肿块内见数个小点、片状碎骨片和钙化影；意见右髂骨恶性肿瘤，恶性骨巨细胞瘤可能性大。

MRI：右髂骨骨质破坏，肿瘤穿破内外骨板生长，向盆腔内生长形成巨大肿块，呈多囊状，囊内容物 T_1WI 中等偏低信号（图 13），T_2WI 不均高信号（图 14、图 15），抑脂序列中等信号，内有小片状出血高信号（图 16），增强扫描无强化（图 17 ~ 图 19）；囊壁厚薄不均，有明显强化；肿块推移周围器官，与膀胱、直肠、盆底肌、髂内外血管有粘连，特别是右侧髂外静脉（图 15）；肿瘤向外生长，侵犯邻近的臀中肌、髋臼、坐骨神经等。意见为右髂骨恶性骨肿瘤，恶性软骨肉瘤可能性大。病人先后两次局部穿刺活检，病理切片镜下为恶性肿瘤细胞。

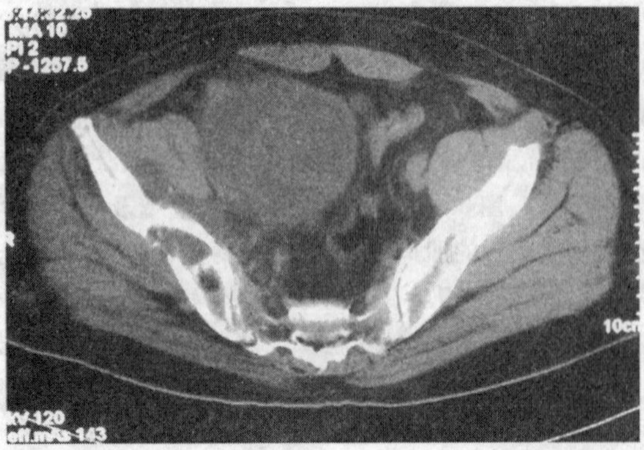

图 10

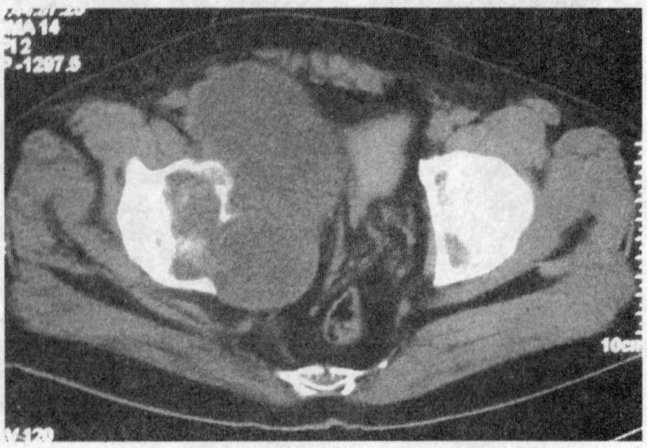

图 11

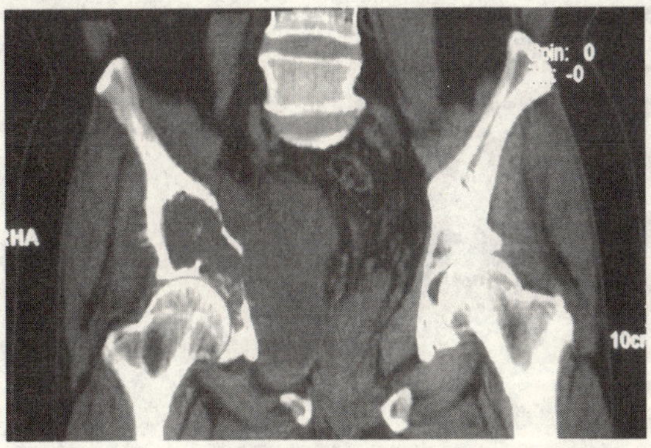

图 12

图 10～12　CT 平扫和 MPR 冠状重建：右髂骨内膨胀性骨质破坏，部分内外板已穿破，肿块向盆腔内生长形成多囊状巨大软组织肿块，囊内密度低而均匀，CT 值平均为 18 HU，推压临近器官和软组织（图 10～图 12）；肿块向外生长，髋臼外上方骨板破坏，见放射样骨针（图 12），临近臀肌有侵犯；骨破坏区域和软组织肿块内见数个小点、片状碎骨片和钙化影

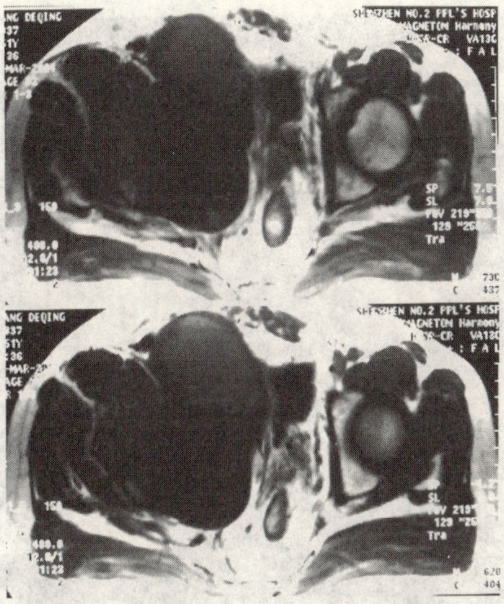

图 13

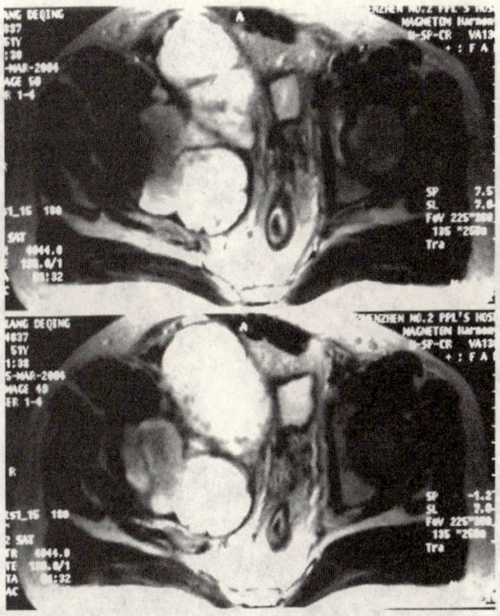

图 14

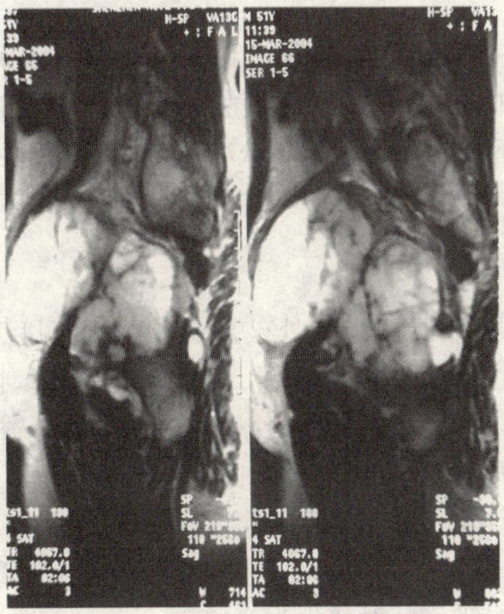

图 15

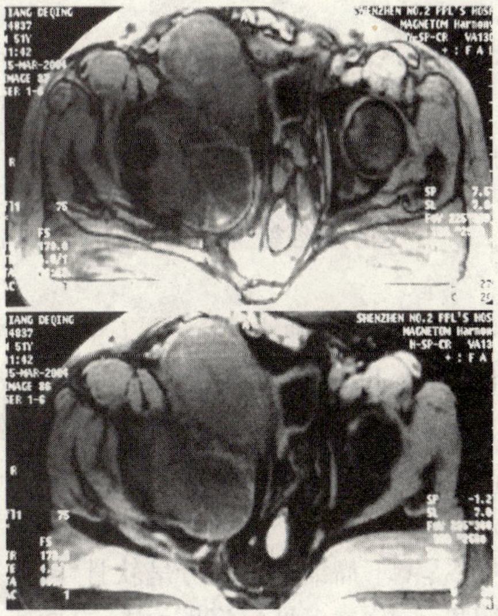

图 16

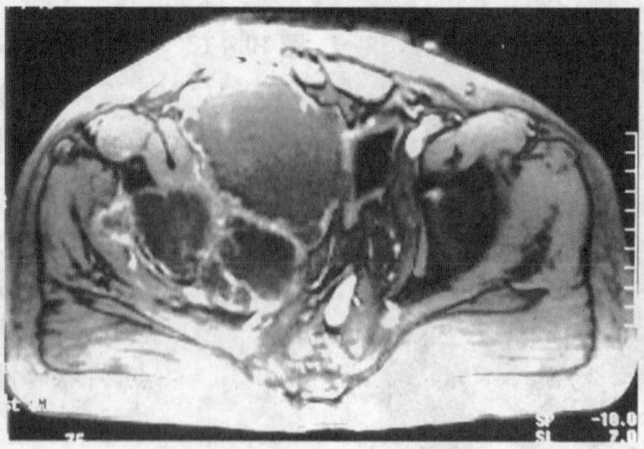

图 17

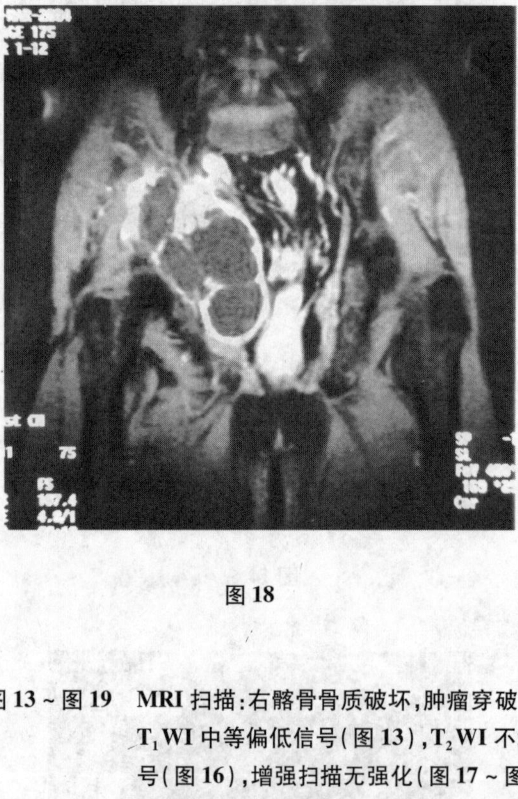

图 18

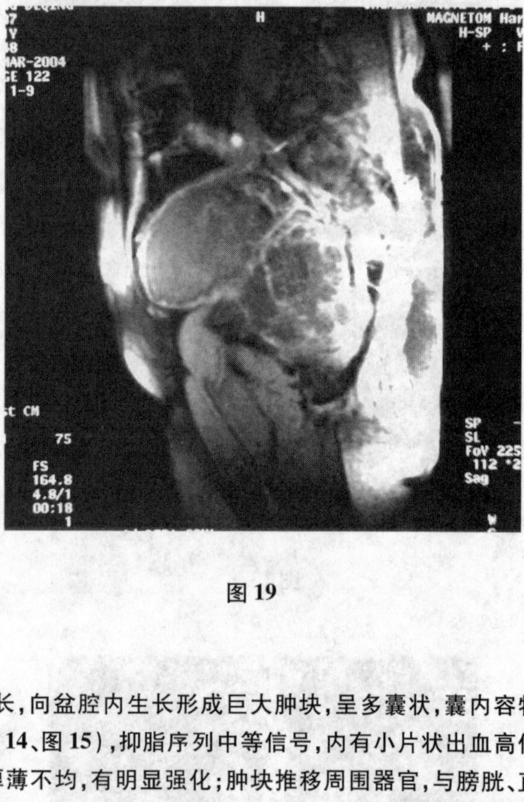

图 19

图 13 ~ 图 19 **MRI 扫描:右髂骨骨质破坏,肿瘤穿破内外骨板生长,向盆腔内生长形成巨大肿块,呈多囊状,囊内容物 T_1WI 中等偏低信号(图 13),T_2WI 不均高信号(图 14、图 15),抑脂序列中等信号,内有小片状出血高信号(图 16),增强扫描无强化(图 17 ~ 图 19);囊壁厚薄不均,有明显强化;肿块推移周围器官,与膀胱、直肠、盆底肌、髂内外血管有粘连,特别是右侧髂外静脉(图 15);肿瘤向外生长,侵犯邻近的臀中肌、髋臼、坐骨神经等**

手术所见:行"肿块切除、人工半骨盆半髋置换术",术中见髂骨内板多处破坏,打开盆腔见巨大软组织包块,约 12 cm × 10 cm × 10 cm,内侧及深面与膀胱、输尿管、直肠广泛粘连,切开包块呈多囊状,囊腔内充满黏液状物及血性液体约 500 ml,囊内壁呈不均匀鱼肉状;髂骨外板被肿瘤穿破并浸润至臀中肌内,肿瘤累计范围从髋臼上缘 8 cm 至髋臼周围,并向髋关节内生长,破坏部分髋臼软骨。

病理检查:送检不规则组织一堆,最大一块 9 cm × 8 cm × 6 cm,部分组织呈半透明状,部分暗红,部分囊性变;镜下瘤细胞大部分呈软骨样,黏液样变明显,双核、异型和坏死明显,小部分区域细胞密集,核异型明显、核分裂多见。病理诊断:右髂骨软骨肉瘤伴黏液变,部分呈去分化改变。

二、影像诊断思路

病例1影像诊断为右肩部软组织内恶性肿瘤，良恶性鉴别正确，但定位诊断不正确，未做出明确定性诊断。本例有如下临床影像特点：①老年男性，病程8个月，病情进展较快；②右肩胛骨局部骨质破坏，伴有巨大分叶状软组织肿块，向周围匍行生长，侵犯肱骨上段；③肿块呈多囊状，其内含有大量类黏液信号成分，T_1WI低、T_2WI高信号、Gd-DTPA增强后无强化；④肿块内有多发的不均匀点状、条状和斑片状钙化。要点分析：①定位诊断：首先应该明确肿瘤的来源部位，是骨来源，还是软组织来源，分析思路明显不同，对诊断与鉴别诊断很有意义。本例由于肩胛骨骨质破坏较局限，而周围及肩部软组织肿块巨大，使分析肿瘤来源有一定困难，似乎更倾向于软组织来源，我科CT和MRI报告即是这个意见。但值得注意的是，软组织肿块是以肩胛骨破坏灶为中心向周围广泛生长，并侵蚀肱骨上端，所以本例应该是来源于右肩胛骨的骨源性肿瘤，后经手术和病例证实。②良恶性鉴别：基于病人为老年男性，病情进展较快，骨质破坏呈浸润性、外向性，形成巨大软组织肿块，呈匍行广泛生长，累及肩关节和肱骨上端，显然考虑为恶性骨肿瘤。③定性诊断：骨肿瘤定性诊断的关键是要抓住主要征象，我们一般从一个或两个主要征象入手，进行分析和鉴别诊断。本例主要征象有：软组织肿块内多发钙化、软组织肿块呈多囊状、类黏液样改变、肩胛骨和肱骨上段的骨质破坏等。多发钙化是本例的一个重要征象，对定性诊断很有意义。因为能够引起该征象的骨和软组织肿瘤或肿瘤样病变主要有：软骨源性肿瘤、滑膜肿瘤、血管瘤、骨化性肌炎、间叶瘤等，但本例考虑为恶性肿瘤，就主要局限在软骨肉瘤与滑膜肉瘤两者鉴别，本例考虑为骨源性，那只能诊断是前者。尽管本例有符合滑膜肉瘤的特点，如可有钙化（但发生率不高，15.9%～32%）、肿块跨关节生长和以软组织肿块为主，骨破坏少见且轻微。但关键的不符合点是本例不属于软组织来源，以囊性肿瘤为主，没有合并囊内出血和坏死，因此本例不符合滑膜肉瘤的诊断。本例诊断为软骨肉瘤的主要依据有：老年男性、好发于肩胛骨、向外形成巨大软组织肿块、肿块内多发钙化。肿块呈多囊状、黏液样改变是本例的一个特殊征象，对定性诊断意义有限。以黏液改变为主的骨和软组织肿瘤既相对少见又种类繁多，如黏液样脂肪肉瘤、黏液样纤维肉瘤、软组织内黏液瘤等等，鉴别困难。软骨细胞可以分泌黏液，但软骨肉瘤形成大量黏液改变很少见，可以看作是一种特殊征象，对诊断有提示作用。肩胛骨和肱骨上段的骨质破坏对提示定位诊断有意义，但对定性诊断意义不大。

病例2较病例1有一定难度，作者科室在X线和CT诊断过程中先后出现失误。首先X线平片根据右髂骨轻度膨胀改变，有分房，考虑良性骨肿瘤可能性大，这一诊断后来被CT和MRI显示出来的恶性征象所推翻；基于大范围浸润性骨质破坏、放射样骨针、向骨外生长在盆腔形成巨大软组织肿块并侵犯周围结构等，CT定性为来源于右侧髂骨的恶性肿瘤，但CT根据髂骨轻度膨胀破坏，有分房，考虑为恶性骨巨细胞瘤可能性大。事后回顾分析膨胀性骨破坏并非仅仅为骨巨细胞瘤所特有，而且髂骨也并非骨巨细胞瘤好发部位。当病人所有资料包括MRI完备，综合讨论、分析后才得出正确诊断。本例临床影像特点：①老年男性，病程1年，进展较快；②右髂骨轻度膨胀性骨质破坏，肿瘤穿破髂骨内外骨板向周围浸润性生长，出现放射样骨针；③盆腔内形成巨大软组织包块，呈多囊状、黏液样改变；④CT显示病灶内部数个小点状钙化。要点分析：①定位诊断：本例肿瘤的来源部位很明确，定位为右侧髂骨来源的骨肿瘤。②良恶性鉴别：病人为老年男性，病情进展较快，髂骨破坏及肿瘤侵袭性生长，判断为恶性肿瘤。③定性诊断：我们反复复习CT片，在髂骨破坏区域和邻近软组织肿块内找到细小的高密度钙化影，再结合发病部位（骨盆），强烈提示软骨肉瘤的诊断。本例主要鉴别诊断：软骨黏液纤维瘤和骨结核，前者是一种良性病变，偶可发生恶变为黏液软骨肉瘤，在恶变前有一缓慢生长的病程并且具有典型的软骨黏液纤维瘤X线征象（单囊或多囊）可资鉴别；发生在髂骨体的结核很少见，骨结核多有全身结核中毒症状，病灶在骨质破坏基础上有增生硬化，另外结核脓疡在MRI上表现较为典型，T_1WI大部分呈低信号、T_2WI典型表现为同心圆征，与本病例不均高信号伴有出血信号的改变明显不同。

三、要点总结

上述2例软骨肉瘤较为特殊，2例软骨肉瘤均表现为好发于扁骨的侵袭性骨质破坏，具有多囊性、类黏液样、有钙化的巨大软组织肿块。两病例亦有明显不同之处:病例 1 钙化很明显,病例 2 几乎找不到钙化。值得注意的是:在对不典型软骨肉瘤的影像诊断时,要特别注意观察钙化这一主要并且是特异性非常强的征象。病例 1 就是从肿瘤内较多的钙化着手进行分析和鉴别诊断,病例 2 较病例 1 诊断困难主要原因就是无明确的钙化显示,因此对没有明显钙化的恶性肿瘤,也不要轻易排除软骨肉瘤。另外两例软骨肉瘤表现为类黏液、多囊状,这一特殊征象对诊断软骨肉瘤也有提示作用。

(陈志刚　李　涛　郭　琪)

骨关节系统综合征的影像诊断分析

——附 Gardner 综合征一例报告

所谓综合征是由一组特殊临床、影像征象组成,这些征象可以来源于单一的骨关节系统,也可以来源于其他系统,更多见的是来源于多系统。与骨关节有关的综合征很多,如果不了解相关的特殊征象,诊断会很困难,尤其是少见综合征。因此,认识和掌握综合征的构成征象,可以有效地避免漏、误诊,正确诊断综合征。下面举例分析。

一、病例报告

病人,女,31 岁,因"发现双下颌角肿物 18 年"入院。病人于 18 年前发现双下颌角有绿豆大小肿物,无明显自觉症状,未予处理。肿物逐渐长大,曾到多家医院就诊,诊断为多发骨瘤,未做进一步处理。现长至约鸽蛋大小,始来我院就诊。查体:颜面部尚对称,双下颌角区膨隆,可扪及 2.0 cm×2.5 cm×1.5 cm 肿物,质硬,与下颌角融为一体,无压痛,皮肤无红肿。多个牙齿缺如和滞留。三个月前外院 X 线全景片示双下颌角区多发高密度影。CT 表现(图 1 ~ 图 4):上、下颌骨增生硬化肥厚,双侧下颌角周围、上下颌骨齿槽内、上颌窦、筛窦、蝶窦内均可见多发类骨样高密度结节影,边界清楚,周围未见骨质破坏,牙槽内密度不均,牙齿排列不整齐。初步诊断为多发性骨瘤。

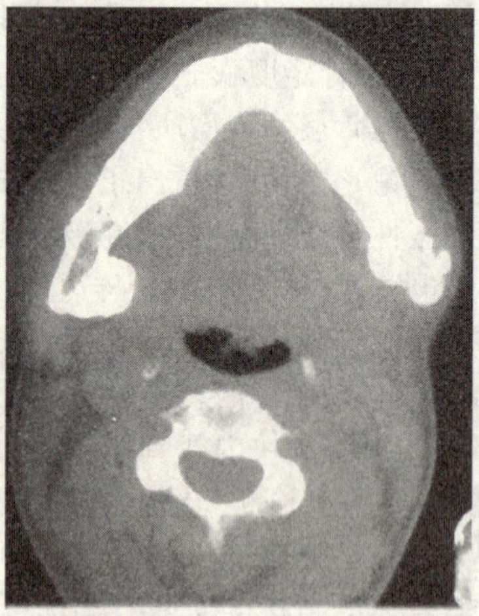

图 1　下颌骨增生硬化肥厚,双侧下颌角周围有外突结节状高密度影

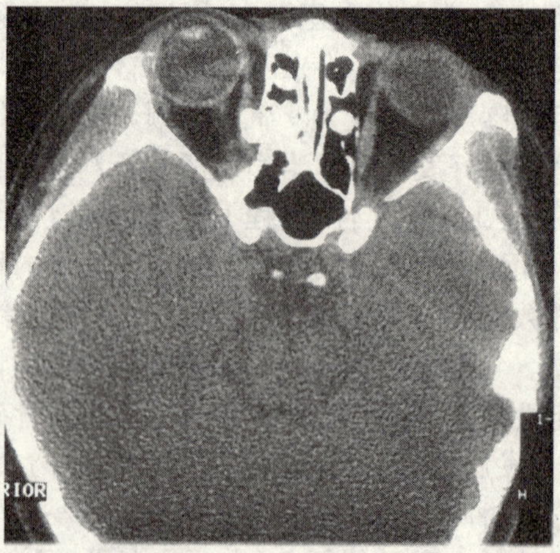

图 2　双侧筛窦内见多发类骨样高密度结节影,边界清楚,右侧一结节已外突出筛板,进入眶内压迫内直肌

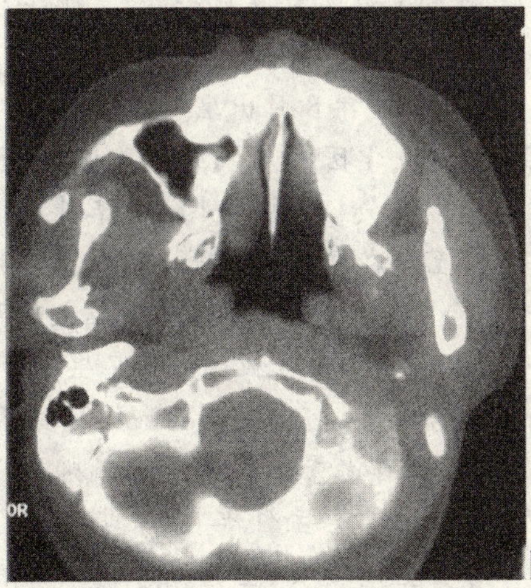

图3　右侧上颌窦内见骨样高密度结节影，上颌骨增生硬化肥厚

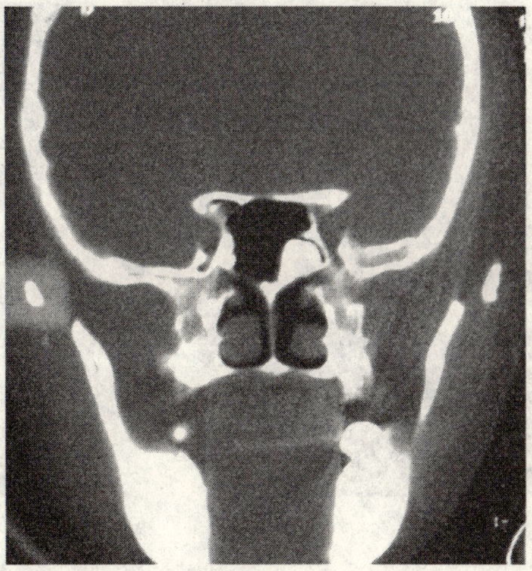

图4　蝶窦内见骨样高密度结节影，下颌骨增生肥厚

二、要点分析

根据临床和影像表现，该例诊断上下颌骨和鼻副窦的多发性骨瘤应该成立，但是骨瘤常见部位在鼻副窦及颅骨，一般单发较多见，而此例骨瘤多发且位置特殊，有疑问，值得重视，会不会有其他病变？笔者去病房询问病史，发现病人既往背部及右小腿曾行"纤维瘤摘除术"。其父及一兄也有类似病症，其母因结肠多发息肉癌变已死亡。至此，提示本例多发性骨瘤可能是一种少见综合征的一种特殊征象，故此建议临床做纤维结肠镜检查，发现升结肠近回盲部黏膜散在糜烂，横结肠近脾曲至直肠见5～7个0.5 cm×0.4 cm及0.3 cm×0.3 cm息肉，呈分叶状，表面有糜烂，镜检诊断为结肠多发性息肉。下颌骨和结肠活检病理诊断：下颌角骨瘤，混合性牙瘤。结肠多发腺瘤性息肉。因此，最后确诊为Gardner综合征。

Gardner综合征是Gardner和Richard分别于1950年与1953年报道的一种少见综合征，以多发性软组织肿物、骨瘤、结肠息肉并有结肠潜在恶性变为其特征，是家族性结肠息肉病的一种特殊类型。本病发病机理未明，为常染色体显性遗传，有家族史。本综合征的临床影像表现特征：①多发性结肠息肉：主要症状有腹泻、黏液便或血便，结肠息肉均为腺瘤性息肉，未经治疗癌变率为100%。②软组织肿瘤：好发于面部、躯干或四肢，多为皮脂腺囊肿、纤维瘤、表皮囊肿、脂肪瘤等。③多发性骨瘤；好发于颌骨、颚骨、蝶骨等扁平骨，可伴有牙齿发育异常，如多齿、牙瘤、埋藏齿。诊断：有结肠息肉、软组织肿瘤和骨瘤三联征即可确诊。本例病人表现典型，又有家族史，确诊应无疑问。但值得重视的是，对于类似病人，不能仅满足于多发骨瘤的诊断，而错过此综合征的发现。

（陈志刚　殷军明　郭　琪）

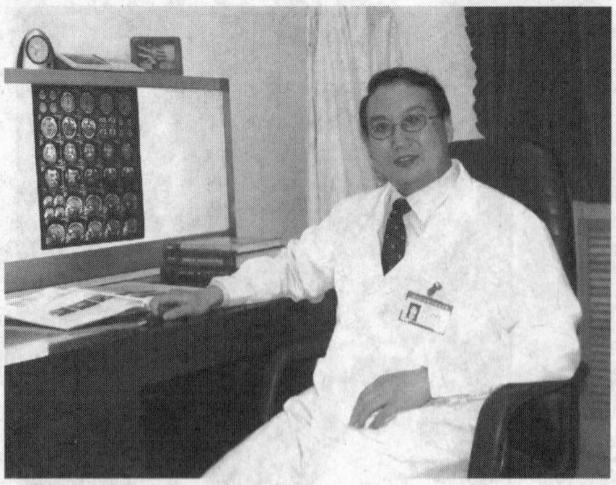

程敬亮，主任医师、教授、硕士生导师。

男，1964年8月出生。1985年毕业于河南医科大学医疗系。1991年河南医科大学影像诊断专业硕士研究生毕业。1991年7月至今在郑州大学第一附属医院放射科工作。现为郑州大学第一附属医院放射科教授、医学影像专业硕士研究生导师，河南省优秀专家，河南省跨世纪学术学科带头人，河南省优秀中青年骨干教师。现任河南省放射学会主任委员、中华医学会放射学分会全国委员、全国高等医学教育学会医学影像学教育分会常务理事、中国医学影像技术研究会常务理事、中国医学影像技术研究会放射学分会委员、中外医学磁共振学术交流基金评审专家、中国抗癌协会影像诊断专业委员会委员、中国医学装备协会理事。担任《中华放射学杂志》、《中国医学影像学杂志》、《中国肿瘤影像与微创治疗杂志》、《影像诊断与介入治疗杂志》、《郑州大学学报》（医学版）、《河南大学学报（医学版）》等多种杂志编委。

1985年大学毕业以来，一直从事放射诊断的医疗、教学和科研工作。擅长中枢神经系统、呼吸系统和眼部疾病的影像学诊断。在眼创伤、眼异物、缺血性脑血管病和脊髓纵裂的研究处于国内领先水平，填补了多项省和国家在这些领域的研究空白。正式发表科研论文80余篇，主编和参编影像学专著8部，主译专著4部，主审专著1部，获国家实用新型发明专利4项，获科研成果7项。

3D－CT简化了对LeFort型骨折的认识

颌面骨的解剖结构复杂而特殊，诸骨骼及其紧邻骨骼的厚薄和坚硬的程度差异甚大，因而创伤所造成骨折线容易经过骨质薄弱的部位或骨缝处，而不易经过较坚硬的部分如颧骨体，也不易横行经过牙槽突。因此颌面部的骨折的走形也往往具有一定规律特性。LeFort于1901年用酥棍打击尸体进行头颅实验研究，最先提出上颌骨骨折的3种类型的分类，至今仍为国内外临床上作为颌骨骨折的分类基础。

以往对LeFort骨折的诊断主要是根据临床及其手术所见，但是这些诊断除了准确性欠缺外，也难以对复合性骨做出明晰的诊断，并将直接影响到治疗效果。而传统平片常因结构重叠难以显示出LeFort型骨折走形，常规二维（2D）CT由于骨折线与扫描切面平行而无法显露，加之在常规CT上几乎没有诊断LeFort型骨折的经验，因此多被遗漏。三维（3D）CT除了可清晰地显示各种类型LeFort骨折外，还可充分利用其直观的立体空间感和任意旋转图像功能，显示不同类型复杂的骨折形状及其与邻近结构的关系，这对两侧性、多发性骨折病人的手术方案设计具有非常重要的意义。

目前根据骨折发生着力点的不同，LeFort型骨折可分为4型。LeFort Ⅰ型骨折多系颌面部较突出的上颌牙床突受到正面或侧面撞击，导致相对较薄弱的牙列上缘、梨状孔侧缘、上颌窦下后缘等部位的横向连续断裂，这种低位骨折的骨折线在牙列的上方，向两侧或一侧延伸，经过齿槽骨、梨状孔侧缘、上颌窦下部、腭骨，后延至翼突下部，有时两侧的骨折线也可不在一个水平。骨折段仅与口腔、鼻腔及上颌窦等处黏膜相连。临床检查时，摇动上颌牙齿，整个骨段随之浮动。

在常规 CT 及冠状重建上可以清楚的见到单侧或双侧上颌窦壁骨折，呈多发的断点状，骨折常累及上颌窦前壁。有些病例因颌骨断端的错位重叠，导致在横断位显示上颌窦前壁呈“双壁状”。在 3D - CT 上，LeFort Ⅰ型骨折呈水平走形（图 1），表现为单侧或两侧牙列上缘锯齿状水平裂缝，常横贯梨状孔。但是，在常规 CT 和及其冠状重建上显示的仅仅是单一层面上的杂乱骨折，很难辨别出骨折的整体形状，不能反映出 LeFort Ⅰ型的水平骨折线。

LeFort Ⅱ 型骨折即所谓上颌骨中位棱锥形高位骨折，骨折线后方的起始与Ⅰ型相同，继续向上弯曲经颧上颌缝及眶下孔，通过眶下缘、眶底及眶内侧壁，再向上横过额突、鼻骨或鼻额缝及鼻中隔。有时可累及筛窦而达前颅凹。临床检查时，鼻背与腭部一起活动，眶下缘触诊有骨质塌陷，内侧有骨段活动。在横断位上也可见上颌窦壁的多发骨折，但骨折常常累及上颌窦的外侧角，眶底壁的骨折线常不能显示。与 LeFort Ⅰ型骨折相比较，LeFort Ⅱ型骨折位置较高，骨折线下抵腭突，然后纵形上行至鼻额缝水平后再转向后，两侧可以相对地对称，亦可单侧存在。LeFort Ⅱ型骨折在 3D CT 上典型表现为以鼻根为起点，呈“八”字形向两外下方伸延（图 2），前后位重建图像上可显示骨折线累及鼻颌缝和颧颌缝。

LeFort Ⅲ型骨折的位置较高，骨折线由鼻额缝经额突向外侧伸展，再向下至眶内侧壁，横过颧额缝，经颧弓最后通过蝶骨翼突，形成面中 1/3 与颅部完全分离，仅靠软组织悬吊连接多个面部骨，因而又称“颅面分离骨折”。但上颌骨与颧骨和鼻骨的连接并未分离。检查时可见整个面骨有异常活动，触诊颧额缝塌陷、可活动，而上方的颅骨段则稳定。这类骨折在常规 CT 上可见前额颅板粉碎性或塌陷性骨折，同时可见眼眶外侧壁和鼻骨骨折；由于 LeFort Ⅲ型骨折可伴有 LeFort Ⅱ型骨折，故上颌骨常也见多发骨折征象。区分这类骨折对临床治疗具有重要意义，但在常规 CT 上和临床上均难以区别。在 3D - CT 上，清晰可见两侧或单侧的鼻额缝、颧额缝分离，并可准确地识别其骨折的错位或分离程度（图 3），同时还可为手术设计固定点。另外，由于 LeFort Ⅲ型骨折撞击着力点在较高位的眶额部，因此常兼有不同程度的颅底骨折和额叶脑挫裂伤。

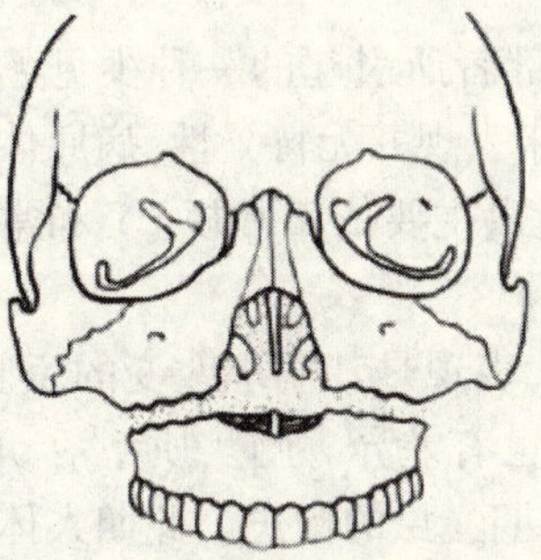

图 1

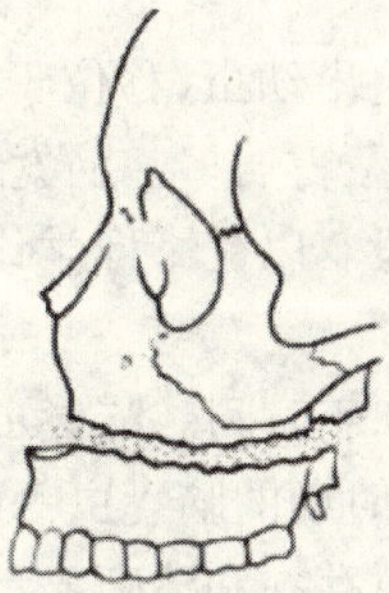

图 2

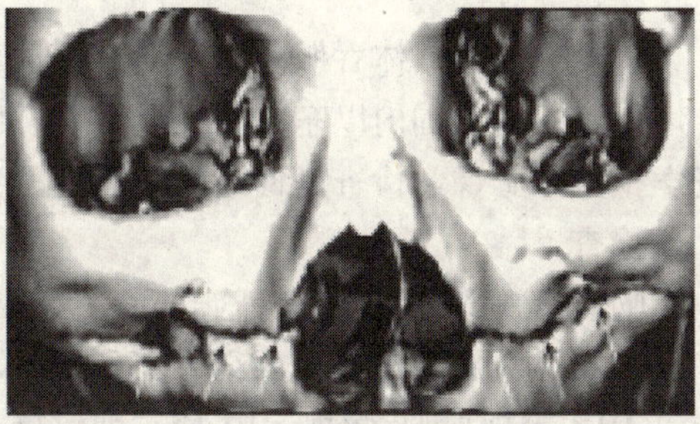

图 3

图 1 ~ 3　LeFort Ⅰ型骨折：两侧牙列上缘锯齿状水平裂缝，横贯梨状孔，3D - CT 上见断面轻度错位（箭头所指）

除了上述 3 种类型之外，多数情况下各型 LeFort 骨折可同时存在，即复合型 LeFort 型骨折（Ⅳ型）。根据颌面部的解剖特点，眶额部、颧突部及上颌牙槽突是创伤着力点的好发部位，而正是这三个点，分别是造成 LeFort Ⅰ型骨折、LeFort Ⅱ型骨折和 LeFort Ⅲ型骨折的直接原因。高位易造成Ⅲ型或Ⅱ + Ⅲ型，低位则导致Ⅰ型或Ⅰ + Ⅱ型；如伴有多处伤着力点，则可出现Ⅰ + Ⅱ + Ⅲ型骨折（图 4）。

由于颌面中部的骨折多为粉碎性，而不同类型骨折的治疗方法不尽相同，如 LeFort Ⅰ型骨折，在颧支架及梨状孔区做骨折段的骨间直接栓丝结扎或通过梨状孔下侧与上颌窦相连接较强的三角骨质处钻孔做悬吊固定，但如同时伴有 LeFort Ⅱ型或 LeFort Ⅲ型骨折时，仅适于 LeFort Ⅰ型骨折的颌间固定显然不能达到治疗效果，这些病人术后可出现脸面外形异常或面中部后缩凹陷，呈“碟形脸”或面中部变长呈“马形脸”，咬合关系错乱等。因此，及时准确认识各型骨折及其并发症，对临床治疗及预后有着密切相关的意义。临床上，复合型 LeFort 型骨折的发生率往往最高，而传统 X 线及常规 CT 上均难以对复

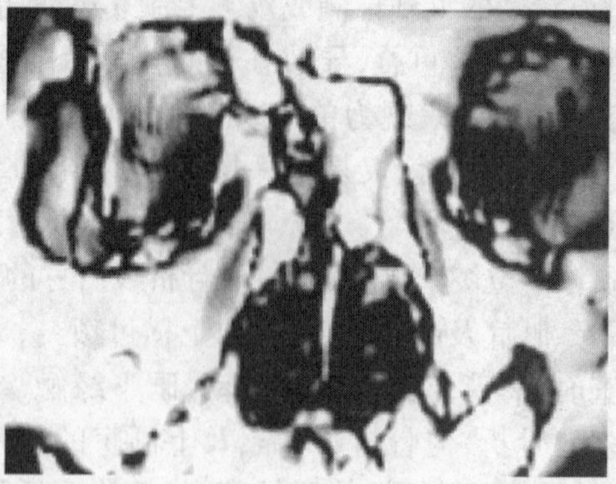

图4 复合型 LeFort Ⅰ + Ⅱ + Ⅲ型骨折，左侧Ⅰ型骨折，骨折线不规则，右侧Ⅱ + Ⅲ型骨折，右侧颅面分离明显

合型 LeFort 型骨折做出准确识别，其描述多年来也一直混淆不清，3D - CT 大大简化了对 LeFort 型骨折的认识，相信将对临床治疗方案的制定具有积极意义。

（程敬亮 杨运俊）

磁共振扩散加权成像

——脑实质型退变期囊虫和化脓性脑脓肿的鉴别诊断新方法

脑囊虫病是人体吞服猪绦虫卵经胃液消化孵化出幼虫，移位于人体脑部者所引起的一种少见的地方性寄生虫病。国内以东北、华北、西北、河南与内蒙古居多。脑囊虫病临床表现并无特异性，病原体免疫学检查和影像学检查是诊断脑囊虫病的主要手段。以往影像学诊断脑囊虫主要依靠常规 CT 和常规 MRI 检查。

脑囊虫自囊尾蚴着床于脑部到死亡需要 3 ~ 10 年时间。脑囊虫的 MRI 表现是其病理改变的反映，是人体对囊尾蚴免疫反应的结果，不同部位和不同时期的脑囊虫 MRI 表现也有差异。脑实质型活动期囊虫 MRI 表现典型，常规 MRI 检查即可确诊。头节存在和清晰显示是活动期囊虫的标志。此期人体缺乏对囊虫的免疫反应，其周缺乏脑水肿。囊液清澈，表现为囊状长 T_1、长 T_2 信号，与脑脊液信号相同。囊壁及头节呈中等信号，与脑实质相仿，Gd - DTPA 增强无强化改变。随着囊虫生活时间延长，虫体发生变性，机体对虫体产生免疫排斥反应，病理上虫体周围出现脑水肿、胶质血管增生、炎性细胞浸润、虫体代谢产物破坏血脑屏障。在 MRI 上，头节消失、虫体周围水肿和环状强化的出现是脑囊虫进入退变死亡期的 MRI 标志。退变死亡期囊虫由于头节消失，此时在常规 MRI 图像上表现与化脓性脑脓肿相同（图 1 ~ 图 3），因此临床上两者往往难以鉴别而出现误诊，磁共振扩散加权成像（diffusion weighted imaging, DWI）的临床应用为脑囊虫病的鉴别诊断提供了新方法。

DWI 是近年来 MRI 的重要进展之一，其是在 T_2WI 基础上施加扩散敏感梯度，利用回波平面快速成像技术生成的 MRI 图像。水分子的随意运动称为布朗（Brown）运动，即扩散。DWI 是目前在活体组织内进行水分子扩散测量与成像的唯一影像学方法，常用表观扩散系数（apparent diffusion coefficient, ADC）值来表示组织内水分子的扩散能力。正常脑组织的不同部位（如白质和灰质）有不同的 ADC 值，DWI 通过对病理状态下 ADC 值变化的检测而敏感地诊断疾病。正常脑组织水分子中质子受到强梯度磁场作用后，不同部位的质子产生不同的共振频率，以致在相位重叠时，质子间失去相位的一致性，从而出现信号衰减。一般认为，水分子的扩散受限是扩散加权高信号形成的基础。

不管是活动期还是退变死亡期囊虫，囊液多较清亮，其内水分子的扩散不受限或受限较少，因此在DWI上呈低信号，而ADC图上则表现为高信号（图4～图5）。与此不同的是，发生化脓性脑脓肿时，脑组织坏死，脓肿壁形成，脓腔内的脓液具有高度黏滞性，水分子扩散运动受限，信号常无衰减而在DWI上呈高信号，ADC图上则表现为低信号。因此对于单发脑囊虫，特别是退变死亡期囊虫，在常规MRI上与化脓性脑脓肿鉴别困难时，采用DWI可有利于两者的鉴别。

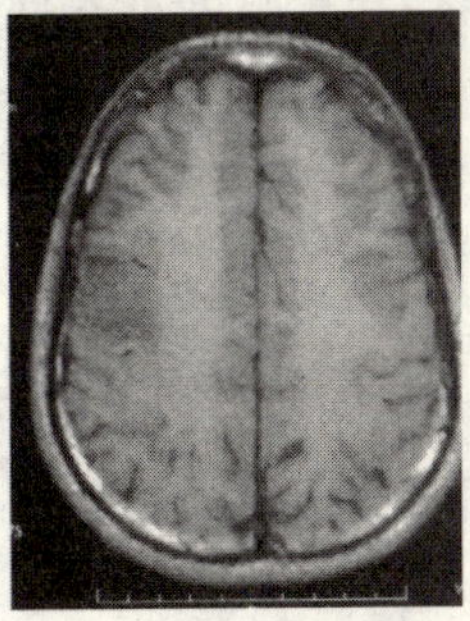

图1

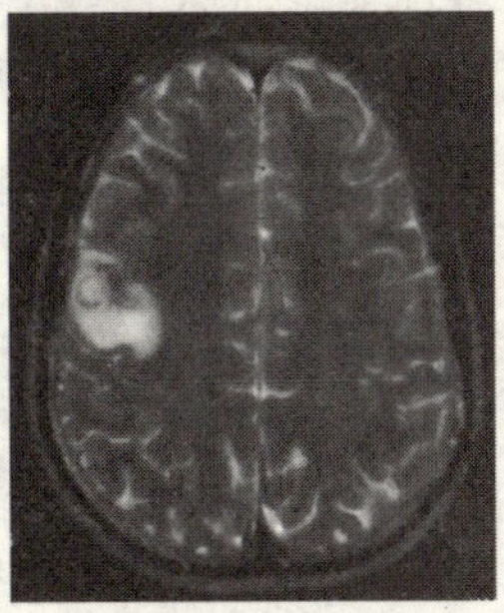

图2

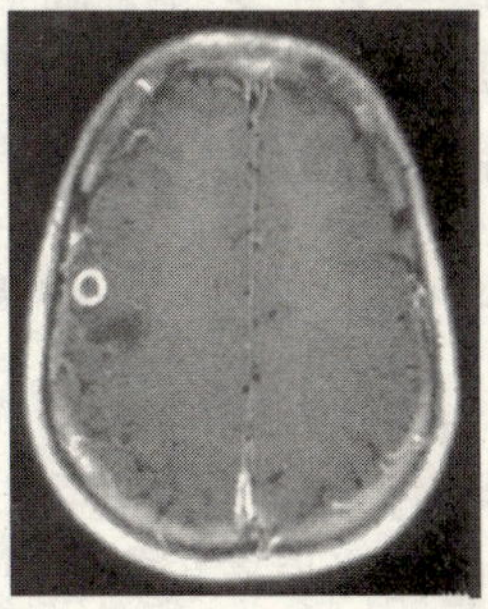

图3

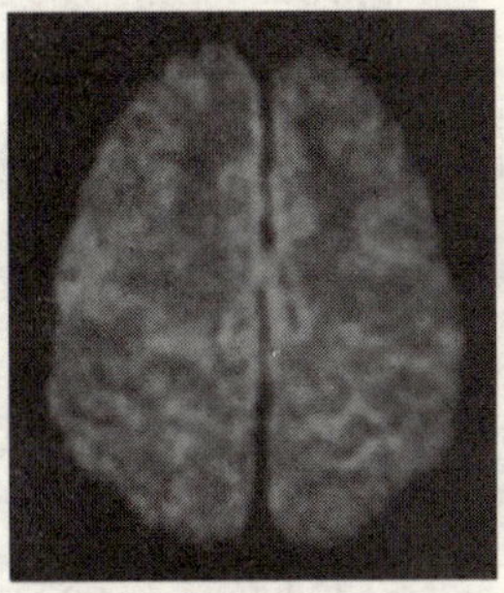

图4

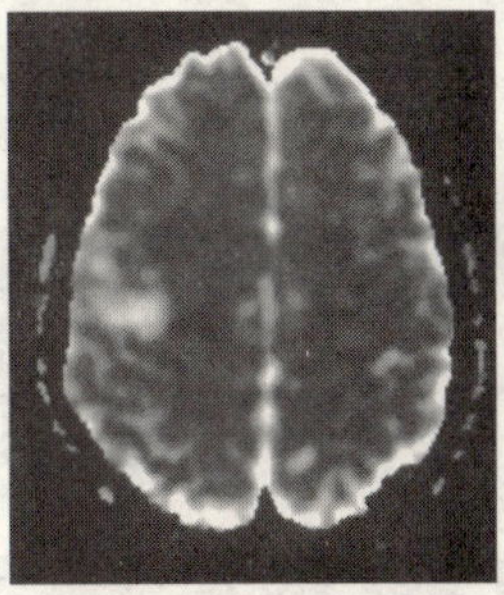

图5

图1～图5　轴面 T_1WI（图1）、T_2WI（图2）、增强 T_1WI（图3）、DWI（图4）和ADC图（图5）显示右顶叶退变死亡期囊虫在MRI不同序列上的表现差别

（程敬亮　杨运俊）

脐尿管病变

——一个易被忽视的角落

脐尿管病变由于解剖部位特殊，CT虽能检出大多数病变，但往往难以明确其起源，故常易误诊为腹壁或膀胱病变。如何更好地认识该病，避免思维上的死角，长期以来一直是人们关注的热点。本文结合脐尿管病变的病理解剖、临床特点及其CT表现对其进行讨论。

一、脐尿管病变的病理解剖及临床特点

脐尿管或称脐中韧带，是从膀胱顶向脐延伸的管状结构，是尿囊胚内体腔部分的退化残余。出生前管状结构消失退化成为无功能的纤维条索，长度2.0～15.0 cm，位于腹横筋膜与腹膜之间的疏松结缔组织（retzius）间隙。胚胎脐尿管残余持续存在可引起不同的病变，如脐尿管仅在脐部未闭则形成脐窦；若脐尿

管近膀胱处未闭则形成膀胱顶部憩室;若两端闭合而中间段管腔未闭,由于管壁上皮层分泌液的积聚,管腔扩张而形成脐尿管囊肿;若脐尿管完全不闭锁,则脐部有管道与膀胱相通,称脐尿管未闭或脐尿管瘘。当脐尿管发生异常时,常易合并感染,并反复发作,在此基础上,脐尿管肿瘤的发生率亦明显增高。

临床上,脐尿管囊肿较小时多无明显症状,较大时可摸到脐下腹部囊性包块,合并感染可出现发热和局部疼痛。脐尿管窦、瘘症状多较典型,术前即可做出明确诊断,主要表现为脐部流水、流脓或漏尿,反复潮湿,经久不愈,腹部加压时脐部排出液量增加。脐尿管癌早期无明显症状,肿块较大常表现为下腹部肿块,浸润膀胱壁时可出现血尿,少数可出现排尿痛,尿液内见黏液丝状物有一定特异性。各种病变累及膀胱时均可出现尿频、尿急或尿痛等症状。

二、脐尿管病变的CT表现

脐尿管囊肿主要表现为脐尿管走行区囊性病灶,常呈椭圆形或长条状,腔内密度均匀,囊壁光整增强后无明显强化。合并感染时,囊壁增厚,不均匀,但内壁光整,严重者可伴脓肿形成,增强后多强化明显,以内壁强化为著。周围脂肪间隙内可见炎性反应所致的片絮状或索条状软组织影,对病变定性有重要作用。文献有脐尿管囊肿恶变的报道,并认为当囊壁明显强化、周边不规整、有结节状突起时应考虑恶变。由于脐尿管囊肿合并感染时壁可显著增厚和出现囊壁及周围强化,有时较难与脐尿管肿瘤相鉴别。若同时伴有病灶周围脂肪层模糊及条索影,则有利于脐尿管囊肿合并感染的诊断。囊肿内出现强化的腔内突起结节则有利于脐尿管囊肿恶变或脐尿管癌的诊断(图1~图3)。

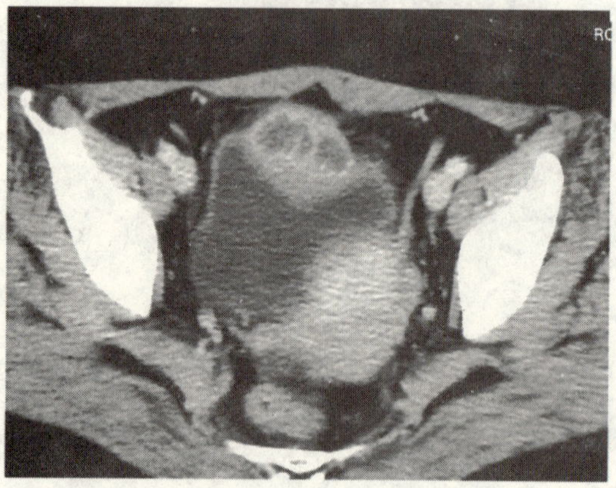

图1

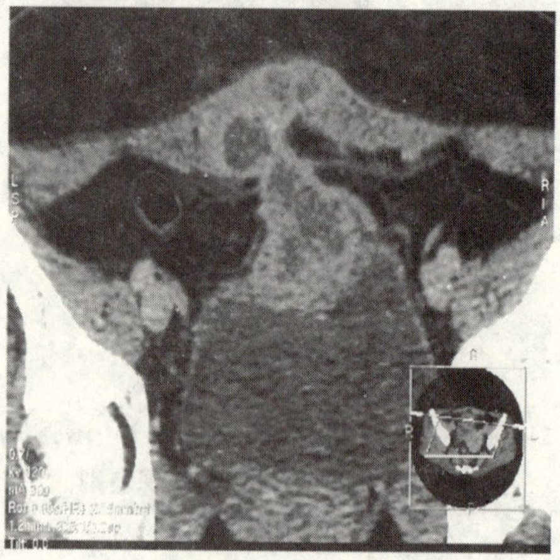

图2

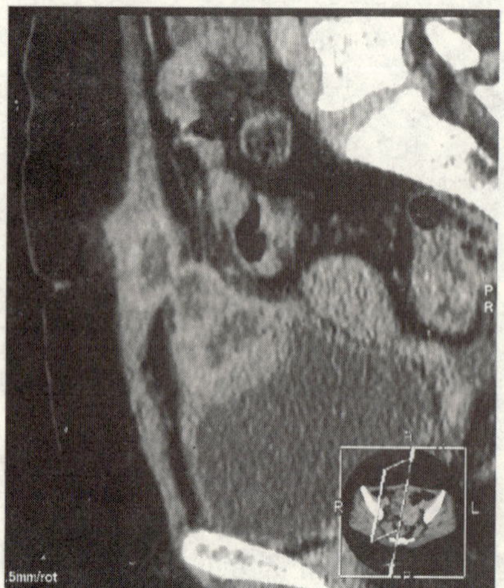

图3

图1~图3　脐尿管脓肿:CT增强扫描(图1)显示腹腔内囊实性占位,分房状,囊腔之间相通,囊壁强化明显,内壁光整,病灶周围脂肪间隙内见少许片絮状软组织密度影。重建轴面(图1)和冠状面(图2)图像显示病灶与前腹壁内病灶相连续

脐尿管肿瘤相当少见,CT 表现为位于膀胱顶部沿腹中线或偏于一侧,以膀胱脐尿管交界区好发、实性或实性为主的软组织肿块,可伴钙化,形态不规则,增强后强化程度不一。恶性脐尿管肿瘤可浸润邻近膀胱壁,致膀胱壁增厚。脐尿管虽内衬移行上皮,但脐尿管癌以腺癌为主。对此有两种解释,一是移行上皮向柱状上皮的化生,进而恶变;二是腺癌起源于脐尿管内残余的岛状含黏液的后肠上皮。由于脐尿管癌发生于一个相对缺乏临床症状区域,病人就诊时通常已处于晚期,因此预后较差。因此,当 CT 发现病变局限于膀胱脐尿管交界区的异常软组织肿块,周围无炎性反应征象,无论强化与否均应高度怀疑脐尿管肿瘤。

脐尿管膀胱憩室主要表现为膀胱前壁外囊腔影,囊内密度均匀,与膀胱内尿液密度一致,薄层扫描或矢状位重建,可见囊腔与膀胱相通。膀胱憩室可伴结石形成,主要表现为向膀胱腔内外同时突出的高密度影,常为多发,大小不等,因憩室腔内为结石填充,无尿液进入,故 CT 往往诊断为结石或钙化。

脐尿管未闭或瘘:因多有脐部漏尿,临床常可明确诊断。若扩张明显,CT 常可见连于脐与膀胱顶部的管腔影。若扩张较轻,则术前 CT 检查无阳性发现。伴发严重感染时,病理上有时难以与脐尿管囊肿伴感染鉴别。

另外,矢状面重建对于明确病变起源于脐尿管有重要作用,在矢状面图像上多表现为病变连于脐部与膀胱顶壁之间,且部分病例可显示与病变相连的退化脐尿管,对疾病的定位诊断至关重要。

三、脐尿管病变的鉴别诊断

1. *腹壁纤维瘤* 多见于女性,以脐下发生为主,CT 表现为结节状或块状软组织影,边界清晰,密度均匀。

2. *腹中线腹壁切口肿瘤种植* 一般结合下腹部恶性肿瘤手术史和参考老片即可鉴别。

3. *膀胱肿瘤* 好发于膀胱后壁,主要表现为腔内肿块,实性,多强化明显。

4. *膀胱炎性息肉* 笔者收集 1 例 CT 表现为腹中线膀胱前壁局限增厚伴带蒂结节灶,术前考虑脐尿管来源,病理证实是膀胱顶部腺性膀胱炎伴息肉形成。

5. *卵巢病变* 发病部位多位于双侧附件区,多为囊性,壁薄,可有分隔。恶性者多肿块巨大,可见壁结节,分隔多见。位于下腹中线区者少见。

(程敬亮　杨运俊)

如何认识一种极为少见的动脉瘤

——蝶窦内创伤性假性动脉瘤

颅内创伤性假性动脉瘤(traumatic pseudoaneurysm, TA)少见,仅占所有颅内动脉瘤的 0.15% ~ 0.40%,而蝶窦内 TA 则更为少见。因对该病缺乏认识而常易误诊为蝶窦内肿瘤。

一、蝶窦内 TA 的病理特点和临床表现

蝶窦内 TA 形成的病因较多,包括经蝶窦入路切除鞍区肿瘤或蝶窦内病变、颅脑穿通伤或钝性创伤、霉菌性动脉炎和某些先天性胶原缺陷性疾病等,但蝶窦内 TA 形成的主要原因是头面部受到创伤时导致颅底骨折,骨碎片直接损伤动脉全层所致。

蝶窦内 TA 可发生于颈内动脉岩骨段、海绵窦段或床突上段,但最多见于海绵窦段,后者约占 60%,而岩骨段则极少受累。颈内动脉海绵窦段紧邻蝶窦,Renn 和 Rhoton 等对尸体解剖研究后认为,71% 的颈内动脉海绵窦段嵌入蝶窦骨壁,两者间的骨壁厚度小于 1 mm 者占 66%,4% 甚至没有骨壁,其间仅有硬脑膜和蝶窦黏膜。因此头面部创伤致蝶窦侧壁骨折时,骨碎片极易损伤颈内动脉海绵窦段而形成

TA,随着血流冲击不断使瘤体扩大,最终TA挤入蝶窦内。

蝶窦内TA临床表现与颅内囊性动脉瘤明显不同,临床上容易误诊,由于蝶窦腔明显扩大等因素而误诊为蝶窦肿瘤,术中易发生大出血,甚至导致病人死亡。Uzan等报道蝶窦内TA病人均有蝶窦侧壁骨折,鼻衄占89%,单眼偏盲占57%,因此认为,临床上如果出现蝶窦骨折、单眼偏盲和大量鼻衄,应考虑蝶窦内TA的可能。单眼偏盲可能是钝性创伤直接损伤了视神经、眼动脉或由TA压迫所致。

二、蝶窦内TA的CT和MRI表现

由于蝶窦内TA常伴有颅底骨折,CT平扫对其诊断非常重要。因此,Resnick等指出只要出现颅底骨折特别是蝶窦骨折时,均应行DSA检查以排除颈内动脉是否存在损伤,同时CT增强扫描可见蝶窦明显均匀强化,提示动脉瘤的存在。另外由于TA位于蝶窦内,且海绵窦内存在大量对比剂,因此容积重建(VR)和最大强度投影(MIP)均难以准确显示,笔者采用曲面重建(CPR),可很好地显示瘤体位置、瘤颈及其毗邻关系(图1~图3)。

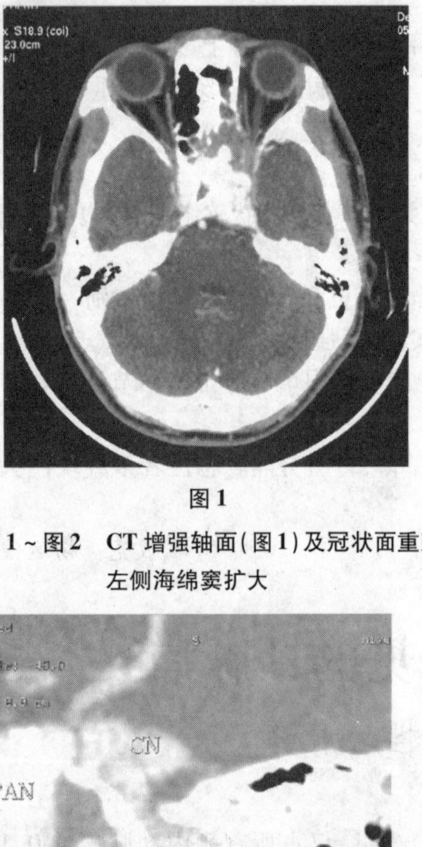

图1

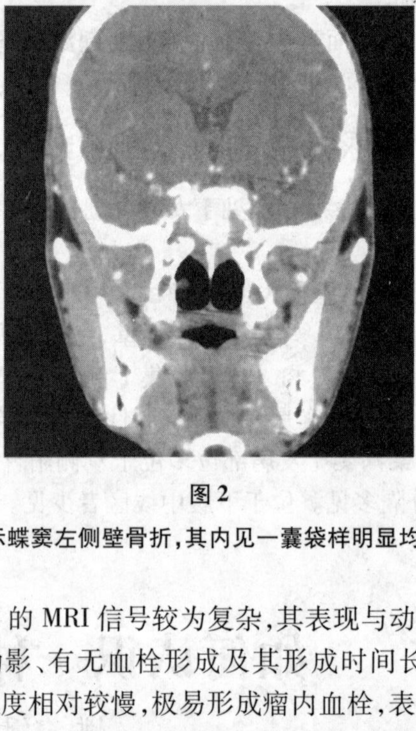

图2

图1~图2　CT增强轴面(图1)及冠状面重建(图2)图像显示蝶窦左侧壁骨折,其内见一囊袋样明显均匀强化区,左侧海绵窦扩大

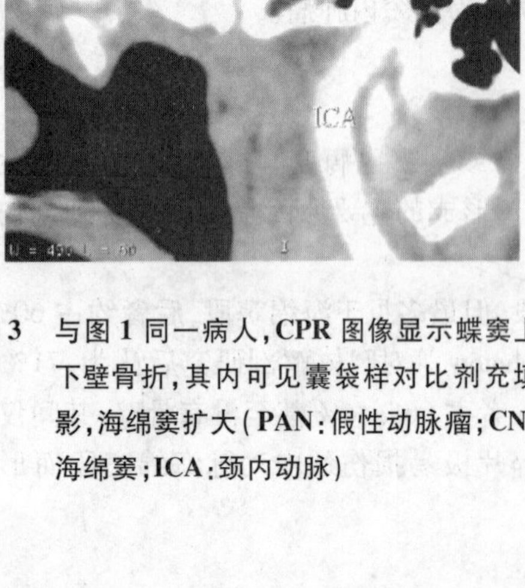

图3　与图1同一病人,CPR图像显示蝶窦上下壁骨折,其内可见囊袋样对比剂充填影,海绵窦扩大(PAN:假性动脉瘤;CN:海绵窦;ICA:颈内动脉)

蝶窦内TA的MRI信号较为复杂,其表现与动脉瘤内流空信号、流动伪影、有无血栓形成及其形成时间长短有关。TA由于血流速度相对较慢,极易形成瘤内血栓,表现为分层状混杂长T_1混杂长T_2信号,这是由于部分血栓形成时红细胞降解的阶段不同,其信号有所差异所致。新鲜血栓含正铁血红蛋白较多常呈高信号,陈旧血栓为含铁血黄素较多则表现为低信号,故表现为分层交替存在的混杂信号。流空信号可能与部分血液流动相对较快有关,其对诊断蝶窦内TA具有一定特征性(图4~图6)。增强时瘤腔呈明显均匀强化,而血栓无强化。

有助于流动血液与血栓的鉴别。流动伪影是诊断颅内巨大囊性动脉瘤的重要征象,其通常表现为相位编码方向上的条带状影,这是由于相位编码方向的采集时间比频率编码方向的采集时间要长很多所致,而运动对相位编码方向的影响要严重得多。磁共振血管成像(MRA)适用于那些可看到瘤腔未闭的病人。由于TA瘤腔内的血流速度相对较慢和

(或)血栓形成,在 MRA 上有可能漏诊。另外在 MRA 上易将高信号的血栓误诊为流动血液,若无 MRI 平扫,仅依据 MRA 有时难以诊断 TA。

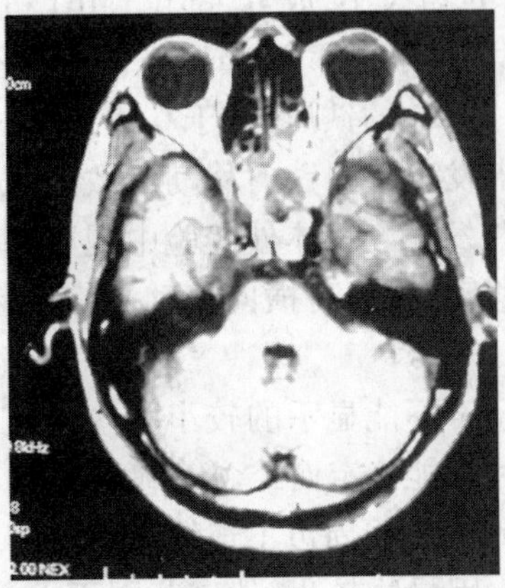

图 4

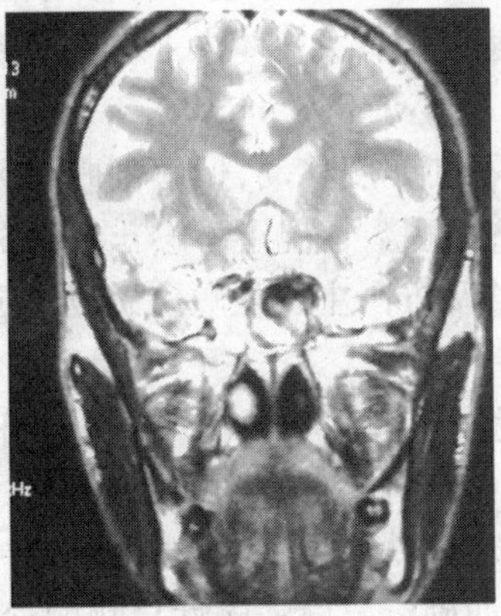

图 5

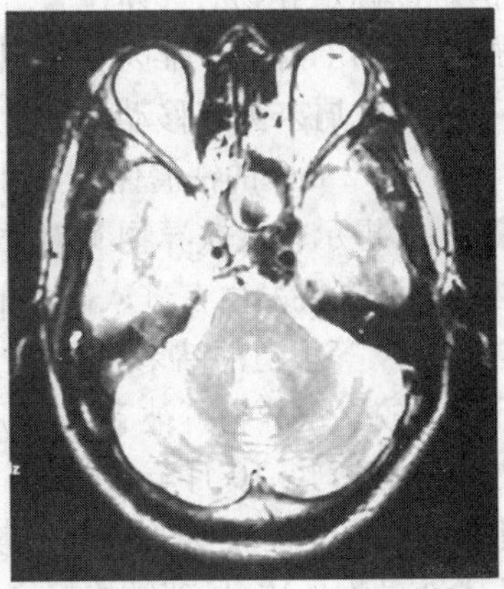

图 6

图 4～图 6 同一病人 MR 轴面 T_1WI(图 4)、轴面 T_2WI(图 5)和冠状面 T_2WI(图 6)显示蝶窦内分层状混杂长 T_1 混杂长 T_2 信号的血栓,并可见呈流空现象的瘤腔

三、蝶窦内 TA 的影像学比较

蝶窦内 TA 破裂后的病人的死亡率约为未破裂前的 3 倍,因此早期诊断和早期治疗非常重要。DSA 被认为是诊断海绵窦段 TA 的首选检查方法。有学者认为伴有颅底骨折和大量鼻衄的病人一旦病情稳定,应立即行 DSA 检查。但 Aarabi 认为创伤后数小时内即行 DSA 检查往往难以显示病灶,这是由于 TA 的形成需要一段时间,其最短时间为 3 周。因此,仅依靠 DSA 检查就可能延误病人的诊断,而且 DSA 往往低估 TA 的真正大小,并且不能观察 TA 与周围脑组织的关系。MRI 具有极高的软组织分辨力,并能多方位和多参数成像,MRI 和 MRA 结合不仅可确诊,也可观察其全貌,为 TA 颅内治疗方案的选择提供依据,但 MRI 不能够很好显示蝶窦周围骨质改变情况。CT 平扫可确定蝶窦骨折程度及其与周围组织结构的关系,CTA 可以显示瘤体位置、瘤颈及其毗邻关系。此外,CT 扫描时间短,价格低廉,更可作为手术前后长期随访的良好检查方法。笔者认为,MRI 和 CT 均能很好地显示和正确诊断蝶窦内 TA,可替代有创伤性的 DSA 检查。

我们的经验是,对于蝶窦及邻近的肿块样病变,应考虑到蝶窦 TA 的可能性,并进行相应的影像学检查,以减少和避免蝶窦内 TA 的漏诊和误诊。

(程敬亮 杨运俊)

重新认识小铁异物的 MRI 价值

眼内铁磁性异物 MRI 时可因其移动而有导致眼部额外损伤的潜在危险性,一般主张经其他方法确定为铁磁性异物者,禁止再行 MRI 检查。室温下,铁、镍、钴和钆是仅有的几种铁磁性物质,含有这些金属的合金也为铁磁性物质。眼内铁异物除导致机械性眼损伤和炎症外,铁分解产物尚可引起视网膜病变。因此,眼内铁异物早期正确诊断和手术取出非常必要。我们利用 1.0T MRI 机对铁异物的移动性进行了研究。结果发现,铁磁性异物 MRI 伪迹常为异物本身大小的数十倍,表现为颇具特征的中间区呈低信号,周边为不连续的高信号影。这是由于铁磁性异物在局部产生一个较强的附加磁场,破坏了外磁场的均匀性所致,由于铁磁性伪影的存在,常导致周围组织结构变形,MRI 虽可确定铁磁性异物的存在,但难以确定异物的具体位置。铁磁性异物在 MRI 磁场中的移动性与异物大小、成分、部位、MRI 机场强、异物周围有无纤维肉芽组织和动床速度等有关。体内外实验研究发现,小于 0.3 mm×0.3 mm×0.2 mm 的铁屑未见有移动。因此,作者认为小于 0.3 mm×0.3 mm×0.2 mm 的铁屑;大于 0.4 mm×0.3 mm×0.2 mm 的铁屑体内外实验均有不同程度移动,但解剖眼球并未发现有因铁屑移动所致的视网膜病变,提示较大铁异物 MRI 虽可移动,但多数情况下不会出现额外并发症。在体外实验中观察到铁屑的移动主要发生在进入磁场的瞬间,移动方向主要是顺主磁场方向移动,可伴有横向移动及旋转,这与 Kelsey 等报道的结果一致。

眼内较大铁异物可被 X 线平片和 B 超发现,CT 可发现 X 线平片和超声不能显示的较小眼内金属异物。在 1992 年 10 月至 2005 年 5 月,作者遇到 4 例 CT、B 超和 X 线平片未能确定而经 MRI 确定为铁磁性异物后经手术证实的病例。该 4 例玻璃体铁异物 MRI 均表现为中心低信号、周边不连续高信号带之铁磁性异物伪迹,局部结构轻度变形,从而确定眼内铁磁性异物的诊断,因异物较小,伪迹范围不大,可确定异物位于玻璃体内。据此认为,对于较小铁异物的显示,MRI 优于 CT、B 超和 X 线平片。对临床上有眼创伤史、疑有铁异物者(如有铁锈症者),即使 CT、B 超和 X 线平片未发现异物,仍应建议行 MRI 检查。通过 MRI 检查不仅可发现小铁异物,尚可做出铁异物的定性诊断,为手术方法选择提供依据。由于铁异物 MRI 时在主磁场作用下,可发生移位并导致眼部额外损伤,故其他方法确定为铁异物者禁止再行 MRI 检查。本组 4 例玻璃体内铁异物术中未见到因异物移动所致的额外损伤,提示 X 线平片和 CT 不能显示的眼内铁异物在场强为 1.0 T MR 机下行 MRI 检查是安全的。

典型病例

男,25 岁。因机器车体碎屑溅伤右眼视力下降 2 年。创伤当时仅伴有流泪、眼痛,给予抗生素点眼,未做其他处理。当地 CT 未发现眼内有异物。

眼科检查:右眼视力为眼前手动,角膜 3 点处有一线性角膜白色混浊,晶状体混浊,其前囊可见棕色颗粒样物沉着。

影像学检查:眼眶正侧位 X 线平片和 CT 未见眼内有异物影像,B 超疑右眼玻璃体鼻侧有一异物。CT 为 GE 公司 RP22 型螺旋 CT 扫描机,行眼眶冠状、横轴面 3 mm 层厚无间隔扫描。MRI 使用 Siemens Impact 1.0T 超导型 MR 机和方形头线圈,选择 SE 序列 T_1WI, PDWI 和 T_2WI 横轴西和冠状面扫描,层厚为 3 mm,间隔为 0.1 mm。MRI 在右眼玻璃体下份发现一中间低信号、周围不连续高信号的铁磁性异物伪迹(图 1~图 5),诊为“右眼玻璃体铁磁性异物”。入院第 11 天经玻璃体切割,磁棒接力吸出 1 枚大小约 0.5 mm×0.4 mm×0.2 mm 的铁磁性异物。术中发现异物位于玻璃体 7 点平坦部,紧贴视网膜,未发现因异物移动所致的额外眼部损伤。

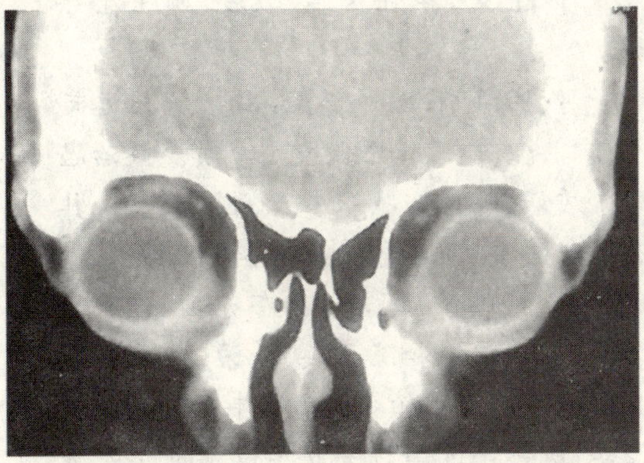

图 1

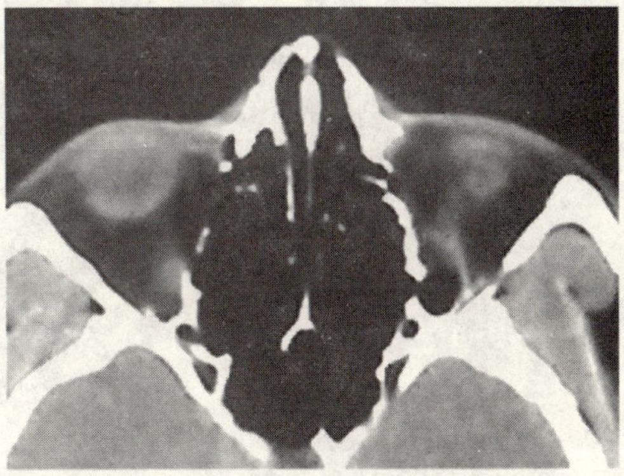

图 2

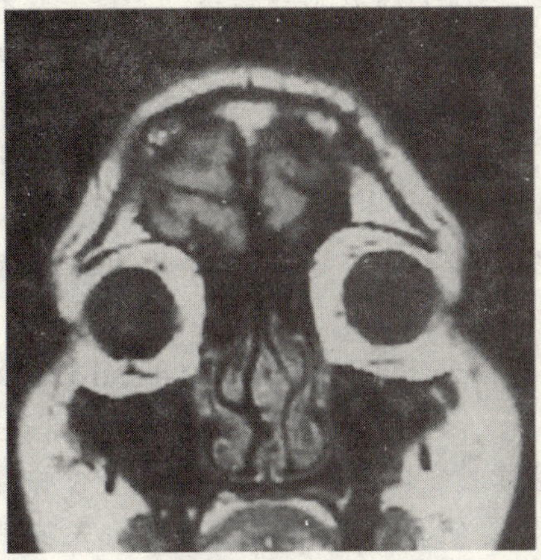

图 3

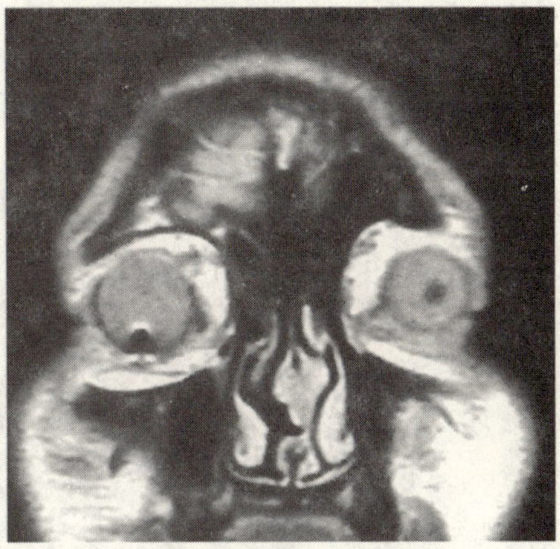

图 4

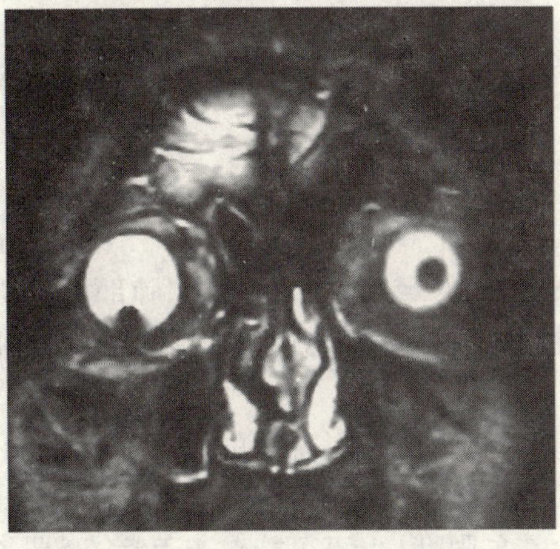

图 5

图 1 ~ 图 5　为同一病人的 CT 和 MRI 片。冠状面(图 1)和轴面(图 2) CT 眼球内未见高密度异物。冠状面 T_1 WI(图 3)、PDWI(图 4)和 T_2 WI(图 5)可见眼球内铁磁性伪影，PDWI 和 T_2 WI 较 T_1 WI 伪影更著

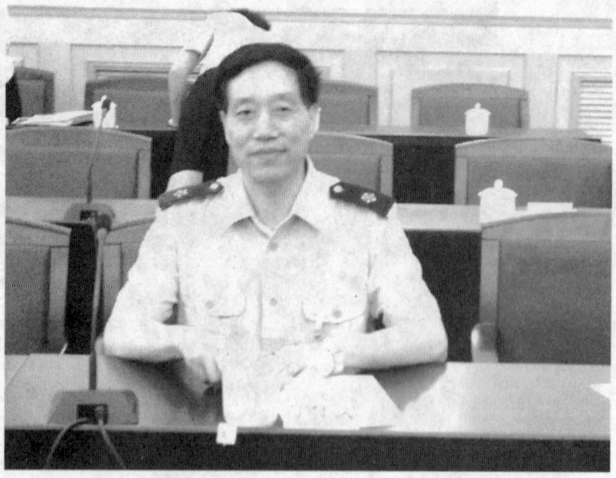

丁仕义，主任医师、教授、硕士生导师。

男，1951 年 8 月出生，山东省招远市人，中共党员，西南医院党委委员。政治思想素质好，坚持四项基本原则，党性强，具有强烈的事业心、责任感和奉献精神；医德医风好，教书育人，工作勤奋务实，作风严谨，多次受学校和院嘉奖，并荣立三等功。具有很强的组织领导能力和丰富行政管理经验，所领导过的科室或单位都位于先进行列或荣立集体三等功。

现兼任全国放射学会委员、全军放射学会副主任委员和重庆市医学会常务理事，重庆市放射专委会主任委员，中国医学影像技术研究会常务理事和第三军医大学科学技术委员会委员等职。担任《中华放射学杂志》、《中华实用医药杂志》、《中国医学影像杂志》、《实用放射学杂志》、《放射学实践》、《重庆医学》、《临床放射杂志》、《中国影像技术杂志》、《第三军医大学学报》和《消化外科》等常务编委或编委。受聘为全国大型医用设备使用人员上岗资格考试命题专家组专家、重庆市国际招标局专家成员、全军医学科技进步奖和医疗成果奖评审专家库成员等。

具有系统、扎实的影像学理论，熟悉和掌握本学科的国内外学术动态，熟悉 CT、MRI 及 X 线的诊断，临床经验丰富，具有较高的诊断水平和学术水平。获军队和重庆市科技进步奖、医疗成果奖和学校教学成果奖 7 项。曾主编《重庆市医学继续教育从书——医学影像学分册》1 部，副主编专著 2 部，特约编辑 1 部，参编专著 8 部，公开发表论文 80 余篇，曾获世界华人医学优秀论文奖。

如何认识和对待影像学中的同病异影和同影异病

同病异影和同影异病在影像学诊断中是相当常见的现象。例如胸膜腔的渗出液、漏出液、出血和脓液均可以表现为相似的征象，因此传统的 X 线检查很难做出明确的定性诊断；再比如肺部的肿块可见于肿瘤、炎症、寄生虫和血管性病变等。肿瘤又可以分为良性和恶性肿瘤，恶性肿瘤又有原发性肿瘤和继发性肿瘤之分。肺部弥漫性病变的种类更多，可以多达几十种。

同病异影和同影异病是影像学的局限性使然。目前的影像学主要是形态学的显示和诊断，由于大多数病变不具备特征性影像学表现，不能做出确切的病理组织学诊断。影像学毕竟不是病理学诊断，因此不管现代影像学仪器发展多快和多么先进，都不可能消除其局限性，也不可能包查百病，而是各有优势，各有缺点。因此，通过各种影像学检查方法可以达到相互补充和相互印证。

由于同病异影和同影异病的现象普遍存在，因此在影像学诊断工作中严格遵循诊断原则就是非常重要的。全面观察，系统和辨证分析，结合临床，做出诊断，特别是要求影像学医生要有丰富的临床知识和影像学的诊断经验，只有了解临床、结合临床才能提高影像学的诊断水平。有的通过了解病史可以达到事半功倍的效果，而不了解病史也可以洋相百出。例如肺部肿块院外本来已有病理结果，影像学报告还仍然性质待定，建议做其他检查；病人明明胆囊已切除，影像学报告仍然报告胆囊正常。

临床工作中需要正确认识和对待影像学检查和诊断，对其应当正确定位，过高估计是有害的，贬低影像学的作用也是不可取的。

胃肠道的影像学检查与诊断

胃肠道钡剂造影诊断重在检查方法

20 年前有一件事情我现在仍然记忆犹新。我的一位普外科朋友请我阅读一份上胃肠道钡餐检查照片。他主管的病人,男性,44 岁,因上腹部疼痛和呕吐 2 天而行上胃肠道钡餐检查,发现胃张力低下,胃角位于髂棘连线下 5 cm,胃内大量潴留液,诊断为胃下垂。但是病人上腹部可扪及一质地较硬的肿块,并且病人症状仍未缓解。当时我发现病人十二指肠球部和降段有扩张,但是水平段和升段或横升段被扩张的胃遮盖,建议复查。病人再次检查,发现十二指肠远端一个不规则的充盈缺损,触及肿块硬并且可有推动,肿块移至十二指肠下曲。周围黏膜完整,较粗。诊断为结石或异物所致的十二指肠梗阻。手术取出一黑色不光滑的硬块,4 cm×5 cm 大小,其内可见纤维和胶样物质(可能与病人口服中草药有关)。病人痊愈出院。

事后分析第一次上胃肠道钡餐检查漏诊的原因有:①当时检查医生未能仔细阅读临床医生的申请单,特别是未能注意到病人上腹部有肿块;②主要问题是未能显示病变,仅仅满足于胃下垂的发现,属于经验不足;③检查医生未能观察全部上胃肠道,或视而不见;④如若病人仅行站立位检查,检查时又未能旋转病人进行多方位观察,也易漏诊。⑤此病人有十二指肠梗阻的症状和明显十二指肠梗阻 X 线征象,首次诊断为胃下垂显然是错误的。如果当时注意到十二指肠梗阻的 X 线表现,即应当进一步寻找梗阻点和梗阻的原因。

一、胃肠道钡剂造影必须多重时相检查

一次我科胃肠检查室的一位年轻医生正在为上消化道出血病人做检查,他进行了上胃肠道双对比造影,未能发现问题,然后让我看看。我简单地询问了病人病史、检查的经过,又将数字化胃肠机所储存的图像回放观察。病人为男性,36 岁,有比较典型的溃疡病的临床表现,从已经检查过的图像中可见胃和十二指肠钡剂造影检查的双对比相、充盈相照相均良好,我重点观察黏膜相和压迫相,当借助胃肠机上的压迫器在透视下对病人的十二指肠球部给予适度压时,小点状的钡斑清晰地显示出来了。该病人的溃疡属于急性期,溃疡表浅并且细小,球部没有变形也没有明显的激惹征象,压迫轻微和重度均不能显示溃疡影像。

通过医院 PACS 查阅到病人的胃镜检查的图像和诊断结果,证实了十二指肠溃疡。

二、十二指肠梗阻的病因和分类

十二指肠梗阻系指十二指肠球部以远至十二指肠空肠曲这一段的梗阻。十二指肠梗阻原因很多、复杂,临床上很容易误诊和漏诊。发生在婴幼儿时,影像学诊断较容易,而发生在成年人时相对较复杂。熟悉和了解十二指肠梗阻的病因对于影像学分析和诊断是十分有益的。

(一)分类

可分为先天性和后天性梗阻;也可以根据病变来源分为十二指肠自身、腔内和腔外的疾病;还可分为完全性和不完全性梗阻,以及急性和慢性梗阻。

(二)病因

1. 先天性梗阻 由十二指肠闭锁、十二指肠狭窄、十二指肠隔膜、十二指肠和巨十二指肠球、十二指肠转位、十二指肠重复畸形和囊肿、肠系膜或肠系膜上动脉发育异常、先天性腹膜带、腔内憩室、胰腺及

迷走胰腺、中肠旋转不良、屈氏韧带过短等引起。

2. 后天性梗阻

(1)十二指肠自身疾病包括:①恶性肿瘤:腺瘤、平滑肌瘤、壁内血管瘤等。②溃疡。③结核。④克隆病。

(2)结石、胆结石、异物、肠套叠。

(3)腔外的疾病包括:①肿瘤浸润和压迫:胰腺癌、结肠癌、胆囊癌、肾癌等。②粘连:周围脏器炎症、手术后及创伤后,等。③创伤:十二指肠壁内血肿、腹主动脉瘤。④严重烧伤。⑤肠系膜上动脉压迫。⑥肠系膜淋巴结肿大压迫。⑦先天性腹膜带。⑧脊柱手术:石膏综合征。

十二指肠梗阻的影像学检查方法的选择应用

一、腹部透视

简单、快捷、方便、有效。可以确定有无梗阻,但梗阻的原因及十二指肠远端梗阻的部位不易明确,因此较少用。

二、腹部摄片

常采用仰卧位、立位,必要时可以选择侧位。

三、钡剂造影

1. 上胃肠道钡剂造影　包括单对比法和双对比法。后者又分为低张力和非低张力法。如果怀疑十二指肠穿孔,则禁用钡剂造影,而改用碘水或碘油造影。十二指肠梗阻的病人常常有较多的禁食潴留液和食物残渣,因此造影前需要认真准备,以保证其造影的质量和效果。造影不仅要确定有无梗阻、梗阻的部位、程度,而且还要明确病因。

2. 钡剂灌肠检查　①先天性十二指肠闭锁和狭窄的婴幼儿常伴随结肠发育异常或变异。钡剂灌肠检查的主要的目是:②进一步明确先天性十二指肠闭锁和狭窄的诊断,尤其是先天性十二指肠狭窄的诊断。③明确结肠是否伴有发育异常或变异,以便确定治疗方案。

先天性十二指肠闭锁和狭窄的婴幼儿钡剂灌肠检查可能发现盲肠和升结肠旋转不良及其他位置异常、结肠发育不良、肛门闭锁等。

四、CT

CT不仅能够确定梗阻的部位,而且能够明确梗阻的原因。CT可清楚地显示十二指肠病变的范围、大小、形态、密度、组织成分及浸润周围组织器官、远处转移的情况。特别对显示十二指肠之外的病变是造影和内镜检查所望尘莫及的。CT检查时常需要口服3%泛影葡胺,以充盈胃与十二指肠。检查十二指肠本身的病变应进行薄层放大扫描。对周围脏器肿瘤的CT检查,在平扫的基础上常常需要进行增强扫描。

五、MRI

一般少用于十二指肠的检查,但可以用于临近器官的肿瘤检查,其任意方位的成像、流空效应、没有电离辐射等是其优点。

十二指肠梗阻的传统 X 线表现

一、腹部透视、摄片

胃和(或)十二指肠有不同程度的扩张及其内有潴留液,其扩张程度和潴留液多少取决于十二指肠的梗阻程度。常见双球征、双液平,甚至三球征或多个液平等征象,以婴幼儿多见;但也可以由于胃肠减压或病人呕吐不见上述征象。

双球征是十二指肠的梗阻的典型征象,常见于婴幼儿先天性十二指肠闭锁和狭窄。所谓双球征系指充气、扩大的胃与十二指肠球部;但此征象在成年人少见。

二、上胃肠道钡剂造影的表现

1. 胃与十二指肠扩张。

2. 胃与十二指肠内潴留液。

3. 十二指肠逆蠕动,甚至呈钟摆样运动。

4. 造影剂排空延迟甚至完全梗阻。

5. 梗阻端的表现:①向心性或偏心性狭窄;②充盈缺损;③笔杆样压迹或刀切状截断等。

十二指肠梗阻的介入诊断和介入治疗

介入诊断较少用。一般情况下,血管造影检查可选用。当诊断困难或需要进一步鉴别诊断时才进行血管造影,例如血管瘤的诊断,良性和恶性肿瘤的鉴别。

介入治疗包括以下 5 个方面:①血肿的穿刺引流或血管栓塞止血。②血管瘤的处置。③肿瘤的介入治疗。④先天性十二指肠狭窄与闭锁的治疗,对于狭窄可考虑进行扩张和安置支架;如果闭锁属于隔膜型,最适宜介入治疗,即可免除剖腹手术。⑤十二指肠内结石和异物的破碎或取出。

先天性十二指肠狭窄与闭锁

先天性十二指肠狭窄与闭锁的病因一般认为是由于胚胎时期肠管的再度空化障碍或局部缺血所致。

大多数见于新生儿及婴幼儿。尤其是先天性十二指肠闭锁的新生儿的临床症状出现早,发生快,查体可见上腹部隆起下腹部低凹。临床上根据呕吐物是否含有胆汁即可概略定位。

先天性十二指肠闭锁有两种类型:膜式和盲式。膜式闭锁的肠管内仅有一层隔膜,肠管外观正常。盲式闭锁有两种形式:肠管分离和肠管不分离,后者的两端肠管之间是一条索带。

先天性十二指肠狭窄也有两种类型:肠腔细小和不完全隔膜型。前者较多;后者的隔膜孔径较小,钡餐检查不认真,可能误诊为闭锁。

先天性十二指肠狭窄与闭锁一般根据腹部摄片或透视所显示的典型的 X 线表现常可做出诊断,钡餐造影检查可明确病变部位,并可区分狭窄与闭锁。病变部位多在十二指肠乳头附近。不完全隔膜厚度多为 0.3 ~0.5 cm。

原发性十二指肠腺癌的影像学表现

原发性十二指肠腺癌的发病率0.035%，但占小肠腺癌46%，是原发性十二指肠恶性肿瘤的70%～80%。其发病部位以降段尤其十二指肠乳头区最多，水平段次之，球部罕见。发生在十二指肠乳头区及其以上肿瘤多呈蕈伞或肿块状生长，十二指肠2、3段的癌多呈环形狭窄。

发生在十二指肠乳头癌临床多有黄疸。乳头癌的检查方法较多，但到目前为止，ERCP仍被认为是最佳的检查方法之一。

十二指肠乳头癌CT检查可见有不同程度的共同管、胆管和胰管扩张，胆囊扩大。大多数可见胆总管和主胰管同时扩张，即双管征。但也可以仅胆道系统扩张或仅胰管扩张。MRCP可以三维同时显示胆胰管和胆囊，显示更直观，同时还可以显示胆胰管下端梗阻的各种形态。

软组织肿块位于十二指肠降段内侧，突向肠腔内；在造影剂或空气衬托下肿块显示清晰，邻近肠壁局限增厚，邻近胰腺形成低密度病灶。肿块大多数轮廓不光整，边缘分叶；肿块密度大多数均匀一致，CT值在38～56 HU；当肿块直径大于3.0 cm时，密度可显示不均匀，尤其增强后更明显。肿块有较明显的强化，CT值在54～86 HU。

十二指肠气钡双对比造影可以发现十二指肠乳头增大或不规则性的肿块，呈分叶状，密度不均匀；肿块周围黏膜破坏、十二指肠壁狭窄及僵硬。胆管梗阻扩张的间接征象：十二指肠上曲的外上方可见浅弧的胆囊压迹和十二指肠球后笔杆样压迹。

ERCP不仅可以于内镜下直接观察到肿瘤的大小、形态、有无溃疡，而且可以活检进行病理检查于术前确立诊断；同时进行逆行造影显示胆胰管受侵和梗阻的情况。

胃肠道平滑肌肿瘤的影像学检查的选择

胃肠道平滑肌肿瘤包括平滑肌瘤和平滑肌肉瘤。根据其生长方式分为黏膜下型、壁内型、浆膜下型和混合型。由于肿瘤部位、生长方式和肿块大小不同，影像学表现可有不同，并且平滑肌肿瘤的正确诊断取决于影像学方法正确选择，有时影像学方法选择不当甚至可能导致漏诊。例如小的壁间型平滑肌肿瘤，钡剂造影、CT扫描和常规内镜检查可为阴性表现，但是内镜超声可以发现病变；浆膜下型，尤其是带蒂生长的平滑肌肿瘤，钡剂造影和内镜检查就不能发现病灶或肿块较大时可见肠管受压异位的占位征象，对于此型肿瘤应当选择CT或MRI检查。对于混合型和较大的平滑肌肿瘤，内镜和钡剂造影可只发现部分病变，因此必要时应当进行CT或MRI检查以观察肿瘤的全部。

应当谈到的是，平滑肌肿瘤的影像学定性并不十分可靠，有时甚至病理组织学诊断都十分困难。有的影像学表现肿瘤体积大、大而不规则溃疡酷似平滑肌肉瘤，但是病理学诊断却为平滑肌瘤；有的影像学表现是良性，但是肿瘤的生物学行为却是恶性。因此，平滑肌肿瘤的诊断需要全面考虑，有时需要进行电子显微镜及免疫组化检查。

肠系膜上动脉综合征

肠系膜上动脉综合征发病率为0.013%～0.420%。可分为急性和慢性。严重创伤或手术、严重烧伤及石膏综合征等可发生急性肠系膜上动脉综合征。慢性多见于内脏下垂、肠系膜上动脉前上方的肿块或巨大的占位的压迫和腹主动脉瘤等。其发生原因既有先天性的发病基础，又有后天性的继发因素。

总之,任何导致肠系膜上动脉与腹主动脉的夹角缩小和此角顶到十二指肠横升段的距离缩短的原因发生都可形成十二指肠梗阻。一般认为肠系膜上动脉与腹主动脉的夹角小于45°,此角顶到十二指肠横升段的距离小于10 cm即可引起梗阻。

肠系膜上动脉综合征的X线表现为十二指肠横升段可见刀切样或笔杆样压迹,钡剂潴留、扩张,逆蠕动增强,呈钟摆样运动。

如何分析肠梗阻的X线表现

肠梗阻是常见的急腹症。它是指肠腔内容物的运行发生障碍,同时吸收气体和液体的能力减弱。肠梗阻分3类:①机械性:有梗阻点;②动力性:无梗阻点;③血运性:血供障碍(血管栓塞)。X线对肠梗阻的诊断应从以下4方面进行分析:

一、有无梗阻存在

判定有无梗阻的X线征象有:

1. 梗阻点近端肠管扩张积气、积液小肠管径大于3 cm,结肠大于6.0 cm为肠管扩张的标准。立位时腹腔内可见多个阶梯状气液面。单纯性机械性肠梗阻时,呈现气多液少。卧位时胀气肠曲呈层状连续排列,空肠是弹簧状黏膜纹,回肠呈较光滑管状影。麻痹性肠梗阻则无明显积液,其特征是大小肠都胀气,但以结肠为主,是诊断的重要依据。

2. 梗阻点远端肠腔少气或无气。如回盲部梗阻时,结肠内正常积气消失。

3. 通常肠梗阻在发生3小时后才出现X线征象,有的出现时间更晚,这提示外科医生把握肠梗阻的病人的X线检查的时机和正确对待X线检查结果,提示X线阴性不能否认肠梗阻的存在。

4. 对于高位肠梗阻,例如十二指肠梗阻,可因为病人频繁呕吐或胃肠减压,可不出现或没有明显的X线征象。双球征或双泡征是诊断婴幼儿十二指肠梗阻的典型征象,但在成年人的十二指肠梗阻却很少见。

二、梗阻的性质

1. 机械性肠梗阻　有梗阻点。又按有无血液循环障碍分为单纯性、绞窄性两种。有时单纯性肠梗阻可发展为绞窄性肠梗阻。绞窄性肠梗阻的基本X线表现:假肿瘤征,咖啡豆征,空回肠换位征,小跨度肠曲积液、积气和长液平征。

2. 麻痹性肠梗阻(动力性肠梗阻)　无梗阻点。大小肠皆有扩张、积气和积液,并且气多液少,临床上听不到肠鸣音或微弱,透视下肠道蠕动消失或微弱。

三、梗阻的部位

1. 高位小肠梗阻:十二指肠、空肠梗阻,特征是胀气肠曲内可见弹簧状黏膜纹皱襞。
2. 低位小肠梗阻:回肠中下段梗阻,特征为胀气肠曲呈光滑管状透亮影,没有明显的黏膜皱襞。
3. 结肠梗阻。

四、梗阻的原因

梗阻的原因有蛔虫,结石或粪石,肿瘤和粘连等。有的急性胃肠炎,临床表现可类似肠梗阻,X线检查可以发现胃肠道积气和积液,但是肠管不扩张。

诊断胃肠道病变时，重视胃肠道黏膜与黏膜皱襞改变的意义何在

胃肠道黏膜与黏膜皱襞的改变是诊断早期病变和鉴别良、恶性肿瘤的重要依据，所以胃肠道钡剂造影检查历来都强调黏膜与黏膜皱襞的显示和观察。胃肠道的黏膜与黏膜皱襞显示是最基本的重要环节，胃肠道单对比造影检查不仅仅是胃肠道的充盈像，更强调的是显示黏膜与黏膜皱襞黏膜像的重要性就在于此。胃肠道的双对比造影检查方法的优势更是重在显示黏膜与黏膜皱襞，并且更为精细，还可以显示微皱襞，例如胃小区和结肠的无名线等。

黏膜与黏膜皱襞的主要改变及其意义：

1. *膜破坏、中断*　黏膜破坏界限较清楚，提示恶性病变。

2. *膜皱襞平坦*　往往界限模糊，多为炎症、水肿、溃疡所致；黏膜皱襞平坦而界限清楚者可见于黏膜下占位性病变，特别是平滑肌肿瘤。

3. *黏膜皱襞增粗、迂曲、不均*　常见于慢性炎症、食管或胃底静脉曲张。

4. *黏膜皱襞纠集*　良性溃疡呈均匀性纠集，而恶性溃疡呈不规则纠集。

5. *微皱襞的改变*　早期胃肠道癌可首先出现微皱襞的破坏或消失；慢性胃炎可以表现为胃小区大小不一，胃小沟宽窄不一或模糊不清。

如何对胃肠道管腔狭窄进行定性分析

胃肠道管腔狭窄的原因很多，基本可分为6类。①炎性狭窄：范围长，分界不清；②癌性狭窄：较局限、分界清；③外压性狭窄：常位于一侧，管壁柔软；④粘连性狭窄：不规则，范围较广；⑤痉挛性狭窄：具有可变性；⑥先天性狭窄：狭窄段局限，且轮廓光滑。

胃的良、恶性溃疡的鉴别要点

胃的良、恶性溃疡的鉴别在临床工作中非常重要，X线主要鉴别点见表1。有时CT检查对定性也很重要，了解胃壁浸润及有无外侵和腹腔内淋巴结、肝脏等情况对鉴别诊断也很重要。但是有时鉴别诊断十分困难，则需要依靠活检和病理检查。

表1　良、恶性溃疡的鉴别要点

	良　性	恶　性
大小	<1 cm	>2 cm
部位	凸向腔外	凸向腔内
形态	三角形、乳头状	扁平状、盘状、不规则
龛影口部及龛周情况	hamptom线、项圈征、狭颈征、月晕征、黏膜皱襞纠集	环堤征、半月征、指压征、裂隙征、黏膜皱襞破坏、中断
邻近胃壁	柔软，有蠕动波	僵硬，蠕动消失
治疗后复查	好转或愈合	无好转或恶化

胃肠道穿孔的X线诊断应注意什么

胃肠道穿孔的常见原因是溃疡、创伤、炎症及肿瘤。以胃、十二指肠溃疡穿孔最常见(80%)。

胃肠道穿孔的主要X线征象是游离气腹,表现为立位腹平片或透视见膈下新月形或眉弓状透亮影。但要辨证分析以下两种情况:

一、穿孔不一定出现气腹

1. 正常情况下,成人的小肠和阑尾内没有气体,因此穿孔时可没有游离气腹。
2. 穿孔小、气体少。
3. 气体局限未达到膈下。
4. 周围组织粘连,限制气体扩散。
5. 发生穿孔时胃或肠内无气体。
6. 穿孔已堵塞。
7. 包裹性气体(粘连,进入小网膜囊)。

二、有气腹不一定均因胃肠穿孔所致

1. 人工气腹术后。
2. 输卵管通气术后。
3. 腹部手术两周内。
4. 老年妇女慢性咳嗽。
5. 产气菌感染。
6. 肠气肿症破裂。

以上几个方面均可出现气腹征。

如何看待仿真结肠内镜技术的临床应用

近年来,随着计算机技术的高速发展,一种以CT、MRI资料为资源,采用特殊软件对空腔器管内表面的像素进行立体重建,并附加伪彩色,所得到的模拟光学内镜效果而获得人体腔道三维图像的一种新方法,称之为仿真内镜技术(virtual endoscope,VE)。根据影像资料来源的不同,仿真内镜技术分为:核磁共振仿真内镜技术(magnetic resonance VE,MRVE)和CT仿真内镜技术(computed tomographic VE,CTVE)。

VE对结肠的显示范围可以从直肠到回盲瓣。国内已有报道可显示0.3~0.5 cm的憩室内口和直径0.6 cm息肉。因结肠息肉直径超过1.0 cm时有潜在恶性的可能。CTVE能发现0.6 cm以上的结肠息肉,因此,对临床很有价值。其独到之处是可以从狭窄近端观察肠腔情况,并可显示阻塞性结肠的全貌。据报道,阻塞性结肠癌有1.5%~9%同时合并第二处癌肿,故应用CTVC对结肠癌病人进行整个结肠术前评估非常重要。

CTVE的优缺点如下。

优点:①非创伤性检查;②可完整显示肿块全貌及周围结节,协助制定手术治疗计划;③不受管腔狭窄的限制,可以观察狭窄两端病变,而纤维内镜或电子内镜在肠管严重狭窄时不能通过观察狭窄的全部及其以远的情况;④可显示憩室或龛影内口;⑤三维动态观察病变,模拟纤维内镜检查观察,并且有利于

医学教学。

缺点:①对管腔内膜的颜色变化、细节及充血水肿类的炎性病变观察困难;②对腔内扁平病变及程度在 30% 以下的渐进性或长段狭窄亦不易发现;③单凭 VE 难以对病变做出定性诊断且不能活检,因此诊断时必须结合原始扫描图像,甚至增强扫描图像,或者结合以前的扫描检查;④图像质量受诸多因素的影响:如肠腔充气不足、呼吸运动伪影等。

胆系疾病的影像学检查与诊断

胆总管充盈缺损是结石吗

一位 67 岁男性,院外行胆囊摘除术、T 型管引流术后,我院以胆总管残留结石收治入院。入院后进行胆道 T 型管逆行造影,显示胆总管内一枚边缘不甚光滑的充盈缺损,造影剂未能进入小肠。肝外胆管因手术所致成角畸形,肝内胆管呈枯树枝现象。检查报告为:胆总管结石,慢性胆管炎。

病人再次进行胆道 T 型管逆行造影时,了解到病人在院外手术中曾行胆道探测,未探及结石,4 号探子可以通过胆总管下端。因此,在第二次检查时非常重视,首先复习了院外的胆道 T 型管逆行造影并与本次造影进行比较,发现病灶有细微的变化:充盈缺损较以前不规则,并且较以前有增大,因此对胆总管充盈缺损的可能性才有了较多的考虑,首次提出了该病人有肿瘤的可能性。手术病理诊断:胆总管癌。

胆总管充盈缺损最常见的原因是结石,但是不一定都是结石。胆总管充盈缺损的原因除了结石之外还可以见于胆管良性肿瘤、恶性肿瘤、血凝块、黏液栓和异物等等。

本病例第一次进行胆道 T 型管逆行造影的意见,明显受到临床的诊断的影响。此外,对于 T 型管引流术后的胆管癌的影像表现认识不够。典型胆道癌梗阻的影像学表现大家很熟悉,但是如果 T 型管引流术后胆管癌的表现套用非手术和非引流的胆管癌表现肯定要出问题的。本病例由于进行了胆道引流,胆管压力不高了,并且具有慢性胆管炎的征象而没有软藤征,也是没有引起足够的重视有关。

为什么有的胆结石 CT 没有发现

胆石病是常见病,发生率 7% ~10%。胆石按其成分分为 3 类:胆固醇结石、胆色素结石和混合性结石。胆管结石主要是胆色素结石,其次是混合性结石。结石内含有多少不等的钙盐。5% ~20% 是阳性结石,传统 X 线可以发现。CT 检查根据结石密度可分为高密度、等密度和低密度。因此等密度和低密度的结石,可能由于结石体积小和窗技术应用不合适会遗漏,甚至有时根本不能分辨,所以 CT 对于有的胆系结石不能发现也就不足为怪了。但是结石常常继发胆管扩张,注意此征象有利于结石的发现和诊断。

对于此类胆系结石可以进行造影检查和超声检查,便容易发现了。

低张力十二指肠造影在胰胆管十二指肠连接区癌诊断价值如何

胰胆管十二指肠连接区癌(简称连接区癌,有的称为壶腹癌)是指发生于十二指肠壁内的胆总管括约肌段、主胰管括约肌段、共同管和十二指肠乳头的癌。连接区癌多呈息肉状或结节状,表面凹凸不平,常有糜烂或溃疡。肿瘤大小不等,直径在0.4~15 cm之间,平均3 cm左右。按大体形态可分为管腔内型、乳头型和混合型。

低张力十二指肠造影的连接区癌X线表现可分为直接征象和间接征象。乳头型和混合型可见乳头及其周围的正常结构形态消失,代之以边缘不规则和密度不均匀的充盈缺损和龛影或钡斑。癌肿较大时可出现反3字征,连接区的纵行皱襞、包皮和小带破坏,甚至邻近十二指肠黏膜破坏和消失,肠壁僵硬和不规则性肠腔狭窄。管腔内型早期可无明显异常表现;当胆管梗阻明显时可首先在于十二指肠上曲外上缘可见扩大的胆囊和十二指肠球后胆总管的压迹;当癌组织只有向乳头部浸润生长时才可见增大的乳头或连接区结节状改变。

值得注意的是胆管梗阻的间接征象在3种类型连接区癌均可见到,并且它的出现可早于黄疸,对早期诊断连接区癌有意义。

胆管梗阻定性检查和分析诊断时应当注意什么问题

确定胆管梗阻的病因是CT检查的主要目的,但比较困难,关键是加强扫描技术和对梗阻段胆管的细致观察与周密分析。在扫描技术方面一是保证扫完胆管全程,二是发现梗阻部位,并进行薄层放大扫描或增强扫描是非常重要的基本环节。观察分析根据有无结石,梗阻水平,扩张胆管断面的形态、大小、密度,突然中断还是逐渐变细,周围是否有肿块,远端胆管结构的形态等。如果扩张胆管下断逐渐变细不伴肿块影,边缘光滑,腔内密度均匀常提示良性狭窄,如果突然中断,胆管不规则伴软组织块,提示恶性病变。高位胆管梗阻多为恶性病变,而低位胆管梗阻见于结石、胆管炎、胆管癌、胰腺炎、胰腺癌,以及淋巴结转移瘤压迫。

梗阻端的形态主要有3种:①截断型:胆管扩张于梗阻端2 cm内突然消失;②漏斗型:扩张的胆管在梗阻端呈缓进性狭窄,狭窄段常超过1 cm;③突然狭窄型:狭窄段不超过1 cm。此三种形态可伴有或不伴有肿块。截断型和突然狭窄型伴肿块以恶性肿瘤居多;漏斗型则以良性为多。

梗阻胆管内密度可有4种表现:①环靶征:胆总管壁软组织影与中心的高密度之间环以低密度的胆汁影;②小点状高密度影;③混杂密度;④密度均匀的胆汁影。前3种表现以良性病变为多,后者以恶性病变为多。

ERCP检查时放射科人员应当注意哪些事项

进行ERCP检查,在我们医院通常是临床医生和放射科医生在放射科共同来完成的。ERCP检查技术要求比较高,操作比较复杂,任何一个环节错误都可能导致ERCP检查失败。因此要求临床科室和放射科的医、技、护人员需要默契配合及密切协作。放射科医生需要注意以下事项。

1. 造影　造影剂浓度,采用25%~30%的泛影葡胺或非离子造影剂,如殴乃派克(onipaque)、优维显(ultravist)等。造影剂不应使用高浓度,高浓度造影剂的弊端之一是可使细小病变掩盖,弊端之二是渗透压高,刺激胆胰管,特别是当注入胰腺实质内,容易导致胰腺炎,发生并发症。

造影剂应用的剂量,胰管显示需用1~3 ml,胆管需10~50 ml。

造影剂注射时最好在监护下进行,其目的之一是避免注入空气,X线机操作人员注意观察有无气泡进入,进行鉴别,防止将气泡误诊为结石,即使注入气体也容易鉴别以免误诊;目的之二是注意勿使造影剂进入胰腺腺泡内,否则极易发生胰腺炎;目的之三是控制造影剂注射的剂量,过多和压力过高均可逆流入肝脏和胰腺实质内,产生感染甚至发生意外。

2. 照片　事前应根据不同病人体型选择好恰当的摄影条件,照片及其照片号码准备好在位待机,以便随时摄片。如果是数字化X线机进行ERCP更好,图像采集更为便利。摄片时内镜应注意避开胆道和(或)胰管。最好摄仰卧和俯卧位的图像,若要显示胆总管下端的病变最好摄立位片。必要时还应多方位摄片。造影剂灌注不良时,应行体位灌注欲显示的部位,进行观察并照片。

PTC检查的方法和技术

病人仰卧于X线检查台上,右上肢上举抱头,穿刺过程应在监视器上观察进行。首先确定穿刺点:右侧腋中线,第7~9肋间至第12胸椎的投影线作为穿刺方向。局部皮肤消毒和局麻后,穿刺时嘱病人暂停呼吸。在监视器观察下,针与检查台平行,穿刺至第12胸椎的右旁2 cm处后,立即嘱病人保持浅小均匀呼吸;取出针芯,接上一段软管并和盛有造影剂的注射器连接;一边慢慢退针一边推注少量的造影剂,同时观察监视器上出现的情况:如果造影剂聚集呈不规则斑片阴影表示针在肝实质内;如果造影剂消失较快表示穿刺血管;有分枝状胆管显影表示进入了肝内胆管,即可注入造影剂。对于梗阻严重者应该先抽取部分胆汁,以降低胆管内压,减少其并发症。充盈显示清楚即可摄片。对于仅一侧肝管显影者,肝门部胆管有狭窄时应即行穿刺对侧肝管,即病人穿刺两针,甚至有时需要穿刺3针。

注意事项及术后处理:①穿刺成功后病人保持均匀平静呼吸,减少和避免针对肝脏的切割效应;②造影剂浓度以30%为宜;③如果胆管内造影剂较少显影不佳时,拍摄X线照片应采取体位引流,使造影剂灌注需要显示的部位,保证检查的质量和效果。④对于完全性阻塞或梗阻严重者,应在摄片结束后,最好通过穿刺针抽出造影剂和潴留的胆汁或引流,以减少并发症。⑤术后病人卧床休息,并注意观察血压、脉搏、呼吸和腹部情况。⑥病人给予抗生素。

并发症及其预防 PTC的并发症发生率一般为3.5%~11.0%,死亡率0~1.5%。

1. 胆道感染和败血症。容易发生在结石性胆道梗阻尤其是在伴有胆管炎的情况下,如果此时术者能够在监视器上认真观察,严格控制注射造影剂的速度、压力和数量,可以明显减少或避免感染的发生或减轻并发症。最常见的是短暂菌血症,病人有寒战和发热等,严重者导致败血症。

2. 胆漏。多发生于严重的胆管梗阻,胆管内压很高的情况下,或发生在反复的穿刺的情况下。少量的胆漏无需处理,严重的胆汁性腹膜炎需要尽早手术。

3. 腹腔出血。细针使用后很少发生。主要见于病人配合不好,呼吸幅度大时尤其使用的粗针对肝脏的切割较大容易发生出血。

4. 气胸。

5. 休克。

6. 其他:断针、疼痛,等。

经皮肝穿刺胆道造影,虽然在应用细针穿刺术后并发症明显减少,但它毕竟是一种创伤性影像学检查方法,特别是CT、MRI和MRCP的应用,经皮肝穿刺胆道造影应用已明显减少。

如何进行胆管外阻塞性黄疸的影像学检查和诊断

导致胆管外阻塞性黄疸的病变主要有胰头癌、胆囊癌、肝癌、癌性淋巴结压迫及肝包虫病等。

胰头癌导致的阻塞性黄疸多为无痛性、进行性。常有肝脏和胆囊肿大,上腹部扪及肿块。造影检查可发现胰腺头部平面以上胆管扩张,肝内胆管怒张,呈蔓藤征。胆总管常向右侧偏移成角,或甚至向上向右移位,偏侧性狭窄,可见几乎完全性梗阻。胆囊肿大。

胃肠道钡剂造影检查可见十二指肠环扩大,十二指肠降段内侧受侵蚀而不规则,可出现充盈缺损。CT、MRI、BUS 常可发现胰腺头部不规则肿块和不均匀强化,主胰管扩张。

胆囊癌在胆道系统恶性肿瘤中发病率较高,在肝外胆道癌中占 64.7%。胆囊癌恶性程度较高,扩散较快且较广泛,癌细胞可直接侵犯邻近的肝脏胰腺和胆管等,约半数侵及胆管而引起梗阻性黄疸。胆囊癌侵犯胆管的部位以肝门部常见,肝总管与胆总管交接处。

ERCP 对胆囊癌的诊断敏感性和特异性较差,造影时胆囊常不能显影,但对胆管侵犯的程度、范围和形态可较好地显示,同时可放置引流管或支架行姑息治疗。ERCP 表现主要有肝门部胆管线样狭窄,狭窄中断,跳跃性狭窄,狭窄段呈弧形,较光滑,两端呈鸟嘴状,狭窄段以上胆管扩张。肝外胆管向左上移位,其外侧不规则性侵蚀。

CT 和 MRI 可较好地显示胆囊情况,肝门部肿块和淋巴结肿大影,但对胆管受侵犯的程度及形态不能较直观地显示。CT 和 MRI 可显示胆囊肿大,胆囊壁部分或全部规则或不规则增厚或厚薄不均;腔内不规则实质性占位形病变;可向肝脏浸润,表现为肝脏胆囊界面不清,相邻区域内可见低密度影,向肝门浸润时则在该区可见边缘不清的软组织肿块影,肝内胆管扩张。

原发性肝细胞癌侵犯血管在门静脉形成癌栓常见,而侵犯胆管较少见。其中表现为梗阻性黄疸者占原发性肝细胞癌病人 2% ~8%,其中 10% ~40% 系肝细胞癌直接侵犯胆管;1.3% ~2.5% 系癌栓,尸检发现癌栓是 10.1% ~10.8%。

引起胆管梗阻的原因:①带蒂肿瘤的延伸至胆管内;②肿瘤坏死、出血、血凝块或肿瘤碎块造成胆管梗阻;③肿瘤直接浸润、推移胆管并使其狭窄梗阻;④肝门部癌性淋巴结对肝管挤压侵犯。

直接法胆管造影的共同特点是胆管内充盈缺损,呈卵圆形、土豆形、蚕蛹形、烧杯形、高脚酒杯形和偏心性充盈缺损等。CT 和 MRI 可较好地显示肝内胆管扩张,但大多数胆管内癌栓 CT 不能明确显示。但碘油可沉积于癌栓,CT 可发现。MRI 表现为 T_1WI 低信号,T_2WI 高信号的肿块影。

胰胆管十二指肠连接区癌的 X 线造影表现有哪些

口服法胆囊造影和静脉法胆道造影常常因为不显影和显影不佳价值不大而少用或不用。直接灌注法胆管造影包括 ERCP、PTC、T 管造影和术中造影等对胰胆管十二指肠连接区癌的诊断价值较大,因此胰胆管十二指肠连接区癌的 X 线检查主要应用直接灌注法胆管造影,其 X 线表现有:

1. 管腔内和混合型常为管腔内不规则的充盈缺损或杯口状缺损。

2. 乳头型表现为共同管或胰胆管末端呈 V 字形改变,不规则的偏侧性狭窄。

胰胆管十二指肠连接区癌共同的表现是大多数有不同程度的胰、胆管梗阻表现。梗阻严重时胆管和胰管普遍扩张和迂曲,表现为软藤征。胆管和胰管同时出现扩张即为双管征。动态观察造影剂排空时,由于排泄阻力增大,可见癌肿未波及的括约肌段胆管明显地强烈收缩,造影剂呈细线状或滴状排泄。完全梗阻者尤其乳头型,ERCP 常常造影失败,但多数经镜下观察到菜花状肿物和活检即可确诊。

如何提高胰胆管十二指肠连接区癌的 CT 检出率

胰胆管十二指肠连接区(pancreaticobiliary ductal and duodenal union,PDDU)癌分化程度较高,转移较晚,手术切除率高,预后较好,近几年来备受临床重视。但 PDDU 解剖部位特殊,病灶小,CT 表现比较复杂,因此 CT 扫描技术要求高。

扫描技术存在的问题:①病人准备不好,十二指肠内没有造影剂或造影剂充盈不佳;②扫描检查未扫到病变部位;③病变没能显示,部分病例是由于使用的普通 CT 机,病人配合不佳,导致病灶遗漏,有的系病变区域仍采用常规的肝脏扫描参数,特别是使用普通 CT 机,选用 8 ~ 10 mm 层厚检查小病灶;④选择的照相参数不正确致使病灶显示不清楚;⑤没有进行增强扫描或增强扫描而没有检查病变部位。以上任何一个环节出错均可导致检查失败。所以常常显示间接征象多,而显示直接征象少;诊断的客观证据少,而依靠推断得出结论多。因此充分显示病变征象的 CT 扫描技术非常关键。

我们的工作经验:①从使用的 CT 机型来看,螺旋 CT 机的扫描效果肯定优于普通 CT 机。②造影剂的正确使用对提高乳头型癌的检出率很重要;无论是阳性还是阴性造影剂,只要充盈十二指肠,就能与病灶形成良好的对比而显示病灶,但阳性造影剂浓度不宜太高,以 2% 为宜。若造影剂充盈不理想,可以采用改变病人体位的办法。③薄层、放大扫描;在常规扫描的基础上寻找出病变的范围,再选用层厚 3 mm 或 5 mm 无间隔连续扫描,最好用螺旋容积扫描。④增强扫描,亦应采用薄层、放大扫描技术;⑤接诊医生的认识能力和诊断水平对提高检查质量很重要,接诊医生于扫描前仔细阅读临床医生的检查申请单、了解检查目的、确定检查重点,以便指导技师和护士正确准备和扫描;并在检查过程中正确认识、及时指导。⑥照相或观察时选择恰当的窗宽和窗位。⑦扫描技师的经验和责任心是关键,要求技师不仅要熟练掌握上述特殊技术,还要了解本病的 CT 表现,更要有认真负责的严谨作风。此病漏诊和误诊主要原因之一是只满足发现胆道梗阻,或仅做到完成扫描过程,导致病灶漏扫或未进一步详细检查,而功亏一篑。

如何从解剖、病理上认识胰胆管十二指肠连接区癌的 CT 表现

胰胆管与十二指肠的连接有 3 种形式:常见的形式是胰管和胆管汇合于共同管后再开口十二指肠;其次是胰管和胆管末端仅以一层膜相隔并行开口至十二指肠乳头;第三种形式是胰管和胆管分别开口于十二指肠腔内。

PDDU 癌可以单独起源于十二指肠乳头、共同管、主胰管末端和胆总管末端的上皮细胞,但随癌组织生长可以侵犯邻近组织或器官。PDDU 癌的临床表现和 CT 征象则以癌肿发生的部位不同而异,其诊断的难易程度也不一样。例如 PDDU 癌的临床表现最常见的是黄疸,但发生于主胰管末端和十二指肠乳头偏侧而未造成胆道梗阻,则不出现黄疸;也不易被早期发现,所以肿块常常生长较大。因此 CT 检查也就不会出现双管征或胆管扩张。相反,管腔内型癌容易阻塞胆管较早出现黄疸,而引起注意和早期获得诊治;但因肿块小,特别是在没有胆汁衬托的情况下,CT 检查不易发现,仅发现胆、胰管扩张或突然中断的现象。

PDDU 癌根据癌肿发生的部位可以分为 3 种类型:乳头型,管腔内型和混合型。乳头型癌向十二指肠腔内突出,易形成自然对比而被 CT 检出,因而其诊断正确率高。混合型癌肿可致胆、胰管和(或)十二指肠壁增厚,并向周围浸润,使其病灶界限模糊不清;也可以形成肿块,因此通过平扫和(或)增强检查,大部分可做出诊断。管腔内型仅少数可见靶征,大多数由于缺乏自然对比肿块不易显示,但由于管腔内型的临床表现显著和胆、胰管严重的扩张,会被高度注意。如果此时能及时完善扫描技术、认真观

察和分析 CT 征象(扩张的胰胆管突然消失、胰胆管变形和周围没有肿块等),可做出诊断。

PDDU 癌的 CT 检查有较高的价值。特别适合 ERCP 禁忌证的病人,而且无创、没有痛苦,同时又能克服 ERCP 不能了解管腔外的病变范围,以及向邻近组织、器官浸润和转移的情况,可以为外科医生术前正确制定治疗措施提供可靠的依据。但 CT 检查仍有一定的局限性,我们病例中尚有漏诊和误诊,主要发生在管腔内型和混合型。因此,PDDU 癌的正确诊断需要结合其他检查方法,例如 ERCP 和 MRCP 等。对于较小的病变及较早的淋巴结转移,CT 检查有限。

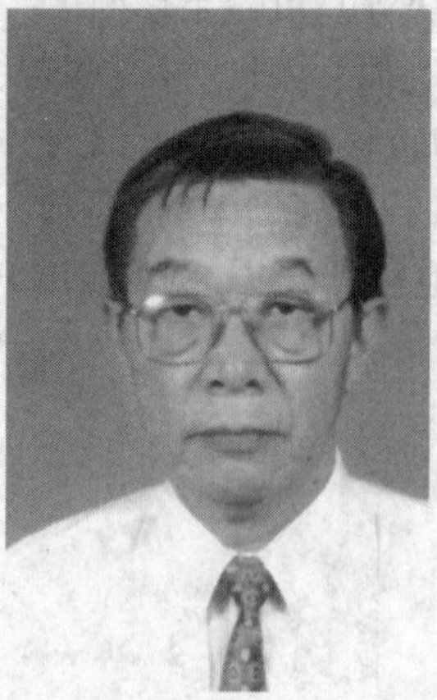

丁乙，主任医师、教授、硕士生导师。

男，1931年12月出生。曾担任苏州大学医学院影像系主任，苏州大学附属第一医院影像中心主任。江苏省医学会第四、五届放射学分会主任委员，全国高等医学影像教育研究会常务理事，现担任江苏省第六届放射学分会名誉主任委员。

从医50余年，在腹部影像学方面有一定造诣，擅长消化系肿瘤的影像诊断。共发表论文90余篇，主编教材1部，参编教材或专著5部。获省部、市级科技成果奖8项次，教学成果奖1项。培养硕士研究生33名。

腹部肿块的影像诊断与鉴别诊断

腹部肿块是腹部影像诊断的难点之一。由于腹部肿块的来源多样化：可来源于肝脏、胃肠、脾脏、胰腺、肾脏、肠系膜、后腹膜及腹膜腔；肿块性质的多样化：可有各种良恶性及交界性病变；对邻近脏器影响的多样化：可直接压迫或侵犯，亦可种植转移等。因此根据影像学检查获得的信息准确判断腹部肿块的来源及性质一直是临床工作的难点。我们通过对一些腹部肿块病例进行临床影像分析以供同道们参考。

一、肝区肿块

病例1：病人，女性，36岁。右上腹不适1周，B超提示肝占位，右肾增大。腹部CT提示肝肾交界处占位性病变，其内可见少许钙化，疑右肾上极侵犯（图1、图2）。AFP < 20 ng/ml。乙型肝炎病毒标志物阴性。经皮肝穿刺活组织病理检查：肝细胞癌。于2005年6月6日在我科接受经导管肝动脉栓塞化疗（TACE）。DSA示：肝右动脉单独开口于腹主动脉右侧壁，见肿瘤血管粗细不均，并可见包绕征及包膜引流静脉早显；右肾动脉主干及其分支显影良好，实质期见肾轮廓清晰，肾上极未见明显异常（图3、图4）。

分析讨论：典型的原发性肝癌影像诊断不难，根据常规CT结合三期增强扫描大多均可诊断。但当肿瘤生长较大，且主要表现为向肝外生长，临床无明显症状，肿瘤指标特别是AFP阴性时，常给诊断带来一定的困难。影像所指的外生性肝癌是指肿瘤主要向肝外生长，以蒂带与肝相连或直接贴附于肝脏表面，而几乎不累及肝实质的肝癌，属原发性肝癌的特殊类型，占原发性肝癌的0.37% ~0.73%。CT平扫呈等低密度，其内可见由于坏死囊变形成的更低密度灶，部分病人可见病灶内散在颗粒状钙化。增强后动脉期可见肿瘤实质区强化，坏死囊变区不强化。门静脉期可见肿瘤区相对于正常实质呈低密度。MRI T_1WI 平扫呈稍低信号，其内可见更低信号坏死囊变区，T_2WI 呈混杂高信号。增强TWI可见肿瘤实质增强，囊变坏死区不强化。典型影像表现者诊断不难，但外生性肝癌不易获得早期诊断，主要原因是病人早期无症状及本病罕见，对其认识不足。我们认为：对于B超和（或）CT发现单个、圆形或类圆形、有完整包膜的上腹占位性病变，该病变究系肝内、腹腔或腹膜后占位尚不能明确时，应怀疑为外生性肝癌的可能，尤其是巨块型病变不伴有肝硬化、腹水、恶病质的病例。AFP阳性有助于定性诊断，若AFP阴性则判断有一定困难，可依赖于血管造影和（或）细胞学检查。本例CT拟诊为腹膜后占位，经穿刺活检明确诊断,DSA发现肿瘤血管来自肝内动脉分支,肾脏实质未受累而表现为下压推移。此外,增强CT也可提供依据支持肿块的肝组织来源:肿块与肝组织同步增强,可见蒂带连于肝组织或直接突出肝表面。资料表明,CT诊断膈面外生性肝癌优于脏面外生性肝癌,后者常被误诊为肝内占位或腹膜后占位。

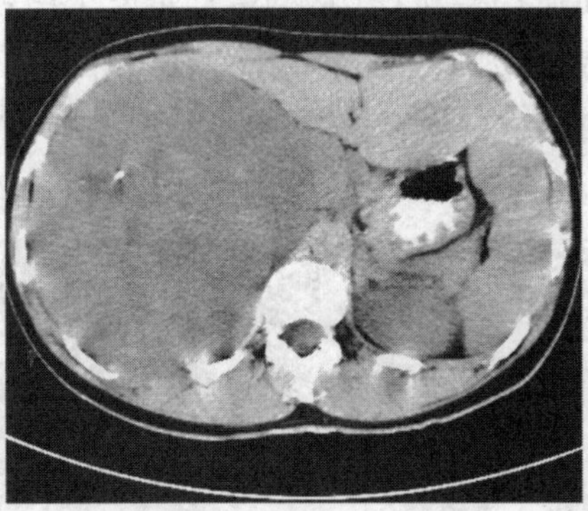

图1

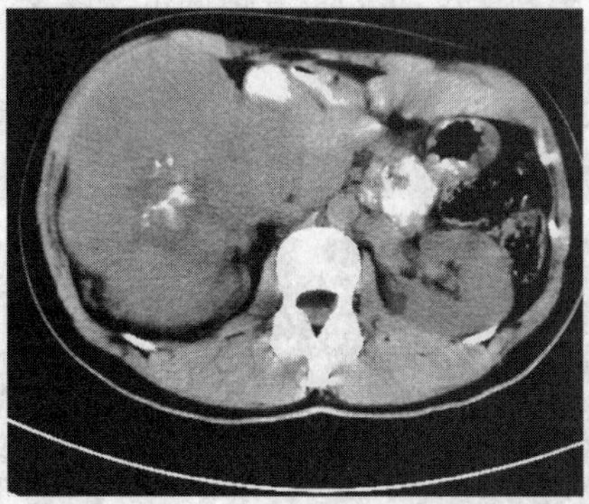

图2

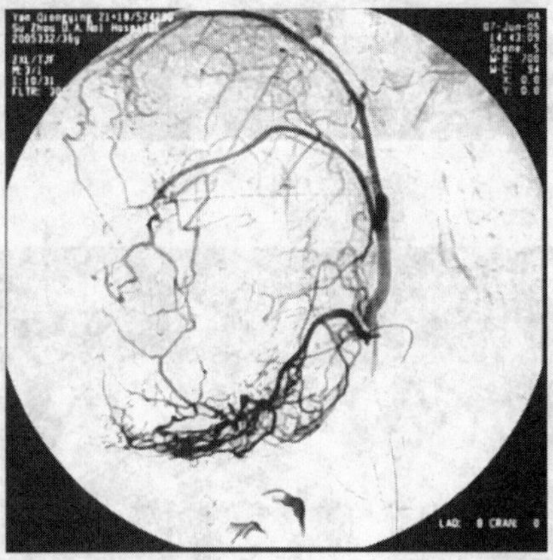

图3

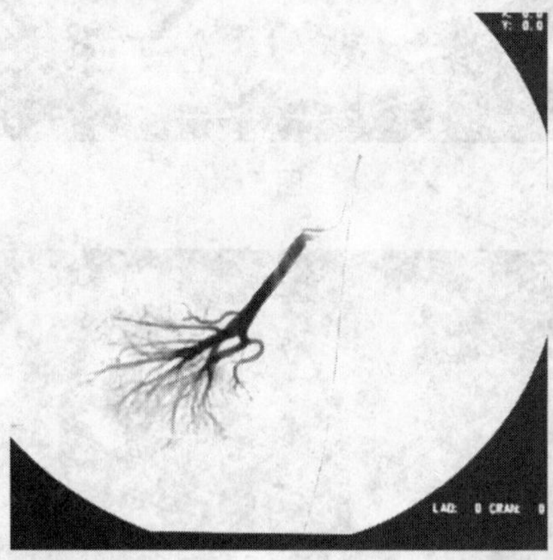

图4

图1~图4　误诊病例1:外生性肝癌误诊为后腹膜肿瘤

腹膜后原发肿瘤在全身肿瘤中占0.3%~3%,其中间叶组织肿瘤占20%~60%,神经源肿瘤10%~30%,胚胎残余组织肿瘤10%左右。这类肿瘤临床症状隐匿,病人往往当肿瘤已很大,压迫邻近器官产生症状时方来就诊。间叶组织起源的肿瘤包括纤维组织、脂肪组织、脉管组织、平滑肌或横纹肌组织等,恶性较多见。神经源性肿瘤涉及范围较广,根据起源不同可分为:神经节细胞起源(神经节瘤、神经节细胞瘤、神经母细胞瘤),神经节旁起源(嗜铬细胞瘤、节旁节细胞瘤)和神经鞘起源(神经鞘膜瘤、神经纤维瘤、神经纤维瘤病、恶性神经鞘瘤)。这类肿瘤常位于后腹膜腔,尤其在椎旁区域或肾上腺区,若肿瘤较大且位于左侧者常与外生性肝癌相混淆。此时,准确的影像定位是鉴别两者的关键。CT冠状位重建显示肿瘤与肝组织的解剖关系尤其重要,对于外生性肝癌而言,正常肝组织与肿瘤之间边缘常较锐利,有时可呈"抱球征"。而后腹膜肿瘤则对肝组织产生挤压推移改变。

小结:本例为外生性肝癌误诊后腹膜肿瘤。单纯从病史及辅助检查来看,直接诊断肝癌确实有难度,尤其有右肾影增大,更加易误诊为后腹膜肿瘤或肾上腺区肿瘤。回顾诊断过程关键还是在定位,在讨论中已提到有关定位征象,但如何正确、有序地运用影像检查方法十分重要,如DSA发现肿瘤血管来自肝内动脉分支,肾脏实质未受累而表现为下压推移。此外,增强CT也提供肿块的肝组织来源:肿块与肝组织同步增强,这些都提示肿块来源器官,从而引导正确的诊断思路,有可能避免误诊。

二、胰腺肿瘤、胰周肿块

病例2:病人,女性,59岁。因腰背部不适1个月余,B超提示脾占位。腹部CT提示脾脏占位性病变,胰尾结构受侵,平扫呈等稍低密度改变,增强后较正常脾组织密度明显低,且密度不均匀(图5、图6)。拟诊为脾脏恶性肿瘤,在外院剖腹探查发现肿块来源于胰腺侵及脾脏,取部分组织病理检查:胰腺癌。于2005年11月在我科接受经导管脾动脉栓塞化疗3次后复查CT示肿瘤明显缩小(图7、图8)。DSA可见治疗前后肿瘤血管床明显变化(图9、图10)。

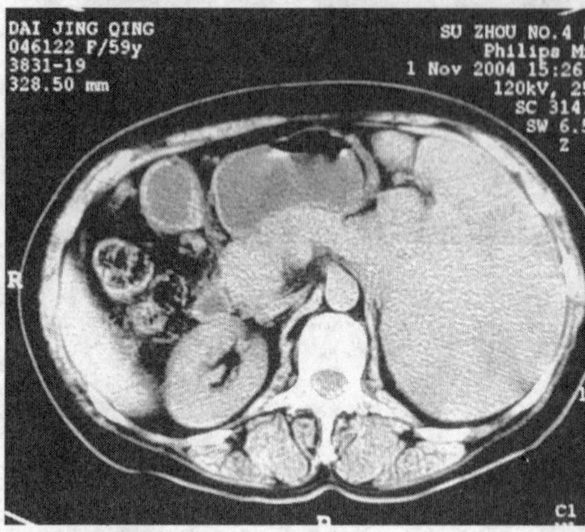

图5

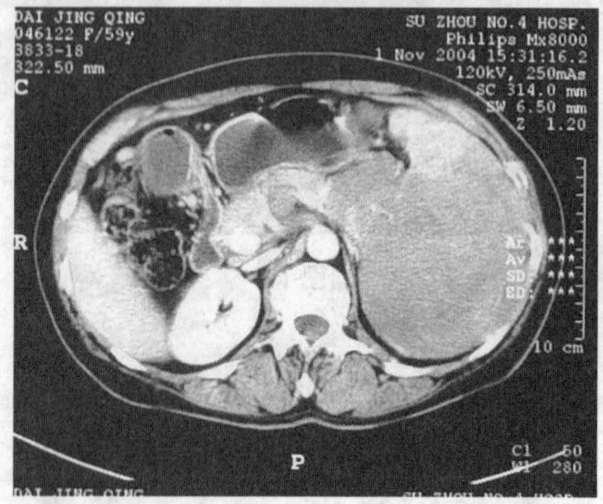

图6

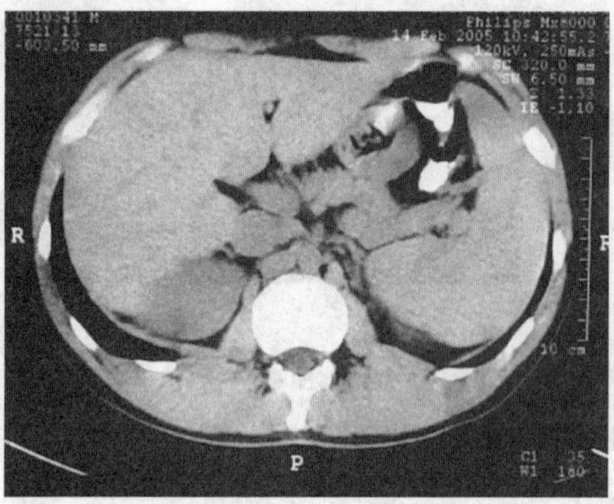

图7

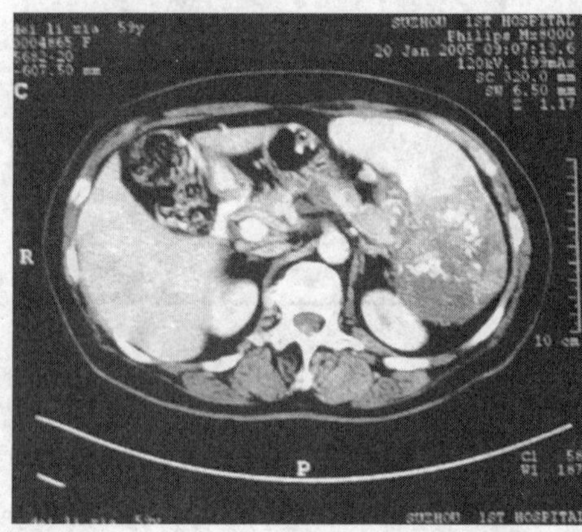

图8

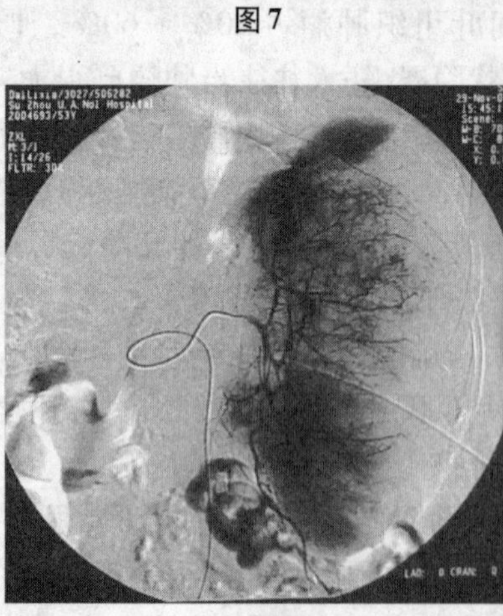

图9

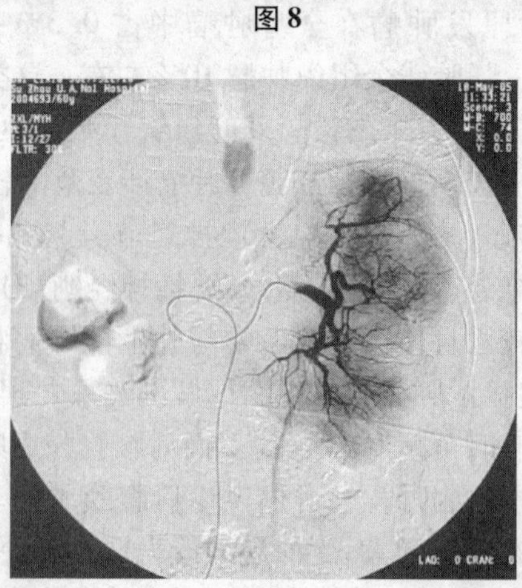

图10

图6~图10 误诊病例2:胰腺癌侵及脾脏误诊为脾脏恶性肿瘤

分析讨论:CT 上有很多病变与胰腺疾病相似而易误诊,常见的包括肠、肾上腺、肾脏,以及肠系膜和神经血管性结构的病变等。其中胃十二指肠和近段空肠病变有时被误认为胰头占位,胃肠(空肠或十二指肠)基质瘤与胰腺恶性肿瘤较难区分,CT 重建和增强有助于鉴别(图 11、图 12)。小肠腺癌累及胰腺时与胰腺肿瘤较难区分,引入适当的阳性造影剂有助于区分两者。此外,3D 图像可描述典型的"苹果芯"样腺癌轮廓(图 13、图 14)。胰周淋巴结增大有时与胰头癌也需鉴别,在薄层 CT 上前者边缘较光滑,且增强后无明显强化,而正常胰腺则强化明显。MRI 矢状位上肿大淋巴结定位在胰颈的下后方或胰头的上外方。肿块位于肾上腺者,一般诊断不难,但肿块较大则解剖位置较难分析,特别是右肾上腺、肾、肝等区域常与胰腺肿瘤难以区分。较大的肾肿瘤或肾脏的囊性病变常须与胰腺病变相鉴别(图 15、图 16)。此时常需通过 CT 的 3D VR 或 MRI 的矢状位观察,肾囊肿者常可见肾皮质区的新月形缺损,边缘锐利。肠系膜肿块(淋巴结)、肿瘤或肿瘤样病变可累及胰腺,但肠系膜病变累及血管,累及胰腺的下方或前方区域而保留脂肪面,原发胰腺病变向前或后腹膜旁间隙发展。矢状位影像常利于两者的鉴别。另外,胰腺癌侵及胃底时在 CT 检查中有时被误诊胃的恶性肿瘤,此时做 GI 检查结合临床体征则有助于区分两者(图 17 ~ 图 19)。

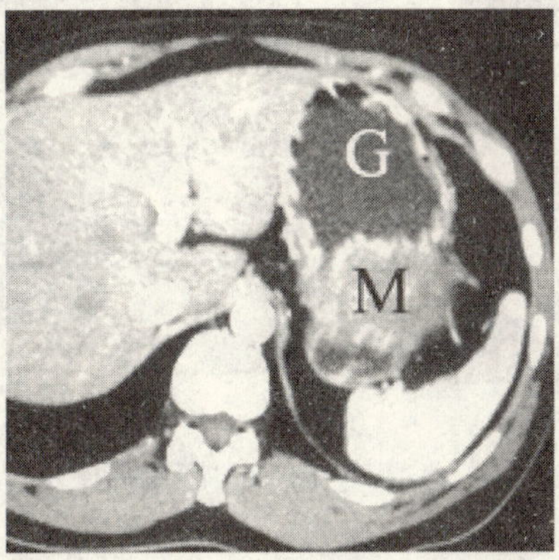

图 11　胃间叶组织肿瘤误诊为胰腺肿瘤

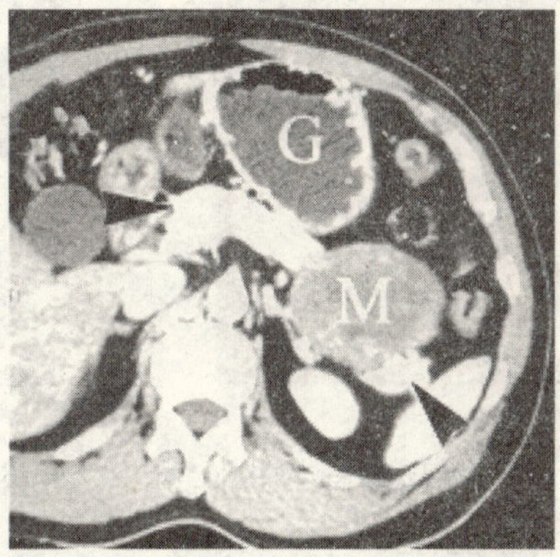

图 12　胃间叶组织肿瘤误诊为胰腺肿瘤

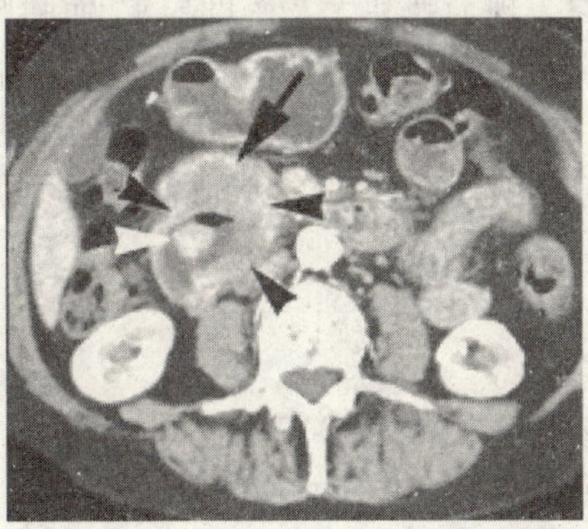

图 13　十二指肠癌误诊为胰头癌

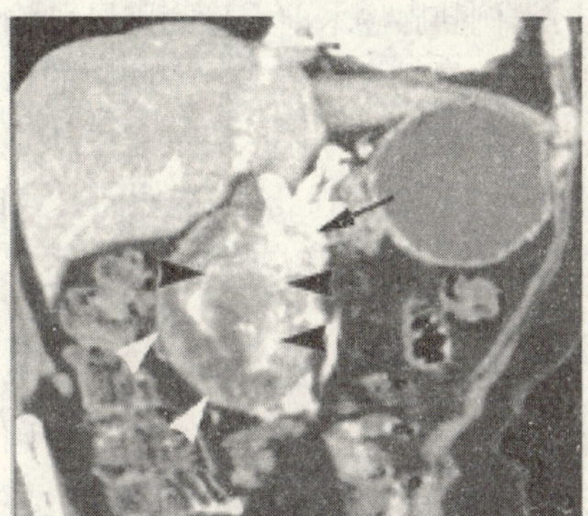

图 14　十二指肠癌误诊为胰头癌

1 图 11 ~ 16　引自 Lawler LP, Horton FKM, Fishman EK. Peripancreatic masses that imulate pancreatic disease: spectrum of disease and role of CT. Radiographics, 2003

脾脏肿瘤较少见,近年来随着 CT、US、MRI、放射性核素扫描、血管造影等新技术的广泛应用,尤其 CT 检查快速、无创伤,解剖结构清晰的断面成像技术,使脾脏肿瘤的发现变得容易且逐渐被人们重视。脾脏肿瘤的 CT 表现多为脾脏体积增大,可伴有轮廓不规则,脾内异常密度灶,单发或多发,增强扫描可有不同程度、不同形式的强化,恶性肿瘤常伴有脾门、腹膜后等淋巴结肿大或其他脏器的原发癌及转移灶(参见后节)。

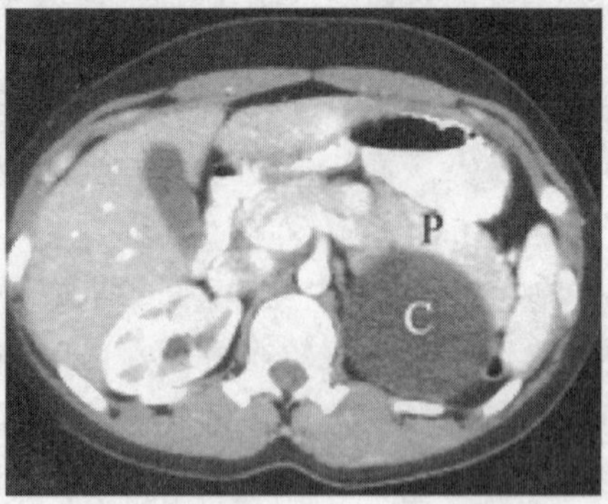

图 15　肾囊肿误诊为胰尾囊肿

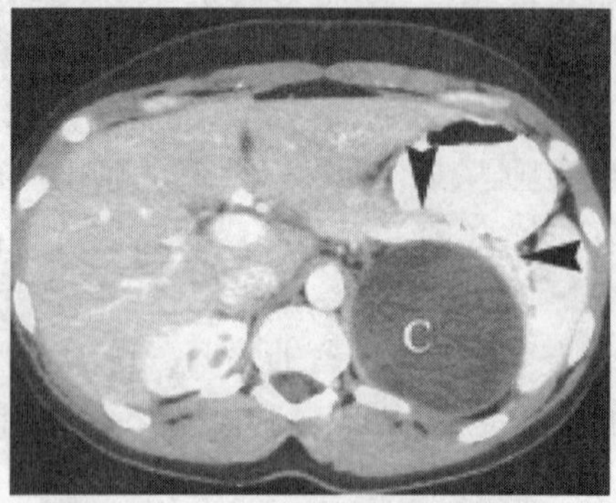

图 16　肾囊肿误诊为胰尾囊肿

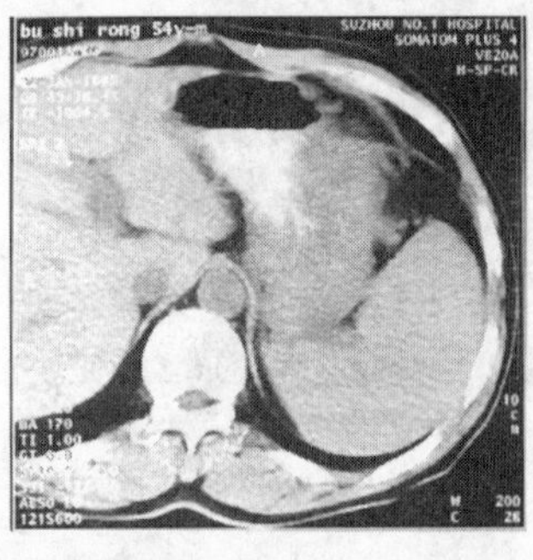

图 17　胰尾癌侵及胃底，误诊为胃恶性肿瘤

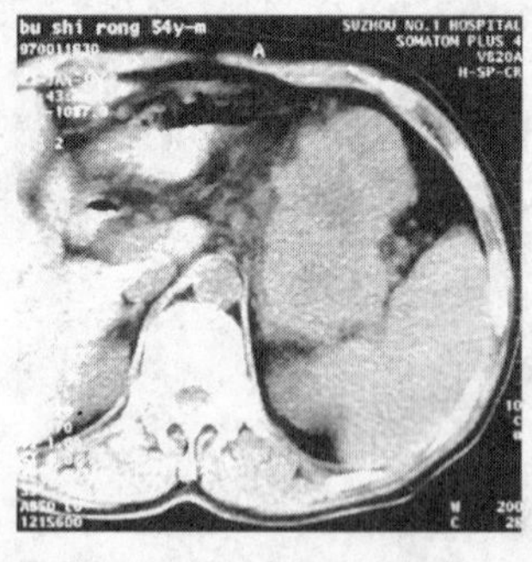

图 18　胰尾癌侵及胃底，误诊为胃恶性肿瘤

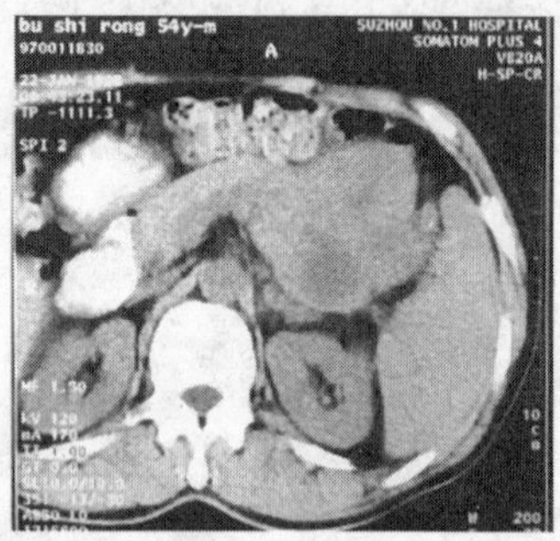

图 19　胰尾癌侵及胃底，误诊为胃恶性肿瘤

小结：本例胰腺癌术前误诊为脾脏肿瘤，主要基于影像表现为脾肿大及密度异常，而胰腺肿瘤本身病灶较小，因而忽视了肿块来自于胰腺的可能性。所以除熟悉胰腺肿块的解剖定位及相关的鉴别诊断知识外，类似本例的病人在诊治过程中还须注意重视临床实验室检查，特别是肿瘤相关指标的检查。多数胰腺癌病人 CA199 增高。就本例而言，亦说明对于胰腺及胰周区肿块诊断，除合理利用各种影像检查手段进行准确的定位详尽分析外，临床及实验室检查同样重要。

三、脾脏肿瘤

病例 3：病人，女性，59 岁。无明显诱因出现左上腹痛伴低热（T 38℃）20 余天入院。既往健康，无明显已知致癌物接触史。体检：轻度贫血貌，皮肤巩膜无黄染，肝肋下可及，脾胁下平脐、质硬、压痛（±）。血象：Hb 86 g/L，RBC 2.9×10^{12}/L，WBC 6.5×10^{9}/L，N 0.83、L 0.16、Plt 36×10^{9}/L。骨髓检查：早期脾亢伴缺铁表现。肝功能正常。心电图示窦性心动过速，左室劳损。CT 示脾明显肿大，内见弥漫分布的大小不等的结节状低密度灶，境界尚清，直径 0.5～5.0 cm，有 2 只结节灶内见斑点状高密度影，CT 值分别为 +45～55 HU，+100 HU。增强 CT 示所有病灶无明显强化（图 20、图 21）。此外，肝内见 4 只低密度灶，直径 0.5～1.0 cm，边界清，密度较低，无增强效应。类似肝囊肿，腹膜后未见明显肿块，腹腔内少量腹水。临床初诊：脾淋巴瘤？脾周围炎？入院后第 40 天行脾切、肝活检术，术中见腹腔多量淡黄色腹水，脾平脐，表面结节状，有散在钙化灶样变，肝肿大充血，表面见小结节，肠系膜淋巴结不肿大，脾切除标本为 25 cm×12 cm×6 cm 大小，剖面见多个肉芽样病灶，伴散在出血灶。病理切片示肝脾血管肉瘤。免疫病理：第Ⅷ因子阳性。术后第 10 天，病人因心力衰竭抢救无效死亡。最后诊断，脾原发血管肉瘤伴肝转移。

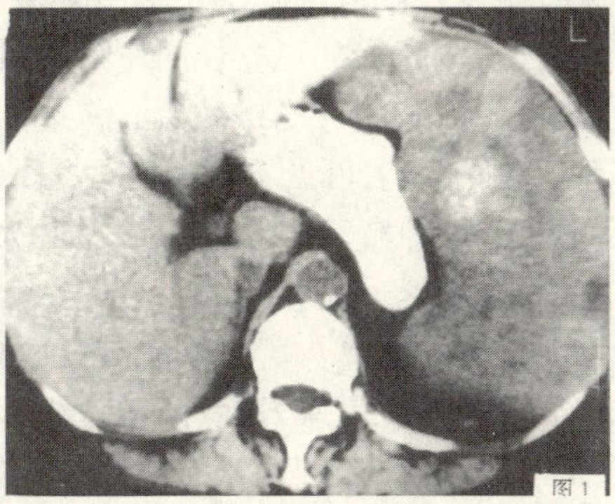

图20 误诊病例3:脾血管肉瘤误诊为脾淋巴瘤

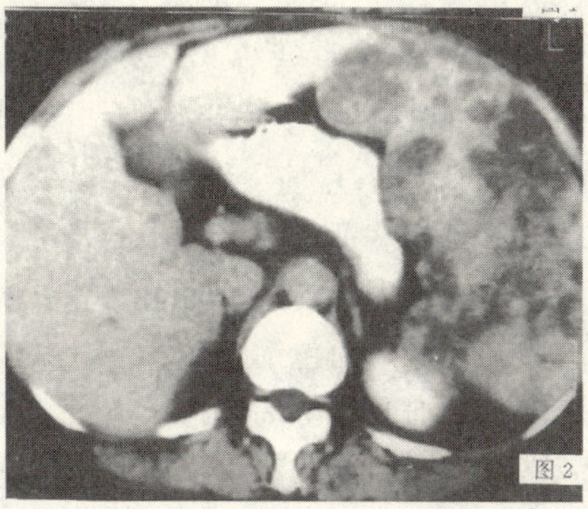

图21 误诊病例3:脾血管肉瘤误诊为脾淋巴瘤

分析讨论:脾原发性血管肉瘤(primary splenic angiosarcoma,PSA)临床十分罕见。1879年Langham作首例报道,迄今文献报道总计约80例。国内尚未见PSA影像表现报道。笔者近20年中遇见2例PSA。该肿瘤属脾原发性非网织细胞性恶性肿瘤。1936年DeNavasquez首先描述了PSA的病理特征。PSA肉眼观察:脾实质内多个肿瘤结节,紫红色,坚实,可见出血、坏死囊变或纤维化区域,镜下可见内皮细胞肥大,向管腔内突出呈钉突状,成堆内皮细胞向管腔内呈乳头状增生,管腔被挤压成裂隙状,亦可见到相互吻合的小血管结构。PSA的病因不明,尽管已知二氧化钍(ThO_2)、聚氯乙烯和砷等与肝血管肉瘤密切相关,但是文献中除Levy报道2例PSA有ThO_2接触史外,余均无上述化学物质接触史。

PSA多发生于成人,男女之比为(1~1.4):1,临床表现无特征性,主要有上腹不适、腹痛、纳减、厌食、体重减轻、贫血及脾肿大等。其中以贫血最常见。文献报道的全部病例中具贫血者占70%,左上腹痛、脾肿大亦很常见,占50%以上。30% PSA可发生自发性脾破裂,本组两例除具贫血、腹痛、脾肿大等表现外,还有持续性低热,抗炎治疗无效。PSA的预后极差,半年生存率仅为20%,就诊时常已有肝、肺、骨、淋巴结、卵巢和腹膜转移。肝转移最常见,占80%。本组两例均发现肝转移,生存期分别为2.5个月、8.5个月。

PSA的CT上表现为肿大的脾脏内大小不等的结节状肿块,大多为均匀低密度,边界较清楚,有时可见出血征象,CT值+60 HU左右,当肿块内有钙化或含铁血黄素沉着时,CT值高达100 HU以上。从病理角度讲PSA极富血管,但本组2例及文献报道的所有PSA病灶CT上均无强化,仅Mahony等报道1例发生脾破裂的PSA,CT上具类似肝海绵状血管瘤的特征,即周边部强化,向中心部发展,延迟扫描上呈等密度。PSA缺乏强化的机理不明。肝内转移灶示多发圆形低密度灶,CT值+15 HU左右,边光,境界清,造影后亦无强化,易与肝囊肿混淆,本组两例术前均误诊为肝囊肿。超声成像可明确PSA实质性。PSA声像表现为脾内多发低回声区,如病灶有钙化出血或铁质沉着时可表现为强回声,光点不均,此外,可见病灶内无回声区。Wafula认为无回声区代表肿瘤内扩大的血管腔,可能为PSA的特征表现。脾血管造影可帮助明确肿瘤的富血管性,被认为具有相对特异性检查。但它不能鉴别良性海绵状血管瘤和高度恶性的PSA。

PSA发展迅速,且有脾破裂可能,Montemayor和Caggiano比较了PSA病例中已发生脾破裂与未破裂两者的术后生存期长短,发现破裂者平均生存仅4.4个月,而未破裂者明显延长(14.4个月),因此及时诊断、手术治疗,直接影响预后。文献均认为PSA术前诊断非常困难。我们通过2例诊治实践,认为对临床具有贫血、左上腹痛、脾肿大的病例,首先应排除PSA,应尽早做CT、MRI或超声检查,尽管文献认为PSA影像表现无甚特征,但我们认为根据PSA病理上易有出血,镜下多血管的特点,若CT检查发现病灶内出血区,血管造影提示肿瘤血供极丰富,应强烈怀疑PSA。

PSA首先应同脾恶性淋巴瘤鉴别,脾恶性淋巴瘤相对较PSA多见,临床表现与PSA相仿,故两者鉴别困难,如遇有发热表现,更易误诊,本组两例即属此种情况。脾脏恶性淋巴瘤分原发和继发两种,脾原发恶性淋巴瘤临床少见。继发多为霍奇金和非霍奇金淋巴瘤累及脾脏。脾淋巴瘤有 4 种 CT 表现：①脾均匀肿大,无可见结节。②粟粒结节状病变。③多发性团块。④大的孤立性团块。增强扫描后脾明显强化,而脾内肿块多强化不明显,可伴有脾门及腹膜后、肝门及胰周淋巴结肿大。脾恶性淋巴瘤病灶 CT 值较 PSA 高,且境界较模糊,很少有出血或钙化表现,增强 CT 上可见不同程度强化。其次,PSA 应同脾转移瘤相鉴别。脾转移瘤的发生率并不低,多来自盆腔恶性肿瘤,脾脏可轻度或不肿大,CT 上表现为多发低密度占位,极少有钙化,如已知原发癌病史,鉴别就不难。

脾脏其他肿瘤尚包括脾血管瘤、脾淋巴管瘤、脾错构瘤等。脾血管瘤为脾最常见的良性肿瘤,脾血管瘤是由毛细血管或海绵样扩张血管组合而成,可分为原发性脾血管瘤或为全身血管瘤病的一部分。单发或多发,常较小,但也有较大。一般无临床症状,可有左上腹无痛性包块。CT 平扫多为脾内边缘清楚的低密度灶,密度均匀,脾脏血管瘤 CT 上可表现为实性或囊实性块状影。增强扫描肿块明显强化,延迟动态扫描造影剂逐步充填变为等密度。其 CT 上类似于肝血管瘤表现且具有一定的特征性(图 22、图 23)。血管瘤边缘可见蛋壳样钙化,中心钙化呈斑点状。脾淋巴管瘤是淋巴管一种多囊状扩张的良性肿瘤,颈部、腋窝多见,脾、肝、胰等腹部器官较少见。根据囊腔大小可分:毛细淋巴管型、海绵型和囊型三种。单发或多发,CT 能显示淋巴管瘤一些较为特征表现:①脾肿大伴有多个散在的和不被强化的低密度区,CT 值为 15～33 HU。②薄壁表现,常有钙化,提示分隔。一般认为 CT 能够做出诊断(图 24、图 25)。血管造影脾淋巴管瘤有"瑞士奶酪"特征性表现,可提示病理诊断。超声可显示分隔状,散在分布于脾内的囊性结构,内无回声,可与非寄生虫性囊性病变鉴别。脾错构瘤有正常脾组织异常混合排列组成,较罕见,临床尸解发病率 0.13%。单发或多发,与脾组织分界尚清楚,无包膜。错构瘤含血管丰富,血管造影可见显著的肿瘤血管伴有动脉瘤样扩张以及瘤内见到多个血管湖。CT 表现多为低密度区,边界清楚,肿瘤为等密度时,只表现为脾脏轮廓不规则。增强扫描可有中度强化。病灶内部及边缘可见点状及弧性钙化,有囊性变的肿块边缘近脾门处可见钙化,部分病灶内部可含有脂肪组织。

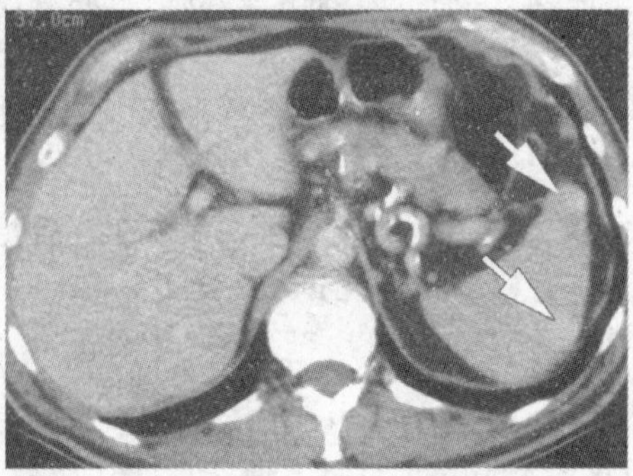

图 22　文献病例:脾血管瘤

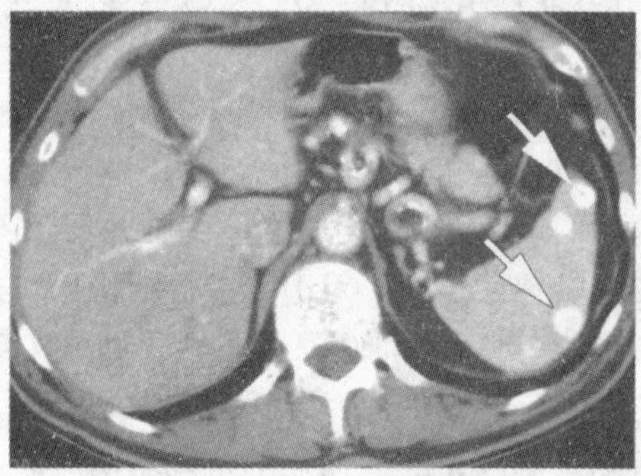

图 23　文献病例:脾血管瘤

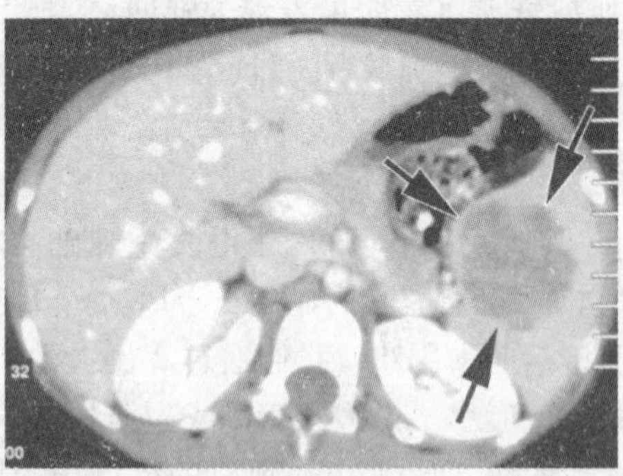

图 24　脾淋巴管瘤

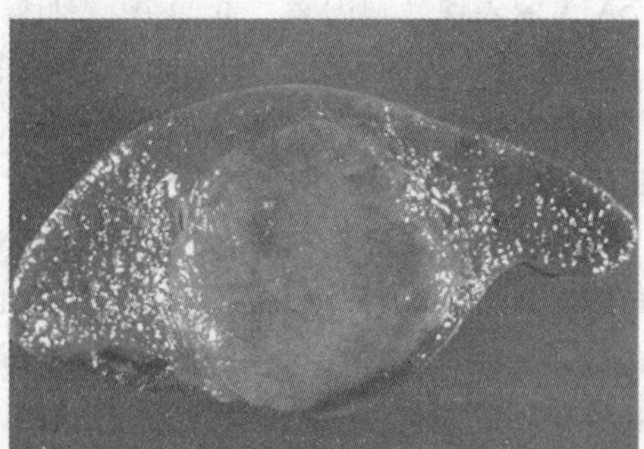

图 25　脾淋巴管瘤

图 22～24　引自 Abbott RM, Levy AD, Aguilera NS, *et al*. Primary vascular neoplasms of the spleen: radiologic－pathologic correlation. Radiographics, 2004; 24: 1137－1163

小结：本例脾血管肉瘤误诊为脾淋巴瘤，PSA 术前诊断非常困难。我们通过 2 例诊治实践，以为对临床具有贫血、左上腹痛、脾肿大的病例，应想到须排除 PSA 可能，尽早做 CT、MRI 或超声检查，尽管 PSA 影像表现无甚特征，但根据 PSA 病理上易有出血，镜下多血管的特点，若 CT 检查发现病灶内出血区，血管造影提示肿瘤血供丰富，应强烈怀疑 PSA。

四、小网膜囊区肿块

病例 4：病人，男性，49 岁，右中上腹肿块伴右上腹胀痛 2 天入院，B 超提示肝右叶见一 12 cm × 10 cm回声略增强区域，全消化道钡餐检查提示左上腹及左中腹区见哑铃状高密度肿块影，与胃底关系较密切，考虑来源于胃底平滑肌肿瘤可能大。CT 提示左上腹肝左外侧胃底区见一巨大肿块并向下延伸至腹腔内。平扫为较肝组织稍低密度，边界清楚，似有包膜，密度欠均匀，边缘见点状钙化。与胃底关系较密切（图 26、图 27）。增强后强化明显，中央还可见坏死囊变后不强化区（图 28、图 29）。CT 诊断为畸胎瘤可能大。手术见腹腔内肿块两个呈哑铃状，中上腹约 30 cm × 40 cm 大小，另一个位于小网膜腔外肝左叶下，约 15 cm × 15 cm，均为白色鱼肉状，病理提示为腹腔间叶组织肿瘤。

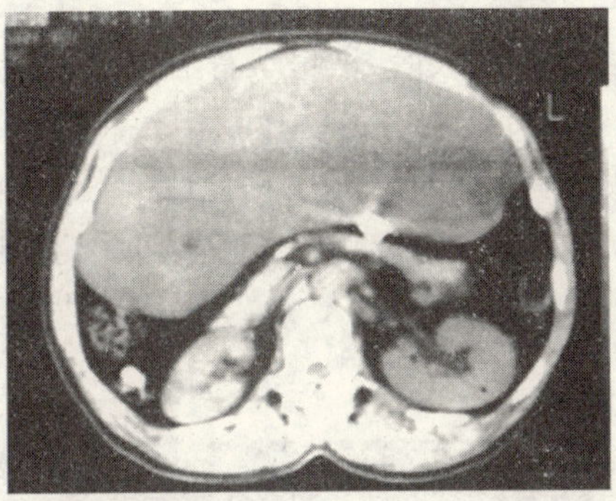

图 26　误诊病例 4：腹腔间叶组织肿瘤误诊为胃底平滑肌瘤

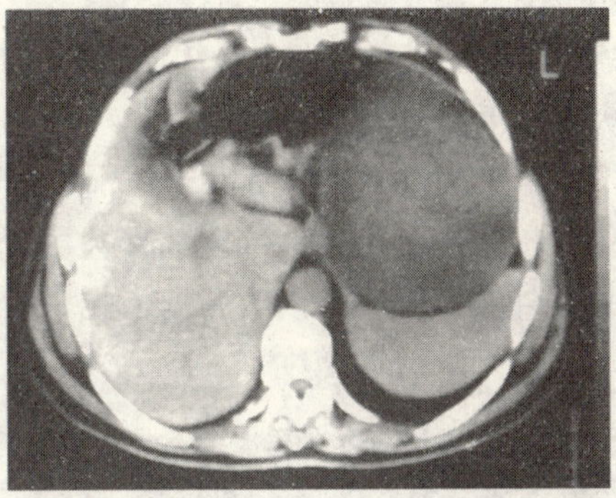

图 27　误诊病例 4：腹腔间叶组织肿瘤误诊为胃底平滑肌瘤

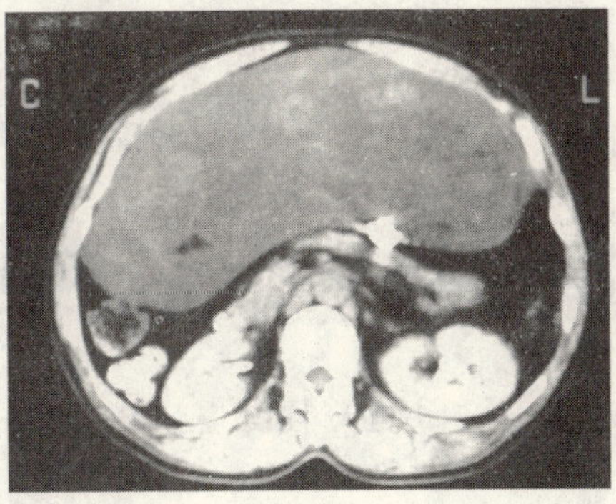

图 28　误诊病例 4：腹腔间叶组织肿瘤误诊为胃底平滑肌瘤

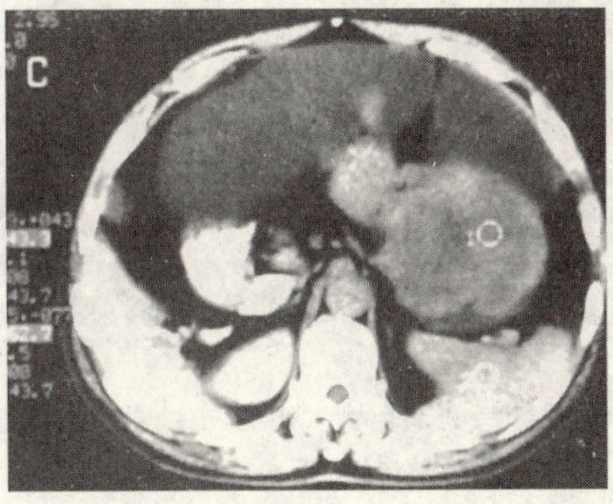

图 29　误诊病例 4：腹腔间叶组织肿瘤误诊为胃底平滑肌瘤

分析讨论：间叶组织起源的肿瘤包括纤维组织、脂肪组织、脉管组织、平滑肌或横纹肌组织等，恶性较良性多见。腹部间叶组织肿瘤多见于后腹膜，发生于腹腔内者相对少见。间叶组织肿瘤影像表现与组织学构成有关。脂肪类肿瘤则可见不同分化程度的脂肪组织，CT 值在 -20 HU 以下，其中可有纤维条索影，也可以并有软组织密度的部分。MRI 上显示为脂肪信号（T_1WI 高信号，T_2WI 中、高信号，抑脂序列呈低信号）。肿瘤常很大，轮廓不光整，蔓延交织在邻近器官结构之间，推移或包绕邻近大血管，手术时常不能完整切除。纤维组织为主,肿瘤多为恶性纤维组织细胞瘤以纤维肉瘤为主,不常见。恶性纤维组织细胞瘤由成纤维细胞样细胞和组织细胞样细胞组成,无明显的分化特征。多发生于中老年病人。影像表现无特异性,轮廓不规则或分叶,CT 呈软组织密度,增强后常可见不均质强化,部分强化十分明显,部分可有坏死区。MRI 呈信号不均质肿物,T_1WI 呈低信号,T_2WI 信号增高。而以平滑肌为主要成分者多为平滑肌肉瘤,可发生于腹腔内,肿瘤内可见坏死及液平面。对于腹腔间叶组织肿瘤与胃底平滑肌肉瘤两者影像上几乎难以区分,病理上组成成分略有不同,因此两者的鉴别非常困难,当然常规 GI 结合 CT 的三维重建对了解肿块的解剖定位有很大帮助。

小结:小网膜囊病变常缺乏特异性征象,且与周围组织器官粘连,不易区分其与周围组织器官关系,常将小网膜病变误诊为来源于周围组织器官的病变。本例腹腔间叶组织肿瘤误诊胃底平滑肌瘤其主要原因亦系如此。因此,对疑有小网膜囊原发肿瘤性病变可能时,在消化道钡餐后,再利用 CT 三维重建或 MRI 多方位成像来一一排除病变来源于邻近脏器(胰腺、肝左叶、胃等),若是病变与周围器官的位置关系仍无法明确、并缺乏相应器官病变的临床症状体征时,应考虑到小网膜病变的可能性。

五、巨大淋巴结增生

病例 5:病人,男性,31 岁,因头晕乏力 2 年,黑便 2 个月加重 2 周入院,B 超于右上腹、胆囊左后方可见大小 6.8 cm×5.2 cm 低回声实质性肿块,形态不规则,内部回声不均匀,中间可见气体回声。CT 示小网膜囊区见 5.0 cm×5.2 cm 团块,密度不均,平扫见肿块内有枣核样高密度钙化灶;增强后可见肿块强化。提示十二指肠球部溃疡穿孔后炎性包块形成可能,胰头占位不除外(图 30、图 31)。术中见十二指肠后外及小网膜囊内为肿块占据,呈哑铃状,门静脉骑跨于肿块前方,无法分离,取部分组织快速病理提示淋巴结反应性增生。

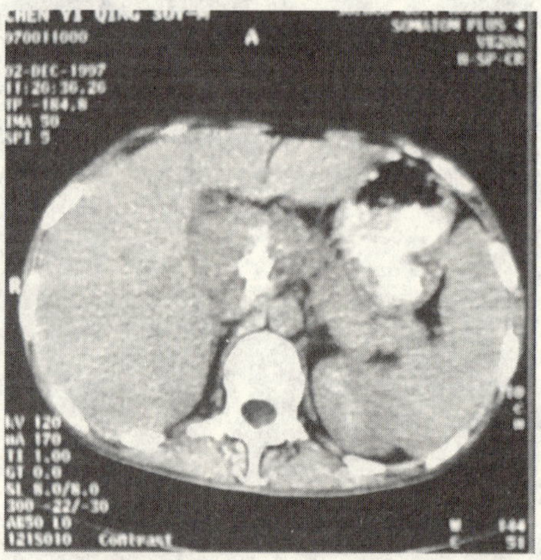

图 30　误诊病例 5:巨大淋巴结增生误诊为球部溃疡穿孔后炎性包块,胰头占位不除外

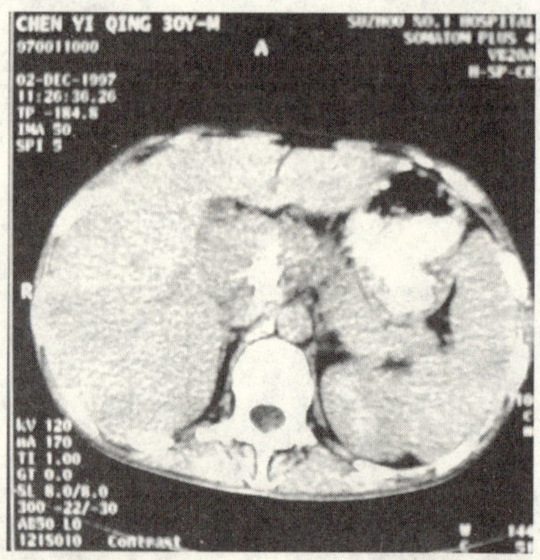

图 31　误诊病例 5:巨大淋巴结增生误诊为球部溃疡穿孔后炎性包块,胰头占位不除外

分析讨论:巨大淋巴结增生(giant lymph node hyperplasia)又称血管滤泡性淋巴结增生(angiofollicular lymph node hyperplasia)或 Castleman 淋巴结增生症(lymph node hyperplasia of Castleman; Castleman disease)。这是一种特殊类型的淋巴结增生,不是肿瘤也不是错构瘤。可发生于任何年龄。好发于纵隔淋巴结,也可见于肺门淋巴结及颈部、腋窝、肠系膜、阔韧带和腹膜后淋巴结。淋巴结明显肿大,直径3~7 cm,大的可达 16 cm,常呈圆形,包膜完整,界限清楚,切面呈灰白色。主要病理改变是淋巴组织和小血管肿瘤样增生。镜下可分为血管透明型、浆细胞型和中间型。按病变的范围,分为局限型和弥漫型。血管透明型占 80%~90%,病理上表现为滤泡内和滤泡间淋巴组织增生,滤泡中心含多量透明变性的毛细血管、淋巴细胞内含嗜酸性白细胞和免疫母细胞,病变以局限型多见。浆细胞型较血管透明型少

见,占8% ~10%,病理上以大滤泡和滤泡间浆细胞浸润为主,血管增生较少。病变范围以弥漫型多见。中间型为兼有两种类型的混合体。局限型者临床多无症状,少数表现为淋巴结肿大造成的压迫症状,预后较好。女性多见,男女之比约4∶1。弥漫型中局限性者非常少见。临床多表现为发热、贫血、血沉加快、高丙种球蛋白血症等,预后较差。弥漫型目前认为是一种潜在恶性的病变,造成多脏器损害,可以影响任何年龄段,50岁左右多见,女性多于男性,男女之比约1∶2。

CT上巨大淋巴结增生表现与病变的细胞类型和CT增强的方式密切相关,局限型多表现为均匀或不均匀肿块,钙化少见占5% ~10%,多表现为粗大的中心钙化,部分病例钙化散在分布。增强扫描,多数局限性肿块动态增强或CT多期扫描表现为动脉相强化,门静脉和平衡期持续强化,这与透明血管型有较多的供养血管,加之病灶血管增生伴毛细血管异常增生和扩张有关。弥漫型者,病灶增强扫描呈中等度强化,部分也可见早期强化和延迟强化。MRI上为淋巴结增大表现。由于MRI T_1和T_2加权像及常规CT检查均难以显示病变的特点,过去认为本病既无特异临床表现又无影像学特点,术前难以诊断。近年来,随着CT、MRI检查技术的改进和提高,特别是动态增强技术和多期扫描方法的应用,观察到血管透明型(局限性)在增强扫描时,肿块明显强化,强化的程度接近动脉强化的程度,且有延迟强化的特点。而弥漫型和浆细胞型因病变范围广泛,影像学表现不典型,临床表现复杂,术前诊断仍很困难。

鉴别诊断:该病须与系膜结核、异位嗜铬细胞瘤、淋巴瘤鉴别。一般系膜结核形成的肿块边界多不清楚,增强扫描结核灶在动脉期和增强早期不规则强化或边缘强化,中心常可见干酪样坏死区,没有延迟强化的特点。位于腹膜后区的异位嗜铬细胞瘤强化的方式和表现可以类似巨淋巴结增生,鉴别诊断主要依靠临床和化验室检查,功能性的异位嗜铬细胞瘤临床上多有阵发性的高血压,化验室检查尿中的儿茶酚胺及代谢产物升高。弥漫型的巨淋巴结增生和淋巴瘤的鉴别较为困难,临床诊断主要依靠病理和免疫组化分析。

小结:本例巨大淋巴结增生误诊为球部溃疡穿孔后炎性包块,主要教训是首先在检查程序上要规范化,特别是严重消化道出血的病人应由钡餐检查或胃镜资料初步明确消化道是否有病变,不能仅凭借CT即推断该包块即十二指肠溃疡穿孔炎性包块,否则将会导致诊断思路偏差。巨大淋巴结增生术前诊断确有难度,但随着CT动态增强技术和多期扫描方法的应用如:肿块明显强化,强化的程度接近动脉强化的程度且有延迟强等特征,将会对诊断有所启示。

六、小肠肿瘤

病例6:病人,男性,49岁,上腹隐痛不适1个月,胃镜示慢性浅表性胃炎,CT平扫见升结肠区肠管上段扩张,近回盲部见肠管增厚,密度欠均匀(图32、图33)。增强后增厚肠壁可见强化(图34、图35),近段肠管呈"靶样"改变。提示升结肠近端肠套叠,考虑肿瘤可能大。结肠镜提示结肠癌,升结肠息肉。手术见小肠距回盲部15 cm处有套叠,拉出套叠,见距回盲瓣15 cm处回肠末端有5 cm×6 cm包块,位于肠内,肠壁有充血。病理提示为回肠错构瘤。

分析讨论:成人型肠套叠少见,多数由肠腔内肿块所致。此类病人多因腹部肿块或急腹症就诊,行CT检查发现,典型肠套叠CT可见"靶环征",诊断明确。本例为回肠错构瘤所致,回盲部肿瘤所致肠套叠多见于恶性淋巴瘤。发生于小肠的错构瘤临床罕见。一般认为错构瘤是一种发育异常,属于假性肿瘤,以该部位固有组织的异常混合并以其中一种组织的过度生长为特征。多发生于肺、肝、肾等脏器,发生于小肠者极少见。影像表现无特征性,X线可有圆形或类圆形充盈缺损,CT可见肠腔内等低混杂密度肿块,增强后实质区有明显强化,伴有肠套叠者可见典型的"靶环征"。与恶性肿瘤鉴别比较困难。

小肠肿瘤多发生于50岁左右的中年人肿瘤发生部位以回肠多见,其次为空肠,十二指肠最少,但部位与肿瘤类型有关,平滑肌瘤或平滑肌肉瘤多发生在空肠。腺癌多见于空肠,其次为十二指肠,回肠少见。而原发性恶性淋巴瘤多见于回肠。

小肠肿瘤临床表现无特异性,发病隐袭,常表现为间歇性、痉挛性腹痛,排便习惯改变,消化道出血及体重下降等。当出现腹胀,腹部包块,肠梗阻和腹膜炎时,则已为晚期。临床表现与肿瘤的组织学类型有关,肠梗阻多见于腺癌,原发性恶性淋巴瘤易出现腹部包块(图 36、图 37),有时与腹腔其他恶性肿瘤难以鉴别。而血管性肿瘤和平滑肌瘤或平滑肌肉瘤常表现为消化道出血,且为反复大出血,甚至发生失血性休克。

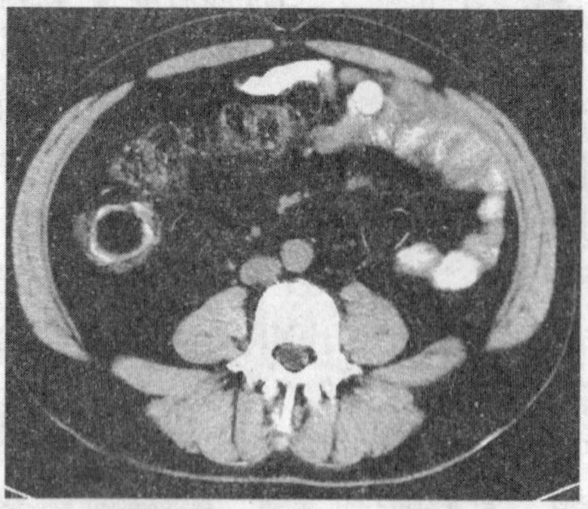

图 32　误诊病例 6:小肠错构瘤误诊为结肠癌

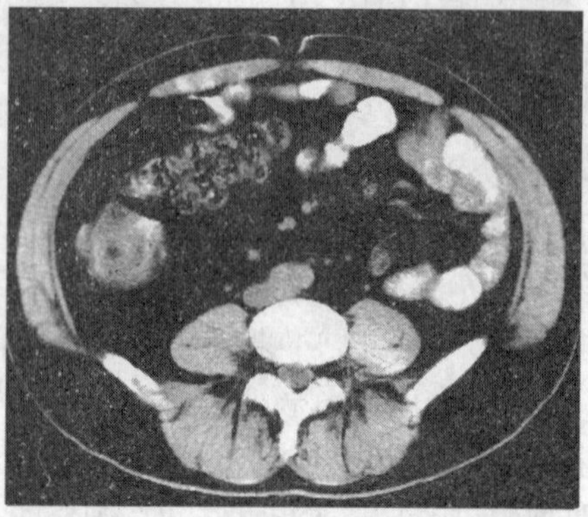

图 33　误诊病例 6:小肠错构瘤误诊为结肠癌

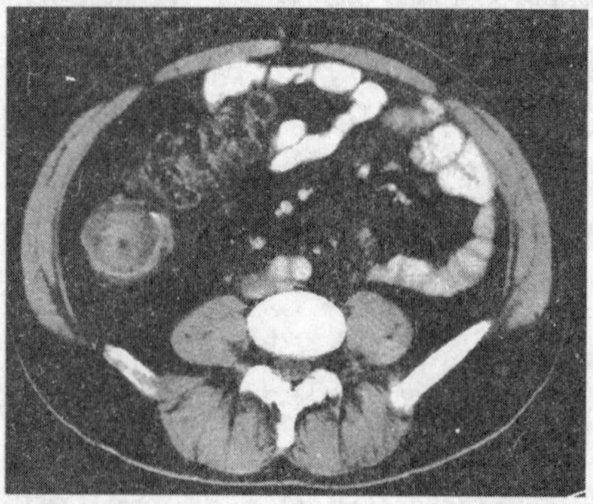

图 34　误诊病例 6:小肠错构瘤误诊为结肠癌

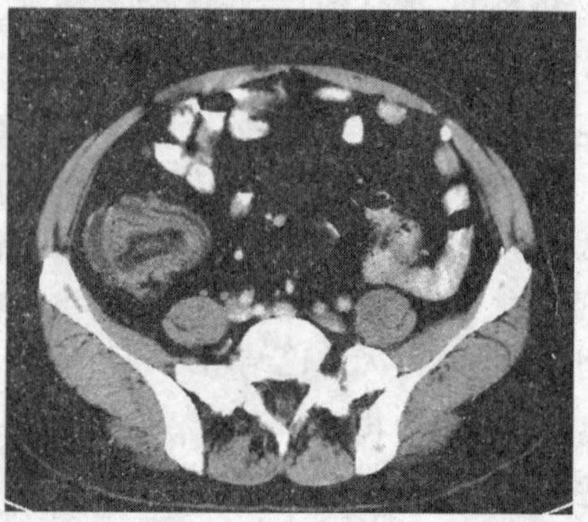

图 35　误诊病例 6:小肠错构瘤误诊为结肠癌

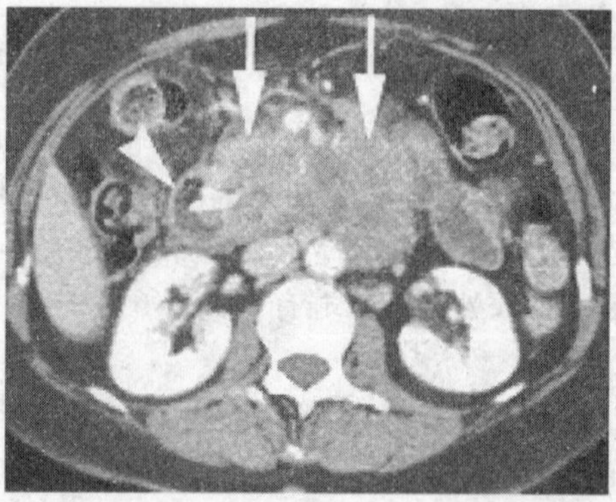

图 36　十二指肠淋巴瘤误诊为胰腺肿瘤

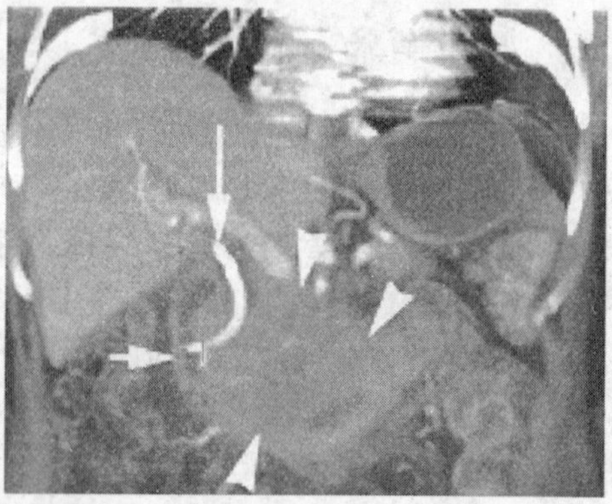

图 37　十二指肠淋巴瘤误诊为胰腺肿瘤

图 36、37　引自 Zhan J, Xia ZS, Zhong YQ, *et al*. Clinical analysis of primary small intestinal disease: A report of 309 cases. World J Gastroenterol, 2004

小肠肿瘤易被误诊,其原因为:①临床表现复杂,症状出现无一定规律。痉挛性腹痛,体重减轻,腹部包块等为原发性小肠肿瘤的主要诊断依据,但小肠肿瘤临床表现差异性较大,因而难以根据临床表现做出诊断。②解剖因素及生物学特性:小肠长度占胃肠道长度 75%,位于体腔深处,系膜长而游离,位置不固定,小肠内容物呈液体状,因而小肠有肿块不易触及。其起病隐匿,早期缺乏特有症状,病人多无明显不适；当肿块生长到一定程度，出现了梗阻、出血、腹块等临床表现时，又难以与其他疾病鉴别。③常规检查方法难以发现病变。消化道诊断方法中，首选消化道钡剂造影，虽然有人将其X线表现归纳为许多类型，但因常规口服钡剂检查法充盈不连续，肠管不能充分扩张，完全进入小肠需要时间较长，钡剂凝集，密度增高，小肠相互重叠易遮盖病变部位，故难以得到典型X线征象。④鉴别困难。对伴有便血的小肠肿瘤最易误诊为消化性溃疡，特别是十二指肠肿瘤更难鉴别。诊断小肠肿瘤临床诊断殊为不易。文献报道小肠肿瘤有症状者，术前能做出诊断仅21% ~58%。近年来采用新的检查技术，低张双重对比造影，小肠钡灌和选择性腹腔动脉造影等，提高了诊断水平。

提高该病的影像诊断水平必须重视临床表现。常见的早期临床表现是腹痛，多为痉挛性或脐周隐痛不适，或反复黑便、纳差、体重下降，如果X线钡剂照片，纤维胃镜和结肠镜检查未发现异常，即应想到小肠肿瘤的可能，如同时有下列情况之一者，则应高度怀疑小肠肿瘤：①不明原因的贫血。②反复黑便或大量血便，根据本组资料出血量较大者为血管性肿瘤，平滑肌瘤或平滑肌肉瘤所致；大便潜血反复持续阳性以恶性肿瘤为多见。③阵发性腹痛，呈进行性加剧或突发加剧，伴有慢性不全性肠梗阻或急性肠梗阻，前者多为恶性肿瘤引起，后者以良性肿瘤为多见，且多为肠套叠。④如有腹块者，光滑、活动度较大之腹块多为良性肿瘤，恶性肿瘤多表现为不光滑、不规则、活动度较小。

CT可较准确地显示小肠肿瘤的肿块形态，通过三维重建可更好地显示与周围脏器的毗邻。由于小肠肿瘤的特殊性，有时需要血管造影检查以帮助明确病变性质。肠系膜上动脉造影对小肠良性、恶性肿瘤均可显示有诊断意义的X线征象。血管瘤、平滑肌瘤或平滑肌肉瘤是一种富有丰富血管的肿瘤，动脉造影常显丰富的肿瘤血管，轮廓清晰，静脉早显，排空延迟是其特征。小肠恶性肿瘤动脉造影表现是：①肿瘤浸润和推移血管；②肿瘤新生血管形成；③因肿瘤的包绕引起血管狭窄和阻塞；④肿瘤坏死区被造影剂充填为“湖”、“池”、“窦”状；⑤血管灌注时间延长或通透性增加，出现肿瘤染色影；⑥动、静脉分流，静脉早期充盈。但恶性肿瘤动脉造影不易发现，除非肠壁血管受到浸润可引起血管的推移和迂曲，很少见到肿瘤血管。本组2例腺癌可见异常增生的肿瘤血管，亦可见迂曲、狭窄、闭塞和推移。应用肠系膜上动脉造影诊断小肠肿瘤具有以下优点：①诊断正确率高，尤其对血管瘤；平滑肌瘤或平滑肌肉瘤，腺癌亦可能获得阳性结果；②可确定病变部位、范围和大小，亦能显示供血动脉，为手术提供有价值的资料；③肿瘤大量出血的动脉造影诊断率更高，且能显示出血部位。

小结：小肠肿瘤影像检查方法与病变检出率及诊断有关，因此检查方法的选择十分重要，小肠肿瘤诊断宜先做小肠钡餐检查（最好是小肠低张钡灌肠检查）后，再根据情况是否进行CT或DSA检查。这样既有利于发现病变，又有利于定性分析，从而提高诊断水平。

七、肠系膜肿瘤

病例7：病人，男性，77岁，发现腹部肿块伴腹部不适2个月余，B超提示腹部正中囊性肿块，回波不均，性质难定。GI示中腹部肿块，小肠推移，部分黏膜结构欠清。提示小肠恶性肿瘤。CT提示腹腔正中小肠区见囊实性肿块，增强后见实质明显增强，并包绕肠系膜血管，腹主动脉旁还可见肿大淋巴结（图38、图39）。提示小肠恶性肿瘤可能大。手术病理证实为小肠系膜淋巴瘤。

分析讨论：原发小肠系膜肿瘤较少见，肠系膜肿瘤常有非特异性临床症状：腹痛、体重下降、腹块、腹水。原发肠系膜肿瘤包括肠系膜纤维瘤、脂肪瘤、神经源肿瘤、肉瘤等，均十分罕见。继发性肠系膜肿瘤则相对常见，包括胃肠道类癌或其他腹腔恶性肿瘤的转移、淋巴瘤沿系膜淋巴途径播散或非特异性炎症（结核）的累及等。30% ~50%的非霍奇金瘤可累及肠系膜，CT上表现为多发圆形，轻度强化的均匀肿块，并沿肠系膜血管分布，产生“三明治”征象。肿块较大时可呈分叶状，或“蛋糕样”不均匀肿块。其内无强化区常提示坏死。但源于小肠的恶性肿瘤如小肠类癌在肿瘤较大时与淋巴瘤在影像上很难鉴别。本例误诊即为实例。详细的实验室检查则有助于区分两者。

原发肠系膜肿瘤极少见，大多数病变起源于间质，且良性占多数。以小肠系膜纤维瘤为代表，罕见，局部侵袭生长，无包膜肿块，源于纤维组织增生。肠系膜纤维瘤在家族性腺瘤息肉病（Gardner综合

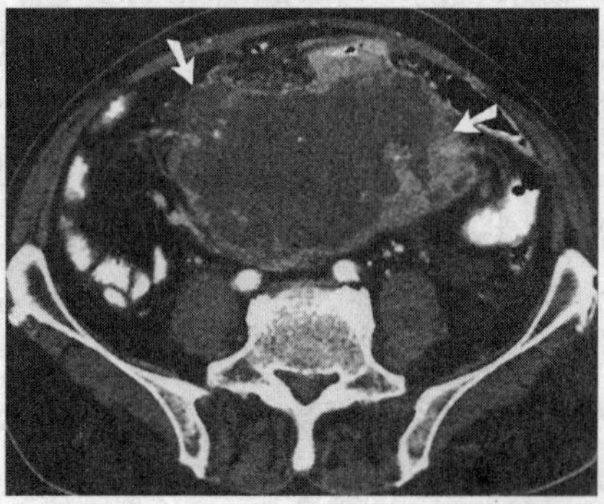

图38 误诊病例7:肠系膜淋巴瘤误诊为小肠肿瘤

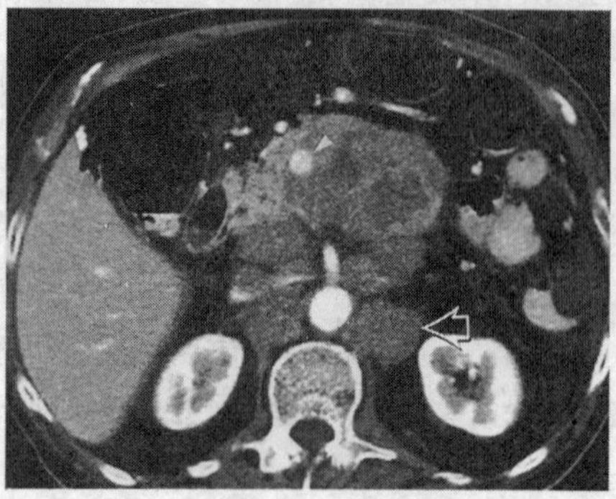

图39 误诊病例7:肠系膜淋巴瘤误诊为小肠肿瘤

更常见。大多数肠系膜纤维瘤在CT上表现为与肌肉等密度,坏死灶可呈低密度。肠系膜原发肿瘤应注意与小肠类癌、硬化性肠系膜炎及转移性肠系膜肿瘤等相鉴别(表1)。硬化性肠系膜炎是一种十分罕见的非特异性肠系膜炎症,主要累及肠系膜根部,可累及系膜脂肪引起脂肪坏死、纤维化。当炎症占主导时(又称肠系膜脂膜炎),病人常表现为急腹痛。CT表现为肠系膜脂肪区局灶型高密度灶被假包膜所包绕,这种征象又称"雾状系膜"。纤维化出现在炎性脂肪区则表现为线带状软组织密度影。在慢性或回缩性肠系膜炎,纤维化则表现为大块软组织影,可包含钙化,并延伸到邻近脂肪,甚至可累及胰腺(图40、图41)。这类炎症与小肠类癌或淋巴瘤很难鉴别,常需外科活检。

表1 肠系膜肿瘤的鉴别诊断

CT表现	病理情况	相关发现
圆形、边界清楚肿块	NHL	腹膜后淋巴结肿大
	MT	小肠结节(黑素瘤、肺等)
	Whipple瘤	低密度淋巴结肿大、小肠壁增厚、肠套叠
	肠系膜囊肿	边界清晰、低密度、薄壁
	肠系膜脂肪瘤	边界清晰、脂肪密度
	Castleman病(巨淋巴增生)	富血管肿块
难确定、不规则肿块	小肠类癌	钙化增厚、肠袢套叠、小肠肿块增强
	肠系膜硬纤维瘤	皮下结节(Gardner综合征)、肌骨骼肿块、腹壁浸润、小肠、腰大肌、输尿管浸润
	胰腺、胃肠道或结肠癌浸润	原发肿瘤
	淋巴瘤	病变活动或化疗后
	硬化性肠系膜炎	钙化
星形肠系膜	癌瘤:胰腺、胃肠道、卵巢或乳腺癌	腹水、增强的网膜肿块、钙化移植(卵巢、结肠黏液癌或胃癌)
	腹腔淋巴瘤	小肠或结肠肿块、淋巴结肿大
	恶性腹腔间皮瘤	腹水、边界不清腹腔和网膜肿块、胸膜或腹膜钙化斑
	腹腔结核	腹壁增强、增厚和系膜结节,高密度腹水、低密度的肠系膜淋巴结、回盲段增厚
	系统性淀粉样变	源于水肿的局灶性肠系膜增厚
	血栓栓塞	肠系膜动静脉内血栓

腹腔肿瘤转移至肠系膜有 4 个途径:①直接播散到肠系膜血管和周围脂肪;②淋巴结途径;③血栓栓塞播散;④腹腔内种植。直接播散多见于胃肠类癌,在 CT 上肠系膜类癌大多表现为增强的软组织肿块,伴线样辐射带状聚集,这种聚集病理上为纤维增生和肠系膜脂肪和血管受原发肿瘤血清素释放的影响后所导致的结缔组织增生。70% 病人 CT 上可显示钙化。邻近肠壁增厚,血管聚集。淋巴瘤累及系膜较常见,一些感染和炎症,如非特异性细菌感染、结核和其他炎症导致淋巴结增大与肠系膜淋巴结增大、淋巴瘤或转移性肿瘤常易混淆。但大多数情况下,炎性淋巴结成分叶状,而淋巴瘤趋于融合常有助于鉴别。此外胃肠道结核播散到肠系膜,与系膜肿瘤鉴别也比较困难。除了腹膜增厚和系膜结节及系膜脂肪浸润,CT 提示结核性腹膜炎的特征改变为腹膜增强和光滑增厚,伴大量高密度腹水,小肠壁增厚(尤其是回盲部小肠壁)和低密度肠系膜结节。

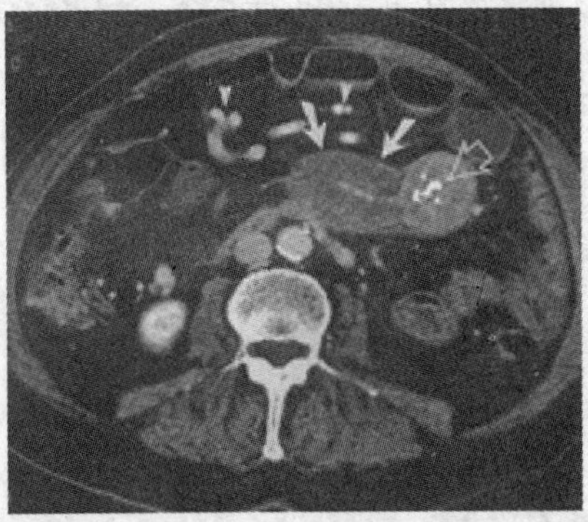

图 40

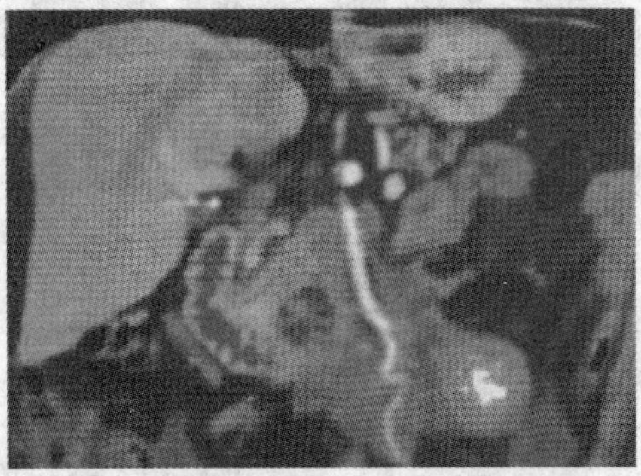

图 41

图 40～图 41　硬化性系膜炎,男性,70 岁,反复消化道出血。轴位增强 CT 显示中腹部肠系膜根部肿块 8.5 cm×3 cm,病变内可见粗颗粒钙化。冠状位重建显示病变包绕肠系膜上动脉,手术病理提示硬化性肠系膜炎(引自 Sheth S, Horton KM, Garland MR, *et al.* Mesenteric neoplasms: CT appearances of primary and secondary tumors and differential diagnosis. Radiographics, 2003; 23: 457－473)

小结:本例肠系膜淋巴瘤误诊为小肠肿瘤,其中有值得讨论之处,特别在 GT 检查结果需要认真考虑,试想这样大的肿块不论来自小肠本身任何解剖结构,一般都应有不同程度肠梗阻改变或同时伴有肠移位而不应仅有小肠移位,因此重视常规 X 线检查及其征象,有助于避免将肠外病变诊断为肠内。当然,本例肿瘤瘤体内出现大片坏死灶,对诊断思路产生了干扰,因为初诊淋巴瘤瘤体很少出现坏死灶。

总之,对于腹部肿块而言,准确的定位是提高诊断准确性的重要前提;常规 X 线、CT、MRI、核素、超声及其相关新技术,是提高定位诊断的重要手段;熟悉不同部位肿块的鉴别诊断是提高定性诊断的重要保证;了解不同性质肿块的影像学特征,结合临床体征及实验室检查,是最终做出准确诊断腹部肿块的关键。

(丁　乙　朱晓黎　胡春洪)

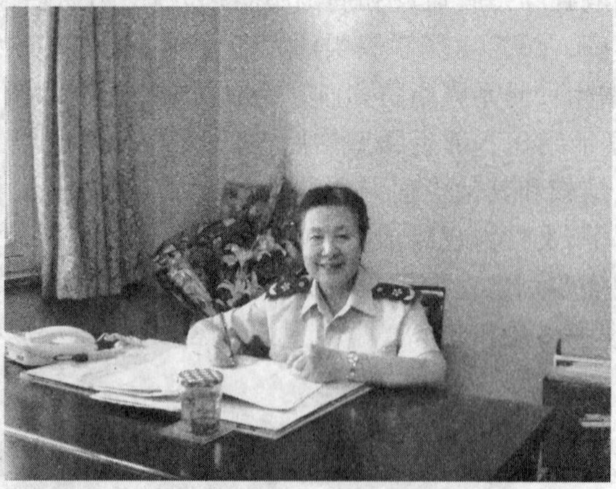

邓敬兰，主任医师。女，1931年9月出生。从事核医学工作48年(1956年起至今)。

享受国家政府特殊津贴。

自1981年建立中华医学会核医学分会起，历任第一、三、四届常委、委员，《中华核医学杂志》第一、三、四届编委。曾于1963年因科研成绩突出获得全国妇联授予的“三八红旗手”荣誉称号。

获得军队科技进步二等奖3项，其中1项为主持完成者，另2项为主要参与者。

1996年出版：①《临床核医学诊断手册》，任主编。②《家庭环境危害及其预防》，任主编。

2002年出版《核医学》(考试辅导丛书之一)，任主编。

2004年出版《医学辞海——核医学分卷》，任主编。

数影融合、优势互补，充分发挥多种医学影像诊断的协同效用

我从事实验核医学和临床核医学工作已近半个世纪，但以核医学影像为武器侦察疾病还不满30年，用正电子发射断层显像(PET)这一尖端技术上的实践才起步1年多，就算核医学界的老兵新传吧。由于我热爱核医学事业，也深知这一侦察(诊病)工具有其独到之处，因而斗胆承担这次的“疑难病”写作任务，盼与我的老师和同行们共同切磋。

众所周知，核医学影像属于功能影像或分子功能影像学领域，其最大的优势是在疾病早期可探测到病变的分子生物学变化、病理生化或病理生理变化的影像，往往比病变的组织学或密度变化提早数月，因而显示出它在早期诊断上的可观价值。但也如众所知，核医学影像的致命弱点是图像清晰度和解剖学定位均逊于CT和MRI影像。为了发挥核医学影像的优势和弥补其弱点，现代核医学影像仪器已进入几种影像同机融合的时代，已达到优势互补、提高诊断正确率和定位准确等目的。随着核医学影像仪器日新月异的飞速发展，相信核医学影像诊断正确率将会进一步提高，日益达到人们的理想。

如何提高核医学影像诊断的正确率?

“金无足赤，人无完人”，世界上没有万全的事物，影像诊断也不会100%的正确。同样核医学影像也会存在一定的假阳性率或假阴性率。我们并不奢望去追求达到“绝对真理”，但我们必须在追求真理的长河中，尽量接近“绝对真理”，即是说竭尽全力去提高诊断正确率。

正确的核医学影像诊断来自何方？当然首先要对核医学影像本身做出质量保证。第一要保证核医学显像仪器的质量，要定期做质控检查，包括对均匀度、旋转中心、各种(能量、空间及线性)分辨率的检查等。第二保证多种放射核素显像剂的放化纯度达标、放射活度适当。第三选择最佳的显像程序和图像、数据处理系统，以确保生成的图像质量。第四要保证医生阅片诊断的质量，由于在核医学影像上相同疾病会有不同的表现(典型表现或非典型表现)，而不同疾病又会有相同表现，这些都给影像学医生带来鉴别诊断的困难。病变的复杂性和多变性，要求我们医生的思路也不能简单化或掉以轻心，要避免用形而上学观点过快地下结论，提倡用辩证法的观点反复思考、细致分析，要不怕麻烦地问清病人的病

史、掌握病人的临床表现特点，以及用过什么治疗、病程的发展变化情况等，其中也须结合其他影像学（包括 CT、MRI）特征进行精心对照分析。以上所说的诊断原则对任何疾病的诊断均具有共性，我们将在以下的具体病例诊断中加以发挥和具体化。

肺内孤立性结节或局灶性病变
——是肺癌？还是良性病变？

肺内孤立性病灶的良、恶性鉴别诊断，临床常用的方法有胸部 X 线平片、CT、磁共振成像（MRI）。在这些影像学技术中表现出来的一些征象如钙化、边缘光滑等特征，提示肺内的实性结节可能为良性病变。而另外一些征象如肿块较大，边缘不规则或有毛刺、分叶状等，则提示该病灶恶性的可能性大。但有时单纯根据上述 XCT 影像学的解剖形态特征并不能做出正确诊断。

^{18}F－脱氧葡萄糖（FDG）PET 显像为一种有较高准确性的无创性诊断技术，其在临床肿瘤学中的应用日益广泛，尤其在肺部良恶性病变鉴别诊断中有独特的优势。临床上，^{18}F－FDG PET 检查常用于肺内直径小于 3 cm、穿刺活检风险较大、且临床表现或放射影像学征象不确定或不典型的实性结节的定性诊断。一般来说若 FDG 摄取程度较低，可考虑为良性病灶，只需影像检查定期随访。如病灶 FDG 摄取较高，多考虑为恶性病变我们用 PET 结合 CT 对 65 例已获病理确诊的肺内病灶进行了比较。收集 X 线胸片怀疑肺癌的肺部肿块病人 65 例，男 47 例，女 18 例，年龄 35～81 岁，平均（52±14）岁。均为单发病灶，病灶直径在 0.6～4.2 cm 范围。

通过 PET 显像，依据目测法和 SUV 值相结合的诊断标准，在病理证实的 52 例恶性肿瘤中，PET 判断为恶性 48 例，诊断灵敏度为 92%（48/52），假阴性 4 例：细支气管肺泡癌 2 例，腺癌 2 例（直径分别为 0.6 cm 和 0.7 cm，均小于本仪器的分辨直径 0.8 cm）。病理诊断为良性病灶的 13 例中，PET 诊断为良性 11 例，特异性为 85%（11/13）。假阳性 2 例：结核 1 例，肺内结节病 1 例。

现将 2 例鳞癌，确诊和误诊的各 1 例报道如下：

病例 1：否定“肺部感染”诊断，确认“肺部鳞癌”。

病人，男，56 岁。主诉：间断性咳嗽 1 个月，发热、伴全身乏力，疑为上呼吸道感染。给予抗感染治疗，症状缓解，发热消失。半月前无明显诱因出现剧烈咳嗽，咳白色黏痰，并痰中带血，但无发热、胸闷、气短、胸痛、盗汗及消瘦等症状和体征，再次给予抗感染治疗。1 周前行胸部 X 线摄片及胸部 XCT 检查发现右上肺包块影，性质待查，随后入我院就诊和治疗。否认有结核、肝炎等传染病史。吸烟 20 余年，40 支/天。入院查体：生命体征、头颈部、心、肺、腹等及全身浅表淋巴结无异常发现。胸部 XCT 提示右肺上叶有一 3 cm×3 cm 孤立性包块，性质待定。

PET 显像结果：于右肺上叶近肺门处见一形态欠规则，边界不清，大小为 2.4 cm×2.8 cm×2.0 cm 放射性中－度异常浓聚影。SUV 为 5.4(4.8～5.9)（图 1）。PET 显像提示：①右肺上叶肺癌；②全身其余脏器和组织未见异常葡萄糖代谢病灶。

术后病理诊断：右肺上叶肺癌（鳞癌）。

病例 2：CT 和 PET 误诊为良性病变的“肺鳞腺癌”。

病人，男，65 岁。主诉：间歇性咳嗽、咳痰半年余。病人于半年前无明显诱因出现间断性咳嗽、咳痰，呈白色黏痰，痰中偶带血丝。无胸痛、胸闷、气短和发热症状。就诊当地医院，X 线片检查未发现异常，给予中药治疗，症状基本缓解。但停药后上述症状呈无明显原因间歇出现，给予抗感染药物后，症状常可缓解。1 周前行胸部 XCT 检查提示：左肺下叶结节状孤立阴影。为进一步确诊收入我院。否认结核、肝炎等传染病史和家族遗传病史，吸烟 30 余年，20 支/天。入院查体：T 36.8℃，P 82/min，R 18/min，BP 100/70 mmHg，体重 69 kg。全身浅表淋巴结未触及肿大，全身皮肤、头颈部、心、肺、腹及四肢查体无异常发现。胸部 XCT 提示左肺下叶有一 1.9 cm×2.0 cm 孤立性结节影，密度均匀，边界清晰,无毛刺、分叶和切迹征,性质多考虑良性病变。

PET 显像:左肺下叶后基底段见一小类圆形,边界清晰,大小为 1.3 cm×1.3 cm×1.2cm 放射性轻度异常浓聚影。SUV 为 1.2(0.8~1.5)(图 2)。左肺其余部位、右肺、纵隔未见局限性异常浓聚灶,全身其他脏器和组织未见异常局限性放射性浓聚影或放射性稀疏、缺损灶。PET 显像提示:①左肺下叶后基底段局限性葡萄糖代谢轻度增高结节灶,多考虑为良性病灶;②全身其余脏器和组织未见异常葡萄糖代谢病灶。术后病理诊断:左肺下叶后基底段肺癌(鳞腺癌)。

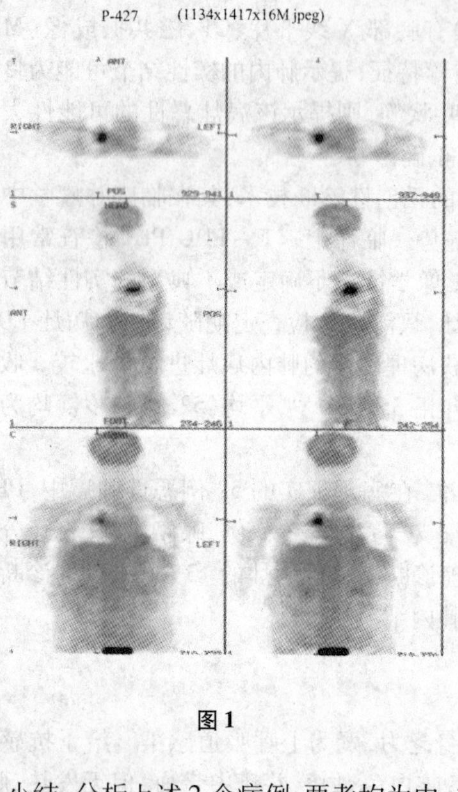

图 1

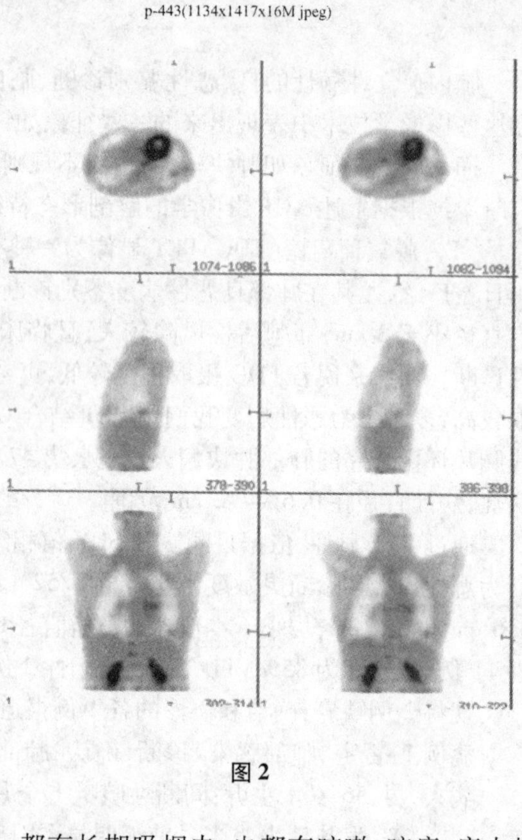

图 2

小结:分析上述 2 个病例,两者均为中、老年男性病人,都有长期吸烟史,也都有咳嗽、咳痰,痰中带血表现,XCT 亦均有肺内孤立病灶,但性质未能确定。通过 ^{18}F-FDG PET 检查,病例 1 呈现高葡萄糖代谢病灶,SUV 值明显 >2.5 诊断恶性标准,PET 影像诊断与术后病理诊断完美统一,并且一次性全身检查,为病人术前治疗决策做出了良好的指导。而病例 2,PET 见肺内孤立病灶呈葡萄糖代谢轻度增高,SUV 值 <2.5,按标准诊断为良性病变,与病理报告不符,属假阴性结果。分析原因可能是该例肿瘤灶生长代谢缓慢或静息,所致 FDG 摄取减低。此外,该例病灶较小且生长在肺基底部,故受 PET 分辨率不足,或受肺和胸部呼吸运动、或受部分容积效应的影响,较小病灶的放射性浓聚常被过低估计,显示 SUV 过低,亦是造成假阴性的因素之一,值得今后工作充分注意和鉴别。

^{18}F-FDG PET 显像误诊胸内结节病一例

病人,女性,55 岁。刺激性干咳 1 个月余,并咳少量白色黏痰。但无咯血、发热、盗汗、胸闷、气短及胸痛等症状。曾行 X 线胸透提示:支气管炎。给予“先锋霉素 V”等抗感染处理,3 天后症状明显好转,随停药。2 周后,病人因使用“驱虫剂”突然诱发阵发性刺激性干咳,并伴心慌、气短,随又行抗炎治疗,咳嗽等症状缓解、消失。但行胸部 CT 检查时发现:肺门及纵隔淋巴结肿大,双肺下叶散在片絮状、条索状阴影,伴有肺门及两肺下肺野纹理增多,怀疑“肺恶性肿瘤”,来我院诊治。否认急、慢性传染病史和家族遗传病史。入院常规查体未见异常。胸部 CT 检查结果同上。

支气管镜检查提示:①支气管炎;②左肺癌不除外。

全身^{18}F－FDG PET 检查见:双肺门、纵隔及右锁骨上等部位多个大小不等、形态不规则的放射性异常分布高浓聚病灶，SUV 值为 6.7～8.4 区间(图 3)。诊断考虑肺癌伴对侧肺、胸膜及纵隔、锁骨上淋巴结广泛转移。纤维支气管镜检取出的 6 块肺组织,(其中 4 块来自左下肺基底段,2 块来自右下肺基底段)。病理诊断:①慢性肉芽肿性炎症伴上皮样结节形成;②未见肿瘤证据;③未见干酪样坏死灶(图 4)。故首先考虑肺结节病。

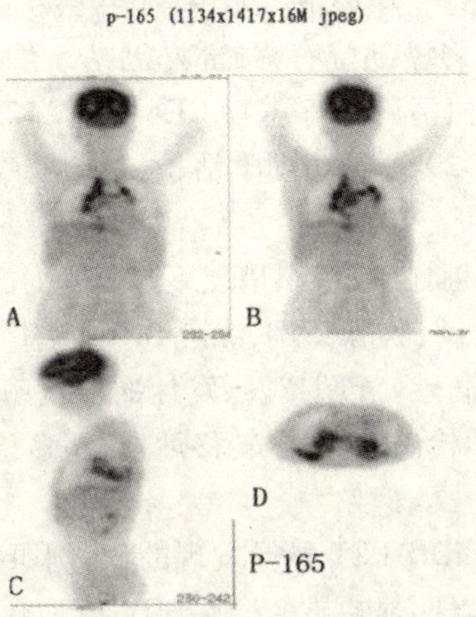

图 3

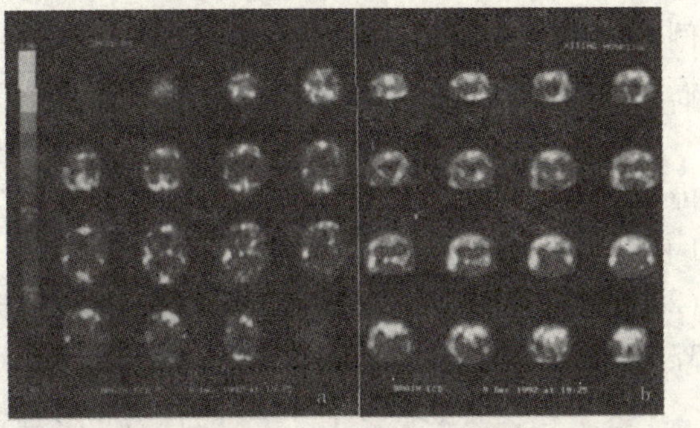

图 4

通过此误诊病例,应吸取以下教训:

1. 对 PET 影像假阳性问题提高警惕。^{18}F －FDG 不仅可被恶性肿瘤细胞所摄取,也可被一些良性病变所摄取、浓聚,造成假阳性,常见的假阳性疾病有:①急性炎症或炎症活动期病变:如活动期结核、急、慢性胰腺炎、乳腺炎、隐球菌病等;②肉芽肿性疾病:如韦格纳肉芽肿、结节病、组织浆细胞病、手术伤口等;③一些良性肿瘤:炎性假瘤、甲状腺腺瘤、子宫肌瘤、神经纤维瘤等。如本例结节病肉芽肿病灶呈 FDG 高摄取,SUV 在 6.4～8.4 间,明显高于诊断恶性疾病的常用标准(≥2.5),故极易误诊为恶性病灶。

2. 对结节病影像学特点认识不到位,没有足够的结节病医学知识,以至将其与恶性疾病相混淆。如分析病人入院前、后的病程发展,可见有如下特点：①刺激性干咳发病,但无发热,盗汗,体重减轻,乏力,咯血,胸痛等症状；②体格检查,无明显阳性发现;③血沉略快;④结核菌素实验阴性;⑤X 线和 CT:肺门及纵隔淋巴结肿大,两肺纹理增多,两肺有浸润性病变;⑥纤维支气管镜有支气管炎改变。根据上述特点分析 PET 图像时更应认真鉴别肺部感染性疾病、肉芽肿性疾病、肺癌、淋巴瘤在 PET 显像中的病灶形态、大小、与周围组织的关系、放射性摄取活度等特点。如结节病主要特点是以肺门病变为主,且肺门淋巴结常对称性肿大,并伴有肺间质改变(肺内有斑片状或片状放射性轻度摄取)。本例病人为结节病Ⅱ期,出现了胸部多个结节呈串珠状分布于双侧肺门及纵隔的特征性图像特点,但未引起重视。

通过本病例的学习使我们对^{18}F－FDG PET 显像在良、恶性疾病诊断与鉴别诊断中的应用有了更清楚的认识,在^{18}F－FDG PET 图像分析中如仅以 PET 所示高代谢或低代谢表现来确定病灶的性质,而忽视了与其他影像学和临床综合信息的借鉴作用,则常是造成误诊和漏诊的主要原因。另外,正如一些学者认为 PET 显像不仅能鉴别诊断结节病,而且还可通过病灶 FDG 摄取程度,判断疾病的活动性,进而可监测激素治疗效果。

怎样寻找肿瘤原发灶

临床上肿瘤治疗追求的目标是:正确的早期诊断和临床分期,消除原发病灶及阻断或控制转移病灶。临床上经常给医生提出挑战的问题是:拟诊转移癌但原发灶不明,即给治疗方案的决策和制订带来困难。我们针对此问题,探讨应用^{18}F －FDG PET 显像对寻找肿瘤原发灶的诊断价值。

收集于2002年6月至2004年4月来院检查和住院的39例。男25例,女14例,年龄41～83岁,平均年龄(60.35±11.15)岁。原发灶不明的转移癌病人。其转移癌部位有:颈部淋巴结5例,锁骨上淋巴结2例,脑8例,肝3例,血性胸水3例,全身骨转移14例,血清肿瘤标志物CEA和CA125增高各1例,脾和胸壁转移各1例。这些病人在^{18}F －FDG PET 检查前有29例经病理学活检,其中鳞癌10例、腺癌16例、淋巴瘤1例、透明细胞癌1例。

该39例病人中,用^{18}F －FDG PET 显像发现有25例病人某脏器或组织呈现不同程度的放射性异常摄取的可疑原发灶,其中肺部14例,胃1例,结直肠3例,肝1例,胰腺2例,纵隔2例,肾1例,鼻咽部1例。最终病理组织学证实24例为恶性肿瘤,1例为肺部结核病灶。PET对原发灶的检出率为61.5%(24/39)。另外,^{18}F －FDG PET 显像除发现临床及其他影像学检出的44个转移灶外,还多检出转移灶37个。

关于原发灶摄取^{18}F －FDG 的程度和形态、大小:在^{18}F －FDG PET 显像发现的25例原发灶中,放射性核素轻度摄取8例,SUV值均数为2.84±0.31;放射性核素明显摄取17例,SUV值均数为4.64±1.94。原发灶形态以结节形、类圆形和不规则团块形为多见。原发灶大小:1.0 ～1.9 cm有9例,2.0～4.0 cm有14例, >4.0 cm者2例。^{18}F －FDG PET 显像仍未找到原发病灶的病人14例中,7例为全身广泛骨转移(其中1例伴胸水);多发脑转移2例及锁骨上淋巴结转移1例(均为腺癌);颈部淋巴结转移1例(鳞癌);血性胸水伴两腋下包块1例;非血性胸水1例;恶病质伴CEA和CA125明显增高1例。

该14例PET检查未确定原发灶病人,随访12个月,经其他检查,1例疑为骨转移者被排除,定为代谢性骨病;1例血性胸水伴腋下包块最终诊断为炎症疾病,1例胸腔积液进一步确诊为恶性胸膜间皮瘤,1例CEA和CA125增高者最终发现为卵巢肿瘤。6例死亡,4例失访。

总之,^{18}F －FDG PET 显像对转移癌不明原发灶的寻找提供了一种新的简便、快速、灵敏、无创的检查手段,可作为今后解决此类临床问题的首选方法之一。相信随着PET技术的提高,更多肿瘤放射性显像剂的研制和应用,对转移癌不明原发灶的诊断会更加完善和提高。

现介绍成功找到肝转移癌原发灶的一个病例:

病人,男性,75岁,因反复发作性腹胀,呕吐8年,加重伴乏力1个月余,于2003年2月16日以“幽门梗阻”收入我院。入院后检查结果腹部CT见肝左、右叶有多发、大小不等的低密度灶,诊断考虑肝转移性癌伴少量腹水。腹部B超亦示肝内多发性大小不等的实性占位病变,最大者在左叶外侧(7.8 cm×7.8 cm)。

胃镜检查提示:幽门不全梗阻(考虑外压性)。大便潜血试验:阳性。血清AFP正常,CEA >80 ng/ml。

入院后经过上述实验室检查,诊断多考虑肝脏转移性肿瘤。特行PET检查进一步寻找原发灶和有否其他部位的转移,以指导治疗方案的决策。

PET显像结果:肝右后叶上段见为8.8 cm×7.2 cm的巨块型核素异常浓聚区,SUV2.2～5.8,右前叶下段及左外叶亦可见巨块型(8.4 cm×8.4 cm和7.8 cm×8.0 cm)FDG高浓聚灶,放射性分布不均,呈“炸面圈”改变。SUV3.0～5.3。升结肠肝区有一2.8 cm×2.7 cm类圆形FDG浓聚灶及回盲部团块状异常浓聚病灶(图5)。其他脏器和组织未见异常放射性浓聚灶或缺损灶。提示:原发病变为结肠癌伴肝内广泛转移。

PET 显像 2 天后病人行纤维结肠镜检查发现：横结肠近肝区可见 2.0 cm×1.0 cm 和 0.5 cm×0.5 cm 的表浅隆起，表面充血、水肿；盲肠区可见 5 cm×5 cm 菜花样隆起，表面凹凸不平，质硬，触之易出血，中央糜烂。诊断：①回盲部癌；②横结肠癌？病理送检表明为中分化结肠腺癌。随后的术中检查发现：肝脏表面布满大小不等的质硬结节，直径 3～12 cm 不等，升结肠系膜上有 3 cm×3 cm 大小质硬淋巴结，回盲部有5 cm×5 cm 包块，尚活动。胆、胰、脾、胃无异常。这些均证实了 PET 这一无创性检查在寻找肿瘤原发灶和(或)转移灶，临床分期及指导治疗的明显优势和价值。

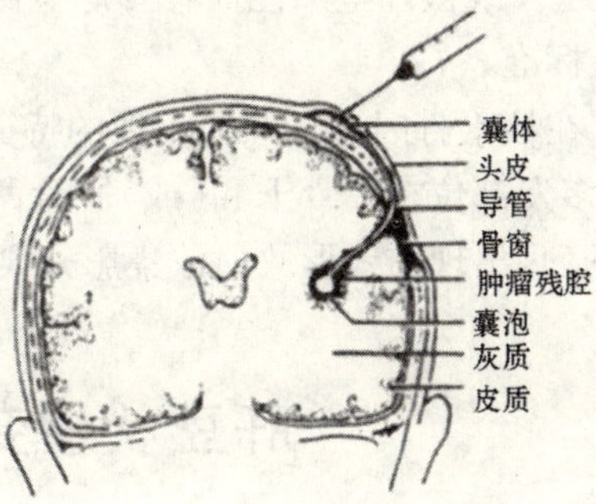

放疗囊植入及使用方法示意图

图 5

对 X 线摄片未见骨折线的微型骨折怎样进行诊断、治疗

众所周知，采用 X 线摄片诊断骨折，主要依据骨折线和骨痂形成所显示的影像特征。然而当遇到微型骨折(又称“应力性骨折”，stress fracture，SF)时，即使在症状出现后 3～4 周内，亦很少见到骨折线或骨痂形成，因而用 X 线摄片对 SF 做早期诊断极为困难(图 6)。国外自 20 世纪 70 年代末期起，采用亲骨性放射性药物做骨闪烁显像，发现该法可灵敏显示 SF 早期的骨代谢异常影像，从而将该法作为早期诊断 SF 的金标准。

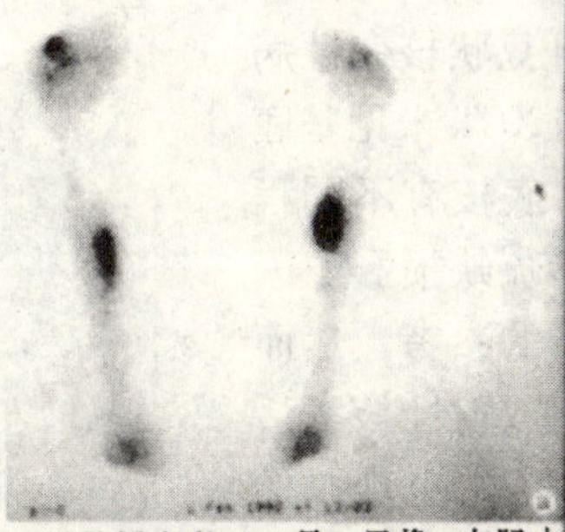

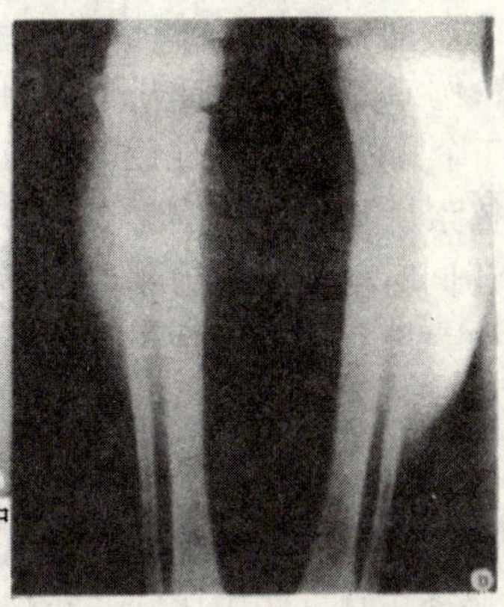

图 SF 骨折患者 .(a) 骨 r 显像 . 左胫中段Ⅱ级 .SF/N=2.61. 右胫骨中段Ⅰ级 SF/N=1.98;(b)x 线片示双胫骨皮质未见骨折线

图 6

SF 又称“行军性骨折”，它在新兵入伍训练(急行军是常规科目)是较多见的，故世界一些外军的国防医院很重视对 SF 的诊治研究。我校军事医学教研室经过对新兵的 SF 做流行病学调查，也肯定了它的高发病率。为了对一批发生 SF 的新兵进行早期诊断和防治，我们先后检查了 200 名在接受新兵训练的 9 周期间出现下肢肿痛症状者，并进行下肢 X 线摄片和核素骨显像的对比观察。此外，SF 还常见于运动员和芭蕾舞演员等。

对发生 SF 的病人，若能早期发现，只需采用停止运动的休息方法即可逐渐恢复正常，若只主观判断为软组织劳损而继续运动，特别是继续从事激烈运动，即有可能从微型骨折加重演变为宏观骨折，在 X 线片上出现骨折线乃至错位等严重情况，故对 SF 进行早诊早治至为重要。

我们统计 100 名接受新兵训练后出现 SF 症状的病人，采用骨闪烁显像术检出 86 例 217 个病变，病例的阳性检出率为 86%，而 134 个骨闪烁显像阳性病变在常规 X 线摄片仅发现 13 处异常(占 9.7%)，且无1处X线摄片呈阳性而骨闪烁显像提示为阴性者，据此我们认为可把骨闪烁显像术作为早期诊断SF的金标准。

SF在核素骨闪烁显像上表现的特征有如下两点：

1. 多发部位在胫骨干和（或）胫骨两端，其次多发在足部（跗骨、跟骨）。

2. 胫骨出现纺锤形放射浓集影是典型表现，轻者仅表现为骨膜增厚影。

肝豆状核变性能用核素显像来诊断吗

肝豆状核变性又称Wilson病，是一种染色体隐性遗传的铜代谢障碍疾病，系因铜过量蓄积损害肝、脑等全身多个器官而致病，发病率（2～3）/10万，有时同一家庭有数人发病。本病的临床表现多种多样，以锥体外系统症状为主，常伴肝大、肝硬化及肝功异常等消化系统症状。脑的病理改变以纹状体的壳核和苍白球受损最重，还可广泛累及尾状核、丘脑及大脑皮质等部。

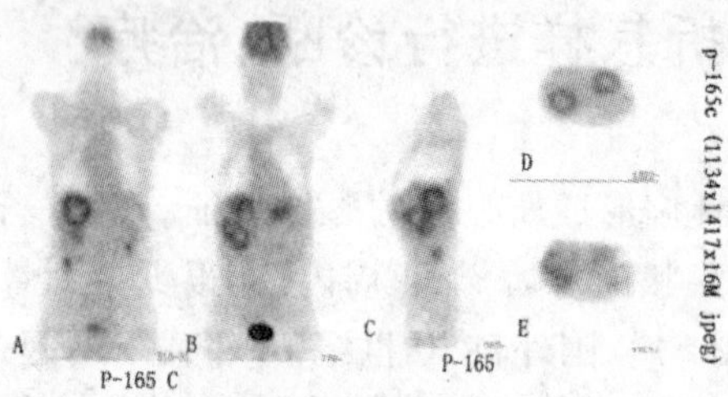

图7

近10多年来用CT、MRI做脑显像发现：本病病人脑部病变呈弥漫分布，豆状核部位的脑组织表现为缺血、坏死或软化。由于存在这些病理基础，采用放射性核素标记的脑局部血流（regional cerebral blood flow，rCBF）SPECT显像，可显示出脑基底核部位对显像剂摄取减少或不摄取，从而呈现放射性减低区或缺损区，因此，核医学所采用的rCBF显像也有助于对肝豆状核变性疾患的诊断。若将rCBF显像与XCT脑显像进行对比（图7，图8），同一病例的同一部位（基底核部位），rCBF显像所见异常早于XCT所见异常，且前者较后者异常范围大和显著，例如在作者检查的30例肝豆状核变性病人中，有5例系在起病2个月内就诊的，他们的颅脑XCT未见基底核区有低密度影，而用核素rCBF显像，均见双侧基底核有不同程度的稀疏缺损影，有的还同时伴大脑其他部位的稀疏缺损影。因此，核素rCBF显像，可作为肝豆状核变性早期诊断的参考。然而rCBF SPECT显像也有不足之处，主要是受注入体内放射性核素活度的限制，信息量不足，致清晰度和分辨率都不及XCT，也难以像XCT那样做出精确的解剖定位。

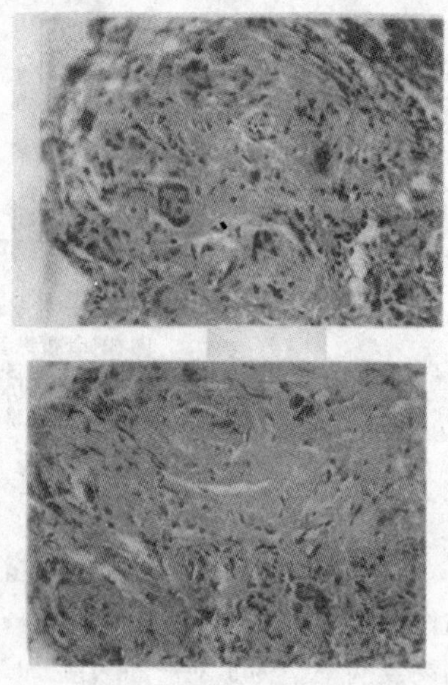

图8

核素rCBF SPECT显像还有可能用作肝豆状核变性的疗效判断和预后估计的一项指标。例如我们对1例病人治疗前、治疗后1年的两次SPECT显像进行对比，治疗前基底核的rCBF色阶为4.26，治疗后色阶上升至7.12，其临床症状和有关化验结果亦见好转。

应该指出的是：rCBF SPECT显像所见的双侧基底节区放射性稀疏缺损改变，并非肝豆状核变性所特有，同样可见于缺血性脑血管病、脑水肿和帕金森病等多种脑部疾患。故对肝豆状核变性的诊断，必须密切结合病史、角膜K－F环，特别是血清铜蓝蛋白的测定等予以确认。

放射性核素治疗囊性脑肿瘤有优势吗

回答是肯定的；对于难于用手术治疗的囊性脑肿瘤，采用放射性核素治疗确实具有独特的优势。本法主要用于治疗囊性颅咽管瘤，也可用来治疗囊性星形细胞瘤。现以治疗颅咽管瘤为例对本疗法进行简介。

众所周知，颅咽管瘤是由前脑垂体的颅咽管的残留组织异常衍生而来的一种良性上皮肿瘤，多在儿童期（5~15岁）发病，占儿童颅内肿瘤的6%~10%，其好发部位多在鞍上区，也有发生于鞍内者。此瘤多呈圆形或扁圆形，单房囊性者约占60%；多房囊性约占30%，囊内亦可见或多或少的实体成分，以实体成分为主者只有10%左右。大多数病例在实体部分与囊壁内含大小不一的钙化灶（钙化率可高达70%以上）。囊液或呈草黄色清亮液体；或呈咖啡色血性浓稠"油样"液体。此肿瘤虽然边界清楚，但其纤维性包膜极薄（<1 mm至数毫米），故用手术难以彻底切除。故必须再加用化疗或放射治疗等其他疗法。

对囊性颅咽管瘤实施放疗的方法有两种：其一为肿瘤内短距放疗，即在肿瘤囊腔内放置可盛装释放γ线的核素的硅胶放疗囊，利用由后者释放的射线实施短距放疗；一般常用的方法为肿瘤内照射治疗，将含发射β射线的核素的胶体药物注入肿瘤囊腔内，使胶体药物均匀附着在囊壁上，其射线可抑制或杀灭囊壁的瘤细胞以收抑瘤之效。主持放疗的核医学医生，应与神经外科医生密切合作，根据颅咽管瘤的类型、大小、囊壁的厚度及其他相关条件，选择合适的放射性胶体。目前最常用的放射性胶体系^{32}磷－磷酸铬（$^{32}P-CrPO_4$）混悬液。^{32}P属纯β线发射体，其β射线的最大能量为1.71 MeV，平均能量0.69 MeV，在软组织中的最大射程为7.8 mm、半吸收厚度为0.8 mm，故其大部分辐射剂量均可被颅咽管瘤的薄囊擘所吸收。^{32}P的物理半衰期为14.3天，根据肿瘤囊腔的大小，每次注射活度在93~185 MBq（2.5~5.0 mCi）范围。

另一种被推荐使用的放射性胶体是^{90}钇（^{90}Y）胶体，它与^{32}P相比较的优点是物理半衰期短，仅为2.7天，因而其发射的射线剂量率较高，即^{90}Y可在较短时间（13.4天）内达到95%的总照射剂量，而^{32}P要达此剂量需71天。^{90}Y的缺点是β射线的能量过高（最高为2.27 MeV，平均为0.93 MeV），在软组织中的最大射程为11.0 mm，半吸收厚度为1.1 mm，故对囊壁薄（<1 mm）的颅咽管瘤壁照射剂量偏小，而对邻近该肿瘤的正常脑组织将可能引起辐射损伤，已见到有下丘脑、垂体遭受损伤的报道。

关于对颅咽管瘤治疗的核素活度和照射剂量的确定，一般可根据以往的研究资料，将照射剂量控制在200~250 Gy范围，再按照下列已简化的经典公式来计算给予的^{32}P或^{90}Y的放射性活度（Co）

$$Co=\frac{D\beta}{34.6\times\sum\Delta i\times T_{1/2}}$$

上式中：Co为在病变内均匀分布的核素的放射性比活度（μCi/g）；Dβ为β射线的吸收剂量（cGy）；$\sum\Delta i$为所采用β核素释放β射线的平衡吸收剂量常数（g·cGy/μCi·h）；$T_{1/2}$为放射性核素的物理半衰期（d）；34.6为该简化的经典公式的常数。

通过上式计算出Co（μCi/g），即每克瘤壁组织给予的微居里数后，再乘以依据瘤囊大小计算出的囊壁质量（g），即可得到给予的放射性核素总活度。现将Harbert JC等计算的向颅咽管瘤囊壁发射200 Gy（即20 000 cGy）的^{32}P活度表摘引如下（表2）。

下面简介放射性胶体瘤腔内照射治疗的方法：

1. *穿刺方法* 可依据CT片，通过因患颅咽管瘤崩裂的患儿骨缝，或在颅骨上钻孔，将穿刺针直接穿入囊内。有的病人已由神经外科手术过并安置了硅胶导液囊（ommaya drainage system），即可通过埋于颞部皮下的囊体穿刺治疗。

表 2 Harbert JC 等计算的向颅咽管瘤囊壁发射 200 Gy 的 ^{32}P 活度

囊腔直径(cm)	囊腔容积(ml)	^{32}P 活度(mCi)
3.0	14.1	0.84
3.2	17.2	1.09
3.4	20.6	1.26
3.6	24.4	1.42
3.8	28.7	1.67
4.0	33.5	1.94

注:摘引自 Harbert JC, *et al*. Nuclear Medicine and therapy,1996:1086

2. 抽净囊液及冲洗　通过穿刺针抽取囊液,尽可能抽净,若囊液性状清亮,可免去清洗步骤;若囊液混浊或呈血性浓稠状,则可用无菌生理盐水冲洗干净后再抽净清洗液。

3. 注入放射性胶体　将计算所需放射性活度的胶体液,抽入专用注射器。将该注射器插接至已穿入瘤囊的针头或管道内,注入放射性胶体后可反复抽出再注入,以确认胶体已注入瘤囊内并力求混匀。

4. 注入后处理　嘱病人平卧休息并观察之,若无何反应,则嘱病人勤改换体位,即反复仰卧、俯卧、向左、向右侧卧及坐立、倒立(头顶向下)等,以便使瘤囊内的放射性胶体尽可能均匀地分布在囊壁的前、后、左、右、上、下各个部位。

表 3 将举出 1980 年以来几位国外学者及本作者采用囊内注入放射性治疗颅咽管瘤的疗效报道。

表 3 不同学者采用囊内注入放射性治疗颅咽管瘤的疗效报道

报道者	病例数	放射性胶体	囊壁受照剂量(Gy)	呈阳性反应的病例数及有效率(%)
Pollack 等	9	^{32}P	200 ~ 300	9(100%)
Kobayashi 等	8	^{32}P、^{198}Au	600 ~ 1 000	8(100%)
Strauss 等	11	^{90}Y	200	8(100%)
Pan 等	14	^{90}Y、^{32}P	200	12(86%)
邓敬兰等	5	^{32}P、^{198}Au	200 ~ 800	5(100%)

现将邓敬兰等治疗成功的一个典型病例简介如下:患儿樊×,女,1978 年 3 月出生, 1981 年 11 月突发头痛、呕吐、右眼斜视、左下肢抽搐、偏瘫等症状,入住本院,经脑囊室造影检查确诊为颅咽管瘤。自 1981 年 12 月至 1982 年 3 月,每月经颅骨缝注入囊 ^{32}P 胶体,共注射 4 次,囊壁受照射剂量总计为 800 Gy。疗效相当明显,囊液量一次比一次显著减少,色泽也由混浊转为清亮,但于第 4 次注射 ^{32}P 胶体后 1 个月出现全血象减低,据分析为 ^{32}P 胶体中所含较多的游离 ^{32}P 被吸收入血导致"再生障碍性贫血",后经中西医结合治疗,于半年后恢复至正常血象。之后患儿体质逐渐增强,原颅咽管瘤的症状亦明显减轻,甚至在后来的 12 年中恢复至过正常儿童的生活,完成 6 年的小学学业。于 1994 年行 CT 检查提示原病灶已钙化。在病情稳定了 20 年之后,方见病情复发,于 2002 年 2 月 CT 检查,见其颅咽管瘤增大,且大部分为实性瘤体,故决定行加速器适形调强外照射治疗,现病人虽有双眼失明、行走乏力等症状,但仍存活至今。本例创颅咽管瘤治后长期无症状生存之奇迹,这与 ^{32}P 胶体治疗及时且辐射剂量较高有关。

采用放射性核素近距放疗法防治脑胶质瘤术后进展或复发

脑胶质瘤的发生率高(40% ~60%),占颅内肿瘤的第一位,该瘤生长迅速,是人类最恶性的肿瘤之一。至今,手术切除仍是治疗脑胶质瘤的唯一主要方法,但因肿瘤系以浸润方式生长,加上脑结构的复杂性,为避免损伤重要的神经功能,难以行根治性手术切除,故术后极易复发,单纯手术治疗的病人平均生存期不超过11个月。目前国内外普遍采用术后系统化疗或外照射放疗等传统治疗手段以防治肿瘤复发,但前者疗效欠佳、毒副作用较严重,常使系统化疗无法继续。外照射放疗虽有一定疗效,但总照射剂量受正常脑组织耐受量的限制,一般控制在50 ~60 Gy范围,故奏效受限。

为了既提高对肿瘤的局部辐射剂量,又减少肿瘤周围正常脑组织的受照剂量,笔者与本院神经外科合作,利用该科专利产品——硅胶放疗囊,设计出脑胶质瘤术后填隙近距放疗法。即在术后的肿瘤残腔内,埋置入一特制封闭的放疗囊囊泡,该囊泡通过一硅胶导液管连接埋在额颞部皮下的放疗囊囊体。根据需要,通过穿刺入囊体的注射针,向囊泡内注入一定活度的^{125}I源液(参见示意图)。本疗法的主要原理是:利用^{125}I发射的低能γ射线(Er = 35.5 keV)及物理半衰期($t_{1/2}$ = 59.4天)较长等特点,对囊泡周围1 ~3 cm的瘤组织实施照射,其大部分照射剂量被1 cm厚度内的瘤组织吸收,而3 cm以外正常脑组织只吸收10%左右的辐射剂量,从而得到保护。

现将邓敬兰、马玉波等于1992 ~1993年对28例脑胶质瘤行术后^{125}I近距放疗的方法和疗效随访结果报道如下:

1. *病例选择*　选择Karnofsky积分在60%以上的脑胶质瘤病人28例(男16,女12),年龄22 ~58岁,均经手术病理证实为天幕上星形细胞瘤,其中组织学分级:Ⅰ ~Ⅱ级3例,Ⅲ ~Ⅳ级25例。该28例分别为原发性20例,复发性8例。

2. *治疗方法*　在手术中完成对肿瘤尽可能多的切除后,将特制的硅胶放疗囊的囊泡端(容积约3 ml)置入肿瘤残腔内,将它所连的硅胶导液管的另一端的囊体部埋放于一侧额颞部皮下。待上述手术伤口愈合后,用注射器抽取^{125}I -碘化钠溶液,经皮穿刺注入硅胶放疗囊的囊体部,一般每次注液量为1 ml左右,含^{125}I活度在740 ~1110 MBq(20 ~30 mCi),再以生理盐水驱赶^{125}I液经导液管流入囊泡。根据病情需要,可在间隔2个月后再重复注入适当活度的^{125}I液。

3. *疗效随访*　经治疗后,病人的Karnofsky评分普遍提高,生存期明显延长(表4)。

表4　^{125}I近距放疗后病人的生存期

^{125}I总活度(MBq)	累计辐射剂量(Gy)	病人数(例)	生存期≥1年(例数)	死亡例平均生存期(周)
370	23.86	16	13	36
1 110	71.60	2	1	44
1 480	95.46	5	3	58
2 220	143.19	4	4	
2 960	190.92	1	1	

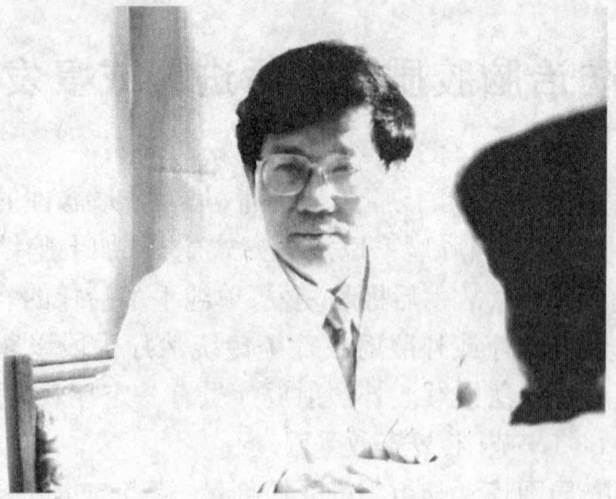

董宝玮，主任医师、教授、博士生导师。

男，1941 年 3 月生于江苏省镇江市。现任解放军总医院超声诊断科主任、中华医学会超声医学专科学会副主任委员。

1967 年毕业于中国协和医科大学。同年任青海省同德县医院外科医生。1977 年任北京市肿瘤防治研究所外科医师、超声科主治医师。1984～1985 年，赴加拿大麦吉尔大学医学院放射诊断学系进修。1985～1986 年，赴日麦哥本哈根大学医学院超声诊断科进修。1986～1992 年，任北京市肿瘤防治研究所超声科主任。1992 年至今在解放军总医院工作。

1984 年从事超声影像诊断以来，深入研究了肝、胆、胰等病变的声像图特征的病理基础，在国际、国内核心医学期刊相继发表论文 80 余篇，并主编出版了我国第一部《临床介入性超声学》，促进了该项新技术在我国临床的应用，提高了肝、胆、胰肿瘤病变尤其是早期肿瘤的临床确诊水平。近年来，着重研究超声引导下肝癌的介入性治疗，为大量不能手术的肝癌病人开拓了导入微波原位灭活治疗的新途径，临床疗效突出，居国际国内领先水平。1993 年获国务院颁发的为发展我国医疗卫生事业做出突出贡献证书，获北京市、国家卫生部及总后卫生部科技成果奖和医疗成果奖 10 余次。1992 年起享受政府特殊津贴。

提高临床确诊水平的一种好方法

——超声引导穿刺活检

20 世纪 70 年代，各种影像技术和介入性方法的迅速发展，使得临床医学发生了重大变革。现代临床医学诊断中，超声影像检查因其对软组织分辨力高，并且无损、实用、价廉已成为影像检查中的首选的常用方法之一。现代医学影像技术奠定了介入性方法的基础，介入性方法则把影像诊断推进到病理组织高度。在各种介入性诊断方法中，介入性超声以其可以多角度显示病灶结构及与周围组织的毗邻关系，实时监测介入性操作的全过程，取材准确、迅速、创伤小，而成为获取病变病理组织学诊断的最常用的方法。多年来，超声引导下活检使得许多临床疑难病例获得了及时确诊。

病例 1：女性，51 岁，江苏无锡某医院医生。1995 年 11 月感冒后高热，在当地医院静脉用各种抗生素治疗，高热不退，体温持续在 38.6～40.1℃。当地医院超声检查发现肝内多发低回声结节，但是边界不太清楚，超声印象为肝脓肿早期改变。CT 检查发现肝内多发低密度影，结合病史考虑以未液化的脓肿可能性大。由于病人持续寒战高热，全身消耗，病情严重且诊断不明，遂转入我院。入院时临床初步诊断为肝脓肿。入院后第 2 天即急诊行超声检查。声像图上发现肝脏形态饱满，肝实质回声极不均匀，仔细观察肝内可见多发的低回声区及强回声区，病灶边界不清楚，大小在 1.0～7.6 cm，弥漫分布于肝左、右叶。低回声病灶最大者位于肝右叶、门静脉右前后支分叉处，大小 7.6 cm×5.7 cm×4.9 cm。分析一下该病人，继感冒后发热，超声发现肝内多发边界不清楚、形态不规整的多发结节，首先想到的是肝内感染性病变，即肝脓肿。但仔细分析，该病例许多方面又不可以简单地用脓肿的诊断解释：病人高热持续已半个多月，大量抗生素应用后为什么“感染”没有得到控制或“脓肿”没有液化呢？是否在“感染”的背后还有其他原因呢？我带着这些不能解释的疑点再次仔细扫查病人，发现肝门部有中强回声的结节与胆囊关系密切。在判断病变与周围脏器关系方面超声较其他影像学有其独特的优越性，即可以动态观察，通过呼吸运动中两个观察位点之间的位移的方向、幅度来综合判断。随呼吸运动该中强回声肿块与胆囊呈同步运动，即证明该肿块与胆囊粘连，因此诊断就更复杂了。究竟是肝脏的病变累及胆囊还是胆囊病变侵犯肝实质呢？大家知道，胆囊占位性病变一般为黏膜上皮的，病变首先破坏胆囊黏膜层再侵犯黏膜下层、肌层及浆膜层直至累及肝实质，因此如果该病变为胆囊的占位性病变则一定有黏膜层及其界面反射强回声线的局部破坏。反之如为肝脏占位性病变侵犯胆囊，则往往伴有较明显的胆囊推压移位。我们仔细扫查发现胆囊黏膜层靠近肝实质的部分正常的线状强回声消失，表面极不规则，同时我们借助于彩色多普勒超声观察肿块内的供血状况。肝脏感染性病变的早期，由于病变局部充血、炎症反应，彩色多普勒可以表现为局部血流较丰富，但频谱多普勒测定一般血流速度较低。而肿瘤性病变，一般表现为病灶内供血丰富且动脉血流速度较高。在判断病变的来源方面，彩色多普勒亦有其独特的优越性。胆囊动脉为肝右动脉的分支，当胆囊有占位性病变时常伴有肝右动脉的扩张，部分可显示胆囊动脉沿胆囊壁迂曲扩张，并有分支直接进入瘤内。而肝脏占位性病变累及胆囊时，则该病变的血供往往来源于肝内血管的分支。该病人我们超声仔细扫查见肝右动脉明显扩张，并有一粗大分支沿胆囊壁走行（胆囊动脉）后直接发出分支进入肿块，频谱多普勒测量该肿块内动脉血流速度高达 98 cm/s。至此诊断基本明确，该病例很可能为胆囊占位性病变累及肝实质，而肝内多发的实性病变区可能为胆囊癌的肝转移。由于该例病人较复杂，同时肝内占位性病变尚缺乏典型的声像图特征，因此与肝胆外科医生商定后决定行超声引导下穿刺活检。分别于胆囊区肿块及肝实质的病灶区取材，病理结果报告“胆囊低分化腺鳞癌”、“肝脏转移性腺鳞癌”。胆囊癌的临床诊断十分不易，在现代影像问世之前，术前确诊几乎不可能。本例在细心的超声观察下，才将诊断导向正确的轨道。胆囊腺鳞癌恶性程度高，易发生对肝脏的侵犯和转移，如本例在影像上甚至达到喧宾夺主的程度，即肝脏病灶的范围和程度比胆囊更显著，鉴别诊断很困难。在超声引导下穿刺活检是安全有效的病理确诊方法。

病例 2：刘××，男性，49 岁，河南籍人（住院号 354659，门诊号 517147），司机，于 1994 年 11 月无明显诱因出现小腹坠痛不适，在当地医院给予对症抗炎治疗不见好转，至 12 月初渐发展为持续性上腹胀痛，尤以进食后明显，自觉有盗汗。曾于河南省医院腹穿，腹水为黄色透明液体，蛋白阳性，白细胞总数 $0.15\times10^9/L$，多核细胞 20%，单核细胞 80%。当地医院超声检查，腹腔内可见大量腹水，右上腹见 5.7 cm×5.4 cm 的局限性液性暗区，诊断为“结核性腹膜炎”，给予雷米封、利福平及丁胺卡那抗痨治疗，3 天后转至河南医科大学某医院继续抗结核治疗，但病人继续消瘦，腹胀加重，为进一步诊治于 1995 年 1 月 6 日入我院消化内科。住院后临床各级医生查房，均首先考虑结核性腹膜炎，囊性改变为腹膜炎局部包裹所致，故治疗上采用抗感染、利尿等对症处理。我院超声检查发现，腹腔大量积液，于胰头右前方有约 7.7 cm×7.0 cm 包裹性积液，包膜清楚，囊壁较厚，最厚约 6 mm，余胰腺未见异常。我院螺旋 CT 增强扫描示胰头前方、胆囊左下方有一囊性肿块影，其壁不规则厚薄不均，大小约 6.0 cm×8.0 cm×5.0 cm，边缘欠光整，与胰腺分界不清，腹腔有大量水样低密度影，CT 诊断胰头部囊性为主占位性病变，以胰腺假性囊肿可能性大，腹腔内大量腹水。临床上对腹水进行多次穿刺，均为渗出液，无肿瘤细胞。为明确诊断消化科要求我们对右上腹囊性病变进行穿刺。但我们认为在大量腹水条件下穿刺活检出血的风险较大，而且巨大囊肿不一定能获得有诊断价值的标本，故没同意做。此时病人已住院半个月，在万般无奈的情况下对该病人继续行“三联”抗痨诊断性治疗。一周后，病人全身情况急剧变坏，腹水增加，双下肢水肿，恶心，频繁呕吐，呕吐物为咖啡样胃内容物，于是行胃肠减压并急请外科会诊。外科会诊后认为病人一般情况差，难以耐受手术，且目前明确诊断仍然是第一位的，于是再度提出超声引导下对右上腹囊肿活检的问题。病人第二次（2 月 10 日）来我科检查与第一次（1 月 21 日）仅仅相差 3 周，但病人已判若两人，行动需由别人搀扶，明显消瘦、面色苍白，躺在床上，膨隆的腹部像一座小山。目前临床上能够做的各种化验及检查均已做了“结核”的诊断，但是抗痨治疗无效，病人极度消瘦，恶病质已表现出来。可这是什么部位、什么原因的病变导致的呢？目前临床焦点已高度集中于右上腹囊性肿块。

以往的各种影像诊断均考虑为包裹性积液或假性胰腺囊肿,该肿块是否完全可以用"囊肿"来解释呢?带着这些问题我们再次做了仔细扫查,发现该囊性包块的囊壁不规则增厚,尤左后壁局部增厚较明显,最厚达7 mm,且可见一8 mm×6 mm乳头样小强回声突向囊腔,这是一个非常重要征象。我们借助于彩色多普勒超声仔细观察,发现增厚的囊壁处有一支小动脉,流速高达66 cm/s,且有小分支直接进入乳头内,这一征象更支持了我们上述的判断。看来病人要明确诊断对囊性肿块穿刺活检是非常必要的。众所周知,在大量腹水情况下,穿刺出血、感染等并发症发生率极高,教科书上是作为禁忌的,且该病人增厚的囊壁范围很小、位置深在,能否保证准确地取材也是一个问题。迫于病情的需要,经过充分准备,我们于2月10日对右上腹囊性病灶经皮穿刺活检,安全地获得了标本。病理结果回报为纤维组织中有中分化腺癌浸润,最后诊断为胰腺囊腺癌。临床很快调整了治疗方案,行腹腔灌注化疗等。

我想,如果不是因为我们每天的工作"太忙",能早一点认真分析病史,仔细做声像图扫查的话,也许我们可以在3周前穿刺确诊,而免除了病人的"抗痨"治疗。医生稍有的疏忽,会给病人在诊断和治疗上走很多的弯路。

肝癌原位灭活治疗已经不是梦想

超声影像引导下的穿刺技术在临床不仅用于诊断并且也用于治疗,后者称之为介入性治疗,其特点是精确、安全、创伤小,使得某些病变的治疗可以避免外科手术而能达到与手术相媲美的效果,为现代临床治疗学翻开了新的一页。特别是肝癌的介入治疗已取得重要进展,导入微波能精确调控热场,造成肿瘤完全坏死,临床疗效十分突出。

病例1:黄×,男性,76岁,总参工程兵干休所离休干部。病人于20世纪60年代中期感染乙型肝炎,以后间断性右上腹隐痛不适,时有转氨酶升高。1990年因右上腹隐痛加重伴AFP升高1个月入院,经超声和CT检查发现肝右前叶上段2.5 cm×2.3 cm实性占位性病变,诊断为原发性肝癌。于1990年7月12日行肝癌肿瘤局部切除术,术后病理诊断为高分化肝细胞肝癌,大小3.2 cm×3.0 cm×1.8 cm。术后给予口服化疗。1991年12月我院超声发现肝右叶有直径1.4 cm及1.0 cm两个强回声结节,CT增强扫描亦发现肝右叶后段数个点状高信号,AFP<25 ng/ml。经全院会诊认为肝内占位性病变以肝内转移癌可能性大,但不除外肝硬化结节所致,因而建议随访观察。1993年1月病人感全身乏力,超声、CT均证实肝右叶2 cm×2 cm实性病灶,诊断为原发性肝癌。外科会诊认为再次手术切除困难,于1993年10月行选择性肝动脉栓塞、化疗,3周后CT扫查碘油局部无聚集,显示肝右叶1 cm、3 cm两个圆形低密度影,由于栓塞、化疗效果不好,临床转入我科行超声引导下无水酒精治疗。自从1983年日本学者报道了超声引导下肿瘤内注射无水酒精治疗肝癌的经验后,经过20多年的临床应用,总的认为该方法对于小于3 cm的肿瘤是有效的,但是对于较大的肿瘤由于无水酒精在肿块内弥散的不均匀,肿瘤难以达到完全性坏死。在我们遇到的病例中,甚至有一例2 cm肝癌的病人,在超声引导下行16次无水注射治疗,但治疗后再次活检,病灶内仍有残癌。因此该方法在临床应用有一定的局限性。如何在临床上探索一种创伤小、可控性强、达到使肿瘤一次性完全性坏死的方法呢?带着这个问题,我仔细地查阅了文献,发现超声引导下肿瘤局部热疗是近年来国内外学者研究的热点之一。超声引导下导入激光治疗可采用较细(18G)针穿刺肿瘤,通过激光的热辐射造成肿瘤局部凝固性坏死,是一种安全有效的方法。于是我们立即与激光科合作开展了激光凝固离、活体猪肝的实验研究。该病人于1994年2月4日超声检查发现肝右后叶一个1.9 cm结节、右前叶1.1 cm、0.8 cm的两个结节。1994年3月4日再次全院大会诊,由于肝内多发病灶,若用无水酒精治疗则对肝功损害大,治疗棘手。经全院会诊提出的治疗方案为交替性肝动脉或门静脉插管化疗和肿瘤内注射肿瘤坏死因子,但由于治疗有不良反应,且疗效不能保证,病人及其家属对上述方案有所顾虑,故自动要求出院。

当时我们超声引导下经皮激光凝固的实验研究已完成，但在临床仅治疗 2 例病人。

病例 2：病人是一位首长，他的每次治疗都是上惊动院长，下到各级会诊专家的。把这一新技术用到这位首长身上合适吗？我心里很犹豫。1994 年 5 月病人再次复查时，我将这一新技术介绍给病人，没想到立即得到了病人及其家属的认可，马上要求住院行超声引导下激光治疗。治疗前各种影像学再行检查，肝内共有 4 个病灶，其中 2 个为酒精治疗后结节；2 个为新生结节，左右叶各 1 个，直径分别为 1.5 cm和 1.3 cm。在超声引导下将光纤导入，分别对肝左、右叶两个结节行激光凝固治疗，治疗经过十分顺利，治疗后半个月病人即出院。但不幸的是半年后（1995 年 1 月）肝内再次出现转移灶，大小 3.5 cm×3.2 cm，由于肝癌病灶较大，决定采用双光纤导入低功率长时间作用以达到整个肿瘤完全凝固坏死，治疗于 1995 年 1 月 26 日完成。治疗后病人持续发热 2 周且伴有血象升高，超声复查发现治疗区病灶内液化，考虑合并感染的可能性大。当时快要过春节了，病人听说治疗后合并局部感染时，情绪极度沮丧。我来到病人身边，对他说："现在我们治疗病情的阶段如同是长征中过草地翻雪山，虽然是艰难困苦，但是胜利在望。只要肿瘤坏死彻底，液化的脓肿，我们用介入超声方法治疗易如反掌，应当充满信心！"于是在 2 月 2 日、3 月 14 日、3 月 28 日 3 次行超声引导下穿刺抽脓，其后病人体温正常，1 个月后复查 MRI、增强 CT 及超声均显示：肝脏多发结节符合治疗后坏死改变，肝内未见新生病灶。出院后正值春天，病人即去南方疗养，1 个月疗养回来后，病人红光满面，带着锦旗来看我们。他说一个月内体力恢复得很好，全身觉得特别畅快，体重增加 10 斤多，多亏了你们的及时诊断和治疗，才给了我第二次生命。作为一名医生，看到自己的劳动成果得到如此的回报，心里真是说不出的欣慰和自豪。此病人以后每两个月超声复查一次。自 1995 年 1 月，最后一次激光治疗至 1998 年 4 月肝内未发现新的病灶。1998 年 5 月超声检查发现肝内右前叶下段近胆囊床旁处大小 3.2 cm×2.6 cm 低回声肿块，经超声引导下穿刺活检病理证实为肝细胞肝癌。由于肿瘤较大，我们对该病人选择了性能可靠、热效率高、疗效稳定的超声引导下微波治疗。自 1994 年我们开始了植入式微波治疗肝癌的研究，经过上百斤猪肝 600 多个点次的反复实验研究，寻找到了一个在深部肝组织中形成椭球体凝固的理想方法。该植入式微波电极在凝固形态、抗组织粘连、热传输效率方面均明显优于日本、丹麦等国家所研制的微波针，并经过 4 年多临床治疗 100 多例病人，达到了肿瘤缩小率 89% 的良好疗效，应该说这是一种能造成肿瘤完全坏死的安全、有效的新方法，并且对毗邻肝组织损伤少，全身副作用很轻微。1998 年 7 月该病人行超声引导下微波凝固肝癌的治疗，经过两次五个点的局部凝固治疗，再次活检肿瘤为完全坏死，病人血 AFP 也由治疗前 50 ng/ml 降至 <25 ng/ml，再次痊愈出院。

该病人自 1990 年 7 月发现肝癌至 1998 年 7 月治愈肝癌，历经 8 年的时间先后发现肝内 7 个肝癌病灶，治疗中采用了手术切除、肝动脉化疗 + 栓塞、超声引导下瘤内无水酒精治疗、超声引导下导入激光肿瘤内凝固治疗和超声引导下经皮穿刺植入式微波凝固治疗。我想一项新的技术要在临床应用和发展，必须有其满意的临床疗效并经得起时间的考验。该病人在超声科从传统的无水酒精治疗到激光、微波的热疗，亦代表了我们对肝癌介入性治疗方法的一次又一次的改进。实践证明超声引导下微波凝固治疗具有热效率高、临床疗效好的特点，对于小于 5 cm 的肿瘤可以达到一次原位灭活的较好疗效。如果说今天我们的介入性治疗取得了一点成绩的话，我认为我们首先应当感谢这些病人，是他们给我们提供了让我们学习、思考的机会和不断改进应用新方法的勇气，应当说是病人的要求推进了我们技术的发展，并日臻成熟。

病例 3：孔××，男性，55 岁，山西籍干部，超声号 55000356，1994 年 9 月右上腹隐痛不适伴乏力即去当地医院检查，超声发现肝右叶实性占位性病变，可疑肝癌，为进一步诊断和治疗入院。我院超声检查发现肝脏表面呈小结节状，肝实质回声明显增粗增强，呈慢性肝实质损害改变。肝右前叶上段可探及 3.6 cm×3.4 cm×3.3 cm 实性肿块，该肿块其后紧贴下腔静脉，位于肝中静脉与肝右静脉的夹角处，并将肝右静脉轻度向右推移。超声印象是肝右叶实性占位性病变，肝癌可能性大。增强 CT 及 MRI 检查亦考虑肝右叶病灶以肝癌的可能性大。1994 年 10 月 25 日在我科行超声引导下活检，肝右叶肿块穿刺病理组织学诊断为分化较好的肝细胞肝癌，肝实质穿刺病理报告为慢性肝炎。至此，诊断已明确。病人希望是能够手术切除。请肝胆外科会诊，由于肿瘤紧贴第二肝门，且位于肝中、肝右静脉的夹角内，认为手术切除困难，经肝胆外科教授介绍即转入我科治疗。由于当时的技术条件所限，我们考虑对于最大直径 3.6 cm 的肝癌，即使双光纤同时作用，一次也难以达到完全凝固肿瘤，况且该肿块位于腔静脉周围，光纤置入时不易过深，否则将损伤大血管。经讨论决定行综合治疗。超声引导下首先对该肿块行 3 次 4 个点的激光凝固治疗，对近大血管周围进行了 3 次 6 个点的无水酒精治疗，治疗后 1 个月对该肿块再次活检，病理组织学显示肿瘤呈完全性坏死，病人 AFP 亦由治疗前 >400 ng/ml，降至治疗后 <25 ng/ml。但不幸的是 1 个多月后病人又回来了，说其血 AFP 值再次升高。超声检查肝左叶近肝表面处有一新的低回声结节，大小 2.5 cm×1.4 cm 突出于肝表面，该肿块我们首先行 4 次无水酒精治疗，由于肿块近肝被膜，每次无水酒精注射治疗，病人都觉得疼痛难忍。他说："一听说下次又要打无水酒精，我的腿就软，一到超声科我就打哆嗦。"4 次无水酒精治疗后病人难以坚持，且出现了大量的腹水、肝功明显异常、轻度黄疸，为尽可能保护肝功，遂改用置入式激光凝固治疗。1995 年 4 月 13 日行双光纤置入肿块凝固治疗，但治疗后 1 周肿块内仍有一粗大的动脉血管，且血 AFP 持续 >400 ng/ml，故决定对该肿块行微波治疗，主要封闭其内粗大的动脉血管。微波治疗后观察其内血流信号消失。半个月后病人满心欢喜地出院。出院后半年(1995 年 11 月)病人再次来我院复查，超声检查示原肝左、右叶的肿块已明显缩小，内部呈强回声，是瘢痕化的表现。但于肝右后叶上段发现一新生病灶，大小 4.2 cm×3.9 cm×3.7 cm。边界清楚，出现这样的病灶，对一个反复治疗的肝癌病人及其家属确实是十分不幸的，都认为再无希望了。老孔是当地的领导干部，刚开始看病时，县里的一大群人前呼后拥，而现在大概人们觉得这位领导的病已经没救了，因此陪同的人少了，就连身边的妻子也离他远去了。我们也深知这是一场硬仗，必须有充分的准备。治疗前我们再次复习各种影像的片子，发现肝右叶病灶最大直径已达 4.5 cm，遂决定采用微波局部热疗。病人一度因肝功差出现黄疸和大量腹水。经过近 1 个月的保肝治疗，老孔的肝功得到了一定的恢复，腹水消失。我们对该肿块导入微波凝固治疗，2 周后血 AFP 降至 <25 ng/ml，痊愈出院。老孔几次治疗虽然都几经周折，但终究取得了圆满的疗效。4 年多的时间过去了，老孔每半年来我科复查一下，每次复查都带着满意的微笑回去。听说 1998 年这位廉政的县领导又重新上任了。用他自己的话说："肝癌这顶帽子你们给我摘了，我现在一身轻松，要为人民多做几件好事"。这仅仅是我们多年劳动成果中的又一份回报。

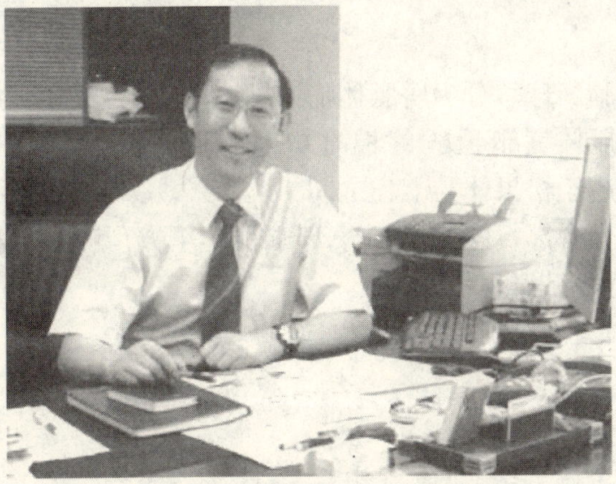

冯晓源，主任医师、教授、博士生导师。

男，1956年8月出生。1982年毕业于上海第一医学院医学系获医学学士学位；1988年毕业于上海医科大学研究生院，获医学博士学位。现任复旦大学上海医学院副院长、影像医学系主任；复旦大学附属华山医院党委书记兼副院长、放射科主任；卫生部大型医学影像装备专家组成员；中华放射学会中青年委员兼外事秘书；上海放射学会主任委员；上海生物工程学会理事；上海生物工程学会放射专业委员会主任委员。《中国医学计算机成像杂志》责任主编、《中华放射学杂志》、《中国医学影像技术杂志》、《临床放射学杂志》、《实用放射学杂志》和《上海医学》编委。北美放射学会(RSNA)会员，中国－奥地利放射学会中方代表，亚洲大洋洲神经放射学会秘书长。曾获中华医学会和卫生部第三次全国中青年医学学术交流会三等奖、国家教委和国务院学位委员会颁发的“做出突出贡献的中国博士学位获得者”荣誉称号和卫生部“教书育人、管理育人、服务育人”先进工作者。自1982年大学毕业后一直从事医学影像学工作。学术专长为影像学新技术的应用(如CT、MRI、DR和EBIS)。对神经系统和腹部病变的诊断较为擅长，主持多项国家级和市级科研项目。主要研究方向是影像新技术(CT、MRI、DR等)在临床上的应用和神经系统及腹部病变的影像诊断。历年来发表论文50余篇，参加编写学术著作8本，主编学术著作2本。培养研究生8名，另有在读研究生12名。

脑白质病变的诊断原则

脑白质解剖

脑实质的基本组成包括灰质、白质和胶质。灰质由神经元与树突组成，包括大脑皮质，小脑皮质，大、小脑皮质下和脑干内的核团。新鲜标本上灰质色泽灰暗；白质由轴突与髓鞘组成，包括大脑、脑干、小脑内白质。新鲜标本上白质由于髓鞘中含有脂类成分而色泽白亮；胶质有星形胶质细胞、少突胶质细胞、小胶质细胞，散在分布于灰、白质内。另外还有一种室管膜细胞，单层被覆于脑室内侧面。其中少突胶质细胞主要功能是形成髓鞘。

脑白质分为3类：联合纤维、联络纤维、投射纤维。联合纤维是指连接两侧半球的白质纤维，包括胼胝体、前联合、后联合、穹隆联合；联络纤维是指连接同侧半球的白质纤维，其中又分为连接脑内各叶的各种束(纤维较长)和连接脑回的弓状纤维(纤维较短)，包括连接邻近脑回的短弓状纤维和连接相隔脑回的长弓状纤维；投射纤维即内囊，其内包含上下走行的纤维束，向上传导感觉、向下传导运动。

脑白质的分布如下。

1. 大脑半球内

(1)联合纤维:

胼胝体:为脑内最大的联合纤维,连接两侧大脑半球。分为胼胝体嘴部、膝部、体部、压部。

前联合:为一束短棒状的横行纤维束,位于胼胝体嘴部下方、终板前方,连接两侧颞叶。

后联合:为上丘脑的一部分,呈短棒状横行穿越于松果体与上丘之间。

穹隆联合:海马发出的传导束组成穹隆,从海马伞部行向前方,走行于胼胝体下方,其在中线部位纤维部分交叉至对侧,形成穹隆联合,在人类此联合大部退化。

(2)联络纤维:

扣带:连接额、顶、枕、颞叶。

上纵束:连接额、顶、枕叶。

下纵束:连接额、颞叶。

钩束:连接颞、枕叶。

另外还有上额枕束、下上额枕束等。

(3)投射纤维:

内囊:为扇形纤维束,所有上下走行的纤维均穿行其中。分为内囊前肢、膝部、内囊后肢。前肢内主要有上行纤维束丘脑至额叶的感觉纤维、下行额叶至脑桥核的运动纤维(额桥束);膝部主要走行有中央前回下部至脑干(脑神经运动核)的运动纤维;后肢内有上行:丘脑皮质束,三叉丘系、脊髓丘系至中央前回(浅感觉),内侧丘系至中央前后回(深感觉),视、听辐射(内、外侧膝状体至颞横回、距状裂皮质)。下行:皮质脊髓束、枕颞桥束。另外尚有部分锥体外系纤维。

2. 脑干内

(1)中脑:分为3个部分。灰质包括位于导水管周围的中央灰质和中脑顶盖部(上丘、下丘)。白质主要位于大脑脚,包括脚底的运动束(额桥束、锥体束、顶颞桥束)和被盖部的感觉束(脊髓丘脑束、内外侧丘系)。另外,中脑内还有由网状核及其发出纤维组成的网状结构,散在分布。

(2)桥脑:分为2个部分。

基底部:主要为白质结构,包括纵行纤维束(锥体束、锥体外系纤维束)和横行纤维束(斜方体:听觉传导纤维)。被盖部主要包括第5~8对脑神经核团及其发出的神经纤维,另外亦包含与中脑内相似的网状结构。

延髓:锥体束在延髓下缘交叉,脊髓上行的感觉纤维束薄束、楔束止于延髓部的薄束核与楔束核,再上行纤维束在延髓形成内侧丘系交叉。延髓内还有第9~12对脑神经及其发出的纤维,并同样具有网状结构。

3. 小脑内　分为小脑皮质、皮质下白质及白质内核团。小脑组织结构比较紧密,灰白质界限不像大脑半球内清晰。小脑通过3对小脑脚与脑干联系(小脑上脚、小脑中脚、小脑下脚),3对小脑脚均为白质结构。

脑白质病变的诊断原则

脑白质病(leukoencephalopathy)是指原发于髓鞘的一组疾病,分为髓鞘形成障碍性及脱髓鞘性疾病。前者为遗传性髓鞘合成障碍,多数为由于各种酶缺乏引起,疾病称为白质营养不良。一般发病年龄小、死亡率高。主要的疾病有异染性脑白质发育不良、球形细胞性脑白质发育不良、肾上腺脑白质发育不良、海绵状脑白质发育不良及亚历山大病、佩－梅病、库克综合征等。后者基本病变为原先已形成的髓鞘脱失,而轴索相对保留,但随着病变的进展轴索,可发生继发性损伤。中枢神经系统的髓鞘具有有限的再生能力,病人的临床表现取决于脱髓鞘、继发轴索损伤和髓鞘再生的程度。脱髓鞘病变又分为原发性和继发性，前者指原因不明的一组疾病。后者为中毒、溺水、吸毒及放疗、化疗等引起的非特异性的白质脱髓鞘病变。脱髓鞘疾病中最常见为多发性硬化，其次有急性播散性脑脊髓炎、进行性多灶性白质脑病、播散性坏死性脑白质病、桥脑中央髓鞘溶解症、胼胝体变性（Marchiafava - Bignami 病）、弥漫性硬化、“血管性”脱髓鞘等疾病。

影像日常工作中经常遇到脑白质内单发或多发异常信号灶病例，临床亦经常有可疑多发性硬化表现者需要明确或排除，确诊脑白质内异常信号灶性质，对治疗非常重要。同时许多非脑白质疾病，如血管炎、脑囊虫、多发梗死等表现不典型时也易于与多发性硬化混淆。传统影像学检查，包括平片、气脑、脑室造影及脑血管造影等，均无助于诊断。CT 与 MRI 可以显示病变，但多数病例定性诊断需要结合临床做全面分析。我们通过针对性收集和分析影像上表现脑白质内单发或多发异常信号灶病例，并与 MS 比较，归纳脑白质病变的诊断原则为：

1. 初次诊断脑白质内病变时，可以先把病灶分为髓鞘起源性、血管起源性、肿瘤起源性病变，其次对髓鞘起源性病灶进行急、慢性分期。诊断依据包括病史及病灶分布、信号及强化特征。

2. 其他涉及脑白质的病变，除播散性脑脊髓炎外，多发性脑梗死、脑囊虫、血管炎、肾上腺脑白质营养不良及吸毒、中毒引起的脑白质损害等 MRI 表现各有不同。具体各种疾病的特点叙述如下。

脱髓鞘疾病

一、多发性硬化

多发性硬化（multiple sclerosis）是中枢神经系统最常见的白质脱髓鞘疾病，在美国是非创伤性中、青年人群致残的最常见原因，目前美国有 MS350 ~ 450 000 例。我国属低发病地区，但随着对本病认识的加深及 MRI 应用的广泛，诊断病例增多。临床分为 3 型：好转 - 复发型（relapsing - remitting，RR 型），原发进展型（primary progressive，PP 型），继发进展型（secondary progressive，SP 型），RR 型最常见。

CT 可以检测到脑内深部白质区的多发低密度病灶，但由于其软组织分辨率的限制，在皮质下病灶、幕下病灶、小病灶的检出及病灶的分期中作用有限，已被 MRI 取代。MRI 是目前活体中检测脑及脊髓内 MS 病灶的最敏感方法。常规 MRI 表现：

1. 脑部 MS 病灶可以单发或多发，单发病灶幕下多见，尤好发延髓（图 1）。多发病灶最常见部位为两侧脑室旁，其次为皮质下、胼胝体、脑干、小脑等（图 2）。有作者认为侧脑室体部及颞角旁的 T_2WI 高信号更多见于 MS。典型的胼胝体病灶邻近侧脑室的下边，呈放射状向周围伸展，T_2WI 矢状面显示最好。MS 病灶大小数毫米至 2 cm 最多见，较大病灶可以呈现“假肿瘤征”（图 4），弥漫分布病灶呈“白质变脏征”（图 3）。

2. 脑部 MS 病灶可以分为急性及慢性病灶。急性者病灶呈圆形或卵圆形，有膨胀感，T_1WI 表现“黑洞”或呈略低信号、T_2WI 表现“核心 + 晕环”征象，增强后最典型为病灶周围环形或弓形强化（图 5）。慢性病灶呈不规则斑片状多见，有收缩感，近对称分布于两侧脑室旁或散布于脑室旁、皮质下、脑干等部位，信号基本均匀（图 6）。

3. 脊髓 MS 以颈、胸髓多见，矢状面病变节段脊髓正常或略增粗，髓内见粗细不等条状 T_2WI 高信号影，强化少见（图 7）。横断面病灶可单发或多发，偏侧略多见（图 8）。伴有视神经损害时，视神经脊髓炎的诊断成立。

MS 应与以下疾病鉴别：

1. 播散性脑脊髓炎　本病病前常有预防接种或病毒感染史，临床特点为单相病程。病灶一般多发，仅涉及白质，以双侧脑室旁白质内多发 T_2WI 高信号灶常见（图 9）。常规 MRI 表现与 MS 急性病灶相似，因此仅靠常规 MRI 检查无法与 MS 区别，确诊须结合病史，如果此类病例有第二次发作，则临床上将

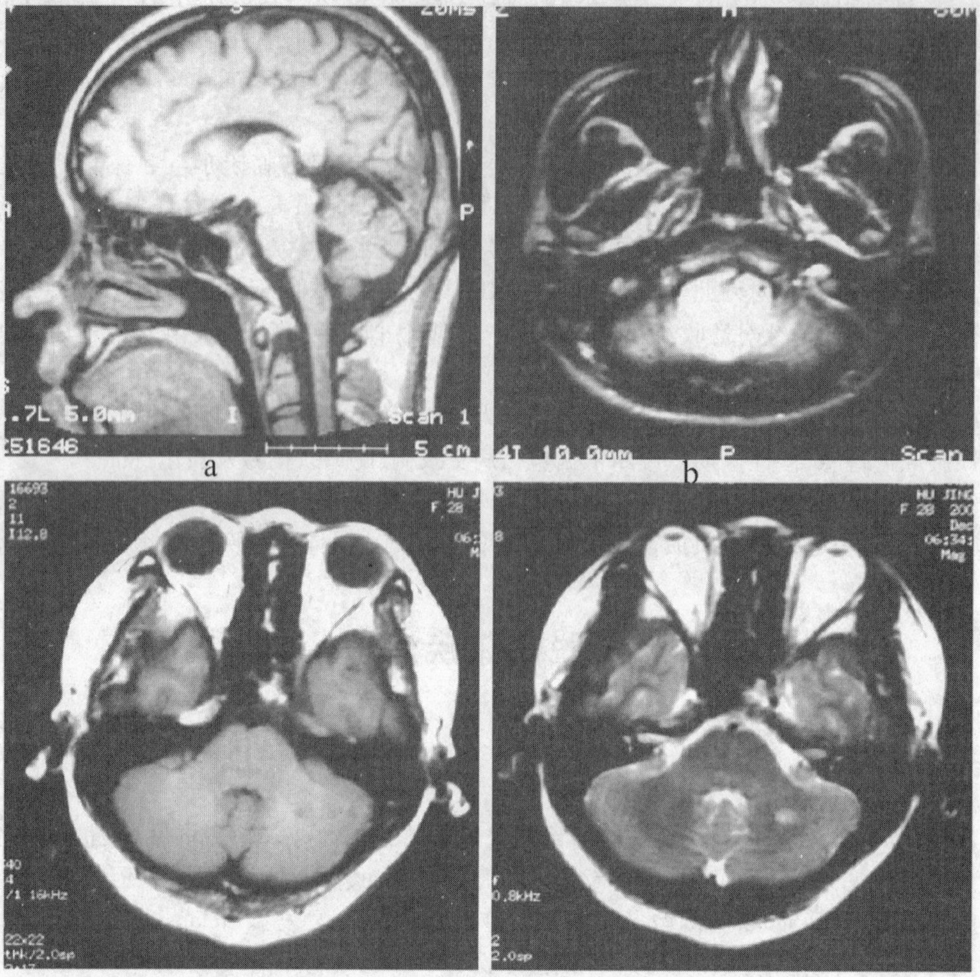

图1　MS 单发病灶

病灶分别位于延髓后方、左侧小脑半球，T_1WI 呈略低信号，T_2WI 呈高信号

其归为 MS 之列。

2. 多发性脑梗死　高龄 MS 病例须与多发脑梗死鉴别。多发梗死病例有高血压、动脉硬化或糖尿病等病史。病灶分布于丘脑、基底节及半卵圆区，涉及灰白质，梗死灶多呈弥漫小点状、片状，并部分融合、边界欠清（图 10），与 MS 病灶分布及形态均有不同。但慢性 MS 病灶与梗死灶均呈 T_2WI 高信号，无法明确区分，且在高龄 MS 病例，有时可与多发腔隙性梗死混合存在，诊断须结合病史。

3. 脑囊虫　相当数量的 MS 病程中曾以脑囊虫诊断或治疗，可见其是一种与 MS 易混淆的疾病。脑囊虫病灶无论多少，一般一定有位于浅表灰质部位的病灶，不具有 MS 病灶均分布仅于白质的特征。其次，囊虫的强化环小，一般 1 cm 左右，囊壁均匀、完整，发现头节则有确诊意义（图 11）。MS 增强则呈大小不等环状，壁厚薄不一，环可完整或不完整。另外脑囊虫治疗后多留有软化、局部萎缩等改变，MS 长期反复发作后也可有脑萎缩，但以全脑成比例均匀萎缩多见，极少发现局部脑萎缩现象。

4. 血管炎　MS 病灶较大时应与血管炎鉴别。中枢神经系统血管炎（central nervous system vasculitis，CNSV）的定义是一种由多种病因引起的血管壁炎症性疾病，受侵犯的经常是脑实质及脑膜的小血管，引起相应供血区脑组织的缺血或梗死性病变。中枢神经系统血管炎一般可以分为两大类，一是系统性血管炎（systemic vasculitis）在中枢的表现，如结节性多动脉炎、Churg - Strauss 综合征、Behcet 病、韦格

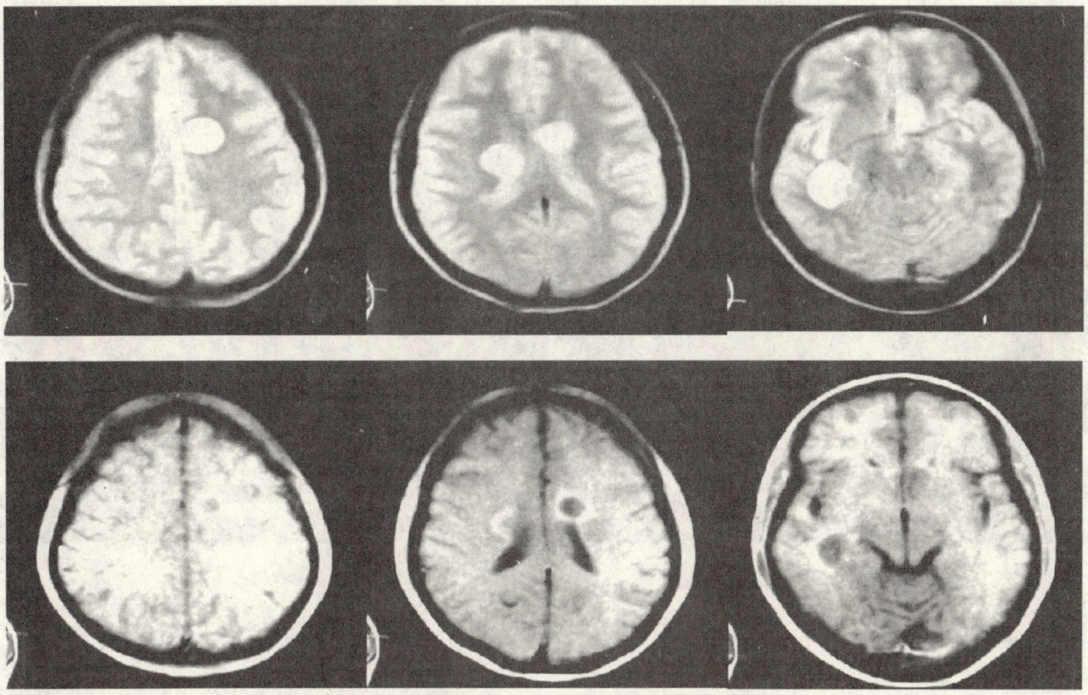

图 2　MS 多发病灶

横断面平扫 PDWI、增强 T1WI。多发病灶位于两侧脑室旁、右侧颞叶及胼胝体

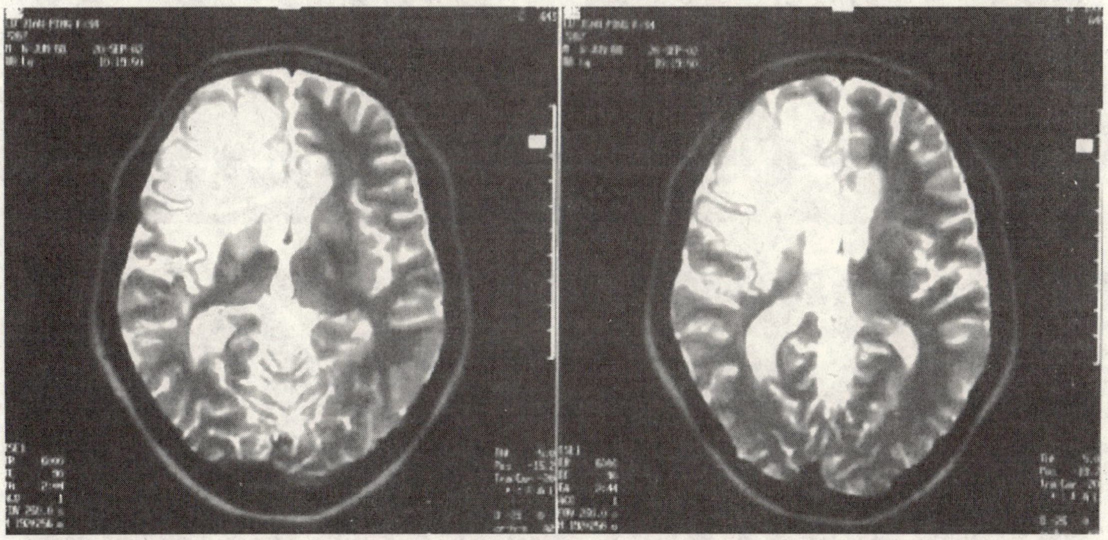

图 3　MS 多发病灶

病灶弥漫，无法确切计数，呈“白质变脏征”

纳肉芽肿、系统性红斑狼疮等。这类病变一般都有脑外其他器官的血管病变，中枢神经系统血管改变一般发生于发病的 2 ~ 3 年后，且很多病症有特异的实验室检查结果。另一类为孤立性中枢神经系统血管炎（isolated angiitis of the central nervous system）。病理上为血管壁的炎症性病变，导致供血区脑组织的缺血或梗死。MRI 表现了常见的两种类型，一是双侧病灶，侵犯灰白质，出血与梗死病灶可同时出现，与 MS 明显不同。二是单侧病灶，主要位于额顶叶深部白质内，但病灶呈较大片状，平扫信号与梗死类似，

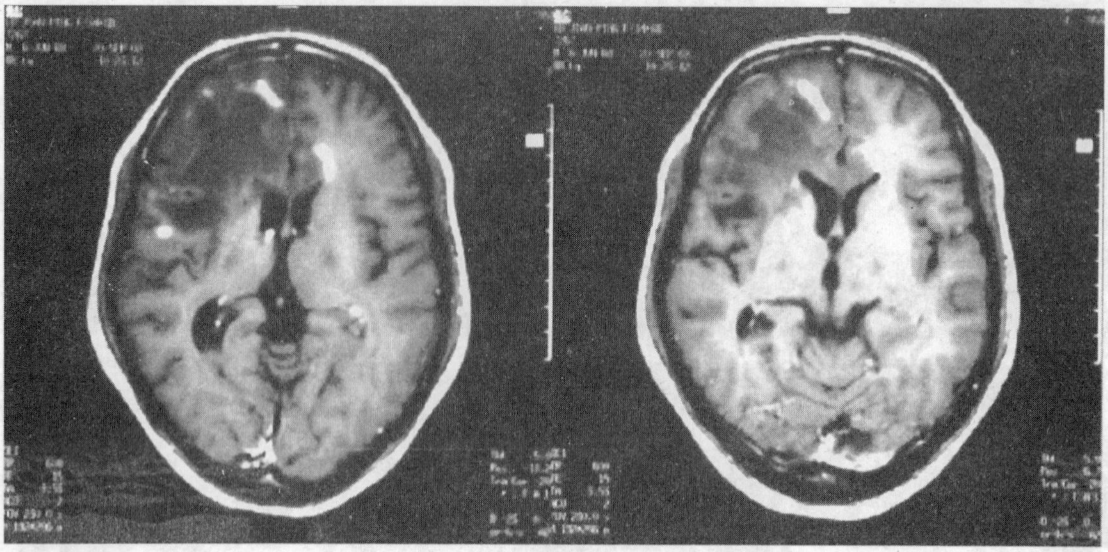

图4　MS 大病灶

横断面平扫 T_2WI、增强 T_1WI。右侧额叶白质内 T_2WI 高信号影，增强后见边缘近弓形强化，病灶无占位效应

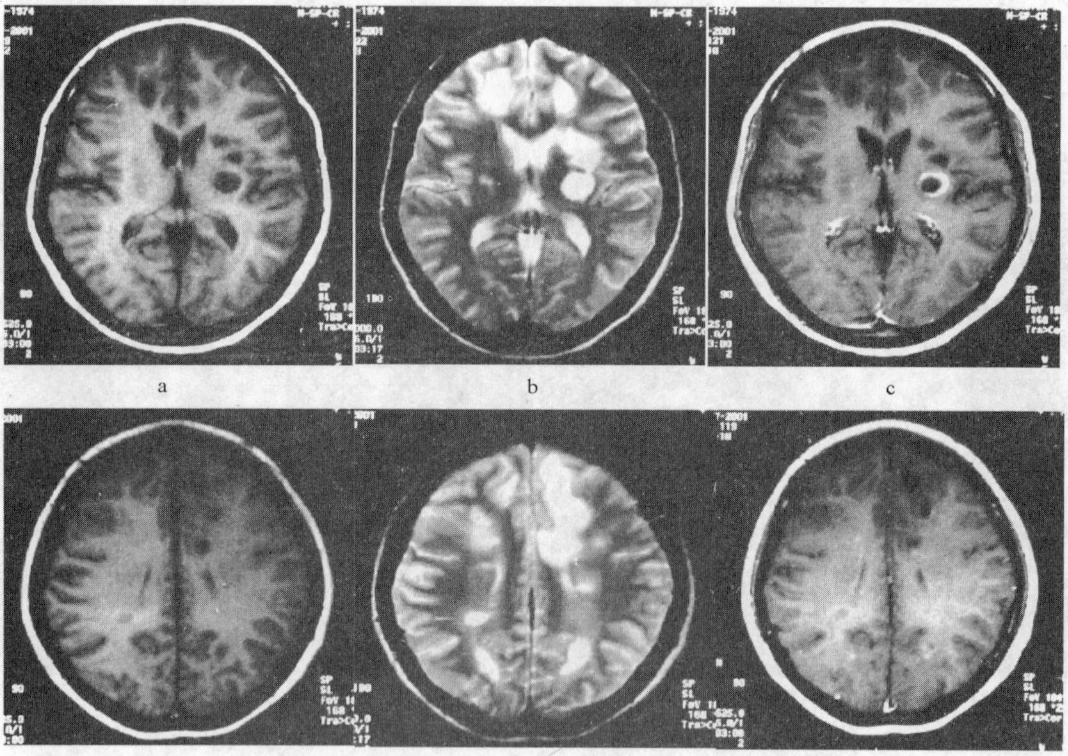

a　b　c　d　e　f

图5　MS 急性病灶

横断面平扫 T_1WI、 T_2WI、增强 T_1WI。多发病灶，T_1WI 呈低信号，表现"黑洞"征象，T_2WI 呈"核心＋晕环"征象，增强后见环形、弓形强化及无强化病灶，提示不同时期病灶同时存在

增强后无强化，与 MS 大病灶仅位于白质且边缘强化不同(图 12)。但慢性 MS 大病灶无强化时与这类血管炎病灶易于混淆，此时 MRA 若见相应供血血管狭窄或闭塞则可明确血管炎诊断。

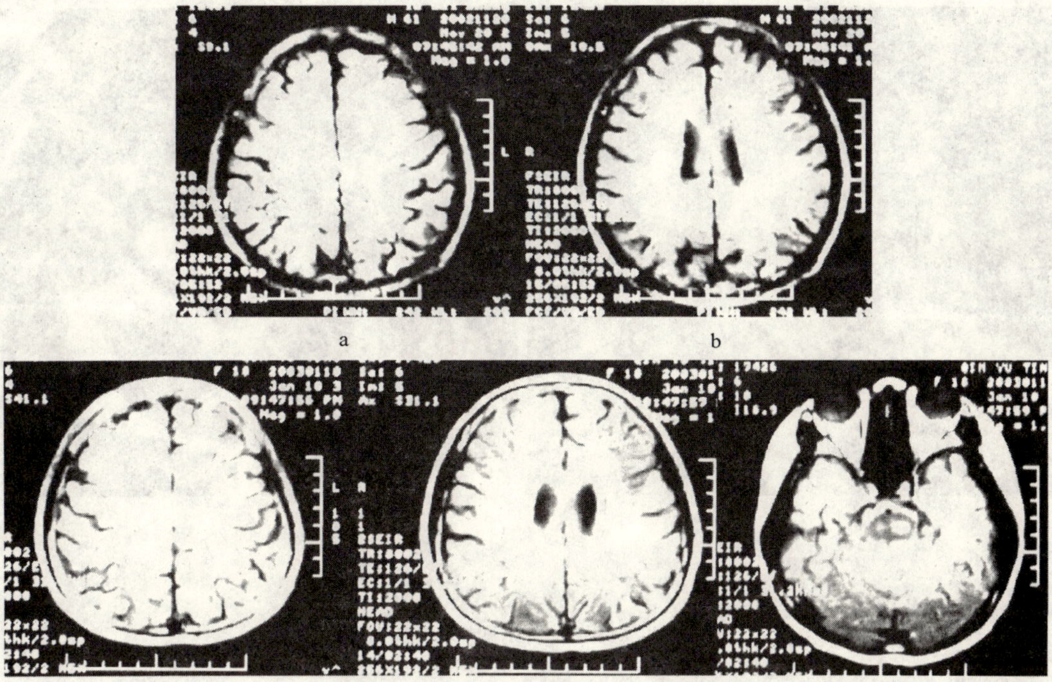

图6 MS慢性病灶

多发病灶分别呈近对称分布于两侧脑室旁及散在分布于额顶叶、侧脑室旁、脑干等，呈小条、片状，有收缩感，同时显示全脑萎缩

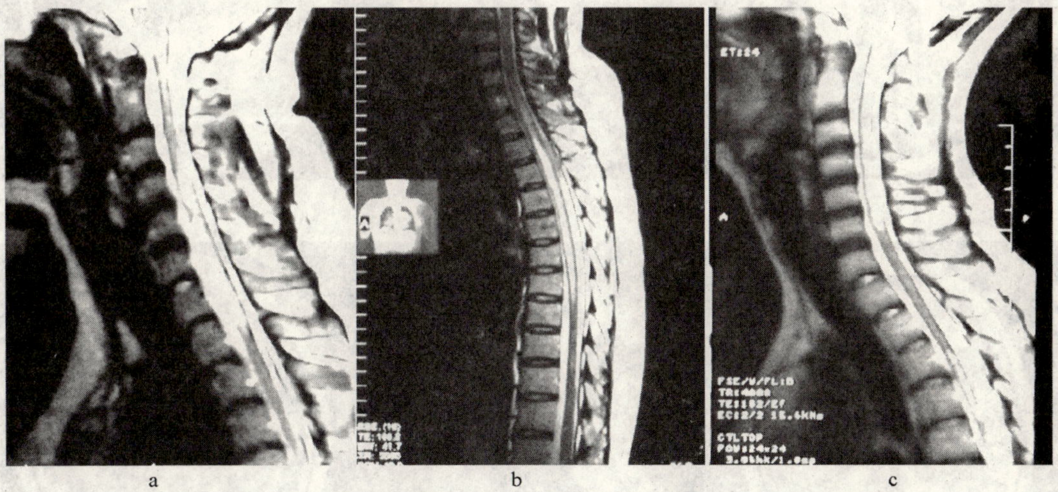

图7 颈髓、胸髓、颈胸髓MS

矢状面平扫T_2WI，分别见颈、胸髓粗细正常或不同程度增粗，髓内见条状T_2WI高信号影

5. 梅毒、吸毒过量及CO中毒等　亦可引起广泛的白质脱髓鞘。MRI表现类似，见两侧脑室旁大片状T_2WI高信号灶，呈完整一片，非结节融合状，此类病例一般有明确病史，与MS容易区别（图14）。

6. 进行性多灶性白质脑病　多见于免役抑制、器官移植、白血病病人。多发病灶、T_1WI低信号、T_2WI高信号影。

7. 播散性坏死性脑白质病　由于中枢神经系统白血病鞘内注射甲氨蝶呤剂量不当引起。多发病

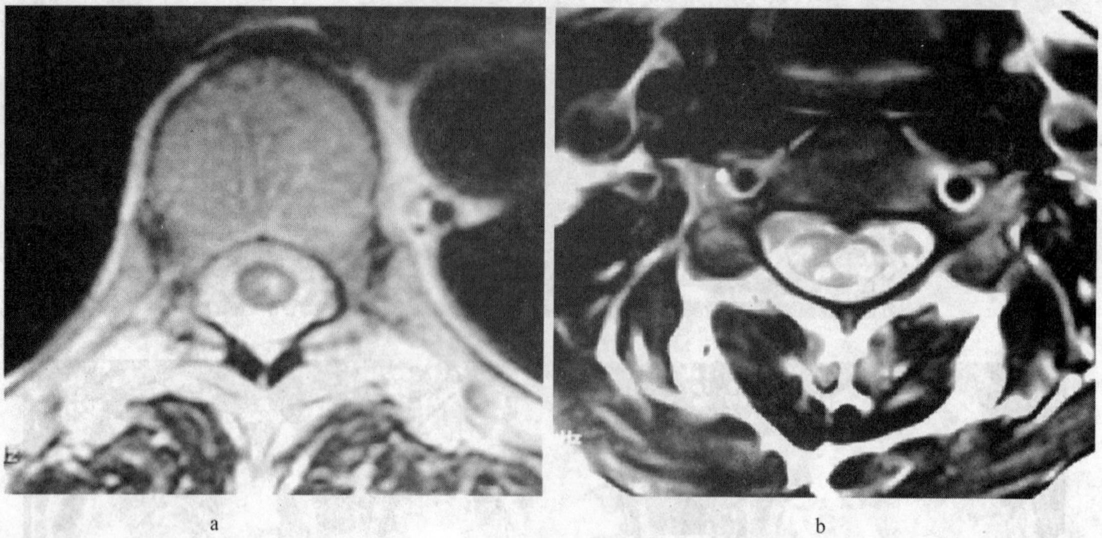

图 8 脊髓 MS

横断面 T_2WI 平扫。分别见单发及多发病灶

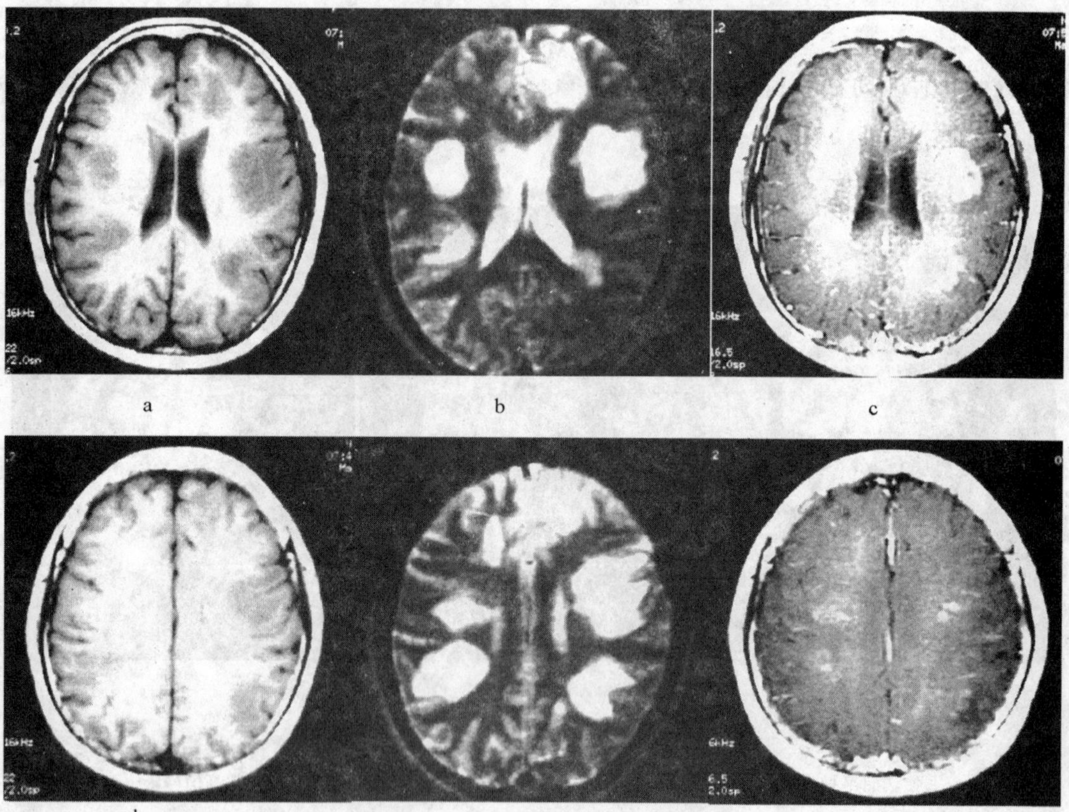

图 9 急性播散性脑脊髓炎

横断面平扫 T_1WI、T_2WI 及增强 T_1WI。两侧脑室旁多发、较大病灶，T_1WI 呈略低信号、T_2WI 见病灶核心与周围信号不同，增强后呈结节状强化，与 MS 急性病灶相仿

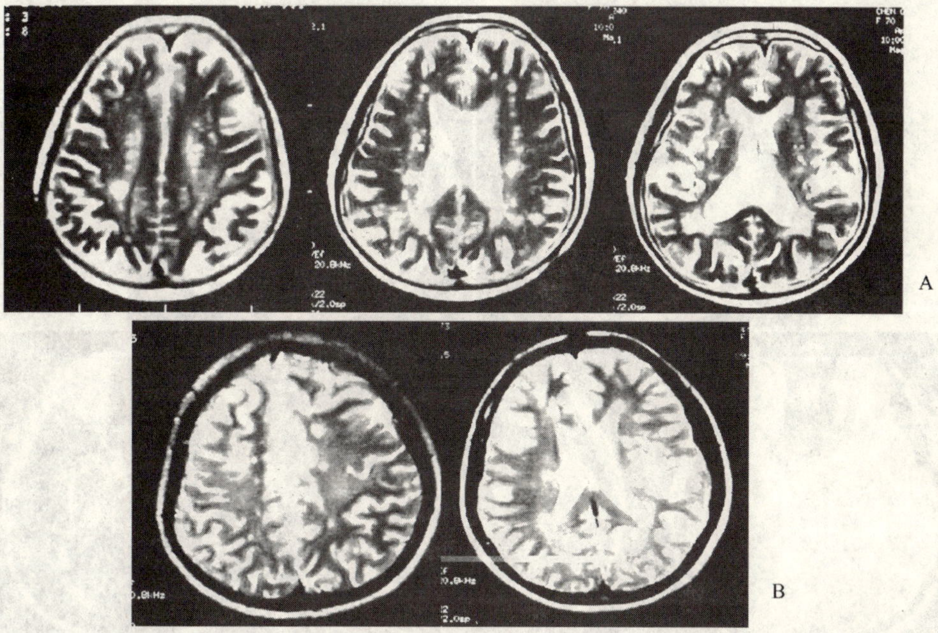

图 10　脑梗死与 MS

横断面平扫 T_2WI。两者均为多发病灶，但梗死灶多见于基底节及半卵圆区，病灶呈形态不规则、大小不等斑点、片状。MS 病灶呈类圆形，边缘较清晰，很少融合

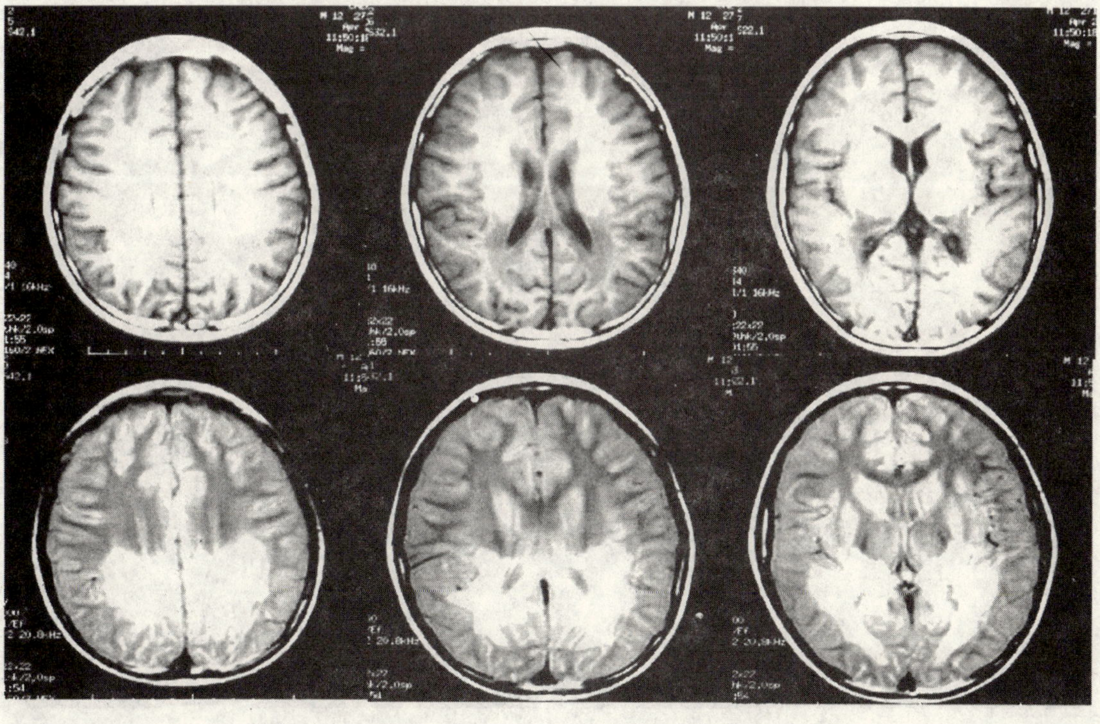

图 11　脑囊虫与 MS

横断面平扫及增强。两者均为多发病灶，但脑囊虫病灶分布趋于边缘灰质，大小较一致。T_1WI 呈低信号小囊状，T_2WI 高信号，增强后呈薄壁环形强化。MS 病灶分布趋于中心，位于白质内，大小欠一致，环形强化灶壁略厚

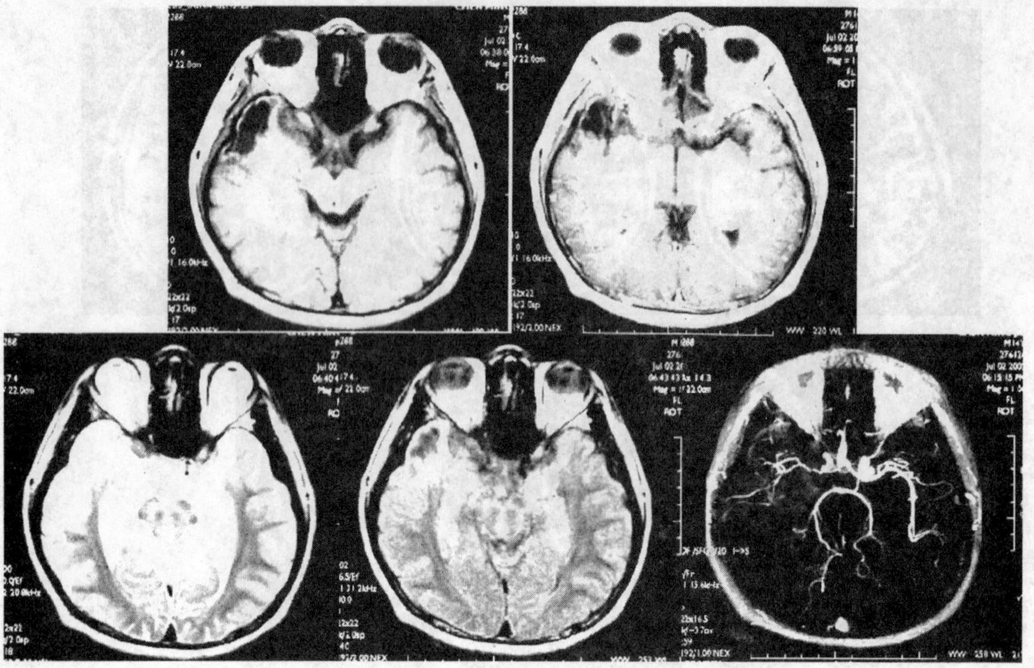

图 12 血管炎

横断面平扫及增强 T_1WI，平扫 T_2WI、FLAIR，MRA。右侧颞叶斑片状病灶，涉及灰白质，T_1WI 呈低信号、T_2WI 呈高信号，增强后边缘轻微强化，MRA 显示右侧大脑中动脉及分支不规则狭窄、分支较对侧减少

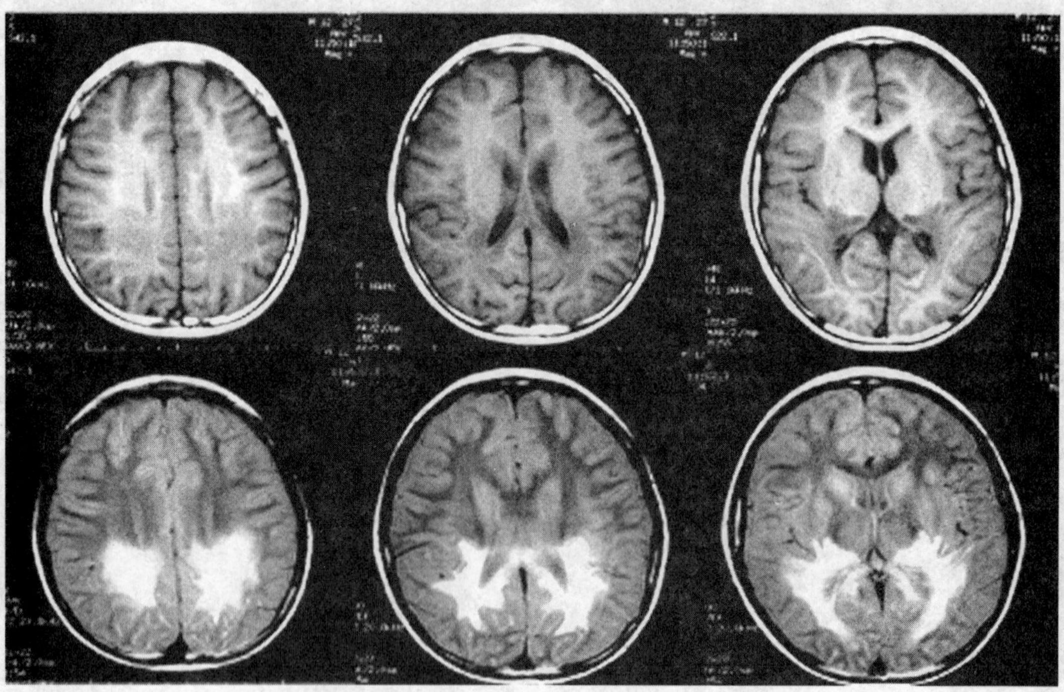

图 13 肾上腺脑白质营养不良

横断面平扫 T_1WI、PDWI。两侧顶叶、侧脑室旁斑片状病灶，对称性分布，T_1WI 呈略低信号、PDWI 呈高信号

灶、T_1WI 低信号、T_2WI 高信号影。大部分病灶坏死后形成软化灶。

8. 弥漫性硬化　罕见。多见于 10 岁以下儿童，多 1 年内死亡。两侧大脑半球白质弥漫、不对称性

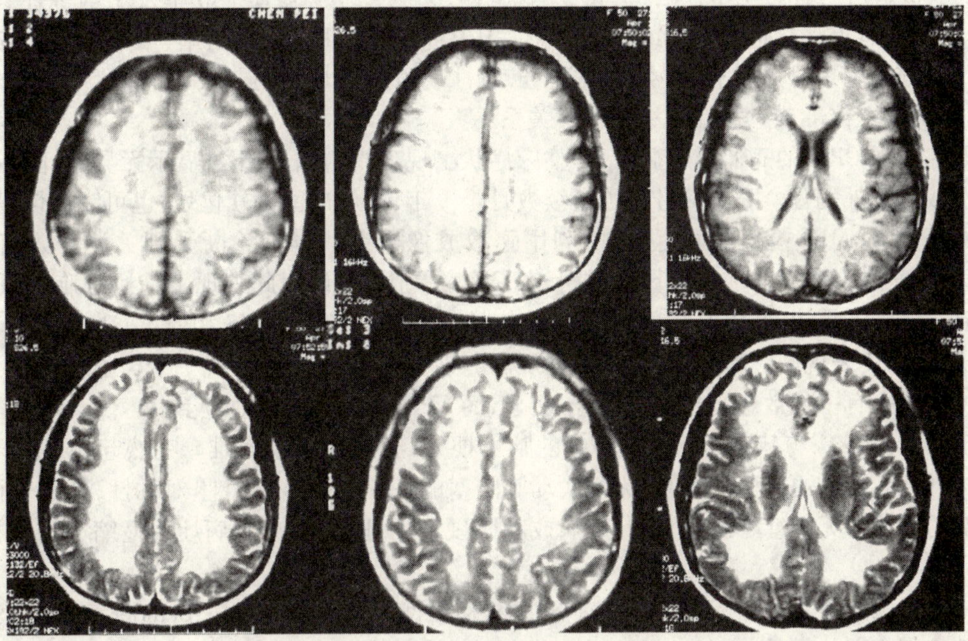

图14　CO中毒

横断面平扫 PDWI、T_2WI。呈两侧脑室旁大片融合 T_2WI 高信号灶

脱髓鞘。

9.“血管性”白质脱髓鞘　SAE，多梗死痴呆等，由于细、小动脉硬化后狭窄、闭塞导致多发、侧脑室旁、小灶性髓鞘脱失。

二、急性播散性脑脊髓炎

急性播散性脑脊髓炎（acute disseminated encephalomyelitis，ADEM）是一种免疫诱导的中枢神经系统炎症性病变，病前常有出疹性病毒感染史或预防接种史。急性起病，单相病程，好发青少年及儿童。影像表现类似 MS，一般此类病人若有第二次发作，临床将倾向于将其列为多发性硬化。

常规 MRI 表现为脑内多发病灶，大小 0.1～4 cm，两侧分布，一般认为与 MS 唯一区别是病灶较 MS 更不对称。病灶好发两侧大脑半球白质，90% 病人存在白质病灶。同时，病灶可出现在深部灰质，常见为尾状核、苍白球、丘脑，其中由于丘脑病灶很少出现于 MS，此征可作为与 MS 鉴别。脑干及脊髓病灶可见，但不多见。关于 ADEM 病人临床症状出现后 MRI 表现出现的时间，不同学者研究结果不尽相同，有人认为临床发病后短时间即表现 MRI T_2高信号灶，而另外学者则认为 MRI 表现在部分病人延迟出现，延迟时间一般为 1～6 周，因此在临床可疑病例未发现影像异常表现时应随访。新病灶可以在病人症状、体征恢复过程中继续出现，病灶数目与临床表现不相关。病灶一般在数月后可全部消失或部分遗留胶质增生性瘢痕。

三、中央脑桥髓鞘溶解症

中央脑桥髓鞘溶解症（central pontine myelinolysis，CPM）是一种少见的代谢紊乱疾病，包括低钠血症过快纠正及高渗状态（如高血糖），病理改变为脱髓鞘及轴索稀少，不伴有炎症。CPM 由 Adams 等（1959 年）在研究酒精中毒的神经病理过程中发现，首先报道。主要表现为四肢瘫、假性球麻痹和特殊的意识状态。Adams 认为选用“中央脑桥髓鞘溶解症”作定义，既提示本病累及的特殊部位又阐明了其基本病理学特性，即非系统性、有髓纤维的髓鞘溶解两个特点。应用 MRI 以后，国外陆续有报道，国内自 1991 年来散在个例报道约 20 例。

影像学表现：CT 发现 CPM 可表现 3 种类型：①单发于脑桥的病灶。②脑桥病灶合并脑桥外病灶

（称为脑桥外CPM），后者可见于丘脑、基底节、胼胝体、大脑或小脑白质。③单发于脑桥外病灶。表现为低密度灶，增强可见病灶边缘强化或片状强化。MRI应用后CPM的检出率、早期诊断与存活率大大增加。MRI扫描示脑桥中央T_1低信号，T_2高信号，急性期可以有增强，强化一般持续4周左右，矢状位显示病变较清晰、定位准确。病灶大小与预后关系不大。

很多研究发现CPM的病灶延迟显示，即临床症状出现1周内脑MRI可显示无异常，随后常规MRI才显示脑桥或脑桥外病灶。T_2高信号灶可持续数月至1年，最后遗留类软化灶，也可完全恢复正常。

由于CPM常规MRI检查的延迟表现，利用弥散成像研究其早期诊断受到关注。数篇文献报道CPM在DWI上表现高信号，ADC值下降，即水分子弥散受限，并认为此表现由脑桥细胞内低渗状态引起。但也有一位学者报道DWI上CPM呈轻微高信号，ADC值升高，与MS相似。

CPM常规MRI表现缺乏特异性，应与下列疾病鉴别：

1. *脑桥肿瘤* 有占位效应、对比增强多不明显，而CPM无显著占位效应。

2. *脑干梗死* CPM与基底动脉闭塞引起的脑干梗死，有时鉴别较困难。突然起病、逐步进展及脑桥被盖结构、中脑、丘脑更广泛的损害，为基底动脉闭塞的特征。CPM病灶呈对称性，不符合血管分布、脑桥基底部的大血管无闭塞、无其他动脉疾病或动脉硬化的证据，治疗后病灶明显缩小均支持CPM的诊断。

3. *其他脑干脱髓鞘病变* MS、感染后脑脊髓炎、播散性坏死性白质脑病、Schider病等均极少产生单一的脑桥基底部病变。另外，CPM病灶多位于脑桥中央，而其他脑干脱髓鞘病可累及脑干被盖和顶盖部，而不限于脑桥中央。

四、进行性多灶性白质脑病

进行性多灶性白质脑病（progressive multifocal leukoencephalopathy，PML）是一种少见脑机会性感染，发生于免疫低下病人，AIDS最常见。AIDS病人4%可以出现由JC papovavirus（一种DNA病毒）引起的PML，由于此病毒的靶目标为少突胶质细胞，PML病理上主要为广泛的髓鞘崩解和白质破坏，主要影响皮质下白质。目前治疗无效，诊断确立后2.5～4个月内死亡。由其他免疫缺陷引起的PML生存期可稍长，一般9～18个月。

CT表现为白质内低密度灶、无占位效应、无强化。

MRI表现多样，提倡冠状面T_2扫描。典型表现占90%，表现为双侧、不对称、多发、融合的白质病灶，后脑（顶、枕叶）常见。病灶呈T_1低信号、T_2高信号。绝大多数病灶无占位效应，但少见、轻微的占位效应与生存期相关，出现者生存期缩短。病灶一般无强化，但少数出现轻微强化者提示存在炎症反应，表现对治疗反应稍好。PML无皮质萎缩及脑室扩大。不典型表现占10%，如额叶、脑干、小脑均有病灶，深部灰质侵犯（基底节、丘脑），胼胝体病灶跨越中线并出血，囊状强化、单发脑桥病灶等。

PML需要与HIV脑炎鉴别，后者病灶表现弥漫、对称，T_1等信号，有明显皮层及深部萎缩，弓状纤维不侵犯。

五、播散性坏死性白质脑病

播散性坏死性白质脑病（disseminated necrotizing leukoencephalopathy，DNL）是一种发生于白血病鞘内注射甲氨蝶呤后引起的白质脱髓鞘及坏死，年龄越小越容易发病。

病灶可以弥漫分布于侧脑室旁，亦可仅见于额叶。CT表现为圆形或片状低密度，可以有或没有强化，前者表现为边缘强化或片状强化。在基底节及灰白质连接处可出现钙化，有一定诊断价值。MRI表现为白质内多发T_2高信号灶，一般无明显占位效应，有报道认为MRI上脑底强化较脑顶明显为DNL独特表现。病灶可以为短暂性，完全消失，也有结构破坏严重者遗留软化灶。

六、弥漫性硬化

弥漫性硬化（diffuse sclerosis，或Inflammatory myelinoclastic diffuse sclerosis，又称Schilder病）是一种

罕见的脱髓鞘病变，病变突发且严重，1912 年 Schilder 首先描述，至今病因不明。Schilder 描述的第一例为 14 岁女孩，发病前健康，突发起病后呈进行性视乳头水肿、偏瘫、颅内高压，4.5 个月后死亡。尸解发现脑内 2 处大病灶，病理为脱髓鞘及轴索稀疏。还有一些小病灶，与典型 MS 改变一致。

其后经过研究，Poser 认为 Schilder 病是不是一个确定的疾病尚不能肯定，因为 Schilder 病与儿童型 MS、急性播散性脑脊髓炎、其他类型感染性脑炎表现重叠。他认为至今文献报道的 100 多例中，70% 以上是变异型 MS，符合 Schilder 1912 型者不足 9 例。9 例 Schilder 病中 7 例男性，10 岁以下，1 例青少年女性，1 例成年妇女。

影像检查不能单独确立诊断。MRI 上位于深部白质的 1 ~ 2 个融合性大病灶（至少大于 2 cm，2 个病灶者一般分布于两侧），T_2高信号，无其他脑或脊髓病灶及其他病变者，考虑 Schilder 病可能。

确诊须排除的疾病很多，儿童型 MS、急性播散性脑脊髓炎、其他类型感染性脑炎目前均无特异性检查鉴别。由于肾上腺脑白质发育不良、亚急性进行性全脑炎（SSPE）、进行性囊虫性全脑炎已有特异性确诊方法，可以与 Schilder 病鉴别。

七、胼胝体变性

胼胝体变性（Marchiafava – Bignami 病）是与慢性酒精中毒或营养不良有关的一种少见疾病。

影像学表现为胼胝体病灶，压部多见，CT 呈低密度，MRI T_2呈高信号，可强化，维生素 B_{12}治疗有效，病灶可不同程度消失，一般遗留胼胝体萎缩。

胼胝体变性须与发生于胼胝体的其他病变鉴别：

1. MS　可作为 MS 的早期特异性征象，表现为胼胝体内垂直脑室方向放射状的细条状影，FLAIR 矢状面薄层扫描易于发现。确诊 MS 可伴有或不伴有明显的胼胝体病灶，晚期胼胝体萎缩。肾上腺脑白质发育不良病例，胼胝体可有相似表现。

2. 药物及压力性脱髓鞘　有报道抗癫痫药治疗导致胼胝体压部中央病灶，无强化，停药后病灶可完全消失。慢性梗阻性脑积水引流后可出现胼胝体内 T_2 高信号，与压力变化有关。

3. 梗死或卒中　胼胝体的血供丰富，有大脑前动脉（分支 – 胼周动脉），前交通动脉（分支 – 胼下、胼中动脉）；大脑后动脉（后胼周动脉）供血，一般不易梗死。梗死表现胼胝体内病灶，可以跨越中线，有占位效应及明显强化。卒中表现同其他部位脑出血。

4. 创伤　有外伤史，常出现于脑干创伤、皮质损伤及弥漫性轴索损伤时，压部多见。

5. 淋巴瘤　常发生于胼胝体背侧旁，因此称胼胝体旁淋巴瘤似乎更准确。

6. 胼胝体缩小　先天发育不良，AIDS 痴呆综合征均可见胼胝体压部萎缩，儿童髓母细胞瘤放疗后可出现胼胝体压部萎缩。

髓鞘发育障碍疾病病变

一、球形细胞脑白质营养不良

为 b – 半乳糖苷酶缺乏引起的遗传性疾病。病人表现头小，视神经萎缩。髓鞘形成障碍累及大脑半球、脑干及小脑。皮质下弓状纤维不累及。病理显示坏变区有异常巨噬细胞，呈球形。

MRI 表现脑内广泛区域、不同程度的 T_1WI 低信号、T_2WI 高信号影。

二、异染性脑白质发育不良

为先天性硫酸脂酶 A 缺乏使硫酸脂沉积于脑白质内而产生弥漫性脱髓鞘，脱鞘区轴索破坏严重。病变可累及大脑半球、脑干及小脑，弓状纤维不累及。常有脑积水。按照首发症状出现的时间，分为婴

儿晚期型、少年型、成年型。影像学表现为:

婴儿晚期型:MRI 表现双侧脑白质广泛 T_1WI 低信号、T_2WI 高信号区,皮质正常。

成年型:MRI 表现双侧脑室旁融合成片、左右对称 T_1WI 低信号、T_2WI 高信号影,以额、顶、枕区为主,无增强。脑室扩大。

三、海绵状脑白质发育不良

罕见。家族性性隐遗传。多见于婴幼男儿,表现巨脑症。病变主要累及皮质深层和白质浅层,包括弓状纤维。

MRI 呈弥漫、对称性 T_1WI 低信号、T_2WI 高信号影。

四、肾上腺脑白质发育不良

性连锁隐性遗传病,好发 5 ~ 14 岁男孩。临床表现为肾上腺皮质功能不全和进行性脑功能障碍(智力下降、行为异常、视力及听力异常、四肢硬瘫等)。影像学表现为:

1. MRI 表现为后脑向前发展的、对称性白质病变,T_1WI 呈低信号、T_2WI 呈高信号。典型见于枕、顶、颞叶交界处,额叶不受累。病灶从外向内分为 3 个区:周围区、中间区、中央区。病灶可强化,发生在周围区与中间区之间,提示病变活动(图 13)。

2. 可见华 - 勒变性(Wallerian degeneration),发生在皮质脊髓束。冠状位 T_2WI 清晰。

五、亚历山大病

罕见,原因不明。婴儿表现为巨脑畸形。病理上可见 Rosanthal 纤维沉积在软脑膜下及血管周缘。

特征性表现为 MRI 白质信号异常以额叶为主,且可累及视交叉、视放射、穹隆柱、纹状体及部分小钳。伴脑室扩大。部分病例可有异常对比增强。

成人型头部大小正常,影像表现可以与 MS 相似,诊断须结合病史及临床所见。

六、佩 - 梅病

磷酸甘油代谢障碍引起。大脑、小脑白质进行性硬化,弓状纤维不累及。分婴儿型、少年型及成人型。

MRI 表现灰 - 白质信号强度逆转,脑萎缩。

综上可见,涉及脑白质的病变很多,常规 MRI 表现具有一定特点,遵循正确的诊断程序,常规 MRI 可以确立各自的诊断。

(初曙光　冯晓源)

第四脑室肿瘤诊断原则

位于第四脑室的肿瘤主要为室管膜瘤,其次为室管膜下瘤、脉络丛乳头状瘤、脑膜瘤和转移瘤。其他需要鉴别的肿瘤为毗邻第四脑室的后颅窝肿瘤,其中最常见的为髓母细胞瘤,还有毛细胞型星形细胞瘤、血管母细胞瘤、淋巴瘤、胶质瘤和小脑发育不良性节细胞瘤。诊断原则和鉴别要点主要依据肿瘤的位置、形态、生长特性、CT 和 MRI 表现。同时病人年龄也是重要的参考依据。

室管膜瘤起源于脑室壁的分化的室管膜细胞,脑室内室管膜瘤中 58% 起源于第四脑室。所有年龄都可发生,无性别差异。但大多数第四脑室室管膜瘤发生于儿童,平均发病年龄 6 岁。第四脑室室管膜瘤起源于第四脑室底或顶,常沿侧孔长入桥小脑池或枕大池。CT 平扫上多为等密度,伴有钙化,钙化的发生率占40%～80%，可有囊变和出血。增强后实质部分明显强化，囊变部分无强化。MRI 平扫上 T_1W 呈低或等信号，T_2W 呈高或等信号，信号多不均匀，反映了肿瘤的钙化、囊变和出血。增强后不均匀强化（图1、图2）。

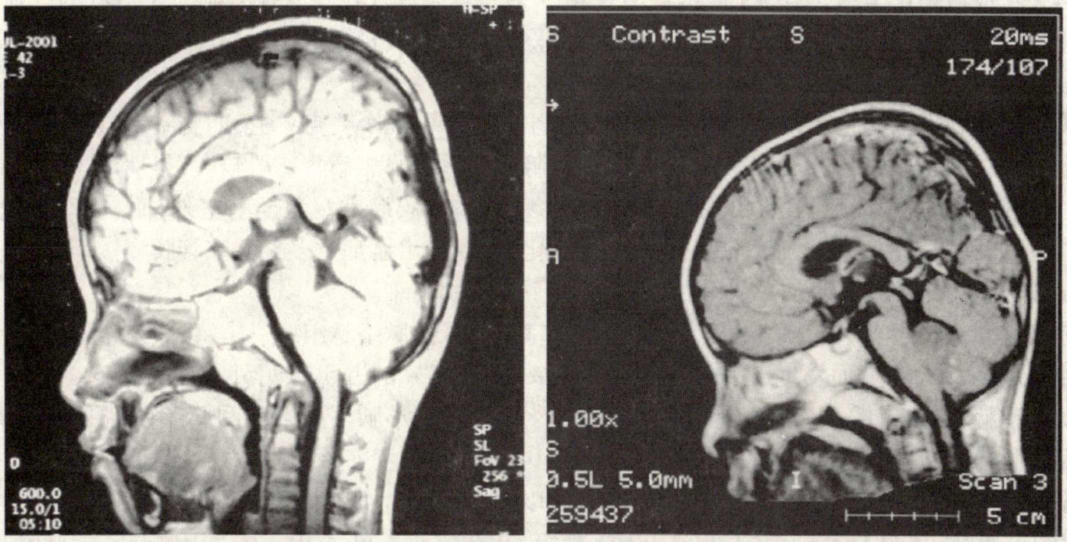

A B

图1 男性7岁，第四脑室室管膜瘤 WHOⅡ级

A. 矢状面 T_1WI 示位于第四脑室的略低密度肿块；B. 增强后矢状面 T_1WI 示轻度不均匀强化

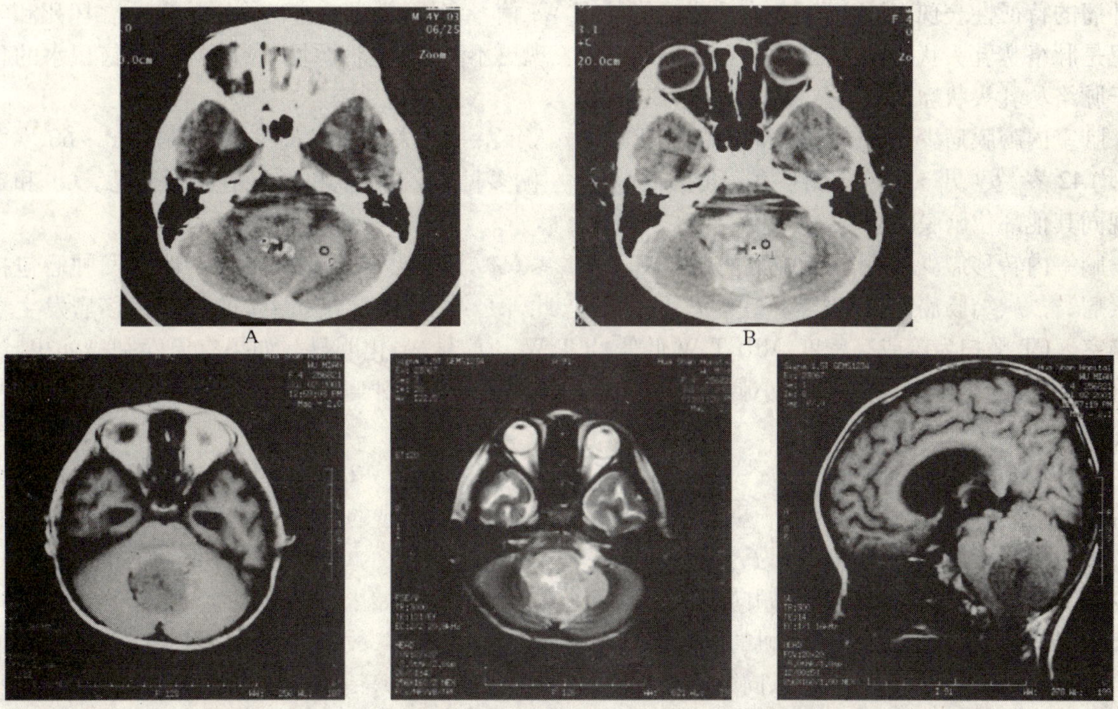

A B C D E

图2 男性4岁，第四脑室间变型室管膜瘤 WHOⅢ级

A. CT 平扫示第四脑室后部不均质肿块，以等密度为主，伴有高密度钙化和低密度囊变区；B. CT 增强示肿块不均匀强化，囊变区无强化；C. 横断面 T_1WI 示肿块呈等低混合信号，第四脑室闭塞；D. 横断面 T_2WI 示肿块呈等高混合信号；E. 矢状面 T_1WI 示肿块位于第四脑室后部，第四脑室闭塞室管膜下瘤起源于脑室室管膜下胶质层，大多数起源于第四脑室和侧脑室，发生于第四脑室的占50%以上。多数病人无症状而被偶然发现。肿瘤直径多小于2 cm，但有症状的一般很大，平均直径3～5 cm。男性多见，82%的发病年龄大于15岁。典型CT表现为边界清、分叶状脑室内肿块，等或略低密度。据文献报道钙化率约31.8%（但密集的钙化少见），囊变率18%，可有出血。大多数为乏血供，但多数肿瘤多或多或少有些强化，强化方式多种多样，可以不强化、轻微强化或明显强化。MRI上T_1W多为低信号，T_2W多为高信号，信号不均。

关于第四脑室室管膜瘤和室管膜下瘤的鉴别，主要有以下几个要点：①第四脑室室管膜瘤主要发生于儿童，而室管膜下瘤多见于成人。②发生于第四脑室的室管膜瘤病程一般较短，早期即出现颅高压症状，而室管膜下瘤一般无症状，可出现阻塞性脑积水。③室管膜瘤常侵犯至脑室外，而室管膜下瘤很少侵犯脑室外，肿瘤周围一般无血管源性水肿。④钙化、囊变和出血都更多见于室管膜瘤。但这些表现都无特异性，对发生于第四脑室的室管膜瘤和室管膜下瘤鉴别更难。

脉络丛乳头状瘤发生于脉络丛组织，由于侧脑室三角区的脉络丛组织最丰富，故发生于侧脑室三角区的肿瘤最多，占50%，而发生于第四脑室的占40%，第三脑室的占5%，另外5%发生于多个部位。极少数发生于脑室外，包括CP角、鞍上、额叶、后联合、松果体和小脑。脉络丛的胚胎残留是脑室外病灶的起因。脉络丛新生物占所有颅内肿瘤的0.4%～0.6%，占儿童脑肿瘤的2%～4%，占1岁以内儿童脑肿瘤的10%～20%。所以一半肿瘤发生于10岁以内，约80%为良性，WHO Ⅰ级，预后良好，恶性的称脉络丛乳头状癌，占脉络丛肿瘤的20%，WHO Ⅲ级，儿童比成人更多见。发生于侧脑室的脉络丛肿瘤多见于10岁以内儿童，无性别差异，而发生于第四脑室的肿瘤0～50岁均可发生，男性多见。CT表现为等至高密度的脑室内肿块，无脑实质侵犯，增强后明显强化，脑积水常见。钙化占24%，形式多样，可为散在斑点状钙化至整个肿块钙化，出血和囊变可见。从一个脑室扩展至另一个脑室或至CPA是脉络丛肿瘤的特征性表现。MRI T_1WI为低至等信号，T_2WI信号多样，常见流空血管影（图3）。坏死和实质侵犯是脉络丛乳头状癌的特征性表现，CT和MRI表现更不均质，血管源性水肿多见，但脑积水的程度低于脉络丛乳头状瘤。

脑室内脑膜瘤少见，占所有脑膜瘤的0.7%。病人年龄一般大于30岁，发病高峰在30～60岁之间（平均42岁，女:男＝2:1）。侧脑室三角区最常见，左侧多见，第三脑室和第四脑室更少见。CT和MRI表现同其他部位脑膜瘤。

脑室内转移瘤少见，占所有脑转移瘤的0.9%～4.6%，常见肾癌、肺癌转移，其他原发肿瘤包括黑色素瘤、胃癌、结肠癌、淋巴瘤等。最常见于侧脑室，此外是第三脑室，仅0.4%的脑室转移瘤发生于第四脑室。CT平扫为等或高密度，MRI T_1W低信号，T_2W高信号，强化明显。如果有原发肿瘤病史，诊断不难，否则诊断困难。当然，由于小脑转移瘤是成人最常见的小脑肿瘤，故在成人发现第四脑室的肿瘤，在鉴别诊断上必须要考虑转移瘤。

髓母细胞瘤占CNS肿瘤的6%～8%，占儿童CNS肿瘤的12%～25%，是儿童CNS最常见的恶性肿瘤，占儿童脑肿瘤的第二位，仅次于星形细胞瘤，占儿童后颅窝肿瘤的38%，是儿童后颅窝最常见的肿瘤。发生于儿童的平均发病年龄为7.3岁，男性多见。发生于成人的63%在20～40岁之间，大于50岁的少见。髓母细胞瘤的细胞起源倾向于从四脑室顶部后髓帆的原始上皮细胞发生，故75%以上的肿瘤位于中线，即小脑蚓部，由于后髓帆的原始上皮细胞向外、向上迁移，故偏离中线的肿瘤更常见于大龄儿童、青少年和成人。由于肿瘤可以向第四脑室生长，或与第四脑室壁粘连，故常常表现似第四脑室肿瘤，须与发生于第四脑室的肿瘤鉴别，矢状面显示肿瘤位于第四脑室后部，由后部向第四脑室内生长，有助于与发生于第四脑室的肿瘤鉴别。CT平扫典型者为高密度，境界清晰的小脑蚓部肿块，肿块周围可有血管源性水肿，伴有脑积水，增强后均匀强化。肿瘤囊变占59%，钙化占22%，出血少见。MRI上，典型的T_1WI为等至低信号，T_2WI信号不均，3%侵犯CP角（图4、图5）。

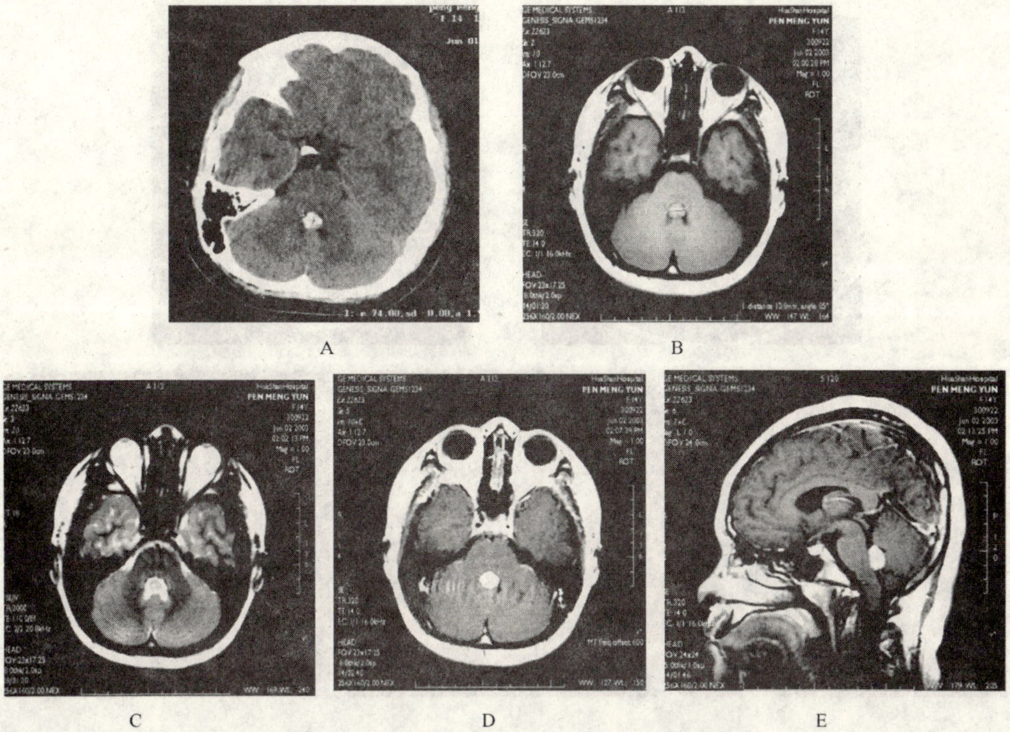

图3　女性14岁，第四脑室脉络丛乳头状瘤

A. CT平扫示第四脑室内高密度肿块；B. 横断面T_1WI示肿块呈等信号；C. 横断面T_2WI示肿块呈等信号；D. 增强后横断面T_1WI示肿块明显均匀强化；E. 增强后矢状面T_1WI示肿块位于第四脑室内

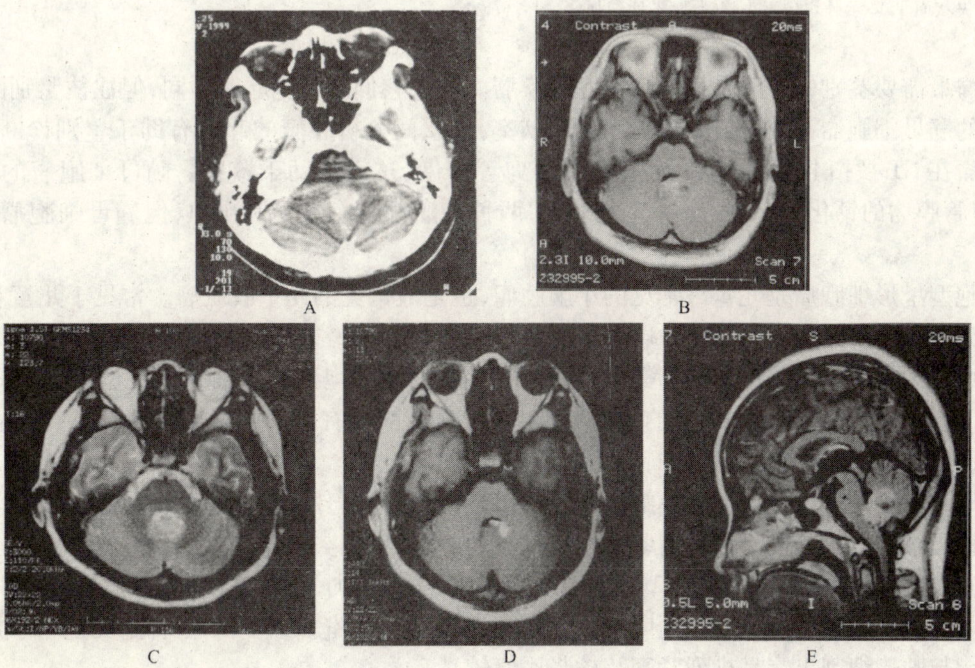

图4　男性17岁，髓母细胞瘤

A. CT平扫示小脑蚓部高密度肿块；B. 横断面T_1WI示肿块以等信号为主，伴有高信号出血；C. 横断面T_2WI示肿块呈等高混合信号；D. 增强后横断面T_1WI示肿块不均匀强化；E. 增强后矢状面T_1WI示肿块位于小脑蚓部，不均匀强化，囊变区无强化，第四脑室受压改变

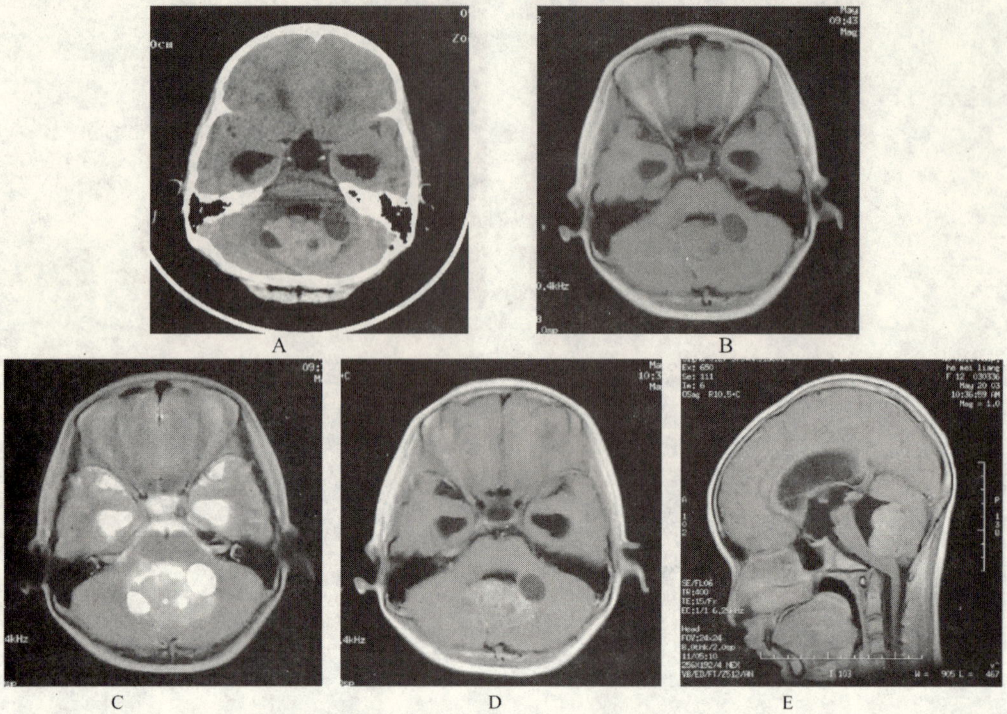

图5　女性 11 岁，髓母细胞瘤

A. CT 平扫示小脑蚓部肿块，高密度为主，伴有低密度囊变区，第四脑室轻度受压；B. 横断面 T_1WI 示肿块呈等低混合信号；C. 横断面 T_2WI 示肿块呈等高混合信号；D. 增强后横断面 T_1WI 示肿块不均匀强化；E. 增强后矢状面 T_1W 示肿块位于小脑蚓部，不均匀强化

髓母细胞瘤最需要鉴别的肿瘤是第四脑室室管膜瘤。尽管它们的细胞起源不同，但往往鉴别困难，因为小脑蚓部的髓母细胞瘤都或多或少地长入第四脑室，矢状面分析肿瘤的起源有助于鉴别诊断。典型的髓母细胞瘤在 CT 平扫上为高密度，而室管膜瘤为等密度，这点有助于鉴别。髓母细胞瘤的钙化率为 22%，而室管膜瘤的钙化率更高，为 40% ~80%，两种肿瘤都可有囊变和出血，但髓母细胞瘤的出血少见。

毛细胞型星形细胞瘤是儿童最常见的小脑肿瘤，也是最常见的儿童胶质瘤。常见于儿童和青少年，75% 发生于 10 多岁，无性别差异。肿瘤大多数位于或邻近中线，常见于小脑，视神经和视交叉，下丘脑和丘脑，少见于大脑半球，脑室和脊髓等部位。位于小脑的毛细胞型星形细胞瘤常位于小脑蚓部，毗邻第四脑室，故需要与发生于第四脑室的肿瘤鉴别。2/3 的肿瘤具有典型的影像表现，即为囊性肿块伴有明显强化的壁结节，如果表现典型诊断多无困难。

血管母细胞瘤是成人最常见的小脑原发肿瘤，60% 表现为囊伴结节，一般为大囊小结节，实质性或混合性血管母细胞瘤难与髓母细胞瘤鉴别，血管母细胞瘤常见流空血管，强化明显，有助于鉴别(图 6)。

淋巴瘤占原发脑肿瘤的 0.2% ~2%，近年来发病率有所增加，在免疫缺陷的病人中发病率高。大约 10% 的 CNS 淋巴瘤发生于小脑，倾向于位于中线邻近第四脑室，T_2WI 低或等信号是其特征性表现，其原因可能与肿瘤细胞丰富且排列紧密及核浆比值较高有关。

小脑发育不良性节细胞瘤的特征性表现为具有“条纹状小脑”。由于肿瘤实质为错构瘤，故通常无肿瘤周围的血管源性水肿或增强，CT 平扫为低密度。条纹状的表现很具有特征性，但并非所有的肿瘤都具有该特征。

对于第四脑室肿瘤的诊断，尽管原则上必须先定位于第四脑室，但由于一些比邻第四脑室的肿瘤都会或多或少地长入第四脑室，造成诊断上的困难。掌握各种肿瘤的影像特征有助于鉴别诊断，同时病人

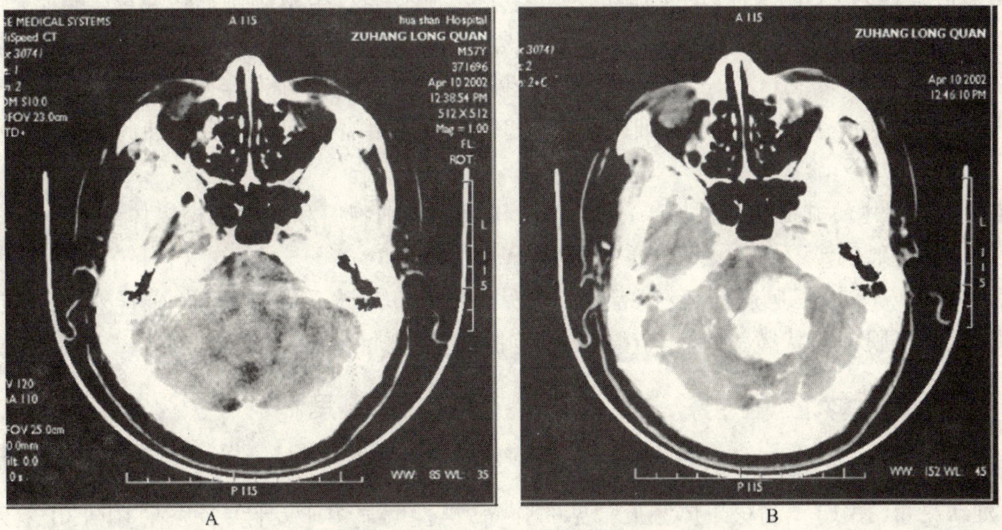

A　B

图 6　男性 57 岁，血管母细胞瘤

A. CT 平扫示小脑蚓部等低混合密度肿块；B. CT 增强示肿块明显强化

年龄也是重要的参考依据。

第四脑室的室管膜瘤、髓母细胞瘤和毛细胞型星形细胞瘤均好发于儿童，CT 平扫上室管膜瘤的等密度，髓母细胞瘤的高密度，毛细胞型星形细胞瘤的低密度都具有一定的特征性。室管膜瘤的钙化率高，常沿侧孔长入桥小脑池或枕大池。而毛细胞型星形细胞瘤的囊性肿块伴强化壁结节的典型表现更有助于鉴别诊断。第四脑室脉络丛乳头状瘤虽然好发于儿童，但成人也可发生。局限于脑室内的边界清楚的分叶状肿块，CT 平扫呈等或高密度，增强后明显强化为其特征。脑脊液的分泌增多是脑积水常见的原因之一。

第四脑室的室管膜下瘤、脑膜瘤和转移瘤都发生于成人，室管膜下瘤多为乏血供的肿瘤，可以与其他两种肿瘤鉴别。第四脑室的脑膜瘤虽然少见，但如果在中年女性发现第四脑室内表现同一般脑膜瘤的肿瘤，诊断上还是得考虑。单发转移瘤如果没有原发肿瘤病史，诊断还是有一定困难。

血管母细胞瘤或淋巴瘤如果毗邻第四脑室，鉴别诊断上还是得考虑。当然如果有典型的影像表现，即血管母细胞瘤的大囊小结节，淋巴瘤的明显强化的实质性肿块，诊断还是不难的。

（冯晓源　何慧瑾）

松果体区肿瘤的影像学诊断思路

松果体区包括松果体、第三脑室后部、四叠体池、中脑导水管、脑组织（顶盖和脑干、丘脑、胼胝体压部）、硬膜（小脑幕）和血管（大脑内静脉和 Galen 静脉、脉络丛后动脉和大脑后动脉）。松果体由薄的结缔组织包囊，由包囊发出小隔伸入腺内，将其分成若干小叶。腺内含有松果细胞、神经胶质细胞、血管、结缔组织及神经。松果细胞亦称为主细胞，神经胶质细胞亦称为间质细胞或支持细胞。松果体区肿瘤包括源于松果体本身的肿瘤和源于邻近组织结构累及松果体的肿瘤，占颅内肿瘤的 1% ~2%（儿童占 3% ~8%）。

一、松果体区肿瘤的分类

1. 生殖细胞来源的肿瘤　包括生殖细胞瘤、畸胎瘤（成熟畸胎瘤和未成熟畸胎瘤）、胚胎样癌、绒毛膜癌、卵黄囊肿瘤、包括上述两种以上肿瘤的混合生殖细胞肿瘤。生殖细胞瘤占40%，畸胎瘤20%，混合生殖细胞肿瘤占30%（其中生殖细胞瘤/畸胎瘤混合最常见）。该类肿瘤在松果体区最常见，占成人颅内原发性肿瘤的0.5%～3.2%、儿童颅内原发性肿瘤的11.8%，好发年龄为10～30岁，高峰期为10～20岁。男性好发。生殖细胞瘤的细胞成分最单一，而畸胎瘤细胞成分有3种（内胚层、中胚层、外胚层）。

2. 起源于松果体的肿瘤　包括松果体细胞瘤、松果体母细胞瘤和交界性松果体细胞瘤。该类肿瘤占所有松果体区肿瘤的15%，好发年龄通常大于30岁。

3. 其他肿瘤　胶质瘤、脑膜瘤、转移瘤等。少见肿瘤还包括海绵状血管瘤、血管外皮细胞瘤、黑素瘤、颅咽管瘤、脉络膜乳头状瘤、副神经节瘤、节细胞胶质瘤、恶性淋巴瘤等等。

二、常见松果体区肿瘤影像学表现特点和诊断思路

（一）生殖细胞来源的肿瘤

1. 生殖细胞瘤（图1）　为松果体区最常见的肿瘤，男性明显多于女性，多数在10～30岁发病。该肿瘤为高度分化的恶性肿瘤，既可沿第三脑室壁扩散，又可发生蛛网膜下腔种植转移。

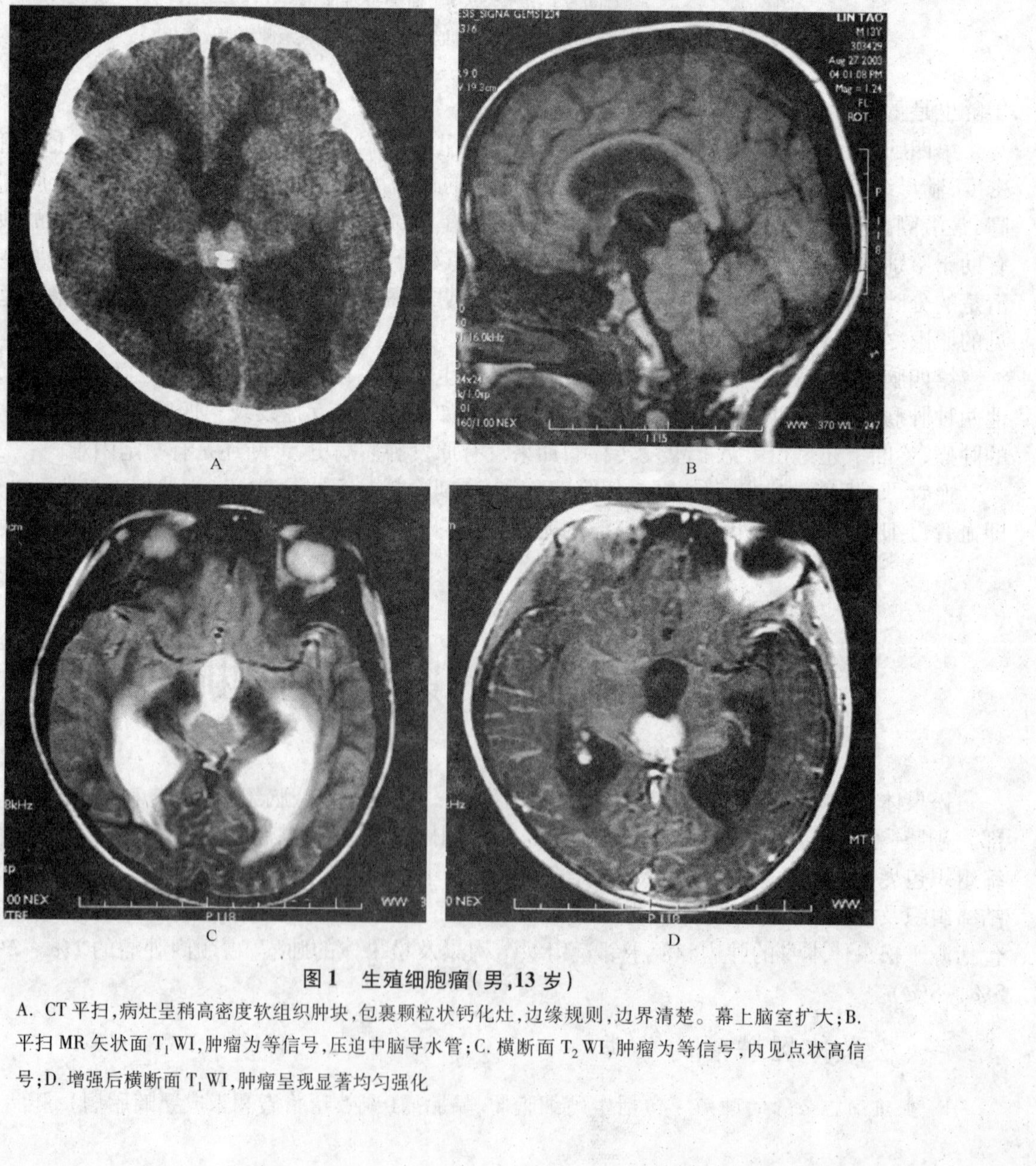

A　　B　　C　　D

图1　生殖细胞瘤（男，13岁）

A. CT平扫，病灶呈稍高密度软组织肿块，包裹颗粒状钙化灶，边缘规则，边界清楚。幕上脑室扩大；B. 平扫MR矢状面T_1WI，肿瘤为等信号，压迫中脑导水管；C. 横断面T_2WI，肿瘤为等信号，内见点状高信号；D. 增强后横断面T_1WI，肿瘤呈现显著均匀强化

CT 特征：平扫时肿瘤多呈稍高密度软组织块，中心包裹颗粒状钙化灶，形状规则或不规则，边界清楚，少有出血坏死，可见小囊变区。肿瘤周围水肿轻或无水肿，常侵犯四叠体池压迫中脑导水管致幕上脑室扩大。增强扫描肿瘤实质明显均匀强化，伴钙化、囊变时强化不均匀。

MRI 特征：平扫时肿瘤 MRI 信号强度均匀或不均匀。通常 T_1WI 为稍高信号，T2WI 为稍低信号，也可以都为等信号。增强扫描肿瘤呈现显著均匀或不均匀强化。肿瘤侵犯第三脑室室管膜并沿脑脊液播散时表现为线状或结节状强化。高分辨率 MRI 发现肿瘤内囊变的比率比以往报道的多，大约有 50% 的生殖细胞瘤和 90% 的其他生殖细胞来源的肿瘤有囊变，由多个小囊或几个大囊组成。

在年轻的男性病人发现松果体区软组织肿瘤：CT 上见肿瘤呈稍高密度，CT 和 MRI 未显示或仅显示有微小囊变，增强 CT 和 MRI 上表现为实体部分显著强化；病灶居中，与邻近脑组织分界清楚；肿瘤压迫导水管引起幕上脑积水。生殖细胞瘤应首先考虑。如果可见脑室壁、鞍上或脑、脊髓蛛网膜下腔种植转移灶，诊断基本可以确定，但仍须与松果体母细胞瘤鉴别。由于该肿瘤对放射治疗非常敏感，诊断性放射治疗对于诊断有时十分有帮助。

2. 畸胎瘤（图 2） 为松果体区良性肿瘤，以青年男性最多见，占松果体区肿瘤的 15%，是该区第二位常见的肿瘤。与生殖细胞瘤相比，该肿瘤几乎只发生在男性，10 岁以前最多见。畸胎瘤组织成分复杂，可含有软组织、液体、脂肪、牙齿、骨骼、毛发等，也可有钙化。

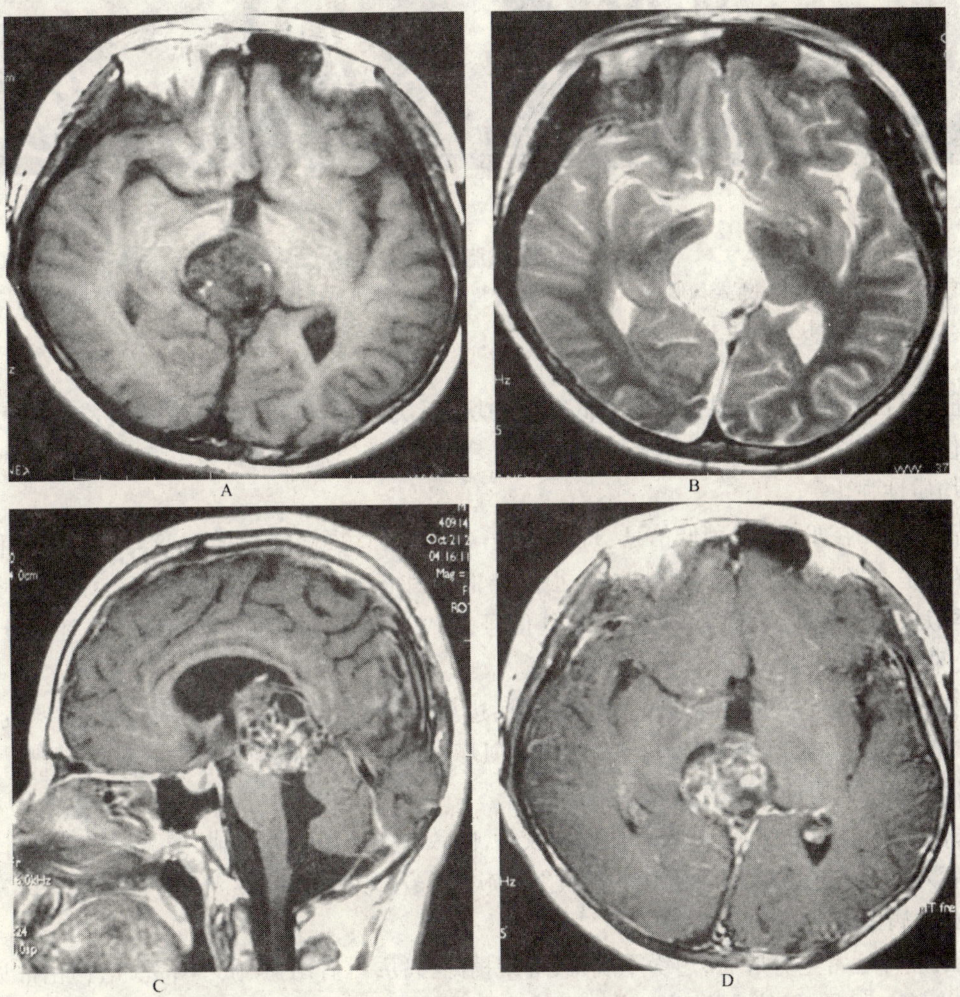

图 2 畸胎瘤（男，15 岁）

A. 平扫 MR 横断面 T_1WI，病灶呈类圆形高、等、低混杂信号，病灶周边见完整的囊壁。B. 横断面 T_2WI，病灶以高信号为主，内见线状等信号分隔；C、D. 增强后矢状面（C）和横断面 T_1WI，病灶呈多房囊样强化。中脑导水管受压，但幕上脑积水轻

CT 特征：畸胎瘤多为囊性或多囊性，呈混杂密度，常可以看到高密度的钙化。增强扫描常表现为分房囊状强化。

MRI 特征：MRI 呈混杂信号，如其中含有脂肪组织，可见 T_1WI 和 T_2WI 均为高信号的表现。但颅内畸胎瘤内脂肪组织不很常见。由于它的多囊样改变而出现蜂窝样表现。

当松果体区肿瘤发现脂肪成分（CT 表现为 -10 HU 以下的低密度，MRI 表现为 T_1WI 和 T_2WI 高信号，信号可为脂肪饱和序列抑制）时，应首先考虑为畸胎瘤。但由于颅内畸胎瘤内，尤其是在未成熟畸胎瘤中，脂肪组织不很常见，因此，当肿瘤表现为多房囊状改变时也宜首先考虑畸胎瘤的诊断。

（二）起源于松果体的肿瘤

1. *松果体细胞瘤*（图 3）　为松果体良性肿瘤，可见于任何年龄，成人较儿童多见，男女发生率相当。由成熟细胞组成，从组织学上基本不能和正常松果体组织鉴别。

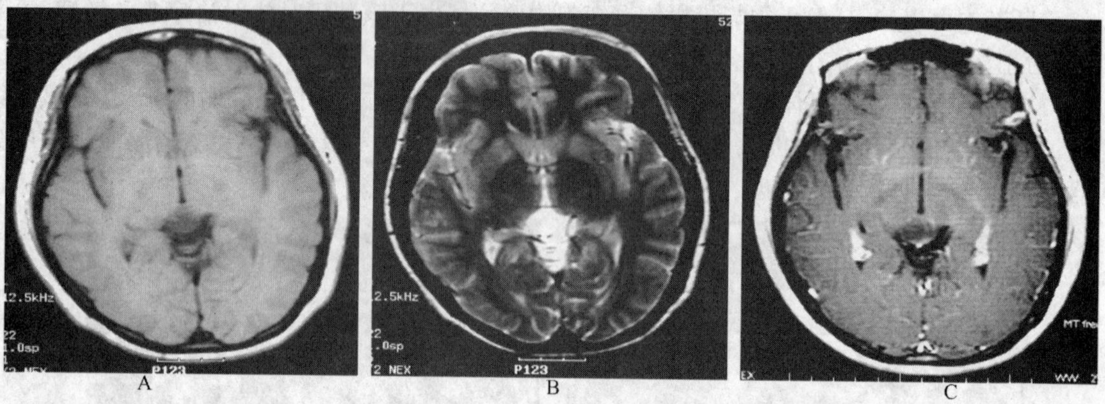

A　　B　　C

图 3　松果体细胞瘤（女，51 岁）

A. 平扫 MR 横断面 T_1WI，病灶呈类圆形稍低信号灶，边界清楚；B. 横断面 T_2WI，病灶呈显著均匀高信号；C. 增强扫描，病变轻度不均匀强化，以周边强化为主

CT 特征：平扫表现为在松果体区的略低密度肿块，呈类圆形，边缘光整，边界清楚。其间可见散在的钙化点，位于第三脑室后部可阻塞导水管，发生脑积水，使第三脑室前部及双侧侧脑室扩大。增强扫描，病变呈均质性强化。

MRI 特征：平扫在 T_1WI 呈稍低信号、T_2WI 呈稍高信号肿块，增强扫描病变呈均匀中等程度强化。肿瘤多边界清楚，对邻近结构呈压迫性改变，很少侵犯周围组织或发生脑脊液种植转移。有时松果体细胞瘤表现类似松果体囊肿，表现为 T_1WI 均匀低信号，T_2WI 均匀高信号，但囊壁较厚，且病灶内有显著强化可与松果体囊肿鉴别。

发生在成人松果体区的类圆形肿瘤，边缘光整，边界清楚，无侵袭特征，呈均匀强化，鉴别诊断中应包括松果体细胞瘤。如果病灶在 MRI 上表现为类似囊性病变的 T_1WI 低信号，T_2WI 高信号，但有增强扫描病灶显著强化，此时应高度怀疑松果体细胞瘤。

2. *松果体母细胞瘤*（图 4）　肿瘤恶性程度较高，由致密的原始细胞组成，属于原始神经外胚层肿瘤（PNET）。病人多在首次就诊时已经有室管膜下或软脑（脊）膜种植播散。任何年龄段均可发病，但儿童多见，男女发病率相当。

CT 特征：瘤体通常呈分叶状，边缘不规则，等或稍高密度，可有出血、微小坏死灶，钙化常见，增强扫描呈中到重度均匀强化，但伴出血、微小坏死灶者强化不均匀。

MRI 特征：在 T_1WI 和 T_2WI 多呈与皮质等信号，或呈 T_1WI 等信号、T_2WI 低信号，增强扫描呈中到重度强化。多同时合并有脑积水，肿瘤容易沿第三脑室室管膜表面扩散，还可以侵及小脑蚓部，可沿脑脊液种植，表现为结节或线状强化灶。

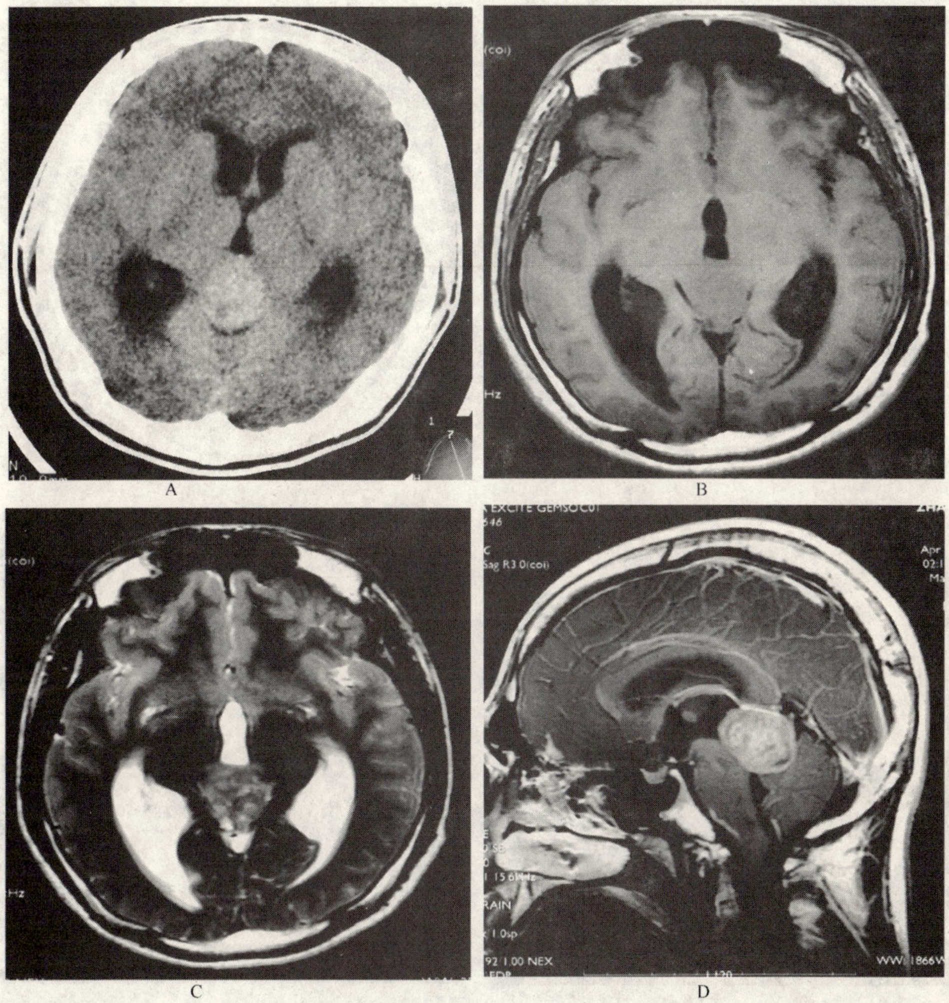

图4　松果体母细胞瘤(男,18 岁)

A. CT 平扫,肿瘤呈稍高密度;B. 平扫 MR 横断面 T_1WI,病灶呈与皮质等信号,第三脑室和侧脑室扩大;C. T_2WI 病灶也呈与皮质等信号,内见多灶小囊状高信号区。D. 增强扫描病灶呈中度强化,且强化不均匀

由于松果体母细胞瘤与生殖细胞瘤的影像表现极相似,而后者发生率远高于前者,因此日常工作中很少将其作为第一诊断,笔者通过行 MRS 检查观察到松果体母细胞瘤的胆碱峰较高,而生殖细胞瘤多出现脂质峰,或许能以此作为鉴别要点,但由于目前收集到的病例数较少,有待进一步深入研究。

(三)其他肿瘤

1. 胶质瘤(图 5)　肿瘤多起自邻近松果体的脑组织,如第三脑室松果体上隐窝、脑干、胼胝体和丘脑。少数起源于松果体内的神经胶质细胞,多为星形细胞瘤,也可见室管膜瘤、少枝胶质细胞瘤等。起源于脑干和胼胝体的胶质瘤级别较高,为间变型星形细胞瘤或者胶母细胞瘤。顶盖的胶质瘤通常级别较低。中脑导水管可能被包埋或阻塞从而导致阻塞性脑积水。

CT 特征:平扫为松果体区低密度或等密度灶,偶尔呈高密度,肿瘤易侵犯丘脑,增强扫描病灶中度至重度强化。但源于顶盖的级别较低的胶质瘤可不强化。

MRI 特征:平扫 T_1WI 肿瘤信号低或等于脑皮质, T_2WI 信号略高或等于脑皮质。与脑内星形细胞瘤不同,肿瘤边界清楚, 形状规则, 可侵犯四叠体等邻近结构, 压迫中脑导水管,致幕上脑室扩大,但多不发生脑脊液种植播散。增强扫描病灶强化中等或明显。

松果体区胶质瘤本身缺乏特征的 CT 和 MRI 征象,诊断关键在于仔细分辨肿瘤与邻近脑组织,尤其

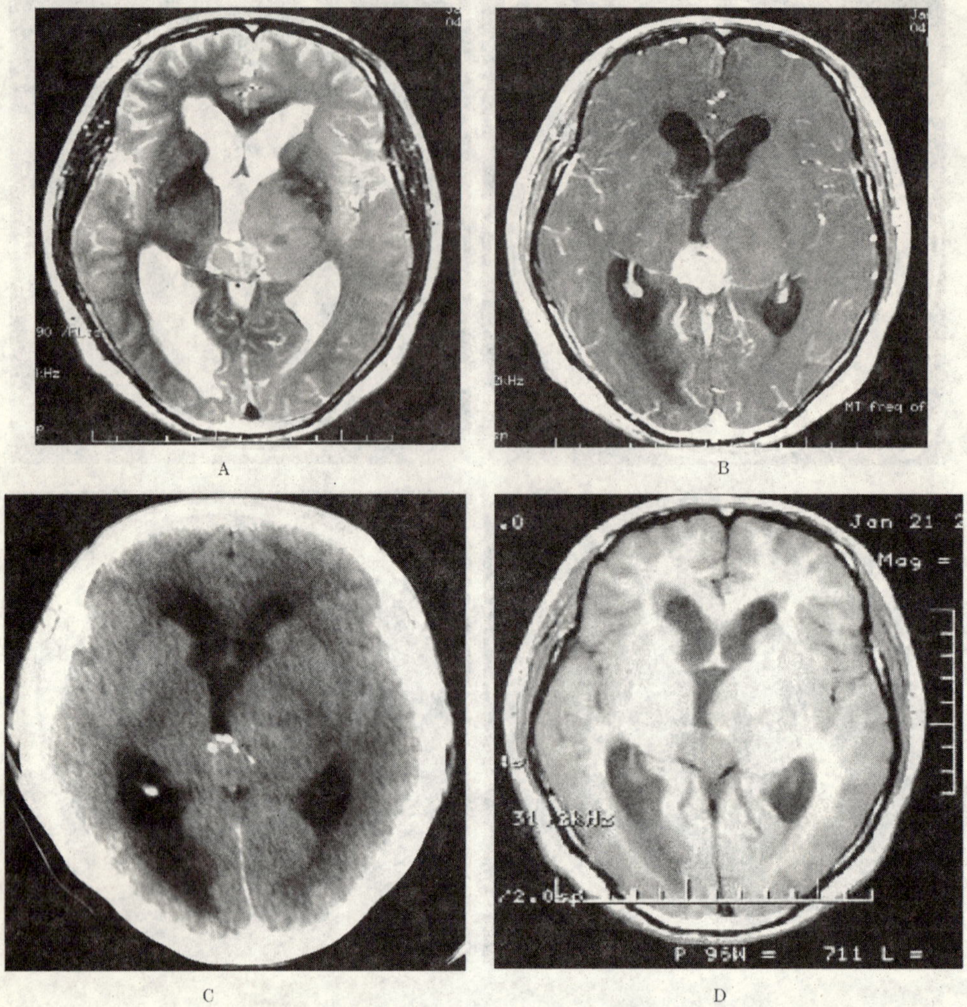

图5　胶质瘤(男,48岁)

A. CT 平扫,松果体区等密度灶,前方周边见散在点状高密度钙化(可能为松果体钙化),左丘脑肿胀,第三脑室扩大但左侧受压;B. 平扫 MR 横断面 T_1 WI,病灶信号略低于脑皮质;C. T_2 WI,病灶信号略高于脑皮质,肿瘤边界清楚,形状规则,左侧丘脑也显示略高信号。D. 增强扫描,病灶明显不均匀强化,但左侧丘脑病灶强化不明显

是丘脑的关系,若肿瘤偏中线,与邻近脑组织四叠体、丘脑等关系密切,伴该区脑组织肿胀、水肿,尤其在 MRS 上病灶内出现胆碱峰升高、天门冬氨酸峰降低等与脑内胶质瘤类似的代谢表现时应高度怀疑为胶质瘤。

2. 脑膜瘤(图6)　松果体区脑膜瘤通常来源于邻近的小脑幕尖。

CT 特征:与颅内其他部位脑膜瘤表现特征相似。

MRI 特征:平扫时 T_1 WI 肿瘤信号稍低于脑皮质,T_2 WI 信号大约一半是等信号,一半是高信号,增强后出现均匀明显强化。中老年女性病人,松果体区肿瘤与小脑幕相邻,相邻硬脑膜的增厚,MRI 矢状面或冠状面图像上观察到病灶以广基与小脑幕相连,出现脑膜尾征,邻近脑组织受压推移,病灶信号相对均匀,明显强化,应首先考虑脑膜瘤的诊断。

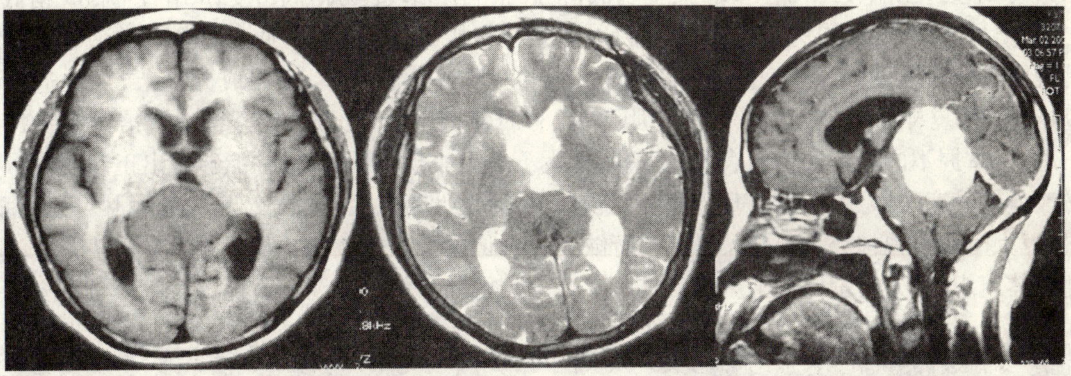

A　　B　　C

图6　脑膜瘤　女,57岁

A. 平扫 MR 横断面 T_1WI,病灶呈信号稍低于脑皮质,边界清楚,边缘光滑,右前方和左后方均可见"流空"影;B. T_2WI,病灶信号稍低,信号不均匀,第三脑室和侧脑室均扩大;C. 增强后矢状面 T_1WI,病灶出现均匀明显强化,以广基与小脑幕相连

（冯晓源　姚振威　童　彤）

同病异像与异病同像

——鞍区囊性病变的鉴别诊断

在临床工作中,经常遇到临床症状和体征类似,在影像学检查中也发现部位和表现类似的病灶;或者是虽然临床症状和体征不同,但是影像学检查所发现的病灶类似;再或者,临床症状和体征类似,而影像学发现的病灶不同……也就是说,相同的疾病可能有不同的影像学表现,而不同的疾病也可能有相同的影像学表现,所谓同病异像和异病同像。在这种情况下,如何鉴别不同疾病、不同表现,如何做出正确的诊断,对确定疾病的治疗方案具有十分重要的意义。相信每一位医生都会遇到这样的情况。我们就结合鞍区囊性病变,来谈一谈影像学如何进行疾病的鉴别诊断。

鞍区位于颅前、中凹交界处,蝶鞍为鞍形的骨性结构,前界为鞍结节,后界为鞍背,下为硬脑膜,垂体腺位于鞍内。鞍膈为覆盖于垂体腺上的薄膜,垂体柄穿行其间。海绵窦位于垂体窝两侧,其内穿行动眼、滑车、三叉、外展神经及颈内动脉。鞍上池内有下丘脑、视交叉、漏斗和乳头体。由于鞍区结构复杂,所以鞍区病变多样:从部位讲,可以是鞍内、鞍上或者鞍旁;从表现来说,可以是囊性、实性;从性质讲,可以是先天变异、炎症、肿瘤、血管病变等。

鞍区主要的囊性病变包括:蛛网膜囊肿、皮样囊肿或表皮样囊肿、Rathke 囊肿、垂体囊肿、垂体瘤囊变或卒中、垂体脓肿、囊性颅咽管瘤、寄生虫囊肿等。此外,空蝶鞍有时也表现类似鞍区的囊性病变。动脉瘤在磁共振上由于流空效应表现为囊样,有时需鉴别。

对于鞍区囊性病变的诊断,首先要确定病变与垂体的关系。来源于垂体本身的病变,通常不能找到正常的垂体组织,即垂体组织为病变所取代,如垂体脓肿或垂体瘤囊变;而其他病变则是对垂体组织造成压迫,即使病变很大,垂体组织很少,但是仍然能够找到,如 Rathke 囊肿起源于垂体中间残留的 Rathke 囊袋,对正常垂体组织造成压迫。其次,是确定病变的组织成分,因为不同的成分在 CT 和 MRI 上具有不同的表现。如空蝶鞍、垂体囊肿和蛛网膜囊肿,其成分主要是脑脊液或类似脑脊液的水样物质,CT 表现为低密度,MRI 表现类似脑室内液体 T_1WI、T_2WI 高信号;出血和脂肪在 CT 和 MRI 上均为高信号,脂肪信号可以通过压脂技术而在 MRI 上呈现低信号；脓液在 CT 上为稍低密度，MRI 上 T_1WI 稍低信号、T_1WI 上高信号。此外，不同病变还有一些特征性的表现，如囊性颅咽管瘤通常有蛋壳样钙化，垂体脓肿通常呈现多囊样且囊壁强化等。但是，鞍区囊性病变有时部位不典型，其内成分复杂，往往造成误诊。如 Rathke 囊肿、皮样囊肿，有时含有脂肪、胆固醇，有时伴有出血和炎症，使其密度或信号多变，且出现强化。总之，掌握不同病变的典型表现，了解其产生不典型表现的原因，最终能够做出正确诊断。

鞍区囊性病变的影像学表现：垂体囊肿比较少见，原发性为良性，通常较小，大的囊肿可引起垂体功能障碍，巨大时压迫视神经和视交叉引起视野缺损。影像学上表现为鞍内囊性病变，境界清晰，通常能够找到垂体组织，巨大时垂体完全压扁而难以发现。其密度和信号表现与脑脊液类似，无强化（图 1）。

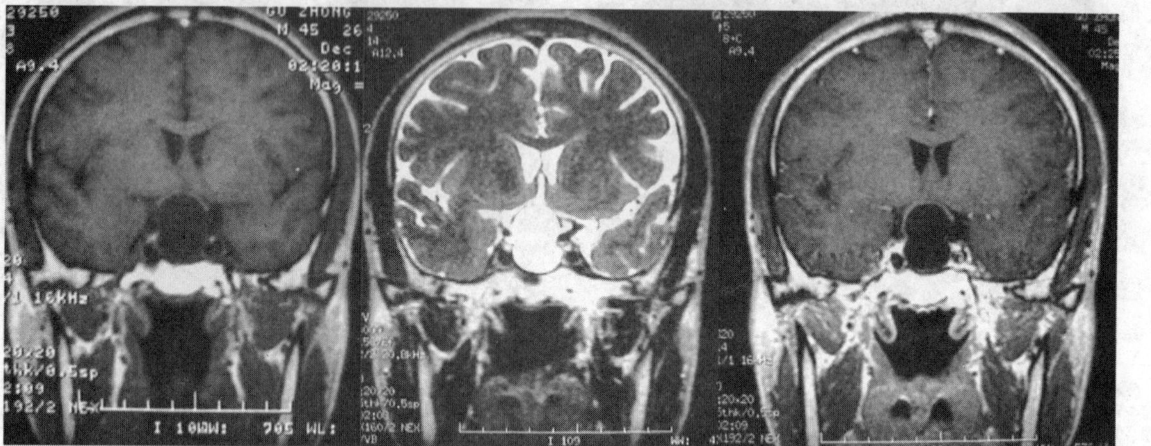

A B C

图 1　垂体囊肿 MRI 平扫和增强

A. T_1WI 低信号；B. T_2WI 高信号；C. 增强后无强化

1. 蛛网膜囊肿（arachnoid cyst）　分为先天性和继发性两类。先天性蛛网膜囊肿是脑脊液被包围在蛛网膜内所形成的袋状结构。不与蛛网膜下腔相通。继发性者由于蛛网膜粘连，在蛛网膜下腔形成囊肿，内含脑脊液。鞍上池为其好发部位之一，为边界清楚、光滑的脑脊液密度区，CT 值为 0～20 HU，MRI 表现亦与脑脊液一致，无强化表现（图 2）。

2. Rathke 囊肿（Rathke Cleft Cyst，RCC）　是发生于 Rathke 囊袋残余组织的少见良性肿瘤。尸检的发生率为 11.3%。绝大多数的 Rathke 囊肿位于鞍内，可向上生长突破鞍隔达鞍上，少数可发生于鞍旁。临床症状主要是由囊肿压迫周围组织结构所引起。囊液中主要含蛋白质、黏多糖，可见陈旧出血、胆固醇结晶或脱落皮屑。男性多于女性，多见于成人，发病年龄多在 30 岁以上。临床症状主要是占位效应压迫周围组织结构产生：有头痛、垂体功能障碍、视力下降或视野缺损。在 CT 上，典型的 Rathke 囊肿为鞍内或鞍上低密度灶，无强化。冠状面可见到正常的垂体组织（图 3A）。Rathke 囊肿多数位于鞍内或伴鞍上延伸，可为低、等、高或混杂密度，与囊液的成分有关：含脂质或清亮液体时呈低密度，黏液或黏稠胶冻状物时呈等或略高密度，伴出血时呈高密度，含多种成分时呈混杂密度（图 3B）。部分病例的囊壁有强化，可能为周围受压垂体组织的强化或伴有炎症反应所致（图 3C）。在 MRI 上，Rathke 囊肿的信号多种多样。一般认为典型的 Rathke 囊肿在 T_1WI 上为低信号，T_2WI 上为高信号，没有强化。但实际上信号多变，取决于囊肿的成分，与囊液中蛋白浓度的高低有关：高蛋白浓度表现为短 T_1 弛豫时间；当蛋白浓度低时，Rathke 囊肿在 MRI 上呈现 T_1WI 低信号、T_2WI 高信号；随着蛋白浓度的增高，可出现 T_1WI、T_2WI 均为高信号，直至 T_1WI 高信号、T_2WI 低信号（图 3D～G）。伴有出血时，出现 T_1WI、T_2WI 均为高信号（图 3H～J）。有时，由于胆固醇结晶或黏蛋白块漂浮于囊内，形成囊内结节，呈现 T_1WI 高信号、T_2WI 低信号，具有一定的诊断价值（图 3K～L）。

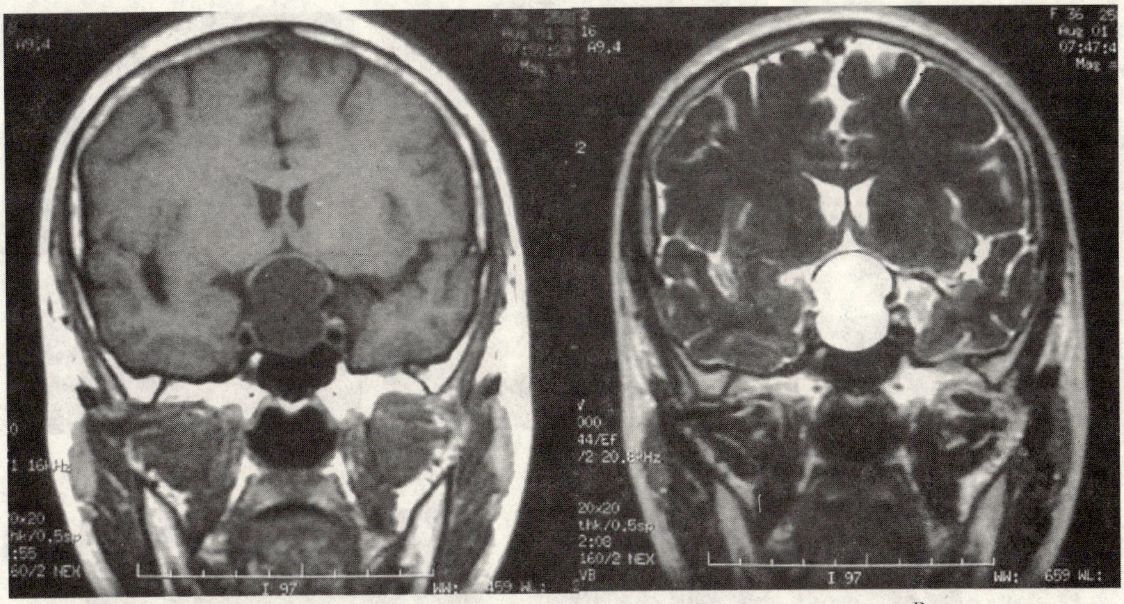

A B

图 2 鞍区蛛网膜囊肿 MRI 平扫：T_1WI 低信号（A）；B. T_2WI 高信号（B），信号与侧脑室内脑脊液一致

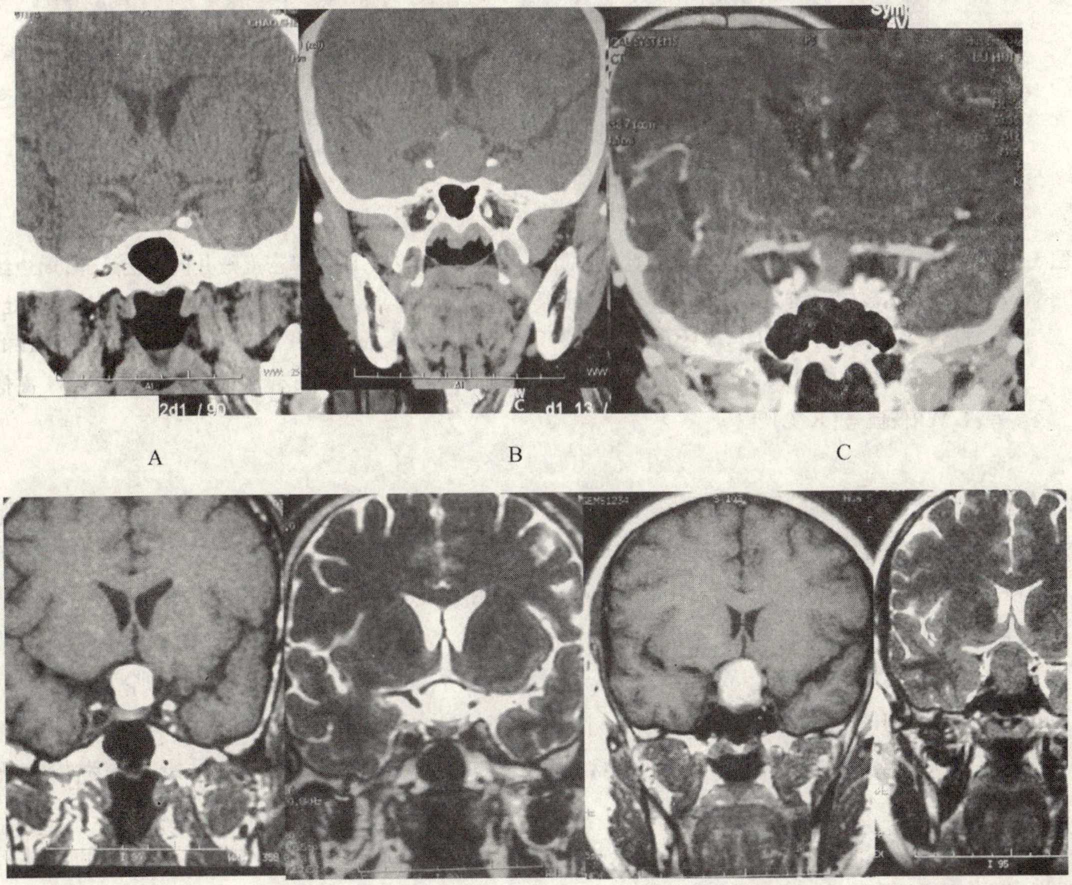

A B C

D E F G

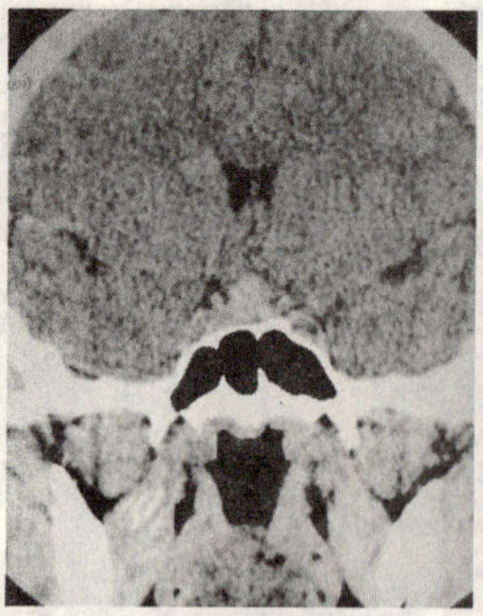

H

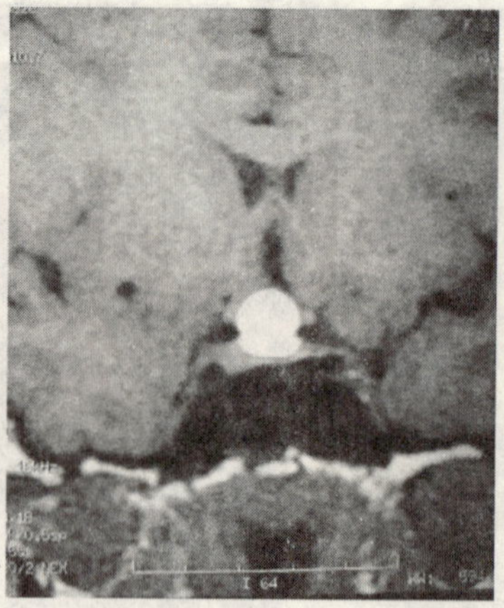

I

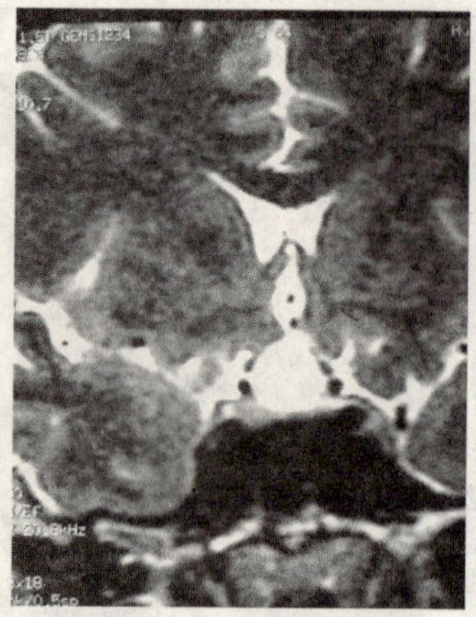

J

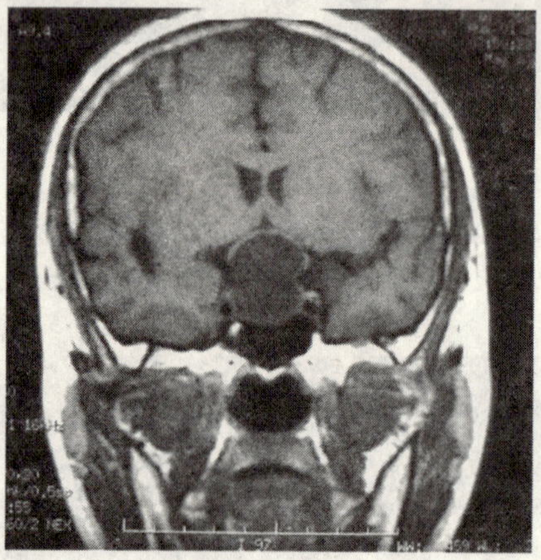

K

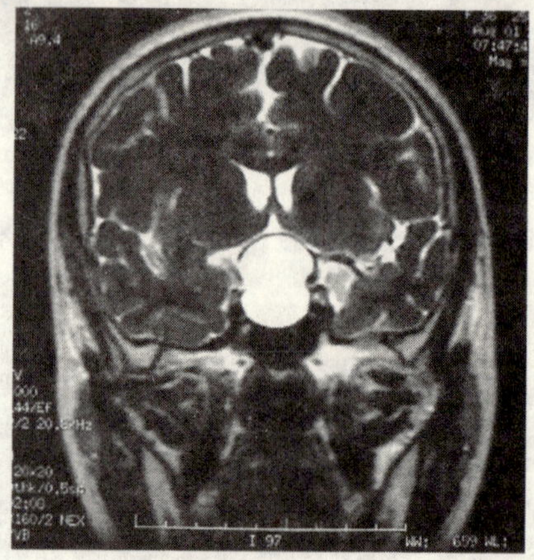

L

图3　①Rathke 囊肿 CT：鞍区低密度囊样灶，可见正常垂体组织（A）；鞍内等密度灶并向鞍上延伸，周边线样钙化（B）；鞍内囊样灶，囊壁部分强化，正常垂体强化（C）。②Rathke 囊肿 MRI：鞍上囊样灶，T_1WI、T_2WI 高信号（D、E）；鞍区囊样灶，T_1WI 高信号、T_2WI 低信号（F、G）。③Rathke 囊肿出血的 CT 和 MRI：鞍上病灶，CT（H）和 MRI（I、J）均呈现高信号。④Rathke 囊肿的囊内结节：T_1WI 高信号、T_2WI 低信号（K、L）

3. *表皮样囊肿*（epidermoid cyst）　也称为胆脂瘤或珍珠瘤，是由神经管闭合期间外胚层细胞移行异常所致。以脑桥小脑角区最为常见，其次为鞍上池、四叠体、颅中窝及脑室系统，亦可以发生于颅骨板障内。表皮样囊肿囊壁薄，由一层表皮组织形成。囊内由上皮碎屑、角蛋白和胆固醇组成。鞍区表现为缓慢进展性视力减退。CT 呈均匀或不均匀的低密度改变，CT 值 0 ~ 15 HU，边缘清楚。增强扫描病灶不强化，偶见边缘轻度弧形增强。MRI 表现为鞍上池或脑桥小脑角池类圆形或不规则病变，边缘锐利。T_1WI 绝大部分为均匀的低信号，少数由于瘤体内含液态胆固醇或出血而呈高信号影。T_2WI 呈明显的、均匀一致的高信号影，高于脑脊液信号；包膜于 T_1WI 呈中等信号，T_2WI 呈高信号影。增强检查无强化效应（图4）。

4. *皮样囊肿*（dermoid cyst）　起源于皮肤外胚层，含皮肤的成分，具有分泌功能，脱落的皮肤碎屑可引起缓慢扩张；可以破裂，使死亡率增加；好发于中线，通常位于鞍区/鞍旁；边界清晰的圆形或卵圆形囊肿。CT 上囊内均匀低密度，CT 值为负值，囊壁较厚，等密度，有时见钙化，无强化。破裂后，脑池、脑室内有脂肪，有时形成脂 - 液平面，具诊断价值。MRI 上 T_1WI 囊样高信号，T_2WI 高信号，少数为混杂信号;无强化。破裂后,脑池、脑室内有脂肪,有时形成脂-液平面,具诊断价值。脂肪抑制扫描可以明确诊断(图5)。

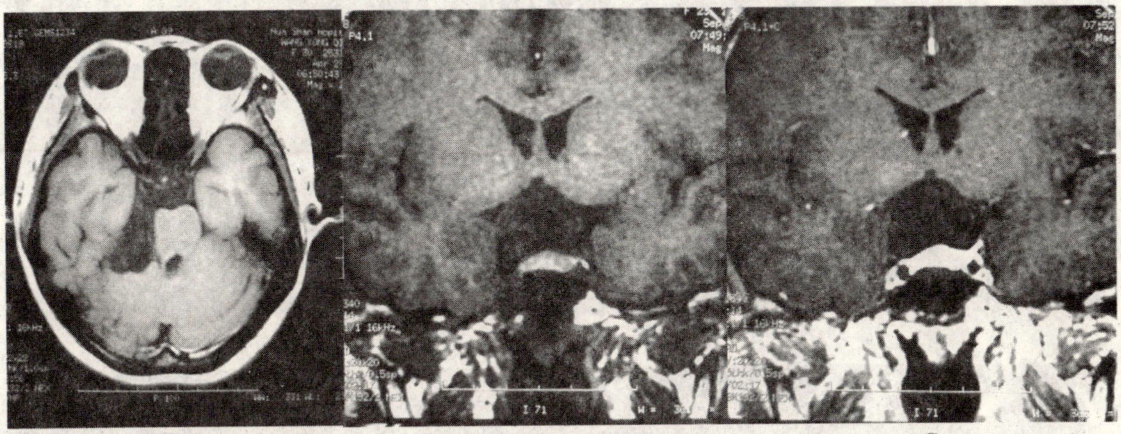

A B C

图4 表皮样囊肿

A. 桥小脑角和鞍区 T_1WI 低信号囊样病灶;B. 鞍上 T_1WI 低信号囊样病灶;C. 无强化,正常垂体组织强化

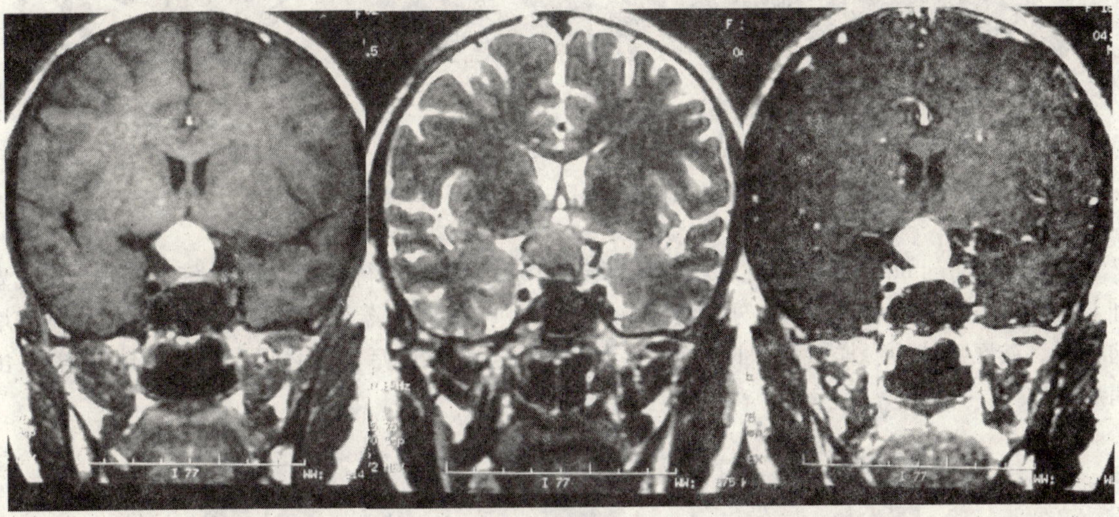

A B C

图5 皮样囊肿 MRI

A. 鞍上囊样灶,T_1WI 高信号;B. T_2WI 等信号;C. 无强化

垂体瘤属良性上皮源性肿瘤,累及垂体前叶,占颅内肿瘤的10%~18%,以女性多见。根据有无激素分泌,将该瘤分为功能性(占75%)和无功能性(占25%)。有分泌功能者可再分为生长激素腺瘤、泌乳素腺瘤、促肾上腺皮质激素腺瘤、促性腺腺瘤等。依肿瘤大小分微腺瘤(直径<10 mm)和大腺瘤(直径>10 mm)。瘤体内部可囊变、坏死成为囊性垂体瘤(Cystic Pituitary Adenoma),增强后,瘤体实性部分呈明显强化;囊性部分不强化(图6A~C)。瘤内出血即卒中(pituitary apoplexy)可引起急性症状,MRI可表现为 T_1WI、T_2WI 均为高信号,多见于出血亚急性期或慢性期,与含铁血红蛋白成分有关。可见液-液平面现象: T_1WI 上层为高信号、下层为等或略高信号,T_2WI 上层为高信号、下层为低信号(图6D~F)。

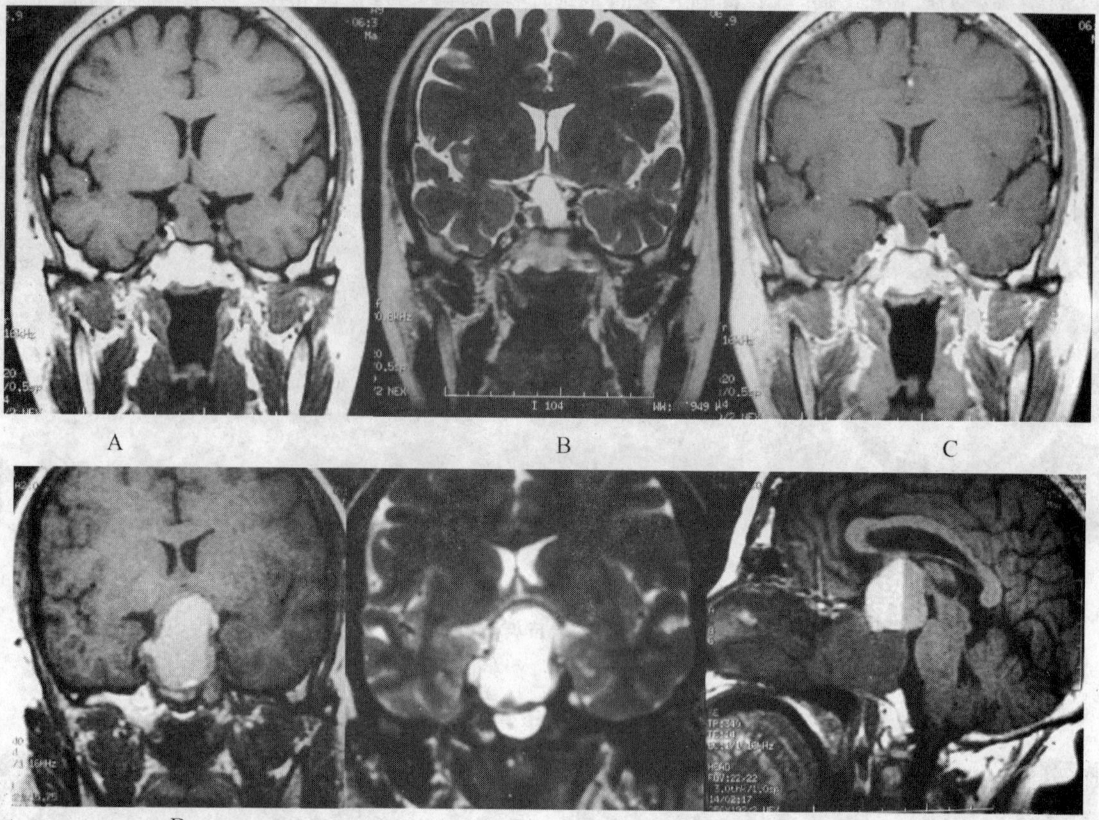

图 6　①囊性垂体瘤 MRI：囊样区 T_1WI 略低信号、T_2WI 高信号（A、B），增强后实质部分强化（C）。②垂体瘤卒中 MRI：囊样区 T_1WI、T_2WI 高信号（D、E），液－液平面现象（F）

5. 垂体脓肿（pituitary abscess）　多经蝶窦炎症引起，少数又血行感染。少数发生在垂体瘤或囊肿基础上。临床表现为头痛、呕吐、内分泌紊乱，视乳头水肿和视神经萎缩。少数病人有发热、白细胞增高和脑膜炎。鞍区病灶为囊样，T_1WI 低/等信号，T_2WI 高信号，增强后呈现环形强化。垂体柄增粗，出现尿崩症（图 7）。

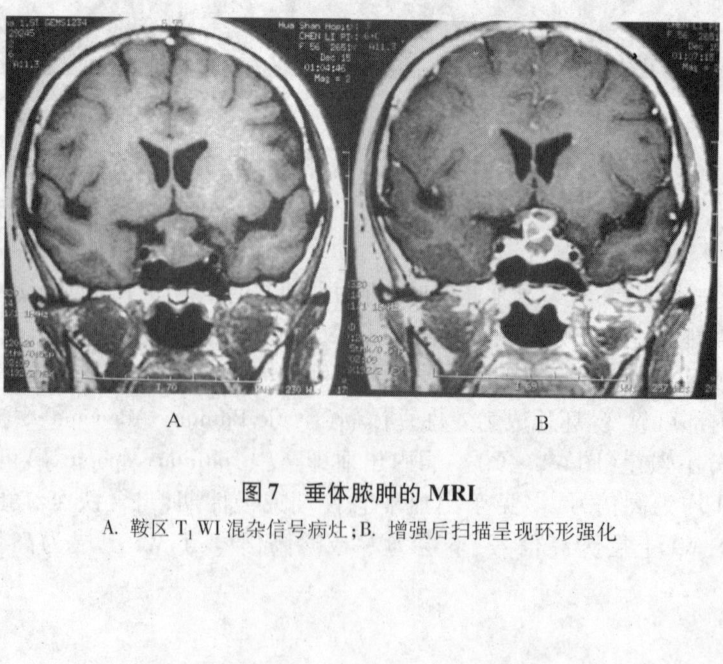

图 7　垂体脓肿的 MRI

A. 鞍区 T_1WI 混杂信号病灶；B. 增强后扫描呈现环形强化

6. *颅咽管瘤*(craniopharyngioma) 好发于鞍上池、鞍区和第三脑室,占鞍上肿瘤的50%,是鞍区第二常见的良性肿瘤。好发于20岁以下的人群,60岁以上第二发病高峰。约70%的病变可同时累及鞍上和鞍内,20%为鞍上,10%为鞍内;25%可伸展到颅前窝、颅中窝、颅后窝。颅咽管瘤来源于颅咽管的残存鳞状上皮细胞,多数为囊性,少数为实性。鞍上者多为囊性,鞍内者多为实性。囊肿成分复杂,囊壁钙化多见。囊性瘤内富含胆固醇结晶和液体,呈暗棕色或柴油状,并有角质斑块和钙化。临床主要表现有内分泌症状、视觉症状和颅内压增高。因垂体及下丘脑受压,约2/3病人表现有垂体功能低下,有生长发育障碍、侏儒、尿崩症、肥胖、嗜睡和精神障碍等。有两种类型,即囊肿型(占80%~90%)和实质型(占10%左右)。CT上可见囊壁或实质性肿块的钙化,呈斑片状、点状或弧线状、蛋壳样。MRI上T_1WI呈低或混杂信号,T_2WI以高信号为主,内有低信号区。囊壁或实质性肿块呈环形或团块状强化,囊性区不强化(图8)。

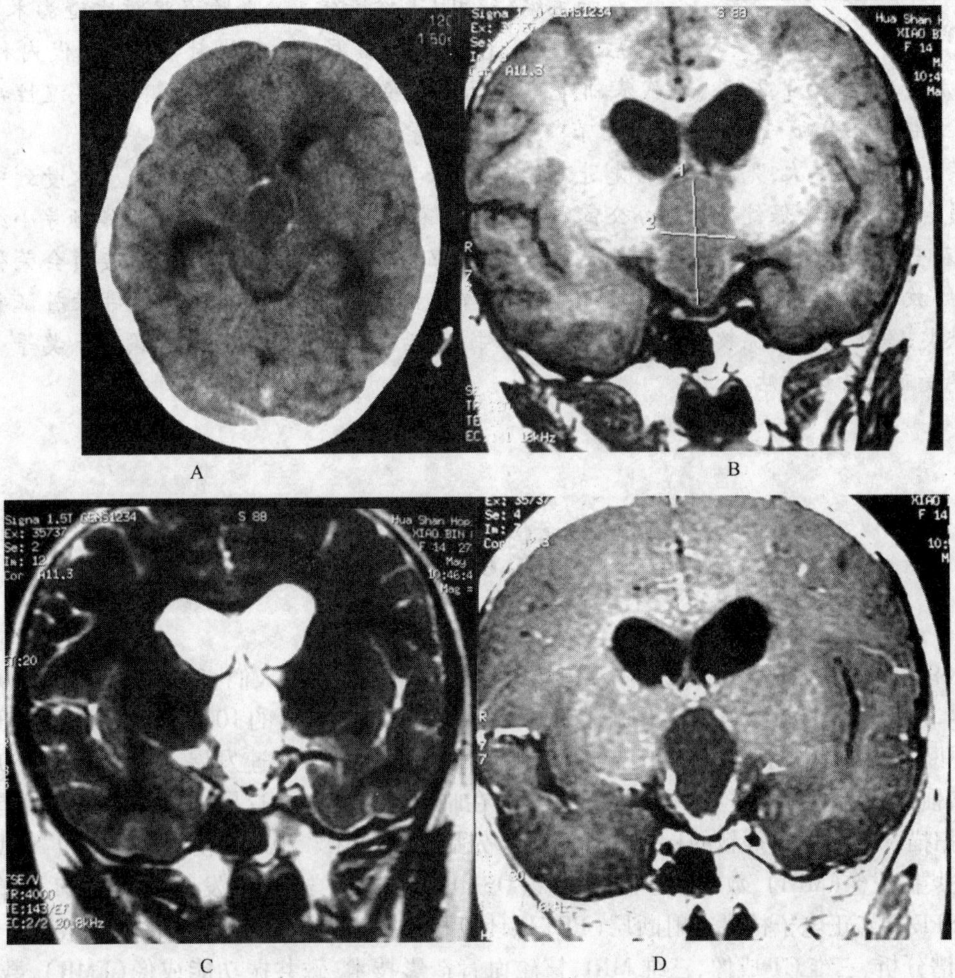

A B C D

图8 颅咽管瘤

CT鞍上囊样灶,边缘钙化(A),MRI上T_1WI低信号(B)、T_2WI高信号(C),边缘强化(D),垂体受压变扁、强化

总之,对于鞍区囊性病变,要掌握诊断原则,首先确定病变的部位和起源;其次根据病变的密度/信号变化,确定病灶的性质;同时明确不同病变的特殊影像学征象,结合临床症状和体征,就能做出正确诊断。

(冯晓源 梁宗辉)

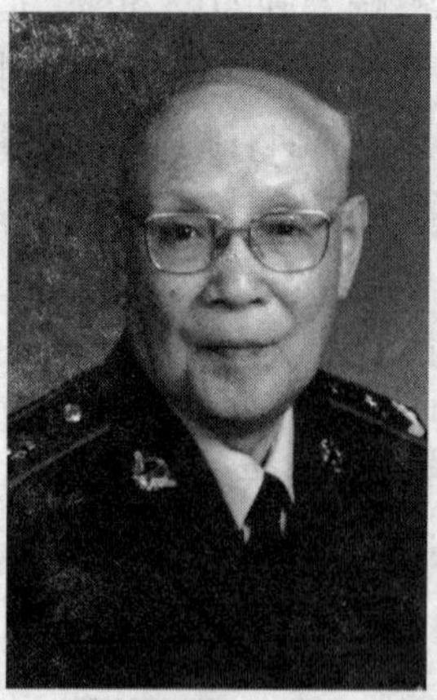

高育璈，主任医师、教授、博士生导师。

男，1919年生于北京。1944年毕业于原同济大学医学院。曾先后工作于重庆歌乐山中央医院（实习）、重庆市肺病疗养院、上海市第四人民医院（放射科住院医生、主治医师）、解放军总医院放射科（主治军医、副主任、科主任，现为该院专家组成员）。

曾任中华医学会放射学会委员、《中华放射学杂志》编委、《临床放射学杂志》编委及编辑委员会顾问、《放射学实践编委》、中国医学影像技术研究会副会长、总后勤部医学科学技术委员会委员和荣誉委员、解放军总后勤部卫生部放射专业组副组长等社会职务。

参加主编《实用CT诊断学》、《胃肠道双对比造影术》、《早期胃癌X线诊断》。参加编写《临床放射学》，《现代内科学》，《现代胸外科学》第1、2版，《现代基础外科学》诸书中的有关章节。参加翻译《风湿性疾病概要（英文版）》第9版一书中的有关章节。发表专业学术论文数十篇。

荣立三等功1次，先后被评为先进工作者、优秀共产党员、全军优秀教师，多次受到中央保健委员会表彰，中央保健委员会办公室发给会诊专家聘书，中国人民解放军保健领导小组颁发奖状，获全国医疗保健工作特殊贡献奖，总后勤部卫生部第7届医学科学技术委员会荣誉委员证书，解放军军医进修学院表彰教学证书，解放军总医院建院40周年及50周年荣誉证书及杰出贡献奖，军医进修学院教学先进个人荣誉证书，总后勤部优秀科技人才建设伯乐奖等。1991年起享受政府特殊津贴。

再谈X线诊断的原则

自从1895年伦琴发现X线以后不久，首先就被利用在医学上为人们查体和诊断疾病，从此诞生了X线诊断学，并为以后的影像医学打下了基础。在伦琴发现X线以后的100多年里，由于电子学和电子计算机的不断发展和在医学领域里的广泛应用，使影像医学又有了快速发展。在20世纪50～60年代里有影像增强器问世，使X线检查和诊断可以不再在暗室里进行。在这同一年代里还相继有超声波诊断、同位素扫描、r闪烁照相等新的检查和诊断技术先后用于临床。70年代以后，计算机X线横断层扫描（CT）、磁共振成像（MRI）、数字减影血管造影（DSA）、介入放射学、核素发射断层（ECT）、单光子核素发射断层（SPECT）、正电子核素发射断层（PET）、计算机X线摄影（CR）、数字化X线摄像（DR）、螺旋CT、核磁频谱分析、三维CT成像、三维MRI、核磁血管造影技术、磁共振功能成像（FMR）、数字化X线机，近年来又出世了了多层螺旋CT、图像存储与传输（PACS）系统、远程放射学等新技术的相继问世，于是形成了全部数字化的影像医学，从而明显扩大了影像诊断的范围，大大提高了影像诊断的水平。使过去诊断不了的疾病有了新的检查方法和诊断手段，这就为临床科室提供了更多的辅助检查和诊断方法，给病人更多的福音。但是上述这些影像诊断方法都各有各自的优缺点，于是就要求我们要有选择地、合理地使用这些新技术，使其针对性更强，并且做到互相补充、互相印证、相辅相成，在疾病的早期发现、早期诊断、早期治疗及疗效观察等方面充分发挥其应有的作用。如今，影像医学已经成为全部现代医学领域里的一个不可缺少的重要组成部分。

尽管影像医学已发展到如此的程度，其功能仍在不断地改进、提高和完善，而传统的X线诊断学至今还是影像医学中的一个主要内容，并作为一个基本的影像诊断手段被广泛用于临床。因此，今天再谈谈“X线诊断原则”问题,进一步发挥X线诊断技术的应有作用,我认为仍是必要的,何况掌握好传统X线诊断学又是学好和掌握其他影像诊断技术的基础呢!

众所周知,人体的不同组织和器官,以及它们的不同病理改变,因其密度不同,对X线的吸收也不一样,因此在荧光屏上或X线照片上就会产生深浅不一、对比不同的影像。具体分析这种影像、辨别它们所反映的正常和(或)异常,再结合临床资料、根据我们的专业知识提出诊断意见,这就是我们做X线诊断的基本方法。因此,对各种影像的观察与分析,以及密切结合临床所见是做出正确X线诊断的重要步骤。相同的或者近似的影像所反映的病理变化可以是不同的,他们的临床表现也可以是不同的,例如在胸片上看到的两侧肺野弥漫的粟粒样影像,既可能是结核,也可以是其他,而它们的病理改变则完全不同,临床表现也不一样。因此不结合临床材料,单凭X线照片上的表现就提出诊断意见,那就会犯错误的,并且是不符合诊断原则的。因此要求临床科医师在为病人申请X线检查时必须提供病人的临床资料、检查目的和要求,供放射科工作同志参考。放射科的同志也应先了解清楚这些内容,然后再进行检查和诊断。必要时还应亲自看看病人或与主治医生联系和共同讨论,再提出诊断意见。只有这样才能在诊断过程中不出现错误。

高质量的、标准的、合乎要求的X线照片是做好X线诊断的重要前提。对此我们绝不能凑合、迁就,以免耽误诊断。在做X线检查和诊断的过程中要同过去的X线照片对比,一是不至于忽略任何可疑的微小但又可能是重要的改变,二是便于了解病变的动态变化和不遗漏病变。上面提到了X线诊断的作用和限制,例如密度相同的限制、时间的限制、病灶大小的限制、空间的限制等等。这就要求我们既要客观地、周密地、全面细致地分析X线表现,又要紧密结合临床所见。只有做到这样才能得出一个符合实际的诊断意见。

在科学技术迅猛发展的今天,客观上要求我们加倍努力学习,刻苦实践,不断积累和总结经验,吸取教训,纠正错误,提高自己,改进工作,教育他人,使影像医学这门学科不断提高,更好地服务于祖国和人民,更好地为部队和老干部服务,愿以此与青年同道共勉。

下面谈几个在工作中遇到的几个病例。

病例1 老年男性病人,因右侧胸腔积液多年,右下肺密度增高影,经近一年治疗效果不好而入院做进一步检查。右下肺感染经多种抗生素治疗,一直未被控制,病情反加重,虽经气管插管、呼吸机辅助呼吸,继而因出现呼衰而行气管切开。病情始终未见好转,终因出现少尿、血压下降、经抢救无效而死亡。尸检及病理诊断为慢性支气管炎合并急性感染,间质性肺炎,弥漫性肺间质纤维化,两肺多发性小脓疡,右侧胸腔积液。

本病人的胸片表现甚为复杂,新老病变混杂在一起。弥漫性肺间质性纤维化合并两肺散在的小斑片阴影首先应考虑为合并感染。从X线表现上几乎无法与小脓疡鉴别,主要是受到了密度相同的限制。

病例2 男性病人因气喘、咳嗽、呼吸困难6 h急诊入院。经检查考虑属心内膜下心肌梗死、急性左心衰竭;肺部感染;高血压Ⅱ期,Ⅰ型呼衰。住院后床旁胸部X线照片显示两肺肺纹理明显增重且边缘模糊,右上肺静脉增粗、两侧肺门影增重,左上肺可见片状边缘模糊的密度增高影,考虑为肺水肿。经利尿降压及抗感染等治疗,心衰及酸中毒得以纠正。而体温仍持续不下,咳嗽亦未减轻。胸片复查显示两肺有弥漫性间质性改变伴右下肺实变。最后的胸片显示两肺几呈白肺状表现。结合临床考虑为ARDS。病人终因抢救无效而死亡。病理检查结果为两肺肺毛霉菌感染合并多发性霉菌血栓形成。单凭胸片X线表现做出肺毛霉菌感染的诊断是困难的,因为它没有特异性表现。

病例3 男性高龄病人因高血压入院,无呼吸道症状。住院后的胸部X线照片上见左上肺有一约大2.2 cm×2.4 cm不均匀性密度增高影,边缘不规则。病灶断层片上显示该病灶密度不均匀,边缘有浅分叶和细小毛刺,可疑为周围型肺癌。肺CT扫描见此病灶亦具有X线照片上类似表现,因此也疑为周围型肺癌,伴病灶周围阻塞性炎症。经抗炎治疗后复查胸片,见左上肺的病变已完全吸收。

肺癌、肺结核瘤、球形肺炎等在影像表现上非常相似,临床表现有时也都不太典型,增加了影像诊断和鉴别诊断的困难。此外,病灶边缘呈分叶状或出现毛刺等表现也都不一定具有特征性意义。在客观条件允许情况下,先经抗炎治疗和定期严密观察和复查,视其动态变化,也还是可以鉴别的。

病例4　男性病人因腹痛伴呕吐逐渐加重而急诊入院。钡餐检查显示胃窦小弯侧黏膜皱襞不规则增厚,角切迹处胃壁僵硬,近胃窦幽门前区有一 1.0 cm × 0.7 cm 大小的溃疡,其边缘不规则,局部黏膜皱襞有纠集现象且可见指压迹表现,有的皱襞疑有中断。因而考虑为恶性溃疡。胃镜检查亦见上述变化,疑为早期胃癌。胃镜活检病理报告为幽门型黏膜慢性炎症及亚急性炎症伴溃疡形成。多处腺体有不典型增生,符合早期癌变。经治疗后,钡餐和胃镜复查均见病变明显好转,溃疡变小,黏膜糜烂及水肿均已显著减轻,继续治疗后再次复查见溃疡已基本愈合。

本例提示影像表现不是绝对的,经治疗后各种检查所见酷似胃癌的种种表现均逐渐好转,最后诊断为良性炎性病变。本例同时也提示各种检查方法的互相验证的重要性。

病例5　男性高龄病人前列腺癌手术后随访中发现 CEA 升高而入院做全面检查。在胸片上发现右侧第 3 前肋水平处有一小指尖大小的浅淡密度的片影,其中密度均匀、边缘模糊,此外在右上纵隔相当于奇静脉稍上方的水平处有一外缘呈弧形向外凸出的致密影。复习院外胸片亦可见此致密影及右上肺野的淡片影,后者由不太明显逐渐变得较为明显较为具体,因此考虑右上肺野之病灶为肺癌合并右上纵隔气管旁淋巴结转移。经过进一步检查和动态观察,右上肺淡片影逐渐表现为结节状,周边出现毛刺及支气管充气征。右上纵隔之肿大淋巴结内有斑点状钙化。经手术及病理证实为右上肺肺癌合并右上纵隔淋巴结转移。本例说明,近期的 X 线照片上的改变同过去的历次胸片对比,观察病变的动态变化对明确诊断的重要意义。

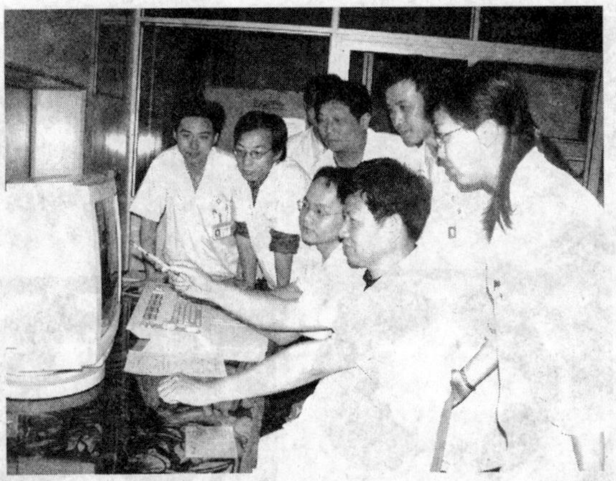

龚洪翰，男，医学博士，主任医师、教授、博士生导师。

现任江西医学院影像系主任、江西医学院第一附属医院副院长、北美放射学会会员、中华放射学会委员、江西省放射学会主任委员、全国高等医药院校教材建设指导委员会理事、全国高等医学院校影像研究会理事、中国医学影像技术研究会理事、中华医院管理学会会员、全国医疗大型设备上岗考试命题专家、《中华放射学杂志》编委、《临床放射学杂志》编委、《放射学实践杂志》编委、《实用放射学杂志》编委、《中国医学影像技术杂志》编委、《中国医学计算机成像技术杂志》编委、《中国 CT 与 MRI 杂志》编委、《现代影像与介入放射杂志》编委等。参加全国统编影像学教材 4 部(1 部任副主编)，协编教材 2 部(1 部任副主编)、自编教材 2 部(主编)、出版专著 2 部(主编)、开发研制教学光盘 3 套，获江西省教学成果二等奖 3 项、江西省教学成果三等奖 1 项，有多项省、厅级科研课题已鉴定或结题。获实用型发明专利一项。在国内外有关专业杂志发表学术论文 60 余篇。被评为全国优秀教师、江西省高等学校名师，江西省卫生系统高层次学术技术带头人。

浅谈 8 例胸部罕少见病的影像诊断经验

病例 1　实变型肺淋巴瘤

病人，女性，49 岁，药师。感胸背部疼痛半月余。少许咳嗽，无痰。

影像表现：右肺门区可见类似团块状的致密影。病变的靠纵隔侧部分，其内隐约可见结节状影，密度也较高，右肺门结构难以辨认，病变与纵隔结构分界不清。病变的靠肺侧部分呈片状，密度也较低，其内可见较典型的空气支气管征，其支气管形态规则，病变与肺的交界面清楚。增强扫描病灶有轻 - 中度强化。病变主要位于右肺的根部，病变范围跨叶跨段，右肺其他肺野尚清晰，右肺上叶前段区透亮度增高。左肺野清晰。纵隔结构无移位，两侧胸廓对称。两侧胸膜腔未见积液征象，胸部所见骨骼未见破坏征象(图 1)。

影像诊断：实变型肺淋巴瘤。

病理结果：手术见右肺根部有一肿块，大小约 12 cm × 12 cm，侵犯右肺尖后段、中叶、下叶背段。诊断为右肺非霍奇金淋巴瘤。

讨论：病变内可见空气支气管征，可以除外胸膜腔来源的病变。病变的靠纵隔侧部分，其内隐约可见结节状影，密度也较高；靠肺侧部分，病变呈片状，密度也较低，其内可见空气支气管征，提示病变部分位于纵隔内，部分位于肺内。病变主要位于右侧肺门区，也就是右肺的根部，病变范围跨叶跨段，病变边缘光滑清楚，可除外一般感染性病变的可能；右肺其他肺野及左肺野清晰，病灶中的充气支气管形态规则，不支持肺结核的诊断。该病例右肺门主支气管周围的结节影与肺内病变连成一类似块状影，提示病

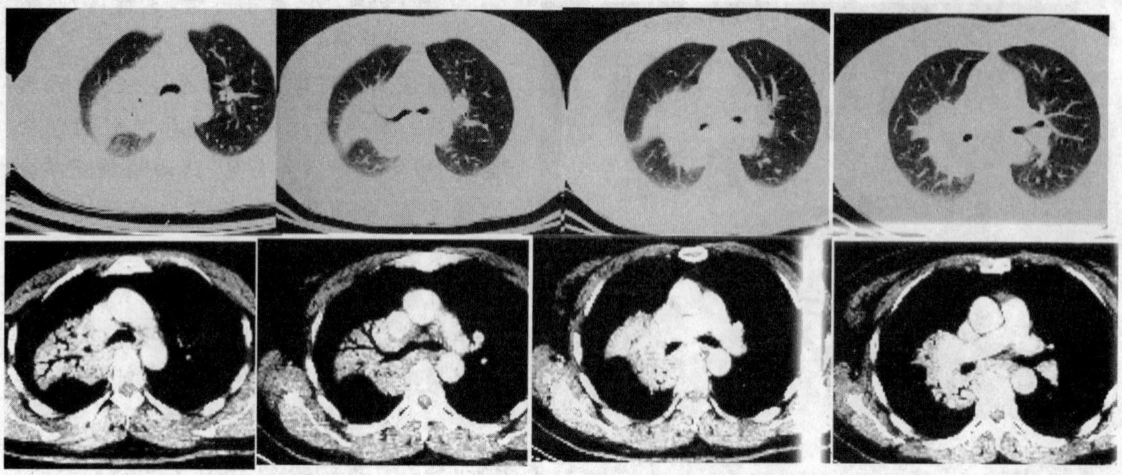

图1

变恶性可能性大,但从征象来分析,既不像肺内恶性病变引起肺门及纵隔内淋巴结肿大,也不像右肺门或纵隔内恶性病变引起肺内的继发改变。从肺部病变的形态和边缘来看,从病变中的典型空气支气管征来看,提示病变是沿支气管等肺间质从内向外生长,病变中的支气管形态规则,提示支气管未受到侵犯。病变的外上方的正常肺野有轻微的肺气肿表现,为右上叶支气管轻度狭窄所致。这样以肺内病变、右肺门病变为主,纵隔内病变为次,肺内病变以大片实变为主,肺门及纵隔病变以多发相互融合的结节为主的病变,应考虑是恶性病变。

结论:淋巴瘤是发生于淋巴结和结外淋巴组织的恶性肿瘤,根据其细胞形态分为霍奇金病及非霍奇金病。肺部淋巴瘤多由纵隔淋巴瘤直接浸润蔓延所致,也可由远处病变血行转移至肺部,而原发于肺内的淋巴瘤很少见。在肺内淋巴瘤中,以霍奇金淋巴瘤更多见,但两者的影像学表现相似。影像学可表现为结节或肿块样实变影、多发小结节影、肺泡和间质浸润影、气管血管束周围增厚及胸膜肿块影等。霍奇金病以结节或肿块样实变影最常见,非霍奇金病以气管血管束周围增厚改变最常见。结节或肿块大小不一,病灶内可有大小不同的空洞,空洞多呈编心性。在较大的肿块实变影常可见空气支气管征,这种改变多为纵隔或肺门淋巴瘤直接蔓延的结果。本病例为实变型肺淋巴瘤,却是非霍奇金淋巴瘤,临床上较少见。肺淋巴瘤常无明显呼吸道症状或症状较轻。本病主要需与结核、肺癌鉴别。

(龚洪翰　王敏君　何玉麟)

病例2　大叶性干酪性肺炎

病人,女性,28岁,20天前因肺结核在当地医院复查CT,CT诊断为右腹膜后膈下大小约10 cm×14 cm肿瘤。病人无腹胀、腹痛、腹泻及解黑便病史,亦无畏寒发热,有轻度咳嗽及喉部痒感,无咳痰。既往有肺TB病史。体格检查:一般情况良好,浅表淋巴结未触及肿大,双侧胸廓对称无畸形,呼吸运动度均等,肺未闻及干湿啰音。

影像表现:右中下肺野可见类似于团块状大片致密影,其内及其周边可见多数斑片状钙化。在较高的CT层面上,病灶的周边多可见未被病变所累及的肺组织。在较低的CT层面上,病灶与胸内壁之间也可见宽窄不一的间隙。病灶与纵隔之间也多可见宽窄不一的间隙。右下胸廓轻度塌陷,纵隔轻度向病变侧移位。靠近纵隔部位的病变边缘呈内凹状,心膈角呈填塞的三角形。冠状位显示右膈受压变平直。CT增强扫描病灶未见明显强化,血管三维重建显示了病灶中的右下肺动脉分支血管影,虽分支较少而细,但其走行大致正常,形态规则。右中叶及右下肺叶支气管影未显示(图1)。

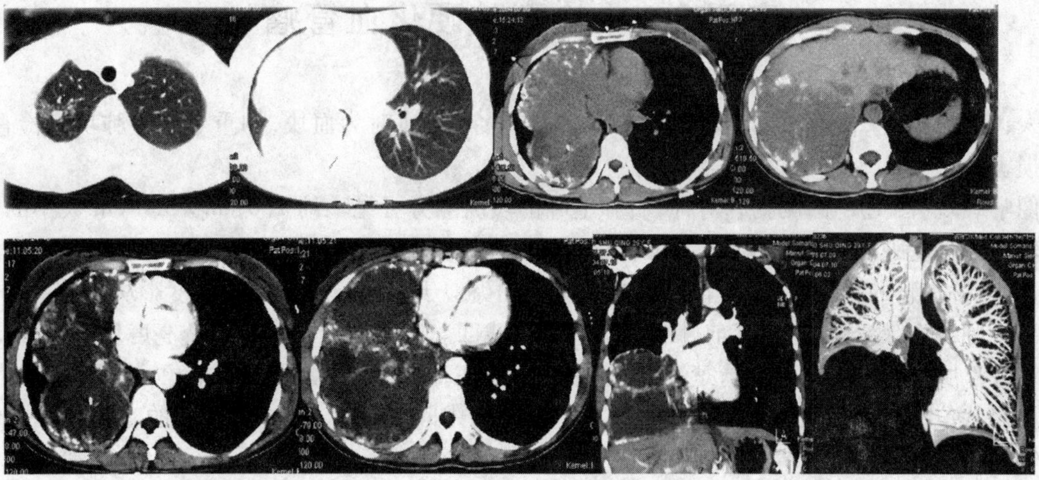

图1

影像诊断:根据上述分析,右中下肺野的病变,考虑为慢性肺实变。本病例右上肺尖段有结节状病灶,又可见其卫星病灶,是较典型的继发性肺结核表现。结合临床,本病例年轻,有轻度咳嗽及喉部痒感,症状轻,既往有肺结核病史,故拟诊为右下肺结核,干酪性肺炎。

病理结果:手术见右侧胸膜粘连,右肺仅存上叶,右肺中下叶囊肿样变,囊肿约儿头大小,包膜完整,内含脓性黏稠样物,无异味。镜检囊壁纤维组织增生,内见干酪样坏死,肺组织内可见上皮样细胞形成结节,周围郎罕细胞分布,边缘见肺泡组织,诊断为右肺干酪性肺炎。

讨论:病变范围很大,看似巨大"团块状"影,但仔细观察,病变所占据的位置与正常的肺所占据的位置基本一致,且较正常的容积或体积小,靠近纵隔部位的病变边缘呈内凹状,心膈角呈填塞的三角形,提示病变的"硬度"不大,是一质地较软的病灶,不支持为巨大占位病变的诊断。如果是起源于肺部的肿瘤,应该可见邻近正常肺的受压迫征象,比如邻近肺的不张或气肿,或邻近肺的肺纹理走行改变。病变中虽未见空气支气管征,但其内可见右下肺的大致正常分布的血管影,提示病变为右下肺的实变。病灶中多量的钙化提示病灶为陈旧性或良性。钙化影主要分布于病灶的周边部,也就是胸膜走行区。同时,可见条弧形钙化影将病灶分成若干个区域性,提示可能与肺叶的解剖有关。从病灶的范围来看,恰好为右肺中叶与右肺下叶的范围一致。右中叶及右下肺叶支气管影未显示,说明所属支气管内已为病变所填塞。CT 增强扫描病灶未见明显强化,提示病变血供差,血管重建像显示了走行于病变之中,血管细而少,但尚规则,也说明病灶为肺慢性实变。

结论:干酪性肺炎是属于继发性肺结核的一种特殊类型,临床上较少见。由于结核菌毒力大而数量多,使肺组织大量渗出,占据一个肺叶,渗出病变迅速产生组织坏死形成以变质为主的病变,可形成液化与溶解区。影像学表现为孤立的肺段或肺叶实变影,范围限于大叶,由于渗出侵犯大叶,呈大片状阴影,浓密不均匀,边缘模糊,然而受叶间胸膜的阻挡则边缘锐利清晰,与一般大叶性肺炎影像相同。病变多见于上叶尖后段或下叶背段,也可见于右中叶、左舌叶及下叶。肺段或肺叶支气管多无狭窄或阻塞,病变区密度较均匀或不均匀,如其内可见空洞或支气管扩张征象,有助于干酪性肺炎的诊断。病变的肺段或肺叶影体积可缩小,一般不伴肺门淋巴结肿大。本病例为偶然发现,发现时病人没有急性结核中毒症状;病灶似巨块状,轮廓光整,病灶内外均无渗出改变,亦无虫噬状空洞,病变区可见多数的钙化灶。术前诊断为大叶性干酪性肺炎有一定困难。本病主要与肺段或肺叶的慢性肺炎鉴别。

(龚洪翰　邱春梅　陈望强)

病例 3 中央型肺硬化血管瘤

病人,女性,47 岁,慢性咳嗽、咳痰,痰中带血 11 年余,咯血时为血块,加重半年。肺功能检查:小气道功能损害。

影像学表现(图 1):两侧胸廓对称,右肺上叶前段纵隔旁可见一约 7.0 cm × 5.0 cm 大小的近似椭圆形的软组织密度肿块影,密度略高于同层面的大血管密度影,肿块密度尚均匀。肿块边缘可见线状的致密影,形成一完整的包膜状结构,且可见数条细小的类似于包膜的线条状致密度影从病灶边缘走行于肿块深部。肿块边缘清楚锐利,其前外缘可见局限性浅凹。肿块外上方的肺野透亮度增高,肺纹理减少或无肺纹理。肿块与纵隔的分界清楚,其间的脂肪影存在,纵隔未见受压移位征象,纵隔未见肿大的淋巴结影。冠状位像显示肿块影位于右上肺叶支气管与右中间支气管夹角间,相邻的右上肺叶支气管和中间支气管可见轻度受压变窄,但未见变形,肿块与支气管相邻处呈平直状。右上叶支气管与右中间支气管夹角扩大,支气管壁光整。冠状位显示肿块密度等于或接近肝脏的密度影。右下肺野及左肺野清晰,两侧胸膜腔及两侧横膈未见异常征象。

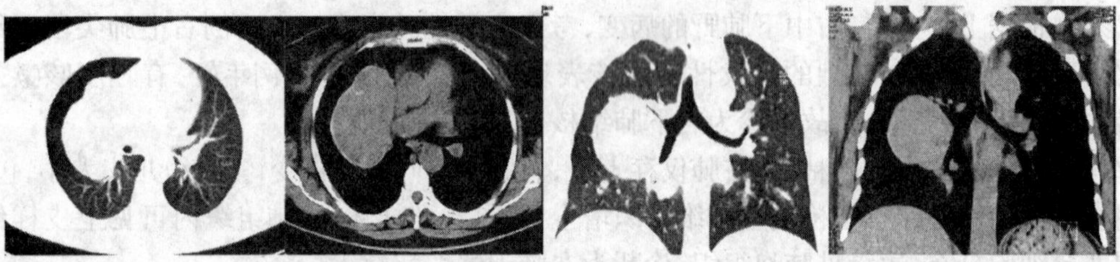

图 1

影像诊断:成血管细胞瘤。

病理结果:行右中上肺切除术,术中所见:肿块位于中上肺内,约 6.5 cm × 5.0 cm,质硬,未侵及下肺,肺门处见数粒肿大淋巴结,右胸腔膜性粘连。诊断为肺硬化性血管瘤。

讨论:根据 CT 征象,考虑肿块来源于右肺门邻近的肺组织。肿块密度高,有包膜,纵隔及右肺门无肿大淋巴结,胸腔无积液征象,提示肿块为慢性病变或良性病变。一般而言,结核球及错构瘤之类的良性病变都在 4 cm 以下,而本病例肿块体积较大,不支持较常见的结核球及错构瘤。本病例的影像特征是钙化的包膜及肿块的条状钙化,肿块的边缘锐利瘤,结合临床有 10 余年的咯血史,故考虑为成血管细胞瘤之类病变。

结论:肺硬化性血管瘤(pulmonary sclerosing hemangioma,PSH)是一种少见的肺部良性肿瘤,临床表现及影像学特征较少,术前诊断准确率较低。1956 年由 Liebow 和 Hubbell 首先报道此瘤并命名为"肺硬化性血管瘤"以来,因其形态结构复杂多样,病理学者对它的本质及组织发生的观点迄今尚存在分歧。国内曾先后称之为"炎性假瘤"、"肺组织细胞瘤"、"浆细胞肉芽肿"、"肺泡成血管细胞瘤"等;不过在国内,相当多的病理学者仍将 PSH 归为肺炎性假瘤的一型,但是从形态上将 PSH 与纤维组织细胞型及浆细胞肉芽肿型的肺炎性假瘤鉴别开来,不存在困难。20 世纪 70 年代以来,国外一些学者通过免疫组化及电镜观察,对其"血管来源"提出质疑,遂称之为"所谓的肺硬化性血管瘤"(socall sclerosing hemangioma of lung,SHL)(Hill,1972)。在 WHO 肺肿瘤分类中,先后将其归在"瘤样病变"(1981)和"杂类肿瘤"(1999 ,2004) ,可见至今对此瘤本质的认识仍未完全清楚。PSH 的病理特征主要为血管增生伴有硬化倾向 ,乳头样突起 ,出血 ,肺泡及基质内有成片的类似于组织细胞的圆形细胞浸润。关于此瘤的组织发生有认为起源于内皮、间皮、上皮还是神经内分泌细胞等多种说法,其中支持上皮及神经内分泌起源的学者占多数。影像上 PSH 多发生于肺周围带,位于叶、段支气管附近属“中央型”,常为单发,病灶范围在 1 ~5 cm。CT 检查对 PSH 的诊断更有价值,表现为边界清楚、密度均匀的结节或肿块(如用笔勾画),其内有时可见粗大的点状钙化,边缘光滑,无细短毛刺及棘状突起,无深分叶。增强扫描病灶较平扫时均匀强化,强化幅度为 15 ~25 HU。病灶较大时可有不均匀强化 ,可能与肿瘤内出血机化相关。纵隔及肺门通常无肿大淋巴结。PSH 应与错构瘤、肺炎性假瘤、结核球及肺癌等鉴别。

(龚洪翰　徐仁根　何来昌)

病例 4　恶性胸膜间皮瘤

病人,女性,32 岁,1 个月前开始胸闷,无明显咳嗽、胸痛,逐渐加剧后伴活动后气促、呼吸困难,无畏寒、发热、心悸及胸骨后疼痛,无水肿、咯血、恶心和呕吐等。精神、食欲、大小便无异常,无明显消瘦。

影像表现(图 1):X 线胸片见整个右肺野呈大片状致密影,且在上中肺野可见团块状钙化影,相邻的在第 2、3 肋骨腋段可见骨质破坏。纵隔稍向左侧移位。CT 显示右“肺内”团块钙化病灶与右侧上中部的前外侧胸内壁紧密相连,且与胸内壁形成的夹角呈钝角,相邻的肋骨可见较明显的破坏,相应部位的胸壁软组织轻度肿胀。右下部沿胸内壁下可见略呈波浪状的软组织密度肿块影,其内也可见不规则钙化。右肺组织大部“缺损”,仅残留前内侧部分,残留的肺内未见明显透亮度改变和肺纹理走行改变。肿块与残留肺之间的分界不甚清楚。右侧肺叶支气管轻度内移,形态略不规则且呈截断状,纵隔轻度向左侧移位,纵隔内未见肿大淋巴结影。左肺野尚清晰。MRI 显示右“肺内”见混杂信号的团块状软组织肿块影,内可见囊变、坏死区及无信号钙化组织。肿块的下部外侧方可见少量的积液征象。肿块压迫肝顶部,尤其肝后方受压明显,致其形态改变。但肿块与肝的交界面清楚。

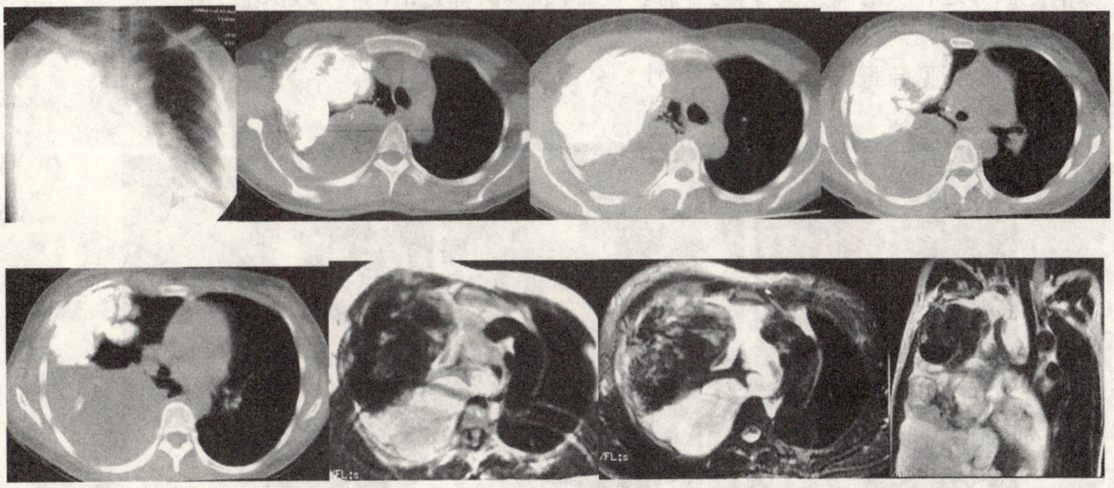

图 1

影像诊断:胸膜恶性间皮瘤。

病理结果:“右侧胸腔”肉瘤样变胸膜间皮瘤。

讨论:本病例影像学的特点主要是肿块巨大和肿块内的钙化灶巨大。右胸内的肿块大而形态不规则,肿块沿侧后部胸内壁略呈波浪状,右肺受侵受压,仅残留前内侧部分,部分相邻肋骨可见较大范围的侵蚀性破坏,应考虑病变来自胸膜。肿块的巨大钙化,肋骨的破坏,肿块直接侵蚀肺组织,致大部肺组织“缺损”,应考虑病变属恶性。

结论:胸膜由间皮细胞和结缔组织构成。胸膜间皮瘤是原发于胸膜间皮组织或胸膜下间皮组织的一种少见肿瘤，一般分为局限型和弥漫型两大类，局限型多为纤维样间皮瘤，弥漫型均为恶性。弥漫型按病理组织分为上皮型、纤维肉瘤型和混合型。影像学上表现为不同范围的胸膜增厚，且绝大多数累及单侧胸膜腔，或以单侧胸膜腔为主，及整个一侧胸膜腔。增厚的胸膜厚薄不均，多呈结节状或波浪状，脏、壁层胸膜均可受累，但以脏层胸膜增厚为主。增厚的脏层胸膜常呈环状包绕肺组织，与肺组织形成不规则界面，边界较清楚。叶间胸膜增厚和纵隔胸膜增厚也较常见。部分病灶累及胸壁，增强扫描可见增厚的胸膜或结节、肿块强化。本病钙化灶巨大，在间皮瘤中较少见。本病尚需与胸膜转移瘤、慢性脓胸伴有胸膜增厚、慢性脓胸伴胸膜增厚、结核性胸膜炎、肋软骨肉瘤、肋骨恶性神经鞘瘤或神经纤维肉瘤等病变鉴别。

（龚洪翰　肖新兰　王进华）

病例 5　左前胸壁脊索瘤

病人，男性，68 岁。20 年前左前胸壁有一约蚕豆大小肿块，一直未行任何诊治，肿块无明显增大，至近 2 年来感觉肿块明显增大。

查体：一般情况尚可，双侧腋窝淋巴结未触及肿大，左前胸壁第 4 ~ 6 肋间范围有一约 10 cm × 8 cm 肿块，质硬，固定，境界清楚，无明显轻度压痛。

影像表现（图 1）：X 线胸片示两侧胸廓大致对称。心影似见增大变形，心脏"左缘"呈局限性隆起。左第 3 前肋似见肥大。CT 示左前下胸壁肋软骨区域见一巨大软组织块影，大小约 11 cm × 10 cm，肿瘤向胸壁内外生长，大部分位于胸壁内侧，小部分突向胸壁外侧。胸部外侧部分肿块似由多个大小不等的结节构成，肿块内无钙化灶。胸部内侧部分肿块密度不均匀，可见散在多量斑点状、斑片状钙化影。肿块边缘清楚。邻近肿块的部分胸骨、肋骨有轻度骨质破坏，邻近的胸膜未见增厚，胸腔也未见积液征象。左侧胸廓轻度塌陷，心脏明显受压向后移位，失去正常的形态，但纵隔结构清楚，肿块与纵隔的分界清楚。右肺及左侧所见肺野未见结节状等病灶。

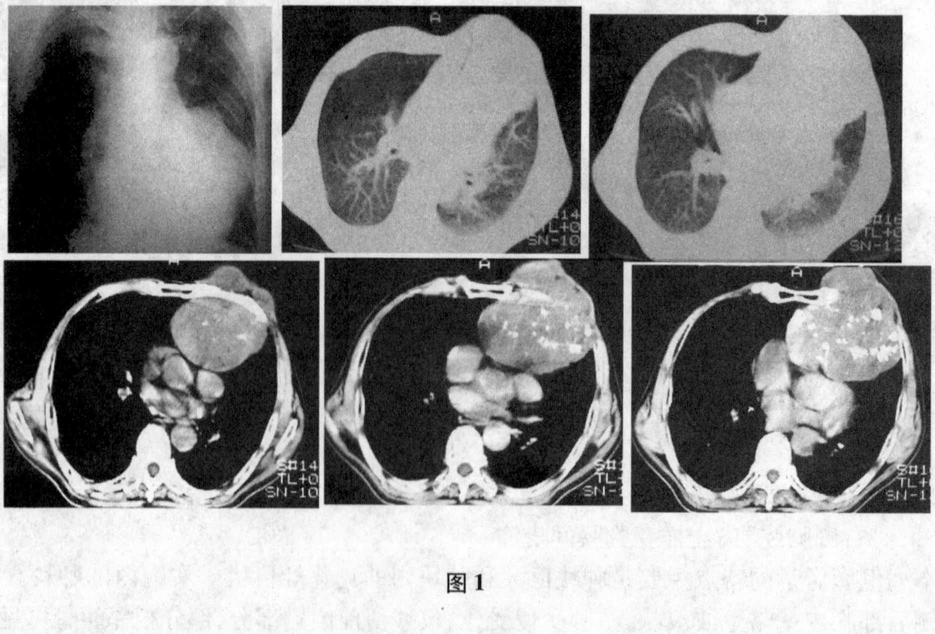

图 1

影像诊断：左前壁占位病变，拟为良性，来源于肋骨或肋软骨的可能性大。

病理结果：手术见肿瘤侵犯第 5、6 肋前肋及部分胸骨、肋软骨弓，胸内病灶约 15 cm × 10 cm × 10 cm 大小，质硬，压迫心脏，有完整包膜。诊断为"左前胸壁"脊索瘤。

讨论:肿块向胸壁内外生长,可以确定肿块起源于胸壁。肿块密度高,内有多数钙化,边缘清楚,尽管有骨质破坏,但不明显,且未见胸膜增厚或积液征象,提示病变良性可能性大。肿块起源于左前胸壁,但纵隔并未向右移位,而是向后移位,纵隔结构的间隙存在,肿块与纵隔的境界也清楚,提示胸内病变存在的时间较长。

结论:脊索瘤是一种通常由高度空泡化的细胞和黏液样细胞间物质组成的局部侵袭性恶性肿瘤。脊索瘤多起自中线部位,位于蝶枕部占35%,脊柱部占15%,骶尾部最多,占50%。发病年龄高峰为30~50岁,平均年龄为35~40岁,男性比女性多见。本例病人年龄偏大,肿瘤发生在前胸壁,部位实属罕见,此为误诊原因之一。其次,该肿瘤以软组织肿块为主,骨组织破坏较轻。本例胸骨、肋骨骨质破坏程度较轻,与传统脊索瘤造成溶骨性膨胀性骨质破坏不同,使人不易想到脊索瘤的诊断。第三,病灶内多数点状、片状钙化影,易让人想到软骨类肿瘤病变,如软骨肉瘤、黏液软骨肉瘤等,而脊索瘤的钙化多半为大块状,并常伴有不规则的骨硬化或残留骨片等改变,这点亦增加了诊断的难度。其次,软组织与钙化对肿瘤定性的影响:软组织含量多,肿瘤质地较软者,黏液变性较多,性质偏良性;质地较硬且有钙化者,恶性程度较高。本病例在巨大软组织肿块内见多量钙化影及坏死区,临床上肿块明显增大,提示该病变应为恶性。该例脊索瘤应与软骨肉瘤、黏液软骨肉瘤及副脊索瘤等鉴别,但鉴别困难。

(龚洪翰 王 敏 彭德昌)

病例6 肺炎症性肌纤维母细胞瘤

病人,女性,28岁,8个月前开始咳嗽,咳白色泡沫痰,当地医院以"咽喉炎"治疗,症状反复,同时感右侧隐约胸痛,后症状加重,并感右上臂酸胀,多次痰检及纤支镜检查均为阴性。

影像表现(图1):X线胸片:两侧胸廓大致对称,右中上肺巨大软组织肿块影,密度均匀,内缘紧贴纵隔右侧缘,纵隔无明显移位,两膈未见异常征象。CT:右肺肿块密度与胸壁软组织密度大致相同,肿块内缘与右侧纵隔分界不清,肿块与肺的交界面清楚。增强扫描肿块有较明显强化,但强化不均匀,中央有少许斑片状及条状不强化影,整个肿块略呈车轮状。右肺门血管、上、下腔静脉及右心房明显受压,纵隔轻度向左侧移位,腔静脉后可见肿大的淋巴结。右侧胸腔少量积液。MRI示肿块信号尚均匀,T_1WI上其信号与胸壁软组织信号相近,T_2WI则呈较高信号。左侧胸腔内可见少量长T_1、长T_2异常信号影。冠状位显示肿块呈葫芦形,肿块与纵隔、侧胸壁分界清楚。

影像诊断:右肺巨大占位,拟为良性病变,以肺内炎性肿块可能性大。

手术所见:肿瘤位于右前纵隔旁,右侧胸腔扩展,与前胸壁及纵隔紧密相连,表面血管丰富,质硬,分离肿瘤与肺粘连,分离肺与心包粘连,切除肿瘤中下部大块,重约1 kg,实质性,鱼肉样外观。

病理结果:炎症性肌纤维母细胞瘤。

讨论:从定位征象来分析,右胸内巨大肿块,其内缘虽与纵隔关系密切,但肿块与纵隔的境界尚清楚,其夹角也为锐角,肿块中心远离纵隔,纵隔移位不明显,不支持来源于纵隔的肿块。肿块与前外侧胸壁关系也密切,但CT增强扫描显示肿块与前外侧胸壁间主要为水的密度,相应部位的胸壁无肿胀,邻近肋骨也未见异常征象,同侧胸廓未见膨隆,所以也可除外来自于胸膜或胸壁的病变。据此,可以定位来源于肺内的病变。巨大的肺内肿块主要考虑肺内肉瘤或炎性假瘤之类。本病例纵隔有肿大淋巴结,同侧有少量胸水,结合临床,发病年龄轻,需要考虑肺肉瘤的诊断。但是,肿块与右侧纵隔缘关系密切,上下腔静脉均受压,而引起相应的回流障碍,CT增强扫描肿块有较明显强化,而中央有星芒状不强化影,这种征象说明中央慢性纤维化存在,而不是中央有坏死液化存在,提示肿块是一个慢性过程,结合临床症状轻,发展慢,可考虑为肺内巨大炎性肿块。

结果:炎症性肌纤维母细胞瘤(IMT),是一种临床病理学明确但生物学上仍有争议的少见病变,其组织形态学表现复杂多样,文献中的命名繁多,又称炎性假瘤、浆细胞肉芽肿、黄色瘤、纤维黄色瘤、组织

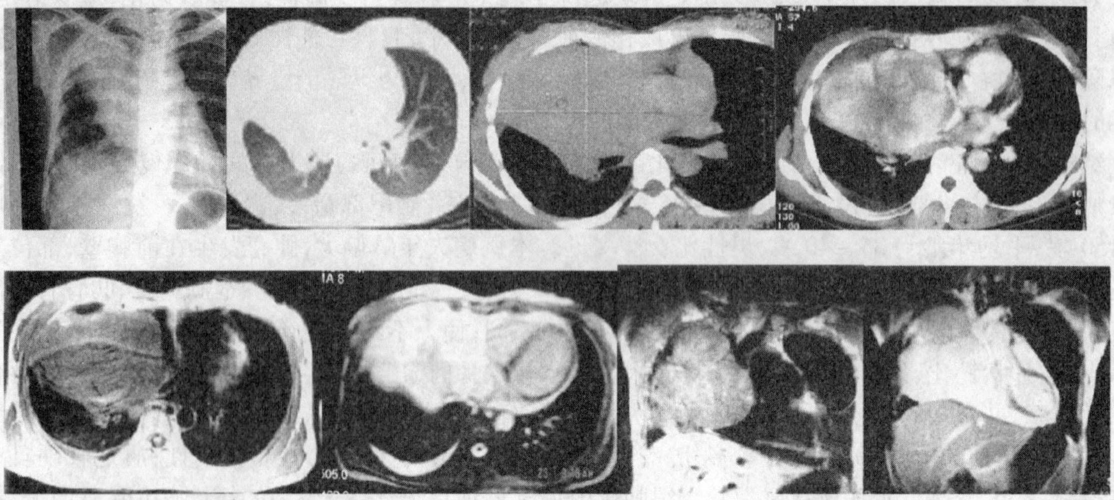

图 1

细胞瘤、浆细胞瘤、假肉瘤样肌纤维母细胞增生等。近年来认为肌纤维母细胞是这些病变的主要细胞成分，直至 1994 年 WTO 在软组织肿瘤分类中才正式将 IMT 包括在软组织肿瘤中。IMT 可发生于多处器官，包括肺、腹部、中枢神经系统、胃肠道、唾液腺、上呼吸道、口腔、鼻窦、甲状腺等，但多见于肺，占肺部肿块的 0.7%。本病主要发生于儿童和青年人。临床上表现为发热、体重减轻、疼痛和肿块及随部位而异的症状（如胸痛、呼吸困难、肠梗阻等）。大体上，肿块境界清楚或呈多结节，质地坚实，切面灰白或黄褐色，漩涡状肉样或黏液样。镜下，肿瘤中梭形肌纤维母细胞、纤维母细胞和炎性细胞形成 3 种组织学图像。肺 IMT 可发生于任何肺叶，多为孤立性结节，肿物较大，圆形或椭圆形，边界清楚密度均匀。少数病灶由于边缘存在炎症浸润而使其边缘模糊，有短毛刺影或密度不均，边缘呈分叶状似肺癌线征象，周围组织易受侵犯粘连，且肿块内见团片状钙化，部分可出现胸膜增厚，甚至形成尖角状胸膜粘连影，肺门淋巴结可肿大。

（龚洪翰　纪玉强　梁利民）

病例 7　右肺软骨肉瘤

病人，男性，55 岁，反复咳嗽，偶尔痰中带血丝，不发热，有时胸闷，无胸痛，不发热，不盗汗，消瘦不明显，一直抗感染治疗，效果不明显，食欲较好。大小便正常。查体：一般情况可，浅表淋巴结未触及肿大，颈浅静脉无怒张，右上肺呼吸音减弱，支纤镜示：右肺上叶开口见一肉样肿块阻塞上叶开口。

影像表现（图 1）：右中肺野可见一较大团块状影，形态不规则，密度不甚均匀，其内可见多数不规则斑片状钙化影，边缘清楚。肿块外侧缘部分与侧胸内壁相连，但其夹角为锐角。肿块内侧缘有小部分与纵隔相接，但其脂肪间隙仍可见。右肺其他肺野清晰。纵隔略向患侧移位，右肺门及纵隔内未见肿大淋巴结影。左肺野清晰，两侧胸膜腔及横膈未见异常征象。胸部所见骨骼未见破坏征象。

影像诊断：右上肺占位，性质待定。

病理结果：右肺中上叶软骨肉瘤，起源于支气管。

讨论：中老年病人肺部出现这么大的肿块，临床上又有咳嗽及偶尔痰中带血，在目前肺癌发病率居高的情况下，自然第一印象考虑为肺癌。但是肺内团块影内这么多的钙化，这么大的钙化，肺癌少见。

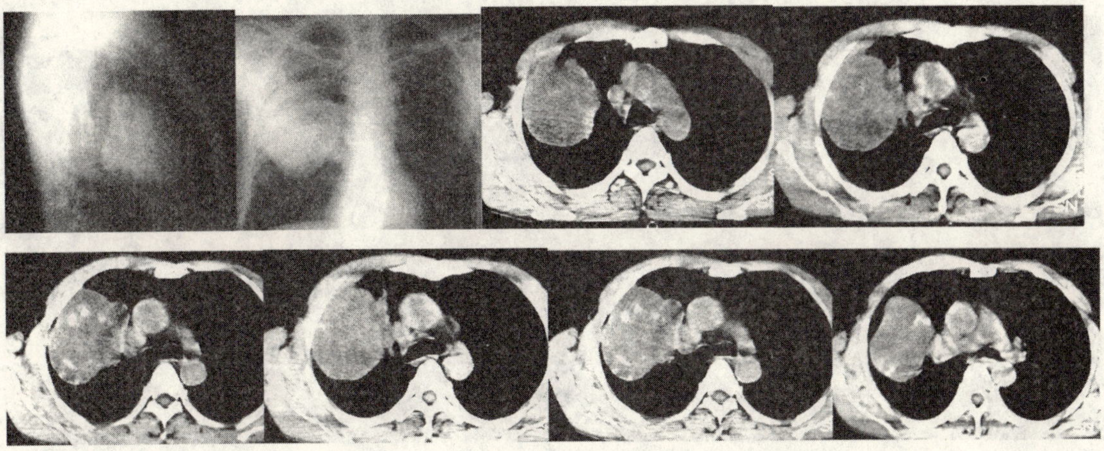

图1

这么大的团块，其内未见坏死后的低密度区，肺癌少见。肿块边缘光滑锐利，无分叶、无毛刺，不支持肺癌。肿块虽与侧胸壁及纵隔相连，但未见侵犯侧胸壁及纵隔，胸膜、肺门及纵隔未见转移等不支持肺癌。

结论：软骨肉瘤是起源于软骨或成软骨结缔组织的较常见的骨恶性肿瘤，发病率仅次于骨肉瘤，分为中心型和周围型（按发生部位分）两型及原发性和继发性两种，继发性常由骨软骨瘤恶变而来。部位以股骨下段和胫骨上段多见，男性多于女性，任何年龄均可发病，以年轻人多见。

肺内软骨肉瘤相当罕见，国内报道的肺内软骨肉瘤例数不多。肺内本无软骨组织，其软骨肉瘤多由胚胎时期错置（迷走）于肺内的软骨组织异常增生而发生。其典型影像学多表现为肺内的软组织肿块和钙化，软组织肿块影常呈分叶，有的可形成毛刺，酷似肺癌；钙化数量不等，分布不均，疏密不一，或密集成堆，形态可为环形，半环形，或砂砾样，密度不均，边缘清楚或模糊，其中环形钙化影具有确定其为软骨来源的定位价值。不典型者常难发现钙化影，仅表现为软组织肿块影。MRI 在显示软骨帽方面优于其他影像学手段，若软骨帽厚度 >2 mm，则可提示软骨肉瘤。本病与肺癌难鉴别，尤其是肺内软骨肉瘤无明显钙化，且有“分叶”和“脐凹”征时更难。病灶小时也须与错构瘤及结核球鉴别。本病术前未明确诊断，主要原因是未抓住病灶内钙化的特征性表现，也缺乏对肺内软骨肉瘤的认识所致。

（龚洪翰　曾献军　姜　建）

病例8　肺结节病

病人，男性，39 岁，咳嗽 2 个月余，痰少。心肺体检无明显阳性体征。

影像表现（图1）：胸部 CT 肺窗显示右上肺尖段不规则斑片状密度增高影，边缘毛糙，其邻近较大的范围内的肺纹理增粗模糊。纵隔窗显示右上肺尖段病灶呈结节状，其中可见一结节状钙化影。此外，两肺门增大模糊，两肺纹理增粗模糊，以两肺中内带肺纹理改变为主。纵隔内及两侧肺门可见多个肿大淋巴结，纵隔内肿大淋巴结主要见于气管前腔静脉后间隙、气管隆突下及主动脉弓旁和主肺动脉窗，以中纵隔为主。两肺门可见对称性肿大淋巴结影。部分肿大淋巴结内可见钙化影。气管支气管未见明显受压变形。右侧水平裂及斜裂增厚模糊，左侧斜裂下部也可见局限性轻度增厚。两后下胸腔未见积液征象。两横膈位置形态正常。

影像诊断：胸内结节病。

病理结果：胸内结节病。

讨论：本病例的病变主要特点是病变分布广泛，既有两肺广泛分布的特点，又有纵隔广泛分布的特

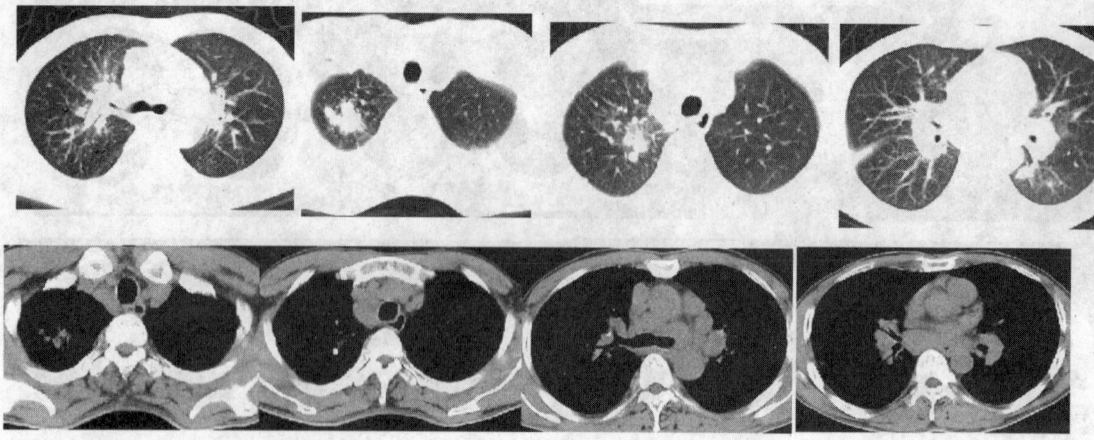

图 1

点,乍一看,给我们的印象是一个恶性病变,而且是较晚期。但是右上肺尖段病灶的钙化及纵隔内部分淋巴结的钙化不支持恶性病变的诊断。两肺内找不到原发恶性病变的征象。纵隔内及两肺门肿大淋巴结的大小与分布,难以解释是来源于哪一侧肺的恶性病变。两侧肺纹理增粗模糊,但不像癌性淋巴管炎。尽管叶间裂增厚,但两后下胸腔未见积液,也未见心包积液征象。看上去病变很广、很重,但临床症状很轻,结合发病年龄较轻。综合分析,不考虑恶性病变的诊断。纵隔广泛肿大淋巴结及两侧肺门对称性肿大淋巴结,肺内病变以肺间质改变为主,且两肺对称性分布,以胸内结节病解释更合适。

结论:结节病是一种较少见的多系统性肉芽肿性病变,可累及全身多个脏器,女性多于男性,20~50岁好发,其症状较轻或无症状。临床上常出现周围淋巴结肿大及皮肤结节凸起或结节性红斑,活动期70%~80%病人结节病抗原试验(Kviem试验)阳性,一般预后较好,有自愈倾向。肾上腺皮质激素治疗有效。结节病的病理特征为沿淋巴管或其周围分布的非干酪性肉芽肿,很小,可相互融合。结节可自行吸收,也可进展引起纤维化。因为淋巴管广泛分布在肺门及其周围、肺间质及胸膜内,所以形成了结节病影像学表现的多样性。典型影像学表现,即两侧肺门对称性增大伴纵隔淋巴结增大为大家所熟知,诊断一般不难,而对其不典型表现常常认识不足易误诊。结节病不典型表现主要是:仅有纵隔淋巴结肿大而无肺门淋巴结肿大;伴纵隔淋巴结肿大的一侧肺门淋巴结肿大;无纵隔淋巴结肿大的一侧肺门淋巴结肿大;以及仅有肺部异常,而无胸部淋巴结肿大;此外,尚有孤立性肺结节、犹如转移样的多发结节、空洞等较为少见的不典型表现。本例影像学表现也较特殊,诊断有一定困难。

(龚洪翰　肖香佐　周　莉)

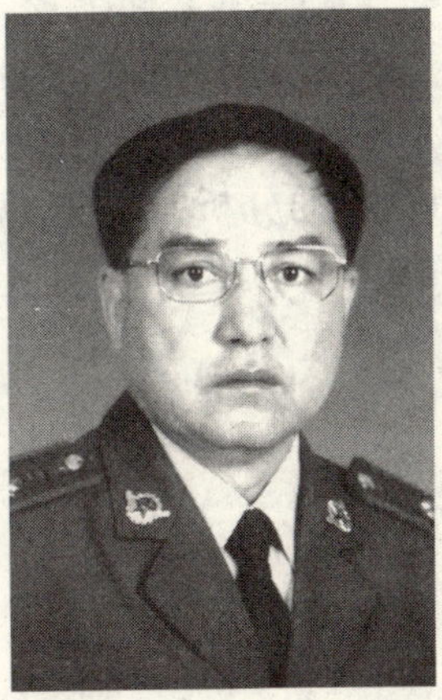

龚渭冰，主任医师、教授。

男，55 岁。1975 年毕业于第一军医大学医疗系，先后任第一军医大学附属南方医院心内科及放射科 B 超室住院医师、主治医师、副教授，2001 年起任南方医院教授。专长：心血管疾病超声诊断。对肾移植术后的超声监测有深入研究，并进入国内先进行列。兼任中华医学会超声医学分会委员、广东医学会超声医学分会副主委、中国人民解放军全军超声医学专业委员会常委、《中华超声影像学杂志》编委等。曾获军队科技进步奖 4 项，广东省科技进步奖 2 项，校级优秀教学成果奖 1 项，省级及国家级优秀论文奖数次，主编专著 2 部，参编专著 6 部，国内外发表科研论文 50 多篇。曾两度应邀出席第六届及第七届世界医学超声大会。

切忌捡了芝麻丢了西瓜

一天，一位曾在我院进修过的医生从他们医院带来一位 16 岁的女病人，据称心悸、气促已 10 年，要求我们给做超声心动。查体仅于胸骨左缘第 2 肋间闻及Ⅱ/Ⅳ级柔和吹风样收缩期杂音，不传导，伴有轻度 P_2 增强并分裂，拟诊心房间隔缺损。二维超声显示各房室腔不大，但于左房室交界处见一直径约 2 cm 圆形暗区。CDFI 未显示房、室及大动脉水平左向右或右向左分流，疑左位上腔静脉行声学造影。从左肘静脉注入造影剂后先出现于扩张的冠状静脉窦内，继则进入右房右室，拟诊先心左位上腔静脉。此后拍了胸片，X 线胸片示：肺多血，扁胸综合征。由于左位上腔静脉解释不了 X 线胸片所示的肺多血，便将病人收入院做了心导管检查及心血管造影。导管从右股静脉插入，进入右房并达左上腔静脉。房与腔静脉、室与房之间无血氧差。右室与肺动脉间血氧差为 5 Vol%，提示肺动脉水平右－左分流。肺动脉干内压力 85/47 mmHg，提示肺高压。当导管端置于肺动脉干内，以 15 ml/s 速度注入造影剂，总量达 35 ml 时，显示肺动脉主干及分支均增粗，肺静脉显影。左房室及主动脉显影后肺动脉再次显影，但动脉导管轮廓、大小未能清楚显示。未见肺静脉进入右房。在此情况下，再次超声检查。常规探查仍如前次。但在高度左侧卧位，当探头移至胸骨左缘第一肋间显示出肺动脉长轴切面时，即见肺动脉主干及左、右肺动脉均增粗。彩色多普勒血流图显示从降主动脉至肺动脉干内有一红色血流信号，舒张期出现，彩色血流束始段宽度约为 1.0 cm。脉冲多普勒为一正向舒张期血流频谱，最大流速为105 cm/s。超声与造影一致诊断为动脉导管未闭、左位上腔静脉。于 10 月 12 日行动脉导管缝闭术。术中见右室重度肥厚、右房不大，左房轻度增大，AO/PA = 1∶2，肺动脉分叉处可触及轻度细震颤，动脉导管口径约 1.0 cm，可见左上腔静脉。

本病例第一次超声检查虽然检出了左位上腔静脉，而对非常重要的未闭的动脉导管却漏诊了。这可以说是捡了芝麻丢了西瓜。究其原因，一是过于草率或自信，以为有了一个诊断就是了，没成想捡的是芝麻丢的却是西瓜。二是没有认真分析病人的临床情况，因为仅仅一个左位上腔静脉是解释不了长达 10 年之久的心悸、气促这个主诉的。三是本病例确有特别之处：在行心导管和心血管造影前，经多名临床经验丰富的高年资心血管专科医师检查，也未闻及动脉导管未闭所特有的连续性机器样杂音。而仅有Ⅰ级柔和吹风样收缩期杂音和 P_2 分裂。第二次在心导管和心血管造影检查的提示下，变换体位并将探头置于高位肋间探查才获得了未闭动脉导管的图像。超声在主肺动脉内仅见到单向的舒张期血流频谱和舒张期红色血流束。术前为何听不到典型的连续性机器样杂音,这种特殊的超声所见似可解释。第一次超声检查虽然检出左位上腔静脉,而未能检出未闭的动脉导管。第二次在心导管和心血管造影检查的提示下,变换体位并将探头置于高位肋间探查,获得了完全满意的结果。说明超声检查医师不仅要有丰富的经验,更需要细致的工作和全面的分析,才能避免"捡了芝麻丢了西瓜"。

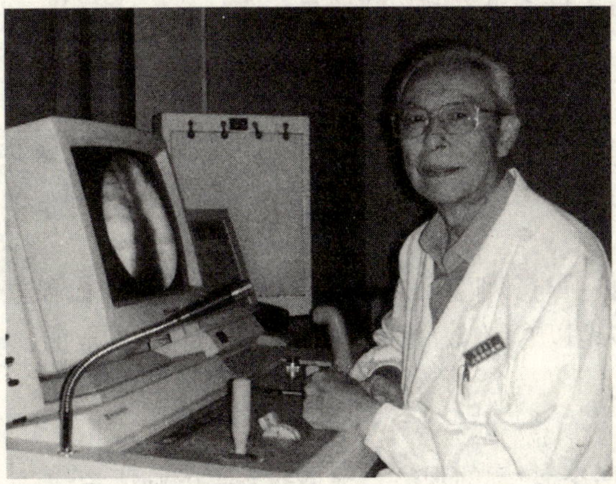

郭德文，主任医师、教授。

男，1926年9月出生，江苏省江阴人。1950年毕业于前圣约翰大学医学院七年制，获理学学士(1947)及医学博士学位。现任上海市胸科医院主任医师，上海第二医科大学放射学教授。曾任中华医学会放射学会上海分会委员，《中华放射学杂志》编委等职。1982年起任美国胸科医师学院院士，国际血管学院院士，入选英国传记中心名人录，并任英国和美国传记中心名誉顾问。享受国务院特殊津贴。从事放射医学专业，主要为胸部及心血管放射诊断的临床和研究工作。20世纪50年代曾创造、革新多种诊断仪器，在国内首创心血管造影术及脾、门静脉造影术。在国内外杂志上用中、英文发表如“心血管造影1 069次分析”，“冠状动脉造影的临床研究”，“右心室双出口分析”，“佛氏窦动脉瘤105例分析”等论文60余篇，其中在美国经典杂志发表多篇，并合作编写《医学百科全书》、《心血管外科学》、《胸心外科手术学》、《X线诊断手册》等专著共数十万字。

胸部疾病放射诊断的体会和经验浅谈

我从事胸部疾病的放射诊断50余年。多年临床实践的体会，可以简略地归纳为：熟练地、有选择地运用我们手中的三大常规工具即胸部平片、电视透视、CT，全面地、辨证和逻辑地分析病变的四大要点即轮廓、密度、动态、与周围组织和器官的关系等，是达到胸部疾病正确诊断的主要手段和方法。现分别讨论各要点如下：

一、质量优越的常规模拟式胸部正侧位平片是正确诊断的起点

所谓的优质片不仅是指影像清晰度高、对比度适中、摆位正确，而且应该是远达摄片和经由恒温控制的自动胶片冲洗机处理而得的胸片。近年来国内在临床上广泛应用数码摄片，其对诊断质量的影响可谓有得有失。由于未及深入了解数码摄片的特点而普遍应用于临床，这对诊断质量的影响是不容忽视的，故应在广泛使用前取得一致的操作规程和一致的处理经验。

常规的胸部平片的曝光值，是基于某型号X线机设定的曝光量(毫安秒值)并根据病人胸廓厚度取某一千伏数而得的，这是一个相对固定值，它对两侧肺脏的穿透率是适度的，而对胸部其他部位如纵隔、心脏、横膈等是不足的。换言之，在同一张胸片上所包含的诊断信息是不全面的，因此，必须结合其他检查手段加以补充。

二、胸部透视是一种历史悠久的诊断手段

由于新技术的发展促使其设备有很大改进，如高清晰度的荧光增强器、摄像管或电荷耦合器、高亮度显示器等，它们给予透视一种全新的面貌，即电视透视。其优点是：可以进行隔室操作，极低的放射线曝射量，明亮的影像显示，全方位的动态观察，自动千伏跟踪，末帧图像存储等特点，可以提供重要的甚至是关键性的诊断信息，因此电视透视是胸部诊断必不可少的诊断手段。数十年来经我诊断的无数病

人中绝大部分都进行了全面细致的电视透视,获得了许多重要的诊断信息。

三、CT 对于胸部疾病诊断的重要性

近年来开发的高速多排螺旋 CT 使其空间和密度分辨率大大提高,但是必须指出,单一横断面的成像仍然有其局限性,尽管影像重建可以弥补其不足,但其分辨率仍较难满足要求。在这方面,全方位的电视透视可以补充更多的信息。

国内 CT 的应用极为广泛,但我认为 CT 诊断必须与其他方法结合,不参考胸部平片而孤立地做出诊断报告是不全面的,甚至有不摄胸部平片而过多地以 CT 作为替代的做法,则更是不可取的。

四、对病变形态、轮廓的观察

胸部疾病诊断中最重要的征象莫过于对病变形态、轮廓的观察。根据我多年的临床经验,认为采用动静结合的观察方法,可以获得最佳的诊断效果。在胸部平片上得到病变的初步印象以后,绝大多数操作者期望通过 CT 以求获得病变形态、轮廓方面更多的信息。我认为应用电视透视进行全方位的观察,包括各个角度左、右斜位以至于左、右侧 90°的旋转观察是对 CT 检查不可或缺的补充。电视透视可以展示病变在各个角度中的全貌,有些病变在正面看来像肿块,但旋转角度后就发现其形态有改变,轮廓的连续性中断,就不像肿块了;反之,不像肿块的阴影在多个角度的观察中可显示其被外围的浸润影所遮蔽的确切的轮廓影,从而可推断出病变的性质。CT 的观察有时难以获得一个全面的具有立体观的印象,因此二者的配合,采用动、静结合的措施以获得对病变概念的互补,对做出正确诊断极为重要。病变轮廓上的分叶、毛刺、切迹、与胸膜有无粘连及其形态的变化都能在全方位的观察中得到更为全面的认识。至于病变所在叶、段的定位在诊断中也起到一定作用,这当然也是多角度检查所能解决的。

五、正确认识病变阴影的密度

正确认识病变阴影的密度也是诊断中重要的,有时是关键性的一环。必须认识到在 X 线下呈现的密度,随病变体积大小而异,并且与当时的 X 线穿透率有密切关系。CT 值的测定是一项重要的参考指标,应该在相同的层面厚度条件下进行增强前后的对比,也必须参考在不增强情况下病变密度的固有值及与邻近软组织密度的对比。电视透视有一项重要的技术指标,即它能跟随所取视野内阴影密度的高低而自动地进行千伏数的调整,也即千伏自动跟踪装置,因此,在针对病变范围的视野下所显示的千伏值反映了病变密度的固有值。累积的临床经验可提示该病变密度属于何种病变的可能性。再者,在优质的模拟胸部平片上对病变的认识,我认为应该比在数字片上更为客观和可靠。

六、密切观察病变发展的动向

参考其过去的影像,结合现在的形态、轮廓、密度方面的表现,贯彻动、静相结合的原则,可以较全面地对病变性质做出判断。对于下列几种情况,应予密切关注:无症状或少症状的浸润或较为实质的病变经正规抗炎治疗 2 周以上而无明显吸收者;经 CT 和多方位电视透视显示病变轮廓且有前节所述种种改变者;无症状的孤立性、密度浅淡、边界清晰的结节阴影病人;病程较长经反复治疗仍无明显吸收的所谓的炎症病人。对于以上种种情况的病人应定期地应用高质量诊断手段作对比随访,以明确是否为恶性病变。例如:一例老年病人 2 年前在国外体检发现左肺浸润阴影,经抗炎治疗无明显吸收,因本人无症状,故未继续治疗,近期回国后因心脏病住院时胸片发现肺内阴影仍在,与 2 年前胸片比较无明显变化,但 CT(以前未做 CT 检查)及电视透视均显示病变轮廓有一定特征,考虑肺癌的可能性大,劝手术但因无症状而本人拒绝。2 个月余后再次检查发现病变有所增大,最后同意手术,证实为肺癌。

七、在检查和诊断中必须重视点、面关系的结合

在检查和诊断中有时可能会忽视病变对周围组织和器官的影响,因此,在 CT 检查中纵隔窗条件下

对纵隔和肺门各区淋巴结的显示特别具有重要的诊断价值,这是其他检查方法所不可替代的。其他改变如病变对邻近胸膜和叶间裂的影响如增厚、积液,对肋骨骨质的吸收破坏,病变周围微细血管的供血增多,向心引流的淋巴管增粗增多,以及心包侵犯引起的心包积液等改变均可在各种检查方法中发现。曾见一例其肺内病变酷似炎症,普通胸片无其他发现,但经电视透视发现心影略见饱满,心搏动减弱,疑有心包积液存在,再经超声及CT检查亦疑有心包积液,后经穿刺确诊为心包积液来自于肺癌转移。这是一个点与面结合的典型病例。

八、在胸部检查中呈现出的肺部血液循环的改变

该表现往往是心脏病变的一种表现,如风湿性心脏病大多表现为肺静脉淤血和肺内出现 Kerley's A、B 线;先天性心脏病中由左向右分流畸形者表现为肺充血,即肺动脉总干和分支扩张,伴有明显搏动即肺门舞蹈,有肺动脉高压者更伴有远端分支狭窄现象;肺动脉瓣狭窄者表现为肺缺血,即两肺血管纹理稀少纤细;复杂先天畸形如法洛四联症可出现侧支循环血管影,表现为肺门旁杂乱的不规则血管影。以上种种血管阴影的改变应结合心影各房室形态的改变及临床其他检查加以判断,不应误诊为肺部病变。

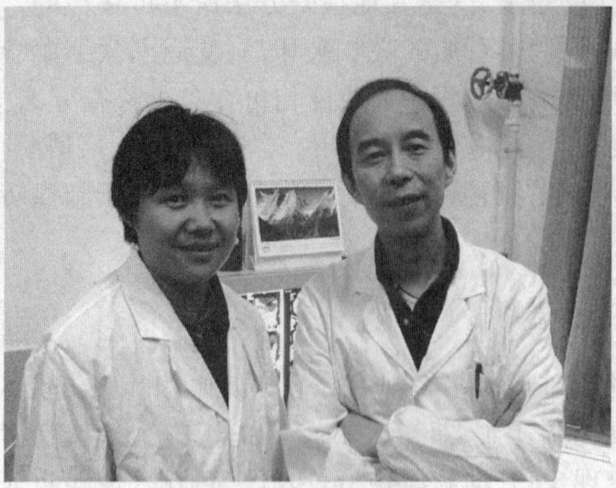

郭佑民，主任医师、教授、博士生导师。男，1955 年 3 月出生。医学博士。

学科研究方向：重大疾病的影像学基础和应用研究；脏器形态、功能、分子影像学与疾病的研究；医学影像工程学研究等。

2001 年以来主持、参与和指导国家自然科学基金项目 4 项，卫生部临床重点学科建设项目 1 项，教育部博士点基金项目 1 项，陕西省自然科学基金项目等 12 项。发表论文包括 SCI、MI、EI 等收录的论文 60 多篇。参编、主审专著 4 部。获部省 2 等奖 2 项。

目前，团队已经培养研究生博士、硕士 17 人，在读博士、硕士 15 名。通过科研、临床培训，已经建立了稳定的研究团队。

肠系膜海绵状血管淋巴管瘤

海绵状淋巴管瘤是淋巴管源性少见的良性肿瘤，可发生于身体的任何部位。常见于颈部、腋窝、腹股沟等部位，发生于肠系膜的淋巴管瘤罕见。当肿瘤组织同时含有血管和淋巴管时，病理上则称之为“海绵状血管淋巴管瘤”。本文介绍具有完整病历，经手术、组织病理学证实的肠系膜海绵状血管淋巴管瘤 3 例，旨在加深对该病的认识，以期为该病正确的术前诊断提供依据。

一、病案报道

病例 1：男性，64 岁。以腹胀、腹痛，发现腹部包块 10 余天之主诉入院。40 年前患肺结核，已痊愈。高血压病史 5 年。无创伤及手术史。

1. 查体　左下腹包块，质硬，表面光滑，与周围组织分界不清，有触痛。

2. 实验室检查　肿瘤系列阴性，血、尿、粪三大常规阴性。

3. 影像学检查　USG 显示多个低回声光团，内有细小的回声呈网格状。CT 平扫脐左旁分叶状混杂密度肿块，边缘清楚、较为光滑，其周边可见类圆形低密度的囊性病变，所见囊壁厚薄不均，部分与小肠肠壁分界不清。术前诊断小肠淋巴瘤。

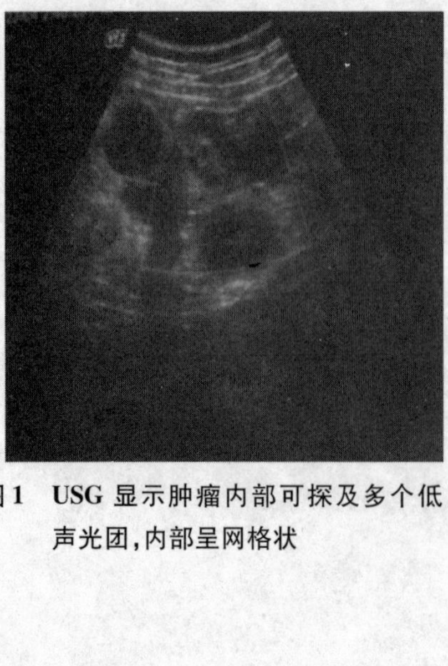

图 1　USG 显示肿瘤内部可探及多个低回声光团，内部呈网格状

4. 手术及组织病理学所见　距屈氏韧带 100 cm 处可见 9 cm×4 cm×3 cm 肿块，质中等，表面较粗糙，呈暗黑色，被肠系膜及约 10 cm 长的小肠呈环形包绕、粘连，小肠直径 3 cm，周围未见肿大的淋巴结。剖开肠壁可见结节样肿物突现表面，切面可见散在小腔隙，直径 0.5～2.0 cm，内容物为咖啡样混浊液体。镜下观，肿瘤位于小肠黏膜下、肌层、浆膜及其肠系膜。肿瘤组织由中等大小的淋巴管和血管相互交织成网状，其血管和淋巴管管腔扩张，大小不一，个别血管腔内有混合血栓形成。内皮细胞扁平，间质有淋巴细胞、浆细胞浸润，组织细胞吞噬含铁血黄素。最终诊断：小肠壁及相应系膜海绵状血管淋巴管瘤（图 1～图 3）。

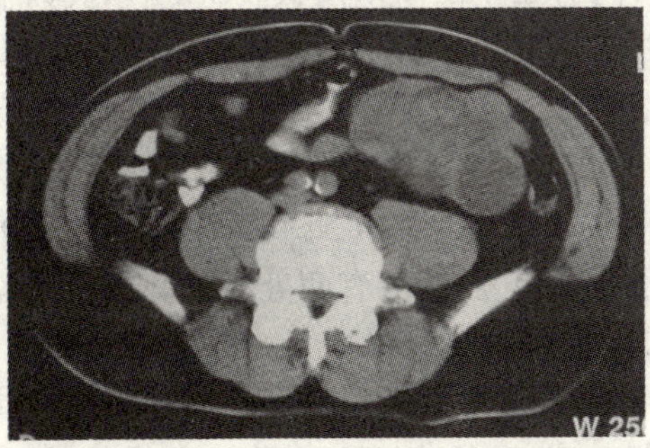

图 2　脐左旁分叶状混杂密度肿块，边缘清楚、较为光滑，其周边可见类圆形低密度的囊性病变，所见囊壁厚薄不均，部分与小肠肠壁分界不清

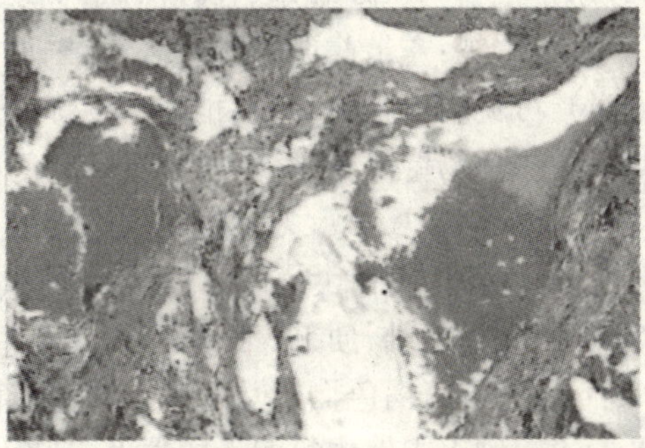

图 3　HE ×100　扩张的大小不等的管腔，内皮细胞扁平，部分管腔内含红细胞，间质内含疏松结缔组织

病例 2：男性，32 岁。酒后有反复性的腹部钝痛、黑便半月余之主诉入院。

1. 查体　左下腹包块，质硬，表面光滑，活动度差。

2. 实验室检查　肝功异常，总蛋白、白蛋白低；血常规：白细胞 2.48×10^9，红细胞 1.74×10^{12}。

3. 胃镜检查　滑动型食道裂孔疝，呈贫血胃黏膜像。

4. 影像学检查　CT 平扫，左上腹巨大不定型软组织肿块，边缘清晰，其内密度不均，似由多个大小不等的结节聚集而成，CT 值在 -24 ~69 HU 之间，平均为 24.8 HU，周围无渗出、钙化，小肠被推向四周。术前诊断：腹腔恶性肿瘤，肠系膜来源，脂肪肉瘤侵犯小肠或原发性小肠淋巴瘤。

5. 手术及组织病理学所见　肿块呈不规则形，质中等，呈紫色与周围肠管无粘连，起源于肠系膜。病变侵犯并包绕肠管的 2/3，肠系膜部分血管迂曲、扩张、有畸形。肠管直径 2.5 cm，黏膜面灰红、光滑。瘤体体积 15 cm ×12 cm ×7 cm，表面灰褐色、光滑，有结节状突起，切面呈海绵状。肿瘤表面可见大小不等的囊腔，腔内可见暗红色血性液体，内壁光滑，壁薄 0.1 cm。肿瘤区肠黏膜呈灰白色颗粒状，较周边黏膜略增厚。镜下观，肿瘤位于小肠黏膜下、肌层、浆膜及其肠系膜。瘤组织由扩张的中、小淋巴管和血管组成，管腔大小不一，内衬单层扁平细胞。最终诊断：空肠及其肠系膜内海绵状血管淋巴管瘤（图 4、图 5）。

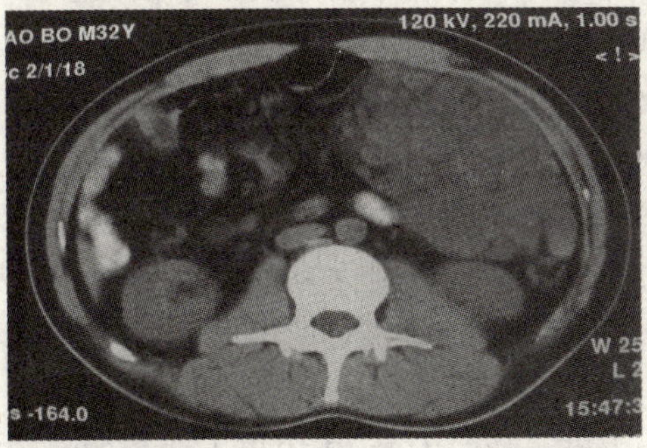

图 4　肿块不规则，边界清楚，似由多发结节融合而成，各结节密度不均匀，有高、低、等 3 种密度，部分区域有脂肪成分

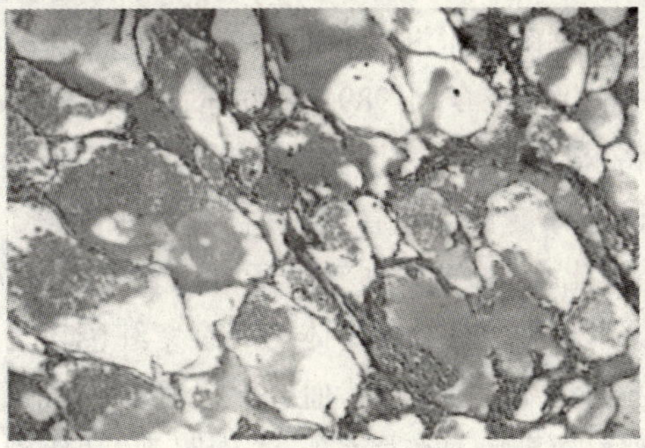

图 5　HE ×40　扩张的大小不等的管腔交织成网状，部分管腔内含红细胞，部分管腔内含均质粉染的淋巴液

病例 3：男性，47 岁。阵发性腹痛 6 小时，伴有呕吐胃内容物，大便糊状，小便正常。

1. 查体　脐周及右下腹压痛明显，轻度肌紧张，未及包块，腹水征阴性。

2. 实验室检查　三大常规检查阴性，肿瘤系列检查阴性。

3. 影像学检查 USG 显示右腹混合型包块,实性为主,内有细小回声呈网状。CDFI 示其内血流信号丰富。腹部透视:左上腹明显肠管胀气,未见液气平面。CT 平扫:右下腹不规则软组织肿块,其内密度略不均匀,可见结节状、短条状稍高密度影,边界欠清,CT 值 22 ~47 HU,肠管受压移位。部分肠管背包埋其间,肿块与肠壁分界不清。术前诊断:间叶组织肿瘤。

4. 手术及组织病理学所见 腹腔少许腹水(100 ml),距屈氏韧带 60 cm 处肠系膜内可见 7.0 cm×5.5 cm×2.6 cm 肿块,肿块分叶,灰褐色,质软,表面尚光滑有包膜,肿瘤旁有两处囊肿。肠系膜见广泛散在分布的肿大淋巴结,质韧、活动可。小肠呈盘曲状,皱襞完整,直径 1.2 cm。切面呈蜂窝状,直径 1.7 ~0.5 cm,内容暗褐色血液及淡黄色清亮液体。镜下观,肿瘤位于小肠黏膜下、肌层、浆膜及其肠系膜,周界不清。瘤组织由中等偏大的淋巴管和血管相互交织而成,壁较薄且厚薄不一,细胞呈单层排列。间质为疏松结缔组织,淋巴细胞灶状浸润。最终诊断:小肠及肠系膜内海绵状血管淋巴管瘤(图 6、图 7)。

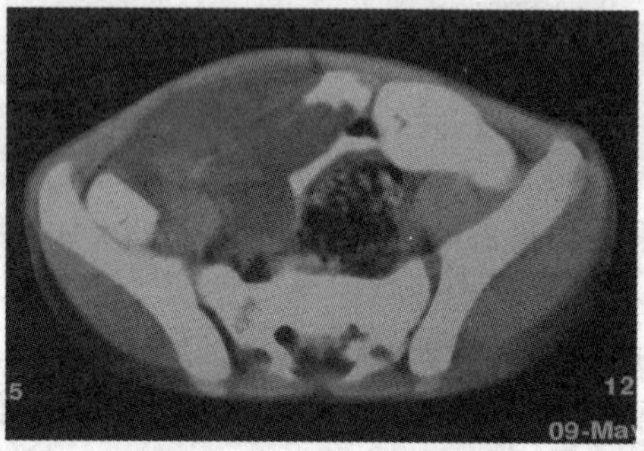

图 6 **肿块呈分叶状,病灶边缘见囊状低密度区,小肠受压被推向四周,部分肠管深入其间,被包绕的肠管变细,肠壁与肿块分界不清**

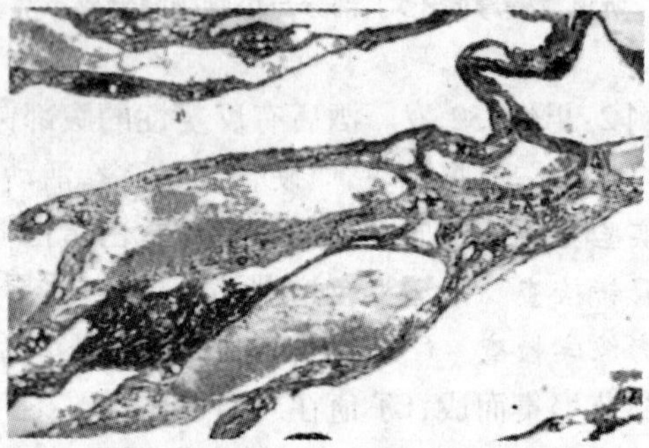

图 7 **HE×40 瘤组织内含扩张的大小不等的管腔,部分为血管不分为淋巴管,间质内含疏松结缔组织,见淋巴细胞聚集**

二、讨 论

早在 1828 年 Redenbacher 就首先描述本病。15 年后 Wernher 将其命名为囊性水囊瘤。1877 年 Wegner 首次确定了淋巴管瘤的分类,他将淋巴管瘤分为单纯性、海绵状、囊性淋巴管型 3 类,这种分类方法一直沿用至今。1989 年 Thomas 等人对 Wegner 的分类进行了补充修改,添加了以前未被描述的类型,即将淋巴管瘤分为四类:①表皮皮肤淋巴管瘤(包括单纯性淋巴管瘤、曲张性淋巴管瘤);②海绵状淋巴管瘤;③囊性淋巴管瘤(又称囊性水囊瘤);④弥漫性多发性淋巴管瘤或淋巴管瘤病。当淋巴管瘤发生瘤内出血时,如果血液位于淋巴管管内称为血囊肿,血液位于基质内则称为血肿。近来研究表明,有一部分淋巴管瘤。其瘤体内既有紫红色较为成熟的静脉,又有内含清亮液体的淋巴管。因此,组织病理学上将此病称为海绵状血管淋巴管瘤(或脉管瘤)。

该病的组织病理学表现:①肉眼观,肿块由单个或多个边界清楚的大囊,或边界不清楚的海绵状肿块组成,或两型混合,无包膜,切面灰红色呈蜂巢样,有大小不等的囊腔,腔内充满淋巴液。②镜下观,瘤组织由许多扩张呈囊状的淋巴管组成,管壁衬以单层扁平内皮细胞,少数内皮细胞增生呈乳头状突入囊内,腔隙内充满蛋白样液体,并可见淋巴细胞,偶见红细胞。间质为较多的纤维组织、少许平滑肌组织、脂肪及一些淋巴细胞浸润。肿瘤囊壁含有相互交错的淋巴组织、小的淋巴间隙、平滑肌和泡沫细胞等。③免疫组化检查可见,毛细血管和淋巴管内皮细胞标记大体相同。他们都对 FⅧ - AG、vimentin、CD34(人造血祖抗原)、CD31(血小板内皮细胞粘连分子)和 thrombomodulin 等有不同程度的表达。最近有研究报道,单克隆抗体 D2 -40 对淋巴管内皮的损伤有很高的敏感性和特异性。

淋巴管瘤的病因至今仍不明了。一般认为是由于先天性淋巴系统胚胎组织缺陷,淋巴管发育不全,错构,淋巴引流梗阻,管腔异常扩张,致淋巴管肿瘤样增大,形成囊性肿块。或由于早期淋巴管在间充质细胞出现裂隙、融合与静脉系统交通的过程中失常、不受约束导致。这就可以解释为什么淋巴管瘤好发于小孩,最常见于淋巴囊所在区域。Molitch 认为本病的典型表现为肿瘤沿神经血管轴分布,可跨越筋膜或包膜浸润内脏,全身多个部位均可累及。另一种观点认为炎症、创伤、手术及放疗等损伤后,都会导致淋巴管闭塞,引起淋巴扩张而诱发本病。

本病好发于小儿,病人中 50% ~65% 在出生时就已发病,80% ~90% 发病在 2 岁以前,颈部、腋窝、腹股沟等为常见发病部位。成年病人当中,海绵状血管淋巴管瘤多见于皮肤或腹腔内。腹腔内发病的性别比(男: 女)为 3: 1 ~5: 3。腹腔内发病,肿瘤常常位于肠系膜。发生于内脏的相当罕见,常发生在肝、脾等脏器。据统计,海绵状血管淋巴管瘤发生于腹部的占本病的 7.5% ~12.5%。

腹部病变通常表现巨大而无症状,即使有症状也多为压迫性症状,如数月乃至数年的腹部不适、恶心、呕吐、腹痛、便秘、腹泻,甚至表现为急腹症。无症状者多在健康查体或检查不相干疾病的过程中偶然发现。查体腹部柔软,可触及边界不清肿块,50% 的囊性淋巴管瘤伴有腹水。如果无并发症,本病的实验室检查通常在正常范围。

腹部超声对腹部病变有很高的敏感性和特异性。超声有助于显示淋巴管瘤的囊及其间隔,也可以显示它与周围关系。肿瘤边界光滑,呈单个或多个透声良好的低张力无定型囊性肿物,囊内可见条带状回声分隔,形成典型的蜂房样结构,囊壁光整无结节突起。CDFI 显示呈蜂窝状的暗区或粗大的管状结构,无血流信号显示,如果内部有血管成分,则有彩色血流显示,部分加压试验阳性。

CT 检查能提供病变所在部位及与邻近组织的相互关系,如病灶大小、内容物性质等相关信息。海绵状血管淋巴管瘤的形态不规则,呈单房或多房样的囊性病变,或由多发大小不等管状或球状病灶堆积成不定型肿块。随其内成分不同,CT 值可为脂肪、水样或软组织样(CT 值在 -24 ~69 HU,平均 20 ~30 HU),强化扫描的程度随其内血管含量多少而差异较大。小肠受压被推向病灶四周,部分肠管被包埋其间,肠壁与肿块常常分界不清。局部肠管管壁呈现偏在性增厚。

海绵状血管淋巴管瘤虽为良性病变,但可侵犯小肠,与肠管来源的肿瘤不易区别。Yuh 等认为分层液化为囊状淋巴管瘤较为特征的影像学表现。李欣等人认为囊内含游离碎块及脂肪密度液体是肠系膜海绵状血管淋巴管瘤的特征性改变。而唐光才认为除此之外病灶巨大、分叶、多房、薄壁囊肿、囊内含肠系膜也是肠系膜海绵状血管淋巴管瘤的特点。

MRI 具有较高的软组织分辨能力,可多平面成像,对显示肿瘤大小形态及范围有独到之处。本病灶 T_1WI 与肌肉相似或稍高或与皮下脂肪相似,T_2WI 高于脂肪信号,瘤内可有低信号分隔,这些表现有助于该病的诊断。

海绵状血管淋巴管的发病率目前尚不明确,但普遍认为较为罕见。海绵状血管淋巴管瘤则更为罕见。由于肿瘤内部结构多样,内容物成分复杂,管腔扩张程度差异极大,给影像诊断带来困难。加之本病罕见,接诊医生不认识或警惕性不高,常常导致本病的误诊。笔者认为当病灶巨大,症状轻微或短暂,临床上出现“症征不符”,腹部超声见蜂窝状的暗区或粗大的管状结构,网格状回声,CT 表现为低张力性无定型肿块,边界清楚、锐利,周围无索条影,可包绕部分肠管,强化不明显时应考虑到本病。该病一般认为是良性疾病,预后良好。少数病例可以发生恶变。

(郭佑民　王秋萍)

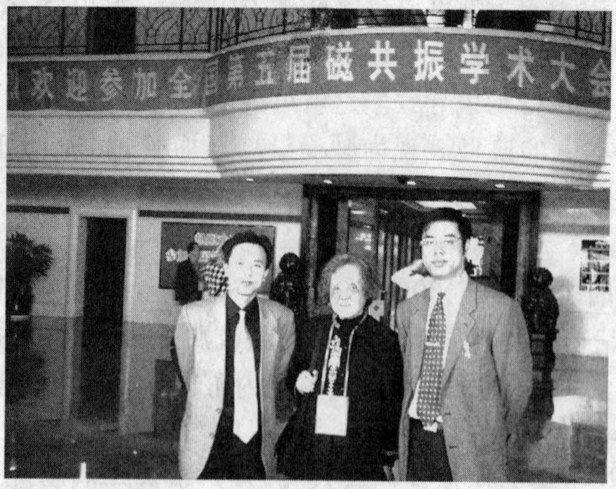

何望春，主任医师、教授、博士生导师。

女，1925 年出生于湖南沅陵县。1938～1944 年就读于沅陵贞德女中及长沙福湘女中。1944～1950 年以优异成绩毕业于湘雅医学院，并留校任教行医，专业放射诊断学。1955 年晋升为讲师，同年被选派上海肿瘤医院进修放射治疗一年。1978 年，被任命为湘雅医院放射学教研室副主任及放射科副主任。1980 年晋升为副教授，1985 年晋升为教授。

20 世纪 60 年代率先在国内开展了肩关节造影和经棘突内脊椎静脉造影术等。重视对疾病早期诊断的研究，如撰写了《婴幼儿佝偻病的早期 X 线诊断》。常撰文提醒人们重视易被忽略的问题，如《骨的软骨黏液样纤维瘤的 X 线诊断》、《儿童长骨干骺端几种良性纤维性病变》等。80 年代进行脑水肿研究，鼻咽癌放射治疗前、后 CT 研究，并提出修改鼻咽癌 TNM 临床分期的意见，在全国鼻咽癌会议上作大会宣读。1983 年医院引进 CT 机两台，是当时国内引进 CT 较早的单位。作为湖南省卫生厅资助的脑水肿 CT 研究课题负责人之一，取得了突破性成果。指导的硕士研究生课题“对正常与异常的肺小叶高分辨率的 CT 研究”达到国内领先水平。80 年代初期，数字减影血管造影(DSA)问世，撰文对此项有广阔应用前景的新技术向国内医学界介绍。

在全国性专业杂志上发表学术论文 36 篇；主编专著 3 部，分别为：《五官及颈部 CT 和 MRI 诊断学》(天津科学技术出版社)、《比较影像诊断学》(人民卫生出版社)、《颅底影像诊断学》(人民卫生出版社)；主译两部：《放射性磷在皮肤病治疗上的应用》(人民卫生出版社)及《肝脏疾病影像诊断的病理形态学基础——现代高级肝病丛书》(天津科学技术出版社)。另还担任《现代诊疗新技术》(湖南科学技术出版社)一书的编委。

自 1984 年招收研究生以来，先后招收研究生 7 名，协助同位素科、放射治疗科及 B 超室培养研究生 10 名，均都以高水平的论文毕业。作为有名望的放射学专家、湖南省放射学会委员、省干部医疗保健专家、教授咨询组成员，经常应邀到省内外讲学和指导工作。直到 80 岁高龄，还工作在医疗、教学、科研第一线，为培养年轻一代默默耕耘。1995 年全国放射学会纪念 Roentgen 发现 X 线 100 周年大会上被选为从事放射诊断 40 年以上并有卓越成就的名专家，将其事迹载入专辑。

海绵窦综合征

——MRI 鉴别诊断

海绵窦是颅底中颅窝中一个很小的区域，但是它有复杂的解剖结构，与邻近器官如眼、鼻、鼻旁窦，颌面部，鼻咽部等均有密切的相邻关系，累及此部位的病变也很复杂包括细菌性、霉菌性感染、非感染炎症，血管性病变，以及肿瘤等，因而，手术治疗有一定的难度，必须相关的科室联合协作，方能达到最佳疗效。术前的精确定位及定性诊断也是非常重要的，MRI 在海绵窦区病变的诊断上有独特的重要价值，海绵窦区是颅底的一部分，骨骼相互重叠，在 CT 图像上产生许多条状或放射状伪影，影响病变的显示，而

MRI 不受骨骼的干扰，能清楚显示病变的部位、形态、大小、及侵犯的范围，能做出精确的定位诊断，还可以根据其信号强度，判断其病理组织的性质，较正确地做出定性诊断。

一、海绵窦的正常解剖

海绵窦是由胚胎时期的原头静脉遗留演化而来，海绵窦位于中颅窝，蝶窦、蝶鞍及垂体的两旁，眶上裂与颞骨岩尖之间，是硬膜外的静脉丛，有后、内、上、下和外侧硬膜壁，上、下、内、外四个壁向前床突集中，使海绵窦呈圆锥形，长约 2 cm，宽 1 cm，高 1 cm。海绵窦是颅底静脉丛的一部分，位于硬膜外，引流眼静脉、蝶顶窦和前、后海绵窦间的静脉血，然后引流入岩上窦，后进入横窦，最后流入颈内静脉，另一部分经岩下窦，直接引入颈内静脉。海绵窦经颅底的导静脉与翼丛相连。海绵窦与周围结构的交通非常广泛，因此，海绵窦的病变与周围结构的病变可相互影响。

中颅窝的硬膜在海绵窦区分开为内、外两层，包绕海绵窦，内层形成海绵窦外侧壁的外层，向内走行为海绵窦的上壁，再向内侧伸延并覆盖在蝶鞍的上方，向前附着于前床突，并覆盖鞍结节形成鞍膈，再向前行，形成视神经管近段的顶，硬膜的外层形成海绵窦的下壁，及内侧壁，内侧壁较薄弱，与蝶骨体紧贴，外侧壁又分 3 层，内两层为第Ⅲ、Ⅳ、Ⅴ对颅神经通过各自的硬膜鞘时由硬膜反褶而形成。外侧壁的外层较厚，富有弹性。

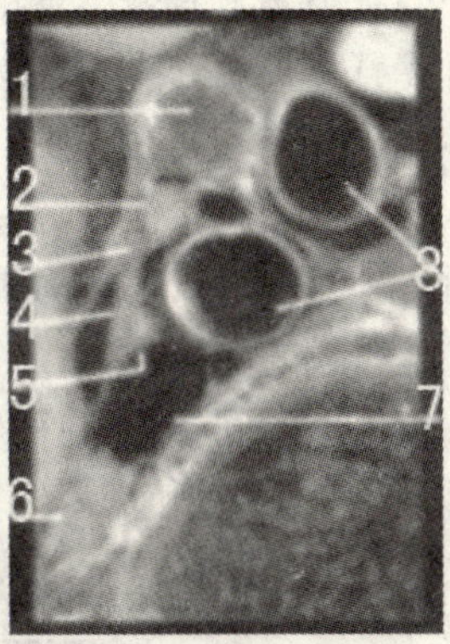

图 1 海绵窦冠状面解剖图

1. 前床突；2. 动眼神经；3. 滑车神经；4. 眼神经；5. 外展神经；6. 上颌神经；7. 颈内动脉；8. 静脉窦间隙

海绵窦内有血管和颅神经通过，颈内动脉海绵窦段及其分支，颈内动脉周围鞍旁静脉丛内的交感神经丛，和第Ⅵ对颅神经穿过，第Ⅲ、Ⅳ、V_1对颅神经则位于海绵窦外侧壁的内两层之间，从上至下依次排列，第V_2对颅神经位于海绵窦外下壁内。海绵窦内颈内动脉段前后发出脑膜垂体干、海绵窦下动脉和 McConnell 垂体被膜动脉，并与对侧的分支间有丰富的吻合，当一侧海绵窦近段颈内动脉闭塞时，可建立广泛的侧支循环（图 1、图 2）。

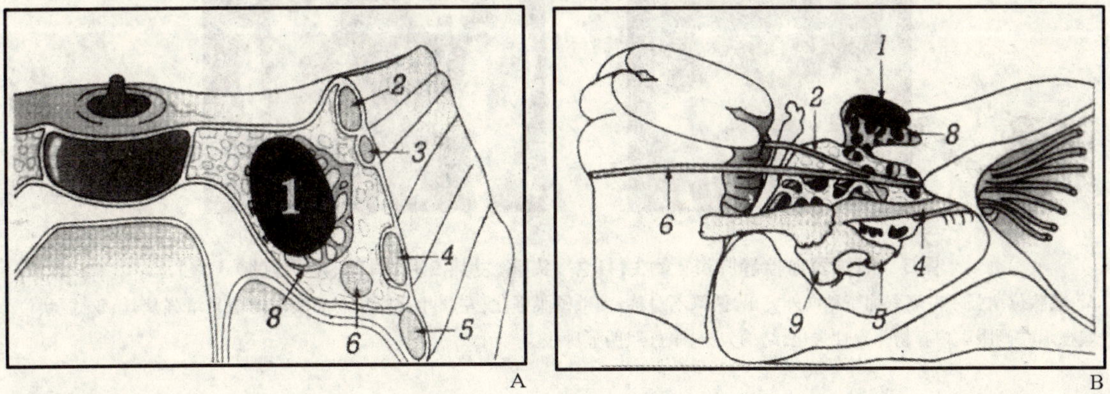

图 2 海绵窦解剖线条图

A. 冠状面；B. 侧面；1. 颈内动脉；2. 动眼神经；3. 滑车神经；4. 眼神经；5. 上颌神经；6. 外展神经；7. 垂体；8. 交感神经；9. 下颌神经

MRI 鉴别诊断应注意以下几点：

1. 仔细观察和分析鞍旁病变的 MRI 表现包括部位、轮廓、外形、大小、形态及信号强度在平扫和增强上的改变。

2. 全面了解邻近结构和器官的情况，确定有无病变。

3. 综合分析鞍旁病变与相邻病变的关系。

4. 结合临床资料，推断鞍旁病变的来源，并做出较正确的诊断。

二、海绵窦综合征

海绵窦综合征（cavernous sinus sydrome）的特征为多颅神经病，临床表现有动眼神经损害，Horner 综合征（上睑下垂；颈交感神经麻痹，眼球内陷、上睑下垂、下睑微升、瞳孔收缩、睑裂狭窄、无汗症及面部患侧发红），伴有第Ⅴ颅神经的第 1、2 支感觉损害，瞳孔可或不受累及，或者伴随出现眼交感和副交感神经受累，不同程度的疼痛。

引起海绵窦综合征的病因有多种，如下：

（一）感染性病变

1. 海绵窦血栓静脉炎（cavenous sinus thrombophlebitis）　是一严重情况，通常由于细菌性或侵袭型霉菌性鼻窦炎引起，一般发生于未控制的糖尿病或免疫低下的病人。后组筛窦及蝶窦炎症容易侵犯海绵窦，出现眼痛、复视、外展神经麻痹等海绵窦综合征的症状。

MRI 上的直接征象：海绵窦增大，外缘向外突出，边界欠清，其内血管和神经结构模糊，信号强度较对侧高；增强扫描，病侧海绵窦明显强化，信号强度高于对侧，有时其内可见不强化的血栓影，病侧鼻窦的增厚黏膜亦明显强化。

MRI 上的间接征象：眼静脉明显扩张，眼球突出；增强时，眼眶内容物信号弥漫性强化，是由于眼眶蜂窝织炎及眼炎所致，海绵窦外缘硬膜强化，如果颅底骨质受累及，可见颅底骨质的骨髓脂肪内不均匀强化，严重时伴脑梗死，脑炎等改变（图 3）。

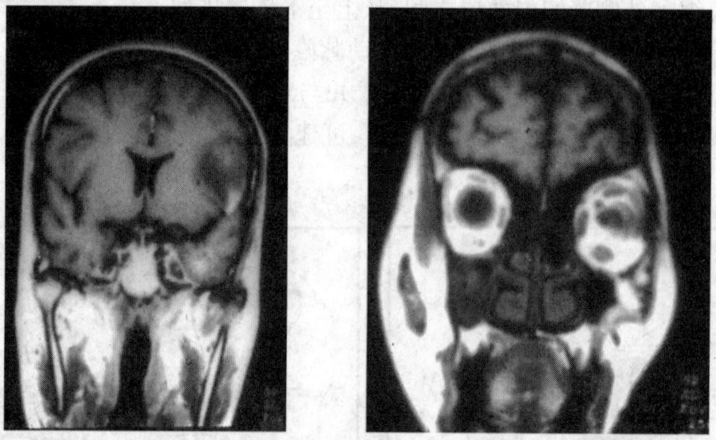

图 3　海绵窦血栓静脉炎（女性，41 岁，头痛、发热 5 月，耳鸣、左眼红肿 3 月）

A. 冠状位增强示左侧海绵窦稍向外突出，两侧不对称，窦壁硬膜强化，左颞叶及顶叶下部散在的信号增强病灶；B. 冠状位增强示左侧眼眶内容物弥漫性强化，结构欠清，眼外肌明显肿胀

2. 真菌病侵犯海绵窦　过去认为是一种罕见病变，自 MRI 问世后，真菌病（fungal infection）侵犯海绵窦发生率增加，最常见的病原菌为曲霉菌（aspergillus）和毛霉菌（mucoraceae），其他如念珠球菌、鼻孢子菌、隐球菌、放线菌等侵犯少见。多数病人有免疫低下，男性较女性多，一般认为细菌侵犯海绵窦是由鼻窦直接蔓延，特别是后组筛窦和蝶窦感染；或由远处病原血行播散。

根据组织病理学特点和临床表现特征及治疗原则，多分为侵袭型和非侵袭型。侵袭型真菌病多为毛霉菌或曲霉菌感染致病，海绵窦受侵犯多由于侵袭型霉菌感染所致。当免疫低下和糖尿病病人吸入毛霉菌到鼻腔和鼻窦后，侵入鼻窦黏膜下动脉，导致坏死性动脉炎，血栓形成、黏膜坏死、骨质破坏，继而向邻近组织器官扩散，侵犯海绵窦可以通过颅底直接侵犯，或者间接通过颈内动脉。曲霉菌最常见是由于血行播散，偶尔由于鼻窦、中耳或眼眶的直接蔓延，多数病人有免疫低下，曲霉菌有侵犯血管的趋向。

非侵袭型主要为真菌球型和变应原型，前者病变多局限于鼻窦黏膜，黏膜水肿、结节样增生，黏膜表面覆盖灰白色或褐色膜状物或干酪样物，数周或数月后可逐渐形成“真菌球(fungus ball)”。变应原型是以鼻窦内产生变应性黏蛋白为特征的非侵袭性鼻窦真菌病。

MRI 上早期病变累及鼻腔、鼻中隔、鼻窦，常为多个部位受累，呈等信号强度，骨质破坏，继而向邻近结构蔓延，侵犯眼眶及海绵窦，病变在 T_1WI 上呈不规则边缘的等或稍低信号块影或环形脓肿影，T_2WI 上为高信号，同时有脑膜脑炎改变，增强后，病变明显强化或环形强化，脑膜亦有强化。曲霉菌病变 T_1WI 上呈低信号，T_2WI 呈更低信号，这是曲霉菌的特征性表现，归因于出血或曲菌菌落的顺磁性物质，主要是铁和镁。毛霉菌感染常侵犯筛前动脉和蝶腭动脉，并很快沿筛动脉、眼动脉扩展至颈内动脉颅内段，产生颈内动脉血栓和海绵窦血栓，引起真菌性脑膜炎、脑梗死、脑脓肿及脑神经坏死等(图 4 ~ 图 7)。

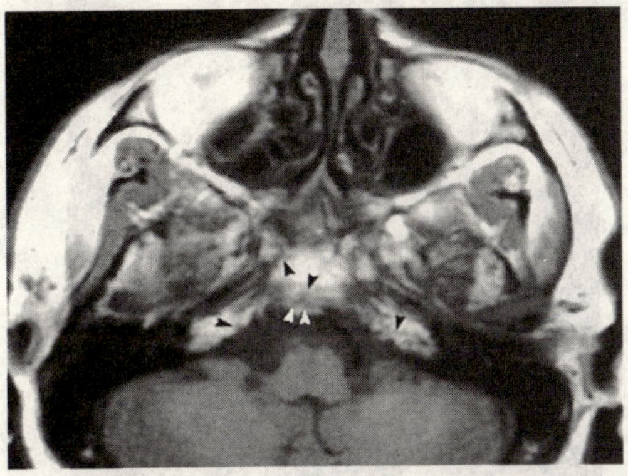

图 4 侵袭型真菌鼻窦炎侵袭颅底骨横轴位 T_1WI 示枕骨斜坡及双侧岩骨骨髓高信号内见异常低信号灶

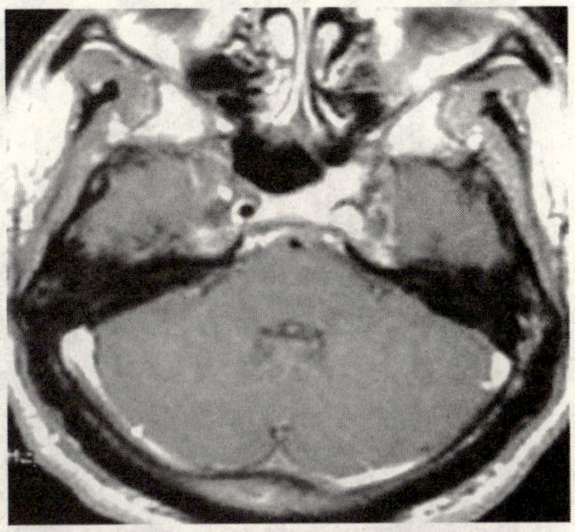

图 5 毛霉菌鼻窦炎侵犯左侧海面窦和左颈内动脉。横轴位 Gd－DTPA 增强 T_1WI 示左侧海绵窦增宽，信号异常，左颈内动脉内见异常高信号灶

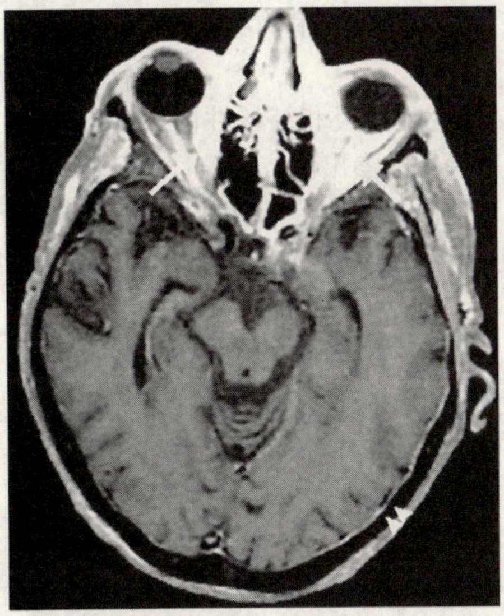

图 6 毛霉菌性鼻窦炎侵入眼眶和颅内。横轴位 Gd－DTPA增强 T_1加权＋脂肪抑制图示双侧眶内脂肪受侵犯，呈异常高信号(↑)，并累及左侧海绵窦，筛窦黏膜增厚，硬脑膜线样增厚强化，以左侧较明显(▲)

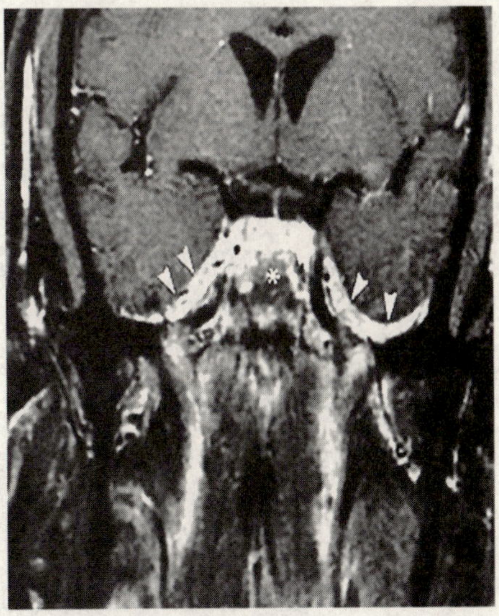

图 7 毛霉菌性鼻窦炎侵袭颅底骨和硬脑膜。冠状位 Gd－DTPA 增强 T_1加权＋脂肪抑制图示双侧中颅窝的硬脑膜明显增厚、均匀强化(▲)，斜坡骨髓信号异常增强

3. 炎性息肉　炎性息肉(inflammatory polyps)是慢性鼻窦炎的后遗症,由于长期炎症刺激出现窦壁骨质增生,密度增高,窦腔黏膜增生肥厚常有息肉形成。病变严重时可蔓延至周围结构,后组筛窦和蝶窦的炎性病变很容易蔓延至相邻的海绵窦内,引起海绵窦综合征的症状。

在 MRI T_1WI 上窦腔内见中等信号强度的环形黏膜增厚带,内缘不规则,有多发向腔内突出的半圆形或不规则形软组织块影,边缘清楚,T_2加权上黏膜及相连的软组织块影为高信号强度,增强扫描均有明显强化。如果病变侵犯海绵窦,可引起海绵窦增大,见中等信号强度的息肉病变。增强扫描,病侧鼻窦及海绵窦区的息肉均有明显强化,并两者相连(图 8)。

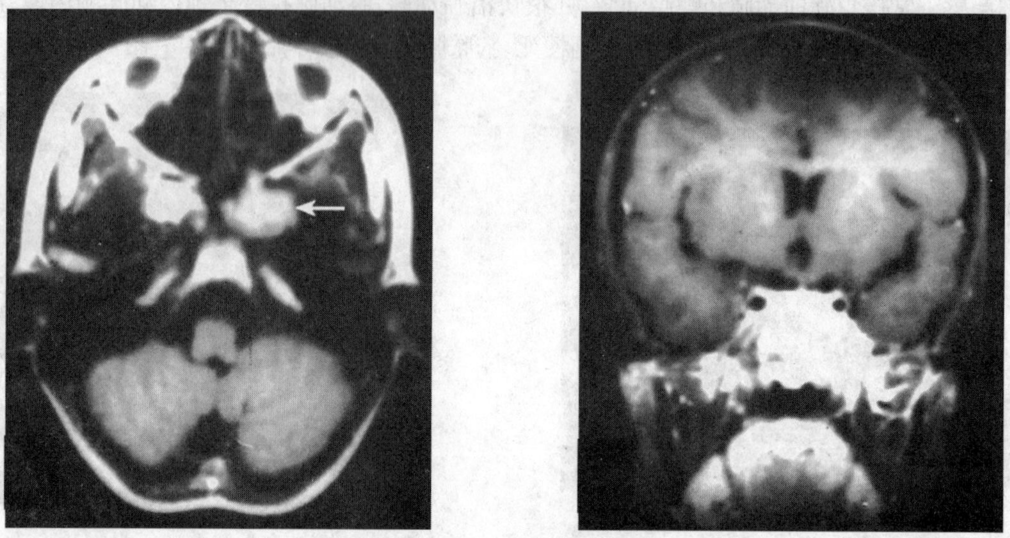

图 8　左蝶窦炎性息肉

A. 横轴位 T_1WI 示左鞍旁等信号灶"↑";B. 冠状位增强图示蝶窦内及左鞍旁病变明显强化,边缘不清楚,并向下方侵犯鼻咽顶部软组织

4. 结核性肉芽肿(tuberculous granuloma)　颅内结核病好发于儿童和青少年人,常由于血行播散而引起,病人同时患有肺结核病。

颅内结核病是结核杆菌经血行播散至颅内,可引起结核性脑膜炎和结核性肉芽肿。结核性肉芽肿常发生于脑组织内,也好发于脑基底池内,是由于结核性脑膜炎的渗出液或干酪性坏死物积聚在基底池中,日后形成结核性肉芽肿或结核瘤,这种肉芽肿性病变可填满基底池,也可呈局部性结节状团块。

常有结核病中毒表现脑积水和颅高压等症状,也可出现下丘脑、视交叉、垂体、垂体柄、海绵窦等结构受累的症状,以及内分泌失调。

在 MRI T_1WI 上见鞍上池闭塞,扩大变形,其内填满大小不等类圆形结节状病变,呈等信号,T_2WI 亦呈等或稍长 T_2信号,使海绵窦、鞍上视神经、垂体柄等结构显示不清;增强扫描,鞍上池内肉芽肿性病变明显强化,邻近脑膜亦明显强化,幕上侧脑室明显对称性扩大,第三脑室亦有扩大(图 9)。

二、非感染性炎症

1. Tolosa – Hunt　是一种较少见的病变,Tolosa 于 1954 年报道一例病人有剧烈的眼眶周围疼痛,同侧眼球运动神经(第Ⅲ、Ⅳ、Ⅵ颅神经)损害及角膜反射减退,脑血管造影显示颈内动脉末梢至虹吸部狭窄,尸检发现动脉内膜炎。Hunt 等于 1961 报道 6 例眼眶周围疼痛及第Ⅲ、Ⅳ颅神经损害,同时伴第Ⅴ颅神经第一支损害,经类固醇治疗后完全缓解,并命名为复发性疼痛性眼肌麻痹。Smith 于 1966 年亦报道 5 例,首次命名 Tolosa – Hunt 综合征。

病因不明,一般认为是发生于海绵窦、眶上裂或眶尖部的非特异性肉芽肿性炎症,有人认为是一种

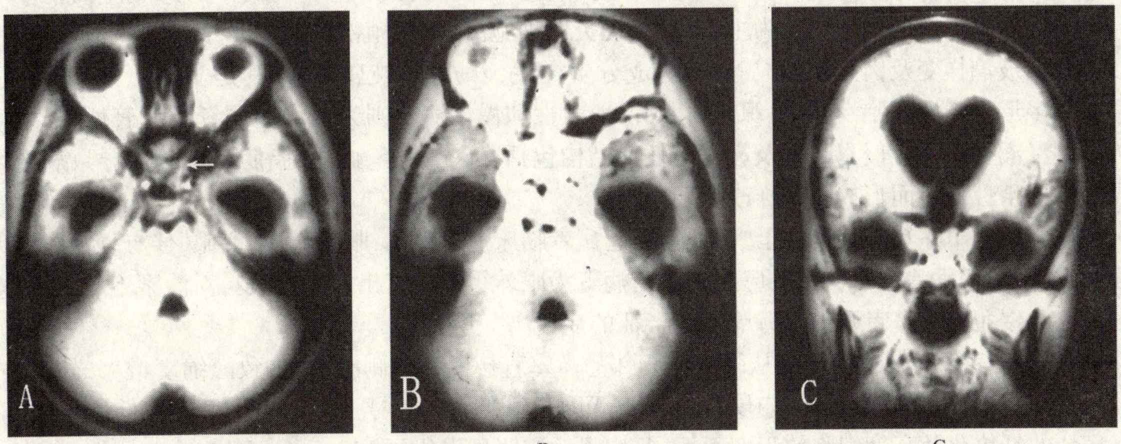

A　B　C

图 9　鞍区结核性肉芽肿

A. 横轴位 T_1WI 示鞍上池内充满多个结节状等信号影"↑"；B. 横轴位增强图示病变明显强化，呈鞍上池铸形团块；C. 冠状位增强图示鞍上池内充满结节状高信号病灶

变态反应性疾病，可能与病毒感染、免疫缺陷有关，也有人认为与巨细胞性血管炎、胶原组织病、鳞状细胞癌的周围神经转移有关。

肉眼观察为一侧海绵窦区的灰色肿块，质硬，边界清楚，血供不丰富，常累及一侧海绵窦、眶尖及邻近硬脑膜。同时累及颈内动脉及第Ⅲ、Ⅳ、Ⅵ颅神经，以及第Ⅴ颅神经的第 1 和第 2 支，表现为动脉内、外膜炎，动脉管腔不规则狭窄，颅神经供血动脉受累闭塞，神经缺血，并与炎性块粘连。视神经偶受累及，见大量淋巴细胞、浆细胞及成纤维细胞为主的肉芽肿病变。

临床上常为急性或亚急性起病，多发生于 30～50 岁，男、女无差别，表现为头痛及颅神经麻痹为主的临床综合征。

MRI 上约 1/3 病人无异常发现，2/3 有典型表现。

平扫表现一侧海绵窦增大，两侧不对称，局部可见软组织肿块，T_1WI 上与灰质等信号，T_2WI 上等或稍低于灰质信号。同时见眶尖肿块，中颅窝硬脑膜增厚。增强扫描显示患侧海绵窦强化区明显增大，病变肉芽肿组织明显强化，强化程度低于动脉瘤及脑膜瘤，其相连的眶尖病灶也明显强化，呈班片样或结节状，受累硬脑膜增厚并明显强化（图 10）。

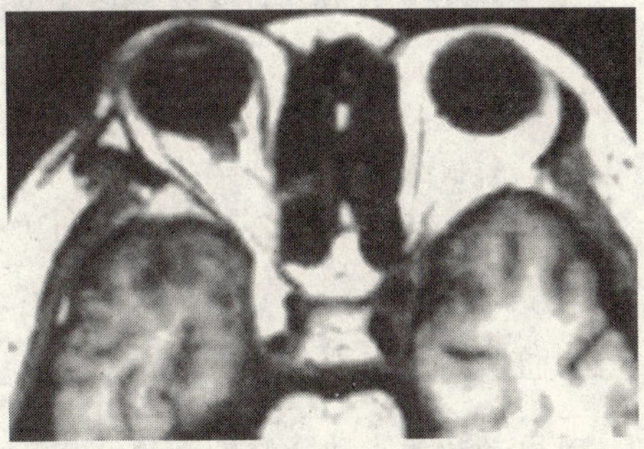

图 10　右侧 Tolosa－Hunt 综合征

横轴位，Gd－DTPA 增强 T_1WI，右侧眼眶和海绵窦"哑铃形"肿块，呈明显均匀强化，右侧颈内动脉受压

MRA 及脑血管造影：少数病人可显示颈内动脉海绵窦段狭窄、粗糙。

蝶鞍、眶壁、岩骨骨质一般均无破坏。激素治疗有明显效果。

Hunt 于 1976 年提出诊断标准：①急性或亚急起病，一侧眼眶或眶后持续性疼痛；②第Ⅲ、Ⅳ、Ⅵ颅神经损害为主，可合并第 $V_{1、2}$ 颅神经及第Ⅱ颅神经损害，有或无瞳孔改变；③症状持续数天或数周后，自行缓解（自限性疾病），但可遗留颅神经功能缺损，亦可间隔数月或数年复发；④类固醇治疗有效；⑤除外海绵窦附近病变。

2. *炎性假瘤*（inflammatory pseudotumor）　是一种原因不明的软组织非特异性炎症，眼眶是好发部位，也可发生在鼻窦及其他部位。目前认为可能与鼻窦炎、自身免疫反应、病毒感染等有关。眶内病变可通过眶上裂或视神经管向颅内侵犯海绵窦，鼻窦病变可直接侵犯海绵窦，引起海绵窦综合征。

病理改变表现以增殖性炎症为主，有弥漫性炎性细胞浸润、增殖淋巴滤泡形成、肌炎、血管炎、泪腺炎、纤维化、玻璃样变及肉芽肿形成等，细胞成分多样性，以成熟淋巴细胞尤其是T淋巴细胞为主。急性病变为多形性炎性细胞浸润，组织充血水肿，亚急性和慢性病变则为程度不同纤维血管增生，多伴有脂肪炎性浸润。病变可侵犯眼眶及鼻窦的任何结构包括肌肉、神经、血管、脂肪、骨骼等，导致病变组织急或慢性增殖性炎症而形成肿块样改变。

发病年龄为10～65岁，多见于中年，急性起病者临床上有眼痛，眼睑充血，突眼，伴有复视和视力不同程度下降，对激素治疗有良好效应。慢性起病者为眼球缓慢性突出，视力减退，对激素不敏感者，多须手术切除。侵犯海绵窦者则出现海绵窦综合征的症状。

典型MRI表现为软组织病变从眼眶或相邻的鼻窦直接侵犯同侧海绵窦，致海绵窦增大，外形突出，信号改变，常伴颅底骨质破坏，颅内硬膜受累，T_1WI上病变呈等信号强度，T_2WI呈等或低信号强度，是根据病灶的纤维化及高度细胞的程度而不同，增强后有明显强化（图11）。

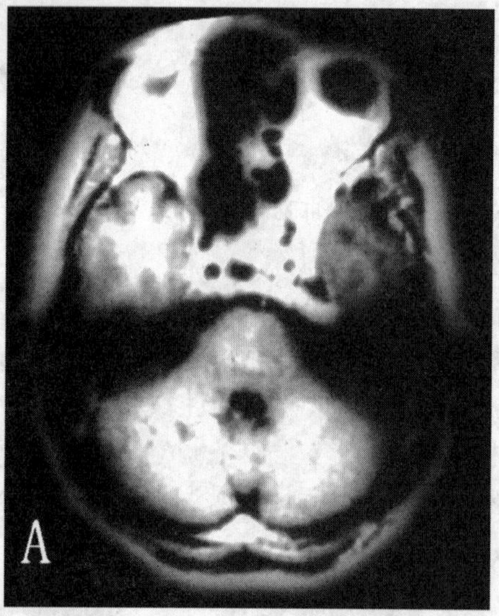

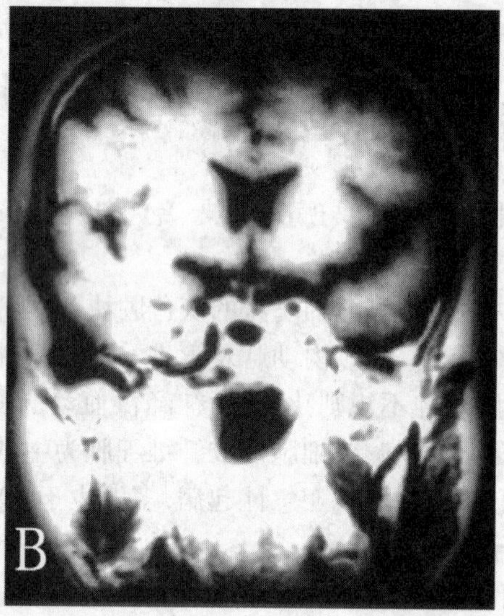

图11　蝶窦炎症

A. 横轴位增强T_1WI示左鞍旁高信号病变向前伸延至左眶尖部及眶内；B. 冠状位增强T_1WI示左蝶窦及鞍旁高信号病变累及左海绵窦及下方鼻咽顶部软组织

三、血管性病变

1. 颈内动脉瘤　动脉瘤（aneurysm）是动脉壁的局部异常扩大呈囊状或梭形，是自发性蛛网膜下腔出血的主要原因，约占50%。好发于40～60岁，半数病人在40岁以后发病，约95%分布于颈内动脉系统，5%分布于椎动脉系统，主要发生于脑底动脉环的大动脉及其分支上，其中前循环占多数，占87%～97%。

可为先天性、损伤性、感染性和动脉硬化性等，先天性动脉瘤主要由于血管壁中层发育不良，缺乏弹力纤维，平滑肌缺损，血管壁先天性薄弱而造；损伤性动脉瘤，多由于颅底骨折损伤动脉壁；小而多发的动脉瘤分布于脑动脉小分支上，与感染和动脉粥样硬化有关；梭形动脉瘤多见于椎动脉、基底动脉，和颈内动脉主干上，表现为管腔呈梭形扩大，管壁凹凸不平，呈串珠状，常由于动脉粥样硬化造成，局部血管壁弹性纤维断裂及消失，局部动脉扩大、弯曲、壁增厚。动脉瘤内常见血栓形成，多数动脉瘤有蒂与载瘤动脉相连。

临床上，动脉瘤未破裂前，90%病人无任何临床症状，如果瘤体较大压迫邻近的结构，引起相应的症状,如:海绵窦段颈内动脉瘤及前交通动脉动脉瘤可引起视力减退,视野缺损,三叉神经痛,以及偏头痛等海绵窦综合征的症状。当动脉瘤破裂引起蛛网膜下腔出血时,表现为突发剧烈头痛、恶心、呕吐等严重症状。

MRI 上海绵窦内颈内动脉动脉瘤大多数为类圆形,亦可不规则,或分叶状,边界清楚,使病侧海绵窦向外突出,MRI 不仅显示动脉瘤的位置、形态、大小,并显出动脉瘤内有无血栓存在、血栓化的程度和瘤腔内血流的情况,一般小的动脉瘤血栓形成少见,较大的动脉瘤内经常见血栓形成,无血栓的动脉瘤在 T_1WI 和 T_2WI 上呈边界清楚的类圆形的血液流空信号,有血形成的动脉瘤信号多样化,根据信号强度不同,可确定血栓的范围和瘤腔通畅的情况,以及有无并发出血等。在 T_1WI 和 T_2WI 上,通畅的瘤腔往往位于瘤体的中央呈低或无信号区,但有时由于瘤体内血液湍流,造成信号不均,在无信号区周围由血凝块附壁血栓组成的多层高、低、等混杂信号,呈同心圆形式分布。瘤体陈旧性出血,在 T_1WI 和 T_2WI 上均为高信号(图 12)。

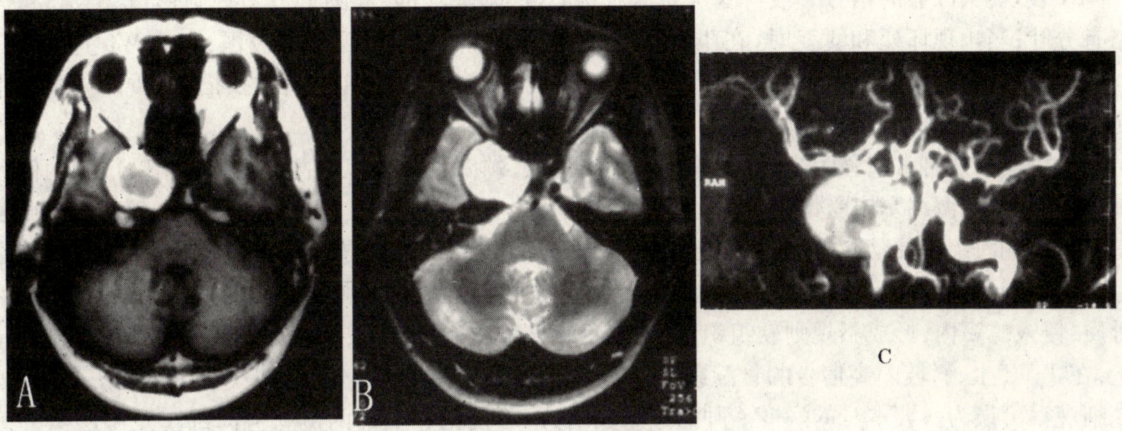

图 12　右颈内动脉动脉瘤

A. 横轴位 T_1WI 示右鞍旁卵圆形高信号灶,其中部为等信号;B. 横轴位 T_2WI 示肿瘤呈高信号;C. MRA 图示右鞍旁巨大卵圆形高密度块影,中央密度较低,右颈动脉变细并向内移,对侧颈内动脉增粗

数字减影血管造影(digital subtraction angiography, DSA)和磁共振血管成像(magnetic resonance angiography, MRA):这两种方法均可使动脉瘤显示(图 11,MRA 对较大的颈内动脉瘤显示较好,瘤体内壁一般光滑,但有时由于出血或血栓形成,而呈毛糙不规则, MRA 较 MRI 更清楚地显示动脉瘤的位置、形态、大小,以及瘤体内有无血栓形成,其位置、大小、形态和瘤体内血液流通的情况,但对小的动脉瘤没有 DSA 显示清楚,甚至为阴性结果。DSA 对大、小动脉瘤均显示较好,瘤体内血流较缓慢,在动脉期、毛细血管期或静脉期均可见到瘤腔全部或部分显影。

2. 颈内动脉 - 海绵窦瘘(carotid - cavernous fistula, CCF)　由于创伤导致颈内动脉海绵窦段与海绵窦之间形成异常通道,称为创伤性颈内动脉 - 海绵窦瘘。占颈内动脉 - 海绵窦瘘的 75% ~85%。正常时,眼上静脉和眼下静脉都汇入海绵窦,当发生 CCF 时,颈内动脉大量血液进入海绵窦,使窦内压力增高,海绵窦内的血流改变方向,大量动脉血流入眼上静脉,使眼上静脉增粗。

临床上眼球呈搏动性突出,与动脉搏动一致的血管杂音,球结膜水肿、充血,严重者结膜表面出现迂曲扩张的血管网,眼球活动受限,视力减退。

MRI 表现:眼球突出,眼上静脉扩张,严重者眼上静脉异常粗大扭曲,海绵窦明显扩大,部分病人于眼眶前内侧可见迂曲扩张的静脉团,由于流空效应,扩大的海绵窦和增粗的眼上静脉可呈流空显影,可区别海绵窦区肿瘤性病变与血管性病变。冠状位扫描表现为上直肌下方增粗的眼上静脉横断面影,有时眼上静脉呈团块状扩张,患侧海绵窦明显扩张。增强扫描增粗的眼上静脉和扩大的海绵窦明显强化。

脑血管 DSA 检查可了解瘘口的位置及大小,脑循环的代偿情况,引流静脉的多少与方向,以及有无

"全偷流"现象,即颈动脉造影时,其瘘口远端脑动脉完全不显影,说明颈内动脉的血流绝大部分流入海绵窦。

四、肿瘤性病变

常见的海绵窦内肿瘤性病变是由颅内肿瘤或相邻器官肿瘤直接蔓延,也可由头、颈恶性肿瘤的神经周转移或远处病变的血行播散所致,原发性肿瘤如脑膜瘤、神经源性肿瘤及血管瘤都可起源于海绵窦。

1. *巨大垂体腺瘤*　垂体腺瘤(pituitory adenoma)是颅内常见的肿瘤,属于颅内脑外肿瘤,占颅内肿瘤的8% ~10%,仅次于脑胶质瘤和脑膜瘤,好发于30~50岁成人,绝大多数垂体腺瘤起源于前叶,约25%的垂体腺瘤不具有内分泌功能。巨大垂体腺瘤常向鞍旁生长,侵犯海绵窦,多为侵袭性肿瘤,虽然组织学上无恶性征象,但是肿瘤不能全部切除,预后较差,术前确定有无海绵窦受累及和其侵犯的范围,对手术治疗计划的制定及预后和复发的预测有很大的价值。

MRI表现:大腺瘤的信号一般与脑灰质信号相似,形态呈圆形、椭圆形或不规则形,轮廓清楚,光滑或略有分叶;当出现坏死和囊变时,在T_1WI上肿瘤中央或偏一侧出现低信号区,在T_2WI上呈高信号区;当发生垂体率中出血时,在T_1WI和T_2WI上瘤体内均显示高信号区,增强扫描,实质部分多呈中度强化。蝶鞍明显扩大,骨质破坏。

巨大垂体腺瘤时常向鞍旁生长,使单侧海绵窦增大,颈内动脉被包埋甚至变细(图13),如两侧颈内动脉移位,则表示海绵窦未受侵犯,仅见于无分泌性大腺瘤。病理学文献报道泌乳素和生长激素微腺瘤容易侵犯一侧海绵窦硬脑膜,因为它们起源于垂体侧翼,但MRI不易显示,如果垂体腺瘤与海绵窦之间仍存在受压的正常垂体组织,则可排除海绵窦受侵犯的可能性。巨大肿瘤也可向下生长,压迫和破坏鞍底骨质,侵入蝶窦内,形成不规则软组织块影,侵犯斜坡骨质,可使斜坡增大,增宽呈矩形,矢状位显示最清楚,在T_1WI上,斜坡内高信号的骨髓影被等或稍低信号的肿瘤组织代替,并失去正常的三角形,如果不仔细观察可误为斜坡本身的病变。肿瘤进一步增大,可侵犯鼻咽部两侧鞍旁海绵窦及中颅窝外侧骨质,形成一个巨大的中颅窝肿块,酷似中颅窝脑膜瘤(图14)。

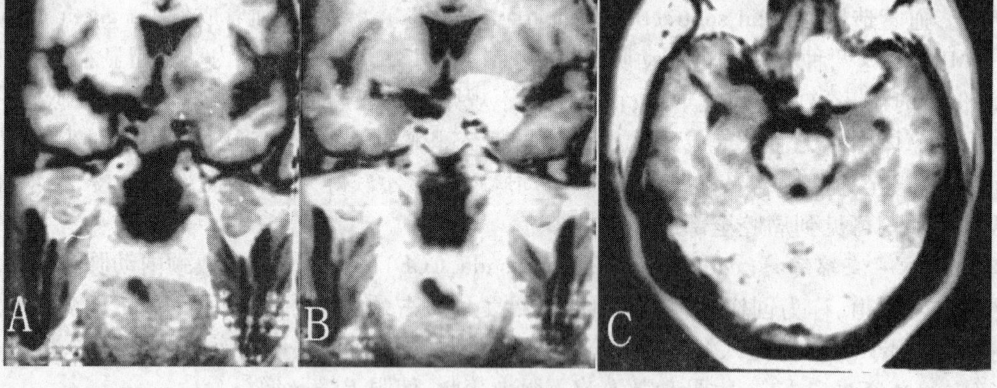

图13　垂体腺瘤

A. 冠状位T_1WI示肿瘤向左上生长,侵犯鞍上池;B. 冠状位增强图示肿瘤明显强化,主要向鞍上池左侧生长;C. 横轴位增强图示肿瘤向左前方生长,引起眶尖综合征

2. *鞍旁脑膜瘤*　脑膜瘤(meningioma)是颅内较常见的良性肿瘤,生长缓慢,发生在鞍区及其附近的脑膜瘤占颅内脑膜瘤的10% ~15%,好发于中年女性,鞍区脑膜瘤包括起源于鞍结节、鞍膈、中颅窝底、海绵窦、三叉神经节腔及蝶骨嵴内侧部分的脑膜瘤。

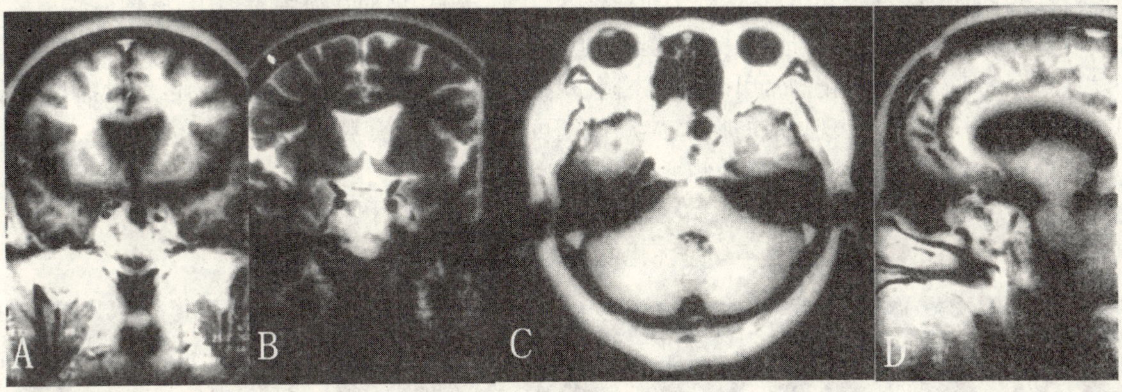

图 14　垂体巨大腺瘤

A. 冠状位 T_1WI 示肿瘤呈等信号，主要侵犯两侧海绵窦，并向下生长，侵犯蝶窦；B. 冠状位 T_2WI 示肿瘤呈等信号主要侵犯两侧海绵窦，并向下生长累及蝶窦；C. 横轴位增强图示肿瘤明显强化，向鞍旁及前方生长侵犯筛窦；D. 矢状位 T_1WI 示肿瘤向下生长侵犯蝶窦及斜坡

脑膜瘤起源于蛛网膜绒毛顶端的帽状脑膜细胞，肿瘤多为球形或分叶状，质地坚硬，血供丰富，由脑膜动脉和脑内动脉供血，肿瘤有完整的包膜，边缘清楚，少数呈扁平状，沿脑膜表面蔓延生长，侵犯范围广，发生于海绵窦的脑膜瘤一般为球形。脑膜瘤大多数为良性肿瘤，极少数为恶性脑膜瘤。

临床上鞍区脑膜瘤的症状主要是根据肿瘤所在部位不同，症状各异。海绵窦脑膜瘤表现为一侧视力减退、眼球固定等海绵窦综合征症状；脑膜瘤伸入眼眶内，为眶颅脑膜瘤，常表现为单侧眼球突出、视力减退和视乳头水肿，有时肿瘤向内侧生长压迫垂体，则出现类似垂体腺瘤的症状。

MRI 表现：海绵窦脑膜瘤表现为病侧海绵窦区一类圆形的软组织肿块，边界清楚，与海绵窦相连无分界，脑膜瘤呈均质等 T_1，稍长或等 T_2 信号，瘤体内常因坏死、囊变和出血等改变，使信号不均匀；增强扫描时，肿瘤明显均匀或不均匀强化，常伴有"硬脑膜尾征(图 15)。

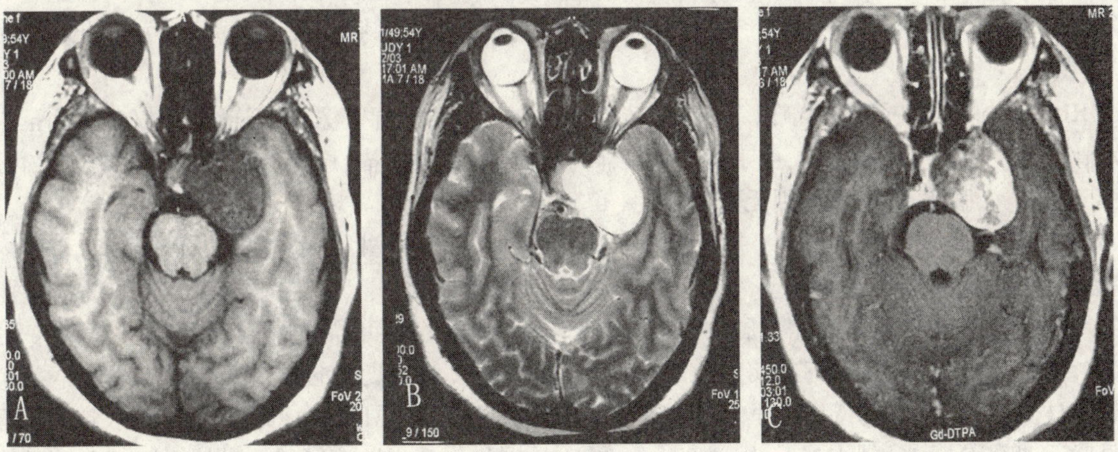

图 15　左鞍旁脑膜瘤

A. 横轴位 T_1WI 示左鞍旁类圆形，稍低信号块影；B. 横轴位 T_2WI 示肿瘤呈均匀高信号；C. 横轴位增强图示肿瘤不均匀强化

3. 海绵窦神经鞘瘤　神经鞘瘤(neurilemmoma)是良性肿瘤，生长缓慢，可发生于第Ⅲ、Ⅳ、V_1、V_2 和Ⅵ颅神经，其中多见于第Ⅴ颅神经，其发生率仅次于听神经，中颅窝的三叉神经鞘瘤好发于半月节，发生于海绵窦内三叉神经分支上的神经鞘瘤较少见。

神经鞘瘤起源于由雪旺细胞构成的颅神经鞘膜，又称为雪旺细胞瘤(Schwanoma)，有包膜，常伴有各种退行性变，如环死、囊变和出血，少数可以恶性变，生长缓慢，早期在海绵窦内生长，使海绵窦膨大，继之侵蚀海绵窦壁，向窦外生长形成肿块，甚至压迫和破坏中颅窝骨质。

发生在海绵窦内的神经鞘瘤常引起视力下降、视野缺损、眼球运动障碍、复视等症状，肿瘤长大突破海绵窦壁，压迫邻近结构，出现相应的临床症状，晚期可出现颅高压症状。

MRI 表现：患侧海绵窦增大呈向外侧突出的肿块影，边缘清楚，在 T_1WI 和 T_2WI 上均呈等信号，可清楚地显示肿块与颈内动脉毗邻关系，颈内动脉有无受压、移位等改变；增强扫描时，肿瘤明显强化，如果肿瘤较大，出现坏死囊变时，则呈不均匀强化或环形强化（图 16）。

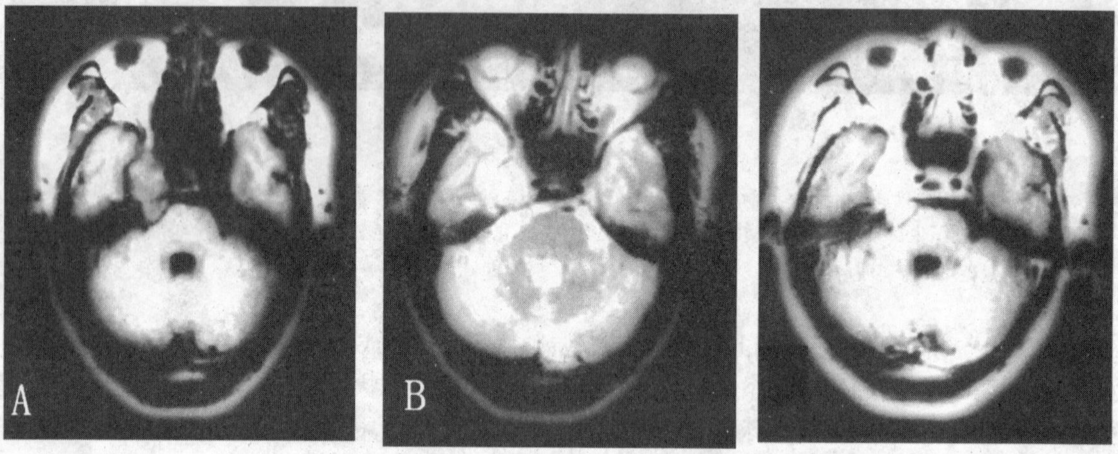

图 16　右海绵窦内三叉神经瘤

A. 横轴位 T_1WI 示右侧海绵窦增大，边缘不规则，呈等信号；B. 横轴位 T_2WI 示肿瘤呈等信号强度；C. 横轴位增强图示肿瘤明显强化

4. *海绵窦区软骨肉瘤*　颅底软骨肉瘤（chondrosarcoma）是发生于颅底软骨化骨的筛、蝶窦区域，可向颅内和颅外生长，常缓慢向周围组织浸润性生长，在鞍旁形成软组织肿块，压迫海绵窦内的血管和颅神经，引起复视、眼球突出等海绵窦综合征症状，软骨肉瘤有很高的钙化率，瘤体内见絮样钙化是此肿瘤的特征表现。

MRI 表现：肿瘤呈圆形或类圆形，边界欠清楚，呈分叶状，与海绵窦紧密相连，T_1 加权上呈低至中等信号强度，瘤体中部信号不均匀，由于瘤体内絮样钙化所致；增强扫描，瘤体周围实质部分明显强化，而中央部分不均匀强化，并见不规则无强化区（图 17）。

5. *后组筛窦或蝶窦黏液囊肿*　黏液囊肿（mucocele）是由于鼻窦的自然开口长期受阻塞，窦腔内黏液潴留而形成。黏液囊肿壁为窦壁黏膜，可增厚、纤维化或息肉形成。窦腔内容物为黏液，含大量胆固醇。囊肿可继发感染化脓成为脓囊肿。当囊肿增大压力不断增高，可导致骨性窦壁吸收、变薄，窦腔呈囊状扩大，并可向眶内和颅内海绵窦区扩展。后组筛窦及蝶窦黏膜囊肿的临床表现较为复杂，病人常出现眼后或枕部头痛，压迫海绵窦或眶尖区则可出现第Ⅱ、Ⅲ、Ⅳ、Ⅴ、Ⅵ对颅神经功能障碍，表现为眼睑下垂、眼球运动障碍、复视、视力减退、眼球突出等改变，易误诊为颅内肿瘤。蝶窦黏液囊肿甚至可压迫蝶鞍、垂体，出现内分泌紊乱。

MRI 表现：黏液囊肿的信号差异较大，与内容物的蛋白质含量、水含量和水化状态及黏稠度有关，新生的黏液囊肿水含量多，T_1、T_2 弛豫时间长，表现为稍长 T_1 长 T_2 信号强度，经过水分吸收、蛋白质含量增多与自由运动氢质子减少的生化改变，逐渐在 T_1 加权、T_2WI 上均表现呈高信号。增强扫描时，囊壁有强化，而囊内囊液不强化，形成明显对比。囊肿的位置与鞍旁其他肿瘤有区别，蝶窦黏液囊肿的主体位于蝶鞍下方，从下向上生长压迫或侵犯海绵窦及蝶鞍底部，后组筛窦黏液囊肿的主体位于蝶鞍的前下方，囊肿向后上方生长，从前向后侵犯海绵窦，根据囊肿的位置及其信号变化不难与其他鞍旁肿瘤鉴别

(图 18、图 19)。

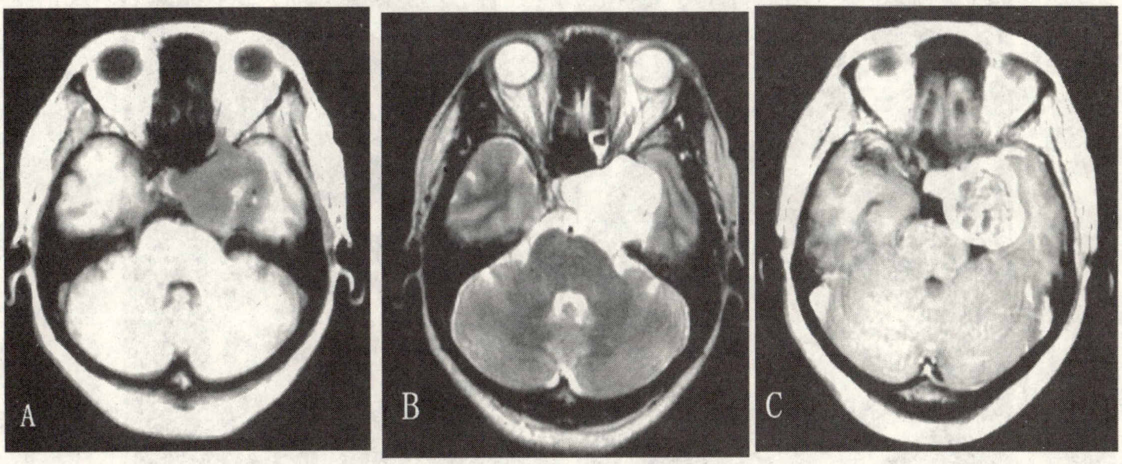

图 17　颅底软骨肉瘤

A. 横轴位 T_1WI 示左鞍旁类圆形低信号肿块影,边界清楚,其内见不规则条状及小片状高信号影;B. 横轴位 T_2WI 示呈明显高信号,不均匀,T_1WI 上所见的条状高信号影在此图上为低、等信号;C. 横轴位增强图示肿瘤呈环形强化,环壁内缘不光滑,厚薄不均,内有条状高信号影

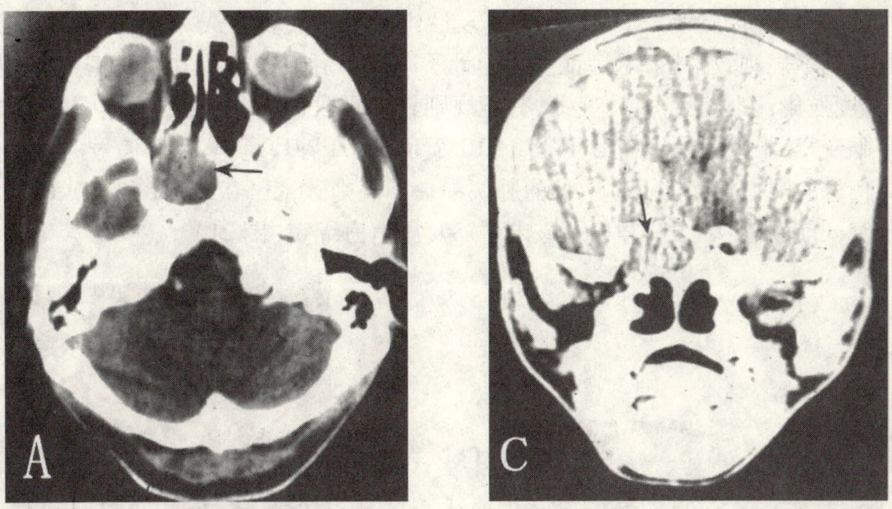

A　　　　B

图 18　筛窦黏液囊肿(CT 图)

A. CT 横轴位增强图示右鞍旁一圆形等密度病变,边缘清楚"↑";B. CT 冠状位增强图示右鞍旁一圆形等密度病变,分界清楚"↑";手术:右后组筛窦黏液囊肿

6. *牙骨质化纤维瘤*(cementifying fibroma)　为颌骨牙源性肿瘤,发生于筛骨、蝶骨极罕见。牙骨质化纤维瘤的瘤体一般边界清晰,瘤组织呈灰白色,致密,有砂砾感,可见囊性变,镜检下肿瘤组织由丰富的纤维组织构成,其间有扩张血管及多少不等、大小不一的圆形或不规则状蓝染的牙骨质小体(图 20)。病变早期以成纤维细胞为主,随着病变的发展,牙骨质样组织沉着,并扩大融合,最后形成绿豆大小致密的牙骨质小体。

病程发展缓慢,早期多无明显症状,我们在工作中遇到一例发生于蝶筛窦内的牙骨质化纤维瘤,术前临床及影像学检查均未能确诊,术后经病理证实。病人表现为左眼突出、视力下降 6 个月,体查发现

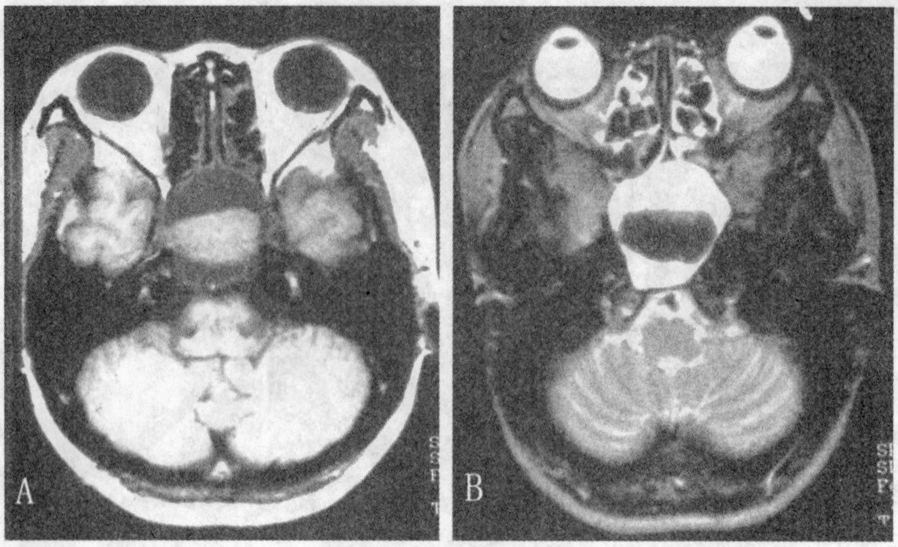

图19　蝶窦黏液囊肿

A. 横轴位 T_1WI 示鞍区内一圆形低信号灶，其中部见一团块等信号影；B. 横轴位 T_2WI 示病变为高信号，其中团块影呈低信号，两侧筛窦为炎性高信号改变。手术：蝶窦黏液囊肿，囊液为乳白色，中央有蜡样物质

左鼻腔内见肿块，表面光滑，质硬。CT 表现：蝶窦及后组筛窦扩大融合成一大腔，其内为混杂软组织肿块充填，肿块中央见不规则致密影（术后证实为牙骨质小体），肿块周边为软组织密度，增强扫描仅见软组织密度影有轻度强化；窦腔骨壁受压变薄，有不规则骨质吸收，尤其肿块压迫左筛窦外侧壁向左眼眶膨隆，造成左眼眶变窄，眼外肌及视神经受压。MRI 显示 T_1WI 肿块呈等、稍低信号的混杂信号团，T_2WI 肿块呈等、稍高信号的混杂信号团，CT 所见的肿块中央不规则致密影在 T_1WI 和 T_2WI 上均为无或低信号灶；肿块向上突入前颅窝、中颅窝并累及鞍内、鞍旁，压迫海绵窦（图 21）。

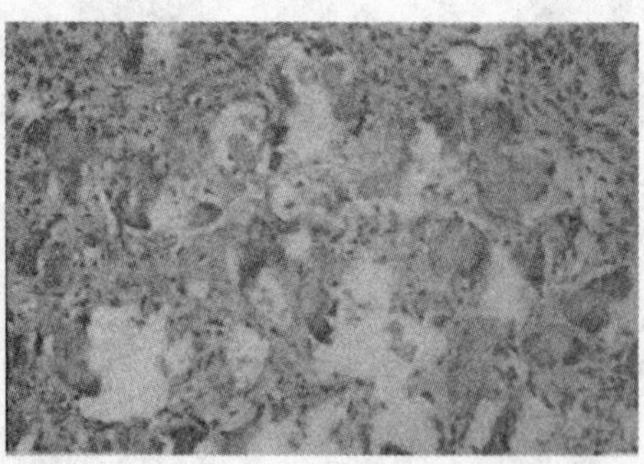

图20　蝶筛窦牙骨质化纤维瘤

病理切片示丰富的纤维组织，其间有扩张的血管及大小不一的圆形或不规则的牙骨质小体

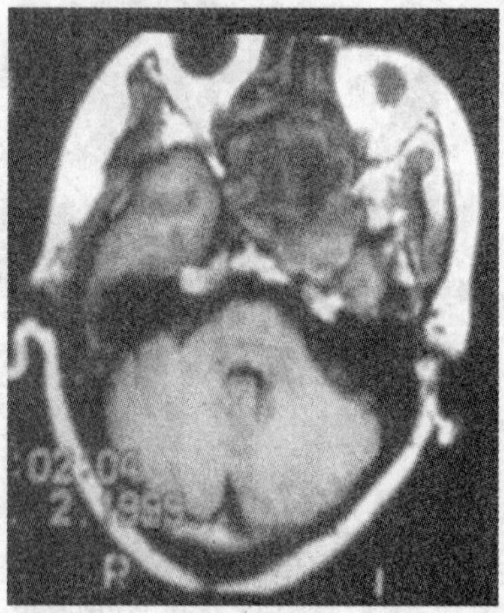

图21　蝶筛窦

牙骨质化纤维瘤横轴位 T_1WI 图示肿瘤呈低、等混杂信号强度

7. 鼻咽癌侵犯海绵窦　鼻咽癌（nasopharygeal carcinoma，NPC）是侵及颅底最常见的颅外原发性肿瘤。鼻咽癌病因尚不很明确，可能与遗传、EB 病毒感染、免疫反应、地理环境、微量元素及烟尘等诸多因

素有关，鼻咽癌起源于鼻咽部黏膜上皮，好发于鼻咽侧壁、顶壁和后壁，前壁少见，多壁受累较单壁受累更常见。

鼻咽部与颅底紧密相邻有特殊解剖关系，向上侵犯颅底、蝶窦及颅内是鼻咽癌的主要生长方式之一。鼻咽癌向颅底和颅内侵犯以直接侵犯为主，偶尔也可经血行转移途径。肿瘤向颅内直接侵犯可以是单纯经过颅底的骨质破坏区，也可只经过颅底部供血管和神经出入颅内的自然孔道（如破裂孔、卵圆孔、棘孔等），海绵窦紧邻鼻咽顶部及颅中窝底，又与破裂孔、卵圆孔和棘孔紧密相邻，其内有许多神经和血管与颅内外交通，鼻咽癌常可以从多个方向累及海绵窦，在鞍旁形成软组织块，并侵犯海绵窦内结构，引起海绵窦综合征。

MRI 表现：鼻咽癌对颅底骨质的侵犯主要是溶骨性破坏，少数为成骨性或者混合性破坏。颅底骨质溶骨性破坏，表现为 T_1WI 及 T_2WI 上正常颅底骨皮质的低信号带为被中等或稍高信号的肿瘤组织替代而中断、骨髓脂肪的高信号被相对低信号的肿瘤组织替代。颅底自然孔道的破坏表现为孔道周围骨质呈溶骨性破坏，孔道扩大，也可无明显扩大。鼻咽癌沿神经鞘向颅内侵犯时，可见穿过颅底神经孔的条带状强化影（图 22）。

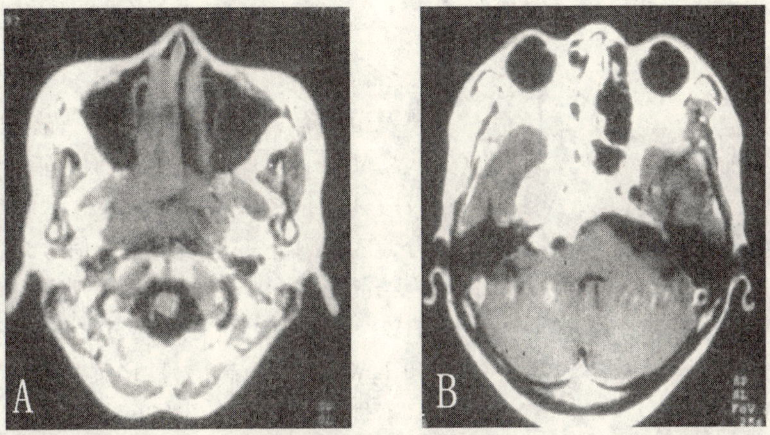

图 22　鼻咽癌侵犯中颅窝底

A. 横轴位 T_1WI 示颅底中部见等信号软组织块影，信号不均匀，边界不清楚，与右鼻咽软组织块相连，相应的颅底骨质结构消失；B. 横轴位增强图示颅底软组织肿块明显强化

鼻咽癌颅内侵犯最常见的部位是海绵窦。海绵窦受侵犯的 MRI 表现主要为：①多数为单侧受累，受累侧常为鼻咽癌原发侧或病灶更显著侧。若双侧受累，也常以一侧占优势；②海绵窦受侵犯的途径依次为卵圆孔、破裂孔、蝶窦侧壁、颈动脉鞘、斜坡、颅中窝底等；③海绵窦窦壁局限性或弥漫性增厚（图 23）；④海绵窦异常强化，窦内血管及神经结构紊乱、模糊不清，还可见到软组织肿块，通常与相邻的蝶窦、鞍旁、颅底及鼻咽部肿块相连（图 24）；⑤海绵窦受侵后，还可继续向前侵犯视交叉、视神经、眶尖和球后，也可向后侵犯后颅窝（图 25）。

8. *鞍旁表皮样囊肿*　表皮样囊肿（epidermoid cyst）又称胆脂瘤（cholesteatoma），是良性先天性肿瘤样病变。本病发病率低，占颅内肿瘤的 1%，任何年龄均可发生，多见于 20～50 岁之间。

表皮样囊肿起源于残留的原始皮肤外胚层细胞，在胎儿早期神经沟封闭时，皮肤外胚层的附件（毛囊，汗腺）遗留在封闭的神经沟内，日后就发展成先天性表皮样囊肿。肿瘤可为囊性或实质性，有包膜，瘤体内有角化或未角化的鳞状上皮细胞，呈同心圆排列，乳白色，发光如珍珠，因而又称为珍珠瘤，囊性者内容物呈黏稠油样，不少肿瘤内含有类脂质（胆固醇、三酸甘油酯），肿瘤一般呈圆形、卵圆形或不规则形，边界清楚。表皮样囊肿可以发生于脑内，也可发生于脑外，发生于脑外者以脑桥小脑角池最常见，其次为鞍区、中颅窝等部位。

鞍区及中颅窝表皮样囊肿的症状主要有视力下降、眼球活动障碍及复视等，症状的严重程度与囊肿

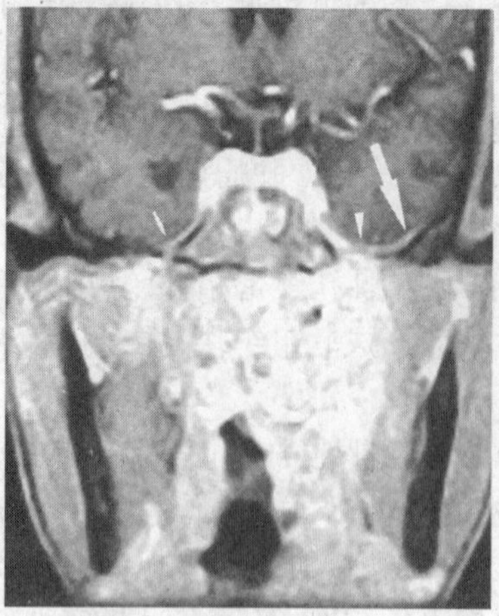

图 23　鼻咽癌

冠状位增强图鼻咽癌侵犯左侧海绵窦，窦壁增厚（↑）

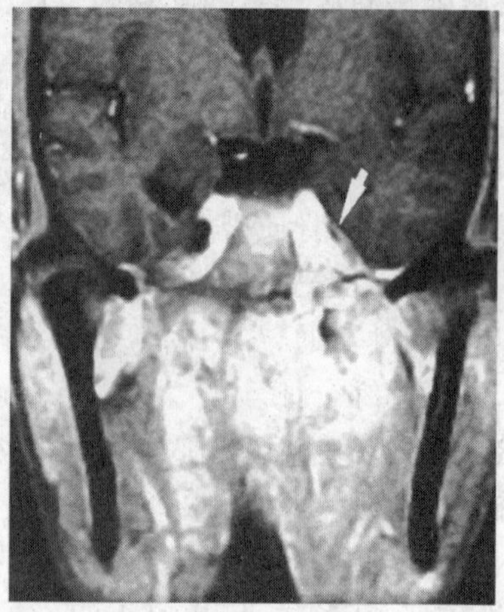

图 24　鼻咽癌

冠状位增强图鼻咽癌侵犯左侧海绵窦及蝶窦。海绵窦内见肿块，与蝶窦及鼻咽部肿块相连。肿块包绕颈内动脉

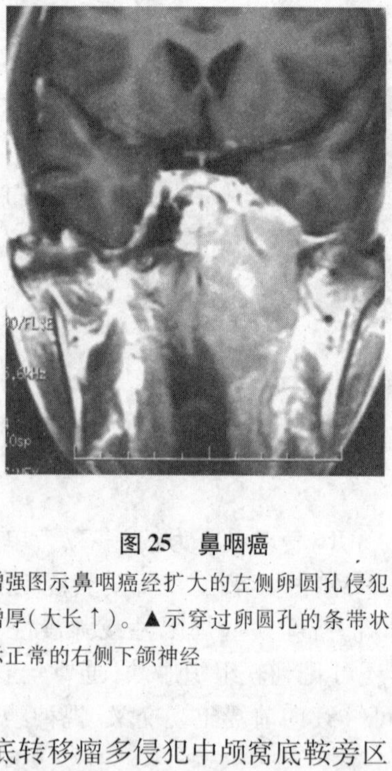

图 25　鼻咽癌

冠状位增强图示鼻咽癌经扩大的左侧卵圆孔侵犯中颅窝，脑膜有增厚（大长↑）。▲示穿过卵圆孔的条带状强化影。小短↑示正常的右侧下颌神经

累及范围有关，严重时可出现头痛、呕吐等颅高压症状。

MRI 表现：能精确地显示胆脂瘤的部位、大小、形态及毗邻结构的关系，而且可显示肿瘤内容物的复杂成分，在 T_1WI 上一般表现为低信号，因为瘤体内胆固醇均为结晶形式，与脂肪瘤的液态脂肪不同，不缩短 T_1时间，T_2WI 上呈高信号（图 26A，B），但是也有少数病例 T_1WI 和 T_2WI 上均为高信号；增强扫描时，一般无强化，有时呈不规则边缘强化（图 26C），鞍上胆脂瘤沿两侧侧裂呈伪足状延伸，呈不规则形，肿瘤的边界清楚。鞍旁胆脂瘤可沿眶上裂生长进入眶内，形成眶颅沟通性肿瘤，肿瘤呈长条状，边缘清楚，T_1WI 和 T_2WI 上均呈高信号，脂肪抑制后无信号改变，增强扫描无强化。

9. *颅底转移瘤*（metastatic tumor of skull base）　较少见，多为远处的恶性肿瘤经血行转移所致，经淋巴管途径转移至颅底的恶性肿瘤少见。原发灶以肺癌、乳腺癌、淋巴瘤、甲状腺癌、黑色素瘤等较常见，亦有肝癌、神经母细胞瘤转移至额、鼻、眶骨的报道。

颅底转移瘤多侵犯中颅窝底鞍旁区，其次为前、后颅窝底。

颅底转移瘤发病年龄多大于 40 岁，男性稍多见。病史一般不长，数周至数月。根据病变部位不同，临床表现各异。较常见的临床表现为头痛、呕吐、视力下降、眼球外斜、面部麻木或其他颅神经麻痹等海绵窦综合征的症状。

MRI 表现：MRI 易于发现较早期的颅底转移瘤。根据原发肿瘤性质不同及是否并发出血，颅底转移瘤 T_1WI 信号表现复杂，可为低、等、高信号或者混杂信号，T_2WI 病变以等、高信号较多见，但转移性黑色素瘤或病变内有较多骨质增生者，可表现为低信号影。转移瘤形态多不规则，增强后扫描多数表现为轻、中度均匀或不均匀强化，肿瘤囊变者，则强化只限于囊壁。增强 MRI 扫描较易发现肿瘤累及脑膜、静脉窦或脑内结构。因一次 MRI 扫描能从多个方位同时显示颅底、脑、鼻窦、鼻咽及颅面结构，这对于显示肿瘤的累及范围及肿瘤来源优于其他影像检查（图 27）。

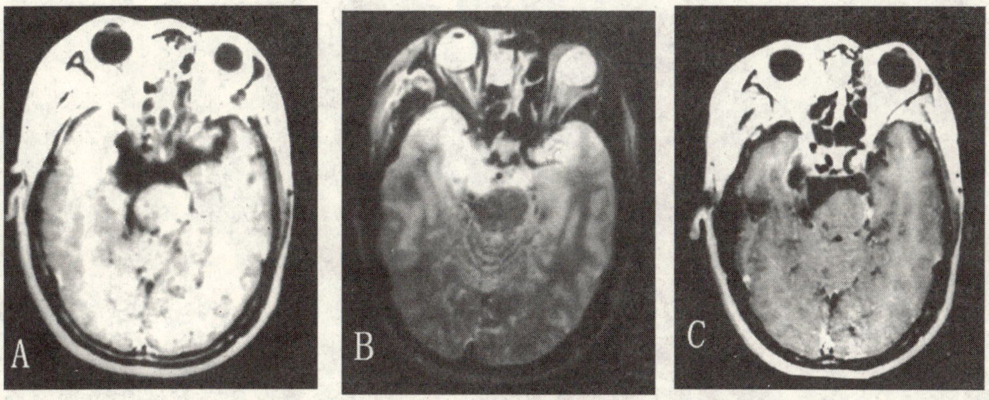

图 26　右鞍旁胆脂瘤

A. 横轴位 T_1WI 示右鞍旁不规则低信号灶；B. 横轴位 T_2WI 示肿瘤呈高信号强度；C. 横轴位增强图示肿瘤呈不规则边缘强化

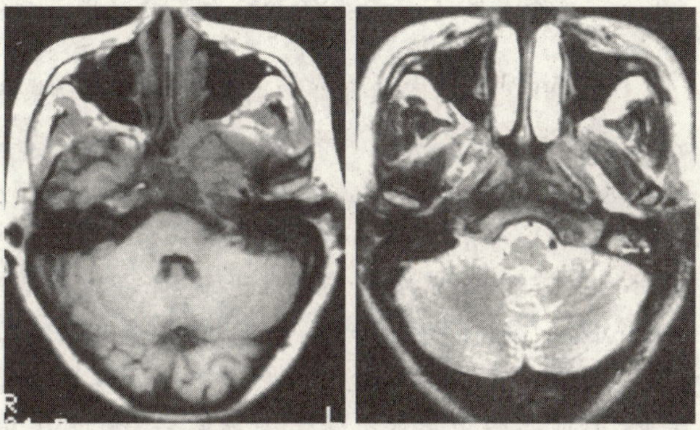

图 27　透明细胞癌颅底转移

A. 为 T_2WI；B. 为 T_1WI 及 C 为增强 T_1WI 示斜坡及邻近蝶骨骨髓信号减低，以 T_1WI 明显，肿块累及双侧岩骨尖及左侧海绵窦，有轻度强化

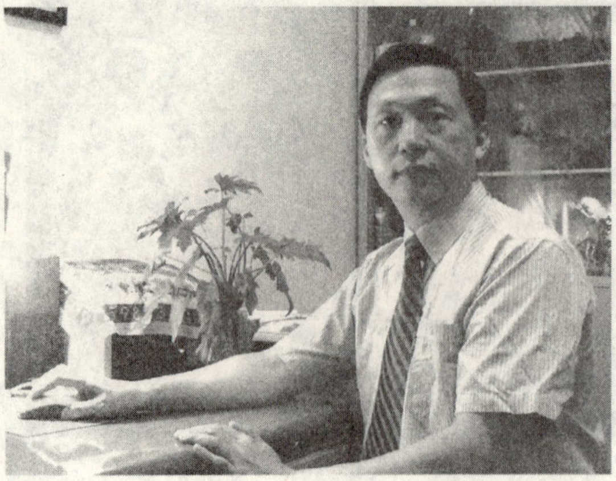

胡道予，主任医师、教授、博士生导师。

男，医学博士。华中科技大学同济医学院附属同济医院放射学教研室副主任。三峡大学医学院特聘教授，《中华放射学杂志》腹部介入组审稿专家，《临床放射学杂志》、《中德临床肿瘤学杂志》及《放射学实践杂志》编委，湖北省肝病学会常委，武汉市放射学会秘书长，湖北省介入放射学会秘书长，湖北省成套设备招标专家库成员，湖北省医学会及中华医学会武汉分会医疗事故技术鉴定专家库成员，同济医院名医，同济医院首届人才基金获得者。放射科学术带头人之一。从事腹部传统X线、CT、MRI诊断及介入放射学20余年。主要研究方向为肝、胆、胰、肾及血管病变研究，独立解决本专业复杂疑难病症的诊治，开展了小肠MDCT、主动脉支架治疗夹层动脉瘤等多项新技术。两次出国进修、高访3年。

现主持省、部级课题4项（2002年国家教育部回国人员科研启动基金、2002年省自然科学基金、2002年省科委、华中科技大学交叉学科课题各1项）。承担2004年国家十五攻关课题1项（第2名），2003年国家863攻关课题1项（第3名）。2003年市科委课题1项（第2名）。主编《全国第一套影像诊断辅助教学系统》及《肝胆胰影像诊断及介入治疗》专著各1部，参编《腹部影像诊断》等专著8部，在国内外专业杂志发表论文50余篇。指导博士、硕士研究生在World Journal of Gastroenterology（SCI）、《中华放射学杂志》等专业杂志发表论文40余篇。研究开发的新型MR对比剂获专利。曾获省卫生厅及省教委三等奖各1项。获2003华中科技大学优秀教学课件二等奖、2004年华中科技大学优秀教材一等奖各1项，指导的硕士学位论文“肝癌化疗栓塞术后肝细胞周期的研究”获2003湖北省优秀硕士学位论文。2004年被评为华中科技大学三育人积极分子，2004年获同济医院教材出版奖。

疑难病例诊断

病例1　蓝色橡皮大疱样痣综合征一例

病人，女性，14岁。反复黑便7年余，再次出现黑便10天。7年前无明显诱因出现黑便，伴头昏，无腹痛反酸呕血等。胃镜检查提示：胃息肉。经制酸止血治疗后无明显好转，其后仍出现黑便，每年发作数次，每次持续数天至10余天，每次发病后经止血、输血及对症治疗后好转。10天前无明显诱因再次出现黑便，伴头昏、乏力。自幼多部位出现血管瘤，1997年曾因左腘窝处血管瘤在外院行手术治疗。

查体：可见上下肢、腹壁有多个血管瘤。

影像学检查：行SPECT检查时，体内标记红细胞后，动态相未见放射性异常浓聚灶，静态相1 h腹部脐正中可见一异常放射性浓聚灶，约1.5 cm×1.5 cm大小，提示脐正中少量活动性出血，部位可能在空肠远端。B 超提示:肝血管瘤,脾大。腹腔动脉及肠系膜上动脉 DSA:肝动脉期未见异常,实质期肝实质内见多个小结节状染色,空肠动脉及回结肠动脉末梢支区可见小片状异常染色影,形态不规则,边界模糊不清,提示肝、空肠动脉及回结肠动脉末梢支区血管瘤(或畸形)(图 1、图 2)。

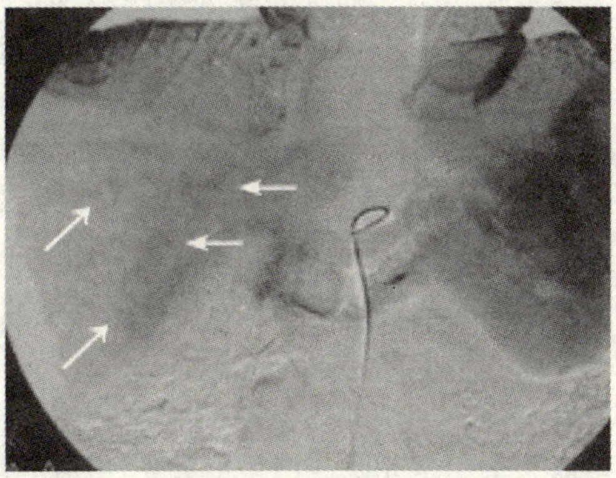

图 1　DSA 实质期。肝实质内见多个小结节状染色影区可见小片状异常染色影

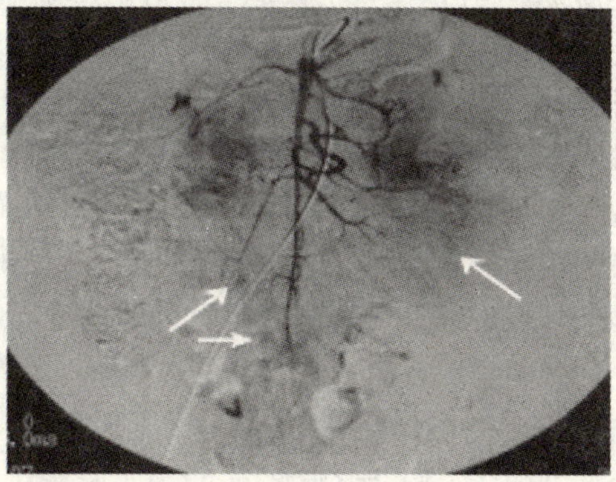

图 2　DSA 实质期。空肠动脉及回结肠动脉末梢支

手术所见:术中见肝实质内多个大小不等的血管瘤,小肠见 7 处肠壁血管瘤,以空回肠交界处为最严重(4 个较大血管瘤),距屈氏韧带约 60 cm 及距盲肠约 10 cm 和 50 cm 各有一血管瘤,切除空回肠交界处 4 个血管瘤的肠段,局部切除另 3 处血管瘤,缝扎左肝内叶及外叶两处血管瘤(图 3、图 4)。

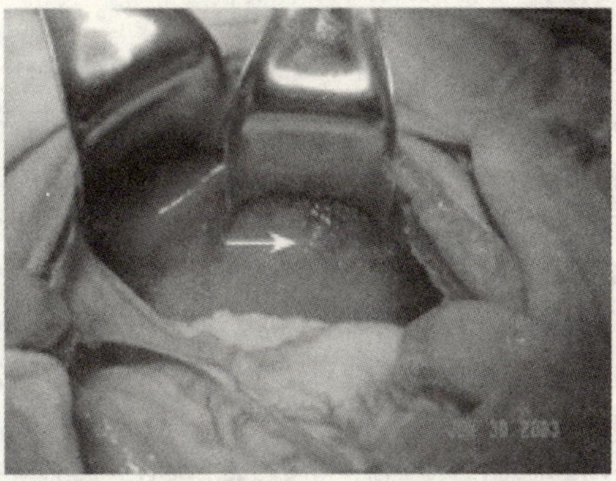

图 3　术中见肝血管瘤

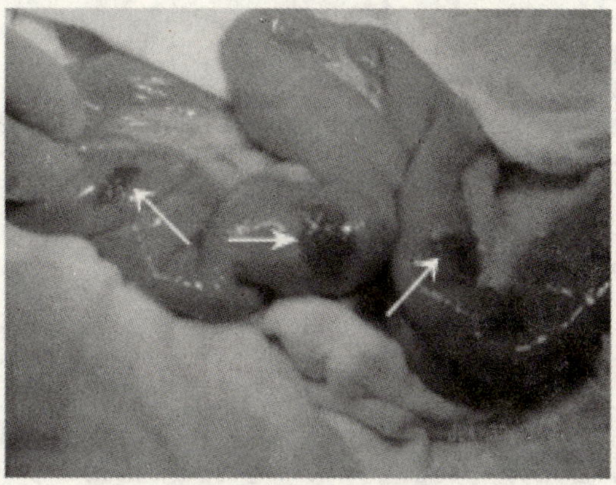

图 4　术中见小肠血管瘤

病理结果:小肠海绵状血管瘤。临床诊断:蓝色橡皮大疱样痣综合征。

讨论:蓝色橡皮大疱样痣综合征(blue rubber bleb nevus syndrome,BRBNS)为少见疾病,其临床特征为皮肤胃肠道多发性血管瘤,可累及肝脏,引起肝毛细血管瘤,胃肠道血管瘤可引起消化道出血。由于皮肤血管瘤呈橡皮乳头状,故将其命名为蓝色橡皮大疱样痣综合征,1958 年由 Bean 首先描述,因此又称 Bean 综合征。

本病病因不明,可能与遗传有关,表现为常染色体显性遗传,但多为散发性。皮肤血管瘤出生后或童年时即可发现,该血管瘤数目由单个至数百个不等,其数目及大小可逐渐增加,不能自行萎缩,可见于任何部位,以躯干及四肢多见,表现为皮内及皮下紫蓝色突出的异常血管,质地似软橡皮,可压缩,压力解除后立即恢复,组织学可见成团扩张的毛细血管,管腔被覆薄层内皮细胞。本例皮肤血管瘤发生于上下肢及腹壁,具有上述特点。内脏血管病变多见于胃肠道,小肠的损害较大肠多见,可位于黏膜下,也可突出于肠腔内,常有隐匿或间歇性少量出血引起反复黑便及贫血,急性出血时则表现为呕血、便血或黑便,本例临床出现黑便及贫血,手术所见肠道血管瘤均位于小肠,内镜下典型表现为孤立的黏膜上结节,中央呈紫红色小帽状,似乳头,有时也可呈扁平状或息肉状隆起,出血时行选择性血管造影可显示出血部位性质及数目,本例行选择性血管造影小肠血管瘤表现为实质期小肠部位的异常染色影,边界欠清晰。毛细血管瘤也可见于其他脏器,如鼻咽部、眼、胸腹膜、心包、肺、食管、肝、脾、骨骼肌、肺和中枢神经系统、泌尿生殖系等。本例病人皮肤小肠损害的同时伴有肝脏的损害,较少见。

诊断本病的重要性在于可以发现一些不能解释的肠道出血性疾病。若胃肠道出血病人,DSA 或内镜发现胃肠道、肝脏多发血管瘤,并伴有皮肤等部位多发血管瘤存在,应考虑本病。本病需要与伴有胃肠出血的皮肤病相鉴别,如:①Osler 病(遗传性出血性毛细血管扩张症),有口唇和手背部集簇细小的毛细血管扩张损害和出现鼻衄;②Maffucci 综合征,有软骨发育障碍表现。③巨型血管瘤伴血小板减少症(kasabach – merritt syndrome)及黑色素斑 – 胃肠息肉病(Peutz – Jeghers syndrome)、Sturge Weber 综合征、Von Hippel Lindau 病等,借助以上临床特征可与本病加以鉴别。

本病的消化道病变应根据病变的部位、范围及出血程度,采取手术切除或内镜下激光、电凝等治疗。伴有严重的胃肠道出血者需要进行外科手术治疗。若病变局限,可行外科切除病变肠段;若病变广泛,可行内镜等治疗。皮肤病变一般不需治疗,仅在美容方面考虑用激光或手术治疗。本病一般不发生恶变。消化道出血是其致死的主要原因。

(刘于宝　胡道予)

病例 2　急性过敏性小肠炎一例

病人,女,21 岁,因“下腹部疼痛 2 天,伴恶心、呕吐”入院。

查体:T 36.7℃,P 86/min, R 20/min, BP 122/81 mmHg,全身皮肤无黄染,心肺体检未见明显异常,腹部膨隆,腹肌紧张,全腹压痛(+)反跳痛(+),移动性浊音(+),肝脾肋下未及。

实验室检查:血常规,中性粒细胞 78.9 %,嗜酸性粒细胞 0.1 %,单核细胞 1.0 %,淋巴细胞 19.9%。腹水常规:镜下见大量间皮细胞,少许中性粒细胞,偶见嗜酸性粒细胞。

影像学检查:腹部 B 超提示腹部肠管活动差,肠壁轻度肿胀增厚,腹水。小肠多层螺旋 CT(MSCT)及后处理技术(采用 GE Lightspeed 16 CT 99OCO 机型),扫描条件为 120 kV,250 mA,螺距 1.375,矩阵 512×512,层厚 10 mm,间隔 10 mm,扫描范围从膈肌到盆腔,进行平扫。增强扫描:肘静脉团注非离子型对比剂 80 ml,流速 3 ml/s,进行双期扫描即动脉期和门静脉期。注药后 30 s 行动脉期扫描,55 s 行门静脉期扫描。扫描完毕将动脉期及门静脉期图像进行 1.25 mm 薄层重建并将重建图像传入 GE AW4.0 工作站后处理,即多平面重组和 CT 血管成像及最大密度投影。结果显示:平扫,小肠壁明显肿胀,肠壁增厚,腹腔内大量积液(图 1)。增强扫描,动脉期及门静脉期小肠黏膜均见明显强化。薄层重建及 MPR 成像可见小肠黏膜内点状低密度改变,黏膜下低密度水肿增厚明显,以门静脉期明显,浆肌层亦见强化(图 2)。轴位像小肠呈典型“靶眼征”,腹膜腔可见大量腹水,腹膜未见异常,肠系膜上动静脉未见血栓,下腔静脉未见狭窄(图 3、图 4)。十二指肠降部病理检查提示糜烂性肠炎,黏膜内可见少量的嗜酸性粒细胞浸润。病人经保护胃肠道、支持及营养等治疗后,症状缓解,一周后再次行 MSCT 显示小肠壁稍肿胀,较前明显好转,并且未见明显腹水征象(图 5)。综合以上诊断为急性过敏性小肠炎。

讨论:急性肠炎(acute gastric dilatation)是消化系统疾病中最常见的疾病。其病因包括:①饮食不当:常因暴饮暴食,进食过多的高脂高蛋白食物,饮酒、饮冰凉饮料过多,或受凉之后。或进食腐败、污染的食物,如隔夜食物未加热消毒,臭鱼烂虾,不新鲜的螃蟹、海味,久存冰箱内的肉类食品,发酵变质的牛奶及奶制品。主要由于由刺激性、生冷及腐败污染食物等因素引起。②肠道感染:如常见的嗜盐杆菌、沙门菌、大肠杆菌、变形杆菌及葡萄球菌等感染。③全身性感染:如伤寒、副伤寒、肝炎及败血症等。

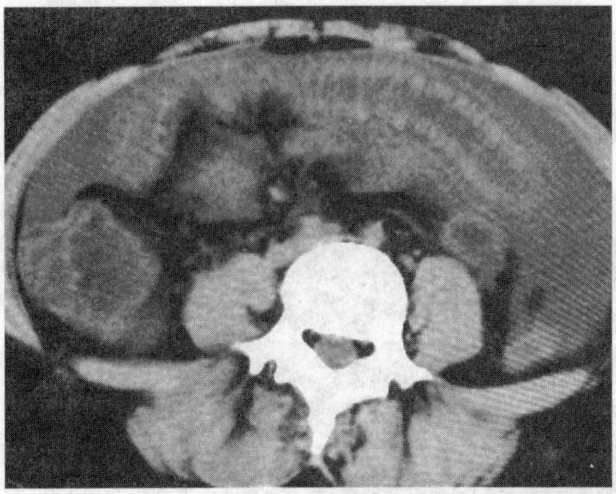

图1　平扫见小肠明显肿胀，壁增厚可见大量腹水

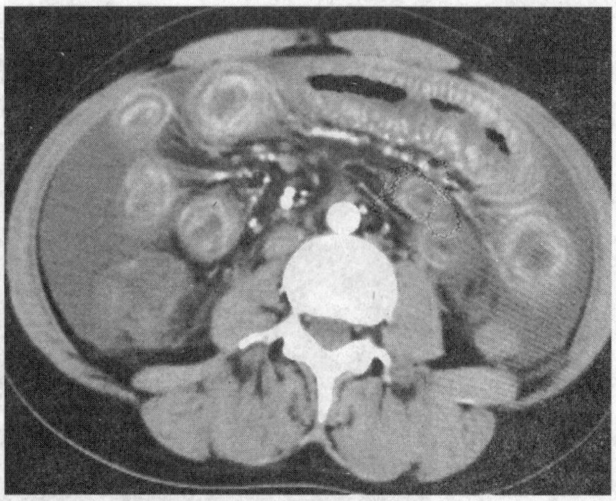

图2　增强见小肠黏膜明显强化，浆肌层亦强化，黏膜下低密度水肿增厚

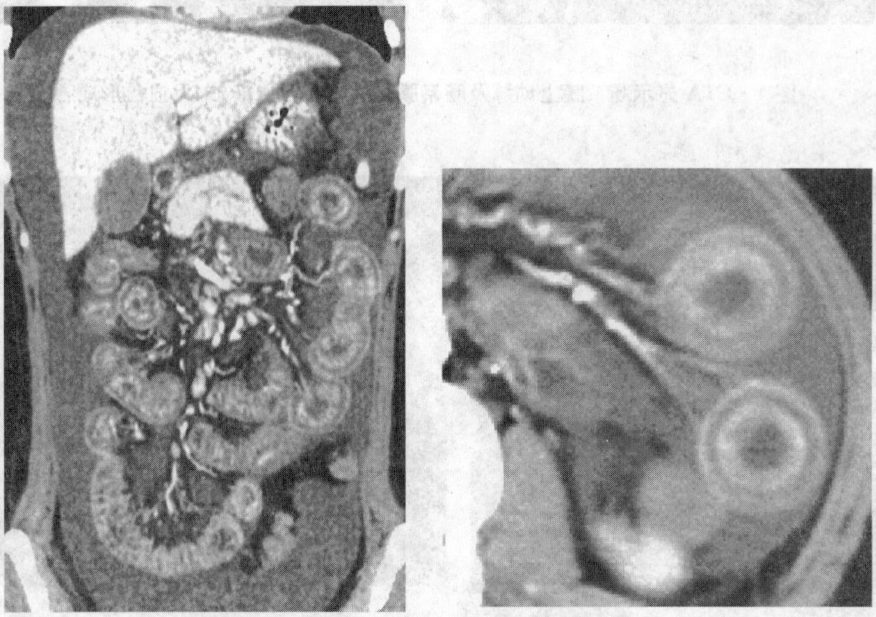

图3　增强（轴位像）可见小肠呈典型“靶征”，并在小肠黏膜内可见点状低密度不强化影

④药物所致：如水杨酸制剂、砷、汞及泻药等。⑤个别病人对食物产生过敏反应。

临床表现：①腹痛腹泻是主要特点。起病较急，常有突发的腹痛、腹泻、恶心呕吐等症状。腹痛以脐周多见，有阵发性加剧，可有不同程度压痛。腹泻主要症状轻重不一，急性起病，大多为稀水样便，一般不含脓血黏液。每日数次至10多次，呈黄色水样便，可有泡沫或少量黏液，严重者可带少量脓血。②常伴肠鸣音亢进（肠鸣音亢进——用听筒听病人腹部，可听见肠蠕动的声音增多并响亮）。③可有畏寒、发热，一般热度不超过39℃，偶有39℃以上的高热。但也可不发热，仅有腹痛、腹泻等症状。④腹泻严重者可伴低热，恶心呕吐，并发生脱水症状。本病可发生在任何年龄，以夏秋季较多，公共卫生欠佳地区好发。病因明确及时诊治，一般可获痊愈。根据病人临床症状可考虑：①急性过敏性小肠炎；②急性嗜酸性粒细胞性肠炎；③中毒性肠炎。但是，急性嗜酸性粒细胞性肠炎病人外周血象示嗜酸性粒细胞明显增多（占15%～70%）不支持该诊断；中毒性肠炎病人一般有群体发病征象，而与本病人同就餐者无一例发病，从而也不支持该诊断。本病人曾有暴饮暴食史，出现下腹部疼痛及恶心呕吐，血常规提示中性

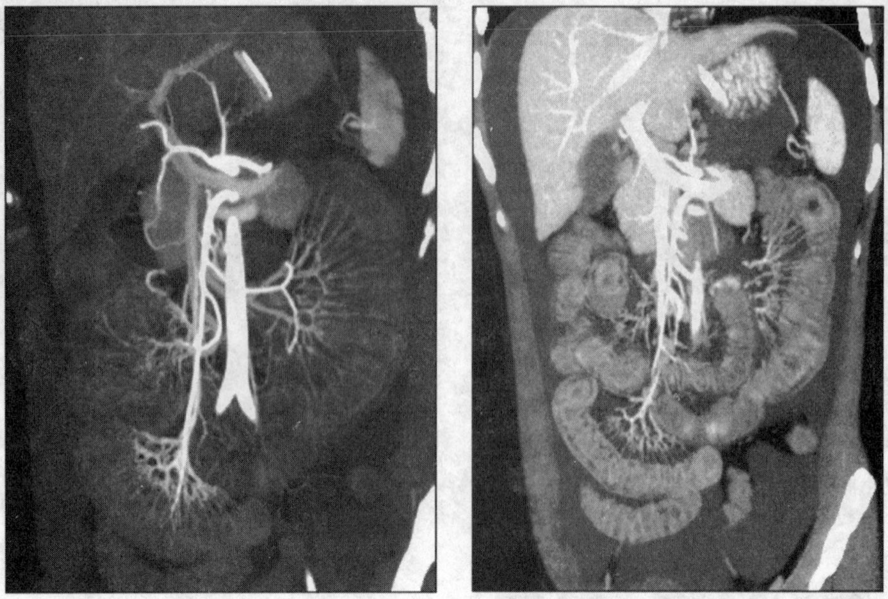

图 4　CTA 显示肠系膜上动脉及肠系膜上静脉显示通畅，未见血栓形成

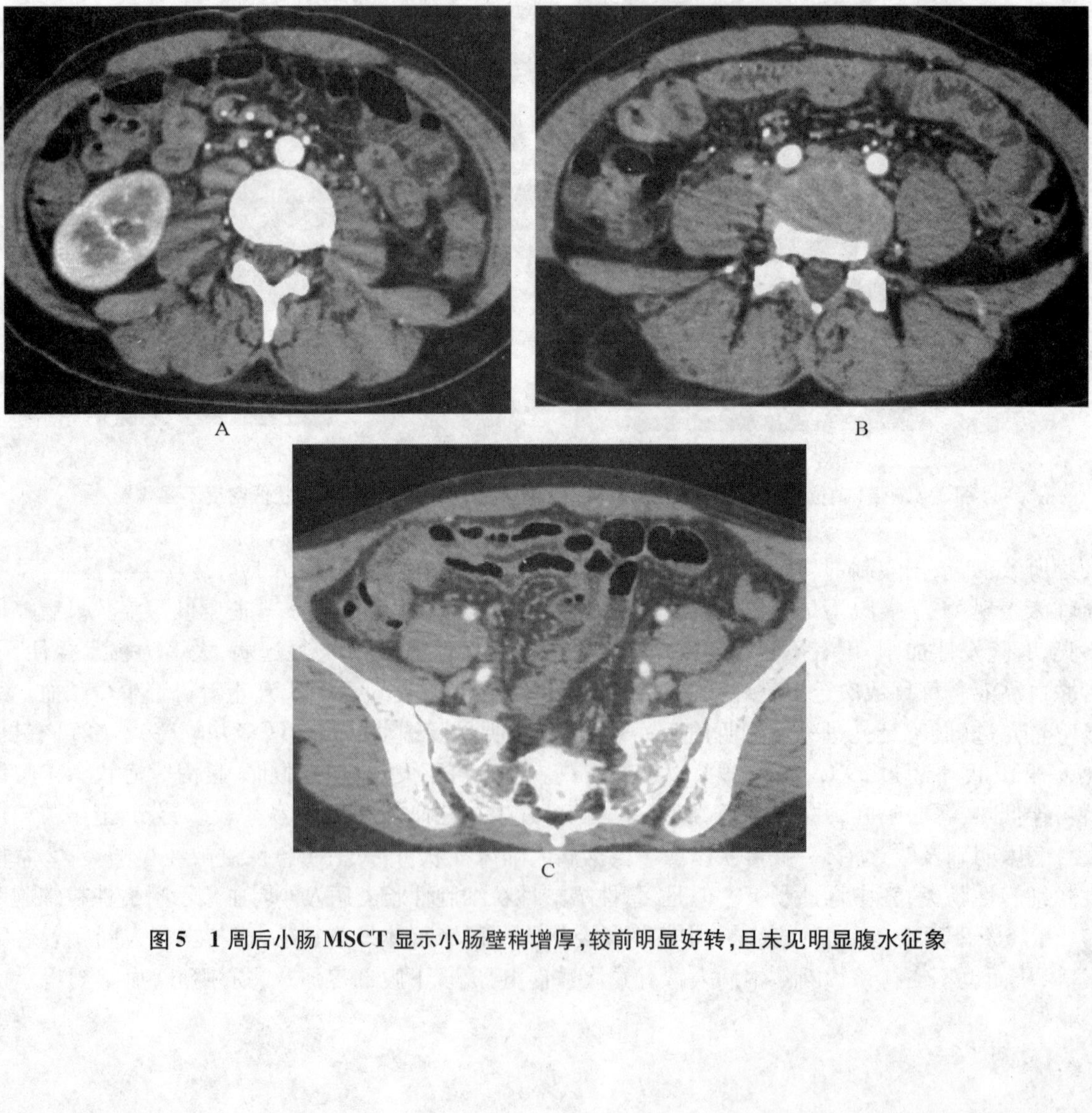

图 5　1 周后小肠 MSCT 显示小肠壁稍增厚，较前明显好转，且未见明显腹水征象

粒细胞增高,病检提示黏膜内有嗜酸性粒细胞浸润,而且病情可逆性恢复正常迅速,以上均有助于急性过敏性小肠炎的诊断。该病未见影像学报告,特别是 MSCT 报道。

该病影像学特点:因小肠黏膜充血、水肿、糜烂及周围大量低密度腹水,而使小肠黏膜在增强扫描时表现为明显强化及点状低密度不强化区,并可见黏膜下明显水肿。MSCT 平扫可见小肠明显肿胀,壁增厚,并可见大量腹水。增强扫描及薄层重建图像于动脉期和门静脉期均可见小肠黏膜明显强化,并见黏膜点状低密度改变,黏膜下低密度水肿增厚明显又以门静脉期显示明显,浆肌层亦见强化,轴位像小肠呈典型"靶征",腹膜腔可见大量腹水,腹膜未见明显异常,肠系膜上动静脉未见血栓形成,门静脉亦未见狭窄。1 周后再次扫描小肠显示较前明显好转,且未见明显腹水征象,可逆性恢复正常非常迅速。MSCT 及后处理技术对急性过敏性小肠炎的诊断有很大的帮助,但其确诊仍须结合临床表现、生化指标及病理检查。

(耿云萍 胡道予)

病例 3 肝血吸虫病误诊肝癌 CT 一例

病人,男,64 岁,因"发现腹部占位 3 天"入院。

查体:T 37.1℃,心律 80/min,心肺正常,肝大,肋下 2 cm,脾肋下 1 cm,质硬。

实验室检查:肝功能,ALT 129 U,AST 63 U,胆红素正常。血、尿、粪常规正常。超声见肝硬化,脾大,肝占位性病变。

病理结果:肝血吸虫病。

CT 检查:可见肝脏比例失调、肝裂增大、脾大,平扫(图 1a)可见右叶一个 5 cm×5 cm 圆形低密度病灶,界清。动脉期(图 1b)、门静脉期(图 1c)可见边缘轻度环行强化,延迟期(图 1d)病灶少许强化。

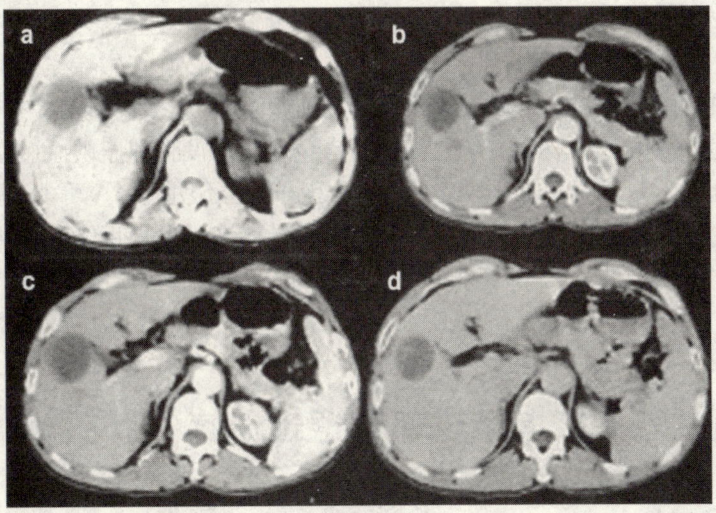

图 1 CT 平扫+增强,平扫(图 a)可见右叶一个 5 cm×5 cm 圆形低密度病灶,界清。动脉期(图 b),门静脉期(图 c)可见边缘轻度环行强化。延迟期(图 d)病灶少许强化

讨论:肝血吸虫病是血吸虫卵在门静脉及肝脏中引起的慢性炎性增生性疾病。其 CT 征象有着较为显著的临床特点,一般诊断多无困难。但个别特殊类型的血吸虫病不具备普通血吸虫病的特点,CT 征象与肝癌难以鉴别,易于发生误诊。肝血吸虫病主要累及肝脏和结肠,主要表现是:①肝硬化和门静脉高压,左叶增大比例很高。②肝内钙化,为地图状,团块状,网状钙化。③肝内汇管区低密度及中心血

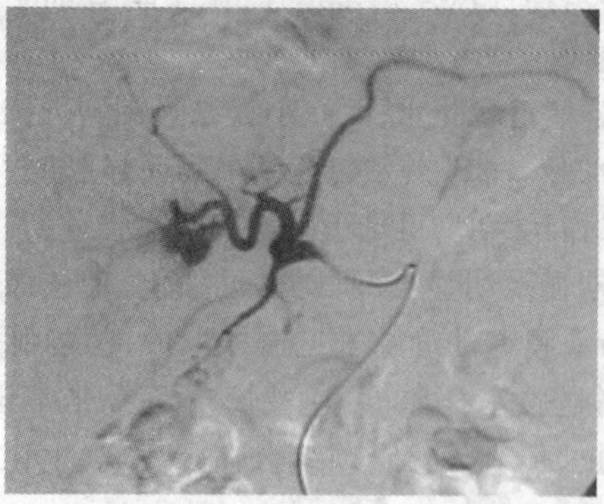

图2 DSA检查发现局部血管稍增多，较为僵直，无血管染色及湖样充盈

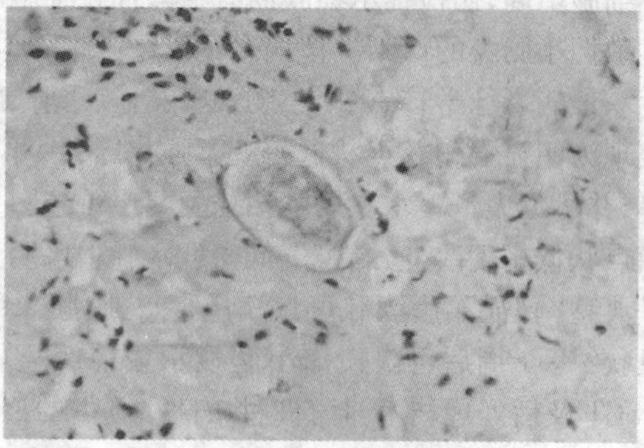

图3 病理切片可见中间有一个椭圆形的血吸虫虫卵，周围有钙化，汇管区纤维结缔组织增生，肝小叶中肝细胞水变性，气球样变，符合肝血吸虫病改变

管影，0.5～1.0 cm大小，CT值<20 HU，增强时明显强化。④门静脉系统钙化。⑤肠系膜纤维收缩、钙化。肝血吸虫病伴恶变者CT表现有肝癌相应征象，一般也不容易发生误诊。

病人被误诊为肝癌，其主要原因是：一方面，由于病人具有低密度结节性病灶的存在，并且多半有边缘不均匀的强化，确实不易与肝肿瘤性病变鉴别；另一方面，这些病例缺乏普通肝血吸虫病的特有的肝内钙化等征象，表现较不典型。从结果可以看出，肝脏比例失调、肝裂增大、脾大这3个肝硬化的征象可以提示在肝内结节性病变中，如果有较为明显的肝硬化征象，结合病史应当考虑血吸虫病的可能。但是由于我国肝癌病人大多数是走的肝炎－肝硬化－肝癌的道路，往往又难以与肝癌相鉴别。汇管区低密度灶，中心血管影可能与汇管区的纤维化反应和门静脉系统的分支血管扭曲有关，结节的强化可能与虫卵坏死后的炎性反应有关。而具有特征性的肝内钙化、门静脉系统钙化等较为少见，由于缺乏特征性，不易确诊。但是，由上可以看出，在肝硬化－汇管区低密度灶中心血管影－结节强化同时存在的情况下，即使没有钙化存在，也应当高度怀疑，至少不能排除血吸虫病，应当进一步检查明确诊断。而且增强扫描发现，与肝肿瘤性病变相比，其强化具有自己的特点：动脉期没有肿瘤供血血管影，静脉期表现为边缘轻度环行强化，而不是肿瘤的显著的不均匀强化，延迟强化也不明显。这可能是因为肝血吸虫病即使非特征性地形成了结节性改变，就其本质而言也不过是炎性结节，动脉期不会出现肿瘤血管影，炎性反应也只是在结节周围为主，故表现为边缘轻度环行强化，延时期也不会强化得很厉害。

（李　震　胡道予）

病例4　十二指肠球部穿透性溃疡并胰头炎一例

病人，男，30岁。背部中间疼痛半个月，既往有十二指肠溃疡病史，近半个月来自觉饥饿痛加重，服抗酸药缓解效果差。

查体：腹壁柔软，右上腹深压痛，反跳痛可疑阳性。

实验室检查：血白细胞轻度升高，血清淀粉酶值轻度升高。

影像学检查：腹部MSCT增强检查可见十二指肠球部肠壁局部不规则增厚，强化较明显，靠外侧肠壁局部变薄，十二指肠球部周围脂肪间隙消失，为条带状低密度影环绕，胰头增大，密度均匀，腹腔内未见游离气体影。诊断：十二指肠球部穿透性溃疡（图1）。

手术所见：经脐上正中切口剖腹探查，腹腔内未见明显渗液，打开小网膜囊，见十二指肠球部后壁一约1cm×1 cm的溃疡,溃疡深达其球部后壁浆膜层,浆膜层局部毛糙、肿胀,为肝胃韧带,网膜组织及胰头所包绕。行B1式手术及胰头活检。术后诊断:十二指肠球部后壁穿透性溃疡伴慢性胰头炎。

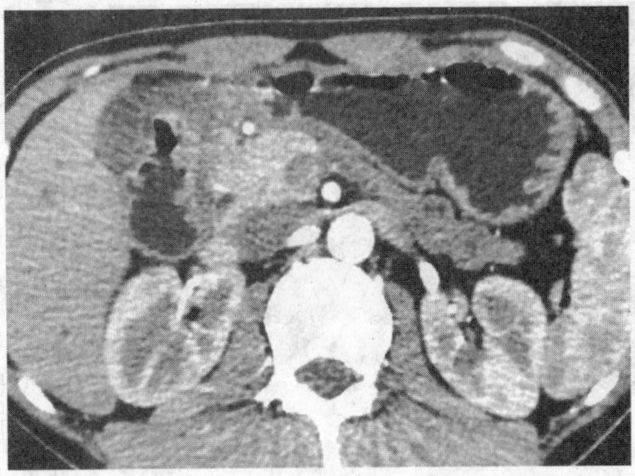

图1

讨论:穿透性溃疡的真正发生率不详,但在手术中可发现15% ~20%的难治性溃疡已穿透十二指肠壁,后壁可以是胰腺、肝胃韧带、椎前筋膜、胆囊或胆总管。较少见的情况,穿透末端可形成瘘管。背部中间疼痛是溃疡穿透十二指肠后壁唯一的最重要症状,通常在第一腰椎区域。本例病人有较典型的临床表现,MSCT见十二指肠球部肠壁局部不规则增厚,强化较明显,靠外侧肠壁局部变薄,球部周围有条带状低密度影环绕,胰头增大,密度均匀,腹腔内未见游离气体影。诊断:十二指肠球部穿透性溃疡。后为手术所证实。其中腹腔内未见游离气体影是与溃疡穿孔的鉴别点。另外,十二指肠球部穿透性溃疡容易合并胰头炎。

(李文婵 胡道予)

病例5 十二指肠穿孔一例

病人,男,29岁。因剑突下突发剧痛,随即全腹疼痛伴恶心,呕吐胃内容物36小时后入院。

查体:重病容,腹壁板样强直,明显弥漫性腹膜刺激征,肠鸣音消失。

实验室检查:血白细胞升高,血清淀粉酶值轻度升高。

影像学检查:腹部平片检查:未发现明显阳性征象。腹部MSCT检查示十二指肠球部肠壁增厚,球部周围有液体密度影环绕,腹膜腔及小网膜囊内可见积液,右膈下及胃腔内、十二指肠腔内可见少量气体影,双侧胸腔内可见少许积液(图1~图3)。诊断:十二指肠球部穿孔。

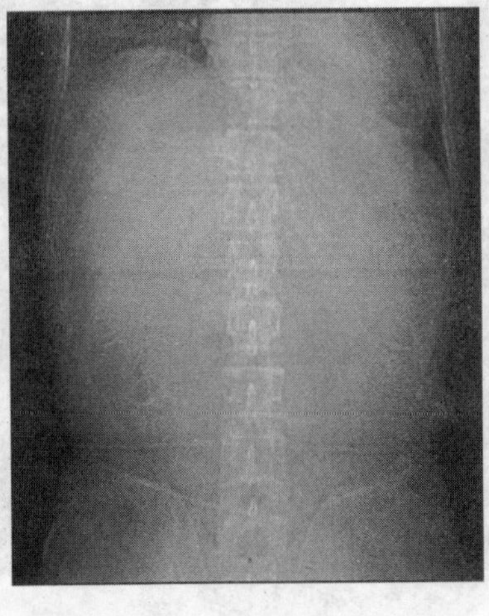

图1

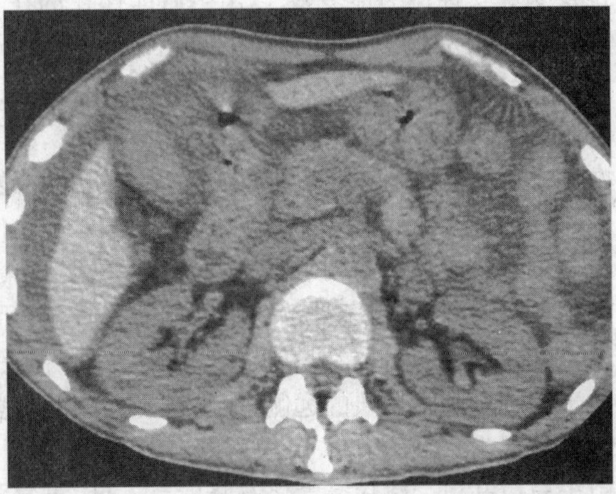

图2

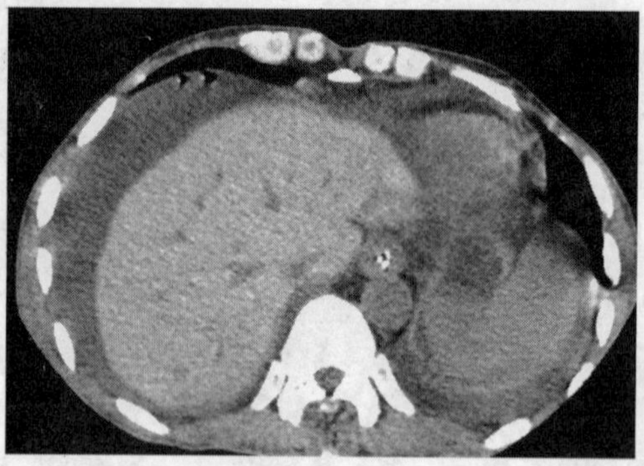

图 3

手术所见：经脐上正中切口剖腹探查见十二指肠球部前壁溃疡穿孔，出现纤维渗出液及胆汁染色的液体。

讨论：胃十二指肠球部溃疡穿孔是急腹症中常见病之一，如延误诊治，预后严重。根据典型的临床表现及既往溃疡病史，临床不难做出诊断。但有时仍需与急性胆囊穿孔，急性乙状结肠憩室炎、急性阑尾炎穿孔等急腹症鉴别。传统的腹部平片上，出现膈下游离气体时可以做出溃疡穿孔的诊断，然而仍有 30% 的阴性率。而 MSCT 由于观察视野大，密度分辨率高，可以更敏感地显示腹腔内的游离气体影。本例平片阴性，MSCT 发现膈下少量的游离气体影，并显示局部肠壁增厚，周围轮廓不清，腹膜腔及小网膜囊内可见积液，双侧胸腔内亦可见少许积液，可以做出穿孔的诊断。其中右膈下游离气体的显示是诊断的关键，是与十二指肠穿透性溃疡的直接鉴别点。该病例提示诊断空腔脏器穿孔 MSCT 具有较高价值，可以作为诊断空腔脏器穿孔的首选方法。

（李文婵　胡道予）

病例 6　右双肾盂双输尿管畸形并输尿管异位开口于尿道前列腺部伴输尿管梗阻一例

病人，男性，18 岁。因偶发外尿口滴尿 10 余年行 IVP 检查：右侧输尿管不显影。外院 CT 检查：右侧前列腺内低密度灶。

MRI 检查：MRU 示右侧双肾盂双输尿管于输尿管上段汇合，输尿管末端未进入膀胱。T_2WI 轴位像示输尿管异位开口于尿道前列腺部(图 1 ~ 图 3)。

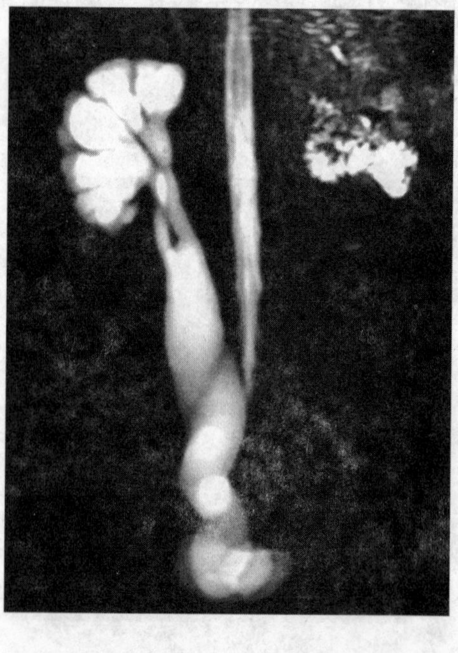

图 1　MRU 示右侧双肾盂双输尿管于输尿管上段汇合，输尿管末端未进入膀胱

讨论：输尿管异位开口是一种常见的泌尿系统先天性疾病。女性比男性多见，以出生后即存在的在正常排尿的同时出现持续性漏尿为主要临床表现。在胚胎 4 周时，输尿管从泄殖腔腹侧发生，而午非氏管亦开口于其中。泄殖腔腹侧上段扩大发育未进入膀胱，其下段在女性发展为尿道全部，在男性则为后尿道。若发育异常，输尿管可在午非氏管发生的组织处形成异位的开口。输尿管异位开口可伴肾发育不良，重复收集系统，梗阻。在男性，可位于外括约肌以上的膀胱颈、后尿道、精囊、射精管和直肠等处，故不发生尿失禁；在女性，多位于膀胱颈与括约肌的远侧，如阴道、前庭和子宫颈等，故发生尿失禁。对于本病的诊断，IVP 是重要手段，但由于异位开口之输尿管常伴有肾发育不良，重复收集系统，梗阻而造影往往不能显示，给诊断造成一定的困难。CT 检查因分辨率高对于发现积水或发育不良的肾脏有意义，对于开口位置显示欠佳。MSCT 重建后处理图像

有助于该病的诊断。本例的启示在于:对于前列腺内的低密度灶,应该想到异位输尿管开口的可能。MRI 是诊断本病的相当好的办法。MRU 可以清晰地显示积水扩张的肾脏和输尿管,对于判断输尿管的走行方向有帮助,但对于输尿管开口的位置,应该结合轴位薄层扫描观察。

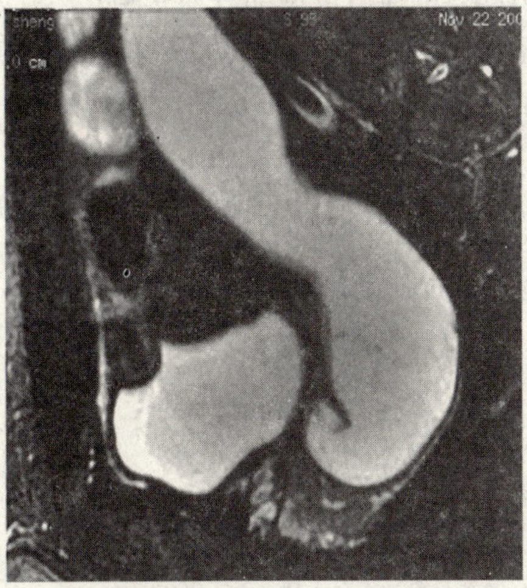

图 2 MRU 示右侧双肾盂双输尿管于输尿管上段汇合,输尿管末端未进入膀胱

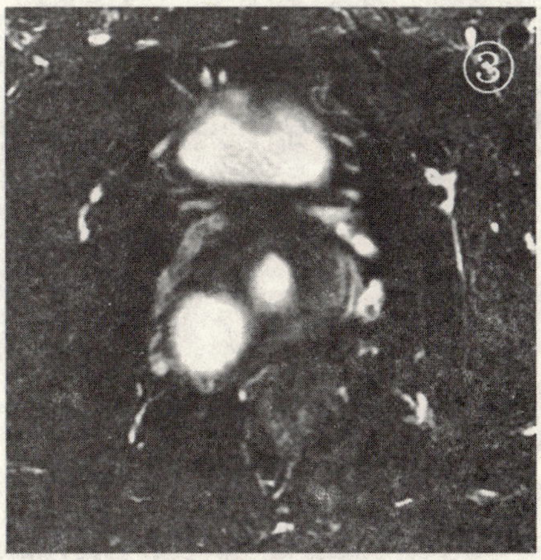

图 3 T_2WI 轴位像示输尿管异位开口于尿道前列腺部

(胡学梅 胡道予)

病例 7 勒雪病肝脏浸润 CT 一例

勒雪(Letterer - Siwe)病是一种发生于婴幼儿的少见疾病,国内自 1957 年才有少数病例报道。其主要表现在骨关节系统,而其在肝脾系统 CT 表现目前尚未见报道,现将所遇 1 例报告如下。

患儿,男性,4 岁,因“间断发热,伴全身反复多发皮疹 3 年”入院,

查体:T 38.1℃,心率 100/min,全身躯干和四肢皮肤多发痂皮样皮疹和色素沉着,双颌下淋巴结轻度肿大,双肺少许湿啰音,肝大,肋下 5 cm,脾肋下 2 cm,质硬。实验室检查:血片中可见多量网状细胞,肝功能:ALT 389 U,AST 367 U,胆红素正常。血、尿、粪常规正常。超声见肝硬化,脾大。骨穿见有核红细胞增生活跃,可见巨核细胞及网状细胞增生,皮疹印片可见多量组织细胞。

CT 表现:CT 平扫见肝脾明显肿大,肝脏大小比例失调,肝内多发大小不等的再生结节,肝门裂增宽,肝门裂内可见多个大小不等的小结节影,增强后可见部分环状强化。门静脉尚可,肝门区、腹膜后多个小的淋巴结肿大,肝脏格利森系统扩张,广泛钙化,肝脏增强未见异常强化。

病理结果:Letterer - Siwe 病。

讨论:Letterer - Siwe 病隶属于组织细胞增多症 X(histiocytosis X)中的一型,病因不明。分化程度中等的组织细胞异常增生和广泛浸润是本病的主要病理特征。病变累及全身的组织器官,其中以肝、脾、淋巴结、皮肤和肺脏受害最甚。本病的病变分为 4 期:①增殖期:组织细胞轻至中度增生伴少量嗜酸性或其他炎性细胞浸润;②肉芽肿期:组织细胞显著增生,伴多量巨噬细胞浸润及部分嗜酸性细胞和淋巴细胞浸润,有结节肉芽肿形成;③黄脂期:组织细胞胞体增大,其中有多量胆固醇沉积,使胞浆成泡沫状;④纤维化期:上述各期病变可先后发生或同时并存。本病多发生于 2 岁以内婴幼儿,男多于女,具有急并进展较快的特点,常在短期内全身衰竭或合并呼吸道感染、皮肤黏膜化脓性感染而死亡。

尽管勒雪 Letterer - Siwe 病累及肝、脾、淋巴结,但是,目前对于该病的 CT 诊断尚未见报道。本例病

人中可见肝脾明显肿大,肝门裂增宽,肝脏大小比例失调,肝内多发大小不等的再生结节,考虑可能是因肝内炎型细胞大量浸润,多核巨细胞大量形成和局灶型肉芽组织增生导致得肝硬化所致。肝门裂内可见多个大小不等的小结节影和腹膜后多个小的淋巴结肿大,这是 Letterer - Siwe 病累及淋巴结,导致淋巴结大量弥漫增生可能。肝门裂内可见多个大小不等的小结节影,增强后可见部分环状强化,以及肝脏格利森系统扩张,广泛钙化可能是因为病变侵及肝脏格利森系统,引起钙化和炎症反应。综上所述,广泛的结节性肝硬化,肝淋巴结肿大,肝脏格利森系统钙化和部分环状强化尤其是后者,是 Letterer - Siwe 病累及肝脏的主要特异性表现,应当引起重视。

(李　震　胡道予)

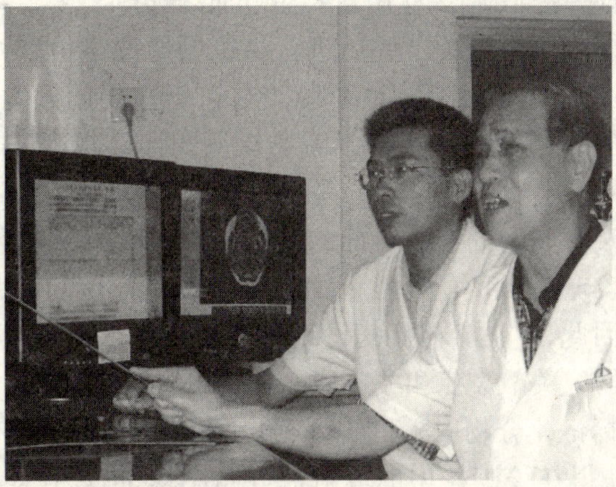

黄兆民，主任医师、教授。

男，1937 年出生于广东丰顺县。1960 年毕业于中山医学院医疗系。中山大学附属第一医院影像学部专家委员会副主任，中国医学技术研究会理事。从事医学影像诊断 40 多年，积累了丰富的临床诊断经验，特别是对骨关节和泌尿生殖系统疾病的诊断和研究有较深的造诣。发表专业学术论文 50 多篇，黄兆民教授（右）和高振华博士主编《泌尿生殖系统疾病影像诊断学图谱》、《临床 CT 诊断学》和《骨关节肿瘤学——病理与临床影像三结合》等专著。曾获卫生部及省科技进步三等奖各 2 项，1993 年起享受国务院有突出贡献专家的政府特殊津贴，2002 年起享受广东省劳模特殊津贴待遇。

髋周骨病变的影像学诊断杂谈

一、“工欲善其事，必先利其器”。同样在医学实践中只有了解多种影像学检查方法的优点与不足，才能正确地运用影像学检查进行疾病的诊断，既可使诊断简便有效，又可避免盲目不必要的检查或重复检查带来的经济开支和医疗卫生资源的浪费

髋关节周围骨（简称髋周骨）病变的影像学检查方法较多，包括 X 线平片、CT、MRI、关节造影、超声和核素骨显像等。不同的影像学检查方法基于不同的成像原理而具有各自的优缺点，只有了解这些影像学检查方法的特点和髋关节本身的解剖结构，才有可能对不同疾病选择合适的检查方法。

X 线平片简单易行、价格低廉而且经验丰富，仍然作为髋关节疾病的首选影像学检查方法。常采用髋关节正位、侧位和蛙式位对髋部疼痛的病人进行疾病的筛查。X 线平片可对髋部骨折、先天性髋关节脱位、髋臼发育不良、骨性关节病及成人股骨头缺血坏死等疾病做出正确诊断或提供很有价值的信息。但髋关节本身结构的前后重叠和 X 线相对较差的敏感性限制了 X 线平片的应用范围，有时需要根据 X 线平片的实际情况结合 CT 和 MRI 检查来取长补短，以取得满意的诊断效果。

CT 是利用 X 线成像原理发展起来的计算机断层成像，同样属于 X 线的范畴。CT 具有无重叠的横断扫描和快速三维重建的优点，可为髋部复杂创伤和微小骨折、先天性髋脱位、髋臼发育不良和股骨头坏死等疾病提供更精细的信息，以利于临床医生制定合理的治疗方案。另外，CT 引导下穿刺活检的临床应用日益受到临床重视，被用于髋关节良、恶性肿瘤和肿瘤样病变的诊断和鉴别诊断。

MRI 因其良好的组织分辨力、多平面多参数成像和多种功能成像的优势，被越来越广泛地应用于髋部病变的诊断和鉴别诊断中。目前 MRI 已经基本代替核素骨显像成为 X 线平片之后诊断隐匿性骨折、骨挫伤、骨髓水肿、早期骨坏死的首选影像学检查方法。应用 MRI 可以对股骨头坏死和先天性髋关节脱位、股骨头骨骺滑脱等疾病程度进行准确评价，指导治疗，并可对疗效进行评估。对于骨和软组织感染性病变和肿瘤性病变，尤其是软组织病变，可以通过 MRI 检查明确病变的范围，协助进行定性和定量

诊断。但 MRI 检查耗时而且价格昂贵,并有严格的禁忌证,临床应用是要注意加以选择。

髋关节造影是指通过直接或间接的方法将造影剂引入髋关节腔后进行摄影的影像学检查方法,主要包括普通 X 线关节造影、CT 关节造影及 MRI 关节造影。目前,MRI 髋关节造影主要用于髋臼唇和髋关节软骨等软骨性病变的诊断,具有较高的特异性,但敏感性较低,容易出现假阴性诊断,可与关节镜互补印证。

超声显像是通过超声波在人体不同组织中的衰减和不同组织界面的反射、折射能力不同而获得的组织断面影像,通过病理解剖学形态的改变和病变产生的组织声学变化而做出病变的定位和定性诊断。超声不能穿透骨组织,不能得到完整的骨骼图像,因此,它在骨骼疾病诊断中应用较少。但超声对于软骨和软组织有良好的分辨力,可应用于髋部发育异常、关节炎症和关节周围软组织病变的诊断。

核素显像是将发射 γ 射线的放射性核素及其标记化合物引入机体,依照其在体内的转归和在预检脏器内聚集,用放射性核素显像仪探测 γ 射线而获得在该脏器中的放射性分布图像,借以在体外显示脏器和组织的形态、位置、大小及其功能结构变化。骨骼系统应用的放射性示踪剂是 $^{99}Tc^{m}$ 和 ^{113}In 标记的磷酸盐化合物,骨组织摄取或与之结合而沉积在骨骼内发射 γ 射线而被显像仪探测显像,放射性核素浓集程度与局部骨组织血流灌注量及代谢活跃程度有关。放射性核素显像有着较高的敏感性,但特异性较差。骨核素显像多用于早期发现恶性肿瘤的转移灶。目前常用的核素显像仪有单光子 ECT(SPECT)和正电子 ECT(PET)。

二、临床医学科研是围绕解决临床医疗难题而开展的科学研究工作,面对已成熟的科研结果,要学会“拿来主义”,即学会正确地选择影像学检查方法,准确地分析疾病的影像学表现,使病人得到经济有效且简便快捷的早期诊治

临床门诊中常常会遇到跛行就诊的年轻男性病人,他们的主诉多是:髋痛不适数日、数月或数年,时常伴有长期激素服用史或酗酒史,体格检查时髋关节活动轻度或明显受限。基于上述临床病史和体征,有经验的首诊医生想到的第一临床印象多是“髋痛查因,成人股骨头缺血坏死?建议骨盆 X 线平片检查协助诊断”。

对于上述病人的处理是合情合理的,为弄清髋部症状的病因而应用影像学检查手段是非常必要的。选择骨盆平片作为首要检查手段恰当,因为平片价格低廉,简单易行,可起到髋关节病变的筛查作用,从而可根据病人 X 线平片的表现再制定下一步诊治程序。

我们通过对成人股骨头缺血坏死 X 线平片、CT、MRI 和核素骨显像在同一个体中征象学对比和检查手段优劣性比较,认为要使病人得到早期诊断和及时合理治疗,又避免对病人重复无价值的影像学检查所造成的不必要经济开支和医疗资源浪费,就应根据实际情况合理选择影像学检查手段。对有髋关节症状的病人应先行 X 线平片检查。X 线平片可对中晚期成人股骨头缺血坏死病人做出诊断,并可观察股骨头皮质是否断裂或塌陷。X 线平片可疑成人股骨头缺血坏死的较早期病人,可行 CT 检查明确诊断。X 线平片正常但临床上有长期大量服用糖皮质激素药物、长期酗酒或创伤的病人,应直接行 MRI 检查以排除早期无症状的股骨头缺血坏死。同位素骨显像因其特异性较差而不宜作为该病的首选检查手段,其诊断较特异的征象为弧形或环形浓集带,后者即为“炸面圈征”(图 1)。

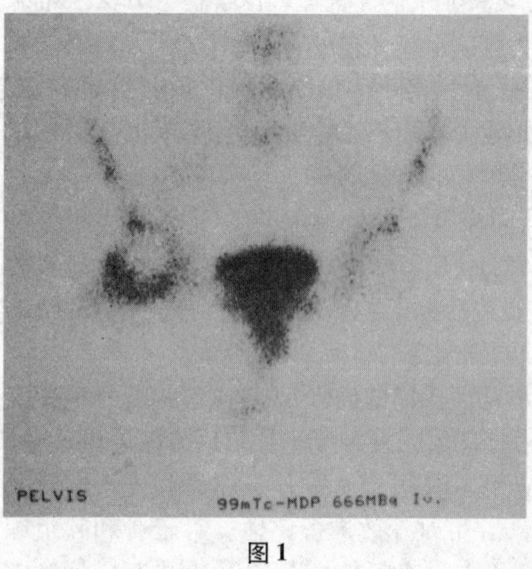

图 1

值得指出的是,合理选择影像学检查程序的前提在

于临床医生和影像学医生的相互配合，以及影像学医生对成人股骨头缺血坏死各种影像学表现的认识。而这一认识的提高在于与时俱进的理论学习和日常工作中经验的积累。依据股骨头坏死后修复的病理机制，X 线平片上模糊硬化带（图 2），CT 上承重区股骨头内高密度硬化线或硬化条带（图 3）和 MRI 上的“线样征”之间相互对应，为各自诊断早期成人股骨头缺血坏死的特异性征象。MRI 上的“线样征”表现为 T_1WI 和 T_2WI 上的条带状低信号影（图 4、图 5），T_2WI 上有时可见条带状低信号影内侧伴行条带状高信号影，构成所谓的“双线征”。但我们在临床实践中发现，“双线征”的出现率不是太高，而且与 MRI 场强高低有关，高场强 MRI 中的“双线征”的出现率高于低场强 MRI。T_2WI 压脂像上“线样征”对应表现为条带状高信号影（图 6）。

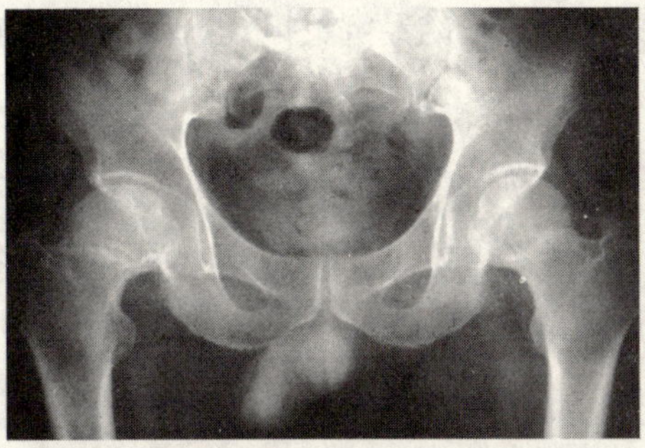

图 2

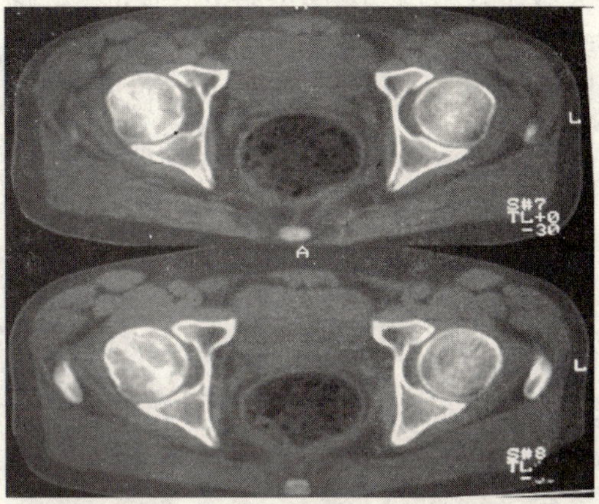

图 3

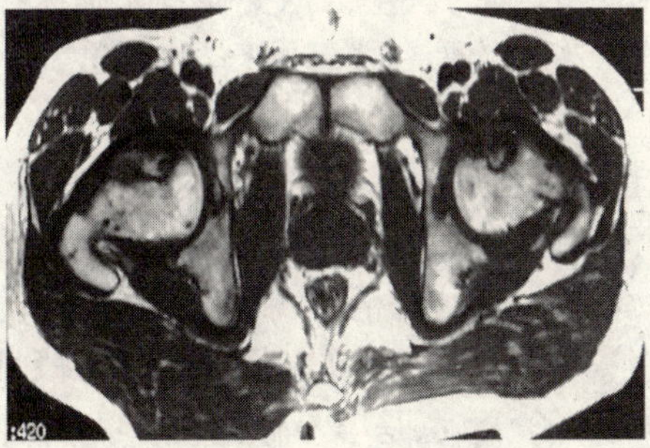

图 4

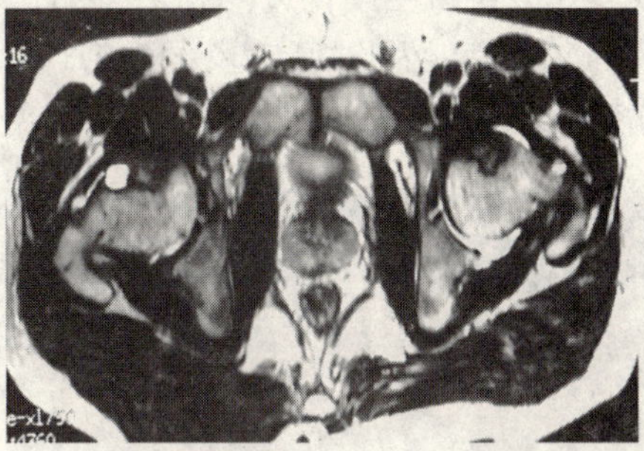

图 5

掌握了成人股骨头缺血坏死的多种影像学表现和检查程序后，在临床实践中应尽可能避免误诊、漏诊或不必要重复检查的发生。临床上成人股骨头缺血坏死的诊断常常和髋关节退行性变相混淆，髋关节退行性变属于关节病变，源于关节软骨的变性坏死，引起关节间隙变窄，机械应力和磨损进而使关节面增生硬化，并引起关节面下的囊变和关节边缘骨赘形成。股骨头坏死属于骨骼病变，由于局部血液循环障碍引起缺血，导致坏死。坏死后股骨头在修复过程中（多为中晚期）因皮质断裂塌陷而造成关节软骨的损伤，引起关节间隙的变窄。虽然晚期成人股骨头缺血坏死合并髋关节退行性变时，其临床处理方法类似髋关节退行性变，但两者归属和发病机制不同。而对早期成人股骨头缺血坏死和轻度髋关节退行性变进行鉴

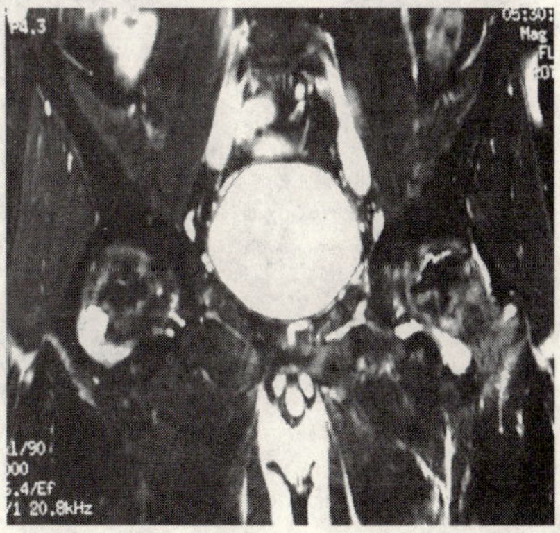

图 6

别,意义重大,因为两者在临床治疗的方法上不同。髋关节退行性变与成人股骨头缺血坏死混淆诊断的原因在于对征象的错误认识:X线平片上髋臼边缘骨质增生和股骨头骺线前后重叠误认为股骨头坏死中的硬化条带,髋关节退行性变引起的关节面下的假性囊肿误认为股骨头坏死中的囊变,以及股骨头坏死继发软骨损伤的改变误认为关节退行性变。其实,只要仔细分析征象,不难区分两者。鉴别诊断中,髋关节退行性变的关节间隙变窄发生在前,股骨头坏死中股骨头皮质断裂塌陷发生在前。另外,髋关节退行性变中假性囊肿分布在髋臼和股骨头两侧关节面下,多簇集分布;股骨头坏死中的囊变多首先发生在股骨头内硬化条带(线样征)附近。

X线平片作为初诊筛选检查方法,应重视其作用,尽量减少平片的漏诊。早期成人股骨头缺血坏死在X线平片上出现典型的条带状致密影之前常表现为骨小梁模糊,内可见短条状致密硬化线。此时应仔细观察分析征象,找出可能存在的蛛丝马迹,根据实际情况结合CT或MRI检查做出诊断。但也应避免"全面撒网检查不漏诊一人"的错误思想。有些医生对髋痛病人同时开出X线平片、CT和MRI等多项影像学检查的申请单,不加选择地滥用影像学检查手段势必加重病人的经济负担,也造成不必要的医疗资源浪费。

三、当临床出现疑惑不解或存在争议的新问题时,我们不是想当然地"随波逐流"来迎合别人,也不是去"强词夺理"地勉强争辩,而应看到每一历史阶段人类认识有限的事实,注重学习并运用新的技术方法去加以认识和总结,才会对疾病本身做出客观准确的诊断

有些病人因其他部位照片或创伤等原因行骨盆平片时偶然发现股骨颈存在类圆形稍低密度透亮区,边缘清楚,外绕薄层硬化边(图7)。对此无明显症状的病变,有的医生依据受检者无临床症状和年代较久远的文献资料做出"无意义的致密环"的结论;有的认为是软骨岛或囊肿;有的做出"良性病变,建议随访"的结论;更有甚者认为"局限性坏死而须手术"。

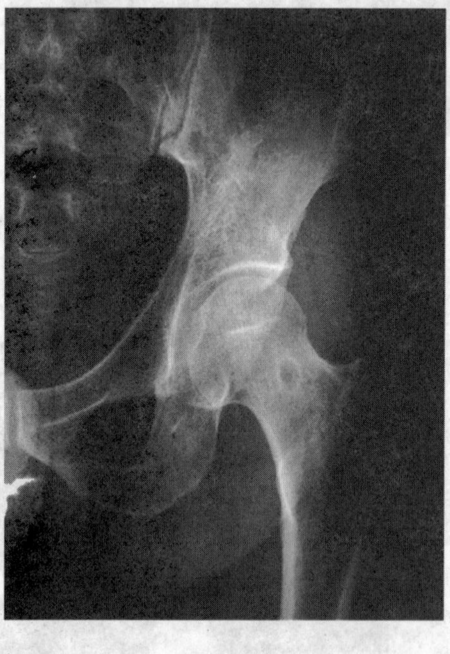

图7

临床上类似病案并不少见,面对同一征象,不同的学者持有不同的见解,可谓"仁者见仁,智者见智"。对此,本着医学求实发展的精神,我们有必要弄清以前或目前存在的疑惑或争议,这在影像学检查手段日益多样化、完善丰富的今天,也是容易做到的。我们通过X线平片上股骨颈类圆形透亮区病变的分析,希冀起到"抛砖引玉"的作用,达到"举一反三"的初衷。

我们对X线平片上的股骨颈类圆形病变进行CT、MRI和同位素骨显像检查,观察其病灶的影像学表现,结合因创伤后股骨颈骨折等其他病变而行手术取到的股骨颈相应透亮区的组织学病理,分析病变的组织成分。同时扩大文献检索,找出与此相关或相近的病例资料进行学习。在复习股骨颈的文献资料中,发现类似该病变的描述已于1982年由Pitt报道,并首次定义为"herniation pit of the femoral neck",国内有学者对应译名为"股骨颈疝窝",也有学者称之为"股骨颈疝凹"和"股骨颈滑膜疝"。

股骨颈疝窝系股骨颈反应区的纤维结缔组织和(或)液体在前部关节囊和髂股韧带及髂腰肌(腱)的机械性压迫下,通过骨皮质疝入松质骨内而形成的窝状骨质缺损,其周围松质骨因慢性刺激可发生反应性成骨。股骨颈疝窝发病4% ~5%,多无明显症

状，常因其他病变检查时偶然发现。病变多单侧发生，少数可为双侧。短期内随访多无明显变化，少数病灶可在较长时期内增大。病理上为致密纤维结缔组织，可伴黏液样变。

通过我们资料的观察，发现其X线平片表现与Pitt描述相一致，其CT、MRI和同位素骨显像检查补充了该病的影像学表现。X线正位平片上表现为股骨颈类圆形透亮区病灶，周围绕有清楚硬化边，通常小于1.0 cm（图7）；侧位片上病灶位于股骨颈前侧皮质下方，未见皮质破坏或骨膜反应（图8）。CT上表现为股骨颈前部紧邻皮质下方圆形的骨质缺损区，内为软组织密度或脂肪样密度（图9、图10）。在病灶或其相邻层面上股骨颈皮质内可见与病灶相连的裂隙样缺损，此可作为CT诊断的特异性征象。MRI上多数病灶表现为均匀长T_1、长T_2信号（图11、图12），少数病灶呈均匀长T_1、长T_2为主混杂信号，有时病灶内呈均匀短T_1等T_2脂肪样信号（图13、图14），灶周绕以边界锐利的低信号弧或环。同位素骨显像上病变区多数表现正常，少数放射性核素浓聚。

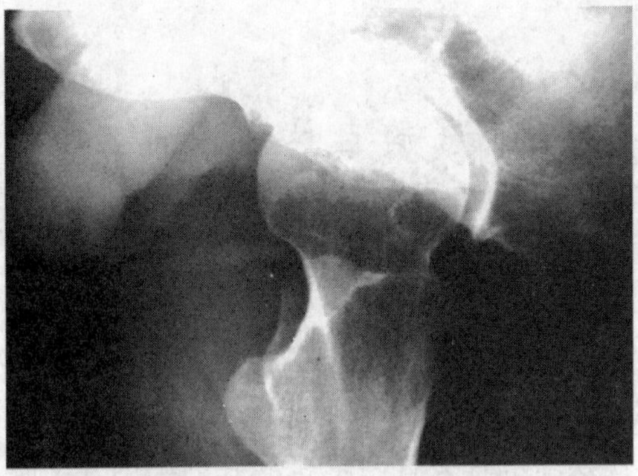

图8

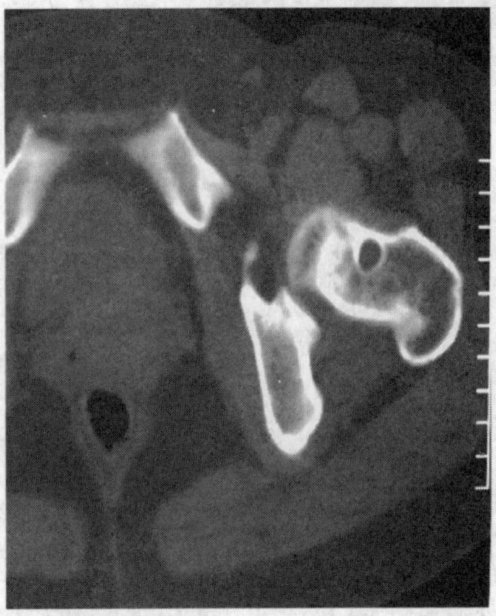

图9

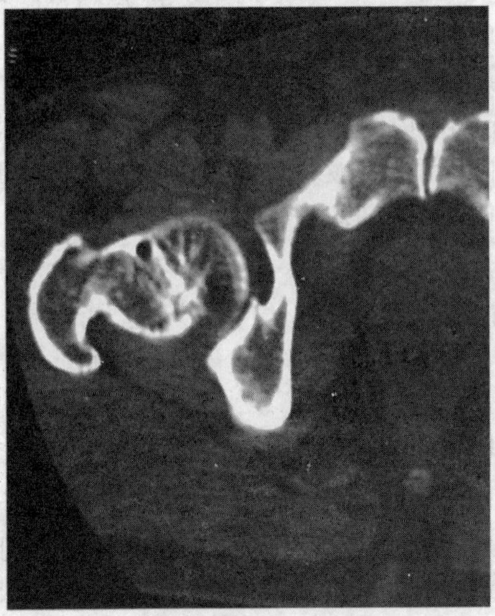

图10

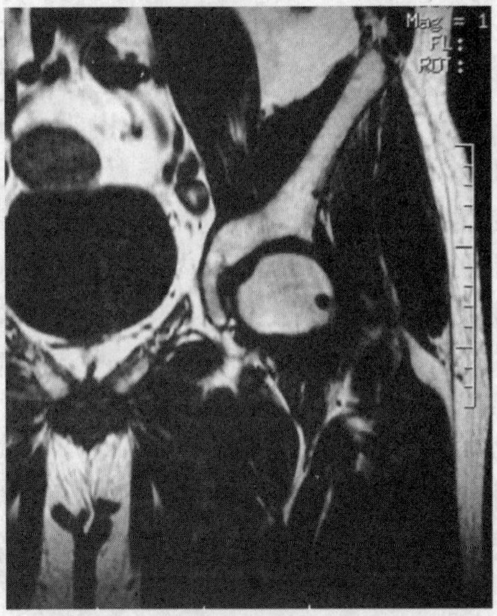

图11

我们的体会是，发病部位对于股骨颈疝窝的诊断是至关重要的，结合形态学表现不难做出诊断。X线平片上位于股骨颈前侧皮质下方的外周绕硬化边的类圆形透亮区应首先考虑到该病，诊断困难时，结合CT或MRI即可确定。一旦诊断，鉴于该病变引起的临床症状不明显，病灶较小，以及随访观察病灶无明显增大,临床可采取保守观察。

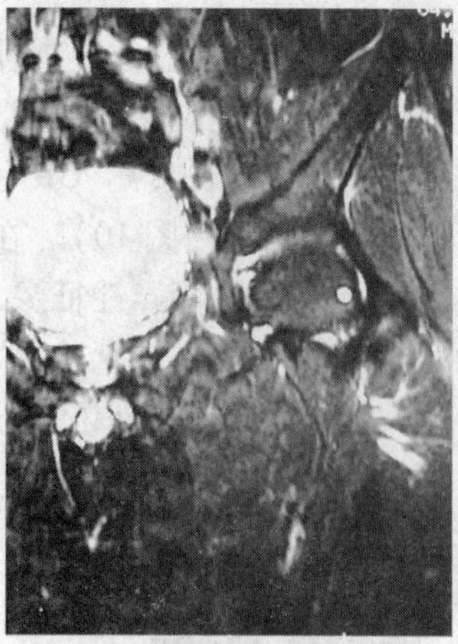

图 12

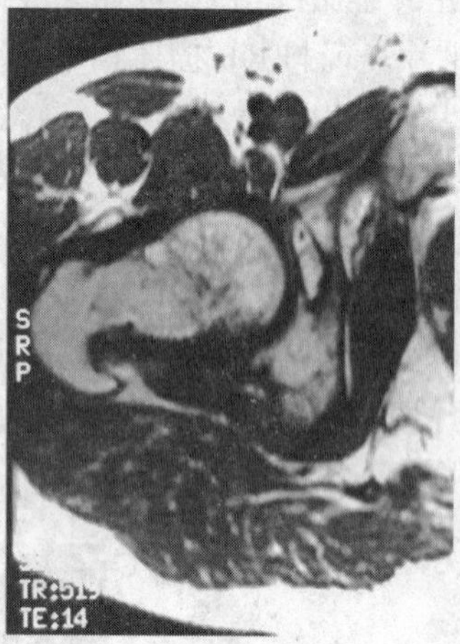

图 13

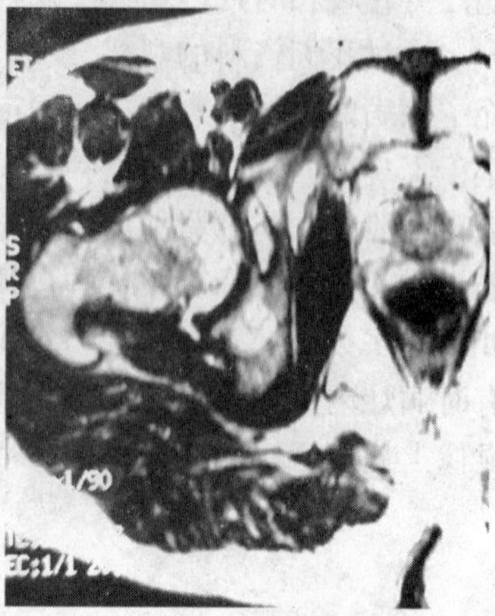

图 14

四、医生可以通过客观资料依据去了解病人,而了解自己却只有在内心的深处。只有敢于承认自己的不足,才会“知耻而后勇”或“不耻下问”地学习,提高对疾病的认识水平

髋臼和股骨头内的骨内腱鞘囊肿是临床上少见的一种良性骨内病变,常与孤立性骨囊肿、强直性关节炎性囊肿、骨关节病性假性囊肿和骨巨细胞瘤等髋周骨其他囊状透亮区病变相混淆而做出错误诊断。要提高对该病的认识水平,进行正确的诊断和鉴别诊断,就要温习有关骨内腱鞘囊肿的国内外文献,借鉴前人研究的成果,认真分析自己误诊病例,还原疾病本来的真实面目。

骨内腱鞘囊肿又称邻关节骨囊肿、关节旁骨囊肿、骨内黏液囊肿和滑膜囊肿等,发病机制目前尚不清楚,可能的原因包括:①邻近软组织腱鞘囊肿或骨膜腱鞘囊肿侵入骨内;②骨内纤维母细胞化生、增殖并分泌黏液,压迫骨质所致;③局部应力作用和反复轻微创伤致骨内血循环障碍而发生黏液变性;④滑膜通过关节软骨的创伤性骨折或缺损处,疝入骨内。病理上囊腔内为黏稠的胶冻样物质并富有高密度透明质酸和黏多糖,囊壁为乏血管致密纤维组织和少量纤维母细胞组成。髋周骨内腱鞘囊肿的影像学表现与其他部位相同,即表现为邻近关节下骨内的(卵)圆形或分叶状溶骨性破坏区,多为单发病灶,伴有薄层硬化缘(图 15)。病灶内密度多稍高于水而低于肌肉,CT 值多在 36 ~ 45 HU 之间,符合胶冻样密度改变(图 16)。MRI 上多为液样信号(图 17、图 18),蛋白含量高时 T_1WI 和 T_2WI 均呈高信号。病灶周围绕以薄层低信号硬化环,环外区无异常信号。髋臼内病灶较大时,相邻骨皮质可轻度膨胀或局限性缺损,病灶一般不与关节相通,邻近关节间隙正常。

本病除主要与孤立性骨囊肿鉴别外,还要注意与强直性脊柱炎囊肿、骨关节病性假性囊肿、骨巨细胞瘤和骨母细胞瘤等髋周囊状透亮区相区别。强直性脊柱炎囊肿伴有骶髂关节典型影像学改变,髋关节间隙变窄,髋臼及股骨头关节面均可见多个簇集的小类圆形病灶影。骨关节病性假性囊肿见于关节退变性疾病,伴有关节间隙狭窄,关节面增生硬化及边缘骨赘形成等退变征象,囊肿常多灶同时累及髋臼和股骨头承重关节面下。骨巨细胞瘤好发于骨端,呈偏心性生长的侵蚀性骨破坏,延伸至骨突,周围多无硬化边(图 20、图 21)。软骨母细胞瘤多发生于青少年的股骨头骨骺,内可有斑点状钙化,所在髋关节多有不同程度的积液和骨髓水肿,增强扫描中等度强化(图 22 ~ 图 24)。

尽管 X 线平片上类似一般的孤立性骨囊肿,表现为边界清楚伴硬化缘的溶骨性疾病(图 19),但孤立性骨囊肿好发于股骨颈,而非股骨头和髋臼关节面下,体积较大,多有轻度膨胀。病理上囊腔内为黏

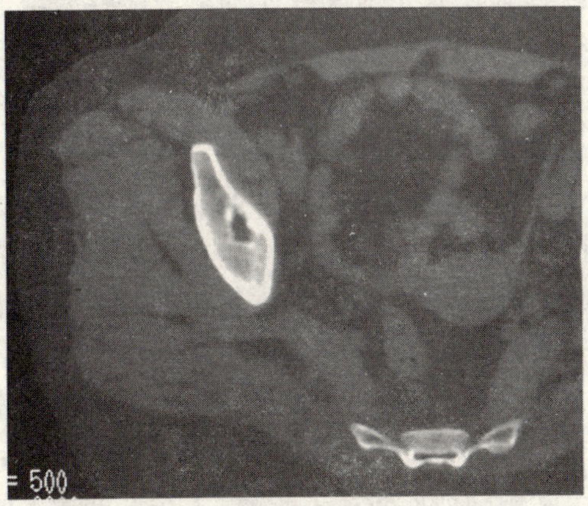

图 15

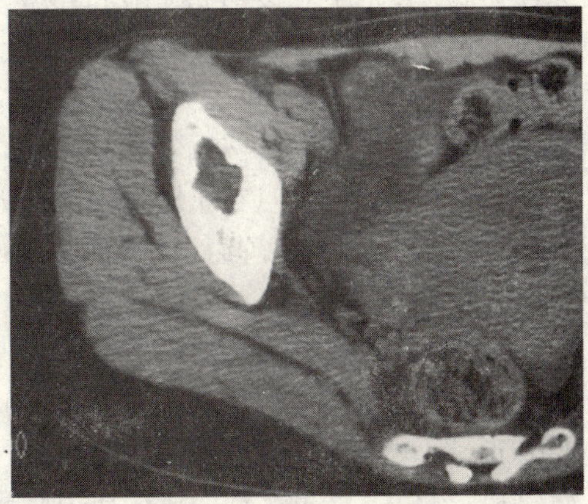

图 16

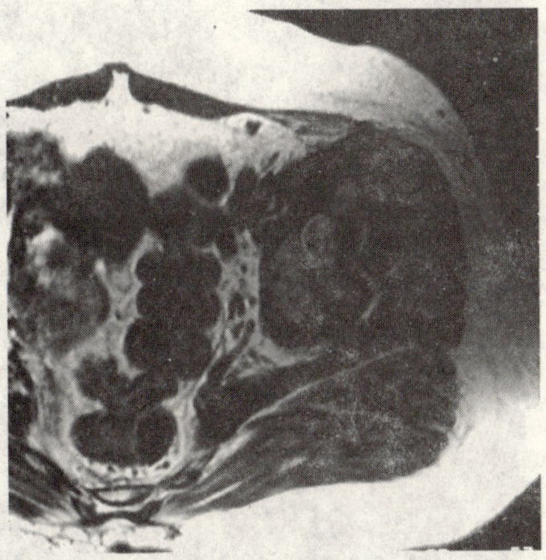

图 17

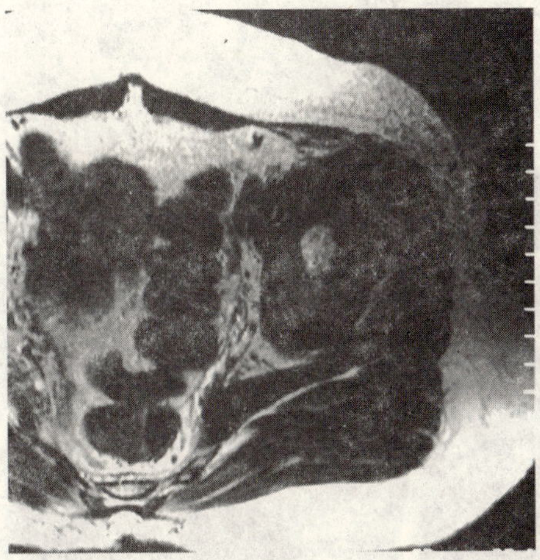

图 18

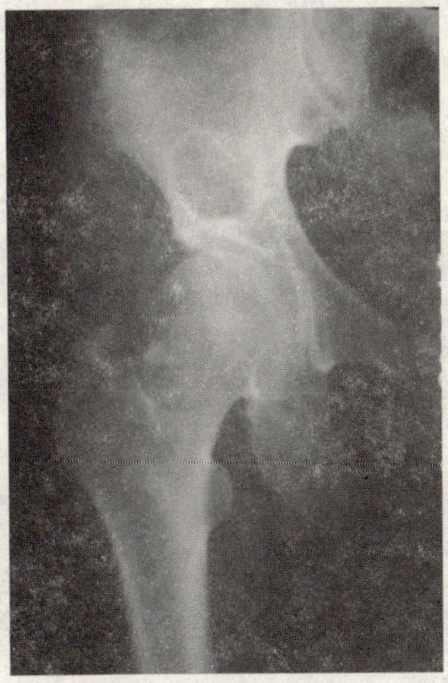

图 19

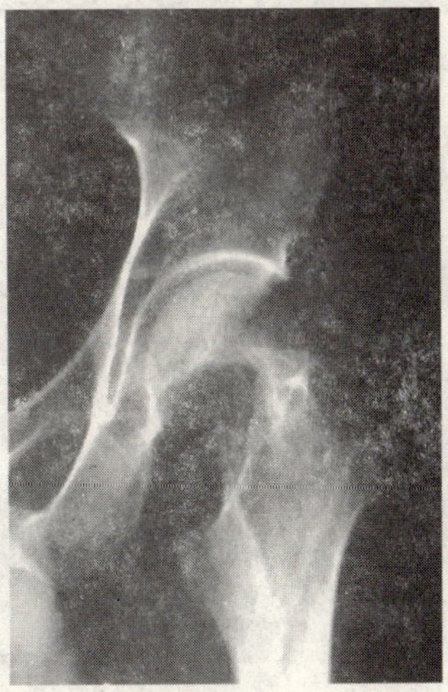

图 20

稠的胶冻样物质并富有高密度透明质酸和黏多糖，与单纯骨囊肿清亮稀薄液体和动脉瘤样骨囊肿血清样物质不同，囊壁为乏血管致密纤维组织和少量纤维母细胞组成，无上皮细胞内衬。但往往在临床实践中由于病灶较小，手术过程中粗枝大叶造成胶冻样物质的遗漏发现，以及病理组织学中对纤维结缔组织黏液样变性的忽视，易造成单纯骨囊肿的错误诊断。

骨内腱鞘囊肿的诊断要点在于影像学上邻近关节下骨内的特殊发病部位、手术中大体所见的半透明或淡黄色胶冻样物，以及病理组织学所见的黏液样变性的纤维结缔组织。值得注意的是，髋周骨内腱鞘囊肿与成人髋关节发育不良关系密切，累及髋臼外上缘的骨内腱鞘囊肿多合并髋臼发育不良（图 25、图 26）。至于两者的因果关系，目前尚不清楚。基于髋臼和股骨头的发育遵循的 Wolff 法则（即骨骼的发育有赖于其所受的机械压力，髋臼凹的软骨和股骨头在持续的相互机械压力刺激下才能正常发育成形）及 Harrison 等一些学者的发现，我们推测骨内腱鞘囊肿累及髋臼外上缘造成臼底及臼缘骨骺损伤，影响了髋臼和股骨头之间的平衡的机械压力刺激，继而引起髋臼或股骨头的形状、大小及两者之间关系的发育异常，即髋关节发育不良。

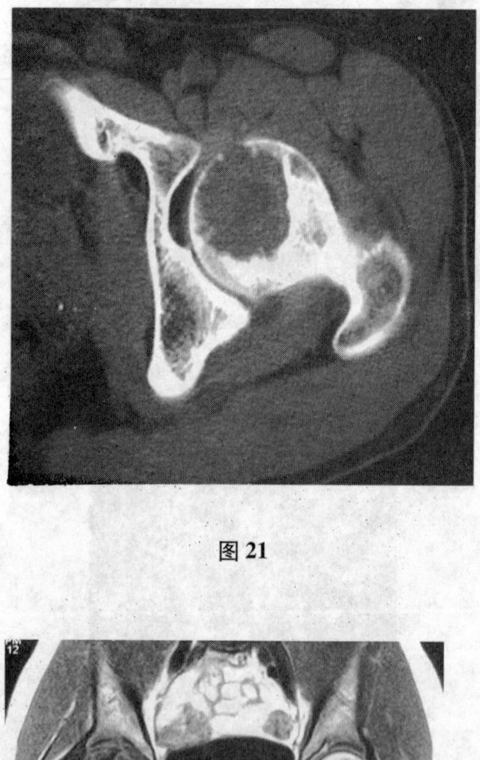

图 21

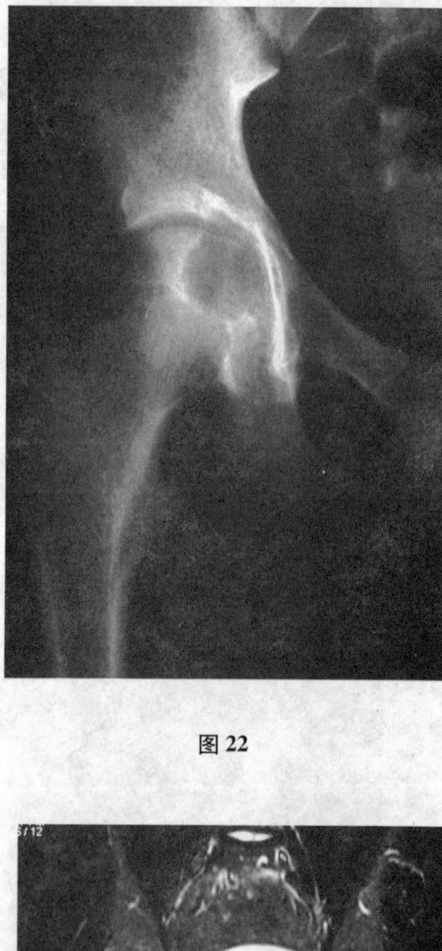

图 22

图 23

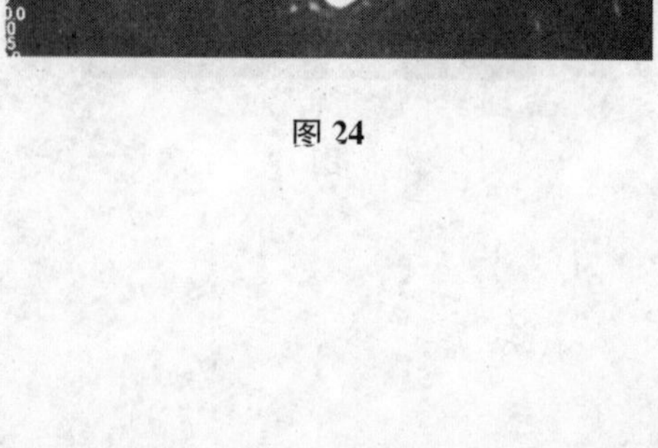

图 24

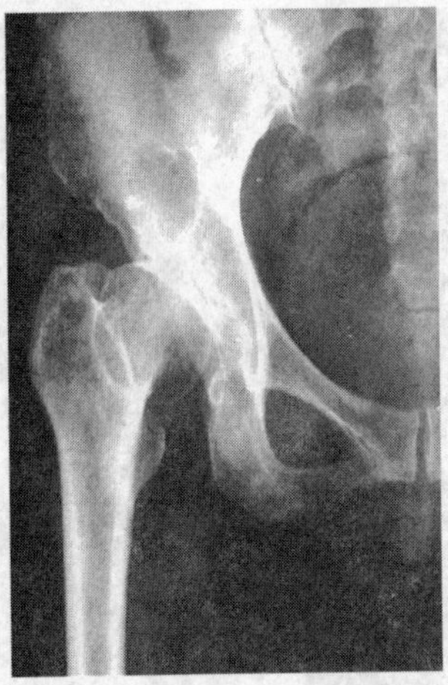

图 25

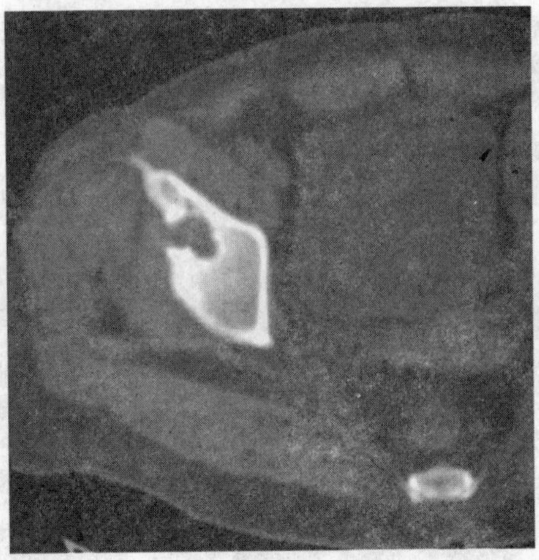

图 26

五、疾病的表现具有相似性和差异性，"同病异像"和"同像异病"使临床疾病的诊断变得复杂困惑。影像学科医生就是要通过分析征象来诊断疾病，但在分析征象的同时，结合临床资料至关重要，因为临床资料也是内在病变的反映。只有影像与临床二者结合才有可能"透过现象认识本质"，得到正确的诊断

原发性甲状旁腺功能亢进症（简称甲旁亢）的诊断较简单，主要依靠临床化验，只要测得甲状旁腺素明显升高就可以做出诊断。但临床医生或影像学医生常常疏忽该病而造成误诊，导致病情的耽搁。由此可见，发现"甲旁亢"蛛丝马迹的线索就成为打开该病缺口的关键。详细询问病史、认真分析影像学表现就不难想到该病，继而顺藤摸瓜检测血内甲状旁腺素的水平和甲状旁腺的情况，从而做出正确的诊治方案。现将最近诊治的两例做一简述。

病例 1，一名 24 岁男学生，既往体健，因体育课拉单杠时突感左侧胸痛，随后胸片发现心肺未见异常，但左侧胸廓多根肋骨骨折，同时伴有肋骨和锁骨的囊状改变，胸廓组成骨的骨质疏松。外院做出"左侧多发肋骨病理性骨折"诊断，建议进一步检查。随后根据头颅骨和骨盆照片显示的头颅骨内外板模糊，内可见多个囊状透亮区以及髋周骨多处较大的溶骨性破坏区（图 27、图 28），做出"多发性骨髓瘤或转移瘤"的诊断，建议临床做进一步相关检查。血清蛋白电泳未发现单克隆免疫球蛋白，本周蛋白化验阴性，血沉 5 mm/h，甲胎蛋白和癌胚抗原均正常。髂后局部穿刺显示大致正常骨髓象。同位素扫描显示双侧肋骨、颅骨、左侧锁骨、骨盆多发骨盐代谢异常，提示多发骨恶性病变（图 29），可疑骨髓瘤。上腹部 B 超和 CT 显示除双侧肾点状结石以外，肝胆胰脾及腹膜后未见异常。盆腔 B 超显示膀胱和前列腺未见异常，消化道钡餐检查未见异常。在外近 6 个月奔波中未得到明确诊断，遂来我院会诊。我们在详细询问病史和综合分析资料时，发现该病例有以下几个特点：年轻病人、既往自感体健、轻微创伤下的多发骨折、多骨的骨质疏松并囊状或溶骨性破坏、双侧肾结石及大致正常的骨髓穿刺像。遂想到原发性甲旁亢的可能，进而行双手 X 线照片发现指骨桡侧的骨膜下吸收（图 30），随行甲旁亢相关的三大临床检查：血检示甲状旁腺素明显升高，为 1 894.7 pg/ml（正常值 11 ~ 55 pg/ml），降钙素轻度下降；甲状旁腺核素显像显示右侧甲状旁腺显影阳性（图 31）；颈部 CT 显示甲状旁腺明显增大，呈条梭状软组织密度影，位于甲状腺右侧叶后下方，纵长约 4.0 cm（图 32）。重新观察髂骨骨髓穿刺切片，显示骨组织和灶性纤维组织和含铁血黄素，未见骨髓瘤（即浆细胞瘤）结构。综合以上的信息，我们得到"原发性甲状旁腺瘤"的诊断，手术切除证实，随访观察疗效显著。

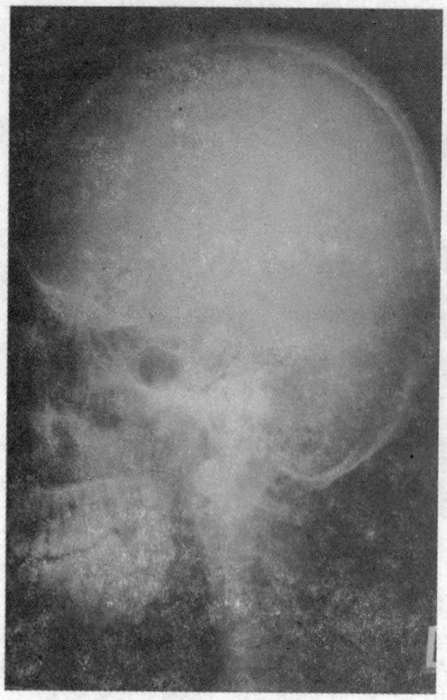

图 27

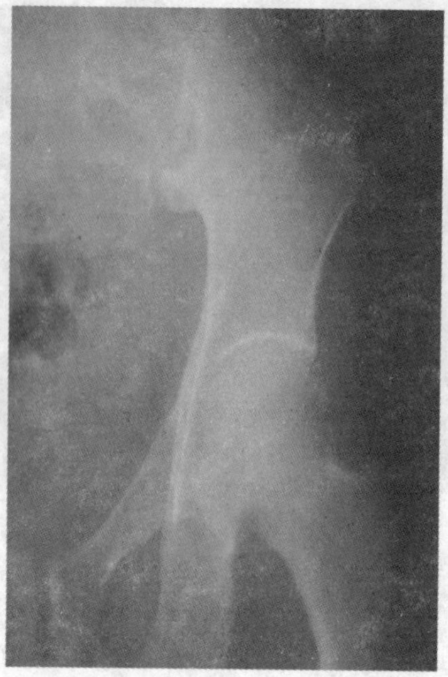

图 28

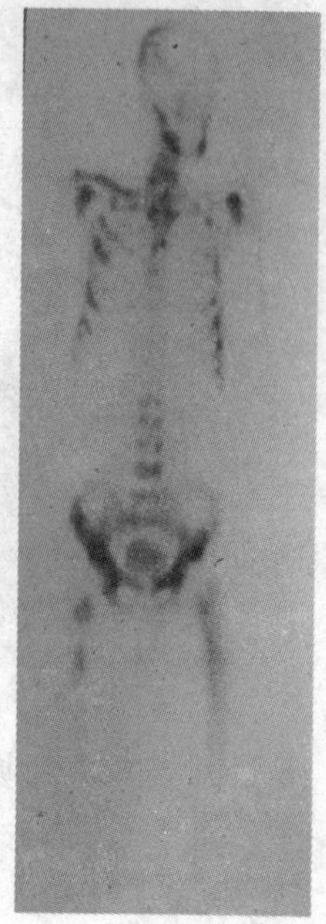

图 29

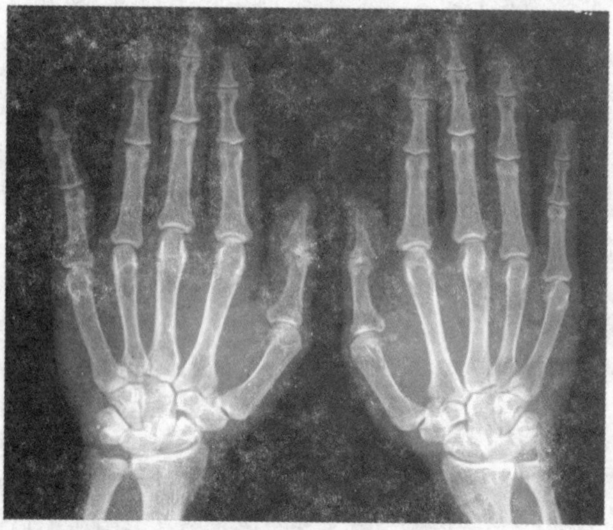

图 30

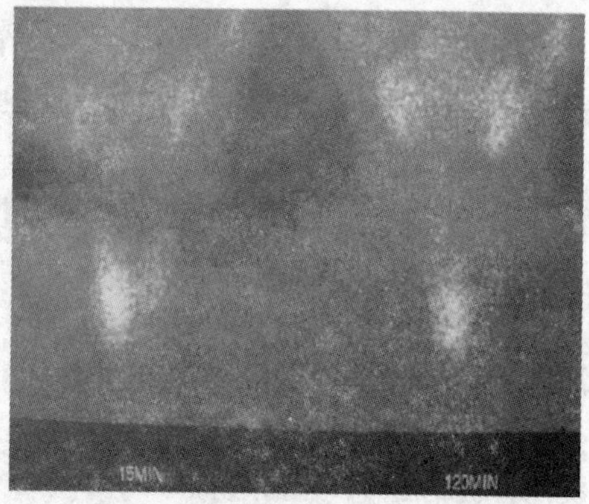

图 31

病例 2，一名 20 岁山区男孩，在放牧时发现蛇惊惶跌倒而造成桡骨骨折，X 线片显示尺桡骨骨质疏松，骨折区合并囊状稍膨胀性透亮区，指骨桡侧骨膜下吸收。于是想到全身代谢疾病中的甲旁亢，随后骨盆照片发现骨盆骨质疏松，髋周骨中可见多发不规则透亮区，CT 检查发现骨盆组成骨多发骨质破坏（图 33）。血检显示甲状旁腺素明显升高，颈部 CT 显示左侧甲状旁腺瘤类圆形结节状软组织密度影，但甲状旁腺核素显像因甲状旁腺瘤较小而并未显影。手术后病理证实为甲状旁腺瘤所致的原发性甲状旁腺功能亢进症。

从以上两个病例可以看出，甲旁亢病人常以累及骨骼的病症来就诊，我们应学会顺藤摸瓜，找到解决问题的突破口。对于一个既往自感体健的年轻病人，因偶然轻微创伤所致骨折前来就诊，X 线平片上发现全身性的骨质疏松合并多发的囊状或溶骨性骨质破坏，以及指骨的骨膜下吸收，就应想到该病。双

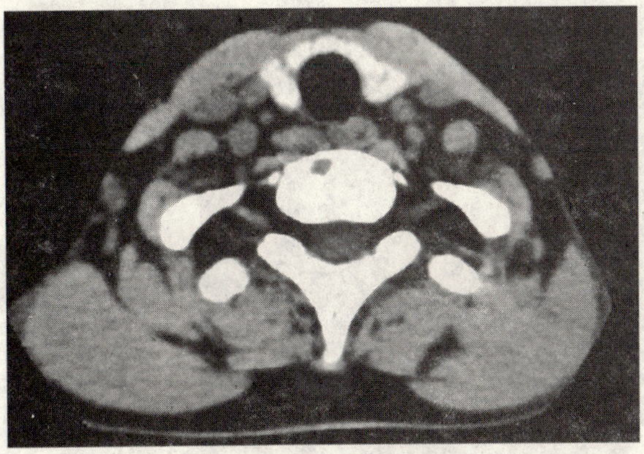

图 32

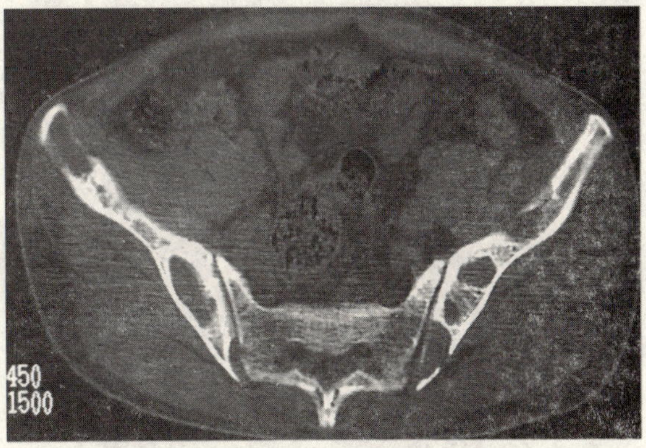

图 33

侧肾结石更加提示该病的可能性，一旦想到甲旁亢，就可通过血检甲状旁腺素而做出诊断，继而考虑到90%的甲旁亢病例是由甲状旁腺瘤引起，故应在甲状旁腺核素显像的指导下进行相应部位的CT扫描确定甲状旁腺的情况，以指导治疗方案的制定，手术治疗后疗效显著。

六、掌握常见病和多发病的常见典型影像学表现的同时，也要了解其少见的影像学的表现，只有如此，才算真正地理解了某个疾病。对于常见典型征象的认识并不困难，难得的是对少见征象的把握。也因此才有著名学者这样感慨“作为一名医生，一生中能真正了解一个病已经是非常了不起的了！”

骨的纤维结构不良又称为骨纤维异常增殖症（简称骨纤），是临床常见的纤维组织及其衍生的矿化物取代正常骨组织的良性骨病变，在任何年龄阶段的全身骨骼均可发生，男女发病率无明显差异。病理上，骨纤处的正常骨结构消失，代之以增生的成纤维细胞组织和编织状骨小梁。含有不成熟骨小梁的纤维组织为灰白色致密组织，常富有弹性和沙粒感。镜下增生的纤维母细胞间有大量呈束状和漩涡状胶原纤维和纤细菲薄的编织状骨小梁，其周边无成骨细胞。此外，增生的纤维组织可继发出血、坏死囊变或黏液变，有时甚至表现为一含液囊腔，此种改变为真正意义上的囊性骨纤。

临床上，根据累及骨骼数目和临床表现可分为单骨型、多骨型和Albright综合征，单骨型又可分为单骨单发型和单骨多发型。既往文献对多骨型（包括Albright综合征）和单骨型中的广泛性骨纤报道较多，影像学诊断不难，根据常见部位骨纤的典型影像学表现即可做出术前诊断。颅面骨骨纤的CT主要表现为弥漫性骨髓腔闭塞膨大，与正常骨质区移行，无明确边界，呈均匀或不均匀呈毛玻璃改变，骨皮质变薄、模糊（图34）。四肢骨典型骨纤在平片和CT上表现为范围广泛的磨玻璃样囊状膨胀性病变，皮质受侵变薄，并伴有骨骼畸形（图35）。MRI上病灶信号强度在T_1WI类似肌肉，T_2WI中高混杂信号。

单骨单发骨纤较少见，多见于四肢骨，以股骨近端好发，而局限于髋周单骨的单发局限性骨纤的影像学表现与其他各型骨纤有所不同，对其认识不足，常会引起误诊。髋周单发局灶性骨纤不同于常见典型骨纤之处在于病变范围局限、形态规则，而且伴有清楚硬化边。髋周单发局灶性骨纤在X线平片上的形态学表现因发生部位不同而有所差异，其透亮度也因病变成分的不同和前后结构重叠的多少而不同。股骨颈病灶常呈基底向下凸向外上方的半圆形（图36），凸弧处周围硬化边较厚。转子间区和转子下区病灶多呈与股骨长轴一致的纵椭圆形（图37），少数呈圆形，病变周围硬化边多在病灶上下两端与正常骨交界部较厚，骨干侧较薄。髋臼顶部病灶常呈圆形，硬化边厚度较均匀（图38）。CT可克服X线平片中各种组织结构重叠的缺陷，能较好地显示病变的细节、边界和累及范围，对于骨盆和颅面骨等复杂部位病变的诊断和鉴别诊断具有重要价值（图39）。骨纤的CT值因病变所含成分不同而差别较大。

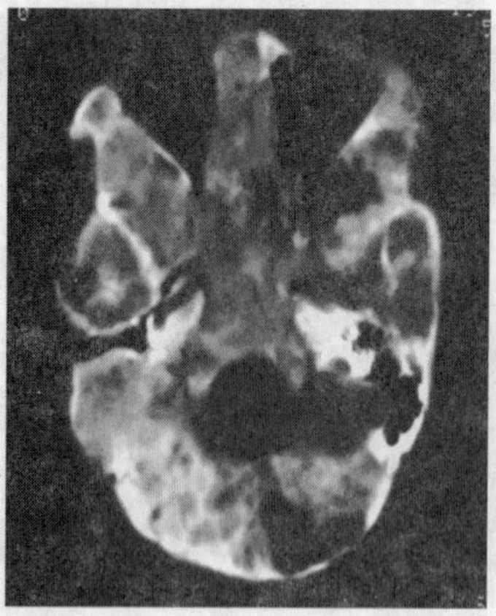

图 34

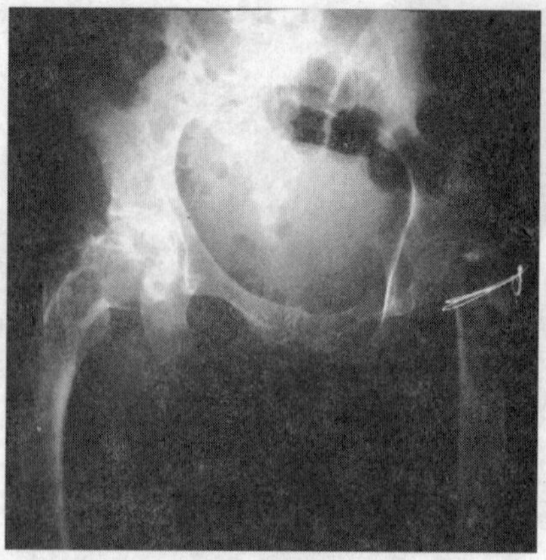

图 35

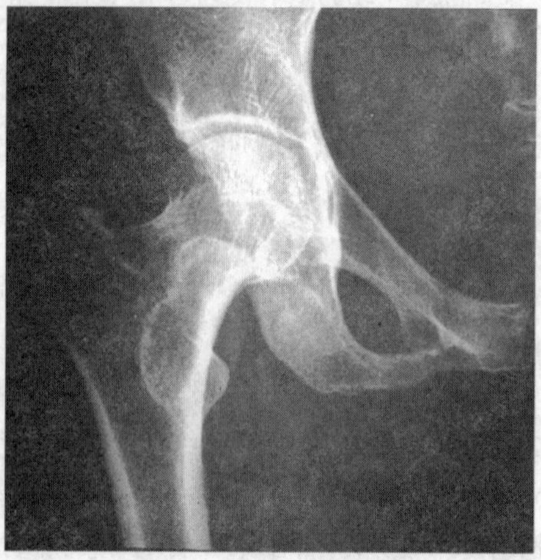

图 36

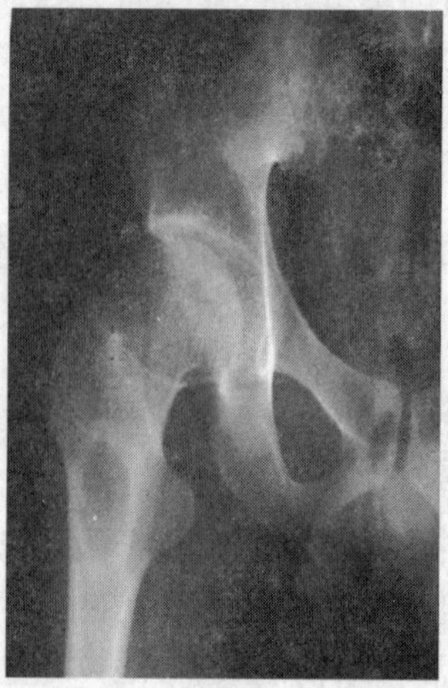

图 37

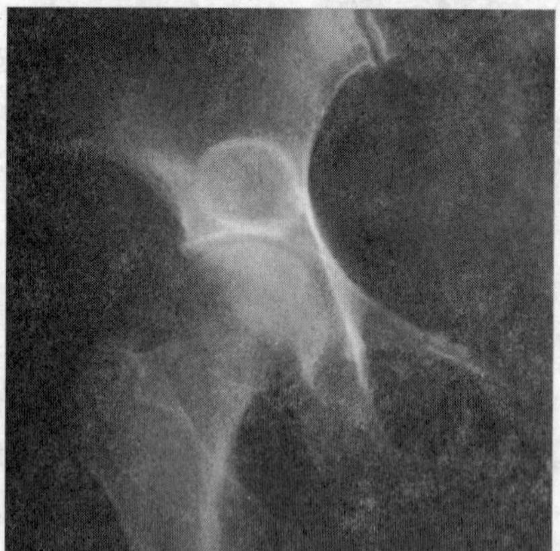

图 38

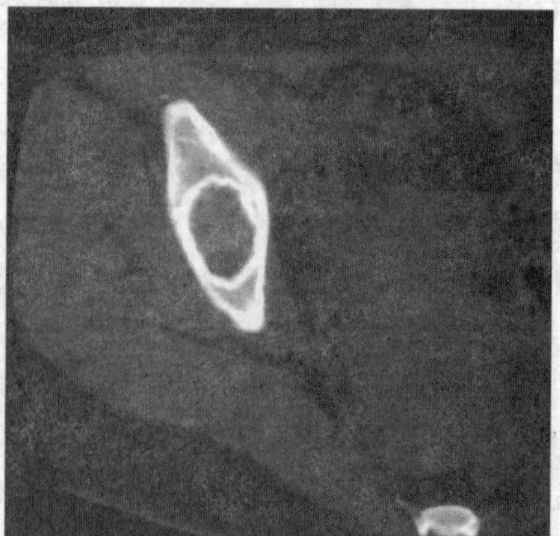

图 39

病灶内液化囊变者可呈水样密度,而骨化成分多者呈象牙质样密度。以坏死囊变或黏液样变成分为主的囊性骨纤类似于骨囊肿,影像学因缺乏特征性而鉴别诊断较困难。借助 CT 值可以较准确地反映骨纤中纤维组织增生和纤维化骨的主要病理改变，因此可以认为病变内含高于肌肉的软组织密度和斑点状、絮状钙质样高密度影，均反映增生的纤维组织和纤维组织化骨，可作为 CT 的诊断特征性表现（图 40、图 41）。骨纤在 MRI 上缺少特异性征象，MRI 信号强度取决于纤维组织、骨小梁及细胞结构成分的比例，因不能准确显示骨质改变，对病变的定性诊断限度较大，通常在 T_1WI 上表现为中等和略低信号，在 T_2WI 上为高信号或高低混合信号，增强扫描呈轻中度均匀或不均匀强化（图 42 ~ 图 44）。放射性同位素扫描可因骨质受损修复和（或）不成熟的（编织状）板层状骨小梁钙盐沉积而呈现放射性浓集灶（图 45），对于平片可疑多骨型骨纤的检出具有自身独特优势，一次性检查即可全身成像，既相对经济又避免病人多次 X 线的照射损伤；但其诊断缺乏特异性，须结合平片或 CT。

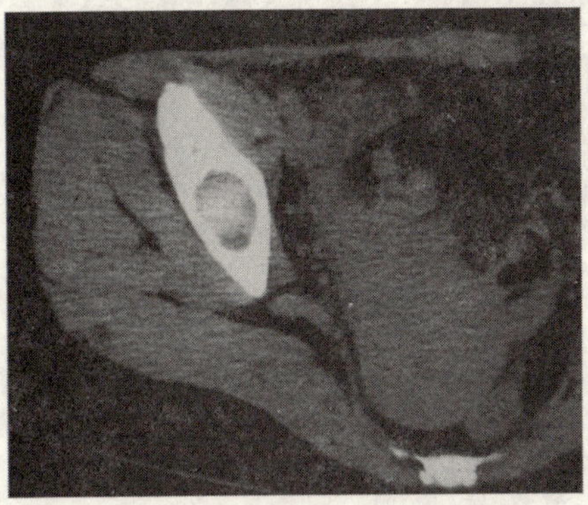

图 40

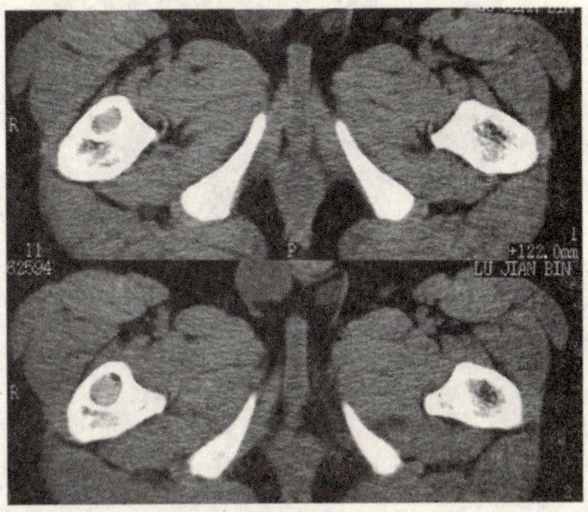

图 41

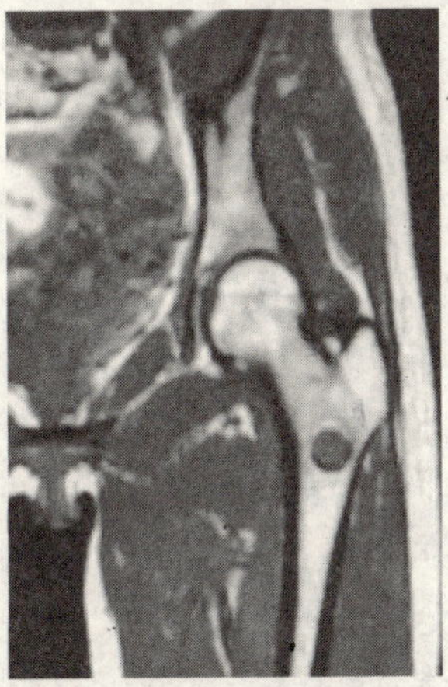

图 42

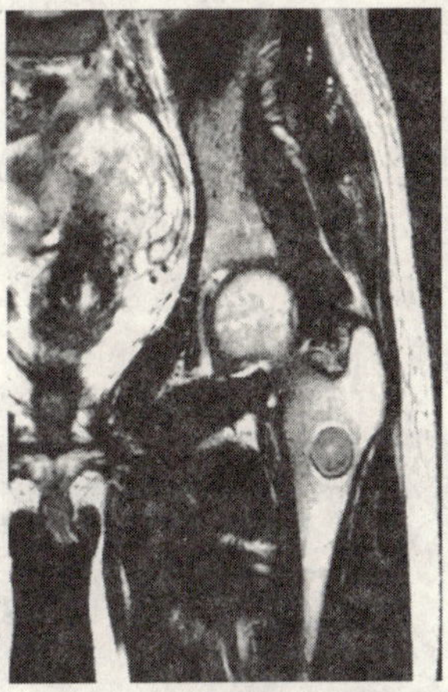

图 43

总之，X 线平片发现髋周单发局限性较高密度病变应想到骨纤的可能，可首选 CT 作为进一步检查的手段。临床根据病灶的形态和 CT 的特征性表现，可对大多数髋周单发局限性骨纤做出正确的术前诊断。有学者指出，单发型骨纤自发性恶变极罕见，而髋周单骨单发局灶性骨纤可能会因病变范围局限和硬化边分界而较其他类型骨纤预后更好，对于单骨局灶性骨纤可采取保守观察或刮除植骨。

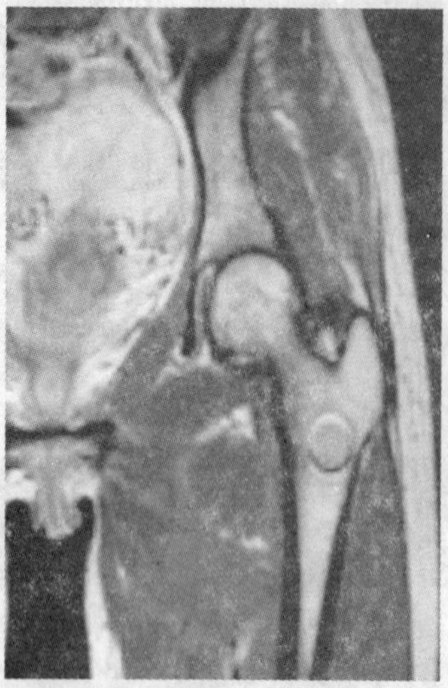

图 44

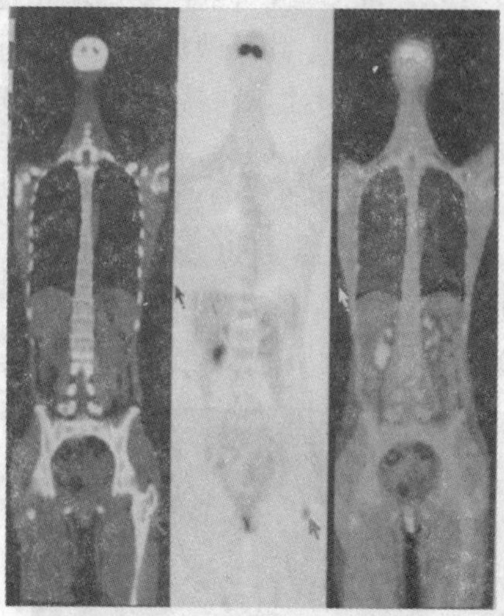

图 45

七、对临床少见病种的认识和了解有助于开拓诊断视野，消除诊断意识上存在的"少见多怪"的不良现象。工作中，应将少见病种的影像学表现加以总结找出其诊断特点，以避免误诊

脂肪瘤是最常见的良性间叶细胞肿瘤，通常发生于皮下组织(图 46)，也可发生于骨。但发生于骨内的脂肪瘤却极少见，临床和影像学上常因发病率极低而误诊。骨内脂肪瘤大体病理上呈分叶状黄色脂肪组织，有完整包膜。镜下见大量成熟脂肪细胞，内夹杂少量纤维结缔组织和细小骨小梁，并可见坏死脂肪组织营养不良性钙化和脂肪黏液变性所形成的囊肿。其发病机制目前尚不清楚，脂肪瘤细胞可能来源于间叶组织细胞。骨脂肪瘤预后良好，极少恶变。许多学者认为，病人若无临床症状可采取保守治疗和随访观察，引起症状者可行病灶切除术、刮除术或刮除植骨术，术后一般无复发。

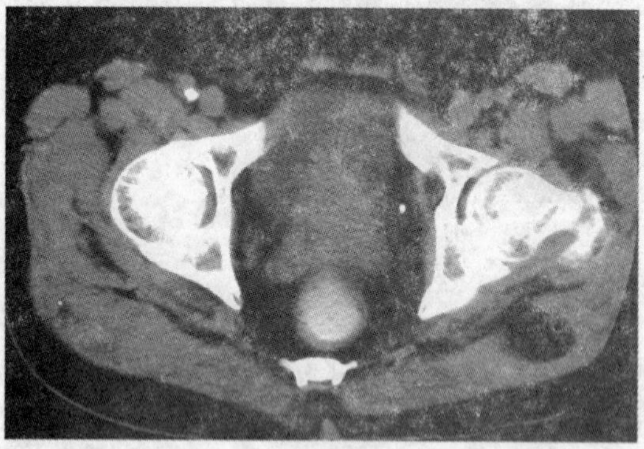

图 46

从以往文献的复习和我们的经验，发现髋周骨内脂肪瘤影像学表现和其他部位的骨内脂肪瘤基本相同，即共同表现为病灶内填充脂肪密度或信号，灶周无骨膜反应和软组织肿块。骨内脂肪瘤以单发病灶多见，少数亦可多发。我们 5 例髋周骨内脂肪瘤均为单发病灶，X 线平片表现为类椭圆形或不规则形的透光区，内可见斑块状钙化影，边界不清或清楚(图 47)。CT 上病灶边界显示清楚，周围常可见因骨质反应性增生形成不规整硬化边；骨质缺损区内充填均匀的皮下脂肪样密度影(图 48)，瘤灶内可见小结节状钙化灶(图 49)，可能由于脂肪组织坏死而继发的营养不良性钙化所致。脂肪瘤在 MRI 上表现为边界清楚的脂肪信号，增强扫描无强化。病灶内可见小结节状低信号钙化灶，瘤周可见低信号硬化边，外围区骨髓信号无异常。病灶较大时，可以造成骨的膨胀性改变。

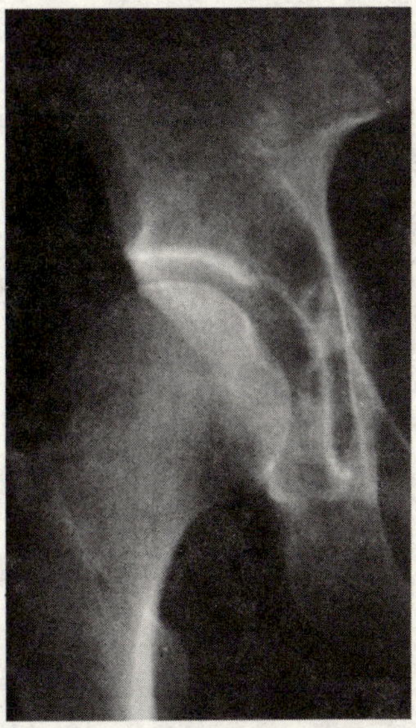

图 47

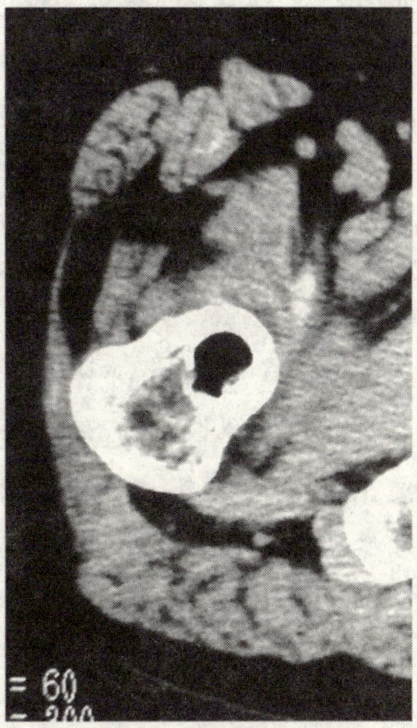

图 48

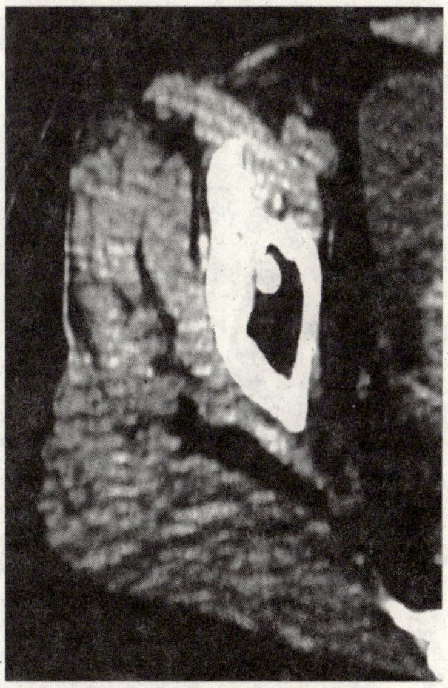

图 49

我们遇到的在 X 线平片上造成误诊的 5 个病例，究其原因在于 X 线平片因髋关节结构复杂和前后重叠而影响 X 线平片对病变内成分的准确显示。1 例 CT 误诊的原因在于缺乏对骨内脂肪瘤影像学表现的认识。

我们认为，对髋周骨内 X 线平片上表现为透亮区的病变进行鉴别时，应考虑到骨内脂肪瘤的可能，可进行 CT 检查。CT 具有较高的密度分辨率，横断扫描可避免髋臼、股骨头及周围组织结构的重叠，通过病灶内脂肪密度，尤其是脂肪 CT 值的测定，足以代替价格昂贵和检查费时的 MRI 以及临床穿刺活检对髋周骨内脂肪瘤做出明确诊断。

综上所述，髋周骨是骨病好发的部位之一，病种繁多，影像上特征性征象不多，易导致诊断的混淆。故我们在总结国内外研究成果的同时，结合自身实践经验，选择产生相似征象的一些疾病进行纵向和横向交叉比较，以自己的经验为主，突出重点，提出影像学诊断和鉴别诊断，以达到抛砖引玉的作用，开拓读者的视野。在多年临床实践中，我们深刻体会到要不断提高骨病的影像学诊断水平，必须努力学习和掌握影像学日新月异、飞速发展的基础知识、基本理论和基本技能，认识病变的成像机理和对影像的解释。影像是病理解剖的具体反映，诊断时必然会遇到同病异影和异病同影的尴尬情况，应该科学地分析，决不能采取“看图识字”或“对号入座”的机械方法，而应与时俱进，不断更新知识，加强相关的基础医学和临床医学知识的学习，打好全面而扎实的基础，切实做好日常的医疗工作，注重医疗质量，加强病例的随访工作，认真做好临床、影像和病理三结合的病例讨论，重视总结经验教训和知识的积累，加强骨病的影像学研究，遵循正确的诊断思维方法，是提高诊断水平的关键。

（黄兆民　高振华）

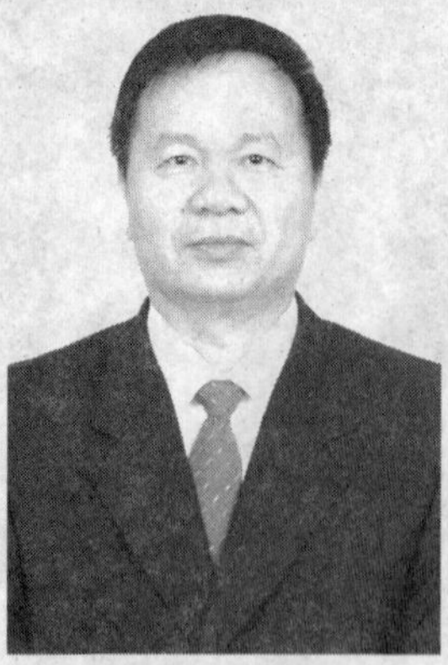

黄仲奎，主任医师、教授、博士生导师。

男，1978 年毕业于广西医科大学。1988 年赴日本留学后获得医学博士学位。目前担任广西医科大学教研室主任、教授、博士生导师，广西医科大学第一附属医院放射科主任。同时担任中华放射学会委员、骨专业组委员，广西放射学会主任委员，《中华放射学杂志》、《国外医学临床放射学分册》、《临床放射学杂志》、《实用放射学杂志》等核心专业期刊编委，全国高等医学院校教材编委会委员，参编卫生部规划教材《医学影像学》、《医学影像诊断学》和《实用放射学》等。几年来共已完成省厅级科研课题 3 项，撰写论文 30 多篇，曾获广西科学技术进步二等奖及三等奖各 1 项。医疗专长为 CT、MRI 诊断。

肝脏巨大囊性占位性病变的 CT 鉴别诊断分析

肝脏巨大占位性病变种类繁多，按病因分类分为炎性、寄生虫性、肿瘤性、肝硬化结节等弥漫性病变等。按占位性病变组织结构的影像学表现分为囊性、实性、囊实性等。影像学诊断既要明确定位诊断，又要做出响应的定性诊断。肝占位性病变的 CT 定位诊断大多不难，但定性诊断则不容易，特别对一些巨大囊性占位性病变的鉴别诊断临床上比较棘手。以下结合作者遇见的一病例，简述肝脏巨大占位性病变的 CT 诊断分析思路。

临床资料：病人，男性，29 岁，右上腹胀痛 1 个月入院。疼痛呈持续性，向背部、右肩部放射。否认肝炎病史及有毒物品接触史。体格检查，体温 36.4℃，皮肤巩膜无黄染，心肺未见异常。腹软，稍膨隆，肝肋下 5 cm，质中，无触痛，脾肋下未及。无移动性浊音。实验室检查：血常规，红细胞 3.5×10^{12}/L，白细胞 6.6×10^{9}/L，血小板 16×10^{9}/L，血红蛋白 121g/L。蛋白 24 g/L，谷草转氨酶 36 μmol/L，谷丙转氨酶 32 μmol/L。肝功能，总胆红素 89.6 μmol/L，直接胆红素 40.2 μmol/L，白蛋白 31 g/L，球 C，AFP 阴性，乙肝表面抗原阴性。B 超：肝右叶混合性包块，病变呈多房囊性。胸部照片心肺膈未见异常。

CT 表现：CT 扫描，肝大，但边缘光滑。平扫肝右叶见一巨大的低密度肿块，大小约 17 cm × 15 cm × 15 cm，境界基本清楚。肿块内密度不均，低密度中可见片状稍高密度的实质部分。肿块内 CT 值 20 ~ 40 HU。对比增强，动脉期肿块强化不明显，门静脉及延迟期肿块内的实质部分呈轻度强化（图 1）。肿块周围未见包膜，门、肝静脉未见充盈缺损，腹腔及腹后腔未见肿大的淋巴结，脾脏未见异常。

CT 分析思路：本病例的 CT 的定位诊断不应该有困难。定性诊断则有一定困难。CT 上显示肿块内部为囊性混杂软组织成分，增强后囊性部分无强化，实质部分轻度强化，提示肿块可能为一些病变的液化坏死或本身为囊性的病变。前者常见包括炎性病变，如肝脓肿等；手术或创伤血肿吸收后改变；肿瘤性病变，如肝癌等。后者常见肝囊肿、囊腺瘤、肝棘球蚴病等。急性肝脓肿一般表现密度均匀的囊性肿块，周围有带状水肿，有典型的“环征”，囊壁厚薄一致，有明显强化。慢性肝脓肿可表现单房或多房，脓肿壁或分隔可见明显强化，脓肿周围肝实质常常出现带状强化。本病例不符合这些表现。本病例没有手术或创伤病史，可以排除由于手术或创伤引起的上述改变。原发性肝癌可以出现坏死液化，平扫表现低密度肿块内有更低密度区。但坏死液化区多为偏侧性，对比增强后肿块实质部分不规则明显强化，多期扫描观察强化密度呈“快显快出”征象，显然与本病例表现不符。肝棘球蚴病有明显的牧区流行地域。囊性肿块内有囊内囊为其特征性表现，内外囊分离可出现所谓“双边征”、“水上百合征”、“飘带

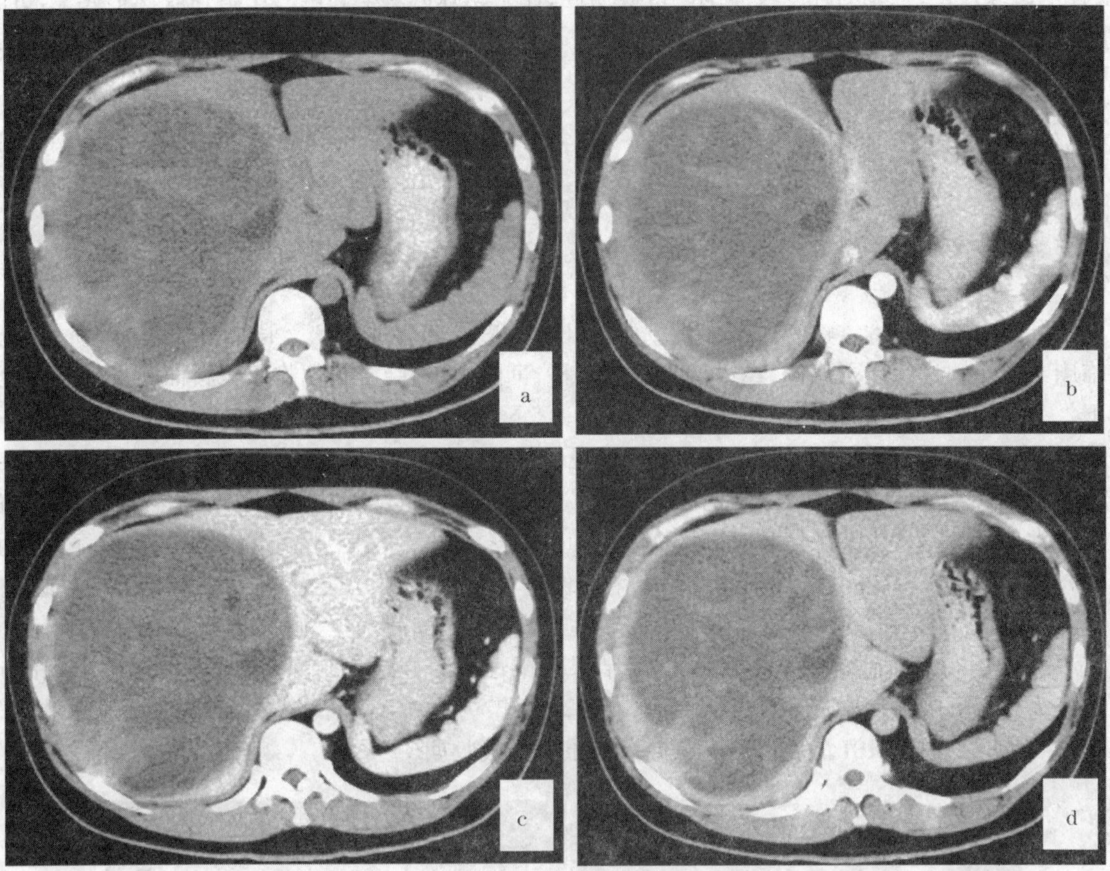

图1 肝血管肉瘤

a. CT 平扫，肝右叶巨大低等混杂密度肿块，境界清楚，其中可见不规则分隔；b. CT 对比增强动脉期，肿块未见明显强化；c. CT 对比增强门静脉期，肿块边缘轻度强化；d. CT 对比增强平衡期，肿块边缘及分隔轻度强化

征"，为棘球蚴囊一个可靠征象。本病例均无这些表现。本病例虽然表现巨大囊性肿块，但其中有不规则片状实质部分，显然不符合常见的肝囊肿的表现。肝囊腺瘤或与囊腺癌是起源于胆管上皮细胞的少见肝内肿瘤，两者病理改变相似，有时即使病理组织学也难区分。CT 平扫表现为多房性囊性水样密度肿块，囊壁厚薄不一，可见结节状软组织突入囊内。对比增强囊壁和突入囊腔的软组织和肿瘤的纤维间隔出现增强，本病例的 CT 表现不能排除肝囊腺瘤或与囊腺癌的可能。肝肉瘤，包括肝血管肉瘤、肝上皮样血管内皮细胞瘤、肝未分化肉瘤、肝平滑肌肉瘤、恶性纤维组织细胞瘤、肝 Kaposi 肉瘤、肝纤维肉瘤等，这些肉瘤的共同特点是肿块巨大，CT 征象多种多样，多数为囊实性，对比增强实质部分有明显强化，囊性部分无强化。CT 鉴别诊断存在较大的困难。本病例的 CT 最后诊断为肝肉瘤、囊腺瘤或囊腺癌。

手术所见：肝表面光滑，无硬化征象，向上隆起，右膈抬高，肝右叶见一大小约 17 cm × 15 cm × 15 cm 的肿块，呈多房囊性，内有陈旧性出血、坏死组织。病理检查为高分化血管肉瘤，部分肝囊变，囊壁纤维化，小区有血管瘤样改变，部分小区血管内皮细胞有异型。

讨论：肝血管肉瘤来源于肝脏的间叶组织，约占肝脏原发性恶性肿瘤的 2%，较少见。文献报道本病与二氧化钍、砷、氯乙烯等有毒物品接触，以及血色素沉着、长期使用促同化类激素等有关，不少病人临床上并发有贫血、血小板减少及弥漫性血管内凝血。

肝血管肉瘤的表现多种多样，可以单发形成巨块型，也可以多发形成结节型或巨块结节型，甚至是弥漫浸润型。CT 平扫病灶多为低密度；肿块巨大常合并有出血或坏死，内有分隔，典型的肝血管肉瘤对比增强类似于海绵状血管瘤的渐进性强化表现。不典型者病灶中心可以出现小片状或者不规则的强化,或者是边缘强化,强化的程度较周围的肝实质高,比主动脉低。本病例对比增强表现不典型,可能由于肿瘤坏死和陈旧性出血,在 CT 上表现为低密度,增强扫描强化不明显,仅分隔部分轻度强化,造成鉴别诊断上比较困难。

急性肝吸虫病的 MRI 表现

慢性肝吸虫病的影像学诊断大多不难。而急性肝吸虫病的影像学缺乏特征性表现,诊断不易。作者在临床工作中曾经历以下病例,经过认真阅片分析,询问病史,结合其他临床资料而获正确诊断,现介绍如下。

病人,女性,39 岁,腹胀、乏力、纳差 1 个月。身体检查心肺未见异常,腹部检查未见异常。2004 年 8 月 27 日在外院行 MRI 检查后携片来我院就诊。当时经过阅片,发现肝脏大小未见异常。肝实质有大小不等异常信号灶,T_1WI 呈比较低信号,T_2WI 呈稍高信号,信号均匀,边界不清。脂肪抑制序列呈境界清楚的较高信号(图 1),与肿块性病灶容易混淆。但进一步观察,发现这些病灶中可见肝血管通过,未见明显占位效应。Gd - DTPA 对比增强,病灶未见强化。详细询问病史,病人在 1 个月前曾经有过"吃鱼生"病史,即属病人抽血行肝吸虫酶标试验,结果为阳性。结合这个结果,当时考虑肝脏出现的异常 MRI 信号为急性肝吸虫性肝炎。经过驱虫治疗后,2004 年 9 月 29 日在我院 MRI 复查,病灶几乎完全消失,病人症状明显减轻,MRI 最后诊断为急性肝吸虫肝炎吸收期(图 2)。

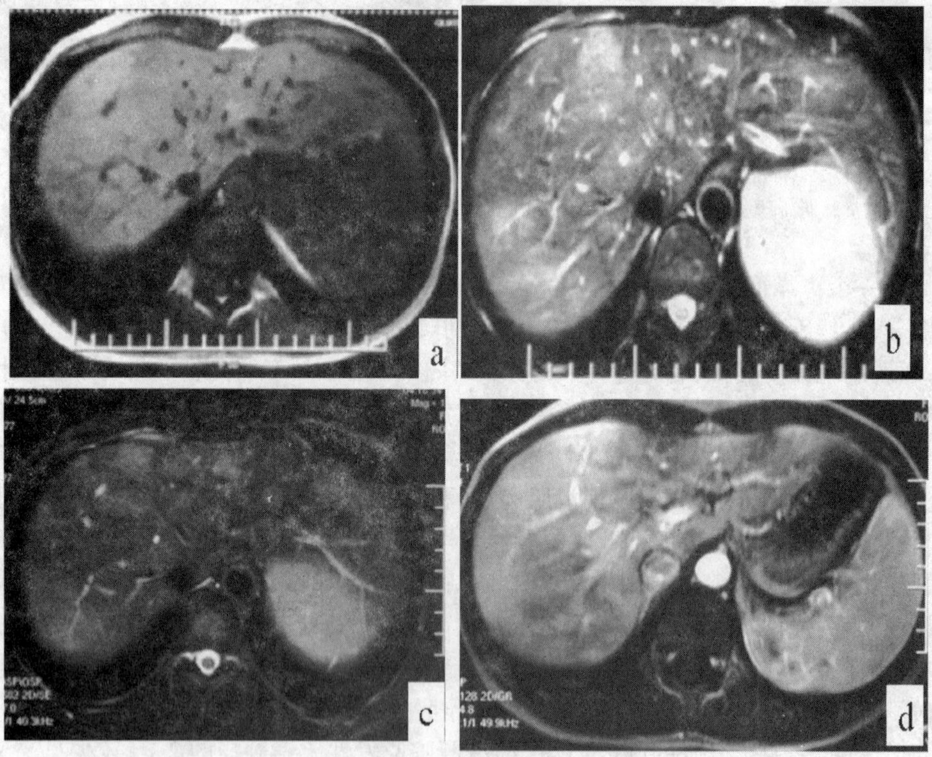

图 1　急性肝吸虫 MRI

a. T_1WI 肝内多发片状低信号灶,可见流空血管影通过病灶;b. T_2WI 病灶表现高信号,境界不清;c. 脂肪抑制序列病灶表现高信号,境界比较清楚;d. 增强扫描,病灶未见强化

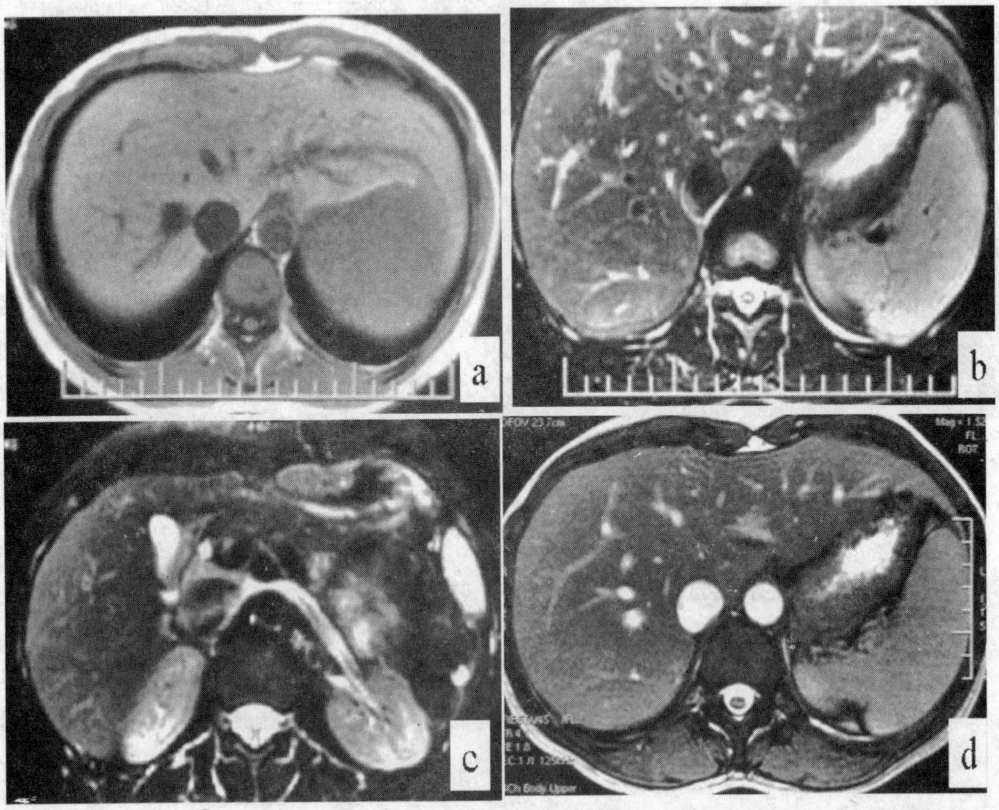

图2　上述病例驱虫治疗后复查 MRI

a. T_1WI；b. T_2WI；c. 脂肪抑制序列及；d. 增强扫描，病灶完全吸收

肝吸虫也称为肝华支睾吸虫病。发病原因是由于人食用含活肝吸虫囊蚴的鱼虾后，经胃肠道消化酶及胆汁作用，在十二指肠内脱囊而发育成童虫，童虫经胆总管进入肝内胆管寄生，发育为成虫并开始产卵。虫体和虫卵的机械阻塞、代谢产物的化学刺激及抗原抗体反应，引起胆管阻塞、扩张及肝实质损害。在慢性期，CT 或 MRI 可见肝内小胆管扩张，扭曲，肝边缘部多发囊状胆管扩张，同时出现肝硬化合并门静脉高压的征象，诊断比较容易。但在急性期，病人一般不进行影像学检查，影像学科医生对其影像学表现缺乏足够的认识，即使检查特征性的阳性表现也不多，诊断比较困难。

本病例 MRI 表现有以下特点，肝脏异常信号灶多发，T_1 表现为低信号，T_2 及脂肪抑制表现为稍高信号的局灶性病灶。但病灶境界不清，多方位观察，没有肿块的特征，不能考虑包括肿瘤在内的占位性病变。病灶内可见正常的血管影通过是排除非占位性病变的最有价值的征象。多发的肝脏异常信号，则可能为多发的肝段局部炎性病灶、变性疾病、出血性等其他病灶。但长 T_1、长 T_2 信号改变并不支持变性、出血的病灶，因此多发局灶性炎性病变可能性较大。

进一步要解决诊断是定性诊断问题。肝实质的炎症表现肝脏局部肿胀、充血、水肿，MRI 表现 T_1 低信号，T_2 高信号，常见化脓性、结核性、寄生虫感染等。化脓感染一般出现发热、白细胞升高等症状，腹部等部位可能有其他感染源。一些慢性肝内胆管结石同时可以合并胆管周围肝实质感染，CT 平扫在显示结石的同时出现肝实质片状低密度灶，MRI 可见长 T_1 长 T_2 异常信号。CT 或 MRI 对比增强有强化，且有延迟强化趋势；结核性感染常为多发病灶，境界不清，但病史较长，可有钙化病灶。本病例异常 MRI 信号均匀，没有胆管结石或钙化，经询问曾经有吃鱼生的历史，肝吸虫酶标阳性，这是诊断肝吸虫感染的有力佐证。本病例诊断后，经 1 个月驱虫治疗，MRI 复查，肝内异常信号灶完全吸收而获得最后诊断。在本病例的影像学诊疗过程，作者体会到正确认识 MRI 异常信号反映的病理基础、密切结合临床病史和资料进行综合分析是本病获得正确诊疗的关键。

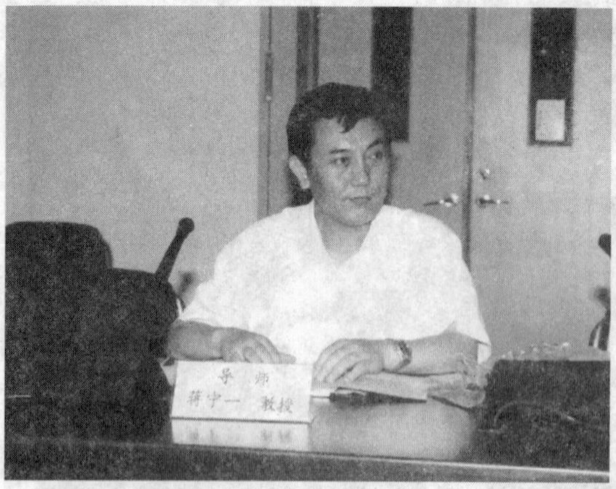

蒋宁一，主任医师、教授、硕士生导师。

男，1954年出生。1982年毕业于苏州医学院放射医学系，后就读于中山医科大学研究生班，曾在上海医科大学、中国医学科学院及加拿大多伦多医院进修学习，在印度参加IAEA学习班。长期从事临床核医学医、教、研工作，在核医学影像诊断和放射性核素治疗方面成绩显著。曾赴美国、加拿大、日本、智利、韩国等地参加国际学术会议，多次参与并组织国内学术活动，已发表论文60余篇，并获得多项科研基金和科研成果。主编《肿瘤核医学》、《核素治疗指南》及参编《核医学——全国本科及研究生统编教材》等专著，发表科普论文20余篇。现任中山大学附属第二医院核医学科主任、岭南医学院核医学教研室主任、中共医技支部书记、卫生部卫生专业技术考试委员会专家、全国核医学会临床学组副组长、中国影像医学研究会常务理事、中国影像医学研究会核医学分会副主任委员、广东核学会理事、广东核医学会副主任，以及《中华核医学杂志》、《中国临床医学影像杂志》、《亚洲核医学杂志》、《影像诊断与介入放射学杂志》、《现代临床医学生物工程学杂志》编委、《国外医学·放射医学核医学分册》特邀编委、《实用医学杂志》审稿专家等。广东省及广州市医疗事故鉴定委员会专家。

使核技术在临床诊治中发挥“核威力”

天安门广场盛大阅兵式使人们激动万分，特别是其中最显示国力和高科技的核导弹，使我们感到高兴和自豪。许多人都知道原子弹、核导弹是一种杀伤力很大的核武器，这是放射性核素及核技术在军事上的应用，但对核技术在医学方面的应用了解不多。近年来，随着科学技术的发展及人们文化素质的提高，对放射性核素诊断与治疗工作的认识逐渐提高。如放射性碘治疗甲亢是一种有效的治疗方法，因具简便、安全、疗程短、见效快、一次性治愈率高、复发率低、费用少等优点，故深受病人欢迎；又如放射性核素心肌显像，能无创地获得心肌血流灌注情况，对冠心病的诊断与疗效观察有很好的临床价值。不过，还有许多病人不了解这些方法或对此认识不足，作为核医学工作者，我们有责任帮助人们了解有关核医学诊断与治疗知识。本人是一名核医学临床医师，多年来的临床实践，使我感受到核技术在医学诊断与治疗中具有很高的临床价值和潜力。下面谈谈我在临床工作中的一些体会，供参考。

放射性碘治疗甲状腺疾病

甲亢是一种常见的内分泌疾病，其发病原因至今未能完全阐明，一般认为与遗传、精神刺激或紧张、自身免疫等有关。食物中碘的摄入量和甲亢的发病率有一定相关性。广东地处东南沿海，本地的居民大多有喜食海鲜的习惯，其甲亢的发病率一直居高不下。对于甲亢的治疗方法，大体可归纳为3种，即内科药物治疗、外科手术治疗及放射性碘（^{131}I）治疗。3种方法各有优缺点，具体适应证亦有差异。广东民众对用核素治疗甲亢很有认同感，许多病人从中受益，他们亲切地称之为“神仙水”。本人从事核素治疗甲亢已近30年，长期的临床实践使我对甲亢的核素治疗很有体会，亦有一些经验教训，在此和诸位分享。

一、甲亢手术后依然复发怎么办？

病人，女性，50岁，于1992年发现患有甲亢，在当地医院行双侧甲状腺部分切除术，术后仅1年半复发，再次行手术治疗。症状消失6年余，于2000年3月又诉心慌、怕热多汗、手震、消瘦，诊为甲亢复发。后不规则服用他巴唑及中药治疗，疗效欠佳。于2001年6月来我科求治。当时病人症状明显，诉心悸、多汗、消瘦、食多易饥、失眠等，查体甲状腺Ⅱ度，质地韧，表面不平，边界欠规整，颈部皮肤可见横行手术瘢痕，心率110/min。查FT3、FT4升高，TSH降低，甲状腺功能扫描示弥漫性肿大、功能增高。在给予停服抗甲状腺药物、减慢心率及其他对症处理2周后，服用^{131}I 296 MBq(8 mCi)，并给予丙基硫氧嘧啶、甲亢灵等药物辅助治疗。3个月后复诊，诉颈部较前缩小，症状明显改善，除偶有心慌外，余无不适。查体：甲状腺Ⅰ度，质韧，心率84/min，律齐。继服抗甲状腺药物1个月，停药1周后复查FT3、FT4正常，TSH稍降低。减量维持并最终停药，3个月后复查甲功全部正常。半年后复诊，无不适，甲功正常。随访至今，未见复发。

甲亢病人首发时可以依据自身情况选择内科药物治疗、外科手术治疗及放射性核素治疗。但对于手术后的病人，一般不予考虑再次手术。该病人首发甲亢手术治疗后仅1年半就复发，可能与手术方式有关，也可能与该病人自身特异性有关。但术后复发再次选择手术，而未考虑其他治疗方法，结果造成病人术后再次复发。病人复发后，采用中药及内科药物治疗，均不规则，导致疗效差，症状得不到控制。内科治疗时间长，对一些依从性较差的病人，往往疗效不理想。而对这些病人，采用放射性核素治疗，就能显现明显的优势。放射性核素治疗甲亢，一次治疗后，仅需药物配合治疗3个月左右，往往能达到理想的治疗效果。病人不必长期服药，疗效肯定，较手术经济实惠。因此对那些手术后复发的甲亢病人，建议大家首选放射性核素治疗，往往能达到事半功倍的效果。

二、医生说我不能吃西药，治疗甲亢该怎么办？

病人，男性，63岁，于2002年1月在当地县医院初诊为甲亢，给予丙基硫氧嘧啶等内科药物治疗。病人在家服用药物20多天后，感咽痛、发热、乏力，查血常规，见白细胞2.0×10^9/L。急转入某大学附属医院内科治疗，给予粒细胞集落刺激因子等升白细胞治疗，待白细胞恢复后出院回家疗养。于2002年12月来我科就诊，诉心悸、多汗、乏力、消瘦等。查体：甲状腺Ⅱ度，质地软，未触及结节，心率114/min。实验室检查甲功，FT3、FT4明显增高，TSH降低，TG、TM在正常范围内。甲状腺扫描示甲状腺弥漫性肿大、功能增高，摄碘功能增强，高峰提前。临床诊断为甲亢，药源性粒细胞缺乏症。给予病人适当处理后，给予^{131}I 370 MBq(10 mCi)，3个月后复诊，诉心慌，余无不适。2002年4月18日查甲功结果，FT3正常，FT4轻度降低，TSH升高。给予优甲乐、丹参等对症处理。1个月后复诊，诉无特殊不适。3个月后复查甲功，甲功三项正常。6个月后再次复查，正常。现在处于随访中。

甲亢内科治疗主要的副作用有药物性皮疹、药物性肝损害、粒细胞减少症等。在日常门诊中，以药物性皮疹最为常见，但病人除诉皮肤瘙痒外，一般状况尚好，给予停药或换药后可自然缓解，对病人全身状况影响较小。药物性肝损害亦可见，给予停药、保肝治疗后症状可改善。粒细胞减少症并不罕见，但程度往往较轻，给予一般的升白细胞药物如利血生、鲨肝醇即可。而该病人服用抗甲状腺药物后，仅20余天，就出现因白细胞减少造成感染症状，幸亏发现及时，治疗及时，否则会引起严重后果。此例病人告诉我们，对于甲亢的药物治疗，一定要慎重，对一些可能发生的副反应，要及时跟踪，以免发生严重后果。对于这些病例，都是^{131}I治疗的绝对适应证。本例病人结果也表明^{131}I治疗甲亢疗效肯定，且很安全。

三、困惑我几十年的周期性麻痹终于解决啦！

病人，男性，36岁，该病人10余岁即感到肢体乏力，运动后尤其明显，被诊为周期性麻痹。当时几乎每几个月都发作一次。但2000年以来程度明显加重，几乎每天均感到四肢乏力，浑身没劲，严重时卧床不起，大小便都需人扶持。为此住院治疗2次，口服补达秀无效，须静脉滴注或口服氯化钾(KCl)维持。停药后感肢体无力，不能停药。2000年在外院被诊断为甲亢，服用抗甲状腺药物治疗，但疗效差。病人于2002年4月来我科就诊，诉心慌、多汗、多食、全身乏力、手震等。查体：病人体态虚弱，坐行须家属扶持，皮肤湿润，甲状腺Ⅱ度，质地软，未触及结节，心率94/min。查甲功TT3、TT4、FT3、FT4均升高，TSH降低。甲状腺扫描示，甲状腺弥漫性肿大、功能增高，甲状腺与下颌腺放射性比值达15.3。给予服^{131}I 407 MBq(11 mCi)，服碘后无不良反应，15天后无须服用KCl口服液。1个月后复诊诉心慌、睡差、肢体乏力明显好转，给予对症处理。3个月后复诊，诉一般情况好，肢体乏力完全缓解，复查甲功正常。6个月后复诊正常。

甲亢病人中有3%～4%可发生周期性麻痹，具体发病机理不明。症状可发生在甲亢症状之前或之后。结合本例病人，就是以周期性麻痹为首发症状，而且持续时间长达几十年，程度日渐加重。对于周期性麻痹，如果不针对原发病的治疗，单纯对症处理，疗效欠佳，而且不能解决根本问题。该病人一直以周期性麻痹就诊，甚至严重时须住院治疗，但直至2000年才被确诊为甲亢。原发病明了后，采用^{131}I治疗后，病人甲亢症状缓解，特别是周期性麻痹症状，服药15天即缓解。因此对于一些原因不明的周期性麻痹，要想到甲亢的可能。如果原发病确定，采用放射性核素治疗，会收到极为显著的效果。甚至能彻底解决麻痹的问题。

四、无痛苦治疗颈前囊性包块

病人，女性，22岁，自觉颈部包块4个月余，无特殊不适主诉。查体：甲状腺右叶下极可扪及4 cm×3 cm大小包块，边界清楚，质地较韧，无明显触压痛，随吞咽上下活动；左叶未见异常。心率74/min。查甲状腺功能测定甲功三项正常，甲状腺扫描示右叶下极冷结节。甲状腺超声检查示右叶下极囊性占位。临床拟诊甲状腺囊肿。交代病情，告知病人为囊性占位，可以考虑手术治疗。病人为年轻女性，不愿接受手术治疗，不愿担风险，怕遗留手术瘢痕。鉴于囊肿近来有增大趋势，又强烈要求给予临床干预。鉴于此情况，考虑给予放射性核素治疗。方法为在B超引导下行^{32}P胶体局部注射介入治疗。对病人讲明该方法的特点和利弊关系，病人及家属自愿接受本方法治疗。在超声定位下，局部常规消毒铺巾，用50 ml注射器接8号穿刺针头直接刺入囊肿，回抽见有淡黄色液体，共抽出液体15 ml，在超声声像图上见囊肿无回声区域明显缩小，直至闭塞。局部注射^{32}P胶体2.5 ml，见囊肿局部回声增高。穿刺囊液送病理检查(结果示未见有癌细胞)。病人整个穿刺过程无异常，除疼痛外无特殊主诉。3个月后复查，超声示双侧甲状腺不大，右叶下极穿刺部位回声欠均匀。病人主诉颈前部包块消失，余无特殊。6个月复查，未见异常。

甲状腺囊肿是甲状腺良性占位的常见病变之一。其病因不明，多见于年轻女性病人。可单发也可多发，大小不等。一般临床无任何不适表现。超声检查明确诊断。治疗可采用手术切除或无水乙醇局部注射。但前者费用较高，且易留下手术瘢痕，影响外观；后者有过敏反应，局部无水乙醇外渗有可能引起局部神经、血管损伤。^{32}P胶体是核医学常用治疗用核素，发射纯β射线，组织射程仅数毫米。采用局部注射方法，可将其注入囊肿局部，通过发射射线毁损囊壁，彻底根治囊肿。我们对大量的甲状腺良性囊性占位病人进行治疗后跟踪随访发现，^{32}P胶体治疗效果肯定，方法简便、安全、费用低，副作用少。对甲状腺结节性占位，如腺瘤、腺瘤囊性变，特别是甲状腺囊肿均有明显疗效，值得在临床工作中加以推广应用。

五、无需手术就可治疗甲状腺有功能腺瘤

病人，男性，46岁，以"颈大、心悸、多汗、手震1个月"就诊。主诉颈大、怕热多汗、多食易饥、心慌、消瘦、乏力、手抖。查体：皮肤温暖湿润，汗多，甲状腺Ⅰ度，右叶中极可扪及2 cm×3 cm大小包块，边界清楚，质地较硬，无明显触压痛，随吞咽上下活动；左叶未见异常。查甲功FT3、FT4明显升高，达参考值3倍以上，TSH明显降低。甲状腺扫描示，右叶中极热结节，余甲状腺组织未见明显显影。临床诊断甲状腺高功能腺瘤。建议其手术治疗，病人不愿意。考虑给予^{131}I大剂量治疗。讲清此方法利弊，病人自

愿接受治疗。给予一定剂量的^{131}I,结合其他药物对症治疗。1个月后复查,诉颈较前缩小,继续给予对症处理。3个月后复查甲功,FT3略高于参考值,FT4、TSH正常。触诊结节明显缩小。6个月后复查甲功三项均正常,甲状腺扫描未见异常。病人无不适主诉,触诊无结节。

甲状腺高功能腺瘤病人具有甲亢的症状和体征,又称为毒性甲状腺腺瘤。是由于腺瘤自身的功能增强产生大量的甲状腺激素而引起的临床甲状腺功能亢进综合征。由于腺瘤功能增强,甲状腺扫描周围正常甲状腺组织可以未见显影或放射性分布稀疏。腺瘤较大者可以手术治疗,不愿手术或有手术禁忌证的可以考虑用^{131}I治疗。疗效肯定,往往更易被病人接受。此病人就是不愿手术,而采用^{131}I治疗的。疗效确切。但治疗剂量要因人而异,剂量过小,达不到治疗效果,腺瘤不能得以彻底清除,容易复发。剂量过大,会损伤正常甲状腺组织,容易导致甲低的发生率上升。只要掌握好适应证,科学谨慎地决定治疗剂量,就会以最小的代价来获得最大的效果。

六、^{131}I——甲状腺癌病人的希望

病人,女性,31岁,1997年6月因甲状腺结节在我院行患侧甲状腺大部切除术,术后病理证实为甲状腺乳头状腺癌。术后2周转至我科进行进一步治疗。病人无特别主诉。查体:颈前可见横行手术切口瘢痕,无红肿,无触痛,甲状腺不大,颈部未扪及肿大淋巴结。行^{131}I全身扫描,示甲状腺部位残留组织明显摄取,余未见明显异常摄取。1997年7月嘱病人服用大剂量^{131}I,以去除残留甲状腺组织。3个月后复查^{131}I扫描,见原甲状腺部位未见明显显像剂摄取,但纵隔近右肺门处、右上肺野可见多处点状显像剂异常浓集灶。拟诊甲状腺癌肺及纵隔转移。CT检查得以证实右肺上叶多发实性占位,右肺门淋巴结肿大。交代病情,拟行^{131}I治疗转移灶,病人理解配合。1997年11月服用治疗大剂量^{131}I,3个月后复查^{131}I扫描,见原纵隔异常浓集灶显像剂摄取明显减少,右上肺野仍可见数个显像剂浓集灶,但与治疗前相比,数目及浓集程度均有不同程度降低。给予甲状腺激素替代等对症处理,嘱其6个月后再次行^{131}I治疗。病人于1998年8月再次服用^{131}I ,11月随访^{131}I扫描未见纵隔及双肺显像剂明显异常浓集。整个治疗过程病人未见有明显毒副反应,主诉无特殊。现病人已随访近6年,未见肿瘤有明显复发及转移。

甲状腺癌发病初期多无明显症状,只是在临床上发现或触及甲状腺有质硬而高低不平的肿块。肿瘤较大时可产生压迫症状。甲状腺癌的治疗原则以手术治疗为主,根据肿瘤侵犯范围,可行患侧腺叶切除术、双侧甲状腺大部切除术或原发病灶切除加颈部淋巴结清扫术。甲状腺癌的病理分型为乳头状腺癌、滤泡状腺癌、髓样癌及未分化癌四种。其中前两种具有一定的摄碘功能,特别是滤泡状腺癌,因而适用放射性碘治疗。用放射性碘治疗甲状腺癌转移灶,必须先去除全部甲状腺组织,使得转移灶增加摄碘功能。去除的方法可以用手术方法,手术未完全切除者可用放射性碘去除。只有完全去除了正常甲状腺组织,甲状腺转移灶才有可能在^{131}I扫描中得以显现。我们在实际工作中也是如此,治疗转移灶前,首先去除残留甲状腺组织。对^{131}I治疗甲状腺癌转移灶的给药剂量和方法意见不一,我们通常的方法是一次给药大剂量冲击,3个月至半年后根据复查情况考虑是否再次给药,可多次治疗。此方法简单快捷,疗效好。特别是^{131}I扫描见转移灶明显摄取碘的病人,即分化型甲癌转移灶,其疗效确切,预后好。我们采用此方法治疗了不少甲状腺癌转移的病人,均取得了不错的疗效。使病人的转移灶消失或减少,提高了病人的生存质量,延长了其生存时间。大量实践证明,^{131}I治疗甲状腺癌转移是一种疗效确切、简便安全的方法,它给许多晚期的甲状腺癌病人带来了福音。

七、^{89}Sr——全身多发骨转移癌病人的福音

病人,男性,67岁,临床确诊前列腺癌,肿瘤局部侵犯膀胱、精囊腺及周边组织。全身骨扫描示顶骨,右侧第6、7、9肋侧部,T8、T9、L2~L5,右侧股骨上端可见显像剂异常浓集,拟全身多发骨转移。现诉腰背部疼痛,右侧髋关节疼痛。病人疼痛剧烈,严重影响睡眠。临床多次采用吗啡类镇痛剂止痛。即使效果尚可,但维持时间不长,须多次注射。考虑吗啡类镇痛剂有成瘾性,且后期止痛效果欠佳,请我科

会诊。全面评价病人情况,并征得病人及其家属理解和同意后,给以静脉注射^{89}Sr。注射5天后,病人诉骨痛加剧,持续2天,给予对症处理后缓解。注射20天后,诉骨痛较前减轻,吗啡类镇痛剂用量减少。40天后,无需使用吗啡类镇痛剂,也可入睡。生活质量明显提高。药物显效时间长达10个月。该病人使用期间,曾出现一过性白细胞降低,给予对症处理后缓解。

^{89}Sr是核医学常用的治疗用核素。具有趋骨性,骨组织代谢活跃的部位容易浓集更多的放射性药物。其物理半衰期为50.5天,可以发射β射线,组织中平均射程为2.4 mm。^{89}Sr具有较长的半衰期,使得它能够在病灶局部持续发挥作用,比一般的镇痛剂显效时间明显延长。而且它除了止痛,对局部的肿瘤病灶也有一定的杀灭作用。它能够很好地解决恶性肿瘤晚期病人的疼痛问题,提高他们的生活质量。是多发性骨转移病人,特别是成骨性骨转移病人,理想的镇痛方法,值得在临床大力推广。

八、世纪分子——^{18}F－FDG在肿瘤病人中的应用

病人,男性,61岁,诉腰背部疼痛,腰椎平片示L2～L3骨质破坏,查全身骨扫描示数个胸椎(T)、L2－L3、右侧第7、9、10肋后部可见显像剂异常浓集灶,拟多发性骨转移。由于病人原发病灶不明,建议行^{18}F－FDG检查寻找原发灶。病人^{18}F－FDG检查结果示:数个胸椎、L2－L3、右侧第7、9、10肋后部、右肺门及纵隔淋巴结、右肺中上肺野近胸壁处可见显像剂异常浓集灶。病人后行CT检查证实右肺周围性肺癌并肺门、纵隔淋巴结转移。

临床上相当数量的转移性肿瘤病人不能及时地检查原发肿瘤的部位,但原发灶的及时诊断对确定治疗方案至关重要,同时病人的预后及生存时间也主要取决于原发病灶的探测。正电子发射断层扫描(PET)以其在判断良、恶性肿瘤病灶良好的可靠性深得临床的认可,最常用的显像剂是^{18}F－FDG。正因为如此,^{18}F－FDG才有"世纪分子"的美誉。但由于PET成本投资很高,检查费昂贵,难以推广应用。现在具有双探头的SPECT经技术改装后,具有探测正电子的能力,由于SPECT成本远较PET低廉,更适合中国目前的国情。我科的双探头SPECT另外配置了CT采集装置,使得核医学的功能显像和CT的解剖显像能在同一机器上得到同机融合,使两种显像方法的优势得到最大限度的发挥。我们应用此种方法,对一些临床及其他影像诊断不能确定肿瘤良恶性的病人、肿瘤术后局部复发与瘢痕组织的鉴别诊断、不明原发病灶寻找的病人,以及一些确诊恶性肿瘤须判断其侵袭范围及有无全身远处转移的病人进行了检查,均取得了可靠的结果,也得到了临床医生的认可。相信随着正电子显像在临床工作中应用的推广普及,会有越来越多的病人从中受益,正电子显像也能在不断的应用中得到更大的发展。

九、嗜铬细胞瘤定性诊断的最优方法

病人,女性,33岁,"持续高血压3年"入院,BP:150/108 mmHg,24 h尿VMA为38.8 mg/24 h(5～15 mg/24 h),5 h尿VMA/Cr为35.8(0～10),MRI示双肾上腺阴性,行SPECT/CT同机融合显像,见平肝下缘腹主动脉左前方,左肾门前方局限性浓集灶,6 h后位置无变化,双肾上腺阴性。诊断为异位嗜铬细胞瘤。术中见腹主动脉旁,左肾蒂前方4 cm×5 cm×4 cm肿块,与显像位置相符,术后病理检查证实为异位嗜铬细胞瘤伴出血。

嗜铬细胞瘤是具有肾上腺髓质功能的肿瘤,其临床表现以高血压等心血管症状为主,切除肿瘤后大部分病人血压可恢复正常,而未被诊断者有很大的潜在危险。此外,有部分嗜铬细胞瘤为恶性,早期诊断、切除肿瘤可以减少转移的发生,有利于病人的预后。因此,早期定位定性诊断嗜铬细胞瘤非常重要。CT、MRI、B超都可用于肾上腺部位的嗜铬细胞瘤的定位诊断,但它们都是形态显像,对定性诊断显得不足。^{131}I－MIBG是肾上腺素能阻断剂,可进入肾上腺素能神经末梢的囊泡内,使嗜铬细胞瘤显像,局部异常放射性浓集反映了肿瘤的功能和形态。而且受检者一次注药即可行全身检查,特别对异位嗜铬细胞瘤及恶性嗜铬细胞瘤转移灶的寻找具有独到的优势。我们做了大量的拟诊嗜铬细胞瘤病人的检查,发现其具有很高的灵敏度和特异性及术后病理有很好的一致性。因此,我们认为^{131}I－MIBG肾上腺髓质显像是定性定位诊断嗜铬细胞瘤的首选检查方法。

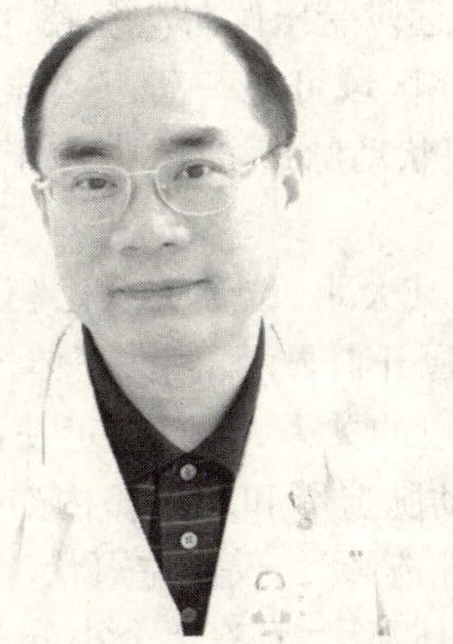

蒋世良，主任医师、教授、博士生导师。

男，汉族，1951年5月出生，山东济宁人。1975年6月毕业于中国人民解放军第四军医大学医疗系。1994年8月至1995年8月作为访问学者在日本熊本大学医学部研修。现任中国医学科学院中国协和医科大学心血管病研究所阜外心血管病医院放射科主任，主任医师，教授，博士生导师；院所高级专业技术职务聘任委员会主任；院所学术委员会常委、委员、项目及成果评审委员会影像专业组成员；器材设备处处长。2001年始享受政府津贴。担任《中华放射学杂志》、《中国循环杂志》及《中国介入心脏病学杂志》等9种杂志编委。中华医学会放射学会北京分会委员，中华医学会放射介入学组委员，中华医学会心血管介入治疗培训中心学术委员会委员，北京医学会医疗事故技术鉴定专家库成员，卫生部卫生系列高级专业技术资格评审委员会委员。是心血管病研究所阜外心血管病医院跨世纪学科带头人。

长期致力于心血管病影像诊断及介入性治疗研究，并在经皮瓣膜球囊成形术、先天性心脏病及周围动脉疾患介入治疗方面取得了丰富的经验。参与制定了《先天性心脏病经导管介入治疗指南》及《心血管临床技术操作规范》中的"经皮二尖瓣球囊成形术"和"经皮肺动脉瓣球囊成形术"。曾获国家科学技术进步二等奖1项；卫生部科学技术进步一、二等奖各1项；中华医学科技三等奖1项；医科院级奖3项；其他奖3项。作为第一作者发表学术论文40余篇，指导研究生发表论文30余篇；参加编写专著13部；承担国家"九五"攻关课题1项，参加国家"九五"攻关课题2项；其他课题7项。培养博士生5名，硕士生3名。

谈疑难病诊治经验

一、发挥综合影像优势诊断世界少见病

先天性心血管畸形纷繁复杂，作为心血管病诊断医师有的病可能一辈子也见不着，有很多被误诊或漏诊而没发现。作为心血管病影像诊断医师，如何发现这种疑难少见病呢？这需要深厚的影像诊断基础、对异常征象的敏感及灵活应用多种影像手段的综合素质。

2005年3月，我科门诊来了一位病人，女性，25岁，河北保定人，农民，主诉"活动后胸闷、气急半年，加重1个月"，病人近半年来无明显诱因于上楼、体力劳动时出现胸闷、气急，休息后缓解。近1个月来病情加重，只能从事一般家务劳动。无蹲踞现象，无经常感冒史，生长发育可。曾在当地医院多次按"冠心病"治疗，效果不明显。为求进一步诊治，当地医院介绍该病人来我院内科就诊。我院内科常规检查：常规心电图示心率80/min，窦性心律，T波无明显改变；胸片示左心缘异常突出影，心胸比0.53；经胸超声心动图提示左冠状动脉增宽，警惕冠状动脉瘤可能。内科要求我科会诊，以进一步明确诊断。

初步了解病史后，我对该病人进行了仔细心脏听诊，发现其胸骨左缘2~4肋间可闻及Ⅱ/6级收缩期柔和杂音，结合超声心动图应怀疑冠状动脉窦瘤或冠状动脉瘤的可能，按我科的诊断程序，我建议该病人复核了一次超声心动图，并行电子束CT增强扫描检查及升主动脉增强MRA检查。复查超声心动图示：左冠状动脉增宽，前降支血管远端呈瘤样改变，内径3.0 cm×3.2 cm，此瘤样结构与右心室未见明确交通，诊断为先天性心脏病，左冠状动脉瘤；升主动脉增强MRA扫描所见：左冠状动脉自主动脉发

出后管腔明显增宽，左主干及前降支近段呈串珠状改变，距左窦开口约30 mm前降支管腔极度扩张，内径约25 mm，沿室间壁内行走，前降支中远段似无明显累及，室间隔中远段受压偏向左室腔，也诊断为先天性左冠状动脉瘤。电子束CT增强扫描也提示室间隔内前降支所在区域可见一葫芦状异常血管影，大小约3 cm×3 cm，其开口于升主动脉左窦，未见明确出口，提示左冠状动脉瘤可能，但由于瘤体巨大，其近段血管开口显示欠佳。

常规来讲，多项影像学检查已明确了“左冠状动脉瘤”的诊断，且其大小、位置关系已相当明了，可直接入外科接受手术治疗，但通过观察电子束CT片发现左冠窦内左冠开口显示不清，瘤体远端血管部分并未走行于前降支区域。为了更好显示左冠开口，了解瘤体与左冠的关系，我们决定使出“最后一招”——行冠状动脉造影检查。冠状动脉造影过程中特别行了升主动脉造影和左冠窦内造影，造影所见：主动脉根部造影见瘤体与左右冠同时显影，进行左冠状动脉选择性造影时，仅见左冠状动脉显影，左冠状动脉各分支都存在，而瘤体不显影；选择插入窦内另一开口时，瘤体显影，且有2个小分支向心肌供血，同时，在瘤体充盈时，瘤体本身又见局部膨出存在。这两个征象告诉我们，这是一个退化的血管形成的瘤体，且这支血管同样起自左冠窦，应称为“副冠状动脉”，该病的诊断应称之为“副冠状动瘤脉瘤”。查阅国内外文献，有关副冠状动脉的文献很少见，副冠状动脉同于左、右冠状动脉，直接发自主动脉窦，或称第三冠状动脉，一般支体细小，相当于冠状动脉的第三级分支。副冠状动脉在人体中广泛存在，然而由于副冠状动脉衍变是随着胚胎的发生而发育且发挥着积极作用，并随着常规供血模式的健全而逐步退化的过程，故在临床上副冠状动脉的检出率极低。而“副冠状动瘤脉瘤”临床上更为少见，国内外尚无报道。

经手术证实：左前降支右侧心脏壁可见瘤样突起，约7 cm×4 cm大小，表面有薄层心肌，切开后近端与左冠窦相通，口约6 mm，与左冠开口邻近瘤内壁光滑，内膜较厚（约4 mm），与心腔不通。病人行瘤体近段结扎远端扩置术。

由于“副冠状动瘤脉瘤”很容易诊断为“左冠状动脉瘤”，按照“先简单后复杂，先无创后有创”的检查原则，综合分析各种影像学征象，做出最为准确的诊断，这也是影像学诊断的大的原则。

二、让事实说话，尽量避免误诊或漏诊发生

我院放射科担负着医院主要的临床诊断任务，许多手术或其他治疗都是以我们的诊断结果为依据的，所以影像诊断科室担负着病人及家属的生命之托，责任重大！作为影像诊断医生，尽量减少和避免误诊或漏诊的发生，不光体现着一名医生的医术，更重要的是体现一位医生的医德。

2004年10月，我接诊了一位安徽来病人，女，25岁，自幼发现心脏杂音，有晕厥史，近2年出现活动后心悸、气短，在当地医院诊断为“先天性心脏病，法洛四联症”，因当地不能开展此类手术而来我院要求手术。查体：发育中等，唇轻度发绀，杵状指，心率72/min，有早搏，胸骨左缘2～3肋间可闻及Ⅲ/6级收缩期杂音，可扪及震颤。入院后行常规心电图、胸片、超声心动图检查。心电图示右室肥厚、ST－T改变、室性早搏。X线胸片示双肺血减少，肺动脉段轻凸，心脏增大，心胸比率0.65。我院超声心动图也诊断为法洛四联症，准备行法洛四联症根治术。术前我看到病人心脏平片，显示“肺动脉段凸”，这一点与法洛四联症的典型平片表现不符合，怀疑是否有其他畸形存在，仔细核对超声心动图后发现主动脉与肺动脉位置关系有异常，在这种情况下，我们决定给病人做电子术CT增强扫描。CT片显示：主动脉及肺动脉均起自左心室，主动脉偏右，肺动脉偏左，两者呈左右并列排列关系。肺动脉增厚，狭窄，主肺动脉及左右肺动脉发育尚可。降主动脉籍直径约12 mm的未闭动脉导管与主肺动脉相连。CT诊断为：左室双出口，肺动脉瓣狭窄，室间隔缺损，房间隔缺损，动脉导管未闭。其后行心血管造影再次证实了这一诊断。临床依据我们的诊断马上改变手术方案，该病人后来接受了“房室间隔缺损修补＋右室－肺动脉外通道术”，而不是法洛四联症根治术，避免了误诊的发生，手术中进一步证实了CT和心血管造影的诊断。

小结：左室双出口（double outlet left ventricle, DOLV）是一种临床上极为少见的心脏畸形，在新生儿

中发病率低于1/20万，主要解剖特征为两大动脉一支全部，另一支全部或大部分（50%以上）起自解剖左室。由于其发病率低、形态变化大，术前很容易被误诊。阜外心血管病医院建院以来共有7例DOLV行外科手术，术前误诊率71.4%（5/7），其中超声心动图误诊率85.7%（6/7）。DOLV常需与法洛四联症、右室双出口、大动脉转位相鉴别，其诊断的关键是如何正确判断两大动脉的起始位置及与大动脉与室间隔缺损（VSD）的位置关系（骑跨程度）。超声心动图检查由于个人经验依赖性大，往往由于切面显示准确，导致对心室－大动脉连接关系、大动脉与VSD的位置关系判断出现误差，造成误诊；而本例由于及时发现问题，然后借助电子束CT和心血管造影的综合诊断，达到了修正诊断的目的，避免了误诊的发生。

三、"健康所系，性命相托"——一切为了病人的利益

作为一名先心病介入治疗专家，我曾经为推广和发展先心病介入治疗技术被全国多家医院请去会诊，做介入手术。但由于基层各医院先心病诊断和治疗水平参差不齐，难免会遇到一些意外情况，有时甚至是性命攸关的事情。

2004年5月一次山西某市级医院请我去会诊，有一名诊断为"房间隔缺损"的患儿，男，12岁，家属要求做"经导管房间隔缺损封堵术"，当地医院超声诊断为"先天性心脏病，房间隔缺损（中央型），缺损直径25 mm"。我到该医院后，详细了解了该病人的病史、临床资料。凭着多年的影像诊断经验，确定"房间隔缺损"的诊断是成立的，但胸片显示部分肺纹理走行不正常，当时，我心里就有一个问号"是否合并其他肺血管畸形?"，为了弄清楚诊断，我没有立即行"房间隔缺损封堵术"，而是穿刺股静脉后先做了一个右心导管检查，测量右房血氧饱和度竟高达90%（正常应在60%～70%），应高度怀疑有无"肺静脉畸形引流"存在。随后我对病人进行了肺动脉造影检查，发现再循环时4支肺静脉全部回流入右心房（正常情况下4支肺静脉全部回流入左房），竟是"完全性肺静脉畸形引流（心内型）"！。也就是说，病人肺静脉里氧合后的动脉血没有回到左心系统供应全身，而是又回到右心系统，与静脉血混合后经房间隔缺损再回到左心系统，供应全身，房间隔缺损竟成了病人赖以生存的唯一"救命通道"，一旦封堵上后果不堪设想！经向家属解释病情后，该病人后来去北京阜外医院接受了外科矫治术，术后恢复良好，病人家属庆幸患儿"捡回一条命"，而我却还是心有余悸庆幸自己没有犯下会令我终身痛苦的"致命错误"。

小结：作为一名医生，从医过程中会遇到这样那样的困难甚至危险境地，病人将生命交给你，你应全力去珍惜和挽救。从医30年来，"健康所系，性命相托"的誓言一直在耳旁回想，只有不断丰富自己的专业知识、提高专业水平，一切为了病人的利益，对每位病人都尽心尽责，才能真正成为一名合格的医生，才能做到"问心无愧"。

四、技术上勇于创新，给病人送来福音

医学的进步和发展离不开技术的创新，但创新就意味着风险的存在。目前，在医患关系比较敏感的环境中，许多医生都放弃了医疗技术上的创新，以避免风险，减少责任。要知道医疗行为本身就具有风险性，许多疾病目前还找不到有效的治疗方法，有些疾病目前的治疗手段还有待提高和改善，这就需要我们用科学的方法去探索去尝试，给绝望的病人带来希望，这也是医生的职责所在。

2005年我遇到一位来自山东的病人，女，30岁，主诉"胸闷气短10余年"，3个月前在当地医院超声检查为"先天性心脏病，干下型室间隔缺损"，慕名来我院就诊。看外科门诊时外科医生建议手术治疗，但病人由于对外科手术心理有恐惧感，问能否不开刀治疗。外科医生让病人看我门诊咨询。我详细看了一下病人的资料，发现我院超声也诊断"干下型室间隔缺损"；心电图示右室肥厚；X线胸片示"双肺血多，心脏增大，心胸比率0.55，提示为左向右分流性先心病"。但我查体时发现病人胸骨左缘2～4肋间可闻及Ⅲ/6级双期杂音，而如果是"室间隔缺损"应为收缩期杂音，明显不符合。于是我要求病人接受心血管造影检查以明确诊断，然后再考虑治疗问题。升主动脉造影提示主动脉右窦窦瘤破裂，破入右

室流出道，左室造影未见室间隔缺损存在，很明显，超声心动图将“主动脉窦瘤破裂”误诊为“干下型室间隔缺损”了。诊断清楚了，下一步治疗怎么办？外科治疗技术已经很成熟，但病人坚决不愿意接受外科治疗。介入治疗？目前国内主动脉窦瘤破裂的介入治疗还未开展，国外才报道了3例。主动脉窦瘤离冠脉开口近，介入封堵后是否会影响冠脉血流，我们尚无类似的经验。但我们其他先心病的介入治疗已经开展得很成熟了，包括房间隔缺损、室间隔缺损、动脉导管未闭等，我们的治疗例数在2 000例以上，水平居国内前列，达到国际水平。从国外文献上来看，主动脉窦瘤破裂的介入治疗从技术上来说是有可行性的。通过仔细研究治疗方案后，征得病人及家属的知情同意后，我们决定对病人进行“主动脉窦瘤破裂破口介入封堵术”，各项措施到位后，经过2个小时的艰苦手术，选用进口Amplatzer封堵器成功将窦瘤破口封堵住，重复冠状动脉造影检查，未见冠脉血流受阻征象。短期复查效果良好，心脏缩小、杂音消失。这也是国内首例“动脉窦瘤破裂破口介入封堵术”，为这类疾患的微创治疗开辟了新的治疗方法。

小结：医学是在不断创新和探索中发展的，最终受益的是广大病人，在科学的指导下进行合理的创新，是一切为病人服务的体现，给病人带来福音，也给生命带来希望。

五、为了一个幼小的生命

2004年的一个周末夜晚，我在家休息，突然接到我院医务处的电话，说哈尔滨市急救中心有一个出生才2天的复杂先心病患儿正赶往我们医院，要求马上做“急诊房间隔球囊造口术”，我马上通知导管室相关医护人员，大家放弃休息，立即赶往医院，准备手术。半小时后哈尔滨市的急救车赶到我们医院。这是一个出生后2天的患儿，体重2.5 kg，一出生就全身青紫，超声心动图诊断为“先天性心脏病，完全型大动脉转位”，出生后就缺氧发作，必须进行“急诊房间隔球囊造口术”以缓解缺氧，然后择期行外科手术，这种技术目前国内只有我们医院等少数几个医院能开展。这种疾病由于患儿由于主动脉、肺动脉位置互换，腔静脉血未经氧合直接进入体循环，而已氧合的肺静脉血回到左房后回到肺动脉，不能完全进入体循环，如无足够的房间交通，患儿随时都可能急性缺氧发作，危及生命。未经任何治疗的TGA患儿50%于出生1个月内死亡，1年内生存率仅10%。由于患儿太小，缺氧发作，一直在吸氧状态下，不适宜坐飞机，只能通过救护车经24小时送到我们医院，患儿在路上活到了第3天。到我们医院时，孩子情况已经开始恶化，我们当机立断，在麻醉监护下直接送导管室，用最快的速度完成了房间隔造口术。目前国内还没做过这么低龄和低体重患儿的房间隔造口术，且缺乏相应的造口器材，我们利用现有条件，将造影导管改造为造口导管后，对患儿迅速进行了造口术，总共费时不超过半小时，而通常这种手术从准备到手术结束需要2个小时。造口术成功后患儿被送入监护室，经24小时的精心护理，患儿缺氧状况明显好转，一周后接受了外科矫治术，术后顺利出院。临出院时，病人家属道不尽的感激，老重复一句话“感谢你们救了我们的孩子……”当时，我们有着无比的成就感，挽救了一个幼小的生命会令我们无比的感动和自豪。

小结：医生是一个很辛苦的职业，没有属于自己的时间，时间是属于病人的，一个电话就得放下饭碗、就得从睡梦中起来去医院，风雨无阻；但医生也是一个令人自豪的职业，当一个个生命被你从死神那夺回来，你就是一个生命的拯救者，那种感受是无法形容的，那就是我们的追求所在！

六、挑战困难，给生命带来希望

医生从医过程中可能遇到很多困难，很多自己也没搞清楚的疑难病例，但这时你是退却还是迎难而上，不光是勇气问题，也是担负着一个生命的嘱托。

2005年的一天，我在门诊遇到了一位从河北邯郸过来的农村妇女，怀里抱着一个1岁多的女孩，哭着就进了诊室，开口第一句话就是“大夫，求您救救我的孩子！”。原来，这个孩子出生就有心脏病，但到1岁多才发现，目前当地医院诊断为“先天性心脏病，动脉导管未闭，重度肺动脉高压，艾森曼格综合征”，当地医生说患儿病情太重，已失去手术机会。家属抱着一线希望来到我们医院，我院的超声心动图估测的动脉导管直径约 12 mm，肺动脉收缩压 100 mmHg；胸片也提示“重度肺动脉高压，艾森曼格综合征”的表现，动脉血氧饱和度不饱和为 90%，提示存在右向左分流。请我院心外科好几个主任会诊后认为患儿小，病情重，外科手术风险很大，效果也不确定。经会诊后决定先行右心导管检查，然后再试行动脉导管未闭封堵术，如果效果不好，就收回封堵器，这也是患儿的最后一次机会了，但我心里没底，毕竟国际上还没有人对这样的病例成功进行过封堵术。在患儿家属的期待中，患儿被送进了导管室，全麻穿刺右侧股静脉行右心导管检查显示重度肺动脉高压，有少量的右向左分流存在。应该有封堵成功的希望，但患儿年龄小，血管细，而导管直径粗，技术上有相当难度，在仔细考虑后，选用直径 14/12 mm 的动脉导管封堵器一次封堵成功，重复造影检查及导管检查未见主动脉及肺动脉狭窄征象发生，肺动脉压也从 110 mmHg 降至 30 mmHg，主动脉压未见明显下降，提示动脉导管堵闭之后的血流动力学呈良性改变，最终我们释放封堵器，顺利完成手术。3 个月后患儿回来复查，心脏明显恢复正常大小，患儿体重明显增加。患儿家属复查时带着一些家乡的土特产来到处感谢参与治治的医生。

小结：我们在临床上遇到的一些困难病例，如果我们放弃了，可能对自己来说就是一个遗憾，但对病人来说就是失去一次生的希望，如果还有 1% 的希望我们也应为病人去争取，无论结果如何，争取了也就无悔了，毕竟我们面对的是一双双满怀期待的眼睛！

（蒋世良　胡海波）

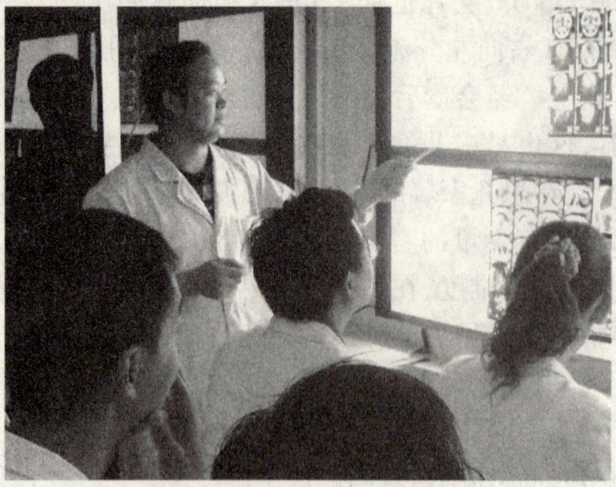

孔祥泉，主任医师、教授、博士生导师。

男，1954 年 5 月出生。现任华中科技大学同济医学院附属协和医院放射科副主任，中华放射学会胸组委员，湖北省放射学会常委兼秘书，《临床放射学杂志》副主编、《放射学实践》副主编，《中华放射学》审稿专家。主编《急诊影像诊断学》和《实用 MR 诊断学图谱》2 本专著，分别由人民卫生出版社和湖北省科学技术出版社出版，参编著作 9 部；在中华及省级杂志上发表专业论文 30 余篇，承担和参加省部级科研课题 10 余项，已培养博、硕士研究生 20 多名。曾先后赴德国、瑞典、美国考察学习，在国内较早从事磁共振影像诊断工作。1999 年荣获国务院政府特殊津贴。主要从事临床影像学诊断工作，在 X 线、CT、MRI 诊断方面具有丰富经验，擅长于中枢神经系统、胸部、腹部疾病的 MRI 诊断。

承担的学术研究课题：

1. 乳腺癌动态增强 MRI 表现与病理对照研究，湖北省卫生厅课题（2001 ~ 2003 年），项目负责人

2. 乳腺肿瘤的 MRI 与病理对照研究，华中科技大学科研课题（1999 ~ 2002 年），项目负责人

3. 早期乳腺癌动态增强 MRI 表现与病理对照研究，湖北省卫生厅课题（2001 ~ 2003 年），项目负责人

4. 肝门区肿瘤的 MRI 诊断与术前评估，华中科技大学科研课题（2001 年），项目负责人

5. 肝硬化结节向肝癌演变的微循环和生物学行为的研究，国家教委课题（2000 ~ 2002 年），项目指导

获得的学术研究表彰或奖励：

1. 双倍剂量三维动态增强磁共振血管造影的临床应用研究，第二负责人

2. 2003 年湖北省科学技术厅，二等奖

3. 双倍剂量三维动态增强磁共振血管造影的临床应用研究，第二负责人

4. 2003 年武汉市科学技术进步二等奖

参加编写著作情况：

1.《实用磁共振诊断学图谱》，1998 年获湖北省科技成果三等奖（主编）

2.《急症影像诊断学》，1998 年人民卫生出版社出版（主编）

3.《心脏病学》，2001 年人民卫生出版社出版（参编）

4.《骨缺血性坏死学》，2001 年人民军医出版社出版（参编）

“头痛”还能只停留于“医头”吗

在医学已高度发达的今天，临床医学的分支越来越多，越来越细，各学科的专业性越来越强，联系越来越密切。很多病人初次就诊时，往往根据自己的主要症状直接进入某一专科。而我们的身体是一个有机的统一体，同病异症、异病同症的现象很普遍。某一疾病，仅凭症状对症治疗，可以选择不同的科室求治。但是，在尚未明确病因之前，我们的专科大夫，还能局限于专科范畴，就症论病地停留于“头痛医头”的时代吗？

“头痛医头，脚痛医脚”，一般人在求医治疗时也常抱着这种观念，有时还真的治好了病。比如说，常见的感冒发热、急性胃肠炎等。但作为临床医生，则应该想得更多，看得更远。也就是说，通过检查明确诊断后再下药。对病人来说，他们也许认为这是一些“不必要”的检查。

病例：病人，女性，54 岁。因头痛 3 天、睡眠不好于 2004 年 8 月 7 日来到武汉某大医院神经内科就诊。接诊医生做了简单的临床体检，未发现阳性体征，就直接开了处方，药物有“刺五加”针剂、“心脑灵”和“复心片”药丸。用药后，病人的症状并没有什么改善。23 天后，再次来到该院看神经内科，接诊的是另一位大夫。这次，病历上记载着“病史同前”，医生给病人申请了血糖、血脂和脑血管多普勒检查，结果均为正常，未做进一步的检查，只是在用药中增加了一剂“松龄血脉康”。回家后继续服药，症状间有所缓解，但没有消失。2 个月后，头痛还是困扰着病人，她第三次来到该门诊，接待她的又是一位新面孔。听了病人的主诉，简单检查了一下，无新的发现。看了一下原来的检查结果和用药，说换些药用用再看。于是，给病人开了“敏使朗”、“通脉颗粒”、“天龙片”和“无眩清”等口服药。用药月余，症状虽没有加重，也说不上改善，这样又维持了一个月。2005 年 1 月 26 日凌晨，病人因“反复发作性头痛，再发并加重 1 天，伴视物旋转，不敢睁眼”，来到该院急诊内科就诊。测量血压正常。于是，医生再次进行对症治疗，应用甘露醇脱水治疗并留置观察。尽管如此，经过一天的治疗，仍无明显效果。

病人的一朋友来医院看她，得知此情况，主动提出找个认识的医生问一问，于是找到我。听了有关情况，也看了病历上记载的病史、相关检查和用药。我说有必要做影像学检查，并建议先拍摄颈椎 X 线片和做头颅 CT 扫描。他将病人送至我科做了上述两项检查，X 线片显示有颈椎病，而 CT 则发现垂体窝内有一小结节（图 1）。这样，还得进一步行脑 MRI 检查，明确垂体窝内结节的性质。经 MRI 平扫和增强扫描，诊断为垂体瘤（大小约 0.8 cm×1.0 cm×1.3 cm），上缘紧邻视交叉（图 2、图 3）。这时，临床医生再申请作内分泌检查，发现其泌乳素高于正常。

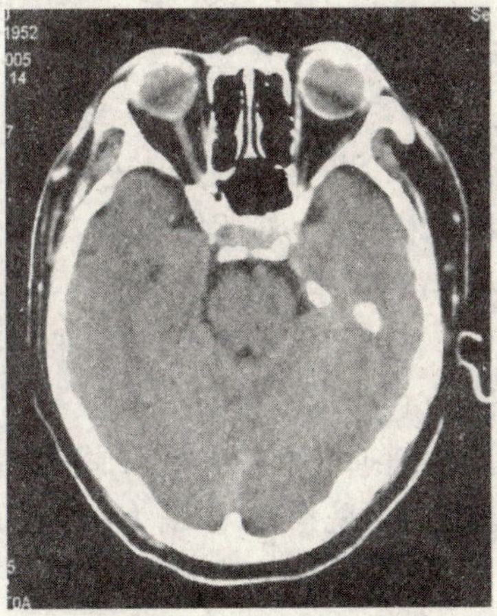

图 1

虽然颈椎病也会引起病人的上述症状，但垂体瘤更不能轻视。本病人的真正“元凶”还是后者，等到肿瘤进一步长大，就不仅仅是头痛的问题，双眼视力下降将不可避免。垂体瘤是一较常见的疾病，很多病人因内分泌紊乱的症状或视力减退而就诊，少数病人仅有轻微的头痛或无症状。临床医生往往要在进行相关临床检查和血液生化检查后，才进一步选择 CT 和（或）MR 检查，即使 CT 扫描阴性，也不能排除垂体瘤。垂体瘤的治疗方法主要有手术和伽马刀，本例病人选择了伽马刀治疗，近来头痛有明显的缓解。

头痛时你会做什么？很多人第一时间想到血管性或神经性头痛，对症治疗，快速解除痛楚。其实头

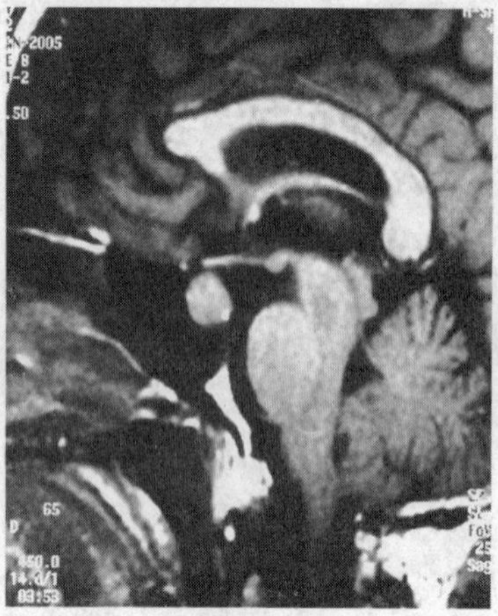

图2

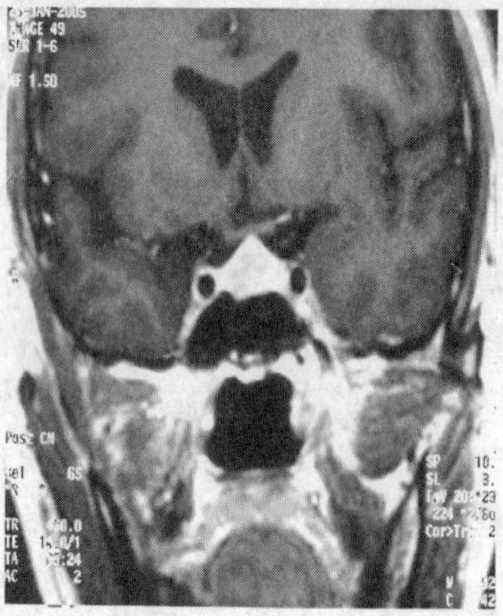

图3

痛的成因不少,既可能反映身体疲劳和紧张,亦可能是大病的病征,若不小心求证背后原因,只求“头痛医头,脚痛医脚”,可能延误病源的发现,甚至失去最佳的治疗机会。而在寻找病源的过程中,影像学检查是你必不可少的检查方法之一。

对临床医生而言,治病要标本兼治,以本为主。本不清,要细寻。治标勿忘寻本。

对病人来说,某些必要的检查,即使检查结果为阴性,只要是恰当地用于诊断和鉴别诊断的,就应该及时选择、认真检查。相对于放弃检查、反复间断用药达半年乃至数年之久,所造成的经济、精神和身体的损失,及时而完善的检查是最经济的。

(孔祥泉　史河水)

诊断重于治疗

当今医疗诊断设备越来越先进,诊断方法多种多样,医学影像学的临床应用已深入普及到基层医院。如果临床医生仍然凭借经验,秉承传统的思维模式,忽视医学影像学和病理学检查或满足于某一种检查结果,贸然手术和用药,可能会事倍功半,延误病人病情的诊治,增加病人的精神和经济负担。一个看似简单的囊肿切除小手术,却引来一串意想不到的、复杂而坎坷的寻医问诊的故事。

病例:女性,32岁,鄂西某县城一所中学教师。2004年的一天,经人介绍辗转千里找到我,诉说了她的病痛。半年前,她偶然发现右眉弓处出现一指头大小的隆起,较软,局部不红也不痛,但影响容貌。爱美的她速去县医院检查,诊断为右眉弓皮下“囊肿”。医生建议她手术切除。切开后见少量清亮液体流出,医生告之,这是一般的囊肿,手术后换几次药,打几天针,很快就会好的。没曾想,这一小小的囊肿切开后,伤口始终不愈,长达半年之久。这期间,她也曾去过地区医院和省城医院,临床医生也不置可否,从普外科到眼科,再到脑外科,最后到整形科,经过这么多折腾,仍然没得到一个明确的诊断和满意的治疗效果,只好抱憾而归。在几近失望的情况下,听人说起在武汉一家大型综合医院有熟人,医术高明,于是抱着一线希望再次来到省城武汉。她如约来到我的办公室,看上去显得有些消瘦,无精打采,右眉弓确有一手术切口,并有少量液体流出。经仔细认真询问病史,阅读既往病历记载及眼眶CT片:初步印象是:病人消瘦、低热、盗汗,时有头痛,偶有咳嗽,但不咯血。CT片示右眼眶周软组织增厚(图1)。无明显阳性体征。我在想,病人眉弓切口不愈,是否与颅内病变有关?为何出现消瘦、低热和盗汗?是否与结核有关?这一连串的问题必须逐一查清。于是我建议她做头部MRI及胸部DR。嘿,这一查还真有阳性发现。如我所料：在 MRI 上显示右颞部有一不规则形长 T_1、长 T_2液体信号，与颅外伤口相连（图 2），两侧大脑半球、小脑及脑干见多发性小结节状强化灶（图 3）。胸部 DR 示两肺弥漫性粟粒样结节，以上肺野为著（图 4）。此时，肺、脑结核的诊断已基本明确。为慎重起见，建议查结核菌素试验及手术切口分泌物培养，其结果均支持结核之诊断。至此，病因找到了，诊断明确了，伤口不愈可以解释了。

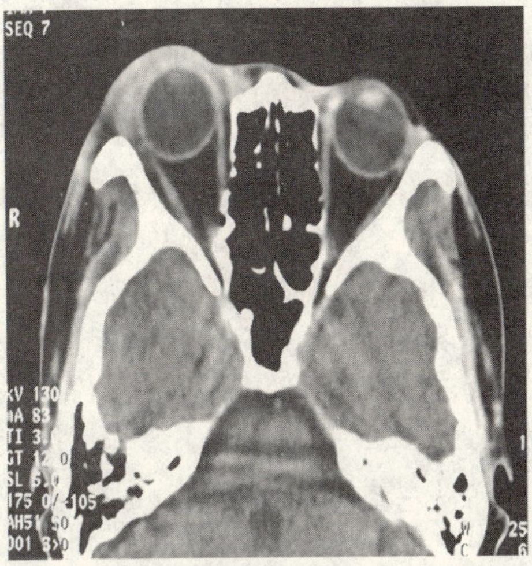

图 1

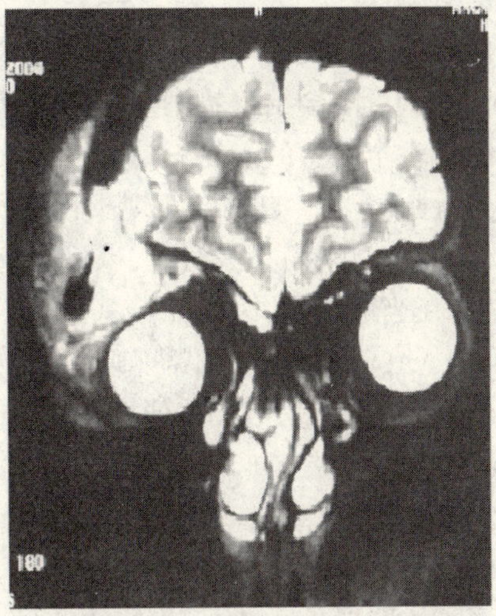

图 2

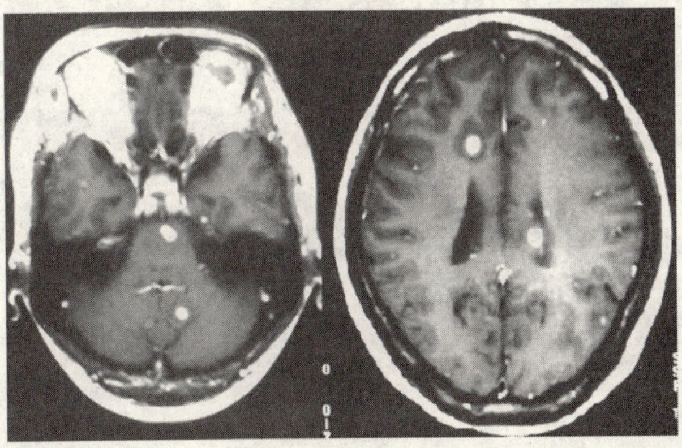

图 3

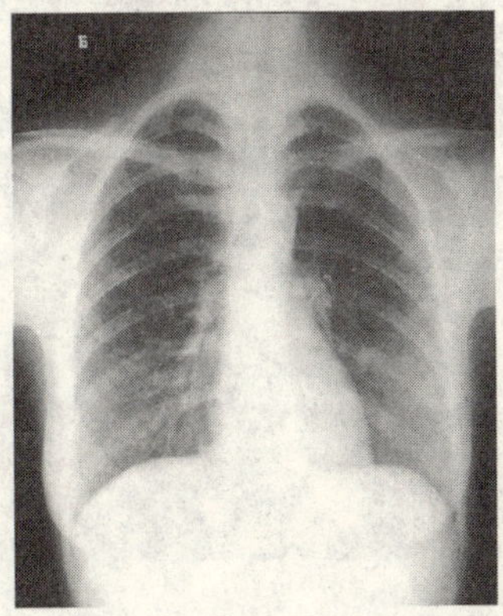

图 4

经过近 3 个月的抗结核治疗，伤口愈合，体重增加，症状消失，并做了相关复查，提示病人已基本痊愈，出院时，她特地来我处辞行致谢。看上去与初见时判若两人。说话间，她总是两眼含着泪水。我想这既有怨恨之泪，但更多的是感激之泪。

对于这一病例，如果手术医生能更谨慎一些，对想当然的“小病”更重视一些，将切除物送细胞学和（或）病理学检查，也就不会出现后面的故事了。地区和省级临床医生在询问病史上仔细一些，分析问题思路更广一些，申请影像学检查更早一些，哪怕是最简单的常规 X 线胸片检查，也许会发现蛛丝马迹，她的病程也不至于拖的这么久。

（孔祥泉　史河水）

综合影像定吉凶

自幼伴随他，如今已 40 余年的头部包块，近 1 年来增长速度加快，病灶是良性还是发生恶变？虽然简单的一针穿刺可能会给出答案。但病灶究竟有多大，边缘和内部结构如何？影响到颅内结构没有？综合影像给他一个满意的答复。

病例：男性，45 岁。自幼就发现头顶部小包块，微隆起，约拇指头大小，质软。既不影响容貌，又没什么症状，且几十年来没什么变化，也没引起病人重视。没想到，近 1 年来感觉包块凸出明显了，所以决定去看医生，在当地医院，医生先给病人做了头颅 MRI 检查。MRI 显示右顶有一椭圆形肿块，大小约 3.0 cm×4.0 cm，境界清楚，边界规则，向顶部凸出明显。头皮下脂肪和硬脑膜完整，局部受压呈弧形。病灶内主要为短 T_1 信号，FLAIR 像上为高信号，信号强度低于皮下脂肪，脂肪抑制也未见信号降低。病灶内近下缘可见一类三角形低信号影（图 1）。外院诊断为颅骨良性病变，将 MRI 片送来请我会诊。看过 MRI 片，也检查了病人，其一般情况良好，头顶部一乒乓球大小包块。皮肤颜色正常，触之柔软，无压痛。为明确其内三角形低信号影，我建议病人拍摄头颅 X 线片，同时给病人做了头颅 CT 扫描。X 线平片显示右顶骨椭圆形骨质缺损，边缘浓密硬化，光整，其内见不规则形骨形致密影呈小岛状（图 2）。CT 扫描后矢状位和冠状位重建图像示病灶呈较均匀低密度，高于水。上缘为受压弧形移位的帽状腱膜，颅骨破坏呈外板口大、内板口小的梯形状，边缘较规整，伴骨质硬化，其内骨性密度影与边缘颅骨相连（图 3）。综合 3 种影像学表现，考虑为帽状腱膜下表皮样囊肿。两个月后，病人考虑到隆起的病灶影响了容貌，在当地医院手术将其摘除。术后病理诊断为表皮样囊肿。

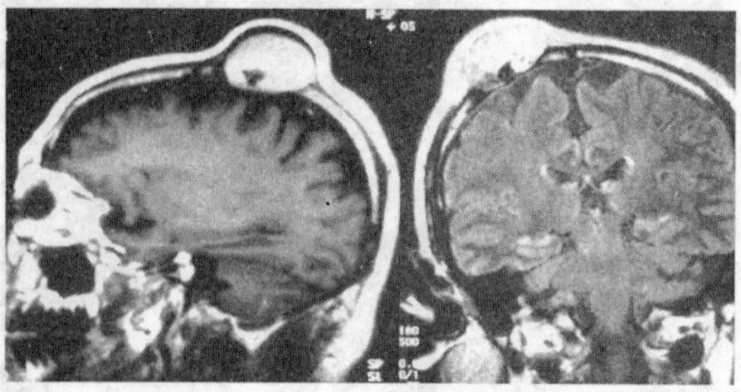

图 1

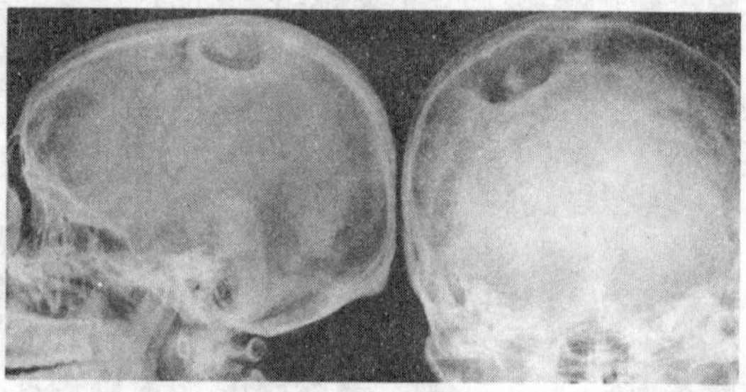

图 2

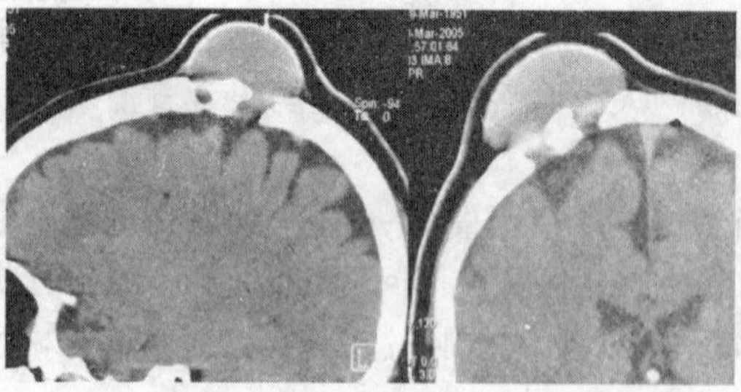

图 3

表皮样囊肿为胚胎发育时期遗留于组织中的上皮细胞发展而形成的囊肿，也可以因创伤或手术植入上皮组织而形成。囊肿内上皮细胞不断脱落，产生角蛋白和胆固醇积聚于其内，使肿瘤不断缓慢增长。本例 MRI 和 CT 显示病变位于帽状腱膜和硬脑膜间，边界清楚，有完整包膜。既非普通软组织肿瘤，又非一般含水囊肿，而是含丰富蛋白成分的囊性病变。CT 和 X 线显示破坏骨质边缘浓密硬化，提示为良性病变，而病灶内的骨性结构为未完全破坏的残余部分，非胚胎残余或肿瘤生成骨。因此，3 种影像综合分析，做出了明确的诊断，与术后病理结果一致。

目前，影像学检查方法多种多样，每种检查方法均有自身的优点，也有不可避免的缺点。就拿本例来讲，X 线平片很好地显示了囊肿边缘骨质浓密硬化；MR 则清楚显示了囊肿内的囊液成分；而 CT 能很好地显示颅骨骨质破坏及帽状筋膜,同时对头皮软组织和脑组织亦能较好显示。结合三种影像学检查所见,对病灶的位置、形态和性质就会有一个更加明确的诊断。目前综合影像诊断是国内外影像学的发展趋势之一。随着我国国民经济的发展和人民生活水平的提高,综合影像在临床应用中越来越广泛。

（孔祥泉　史河水）

该出手时就出手

——MRI 在脑创伤中的应用

CT 扫描是脑创伤病人的首选检查,它具有扫描快,密度和空间分辨率高,兼顾显示颅内创伤和颅骨骨折,三维重建还能指导伤后颌面部的整形计划的制定。对于少数病人,在颅脑创伤后 CT 检查无异常发现,而其临床症状较重无法解释时,MRI 检查则可能发现病变,具有较高的应用价值。

病例:患儿,男性,5 岁。因车祸头部受伤,呈深昏迷状态。患儿既往体健,创伤后半小时行头颅 CT 扫描无阳性发现,24 小时后复查 CT,颅内仍未见异常(图 1)。第四天,患儿仍处于深昏迷状态,临床医生才考虑申请 MRI 检查,了解颅脑有无异常。

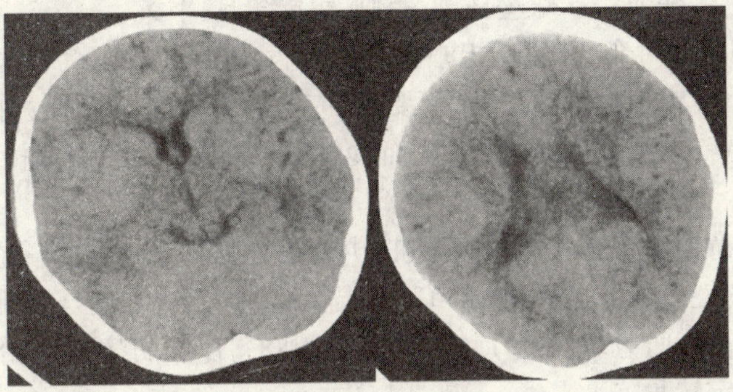

图 1

MRI 显示胼胝体从膝部到压部多个指压状长 T_1、长 T_2 信号,沿胼胝体体部呈弧形排列,除此之外,在小脑近中线区、右侧丘脑和右颞叶海马回还可见小斑片状长 T_1、长 T_2 信号影,均无明显占位效应(图 2)。结合创伤史和临床征象,MRI 诊断弥漫性轴突剪切伤。

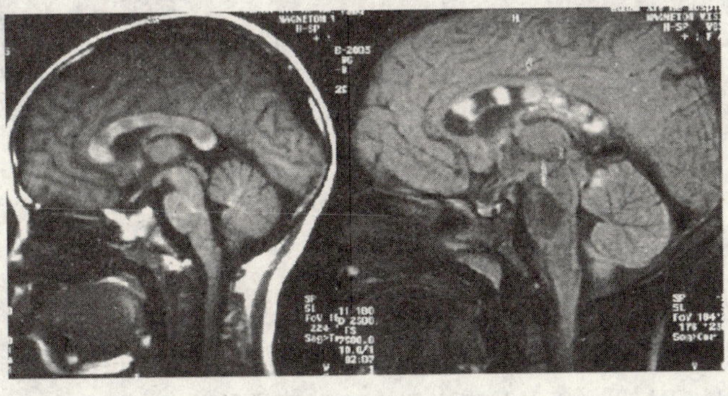

图 2

轴突剪切伤是由于在外伤中头颅受到剪切力的作用,脑白质、脑灰质交界处和中心结构等部位的撕裂。临床症状较重,表现为伤后即刻意识丧失,少数病人即刻死亡,部分昏迷数周或数月,甚至处于植物人状态,存活者常有严重神经系统后遗症。

典型轴突剪切伤,CT 可显示脑肿胀,散在脑出血。而对于多数病例,CT 扫描不能发现异常,此时行 MRI 检查,可显示胼胝体、脑干和脑中线区的挫裂伤。这些病灶往往较小、多发,具有一定特征性。MRI 对明确诊断和预后具有重要价值。本例病人在 MRI 明确诊断后,临床医生及时调整了治疗方案,患儿意识渐渐恢复。

临床影像学检查方法多种多样,一种检查方法结果阴性,并不能代表受检器官无病变;或一种检查虽然发现病灶,但无法解释临床症状和体征。此时,如何选择另一种影像学方法做进一步的检查,不仅是放射科医生的责任,也是临床医生时常要面对的问题。本例病人创伤后处于深昏迷,CT 检查阴性,及时采用了 MRI 检查,诊断迎刃而解。

（孔祥泉　史河水）

不容忽视的影像检查中的“副产品”

放射科医生在给病人做检查时,要善于发现并诊断临床医生重点怀疑的某一器官的病变,同时,不要放过检查野内非靶器官中任何一点蛛丝马迹,否则,可能出现漏诊。

病例:男性,12 岁,因纳差月余,其父母担心孩子患胃病,带到儿童医院看医生,要求检查。于是,医生申请了胃肠钡餐检查。在钡餐检查前,按常规要求,应给病人做胸透检查。胸部透视时,医生发现病人的心左缘和心膈角区有一软组织阴影(图 1),而食管、胃和十二指肠钡餐检查则未发现上消化道异常。

这样,临床医生将注意力由胃肠道转移到心脏,申请了心脏彩超检查。彩超显示为心包外实质性肿块。为进一步明确肿块的性质,又进行了胸部 CT 扫描。CT 提示肿块位于心脏左侧,边缘清晰,规则,有完整包膜,肿块内含较多脂肪组织(图 2),诊断为良性肿瘤,以脂肪瘤或畸胎瘤可能性大。医生建议行手术治疗,病人家属决定转我院手术。

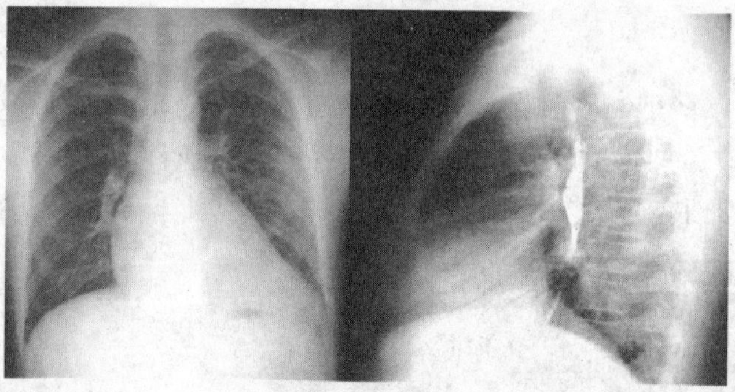

图 1

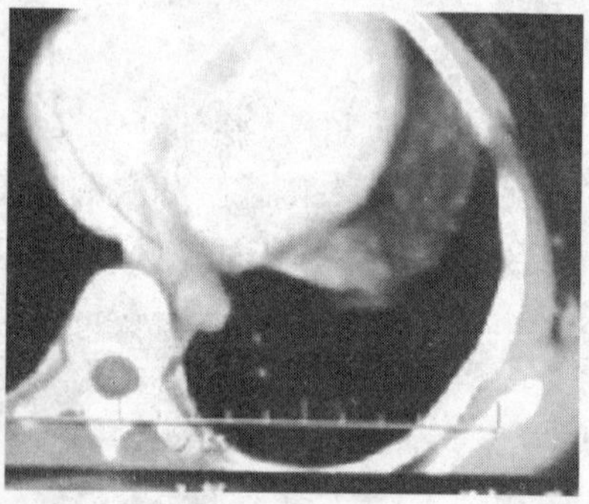

图 2

我院心外科医生为进一步明确肿块与心脏,尤其是与心包膜的关系,建议做 MRI 检查。MRI 显示肿块位于心包外,与纵隔关系密切,呈三角形,上角进入前纵隔,内侧边和下边紧贴心左缘和左膈,包膜完整,内部主要为脂肪信号(图 3)。于是诊断为脂肪瘤,不排除来源于前纵隔胸腺的可能。手术中,发现肿块位于纵隔内,上与胸腺相连,下至膈肌水平,有完整包膜,与心包紧密粘连。取出肿块呈甲壳虫状,大小约 3 cm × 9 cm × 13 cm。透过包膜(图 4)及切开的剖面可看到肿瘤主要为淡黄色脂肪组织,间以纤维结缔组织。镜下为成熟脂肪组织及灶性胸腺组织,因此诊断为异位胸腺脂肪瘤。

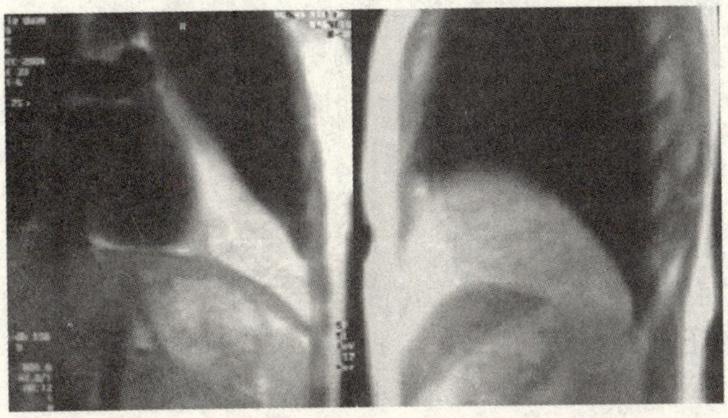

图 3

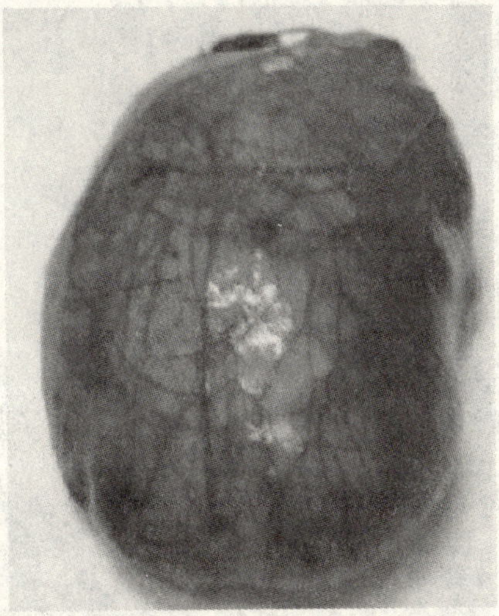

图 4

在放射诊断的日常工作中，经常会遇到类似的情况，不只限于常规 X 线检查，在 CT 扫描和 MRI 检查中，亦时常出现这种情形。如病人系腹部症状行肝脏 CT 扫描时，肝脏无异常而发现腹膜后病灶，双下肺病变乃至脊柱的病变。病人因头昏行脑 MRI 检查，脑内无异常或病变较轻，却发现鼻咽部肿瘤等等。也就是说，影像学检查发现的病变与病人主诉的症状不相关，也不属于此次检查的靶器官和重点所在。影像科医生不要忽视这些“副产品”的临床意义，它们直接影响到临床医生治疗方案的制定或调整。因此，在检查中，一旦发现非重点检查器官内的异常征象，需要进一步检查明确其性质。对于无条件的医疗单位，则建议病人转上一级医院做相关检查。

同时，这也要求我们放射科医生在检查操作中或阅片时，一方面要遵循操作规则，如在胃肠钡餐检查前，先做胸腹部透视。本例病人的检查前，如医生忽视这一规则，这一病灶不知要留到什么时候才能发现。另一方面，我们还要善于捕捉检查视野内的靶器官以外的蛛丝马迹，一旦发现这种“副产品”，就要认真对待，将它弄清。

（孔祥泉　史河水）

隐瞒病史，贻误自己

少数病人在就诊时会无意或刻意隐瞒相关病史。这种隐瞒，无疑会增加医生诊治的难度，同时也会增加病人的痛苦，加大经济负担，严重时会贻误最佳治疗时机，给病人的身体造成无法弥补的创伤。

病例：病人，女性，15 岁。出现在我院泌尿外科的专家门诊。她是慕名从山东来武汉治病的，因尿失禁多年，严重影响到她的学习和生活。我院泌尿外科在全国率先开展了人工体神经——内脏神经反射弧重建恢复膀胱功能的手术，一些病人经治疗后症状得到改善。在确定治疗方案前，须行影像学检查，尽可能明确病因，同时了解腰骶脊神经根的解剖，以便指导手术。

于是，病人进行了腰骶部 MRI 检查。MRI 显示马尾神经和腰骶部脊神经根分布、走行正常，信号也正常。但是，在膀胱后方发现一长椭圆形异常信号影，边缘光滑，大小约 2.5 cm × 6.0 cm。T_1 加权像和 T_2 加权像上均为低信号。尽管我们已怀疑到病灶位于阴道内，但多次询问病史，其中包括两位女医生，病人均否认相关病史。为进一步明确其解剖位置及性质，我们经肛门向直肠内注入少量气体，再次 MRI

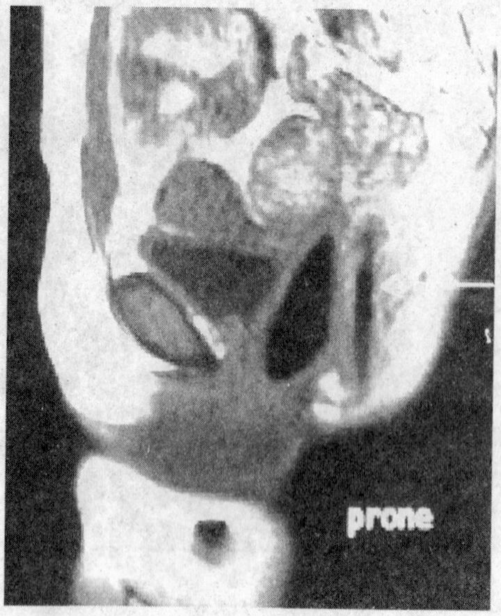

图 1

扫描，并行 CT 扫描及 X 线拍片，均证实其确实位于阴道内（图 1～图 3）。MRI 所见低信号在 X 线平片和 CT 图像上均为高密度。再次派一个女医生询问病史，经过耐心的劝说和诱导，病人终于说出，大约 8 岁时，将一块石头塞入阴道，此后未取出，后来出现尿失禁，至此，诊断已明确无误了。

经其母亲同意，委托我科一位女医生亲自带病人去妇科检查，并顺利取出异物。其大小和形状与影像所见一致。

由于病人缺乏相关解剖知识，没有将泌尿系症状与阴道异物联系起来，或是羞于启齿，结果导致异物存留体内达 7 年之久，且出现尿失禁。这严重地影响了病人身心健康和学习。而且在当地做过断断续续的治疗，不但没有解决病人的病根，还增加了家庭的经济负担。其家人远道来武汉求医，也做好手术准备。没想到，经过 MRI 检查，不仅发现了病因，还轻而易举地解决了多年来的病痛。因此，病人及其家属非常感激，给我们送来了锦旗。

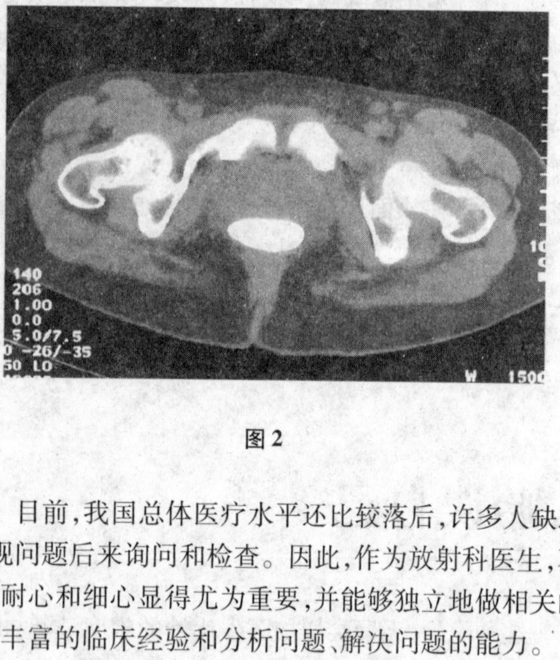

图 2

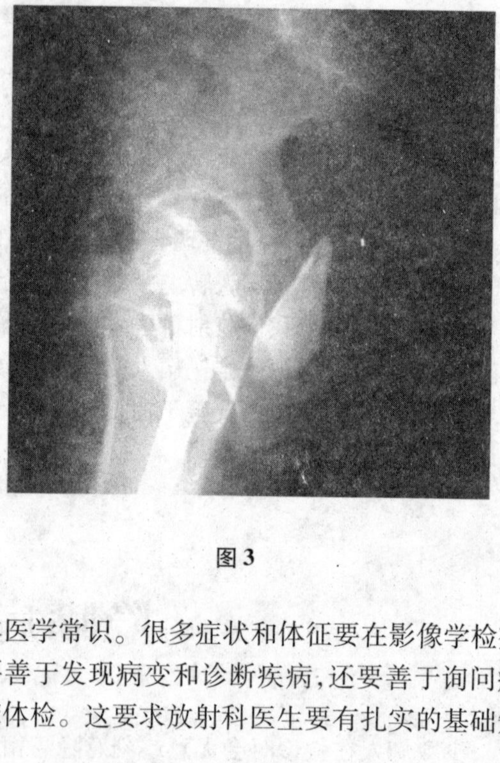

图 3

目前，我国总体医疗水平还比较落后，许多人缺乏基本医学常识。很多症状和体征要在影像学检查发现问题后来询问和检查。因此，作为放射科医生，不仅要善于发现病变和诊断疾病，还要善于询问病史，耐心和细心显得尤为重要，并能够独立地做相关的临床体检。这要求放射科医生要有扎实的基础知识，丰富的临床经验和分析问题、解决问题的能力。

（孔祥泉　史河水）

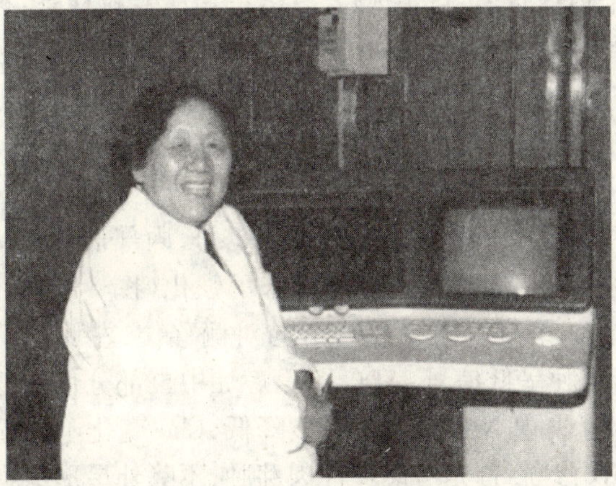

郎志谨，主任医师、教授。

女，1932 年 7 月出生，北京人。1949 年在大连医学院医疗系本科就读，1954 年毕业，毕业后留校工作，任助教、讲师、副教授、教授，并任教研组主任、科主任，学院学术委员会委员，辽宁省高级职称评定委员会大评委，放射组主委。医学影像学专家，大连医科大学医学影像研究所所长，教授。获得多项研究成果。已有近 50 年的医、教、研工作经验，在医疗工作中认真负责，刻苦钻研，常常以“片子后面是病人”的思想指导自己，全心全意为病人服务。在各种肿瘤早期影像诊断及颅脑疾病诊断中有较深的造诣。对小肝癌、小肺癌的研究达到了国内先进水平。应用现代化先进的诊断方法，如多层螺旋 CT(MSCT)及 MRI 诊断疾病，并能开发新的系列，更好地诊断疾病，为病人服务。

在科研工作中，大胆剖析，勇于实践，注意国外前沿动态，主持及指导下级进行科研项目 12 项。目前，正参与“十五”攻关项目：肺栓塞规范化诊治方法的研究，担任影像学研究的负责人。曾获得多项研究成果：主持《小肝癌动态 CT，MRI 及超微结构的研究》获 1998 年辽宁省政府科技进步二等奖；主持《脑内低密度病变的 CT 诊断鉴别诊断及病理基础的研究》获 1991 年辽宁省政府科技进步三等奖；《脑囊虫病 CT 研究》获 1988 年吉林省政府科技进步三等奖；《周围型小肺癌 CT 表现及病理超微结构的研究》获 1998 年辽宁省政府科技进步三等奖；《急性脊髓损伤的动物模型 MRI 及 MRS 的研究》获辽宁省政府科技进步三等奖；《肺栓塞规范化诊治方法的研究》获辽宁省科技进步三等奖；《气囊导管在食管及胆道狭窄的应用》获大连市医疗卫生进步一等奖。

主编及参编专著 8 部，参加全国专家编写的大型巨著《中华影像医学》编写，已经由人民卫生出版社出版。在《中华医学杂志》(英文版)、AJR、《中华放射学杂志》等发表论文 50 余篇，在国际及全国会议上交流 50 余篇。曾担任中华放射学会常务委员，《中华放射学杂志》常务编委，神经组成员等。目前担任国家自然科学基金会同行评审专家，中华放射学会辽宁分会荣誉主任委员，中华医学会辽宁分会及大连医学会常务理事，大连放射学会荣誉主任委员，《辽宁医学》副主编等。由于学术上的成就，1995 年被授予中华放射学会全国有突出贡献的老专家之一。1992 年起享受国务院专家特殊津贴，1999 年被大连市评为科技金奖获得者，并多次被授予省市劳动模范、全国“三八”红旗手、卫生部模范工作者、全国优秀教师等光荣称号，光荣地出席了国家第五次科协代表大会。

疑难病例诊断

脑结核

病例 1：男性，39 岁。无明显诱因左侧肢体间断抽搐 2 年，活动不灵 1 年，伴间断性头痛和言语迟缓费力，无恶心、呕吐，无意识障碍，无尿便失禁。无发热，无体重下降。

体格检查：T 36.5℃，营养中等，神志清楚，言语迟缓费力，自主体位，扶入病房。专科检查：神清，言语迟缓费力。理解力、计算力及记忆力未见明显异常。无精神及性格改变。十二对颅神经检查未见明显异常。颈强(±)，左上肢肌力Ⅰ～Ⅱ级，左下肢肌力Ⅳ级。左侧肢体肌张力增高。右侧肢体肌力及肌张力正常。左半身痛、温觉明显减退。指鼻准确，左腹壁反射减退，左膝腱及跟腱反射亢进。巴氏征(－)，克氏征(－)。

头部MRI：右侧额、顶叶见多个大小不等的环形阴影，T_1WI表现为环壁等信号，内部低信号(图1)，T_2WI环壁呈高信号，内部为较低信号(图2)。增强后环壁明显强化，中央未见强化(图3)。病灶周围见大片不规则T_1低、T_2高信号影，无强化。右侧脑室、第三脑室受压变形向对侧移位，左侧脑室扩张。DWI示病灶环壁为等信号，中央区呈高信号，周围水肿呈低信号；ADC图示病灶中央部分信号低，水肿区呈高信号(图4、图5)。^{1}H MRS发现病灶实质部分出现NAA和Cr明显降低，Cho变化不明显，而在0.9 ppm处有脂质峰(lipoid)出现(图6、图7)。MRI诊断：首先考虑炎性肉芽肿，不除外星形细胞瘤。

立体定向活检术：仰卧位，固定头架后行CT定位，测量X、Y、Z轴数值分别为74.5、85.4、114.7 mm。根据上述数值连接球形臂，以右额部为穿刺点，行局部浸润麻醉，以电钻钻颅进针约10 cm。针芯内流出黄白色稠液，量约5 ml。分别留液进行结核菌培养和一般菌培养，并抽取少量团片组织行病理检查。

病理结果：脑内见结核样肉芽组织；PCR(杂交法：结核菌)阳性，一般菌培养未见生长。

讨论：目前，脑结核在我国属少见病例，主要表现为结核性脑膜炎，其次为脑实质结核，常不伴脑膜结核而表现为单发或多发性结核瘤，可见于脑实质各部分。

MRI表现取决于结核的分期及组织成分是干酪性(有一坏死液化中心)抑或非干酪性(有一个实质中心)。非干酪性结核瘤病灶在T_1WI上呈低信号，T_2WI上呈高信号，在Gd－DTPA增强后，可见均匀强化；干酪性结核瘤常常中心为实质性，但其在T_1WI上呈低或等信号，T_2WI上呈低到等信号。结核瘤常伴周围水肿，水肿带常常呈球形，T_1WI上呈低信号，T_2WI上呈高信号；结核瘤可以产生中心液化，可于T_1WI上呈低信号，T_2WI上呈高信号。结核肉芽肿的环壁在T_2WI上呈低信号。这种低信号环为结核病的包囊，因此应用Gd－DTPA增强可呈环形强化，与结核性脓肿不好区别，但在病理上后者含有很多的结核菌而前者则较少。本病例在病理上未形成脓肿，主要为肉芽组织故诊为结核性肉芽肿。由于结核肉芽肿为环形强化，需要与环形强化的胶质瘤的进行鉴别，仔细观察可见结核的环多呈小环，壁规整，信号较高；而胶质瘤之环较大而且不规则，有时伴壁结节，且环壁强化常不均匀。磁共振弥散成像(DWI)可以进一步鉴别此两种疾病。在DWI图像中，结核瘤的中心区为干酪样物质，细胞多，故水分子弥散差，呈高信号，ADC图呈低信号；胶质瘤的中央区为肿瘤细胞坏死、囊变，含有坏死肿瘤细胞的碎屑，少量炎性细胞及黏清亮的浆液成分，水分子运动无明显限制，呈低信号，而ADC图呈高信号。结核性肉芽肿极少钙化，1/3病人为多发性，我们的病例也为多发性。

氢质子波谱(^{1}HMRS)为非创伤性诊断方法，在结核性肉芽肿诊断上也有一定的帮助。因结核瘤富含脂质，有显著的脂质峰，但很少出现蛋白质及氨基酸波谱，此可与化脓性者区别，后者由于化脓细菌产生大量的水解酶，可以产生高浓度的蛋白质和氨基酸，如丙氨酸、琥珀酸(2.41 ppm)、缬氨酸(0.9 ppm)、乙酸(0.92 ppm)等。

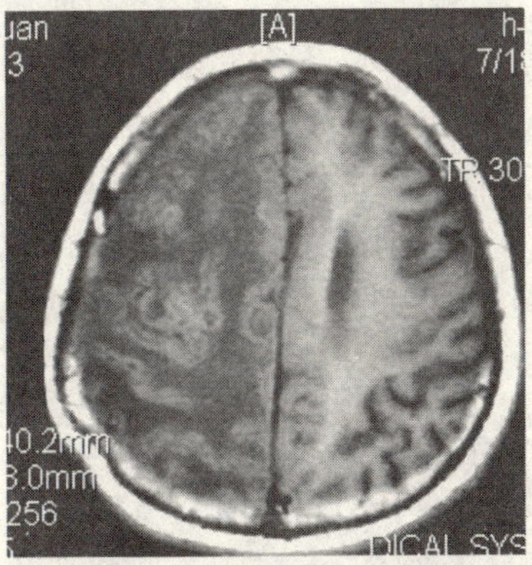

图 1

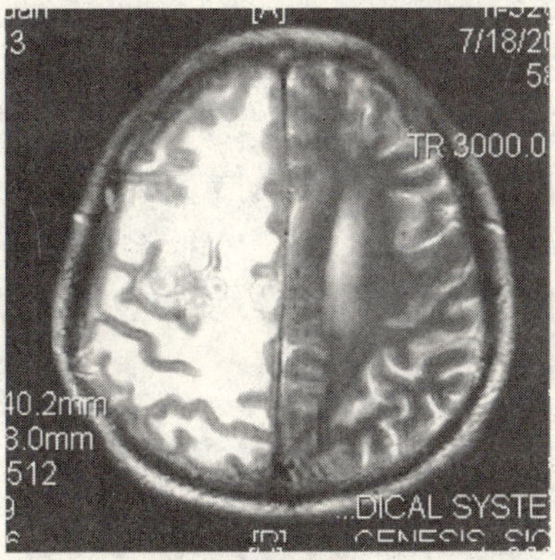

图 2

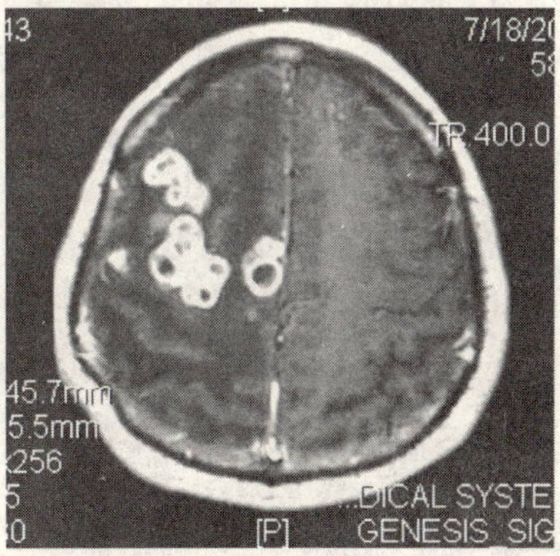

图 3

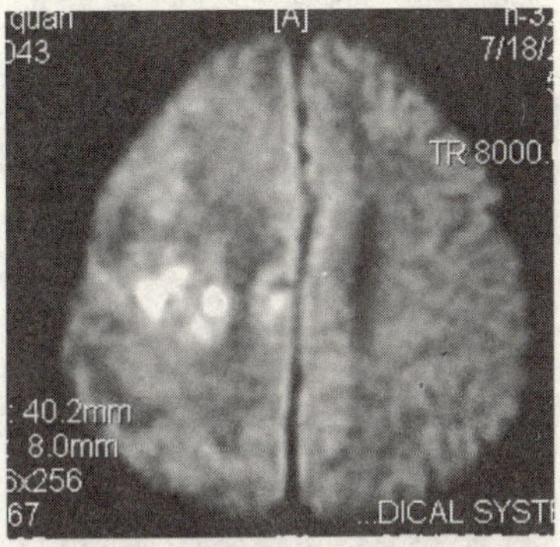

图 4

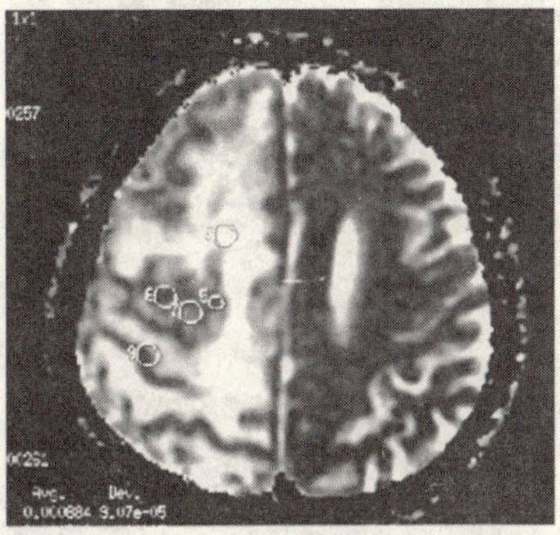

图 5

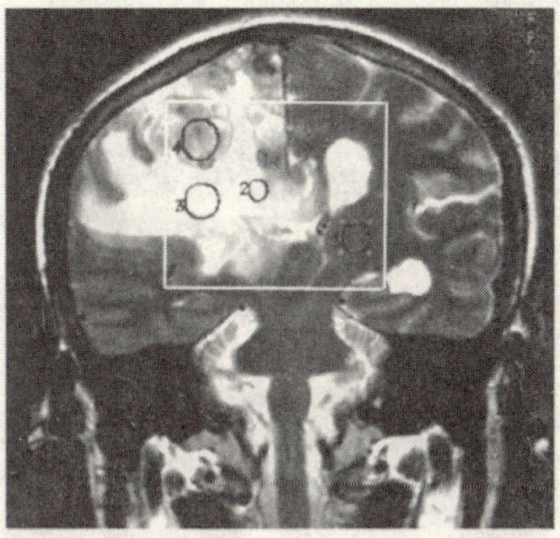

图 6

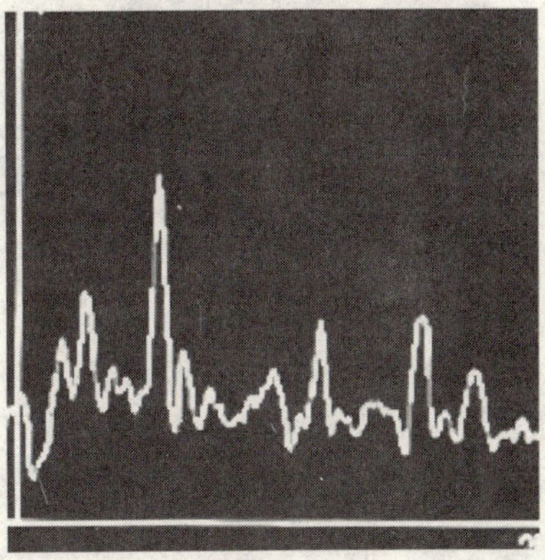

图 7

图 1 ~ 图 7　右侧额、顶叶见多个大小不等的环形阴影，T_1WI 呈环壁等信号，内部低信号（图 1），T_2WI 呈环壁高信号，内部较低信号（图 2）；增强后环壁明显均匀强化，中央未见强化（图 3）。病灶周围见大片不规则 T_1 低、T_2 高信号影，无强化（图 1 ~ 图 3）。DWI 示病灶环壁为等信号，中央区呈高信号，周围水肿呈低信号（图 4）；ADC 图示环壁信号稍高而中央部分信号低，水肿区呈高信号（图 5）。图 6 为 ^{1}H MRS 定位图，图 7 显示病灶实质部分的 ^{1}H MRS，发现 NAA 和 Cr 明显降低，Cho 变化不明显，而在 0.9 ppm 处有脂质峰（lipoid）出现

脑内炎性肉芽肿

病例 2：女性，9 岁。一周前在活动中突然晕倒，伴短暂意识障碍。5 年前病人曾无明显诱因出现抽搐，自行缓解，未行检查及治疗。近几年未有相似情况出现。病人来诉头晕，无头痛，无意识障碍，无恶心、呕吐，无肢体运动障碍。二便正常。体格检查：T36.8℃，双肺呼吸动度对称，叩诊清音，听诊呼吸音清，未闻干湿啰音。专科检查：神清，语明，问答合理，步入病房，查体合作，自动体位，双瞳孔等大正圆，直径约 3.0 mm，光敏，视力、视野无异常，各对颅神经未见异常。颈软，脑膜刺激征（ - ）。四肢肌力 V

级，肌张力无异常。病理反射未引出。

MRI 表现：右额叶见类圆形病灶，大小约 5 cm×5 cm，呈 T_1 稍低信号，T_2 高信号，病灶中心可见 T_1 更低信号影，与脑脊液相仿（图 1、图 2）。增强后病灶内见一 1.2 cm×1.2 cm 环状强化，病灶周围为较大圆形无强化水肿区（图 3）。DWI 图见病灶中央区为高信号，环形强化及周围水肿区接近等信号（图 4）。ADC 图发现病灶的环形强化部分接近等信号，病灶中央部分为高信号，与周围水肿信号相仿（图 5）。^{1}HMRS 见病灶实质部分内的主要代谢物（NAA、Cho、Cr）均明显降低；周围水肿区的 NAA、Cho、Cr 也有所下降，同时发现小的乳酸峰（Lac）（图 6）。

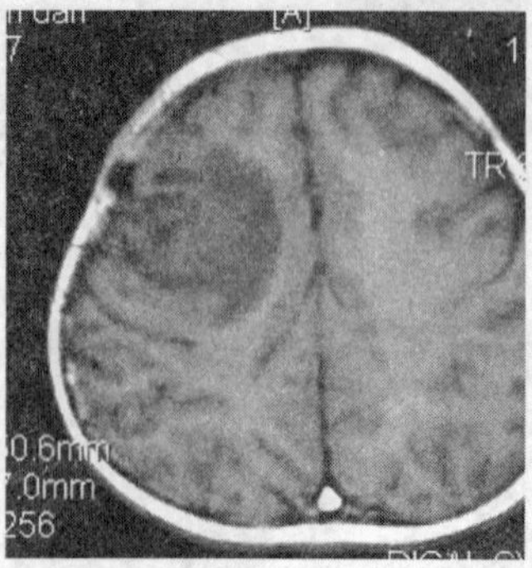

图 1

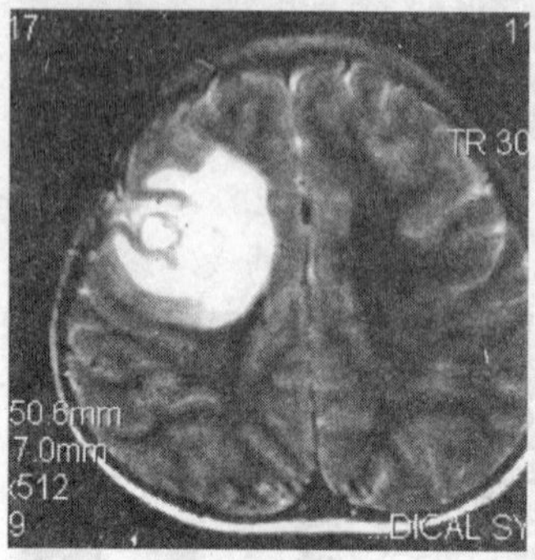

图 2

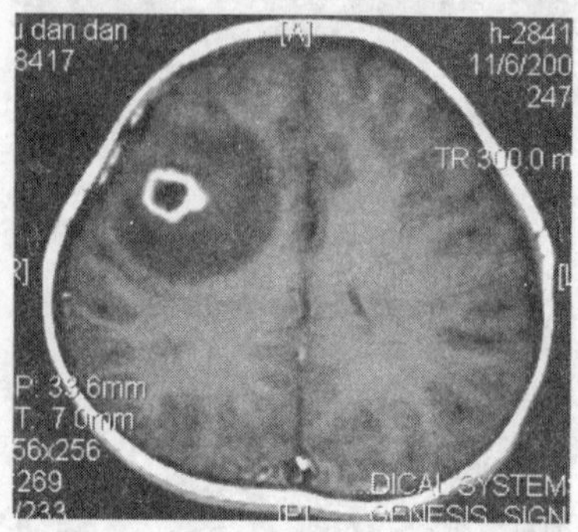

图 3

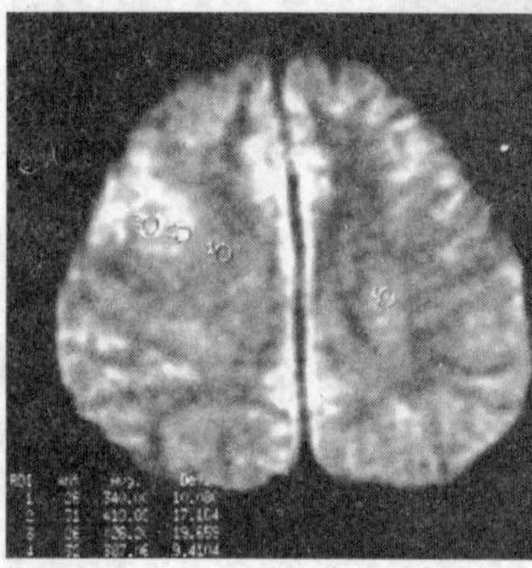

图 4

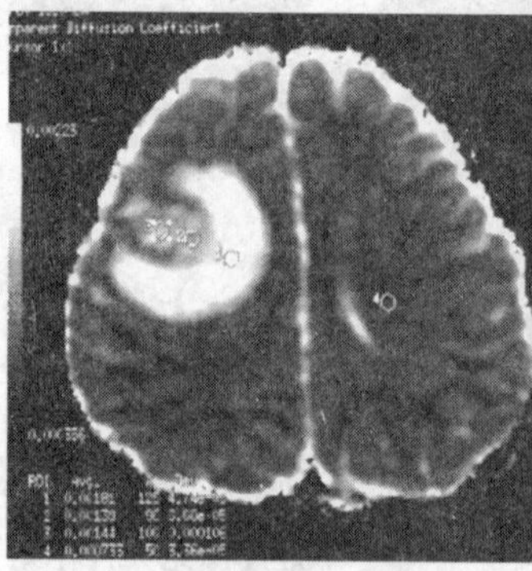

图 5

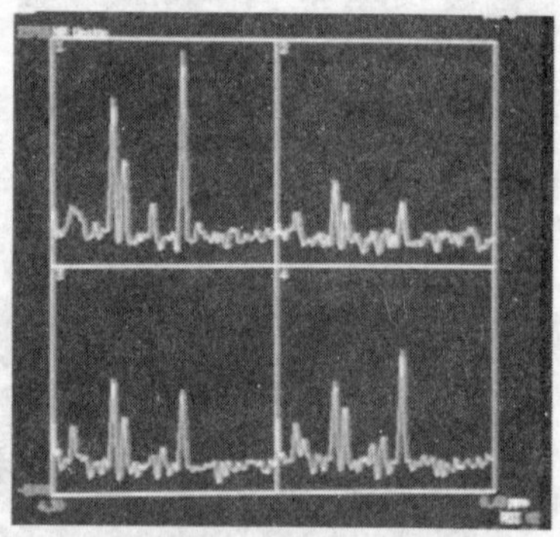

图 6

图 1～图 6　图 1（T_1WI），图 2（T_2WI）：右额叶见类圆形病灶，大小约 5 cm×5 cm，呈 T_1 稍低信号，T_2 高信号，病灶中心可见 T_1 更低信号影，与脑脊液相仿；图 3：Gd－DTPA 增强见小环状强化，周围为较大圆形无强化区。图 4：DWI 图见病灶中央区为高信号，环形强化及周围水肿区接近等信号。图 5：ADC 图发现病灶的环形强化部分接近等信号，病灶中央部分为高信号，与周围水肿信号相仿。图 6：^{1}H MRS 见病灶实质部分内的主要代谢物（NAA、Cho、Cr）均明显降低；周围水肿区的 NAA、Cho、Cr 也有所下降，同时发现小的乳酸峰（Lac）

手术所见：病变边界清楚，质地较韧，病变周围仔细分离，完整切除，剖开病变，有少许似脓性物流出，送病理。

病理结果：病变中心见有炎性坏死，外有略呈放射状排列上皮样细胞及多核巨细胞，在外侧绕有大量浆细胞。病变呈多灶状，部分融合。病理诊断：额叶炎性肉芽肿病变，PAS 染色未见明确真菌。

讨论：该病例系一经病理证实的脑内炎性肉芽肿，在病理上尚未形成成熟的脓肿，刚刚形成包囊的早期。MRI 增强后病灶内见环状强化，我们认为在常规 MRI 增强时，如下疾病可以形成环形强化，包括有：①星形细胞瘤；②转移瘤；③脑炎性肉芽肿及脑脓肿；④结核性肉芽肿；⑤血肿吸收期；⑥脑脱髓鞘病。其中尤以星形细胞瘤与脑炎性肉芽肿的鉴别诊断具有很大的临床价值。

在常规 MRI 中，炎性肉芽肿及星形细胞瘤均可呈小环状厚壁增强。炎性肉芽肿壁往往呈环形且厚薄较一致,增强后往往较均匀强化;星形细胞瘤呈单个较大环形,且环壁增强后较不规则,常为壁厚薄不一,其内经常含有小结节的增强影。另外,我们认为水肿形式有区别,即星形细胞瘤的水肿带不规则,重者常见有指套状水肿,而炎性肉芽肿的水肿带常为在环形之外的圆形水肿,与环的大小相比,水肿范围较大。弥散加权成像(DWI)对于两者的鉴别诊断是很有用的。星形细胞瘤与炎性肉芽种由于病理组织成分不同,其水分子弥散情况也不同。炎性肉芽肿中之中央部分和环形强化之星形细胞瘤在 T_2WI 均呈高信号,难以鉴别。但是,应用 DWI 可鉴别之。炎性肉芽肿中之中央部分在 DWI 图呈高信号,ADC 值为 $(14.15 \pm 0.35) \times 10^{-4} mm^2/s$,因其含有许多炎性细胞、细菌和蛋白分泌物的黏稠液体,限制水分子的运动;而星形细胞瘤的中央部分肿瘤细胞坏死囊变,仅含有少量炎性细胞及黏浆液成分,水分子运动无明显限制,故在 DWI 图上呈低信号,ADC 值高 $[(24.13 \pm 7.20) \times 10^{-4} mm^2/s]$,这种区别是有意义的。两者的环壁由于所含细胞数目及致密程度不同,细胞外间隙不同,ADC 值不同,炎性者 ADC 值平均为 $(14.01 \pm 1.06) \times 10^{-4} mm^2/s$,而肿瘤为 $(10.91 \pm 3.65) \times 10^{-4} mm^2/s$,也有差别。此外,$^1H$ MRS 在鉴别诊断中也有一定的作用,炎性肉芽肿之实质部分为 NAA、Cho 和 Cr 均明显降低,并可出现乳酸波,而星形细胞瘤主要为 NAA 值低,Cho 值升高,而很少见到乳酸波可资鉴别。

星形细胞瘤

病例 3:女性,64 岁。该病人首次住院以突发左半身麻木半小时为主诉入院,当时无意识障碍、抽搐、尿便障碍,无头痛、头晕及恶心、呕吐。体格检查:血压 140/80 mmHg。双肺呼吸音清。四肢肌力肌张力正常;左半身感觉略下降。病理征未引出。入院次日出现抽搐 3 次,发热,行腰穿示压力大致正常。

头部 MRI:右颞叶脑回肿胀,灰白质分界不清,见 5.8 cm×4.8 cm 大小异常信号区,呈 T_1 低、T_2 高信号改变,增强后未见明确强化(图 1~图 3)。DWI 示右颞叶脑回呈稍高信号(图 4)。^1H MRS 示病变区 Cho 峰升高,NAA 峰降低较明显,未见明确 Lac 峰出现(图 5)。右侧大脑脚可见受压,右侧脑室略受压。MRI 诊断首先考虑梗死,密切随诊除外肿瘤。

神经内科会诊考虑为脑梗死,可除外肿瘤。入院后予抗炎、抗癫痫、营养神经、改善脑循环的对症治疗,症状缓解,临床好转出院。病人出院后仍有恶心、阵发性左侧肢体麻木症状出现,并出现阵发性左侧面部麻木,汗多。遂二次入神经外科治疗。复诊 MRI 表现:右颞叶病灶较前次略增大,形态、信号相仿。

手术所见:于右颞叶见肿瘤组织,呈灰白鱼肉样改变,血供不十分丰富。

病理表现:星形细胞瘤,部分向间变转变。

讨论:脑梗死与低级别的星形细胞瘤在 CT、MRI 上鉴别有时是很困难的,易于误诊。本病例在病人早期临床诊断及 MRI 诊断都有误诊,在病人第一次入院时表现为左半身麻木乏力,入院左半身感觉下降,脑穿压力正常,治疗后缓解,故临床认为可除外肿瘤。MRI 示颞叶脑回肿胀,灰白质分界不清,见 5.8 cm×4.8 cm 大小的 T_1 低、T_2 高信号区,DWI 呈稍高信号,而病变分布类似楔形,符合大脑中动脉分布区,增强后未见明显强化,仅见轻度的脑室及大脑脚受压,所以误为脑梗死。这是由于低级别的星形细胞瘤其含水量高,可呈长 T_1、长 T_2 信号,而在 DWI 呈稍高信号难以与梗死早期由于细胞性水肿引起的高信号鉴别。笔者的早期研究(颅脑 CT 低密度阴影鉴别诊断)发现了一些低级别星形细胞瘤与脑梗死的鉴别要点,亦适用于 MRI 检查中。急性脑梗死在临床上常有突然发作史星形细胞瘤常有抽搐史,而在 CT 及 MRI 诊断上,除自身密度或信号的改变外,尚有如下特点:梗死发病部位以皮质或皮白质为主,形状常与血管供血分布一致而成楔形,增强后不强化或呈脑回状强化,占位效应不明显,且可出现丘脑空白征(spare of thalamas),即丘脑不受侵犯,因丘脑与大脑半球为两种供血来源,丘脑属椎动脉系统而大脑半球为大脑中动脉系统,不会同时梗死;但低级别星形细胞瘤病变发病部位以白质为主,常呈圆形或椭圆形,增强时不强化或呈点条状增强,占位效应较梗死明显,无丘脑空白征,因肿瘤可侵犯丘脑。如果仍实在无法鉴别时,则随诊可看其变化。本病例随诊观察病灶范围增大,否定了先前的临床和 MR

诊断而肯定为星形细胞瘤，手术病理予以证实。该病例常规 MRI 的表现是不能与脑梗死相区别，但我们认为当时对氢质子波谱改变重视不够，是造成初期延误诊断的原因。

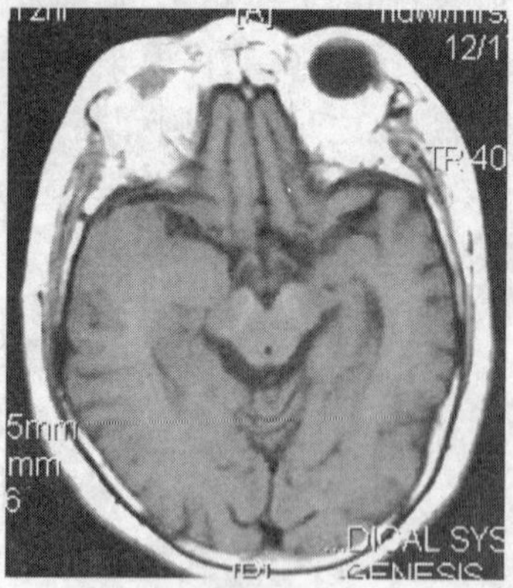

图 1

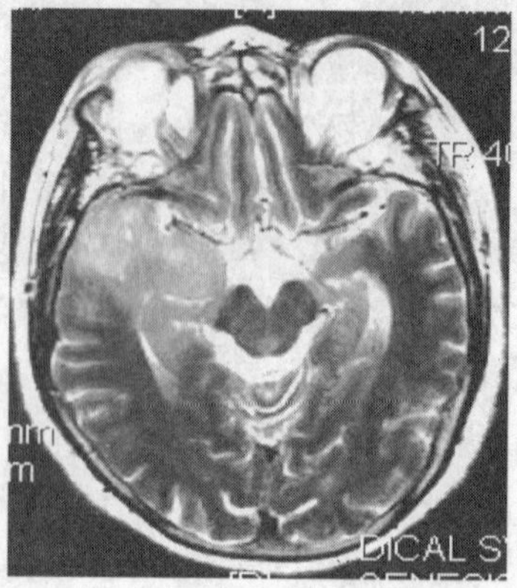

图 2

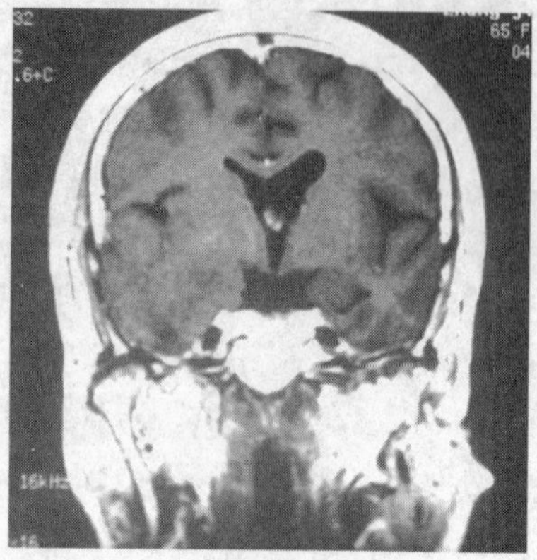

图 3

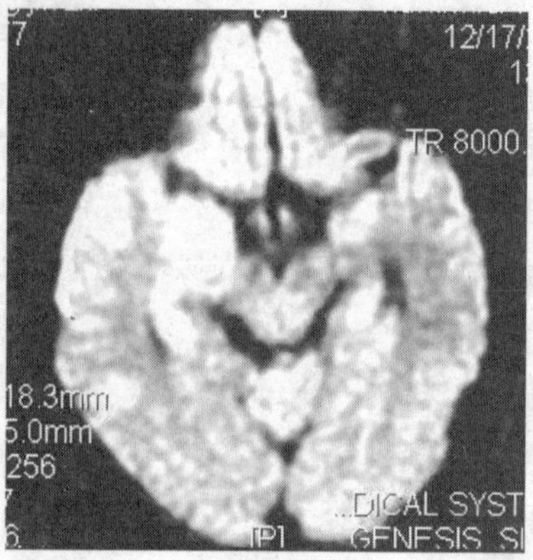

图 4

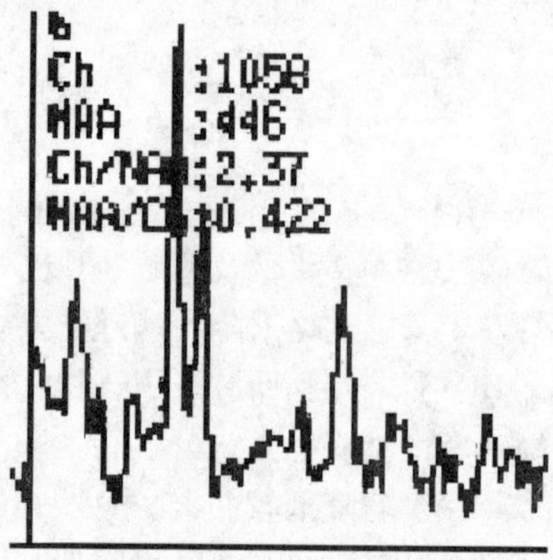

图 5

图 1～图 5　右颞叶脑回肿胀，灰白质分界不清，见 5.8 cm×4.8 cm 大小异常信号区，呈 T_1 低（图 1）、T_2 高信号（图 2），增强后未见明确强化（图 3），右侧大脑脚可见受压，右侧脑室略受压。DWI 示右颞叶脑回呈稍高信号（图 4）。^{1}H MRS示病变区 Cho 峰升高，NAA 峰降低较明显，未见明确 Lac 峰出现（图 5）

氢质子磁共振波谱（^{1}H－MRS）是近年来用于临床的一种磁共振诊断技术，能够在活体进行组织化合物的无创检测。^{1}H－MRS 是利用外加磁场对所测质子核周围电子及相邻原子中的电子均会产生影响，因而外加磁场对电子的作用引起原子核周围的微小变化，即化学位移，使原来具有固定空间的共振原子核所产生的频率发生少许变化，在 MRS 的波谱中将会出现不同的共振峰。波谱水平轴代表共振频率，用百万分之几（ppm）表示。我们可利用^{1}H－MRS 对于脑肿瘤及非肿瘤性病变如梗死等进行鉴别。常见的化合物峰主要有以下几种：① N－乙酰天门冬氨酸（NAA）：位于 2.0 ppm 处，是一种神经系统的重要标志物，在成熟的脑组织中，仅存在于神经元与轴索中，若遭到损伤，即可以明显下降，NAA 的降低反映了神经细胞的丧失；②胆碱化合物（Cho）：波峰位于 3.2 ppm 处，其峰值的高低是由神经膜磷脂中的胆碱浓度所决定的。它的变化是反映神经膜细胞的损伤程度；③肌酸（Cr）：峰值位于 3.0 ppm 处，能够反映能量变化时。肌酸一般不会随病理变化而变化，常常以其为对照物，计算代谢物比值，如 NAA/Cr，Cho/ Cr 等；④肌醇（mI）：共振峰见于 3.56 ppm 和 3.65 ppm，因波谱微弱不易显示，在某些疾病如脱髓鞘病时可增加；⑤乳酸峰：位于 1.32 ppm 处，在正常代谢中时不出现，当无氧代谢出现时，如脑梗死等即可出现此峰；⑥脂质峰：位于 0.9～1.3 ppm，在正常时因它与细胞膜和髓鞘中的大分子结合，不能测知，但是在严重的病理情况下，如脑脓肿、脑结核等可以出现。

脑肿瘤在^{1}H MRS表现为Cho峰值升高，NAA、Cr峰值减低。脑梗死^{1}H MRS表现为NAA、Cr和Cho峰值均普遍减低，以NAA下降为著，梗死早期NAA下降是神经系统活动降低的指标，而NAA持续下降与神经元损伤严重性成正相关；脑梗死有明显的乳酸峰，与无糖酵解加剧有关。急性脑卒中常规MRI尚未出现异常时^{1}H MRS可以测得局部脑组织的Lac峰；至于Cho峰，大多数作者认为Cho峰在急性期是正常或轻度下降，而在亚急性期Cho峰可以升高，至慢性期更持续升高。本病例之早期即出现Cho峰明显升高，NAA明显减低，未出现乳酸峰，应据此与脑梗死相鉴别，以促进早期诊断准确性，故笔者认为应用^{1}HMRS对富含水分的星形细胞瘤与脑梗死的区别是非常有益的。

骶骨前表皮样囊肿

病例4：男，57岁。3年前车祸造成骶骨创伤，未经外科手术。近一个月出现便频，排便不适感。体检：腹部检查未见异常。专科检查：肛诊骶前区可触及质韧肿物，固定不动，指套带血（-）。

MRI表现：骶椎前方有一类圆形肿物，约10 cm×7 cm×4 cm，界清，呈双囊状且具不同信号的肿物，在T_1WI上外囊呈低信号，而内囊呈等信号（图1）；T_2WI上外囊呈明显的高信号而内囊则呈稍高-高混杂信号（图2）；增强后见囊壁有细线状和扁平结节状强化（图3）。骶4椎骨质受压呈弧形不规则，直肠前移位，膀胱明显向上移位（图4）。

手术所见：骶骨后表面见骶骨畸形缺损成分叉状，肿物由椎管内膨出，形成内外两层包囊。外包囊剪开后，流出淡黄色清凉液体，包囊根部延伸入骶管，内囊约10 cm×8 cm×6 cm大小，质软，包膜完整。

病理改变：大体所见：肿块呈结节状，10 cm×7 cm×4 cm，包膜完整，囊性，豆腐渣样内容物，壁薄0.1 cm。镜下所见：囊壁样组织，内衬薄层分化良好鳞状上皮，及层状角化物。病理诊断：骶前表皮样囊肿。

讨论：骶骨前肿瘤及囊肿较常见，但表皮样囊肿极其少见，文献上常为个案报告，且常需与很多发育异常的囊肿如皮样囊肿、肠源性囊肿（尾肠囊肿及囊性直肠重复畸形）相鉴别，也要与骶骨脊膜膨出、囊性平滑肌肉瘤、囊性淋巴瘤、神经源性囊肿及骶尾部脊索瘤等相鉴别。

表皮样囊肿系良性肿瘤，一般为先天性，系来源于皮肤外胚层的肿瘤，由胚胎早期神经管封闭时皮肤外胚层残留下来发展而成。可发生于脑内或见于脑外（脑桥小脑角区、鞍区、鞍旁等），发生于骶骨前极少见。个别可来源于创伤腰穿，由于皮肤细胞植入所致，本例有骶骨缺损，应认为先天所致。

病理表现：大体观察为圆形或椭圆形，有包膜，多为薄壁单囊状，其内有澄清的液体。镜下表现可见微似角化或未角化的鳞状上皮，囊内可见角质碎屑、胆固醇结晶及类脂质，亦可有钙盐沉着。囊内不含有皮肤附件如汗腺、毛发和皮下腺体，与皮样囊肿不同。

临床表现：50%可无症状，常见的症状主要为邻近器官压迫症状，如结、直肠压迫症状、膀胱压迫症状或神经根压迫。

影像学表现：X线平片：骶骨可见压迫性缺损或先天畸形。钡剂灌肠可见直肠移位。CT平扫可见骶骨前圆形或椭圆形薄壁的囊性肿物。肿块的密度取决于囊内容物，如以胆固醇为主则为低密度，如以角化物为主为等密度，若见有出血或钙化等则可能混有高密度阴影。亦可见含铁血黄素沉着形成更低密度阴影。继发感染时，囊壁变厚。若发生肛门直肠瘘时，囊内可见气体影。

MRI上多为一囊性肿物，薄壁，T_1WI表现为低或高信号，T_2WI为高信号，信号的变化因囊内容的不同而不同；增强扫描肿物及囊壁多不强化，个别囊壁可强化。本例MRI表现较为特殊，为骶前肿物，呈双囊状且具囊内容不同性质的肿物。术前我们误为神经源性肿瘤囊变。误诊的原因在于一般表皮样囊肿在MRI上表现为单囊状T_1WI低信号或高信号，T_2WI为高信号，具单一成分的信号。本例为多囊状且为两种不同成分，尤其其内囊为T_1WI等信号，T_2WI稍高信号，类似实质性，经病理检查其内囊为角化物，由于此表现故易误诊。

鉴别诊断：①神经源性肿瘤：T_1WI 增强扫描呈明显强化，且即使形成囊变亦为部分性，而且囊壁呈一致性强化，与神经根及椎管的关系密切。②畸胎瘤：为三胚层发育而成，CT 及 MRI 上表现为多种成分的密度或信号改变，边界清楚，囊实混合性肿物，50% 含有钙化及脂肪，脊椎多无异常。③骶前脊膜膨出：常位于骶骨，50% 有骶骨裂，由此可见到囊性肿物膨出，单房，边界清楚，T_1WI 低信号，T_2WI 为高信号，囊性肿物有蒂与硬膜囊相连。④脊索瘤：系骨的原发肿瘤，可见骶骨的不规则破坏延伸至骶前软组织内，为实质性肿块，T_1WI 呈稍低信号，T_2WI 上呈不均匀高信号，增强后可见不均匀强化。⑤肠源性囊肿：呈多囊状，常为一大囊周围绕以多个小囊，其信号很均匀，T_1WI 呈低信号，T_2WI 呈均匀高信号。

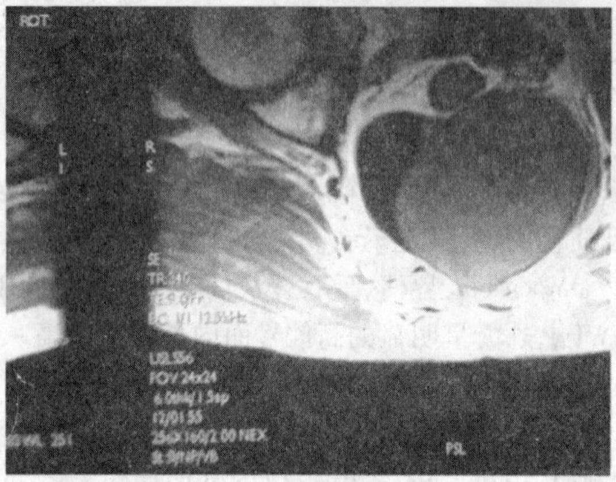

图 1

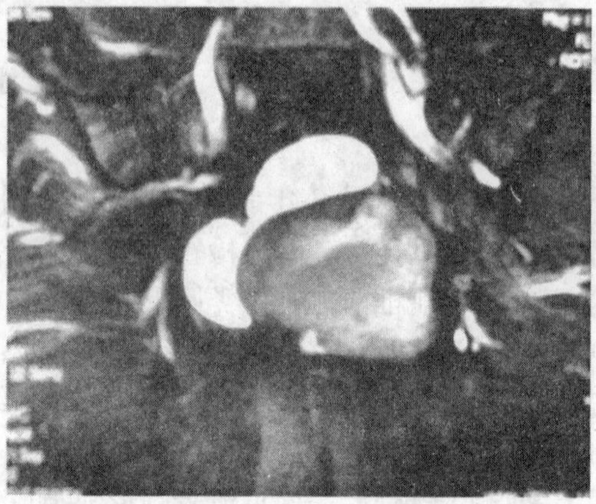

图 2

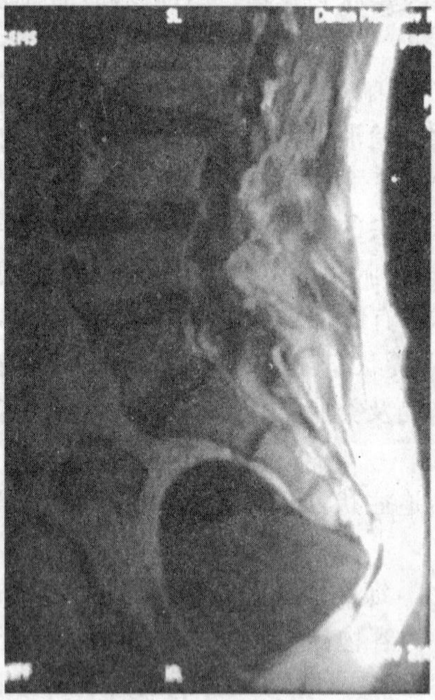

图 3

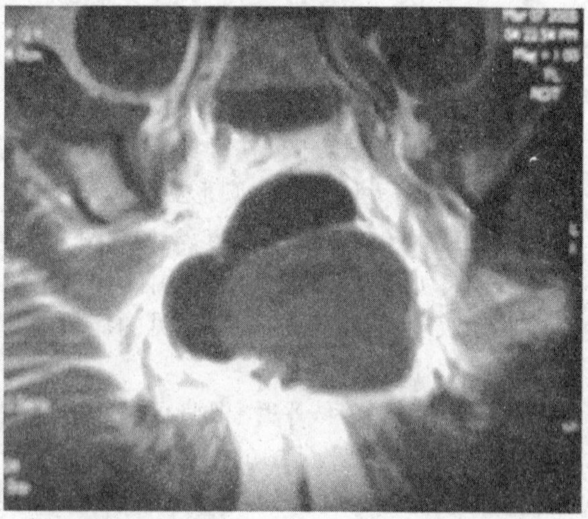

图 4

图 1～图 4　骶椎前方类圆形肿物，约 10 cm×7 cm×4 cm，界清，呈双囊状，T_1WI 上外囊呈低信号，而内囊呈等信号（图 1）；T_2WI 上外囊呈明显的高信号而内囊则呈稍高－高混杂信号（图 2）。增强后见囊壁有细线状和扁平结节状强化（图 3）。矢状位时骶 4 骨质受压呈弧形，直肠前移位（图 4）

椎管内硬膜外海绵状血管瘤

病例5:男,65岁,因双下肢麻木4个月余,加重2周入院。专科检查:胸10平面以下深、浅感觉减退,左侧尤其明显;双下肢肌力Ⅳ级;双膝反射(++)。

MRI表现:胸4~5椎水平的硬膜外腔可见一个梭形肿物,约2.5 cm×2.5 cm×4.0 cm大小,T_1WI为等信号,T_2WI呈高信号,增强后肿物明显均匀强化。肿物压迫、包绕相应水平的脊髓,使其向左移位并变形,呈“钳”状外观。胸4~5右侧椎间孔扩大,肿物由此突入右纵隔,形成“哑铃”样表现。胸5右侧椎板受压变形。胸5椎体内可见一个2.0 cm×1.8 cm圆形病灶,T_1WI、T_2WI均为高信号(图1~图3)。MRI诊断:①胸4~5椎管内硬膜外腔神经源性肿瘤;②胸5椎体内血管瘤。

术中所见:胸4~5水平硬膜外腔梭形肿物,大小3.0 cm×2.5 cm,光滑,包膜完整,质软,血运丰富,脊髓被肿物包绕并推向左侧;肿物经扩大的胸4~5椎间孔突入右纵隔。病理结果:海绵状血管瘤(图4)。

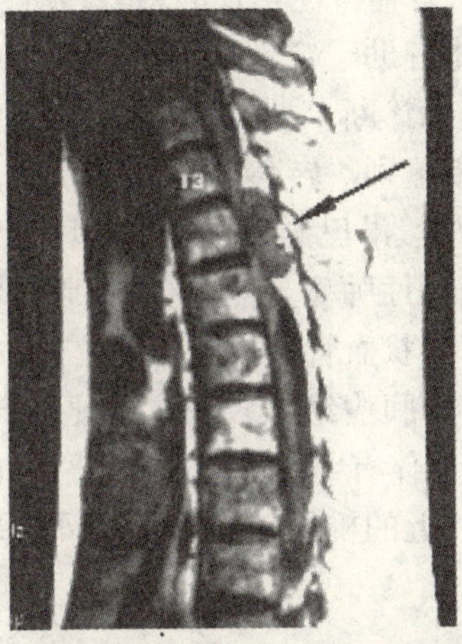

图1

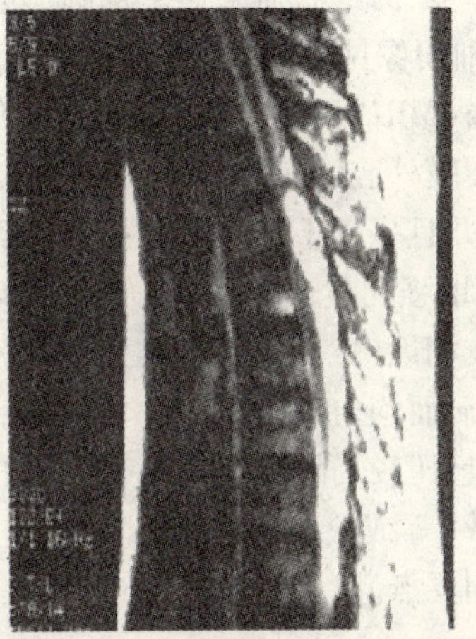

图2

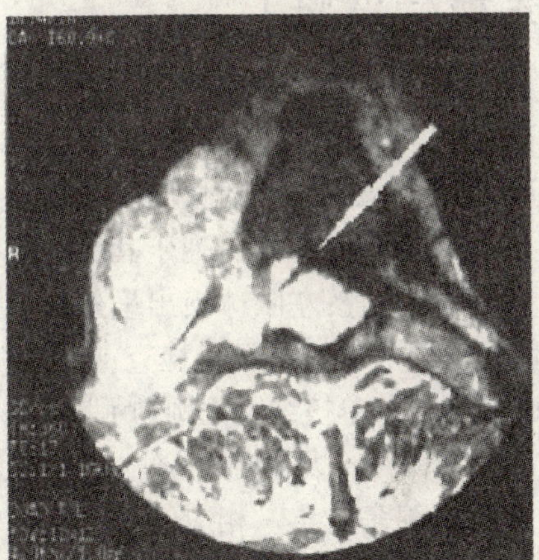

图3

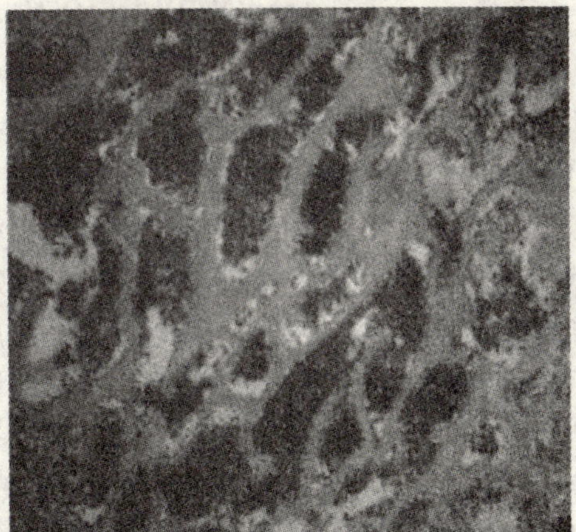

图4

图1~图4 图1:胸4~5水平硬膜外海绵状血管瘤,矢状面见肿物呈梭形,界清,T_1WI为等信号(黑箭所示);图2:T_2WI为高信号;图3:增强扫描肿物明显强化,并自胸4~5右侧椎间孔突入椎旁间隙,且从右侧包绕脊髓,呈“钳”状外观(白箭所示)。胸5椎体内可见血管瘤。图4:病理可见明显扩张的血窦,窦腔内有大量的血细胞(HE×40)

讨论：海绵状血管瘤属于血管畸形的一种，Maraire 等报道此病主要累及中枢神经系统（87%），少部分位于中轴线外。在脊椎中，它仅占脊椎血管畸形的 5% ~ 12%，且通常位于椎体。一般认为，硬膜外海绵状血管瘤大多来源于椎体并延伸到硬膜外腔，单纯位于硬膜外腔者非常罕见，仅占所有硬膜外肿瘤的 4%。

病理表现：椎管内海绵状血管瘤可发生在脊椎的任何部位，但以胸段为多，尤以胸 2 ~ 6 多见。海绵状血管瘤发生原因多是由于胎儿期的神经管闭合不全导致毛细血管和连接的动脉血管异常分化所致。组织学上，主要由无数蜿蜒迂曲的薄壁血管构成，有时可见管壁透明变性及线样扁平的上皮细胞。椎管内海绵状血管瘤可有一些伴发病变，如皮肤血管瘤、脊柱侧凸、椎体血管瘤等，认为本病具有系统性和先天性特征。

MRI 表现：海绵状血管瘤的 MRI 表现特异性较少，术前定性诊断是比较困难。文献报道海绵状血管瘤的 MRI 表现：①大多为椭圆型，也可分叶状；②大多数表现为 T_1WI 等或低信号，T_2WI 为均匀高信号；而个别病例因瘤内出血、钙化、纤维化或瘤周含铁血黄素沉积导致 T_1WI、T_2WI 信号混杂；③增强扫描明显均匀强化；④可压迫、包绕脊髓；⑤有些可压迫邻近骨质，使椎间孔开大（"哑铃征"），但无骨质破坏。笔者体会，海绵状血管瘤呈椭圆形或梭形，累及范围较长，有匍行性生长的趋势；并且包绕脊髓。本病例 MRI 轴面像见肿瘤包绕脊髓，外观呈"钳"状，此征象可能有助于定性诊断；同时，本病例合并相邻椎体血管瘤（MRI 证实），可能也是一种伴发病变，也有助于提示诊断。

位于硬膜外腔的海绵状血管瘤需要与转移瘤，淋巴瘤等相鉴别。转移瘤多伴骨质的破坏和周围软组织肿块，并且呈长 T_1、长 T_2信号，与海绵状血管瘤鉴别较容易。淋巴瘤无椎体骨破坏，肿瘤多为等 T_1、等 T_2信号，增强明显，与海绵状血管瘤鉴别困难。硬膜外神经源性肿瘤虽然较少，但因与海绵状血管瘤的特征比较相近（尤其神经纤维瘤），鉴别也很困难。一般，海绵状血管瘤累及范围较长，"钳"状包绕脊髓，增强明显而均匀（神经鞘瘤有囊变），有助于两者的鉴别。脊膜瘤绝大多数位于硬膜下腔，位于硬膜外者很少，且比较局限，T_1WI 和 T_2WI 均为等信号，增强明显，可伴有"硬膜尾"征。此外，硬膜外脓肿也表现为 T_1WI 等或低，T_2WI 高信号，但增强为环状强化，而且邻近的椎体信号异常和周围软组织肿胀均可作为鉴别要点。

罕见的鞍区淀粉样瘤（淀粉样变性）

中枢神经系统淀粉样瘤（amyloidoma）是一种罕见病例，至 2003 年为止，世界文献仅报道 14 例，Harris 和 Rayport 首例正式命名为淀粉样瘤，我国国内尚未见报道，我们提出国内首例报告。本病在影像学上常误诊为肿瘤样病变，如脊索瘤、胶质瘤等，作为肿瘤的鉴别诊断应将淀粉样瘤列于其中。

病人：男性，37 岁，3 个月前无明显诱因出现左眼视物不清。眼科检查：左眼球突出呈外斜位，内收及旋转活动受限，瞳孔左 > 右，左侧光反射及角膜反射迟钝。右侧光反射灵敏。神经科检查：有Ⅱ、Ⅲ、Ⅳ、Ⅴ脑神经系统症状，神清语明，无其他不适。实验室检查：酸性粒细胞、淋巴及单核细胞比例均示增高。

影像学表现：CT 示左鞍旁以及鞍上一圆形肿物，约 3.0 cm × 4.0 cm 大小，有浅分叶，界限清楚，呈稍高密度，其内可见短条形钙化；肿物向内下侵及鞍内，并见左侧海绵窦受累。相应的骨结构破坏，包括左鞍前床突、鞍背、斜坡、岩骨尖；增强后明显不均匀强化。MRI T_1WI 呈等 - 低混杂信号，T_2WI 以极低信号为主；增强后有明显不均匀强化，并见有很细的不规则的放射状条纹从肿块边缘发出。左海绵窦受侵，相邻的桥前池变小（图 1 ~ 图 8）。

术中所见：肿瘤位于鞍斜区，约 3.0 cm × 4.0 cm × 5.0 cm 大小，呈分叶状，色灰白，质坚韧似橡胶状，血运丰富。斜坡骨质受侵蚀破坏，左颈内动脉被包裹侵袭，但基底动脉清晰可见。

病理表现：病变组织呈絮状，刚果红染色阳性，示淀粉样变性；边缘可见环形增生的纤维细胞，小血管壁变厚，管腔几近闭塞。另见纤维组织及垂体腺细胞。病理诊断：淀粉样瘤。

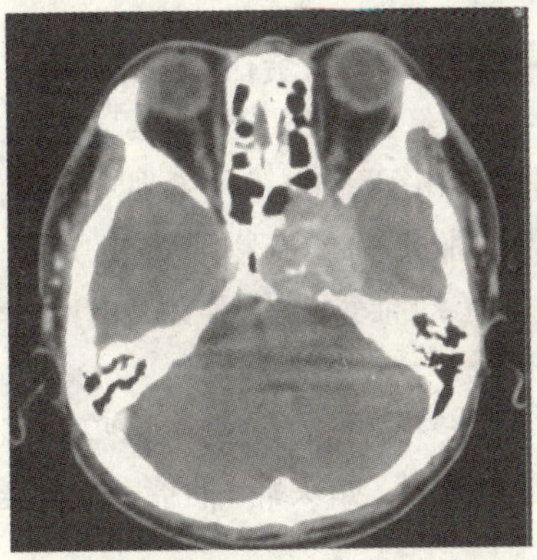

图 1

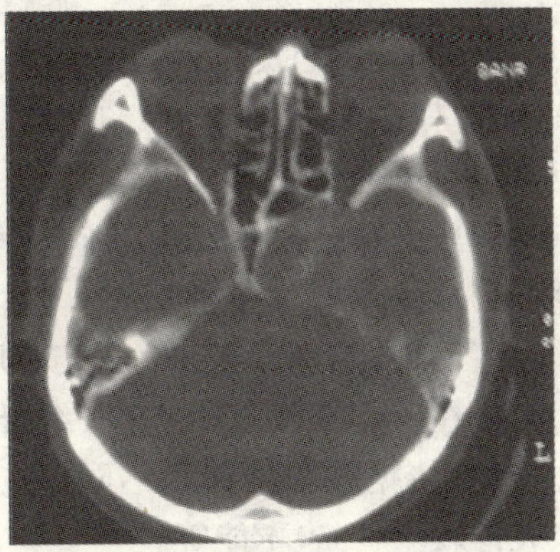

图 2

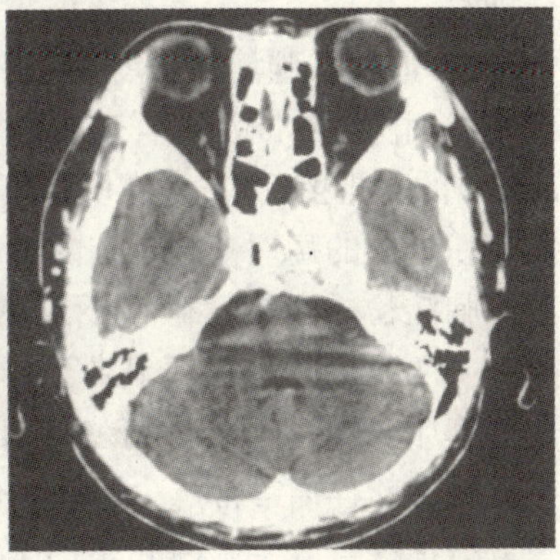

图 2

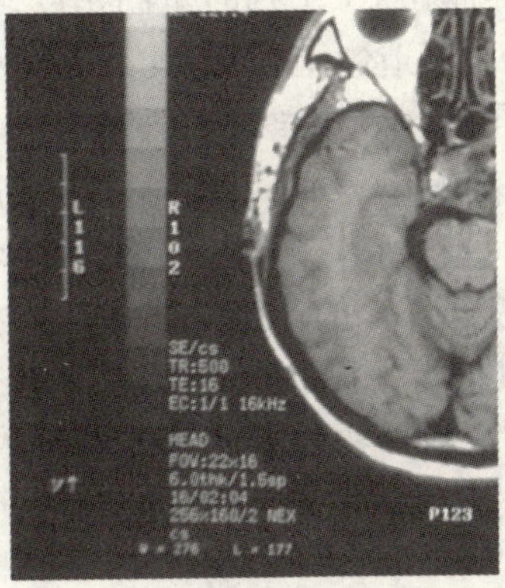

图 4

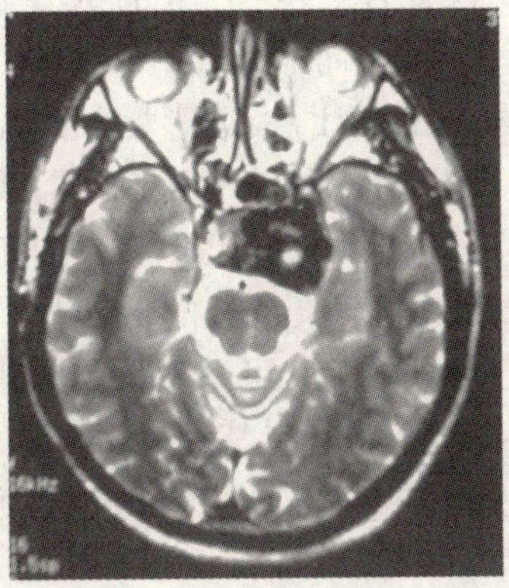

图 5

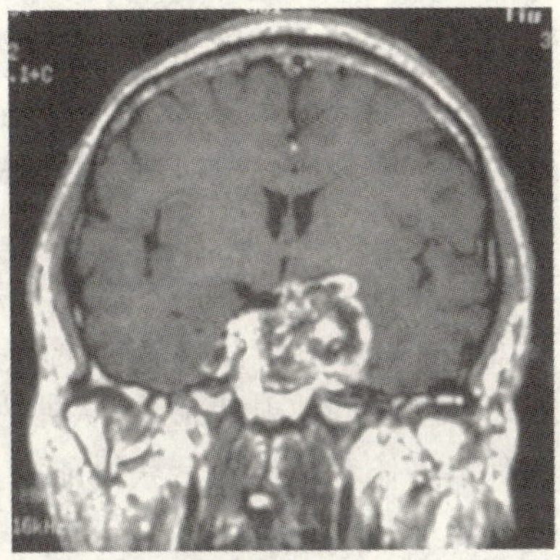

图 6

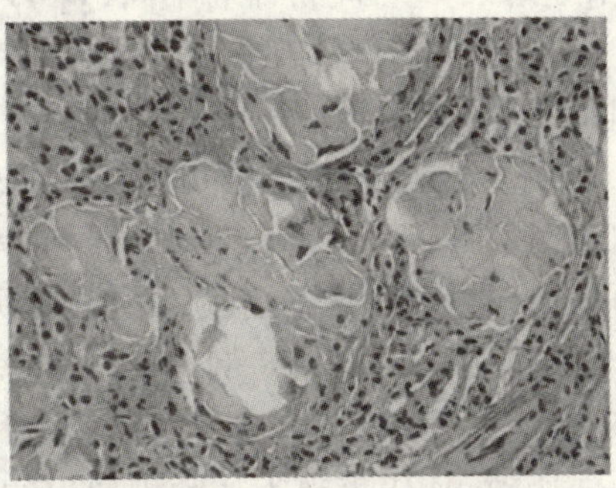

图 7

图 8

图 1 ~ 图 8　**CT 见左鞍旁以及鞍上有一圆形肿物，约 3.0 cm × 4.0 cm 大小，有浅分叶，界限清楚，呈稍高密度，其内还可见短条形钙化（图 1）；左鞍前床突、鞍背、斜坡、岩骨尖骨结构破坏（图 2）；增强后明显不均匀强化（图 3）。MRI T_1WI 呈等 - 低混杂信号（图 4），T_2WI 以极低信号为主，杂有点状等 - 稍高信号（图 5）；增强后有明显不均匀强化（图 6），左海绵窦受侵，相邻的桥前池变小。病理：病变组织呈絮状、团块状，周围绕以炎细胞、组织细胞和纤维细胞（HE × 400，图 7）。刚果红染色阳性，示淀粉样变性（图 8）**

讨论：淀粉样变系一种不溶解性纤维蛋白（糖原蛋白）物质沉积于组织所致，由于其与蛋白溶解酶对抗，故易聚集在器官内。可分为系统性及局限性两型，但这两种类型可有相同的生物化学特征。淀粉样变常发生于上呼吸道及鼻窦，少见为肺、皮肤、舌、肝、肾、泌尿道、胃肠道、乳房、软组织及中枢神经系统等。在颅脑部位好发在脑白质、半月神经节、颈静脉孔、脑桥小脑角、垂体腺及眶骨、颅底骨等，本例即发生在垂体腺。而所谓脑淀粉样瘤（amyloidoma）是在中枢神经系统局限性淀粉样变物质沉淀所致的瘤样肿物。

病理表现：脑淀粉样变是嗜刚果红(congo red)染色的玻璃样半透明物质，具有糖蛋白性质，沉着于细胞外间隙。诊断淀粉样变具备3个因素：①刚果红染色呈阳性，且在偏光纤维镜下呈苹果绿(apple green)的双折射反应；②在电镜下可见为纤维样超微结构；③在X射线衍射时镜下呈交叉的β线。脑内的淀粉样瘤的病理基础是脑内细胞外间质内和脑内血管及小血管内膜及中膜淀粉样变物质沉积所致。本例脑淀粉样瘤在显微镜下有絮状物质，刚果红染色时呈砖红色，在偏光纤维镜下呈苹果绿(apple green)的双折射反应，极其典型；同时镜下发现有垂体腺细胞，故证明起自垂体。

临床表现：本病好发于中老年人，常在40岁以后，肿瘤生长缓慢，病灶为多发性或单发性，以单发多见。脑淀粉样瘤常常产生肿瘤占位征象，依据在脑内部位不同可产生压迫症状，如头痛、抽搐、视力丧失、偏盲、视野减少、认知能力下降、肢体软弱、行走不能等。

影像学检查：若病变发生于颅底时，X线等可见颅底骨如岩尖部、颈静脉孔等有骨破坏，脑内的淀粉样瘤大都无颅骨破坏(主要以CT、MRI检查为主)。CT检查大多数淀粉样瘤在CT平扫时呈高密度，在组织学检查中高密度是源于淀粉样蛋白沉积，而非钙化和(或)出血所致。当造影增强后，均见明显强化，Spaar等报道一例CT平扫时呈多发低密度灶，当造影增强后见明显强化。淀粉样瘤一般来讲占位效应没有或较小，肿块周围没有水肿。MRI诊断很有诊断价值。T_1WI病变可以为低信号、等信号或高信号，有时呈混杂信号。Lee等认为T_1WI高信号是由致密的淀粉样蛋白沉积所致。T_2WI上可见高低混杂信号，而本例呈等及极低信号(与含铁血黄素沉着的低信号相仿)，极低信号的产生并非含铁血黄素沉着而为淀粉样蛋白物质沉着。当造影增强后，可见不均匀强化。尤其值得一提的是在强化后，有很细的不规则的放射状条纹，从肿块边缘发出，是具有特征性的。这是由于淀粉样物质沿血管沉着所致，已有很多作者在病理上获得证实。另外，有些作者曾报道在脑实质内淀粉样瘤向内延及室管膜，则室管膜可见增厚。

鉴别诊断：主要与脑内肿瘤性病变相鉴别。本例曾误诊为脊索瘤，因为其发生的位置相似，但脊索瘤在T_1WI表现低信号夹有斑点状高信号，病理上为出血及黏液变所致，与淀粉样瘤不同；T_2WI上脊索瘤呈高信号，强化后较均匀，而与淀粉样瘤不同。

最常见的脑内肿瘤性病变当属胶质瘤，肿瘤常在T_1WI呈低信号，在T_2WI呈高信号，常见有水肿及占位效应而与淀粉样瘤不同。在CT上胶质瘤除非伴有出血，否则不会出现像淀粉样瘤那样的高密度。

因我们的病例发生在鞍区，须与垂体瘤相鉴别，多数垂体瘤在T_1WI呈等信号，少数呈低信号，T_2WI上为等信号或稍高信号，强化后成均匀强化，亦未见有很细的不规则的放射状条纹，从肿块边缘发出。

本病例在CT上曾误为脑膜瘤，因其位置及有骨破坏发生，但脑膜瘤没有本病例在平扫上那样高密度。MRI上两者易于区别，脑膜瘤T_1WI及T_2WI一般均呈等信号，增强后呈均匀强化；边界较规整，可有脑膜尾征。脑膜尾征系由于肿瘤附着的硬脑膜及小血管增强所致，MRI表现为从肿瘤伸出的硬脑膜增强，近肿瘤侧较厚并向周围逐渐变薄而消失，与淀粉样瘤的从肿块边缘发出的很细的不规则的放射状条纹不同，并且后者不在脑膜附着处。

恶性淋巴瘤：发生部位以脑深部为主，T_1WI和T_2WI均呈等信号为多，造影增强后呈均匀强化。

罕见的鞍上颗粒细胞瘤

病例7：女性，47岁。7个月前闭经，半年前出现头疼，无恶心呕吐、抽搐及手足粗大，有阴、腋毛脱落征象。神清智明，双眼视力可，无明显视野缺失。颅神经检查(－)。

实验室检查：ACTH：71.49 pg/ml，HCG：2.16 mU/L，泌乳素：377.2 μU/ml。

CT平扫：可见鞍上方见一大小约1.5 cm×1.4 cm类圆形高密度阴影，边界锐利清楚，未进行增强扫描(图1)。

MRI 表现：平扫显示于鞍上方近垂体蒂处见一大小约 1.5 cm × 1.4 cm × 1.5 cm 类圆形异常信号影，T_1WI 呈等信号，T_2WI 呈低信号（图 2 ~ 图 4）；Gd - DTPA 增强后，病灶早期明显较均匀强化，随时间延迟造影剂逐渐退出，呈现"快进快出"之强化特点（图 5、图 6）。

术中所见：肿瘤位于颈内动脉与视神经间隙之间、垂体柄处，大小约 1.0 cm × 1.5 cm，肿瘤边界清楚，无明显包膜，与周围无粘连，色灰白，质软、脆，血运可。

病理表现：光镜下见瘤细胞呈多边形，胞浆丰富，呈粗细不等的颗粒状，细胞核位于细胞周边（图 7，×200）。免疫组化 S - 100（+ +），NSE（+ +），GFAP（+ +），CEA（+/-），Keratin（+/-），PAS（+），CD68（+），Desmin（-）。病理诊断：垂体柄颗粒细胞瘤。

讨论：鞍区颗粒细胞瘤极其罕见，它位于垂体后叶或垂体柄，常会误诊为鞍区其他肿瘤。国内 1998 年祝裴从神经外科角度报道一例。鞍区颗粒细胞瘤是 1893 年 Boycc R 及 Beadlc 首次在尸检中发现的，1951 年 Luse 及 Kernohan 进行了鞍区颗粒细胞瘤的手术治疗。至今世界文献共报道鞍区颗粒细胞瘤 46 例，而在尸检中发现较临床病例报道为多。颗粒细胞瘤亦可发生于胃肠道、心肺、乳腺、皮肤、胆囊、口咽部、喉部、软组织及周围间隙等。本病多见于 50 ~ 60 岁的病人，女与男之比为 2∶1。

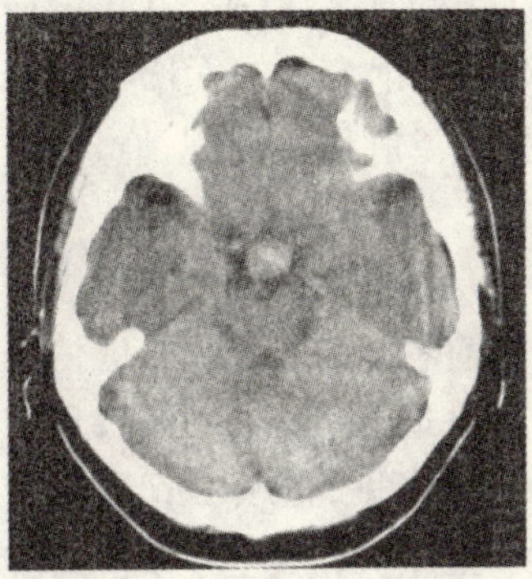

图 1

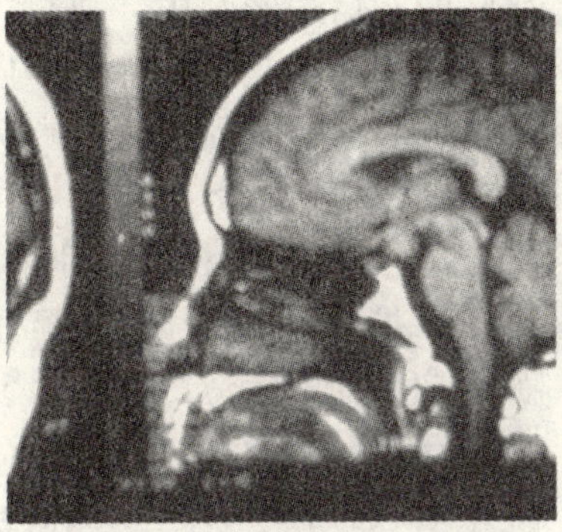

图 2

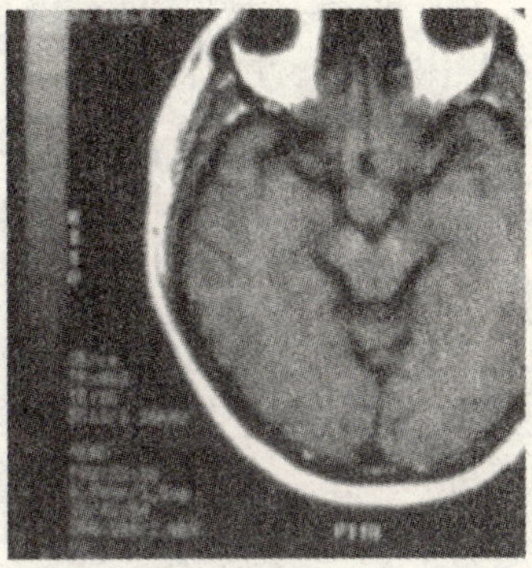

图 3

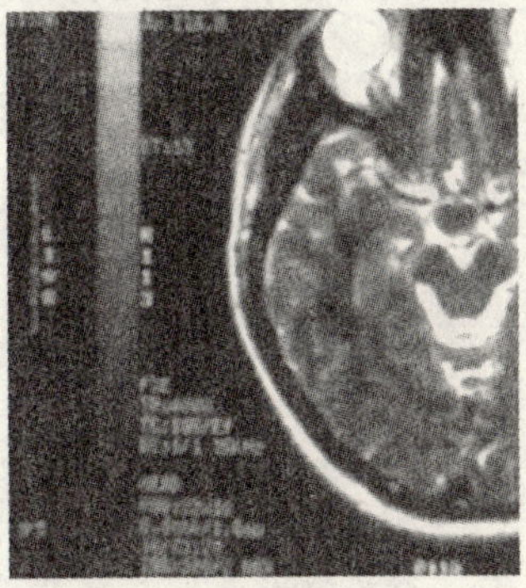

图 4

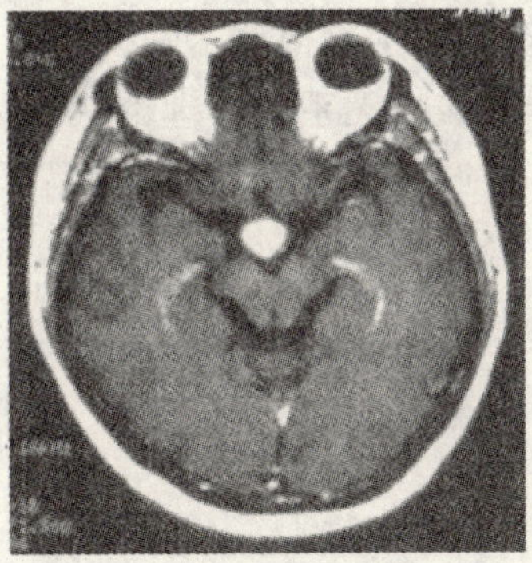

图 5

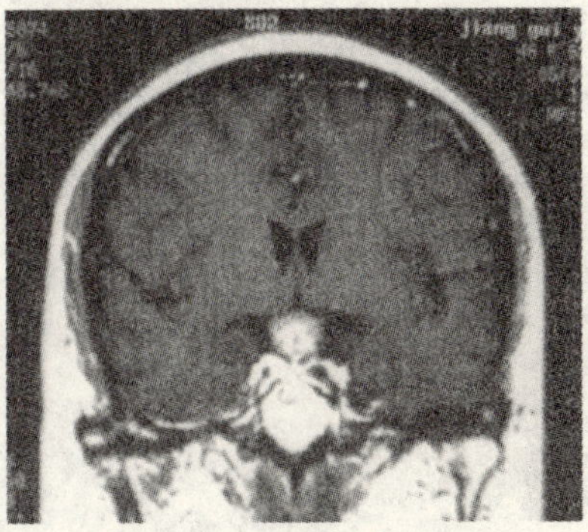

图 6

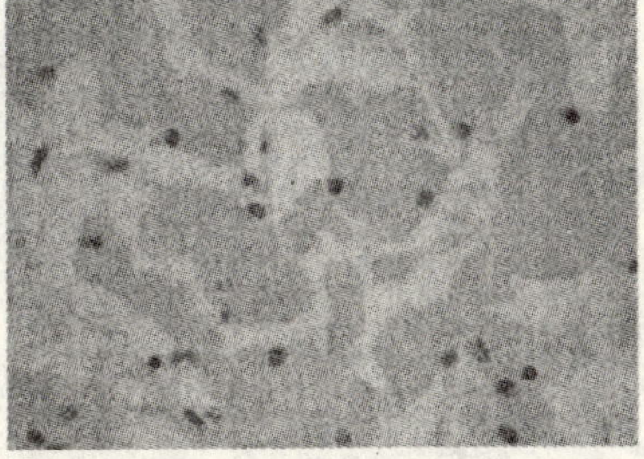

图 7

图 1 ~ 图 7　图 1：CT 平扫可见鞍上有一个大小约 1.5 cm × 1.4 cm　类圆形稍高密度阴影，边界清楚。MRI 平扫显示于鞍上近垂体蒂处有一个类圆形异常信号影，T_1WI 呈等信号（图 2、图 3），T_2WI 呈低信号（图 4）；Gd - DTPA 增强后，病灶明显较均匀强化（图 5、图 6）。光镜下见瘤细胞呈多边形，胞浆丰富，呈粗细不等的颗粒状，细胞核位于细胞周边（图 7，HE　×200）

病理表现：鞍区颗粒细胞瘤的组织起源一直是有争论的，其命名比较混乱，曾被命名为肌母细胞瘤、垂体后叶瘤、漏斗部瘤及迷芽瘤。由于免疫组化及电镜的发展，目前否认了肌源学说，而认为是起源于神经周围的神经膜细胞或是星形细胞。颗粒细胞瘤几乎都是良性的，仅2%可为恶性。大体观为白色、黄白色或粉红色的圆形肿块，质硬；镜下见细胞排列紧密，最特殊的是胞浆内有粉红色染色的嗜酸性颗粒。

放射免疫检查：细胞核内S－100蛋白呈阳性反应，GFAP（胶质丝酸性蛋白）反应可为阴性，但近期有文献报道其为可疑阳性反应或阳性反应，后者说明肿瘤来自星形细胞。

临床表现：鞍区颗粒细胞瘤没有可靠和独特的临床征象，有的可无症状。据一组文献统计临床可有进行性头痛、双颞侧视野缺损或单侧视野缺损、视力减低、垂体功能不全等症状，晚期可出现痴呆表现。

影像学检查及其诊断：鞍区颗粒细胞瘤可位于鞍内或鞍上，颅骨平片上蝶鞍骨质一般未见改变，早期报告病例认为应用脑血管造影无益于肿瘤诊断。CT表现可显示为鞍上圆形肿块，肿瘤大小从1.5～6.0 cm，密度均匀或不均匀，大者可见钙化；增强后可见不均匀强化。MRI有一定优越性，可见圆形肿块，边界清楚锐利为其特点，一般位于鞍上。位于垂体蒂者在鞍上方，亦可从鞍背至第三脑室前部；发生在垂体后叶者在垂体窝内，可见垂体后叶的高信号影消失。肿瘤在T_1WI上呈等信号或高信号，而在T_2WI上呈特征性的低信号，用Gd－DTPA增强后强化明显，可均匀或不均匀强化。本例在增强后5分钟可见强化程度明显下降，提示肿瘤血运丰富，此征象尚未见于其他文献报道。肿瘤可使视神经交叉变形及高位。若行PET检查，则放射性同位素摄取量减少。

鉴别诊断：须与鞍区脑膜瘤、颅咽管瘤、垂体腺瘤及神经源性肿瘤进行鉴别。笔者认为该肿瘤与脑膜瘤的区别在于后者平扫时T_1WI呈等信号，T_2WI呈等信号或稍高信号，而前者T_2WI呈明显低信号而与之不同；增强后脑膜瘤呈均匀明显持续强化，而前者造影增强后5分钟可见造影剂迅速排出，且脑膜瘤常可见脑膜尾征。与颅咽管瘤的鉴别在于颗粒细胞瘤罕见钙化而前者钙化多见，且颅咽管瘤常有囊性变，此为颗粒细胞瘤所缺少的；此外，颅咽管瘤在T_1WI上呈低信号，T_2WI上呈高信号，与颗粒细胞瘤不同。垂体腺瘤在T_1WI上呈等信号，在T_2WI上呈稍高信号或等信号，与颗粒细胞瘤在T_2WI呈明显低信号不同。发生在垂体蒂部位的颗粒细胞瘤与丘脑下部视神经交叉部星形细胞瘤有相似之处，但颗粒细胞瘤在T_2WI上可呈低信号与星形细胞瘤成高信号不同。

本病例之所以误诊的原因即由于对该病无系统的理论认识及对T_2WI低信号，以及增强后造影剂较快排出的病变特点分析不足所致。经过总结，笔者认为应将鞍区颗粒细胞瘤作为鞍区肿瘤之一，进行分析及鉴别诊断。

（郎志谨　苗延巍　张竟文）

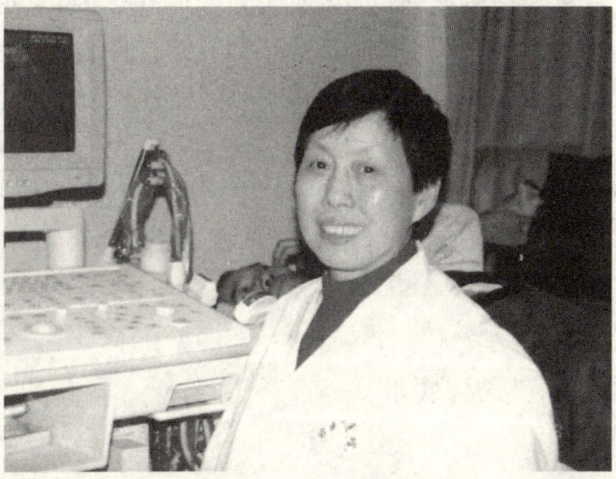

雷小莹，主任医师、教授、硕士生导师。

女，1940 年 3 月出生，四川重庆人。现为西安交通大学第二医院医用超声研究室教授、主任医师，硕士研究生导师。1962 年毕业于西安医学院医疗系。留校妇产科工作 20 年，医用超声研究室工作 24 年。1989 年曾赴美国斯坦佛大学医学中心影像专业学习半年。1993 年 10 月享受国务院颁发国家政府特殊津贴。

担任中华医学会超声医学分会全国常务理事；陕西省医学会超声医学分会主任委员；《中华超声影像学杂志》、《中华医学超声杂志》(电子版)编委。

擅长消化、泌尿、妇产、周围血管及小器官等超声诊断技术和疑难病的诊断，尤其对妇产科超声诊断有较深的研究。在教学中先后为国家及省市级各类学习班讲课，受到普遍好评。

在国内外杂志发表论文 70 篇。近 10 年发表论文 22 篇。参编专业书 5 本：1986 年陕西科技出版社出版的《实用超声诊断学》中参编妇产科部分；2002 年辽宁科学技术出版社出版的《腹部超声诊断图谱》(再版)参编产科部分；2002 年第四军医大学出版社出版的教育部高等教育面向 21 世纪课程教材《超声诊断学》，参编第 32 章(妇科疾病超声诊断)；2003 年北京出版社出版的《消化系疾病超声学》，参编第三章第七节(Mirizzi 综合征)。2004 年 1 月，人民卫生出版社九五重点出版规划，《临床超声影像学》，参编 95 章(异常妊娠)。

超声诊断应紧密结合临床实践

我是医务战线上的一名“老兵”，从事妇产科临床工作 20 年。从事超声诊断工作 24 年。我热爱我的工作，像爱护生命一样爱护我的事业、爱护每一个病人。

近些年来，医学影像飞速发展，四大影像技术(超声、CT、MRI、同位数)蓬勃发展，已成为临床工作不可缺少的诊断手段。但是影像诊断绝不是仅仅看图像，而是需要坚实的解剖、病理、生理、生化知识作基础，密切结合临床实践才能得出正确结论，才能为临床提供更多、更全面的信息，协助临床做出正确判断、正确诊断，有了正确诊断，才能进行正确治疗，真正为病员解决痛苦。

多年工作经验使我认识到，超声的图像(即声像图)首先要能发现病变，探头就像“一把刀”，要想“切到”病变，必须多个方位扫查，然后找到病变所在部位，发现异常图像后，需要对比分析判断，用所掌握的临床知识去解释图像，最终获得符合病变的确切诊断，即使在很难做出判断时，也可将所发现病变特征向临床医师提供。绝不能想当然，根据自已主观的想法，毫不切合实际地得出结论，更不能把超声图像当成万能的“照妖镜”，一照，“妖怪”就出来了。下面举例说明。

一、真的是“结核性腹膜炎”吗

1993 年遇到一位女性病人，73 岁。农民，因腹胀 1 年，在当地县医院按“结核性腹膜炎”治疗 1 个月余无明显效果，故前来我院就诊。住内科期间，肝功、肾功正常，血沉增快(25 mm/h)，在抽腹水时，抽出少量黏液胶冻样液体。然后请我进行超声检查。声像图显示：子宫萎缩，在脐右旁可探及一囊性肿块，囊壁光滑,靠左侧壁有小乳头样回声,囊腔内显示黏液样黏稠液体,并发现囊肿壁上有一破口,可见黏稠样液体从破口内流入腹腔,满腹腔均为黏稠液体。肝、胆、胰、脾、双肾未见异常。结合图像追问病史,病人既往身体健康,1 年前弯腰时突然腹痛难忍,满头大汗服止痛片好转,以后则腹部逐渐增大。曾行妇科检查,因腹胀而触诊不满意。

根据病史、化验检查、图像表现考虑:①病史中突然腹胀,产生腹水;②按"结核性腹膜炎"治疗无效;③腹腔穿刺出黏稠胶冻样腹水与囊肿内容物一致;④超声图像进一步证实囊腺瘤存在,伴有大量腹水。

诊断:右侧卵巢囊腺瘤破裂伴腹水。

后来经手术及病理检查均证实为:右侧卵巢囊腺瘤破裂伴腹水。

二、是髂窝肿瘤吗

2000 年 8 月一会诊病例,16 岁,男孩,中学生。自述 3 天前突然感到右腿不适,以后逐渐加重,右大腿根部疼痛难忍,不发热,在当地医院就诊。查体一切正常,仅右髂窝处压疼,CT 检查结果"右髂窝肿瘤"。特请超声检查,追问病史,3 天前在校运动,玩高低杠,活动时用右脚登高杠后自觉右腿窝不适,第三天加重,拒按。查体体温血象均正常,局部无红、肿、热等征象,拍片骨盆及股骨正常无破坏。超声检查;右髂窝处可探及 7 cm×6 cm 大小肿块,无包膜、固定,肿块内为实质性与液性相间,无液体流动。与左侧髂窝比较,左侧髂窝皮肤、皮下组织、肌肉层次清晰。当时考虑该处常见肿痛较少,无非是"骨肿瘤穿破骨皮质"或"骨结核形成寒性脓疡"这两者均与病史不相符合,加之 X 线片及 CT 均证实骨盆及股骨无病变。结合 3 天前运动后该处疼痛,且逐渐加重,最常见的应该是"髂窝血肿",图像也支持。

诊断:右髂窝血肿。

经穿刺抽出约 5 ml 血液继续消炎,止血,两天后基本恢复。

三、简单疾病并不简单——浅谈不全流产

我曾多次遇到这种情况,人工流产或药物流产术后,本来是术后子宫内膜的反应,却认为是"漏刮"或"残留胚胎组纺织"。曾有一位 30 岁妇女,因"早孕"做人工流产,术后 3 天,下腹痛但未流血,在当地医院做超声检查,又诊断为"早孕",并告知这名妇女怀孕未刮掉。该妇女前来复查,检查中发现宫腔内为"假孕囊",即宫腔内基底层出现线状椭圆形光环,中央一条纤细宫腔线,横切更为清晰,此图像实际不是孕囊光环,仅是刮宫后一种图像表现。因之在观察声像图时,决不能单纯看见一个好似光环样图像,就诊断原来妊娠的孕囊未刮掉。而这位妇女腹疼只是刮宫后的轻度炎症反应,经服"甲硝唑"休息后好转,按时月经来潮。此病例说明不仅要仔细观察图像,还要了解病理变化过程,不要"看图识字",把人工流产术后正常内膜基底层误认为"孕囊光环"。实际上两者之间是有明显区别的,真正孕囊光环的边界清晰、明确,其内应有胚胎、胎心或卵黄囊。刮宫或服药流产后"假孕囊"边界是毛糙的,中央有纤细宫腔线。众所周知,不全流产是指胚胎、胎儿或胎盘已部分排出,宫腔内尚残留有少量胚胎、绒毛或胎盘,以至于影响子宫收缩而出血多者。在各种类型流产中,以不全流产声像图变化较大,特别是当前早期妊娠"药物流产"泛滥的情况下,给超声诊断及临床处理带来很多不利。不全流产声像图表现形式多样化,可显示宫腔内积血及强光团,或显示少量液体(常形容为裂隙状)或显示宫腔内为不规则光团堆集,用彩色多普勒超声诊断仪显示有小的彩色光团区。此外,常常在月经不调、不全流产、宫外孕等病变中的子宫腔内也会出现上述图像,可混淆诊断而得出错误的结论。尤其是"药物流产"广泛的应用,蜕膜组织脱落慢,造成不规则出血的时间长,子宫内膜就有不规则、不典型的图像。更何况一些闭经妇女乱用药物流产,根本未怀孕就服流产药,还有一些妇女,已是"宫外孕"又不上医院检查却按"早孕"乱服流产药物流产,造成误诊、漏诊等。因此在遇到"流产"妇女须注意是否真正怀孕,应到医院就诊,请医生根据妊娠试验、超声检查、妇科内诊来做出正确判断。

四、在研究中不断提高自己——对滋养细胞疾病的观察

我国滋养细胞疾病发病率为0.7‰或1:5190妊娠比率,它包括部分葡萄胎、葡萄胎、侵蚀性葡萄胎和绒毛膜癌,后两者为恶性滋养细胞疾病。我市曾对部分市内育龄妇女进行调查,其发病率为0.3‰。我们在10余年中曾对凡来我处检查滋养细胞疾病的305例妇女进行部分观察与随访,积累了一些经验,也为临床提供了有力的依据。

2000年曾有一名26岁确诊为“侵蚀性葡萄胎”妇女来院进行化疗后,外院B超诊断为“子宫左侧黄素囊肿”,经超声复查后发现:子宫正常大小,肌壁血流丰富,未见血窦,而紧贴子宫左侧有一大小6 cm×5 cm液性暗区(即平时称之为液体区),其内无清晰包膜也无多个房腔,左侧正常卵巢位于左侧液性暗区左上方,右侧附件及卵巢显示正常。用彩色多普勒显示,可见彩色血流在子宫左侧液性暗区中呈漩涡状流动,是低阻力型血流(即肿瘤破坏血管造成动静脉相通所致),该处绝不是“黄素囊肿”图像,而是一个大血窦,由于侵蚀性葡萄胎肿瘤组织侵蚀血管区所形成。

超声诊断:侵蚀性葡萄胎——宫旁巨大血窦形成。

给予宫腔及全身化疗,8个疗程后血窦逐渐消失,最终治愈。

分析:该例病人是妇产科滋养细胞疾病中少见的宫旁巨大血窦。一般侵蚀性葡萄胎血窦常表现在子宫肌壁间肿瘤破坏血管造成动静脉瘘,在宫旁组织中也可见,但很少有这样大的血窦。超声医师最易犯“单纯看图像作诊断的毛病”,不去了解该病发生、发展的过程,以及病理变化、转归等,另外也不去仔细研究图像特征,是容易出错的。该病人如按“黄素囊肿”进行手术,将会造成临床处理困难。

五、在接诊病例时,应结合临床反复思考,最后做出诊断

1999年某天,在忙碌接待众多病人中,一位年轻人搀扶着一位七十多岁老人进入诊室。老人自述曾患“胆结石”,昨晚突然腹痛,但尚可忍受,服“消炎利胆片”后稍好转,故来就诊。在超声检查中仔细询问病史,发现胆囊区域有一堆强气体包绕,中间为液体,胆囊轮廓不清,其内又无明显胆汁,在强气体回声中可见结石光团,声影不显著,胆总管上段被强气体遮盖。肝脏光点均匀,肝内胆管不扩张,小网膜囊及腹腔未见液体。胰、脾及双肾正常。根据病人胆结石病史,虽曾有发作性疼痛但不严重,图像中胆囊轮廓不清晰,首先应考虑胆囊穿孔,但病人疼痛不厉害,进一步想到病人年纪大,反应差,对疼痛不敏感。在观察图像时,注意到胆囊不清晰,有较多肠管,大网膜气体包绕,又有结石光团。回想曾碰到数例“胆囊穿孔包裹”,有的还发生胆结石穿孔与结肠粘连,结石掉入横结肠,造成肠梗阻。加之近些年“胆结石”增多,原来少见的“胆囊穿孔包裹”也不时能够碰到,再仔细考虑胆囊穿孔图像无定型,穿孔形式不同,病变范围不同应注意有所区别,此外还须注意与胆囊癌浸润造成穿孔相鉴别。再反复仔细扫查该区域未见肿块,肝内胆管不扩张,应排除胆囊癌。

诊断:胆囊炎、胆石症、胆囊穿孔包囊。

住院后,又经“CT”检查与超声检查相同,进行手术,病理检查证实“胆囊炎、胆石症、胆囊穿孔包囊”。

六、终身难忘的错误诊断

任何职业都需要在不断总结中积累经验和知识,这一点对医务工作者尤为重要。因为个体的差异、疾病的不同,需要分析、判断、思考,我把它称着为脑子里“过电影”。在检查中不能全用书本知识去套,书本知识需要掌握,但它不是“教条”,它有共性东西,还需要加上个性分析。个性特征每个人不同,要思索、分析和鉴别。曾记得我的老师殷培璞教授告诫我们:“每个医生都是从无数疾病中得出经验的,实际上也是从每个病人身上学到知识的。一个优秀的医师就要会学习、会总结、会提高自己。这样几年、几十年以后就成为一个高水平的医师,否则就是一个庸医。”在我行医几十年中确实愈来愈体会到这一点。

那是1981年，当我刚转入超声专业不久，碰到一例黄疸男性病人，全身发黄2个月余，病人一般情况尚可，精神尚好，全身黄染，曾在传染病院治疗无效转来我院。首先进行超声检查，肝脏光点均匀，肝内胆管不扩张，胆囊为实性，无胆汁，壁光滑，浆膜面外无异常，胰腺正常，脾脏不大，腹腔无液体，追问传染病院住院情况，查黄疸指数高，转氨酶更高，毫不犹豫诊断为“胆囊癌”。为此立即收入外科，外科主任在肋缘下触到饱满增大的胆囊。他们非常细心，第二天查房时，则发现在病人肋缘下胆囊触不到了，且病人精神愈来愈差，黄疸加重，急请传染科会诊初步诊断为：亚急性重症肝炎。再次复查此病人，发现图像有变化，“胆囊内胆汁已出现，囊壁呈水肿增厚，腹腔出现液体”，这时证实该病人为“亚急性重症肝炎”的胆囊改变，即胆囊受肝炎影响发生的变化，而不是肿瘤。

为此，我们从1982年开始与传染科合作共同观察了传染性肝炎所致胆囊改变。为以后肝病诊断打下了坚实基础。可见“想当然”会害死人。

七、不该发生的错误——一例宫外孕误诊

曾记得一次，在忙碌了一上午之后，正准备下班时，从分院转来一位育龄妇女，自称腹胀不适到分院来检查，发现腹水，转来复查。病人自述，月经规律，无闭经史、无腹痛，与爱人分居2年，单身一人来就诊的。病人慢性病容、贫血不明显。超声检查：肝、胆、胰、脾显示正常，腹腔大量液体，液体最大深度为8 cm，子宫大小形态正常，宫腔线居中，在右侧附件区清晰可见有圆形肿块，大小5 cm×4 cm，边缘规则，无包膜，其内实性光点均匀，未见卵巢，左侧卵巢附件正常。根据夫妻分居、图像表现，诊断为“右侧卵巢肿瘤伴腹水”，建议住院手术。病人讲无人陪伴，自己挺累的走不动，我还“好心”劝她在检查室休息一下，再回家取钱。结果第二天科室同道们告诉我，那个病人情况不好请妇产科检查确诊为“宫外孕”，立即进行了手术。我吓了一跳，由于误诊几乎让病人丧命。作为我一个20年妇产科医师、20余年超声医师，不该犯此错误。主要是先入为主，一听与爱人分居，对“宫外孕”就不考虑了，加之觉得肿块这么整齐、光滑，完全按照自己的错误思路去考虑、去诊断。总结起来，一个医师不管再累再忙，都不能有丝毫松懈，稍有疏忽，就会发生错误，必须仔细、谨慎、周密，一丝不苟。

八、它为什么会变化——“同图异病”及“同病异图”

还在20世纪80年代末，曾会诊一位“卵巢巧克力囊肿”的妇女，她做过2次人工流产，有一个6岁男孩。平时月经规律，量不多，无明显腹痛。此次快来月经突然下腹疼痛难忍，在中医医院就诊，妇科检查：左侧附件区有一不规则肿块，界限不清。在该医院超声检查：子宫正常，左侧附件区有一不规则肿块约直径7 cm大小，有一包膜，毛糙，其内为实性光点，子宫直肠陷凹处有1～2 cm液体，可疑“宫外孕”。要求病人住院，因家庭离不开，门诊观察，注射抗生素症状好转，月经来潮量正常。过了10天，由中医医院超声医师领来会诊，超声检查在左侧附件区明显一囊肿，大小为8 cm×7 cm，壁光滑，其内一半为清亮液体，一半为液体内密集光点。诊断为“卵巢畸胎瘤”。因有腹疼则考虑是否有卵巢囊肿蒂扭转。结果经手术及病理证实为：卵巢巧克力囊肿。

分析：此病人在月经周期的不同时间检查，图像完全不同。“卵巢巧克力囊肿”本身可因月经周期不同而有不同变化，而卵巢巧克力囊肿由于反复出血又会造成与子宫及盆腔组织粘连。第一次腹痛时正好快来月经，异位的子宫内膜在卵巢内出血造成图像“乱七八糟”，似“宫外孕”的图像，第二次正好月经中期，出血已停止，清亮血清析出，部分出血似巧克力糊状，图像如“畸胎瘤” 样。所以出现同一病在月经期中出现不同图像，这就是形成“同图异病”及“同病异图”的原因。

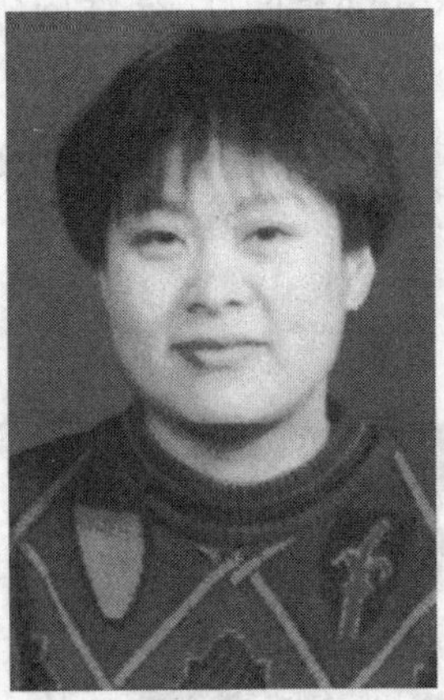

雷新玮，主任医师。

女，1966年9月出生，天津人。1990年毕业于天津市第二医学院放射系。2002年天津医科大学影像医学研究生毕业，获硕士学位。现在天津市第一中心医院放射科主要从事骨关节系统的影像诊断。

(1)论文及著作：

·膝关节软骨退变的MRI与病理对照研究，发表在《中国临床医学影像杂志》

·膝关节软骨退变的MRI检查与关节镜对照研究，发表在《临床放射学杂志》

·膝关节软骨MRI检查序列参数优化，发表在《医学影像学杂志》

·CT在腰椎单纯性楔形压缩性骨折诊断中的应用价值，发表在《天津医药》

·椎体压缩性骨折的影像诊断，发表在《医学影像成像杂志》

·肝移植术后肝梗死的影像诊断，发表在《天津医药》

·滑膜肿瘤和肿瘤样病变的MRI成像，发表在《国外医学临床放射学分册》

参与翻译专著3部，编写专著1部：

·《血管内治疗》

·《内脏和非血管疾病的经皮治疗》

·《肌肉骨骼系统磁共振成像》

·《实用危重病医学》

(2)主持完成科研课题1项，参加完成科研课题6项，均获天津市科技成果，并评为国内领先水平，其中两项获天津市科技成果三等奖。

·关节软骨退变的MRI与病理对照实验及临床研究

·多层面螺旋CT仿真胃镜及三维成像在胃肿瘤诊断中的应用研究

·大鼠Li-Pilocarpine癫痫模型的代谢与形态学研究

·随意髂骨皮瓣临床和实验研究

·骨质疏松老年妇女骨密度及骨质量的多层螺旋CT研究

·老年人骨矿含量分布的研究

·椎体小梁骨面积比值于QCT骨密度相关性研究

疑难病例诊断

病例1

病人，男性，78岁，健康查体时胸部X线平片可疑左纵隔肿物，遂行MRI检查。

影像学表现：MRI平扫检查显示T_4椎体水平左侧脊柱旁沟内可见一团块状软组织信号影，病变呈等T_1、长T_2信号影，边界尚清晰，并可见小部分肿块突入T_4左侧椎间孔，病灶内可见不规则低信号影

(图1、图2)。增强后可见病灶呈均匀明显强化,冠状位示病灶可见突入相邻椎间孔,病灶内仍可见低信号血管流空影(图3~图5)。

影像学诊断:T_4 水平椎管外占位性病变突入椎间孔,考虑为神经源性肿瘤,并包绕肋间动脉。

手术所见:暴露后纵隔可见病变位于后纵隔脊柱旁沟区,肿物呈蓝色,多蔓状血管分布表面,约3 cm×3 cm×9 cm大小,钝性分离肿物,其中有2支血管来自肋间近椎间孔处。

病理结果:血管瘤,符合蔓状血管瘤(图6)。

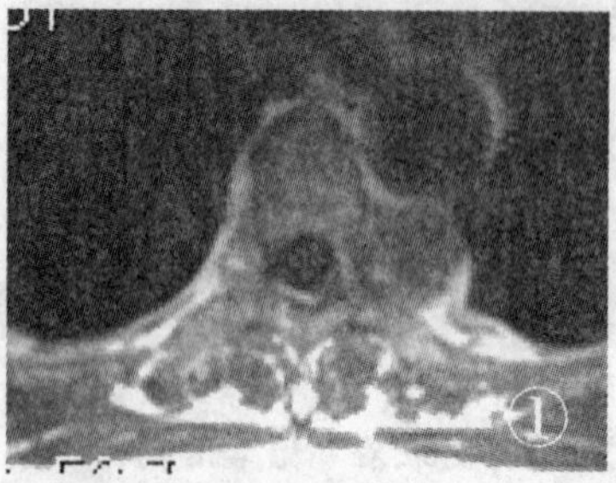

图1

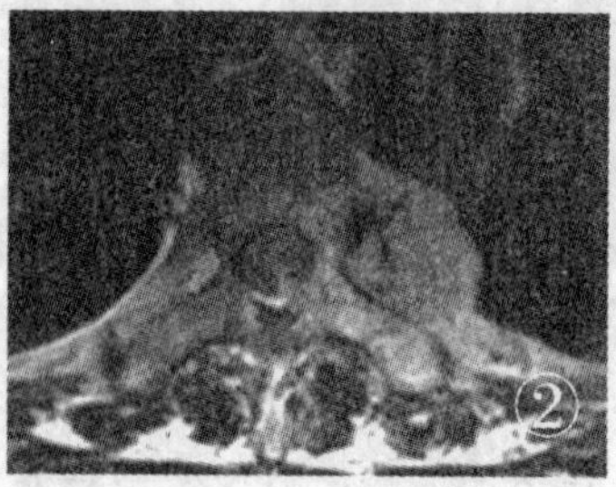

图2

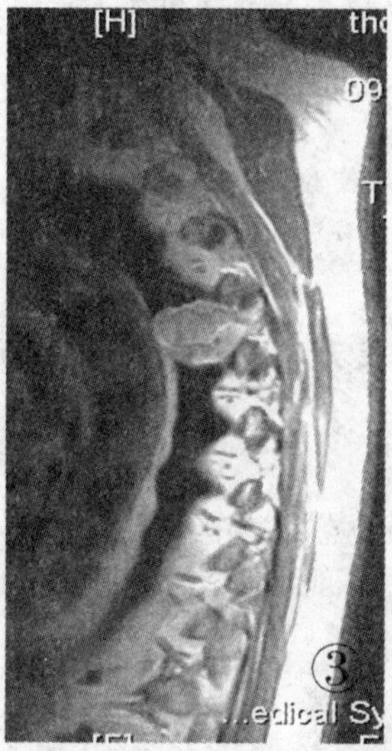

图3

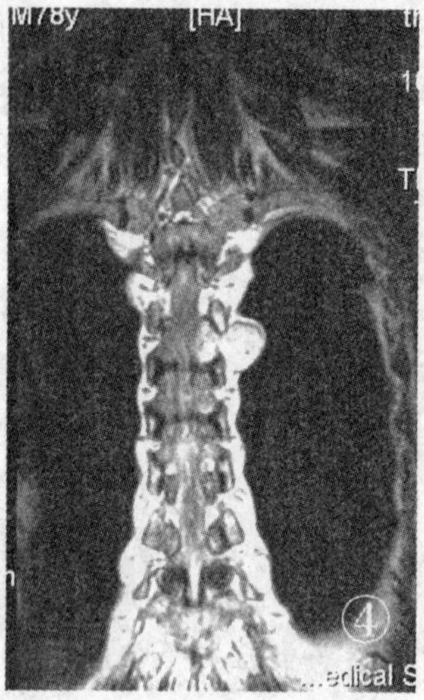

图4

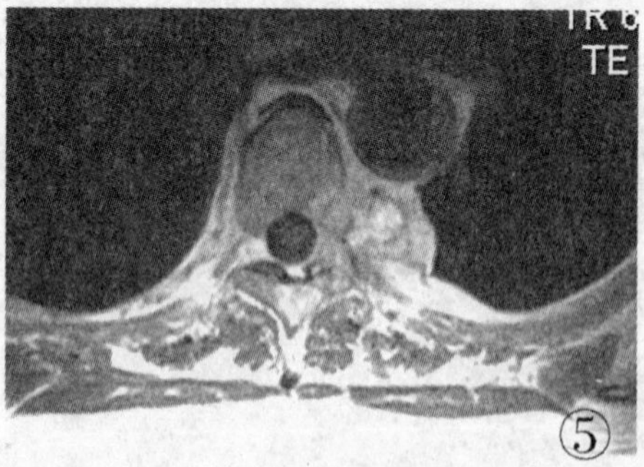

图5

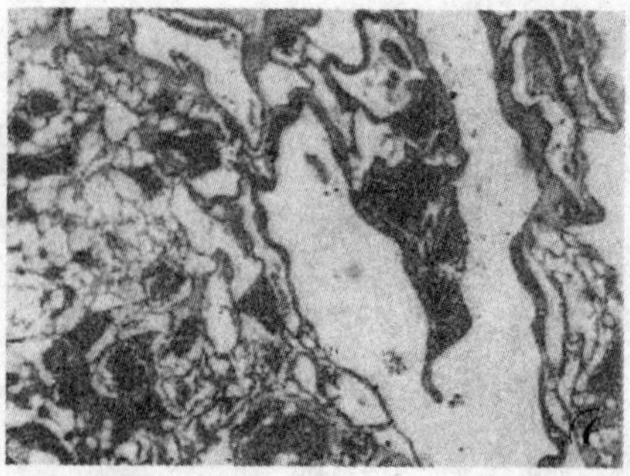

图6

讨论:蔓状血管瘤为动静脉型血管瘤的一个亚型。动静脉型血管瘤分为2个亚型:深在型及浅表型。深在型好发于青年人的深部软组织,常伴有不同程度的动静脉短路,有人认为是动静脉畸形。如果有大的短路形成,又称曲张性动脉瘤、动静脉动脉瘤、蔓状血管瘤。病理上肿瘤为分化较好的血管构成,管壁增厚,管腔扩大,镜下可见中等或较大动静脉相互扭曲缠绕呈紫色团块。

文献报道本病以颌面部、眼眶及四肢等表浅部位相对较多,而发生于后纵隔蔓状血管瘤罕见。

蔓状血管瘤中的畸形血管,由于扩张的管腔内有快速流动的血液,因此在 T_1WI 及 T_2WI 均呈粗大、扭曲、扩张的管状流空信号影像,此为蔓状血管瘤的特征性改变。肿瘤内有时出现钙化、静脉石等结构则表现为结节状低信号影。但 MRI 对钙化及静脉石的显示不及 CT。由于本病可见部分病变突入椎管内,此为神经源性肿瘤较具特征性的表现,故误诊为神经源性肿瘤。后纵隔也是神经源性肿瘤的好发部位,因此,神经源性肿瘤应作为本病的主要鉴别诊断。神经源性肿瘤包括神经纤维瘤和神经鞘瘤。神经鞘瘤通常有中央性坏死,呈环形明显强化,而神经纤维瘤常为多发,伴有神经纤维瘤病。

本例生长方式是于后纵隔、脊柱旁沟匍匐生长及病灶内可见较大的迂曲流空血管影像,应对本病有提示作用。

由于蔓状血管瘤主要是较大的、分化较好动静脉短路,因此有文献报道,CT 动态增强扫描时其强化行为与正常血管强化曲线相近。今后若考虑到此病的可能时,应注意 CT 增强方式的选择及其强化行为的观察,对本病定性也很有帮助。

病例 2

病人,女性,52 岁。右肢体无力 6 天,加重 1 天入院。

查体:右上肢肌力Ⅳ级。

影像学表现:MRI 上 C2 水平颈髓内可见一卵圆形等 T_1、长 T_2 信号影,边界清晰。脊髓未见明显增粗、水肿及脊髓空洞(图 1、图 2)。增强检查:冠状及轴位像示,病灶位于脊髓右侧白质区,可见条状不均匀强化(图 3 ~ 图 5)。

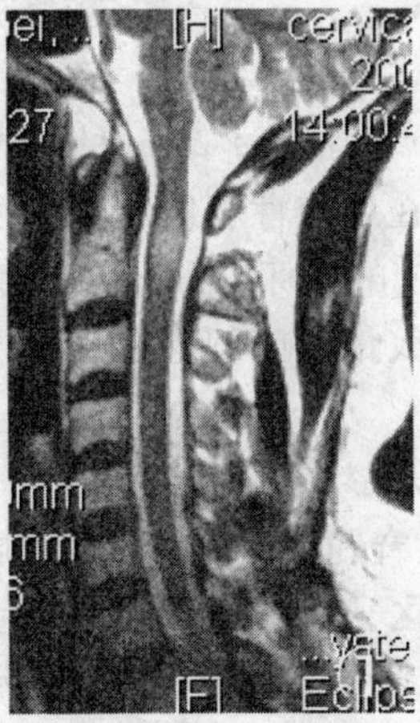

图 1

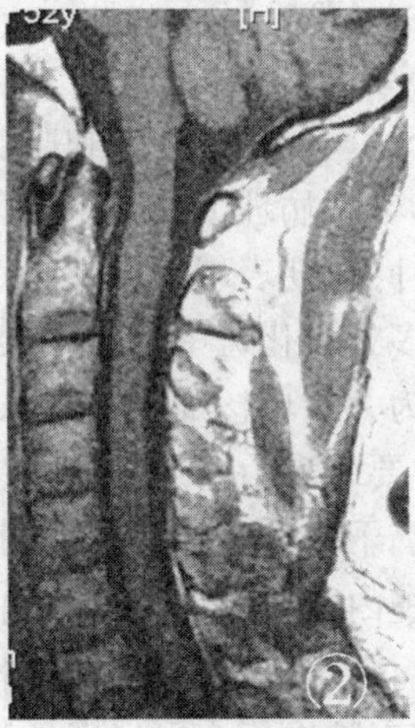

图 2

影像学诊断:C2 水平颈髓内占位病变,考虑胶质瘤。

病理结果:对组织 HE 染色后可见组织疏松,有大量泡沫细胞及散在炎性细胞(图 6),为脱髓鞘性疾病。

讨论:中枢神经系统脱髓鞘性假瘤是介于多发硬化和急性播散性脑脊髓炎之间的一类特殊中枢神经系统脱髓鞘性疾病。该病由 Van der Velden 等于 1979 年首次报道,并命名为肿胀性脱髓鞘病变(tu-

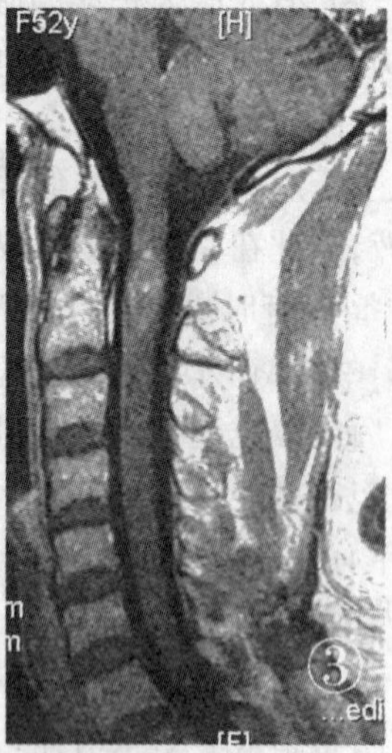

图 3

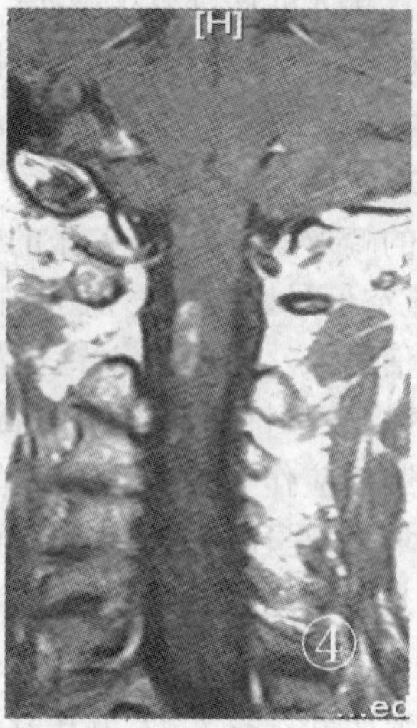

图 4

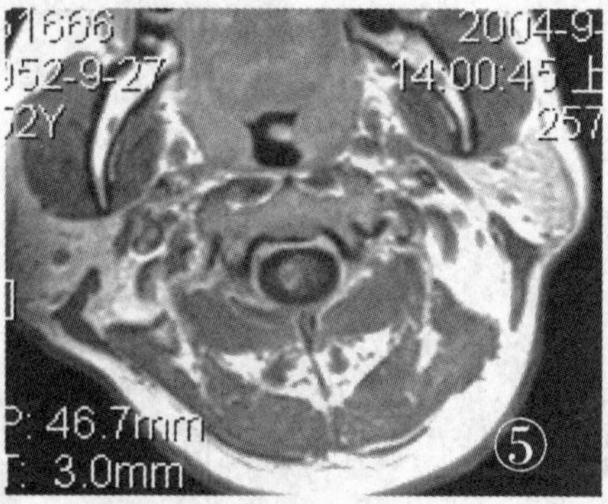

图 5

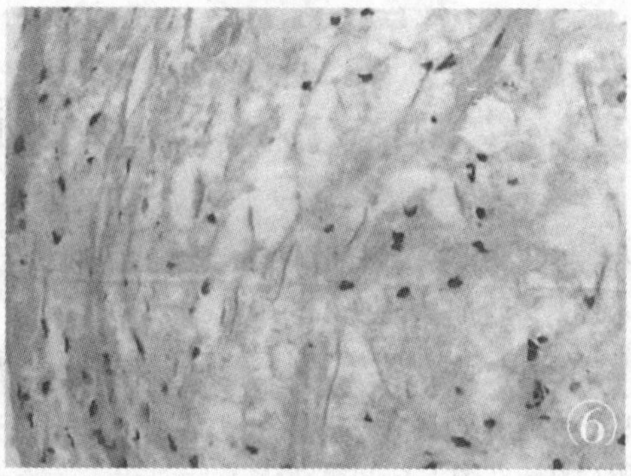

图 6

mefactive demyelinating lesion,TDL)。肿胀性脱髓鞘病变一般是一个单独超过 2 cm 的与肿瘤有类似的影像学特征的病变。本病病理上不同于典型的多发性硬化,以混合在反应性胶质细胞瘤浸润型泡沫细胞为特征。在病变不同时期表现不同,在急性期或亚急性期为神经鞘的破坏,而神经索轴完好。而最新的一些研究表明,在多方硬化斑中神经轴索出现损害。电镜下可见大量淋巴细胞在血管周围呈袖套状浸润,而髓鞘破坏区为大量单核细胞和泡沫细胞浸润为主。

脱髓鞘性假瘤主要表现为局灶性肿物,有轻度至中度占位效应,发生于脑内时多位于白质内,也可累及灰白质交界区,脑干基底节区等部位,其边界通常清楚。发生在脊髓内的脱髓鞘性假瘤表现为脊髓内占位性病变,易与髓内胶质瘤混淆。髓内胶质瘤常位于脊髓中央区,有明显占位效应,且易合并脊髓空洞,而脱髓鞘性假瘤则好位于脊髓周边白质区,占位效应不明显,邻近无继发脊髓空洞,更符合脱髓鞘病变的特征。增强检查脑内病变可出现环状(开环状)强化。髓内病变可显为条状强化。Masdeu 等报道中枢神经系统病变 MR 强化扫描有环形增强的病例中,66% 的脱髓鞘急性期出现非闭合环形增强,而非脱髓鞘病变只有 7% 出现非闭合性环形增强。当 MRI 倾向脱髓鞘性假瘤的诊断时,可提示临床行激素试验性治疗,以避免手术或放射治疗。

病例 3

病人，女性，53 岁，因乏力，恶心 3 个月余入院。

查体：贫血貌，一般情况稍差，神清，左侧顶部可触及一 6 cm × 5 cm 大小的肿块，质软，轻压痛，双侧瞳孔左：右 = 3 mm：3 mm，光反应（+），神经系统无局限性体征，四肢肌力Ⅴ级，双巴氏征（−）。血常规：WBC：4.1 × 10^9/L，Hgb：73 g/L，PLT：130 × 10^9/L，尿常规：尿蛋白：1 +，生化检查：总蛋白：48.20 mmol/L，白蛋白：28.40 mmol/L，球蛋白：19.80 mmol/L，肌酐：245.70 μmol/L，尿素氮：15.95 mmol/L。

影像学表现：头颅正位片显示左侧颞、顶骨部分骨质破坏，边缘毛糙，周围皮下软组织肿胀（图 1）。CT 平扫：左侧额、颞、顶区可见梭形高密度影，大小为 5 cm × 8 cm × 7 cm，密度尚均匀，边缘清楚，局部颅骨骨质破坏，外板较内板相对完整，邻近脑组织受压，同侧侧脑室受压变窄，中线结构略向右侧移位（图 2、图 3）。MRI 平扫及增强：左侧额、颞、顶区病变信号欠均匀，T_1WI 以低信号为主，其内可见点状高信号影，T_2WI 以等、高信号为主，其内可见点状与条状低信号影。增强 MRI 显示病灶明显强化，强化欠均匀，其内缘可见线样硬脑膜强化影，邻近板障亦可见强化（图 4 ~ 图 7）。

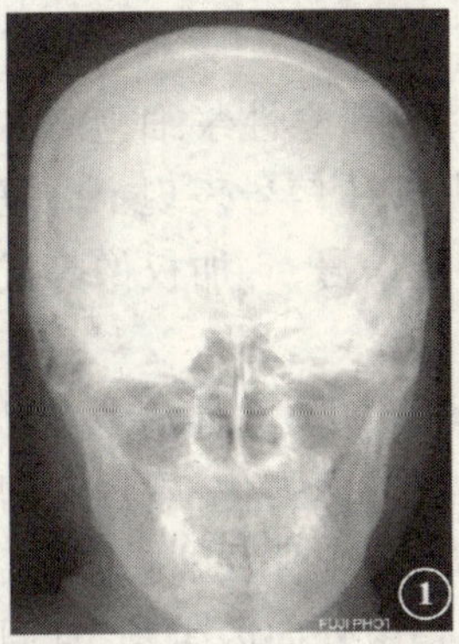

图 1

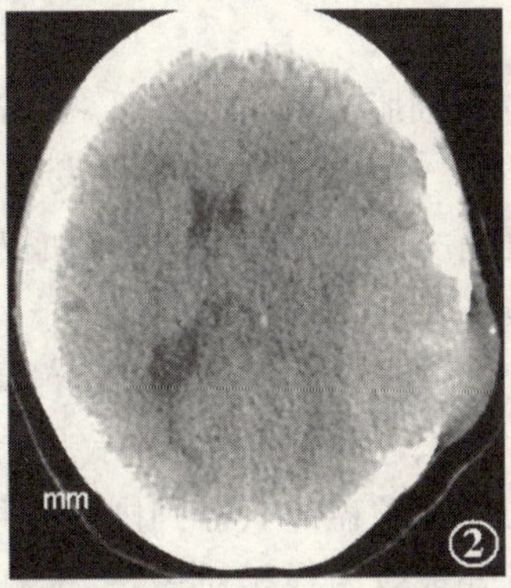

图 2

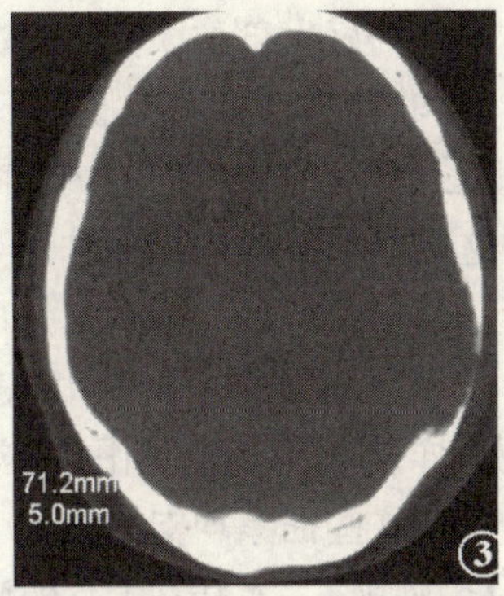

图 3

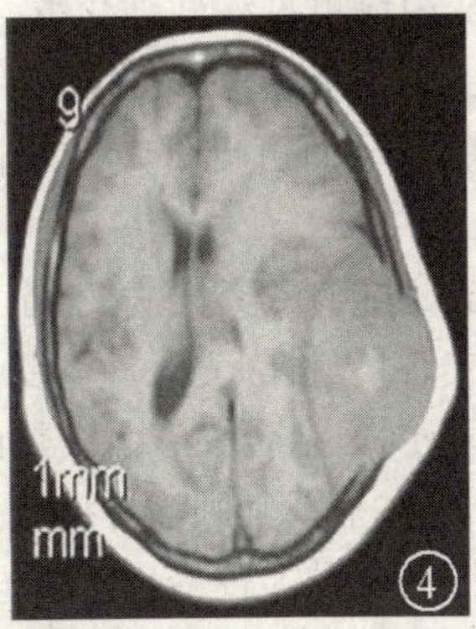

图 4

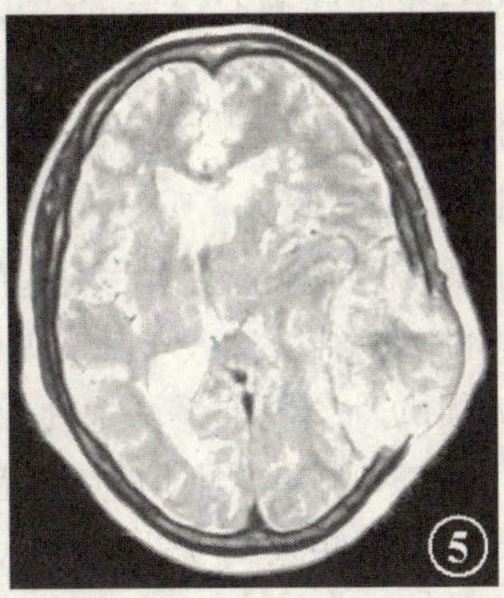

图 5

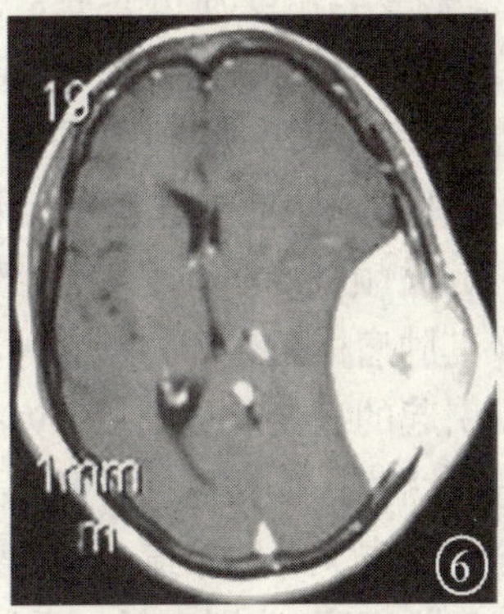

图 6

影像学诊断：考虑左侧颞、顶骨的恶性肿瘤，性质待定。

手术所见：术中见肿瘤侵蚀颞、顶骨及颞肌，与硬脑膜粘连紧密，呈鱼肉状，灰红色，部分呈暗红色。质软，无明显包膜，血供丰富。

病理结果：浆细胞瘤，结合检材部分（侵犯颅骨），符合骨髓瘤，分化较好（图 8）。

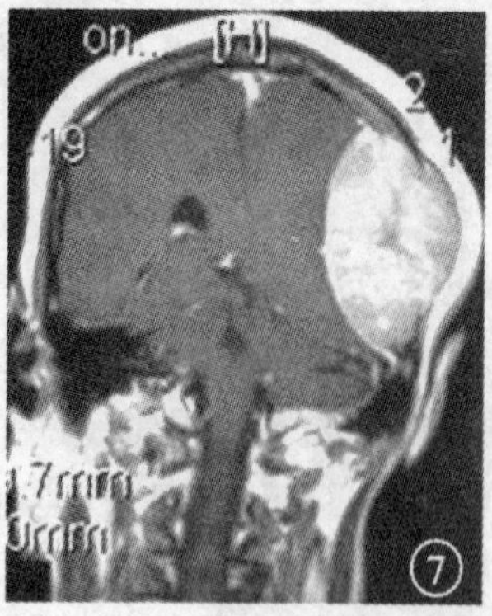

图 7

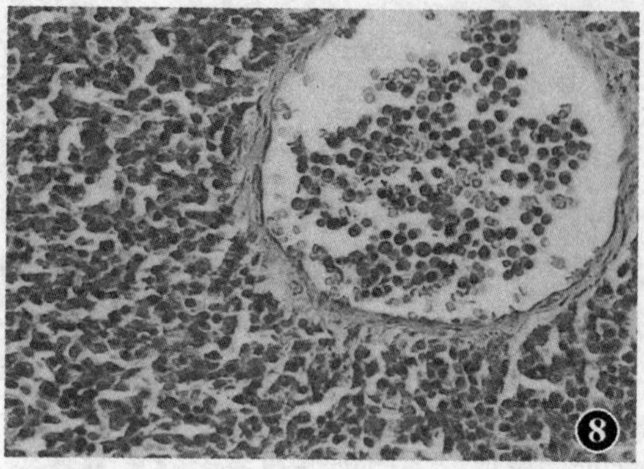

图 8

讨论：骨髓瘤（Myeloma）是发生于骨髓的较为常见的原发恶性骨肿瘤，国际骨髓瘤工作组（Internation Myeloma Working Group，IMWG）将骨髓瘤分为以下几类：①无症状骨髓瘤，又称冒烟性骨髓瘤；②有症状的多发性骨髓瘤；③不分泌性骨髓瘤；④骨的孤立性浆细胞瘤；⑤髓外浆细胞瘤；⑥多发的孤立性浆细胞瘤；⑦浆细胞白血病；⑧MGUS 或 MG[u]。其中最常见的是有症状的多发性骨髓瘤，好发于中轴骨，颅骨为好发部位。

骨的孤立性浆细胞瘤并不常见，占浆细胞骨髓瘤的 3% ~5%，其中颅骨的孤立性浆细胞瘤在临床上更是十分少见，目前国内文献报道不多。颅骨浆细胞瘤好发于颅盖骨，其 MRI 信号表现十分复杂多样，这可能与肿瘤内出血和坏死的程度有关。一般表现为 T_1 加权像等或稍低信号，T_2 加权像等或稍高信号。肿瘤边界清楚，并可造成骨质破坏。

本例病变的 CT 及 MRI 表现具有以下特点：①病变破坏了颅骨；②病变与脑实质边界清楚，可见“假包膜”样表现；③病变周围的脑实质无水肿；④增强 MRI 显示病灶呈明显的不均匀强化，提示肿瘤血供较丰富，这些征象均支持该病变位于轴外。颅盖部从外到内大致可以分为头皮、颅骨及脑膜（包括硬脑膜及柔脑膜）。本病在 CT 及 MRI 颅骨外板较内板相对完整，推测该病变不是由外向内生长，且周围头皮下软组织仅是受压向外移位，形态规则，因此可排除起源于头皮的恶性病变（如头皮癌伴颅骨侵犯）。从 CT 和 MRI 上也可以发现不支持该病变起源于脑膜的征象：①病变与颅骨内板的附着处不是广基底的；②病变与脑实质边界清楚，其间可见一个线样的低信号带，增强扫描病变内缘可见线样强化影，提示病变向内压迫硬脑膜，而不是起自硬脑膜；③增强的 MRI 影像上不但没有出现“硬膜尾征”（虽然部分脑膜瘤也可以不出现“硬膜尾征”，但此病变强化的方式不支持脑膜瘤的诊断），反而可见邻近的板障强化，这些均提示病变起源于颅骨而不是起源于脑膜。

起自颅骨的病变很多，大致可分为血管源性病变、创伤后引起的病变、先天性病变、炎性病变、原发肿瘤及其肿瘤样病变和转移瘤等。对于本例病变，结合病人年龄及无创伤的病史，可以排除先天性病变及创伤后引起的病变。病变表现为肿块影，缺损的骨质周围无增生硬化，其内未见死骨，结合临床无发热的症状，炎性病变（如化脓性骨髓炎及颅骨结核）亦可排除，因此重点考虑颅骨的原发肿瘤及其肿瘤样病变及转移瘤。潘先文等曾报道了颅盖骨肿瘤的诊断，这些区域颅骨的肿瘤及其肿瘤样病变种类较多，但结合本病的影像学表现，鉴别诊断主要应包括血管瘤、骨巨细胞瘤、嗜酸性肉芽肿、骨肉瘤及转移瘤。

（1）颅骨血管瘤：X 线平片表现病灶中央呈蜂窝状、网状（轴位）或日光放射状（切线位）。CT 表现为外板变薄、膨出或消失，内板破坏较轻，相对完整，内有粗细不等的骨性分隔和放射状的骨针。

（2）骨巨细胞瘤：在组织学上分为三级：一级为良性巨细胞瘤；二级为有恶变倾向的巨细胞瘤；三级为恶性巨细胞瘤。在 X 线平片可有多囊状、单囊状及缺损状 3 种不同类型的表现，缺损状常表现为外板缺如。CT 表现为膨胀性改变，内外骨板变薄，以外板为明显。

（3）嗜酸性肉芽肿：是郎罕细胞组织细胞增生症的一种，好发于儿童和青年，多为单发（85%），一般病灶不大,不超过 3 cm。由于内、外骨板破坏程度不同,边缘常呈“斜坡状”或“双边状”,其内可见“纽扣”样的死骨。

(4)骨肉瘤:是最常见的原发性恶性骨肿瘤,长骨多见,仅少数发生于颅骨,可分为溶骨型、成骨型及混合型。溶骨型主要表现为类圆形或不规则骨质破坏,轮廓模糊不清。骨破坏以外板为主,常伴巨大的软组织肿块向颅外生长为主,其内可见肿瘤骨。

(5)转移瘤:以溶骨型最常见,常为多发、大小不等的溶骨性骨质破坏,边缘模糊不清,邻近可伴有较小的软组织肿块。少数可表现为单发,骨质破坏及软组织肿块均较大,酷似原发性恶性骨肿瘤,但肿块内常有残留碎骨片,而且身体其他部位应有原发的恶性肿瘤。

本病的影像学表现不具备以上的特征。孤立性颅骨浆细胞瘤在临床确属少见,虽然仅仅依靠影像学表现定性较难,但应该仔细分析征象,正确判断肿瘤的定位及起源,对病变的定位与定性诊断具有重要的作用。

病例 4

病人,男性,39 岁。间断腰痛 20 余天,进行性加重 10 天,发热 4 天入院。既往肾移植术后 7 个月。

查体:神情合作,被动体位,腰椎两侧肌肉压痛。T 38.1℃,BP 120/80 mmHg。

影像学表现及诊断:第一次 MRI 检查显示 $T_{12}-L_1$ 及 L_3-L_4 相邻椎体终板下骨髓腔内可见长 T_1、长 T_2 信号影,STIR 序列呈高信号,相邻椎间盘内 T_2WI 可见点状高信号影(图 1~图 3)。考虑脊柱炎性病变,结核可能性大。临床给予抗痨治疗,病人症状不能缓解。1 个月后行第二次 MRI 检查:$T_{12}-L_1$ 及 L_3-L_4 相邻椎体终板下骨髓腔内仍可见长 T_1 及长 T_2 信号影,终板结构明显不规则,T_{12} 椎体下终板后部局限性凹陷,可见小脓肿形成。$T_{12}-L_1$ 及 L_3-L_4 椎间隙明显变窄(图 4~图 6)。考虑脊柱化脓性炎症。临床血培养可见表皮葡萄球菌生长。遂给予抗炎治疗,病人症状得到缓解。1 个月后又行第三次 MRI 检查:$T_{12}-L_1$ 及 L_3-L_4 相邻椎体终板下骨髓腔内长 T_1 及长 T_2 信号影的范围及程度较前次减轻,T_{12} 椎体后部小脓肿消失。与前次比较病变有好转(图 7~图 9)。

讨论:化脓性脊柱炎常继发于近期身体其他部位的感染或手术史,免疫缺陷病人尤为危险。腰椎是最易受累部位,其次为胸椎、骶椎、颈椎。葡萄球菌为化脓性脊柱炎最常见的致病菌,其次为链球菌、肝炎球菌,少数情况下为革兰阴性菌感染。

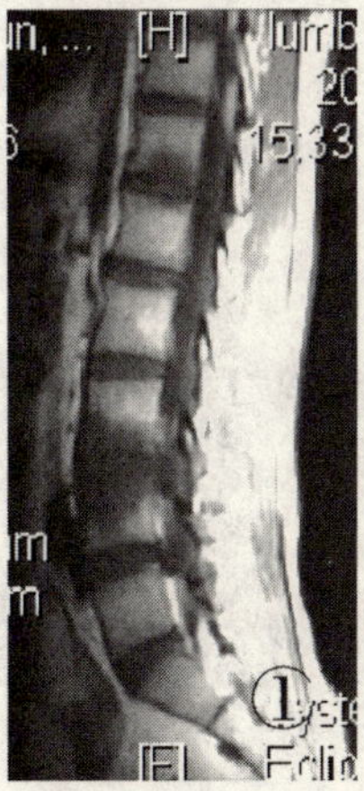

图 1

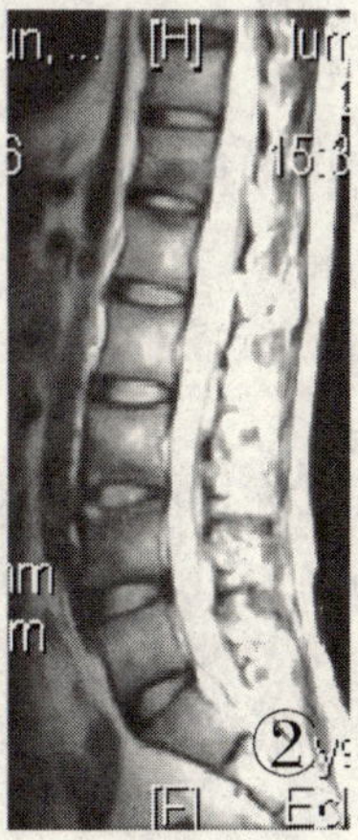

图 2

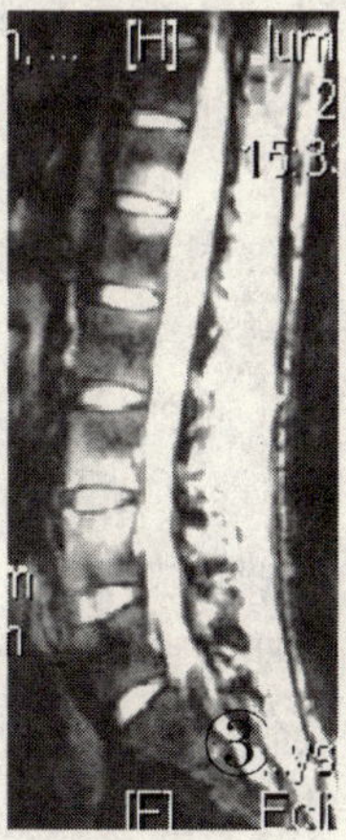

图 3

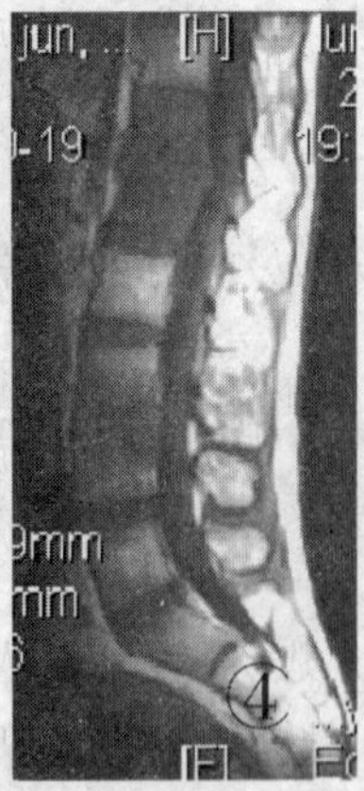

图 4

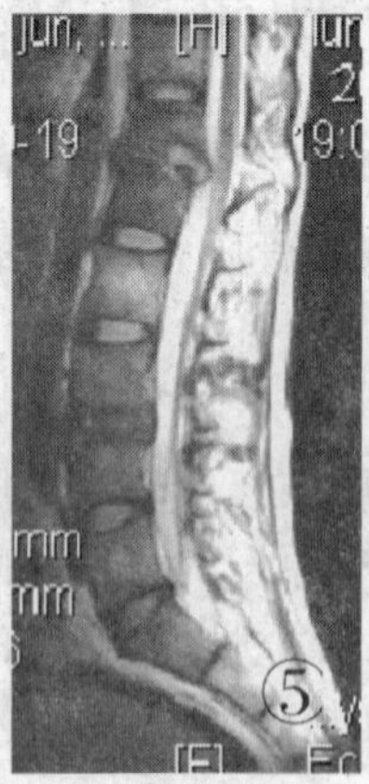

图 5

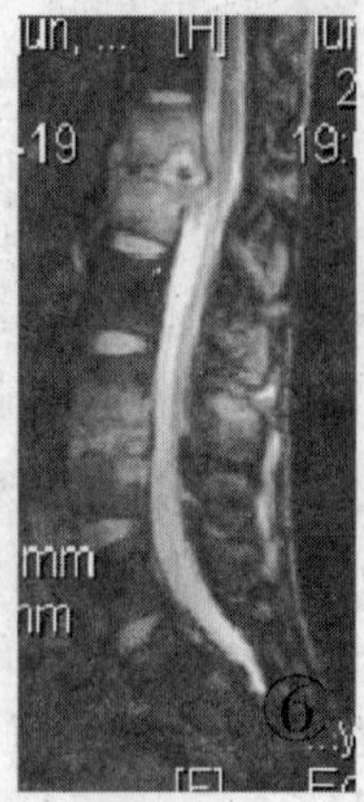

图 6

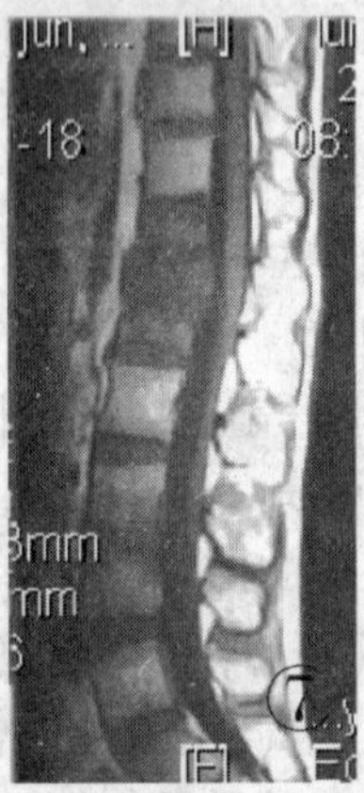

图 7

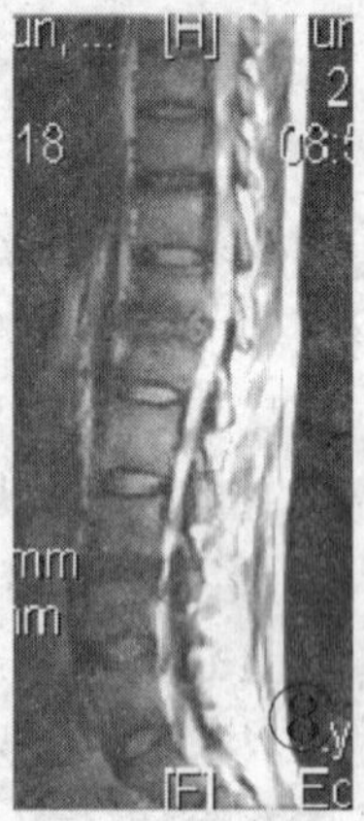

图 8

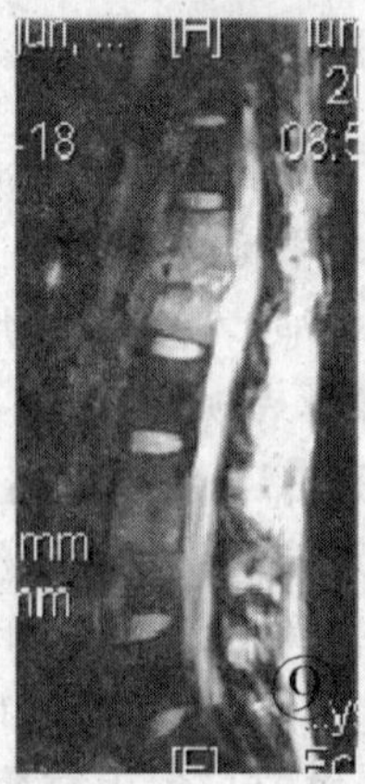

图 9

脊柱炎的感染途径主要包括:经动脉或静脉的血行感染,腰椎手术后的继发感染,以及诊断或治疗性的脊柱穿刺时造成的致病菌的直接种植性感染。其中血行感染为最常见的感染途径。经动脉的血行感染较经 Batson 静脉丛更为常见。由于脊柱的血管分布是具有年龄依赖性的,因此,致病菌的沉积部位在不同的年龄阶段是不同的。4 岁以下的儿童,椎体的终末动脉穿透椎体的终板进入椎间隙。因此,这一年龄段的儿童易发生原发性的椎间盘炎。随着椎间盘退行性改变的发生,纤维血管组织生长入椎间盘,因此,老年人的化脓性脊柱炎也易首先累及椎间盘。在成年人,由于椎体终板软骨下区存在着丰富的动脉网,类似于儿童长骨干骺端的血管树。因此成年人的化脓性脊柱炎首先累及椎体终板下区,然后再播散至椎间盘,形成脊柱椎间盘炎。

化脓性脊柱炎急性期 MRI 表现为椎板终板边界不清,椎间盘及相邻椎体内表现为 T_1WI 低信号影,T_2WI 及 STIR 序列呈高信号影,代表着感染初期骨髓内的充血水肿。进展期增强检查的 SE 序列 T_1WI 示:在终板软骨下的骨髓腔内可见弥漫性强化,终板侵蚀部位的周边出现环形强化。其病理改变为骨髓内的充血水肿程度减轻,在坏死、侵蚀组织的周边出现纤维血管组织。修复期,受累椎体组织学上表现为出现了脂肪性骨髓的转换及软骨下的纤维化及骨硬化。因此,受累椎体骨髓腔内在 T_1WI 及 T_2WI 上均表现为高信号影,或 T_1WI 及 T_2WI 均表现为低信号影像。因此,MRI 可以作为脊柱感染性病变治疗效果的监测手段。

本例为一成年男性,发病早期为椎体终板下骨髓腔内异常信号,很快椎间盘受累同时有小的脓肿形成,临床抗炎治疗有效,证实了为化脓性脊柱炎。本例最重要的鉴别诊断为脊柱结核。虽然椎间盘的受累是脊柱结核较为特征性的表现,但由于脊柱结核的分枝杆菌不产生蛋白水解酶,因此其椎间盘受累要晚于化脓性炎症。同时脊柱结核的脓肿范围较广,中央易液化坏死,且易沿着韧带下或腰大肌鞘形成流注脓肿。

有时单纯影像学对于早期化脓性脊柱炎与脊柱结核鉴别诊断有一定的困难，须结合临床病史。

病例 5

病人，女性，65 岁。间断头痛 10 余年，嗅觉丧失半年，癫痫发作 1 天，入院前一天，突发四肢抽搐，牙关紧咬，持续 2 ~ 3 min，神志不清，口吐白沫，发作 5 次。

影像学表现：MRI 检查前颅窝底可见一肿块影，病变呈等 T_1 稍高 T_2 信号影，信号均匀，边界清晰，T_2WI 显示病变向上与脑实质之间可见薄层线样高信号影，向下与前颅窝底界限不清（图 1 ~ 图 4）。DWI 示均匀低信号（图 5），ADC 呈高信号（图 6）。

印象：①前颅窝底骨源性肿物；②嗅神经母细胞瘤。建议病人 CT 进一步检查。

CT 检查：鼻腔及筛窦内可见磨玻璃样骨性密度影，密度欠均匀，形态不规则，病变部分向上突入颅内，蝶骨、筛骨及枕骨斜坡亦可见骨质密度增高。视神经管变窄，颈动脉管受压后移（图 7、图 8）。

手术所见：见硬膜嵌入硬质占位中，难以剥离，缝扎上矢状窦后切断。见菲薄的脑组织下可见左侧 5 cm × 4 cm × 4 cm，4 cm × 3 cm × 3 cm 大小质硬肿瘤占位，表面有硬膜覆盖，与脑组织无粘连。切开硬膜，向前后推开，见其下骨样肿物，质地疏松，血供丰富。

病理结果：前颅底骨性肿物，灰白、浅褐色不整形碎组织共 7.0 cm × 6.0 cm × 5.0 cm，符合纤维结构不良。

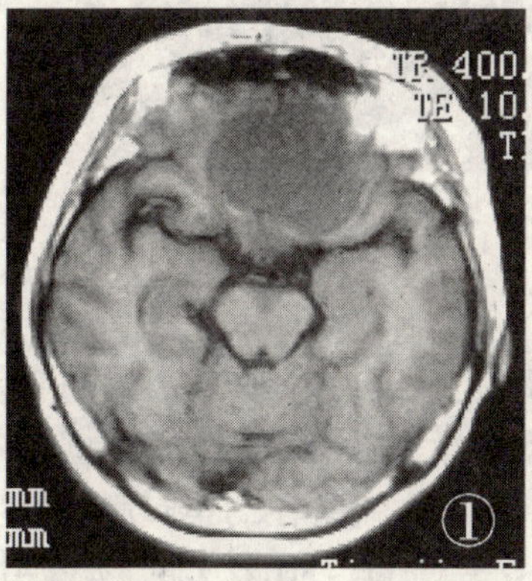

图 1

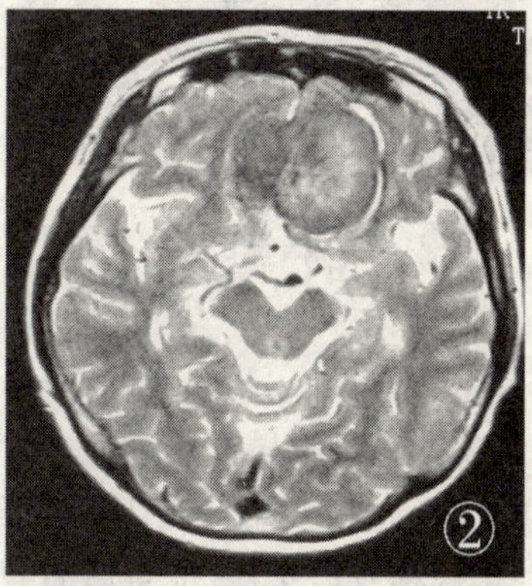

图 2

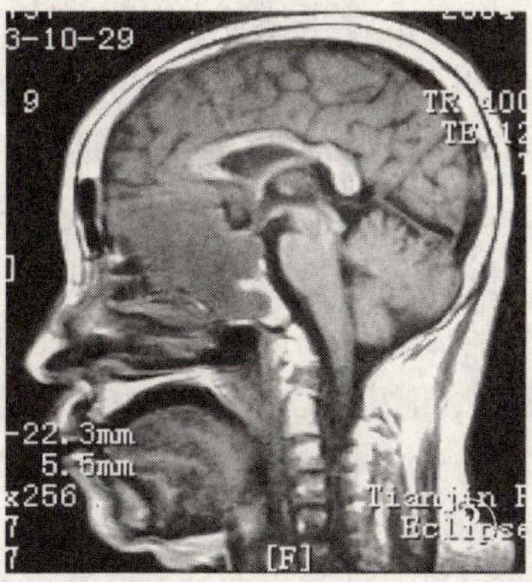

图 3

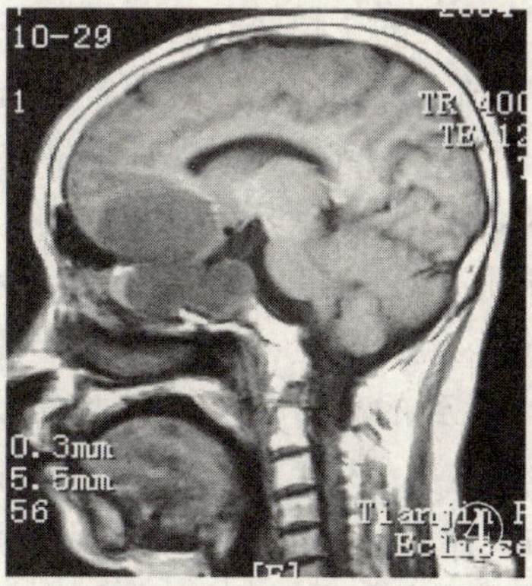

图 4

讨论：骨纤维异常增殖症是一种骨骼系统病变，本质是非真性肿瘤，但具有良性肿瘤的许多特征。

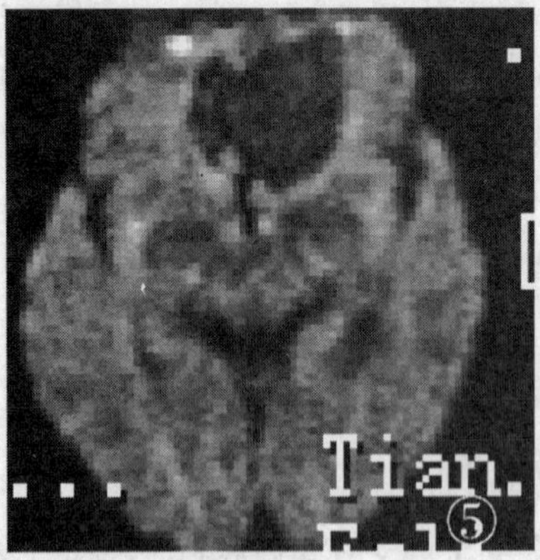

图5

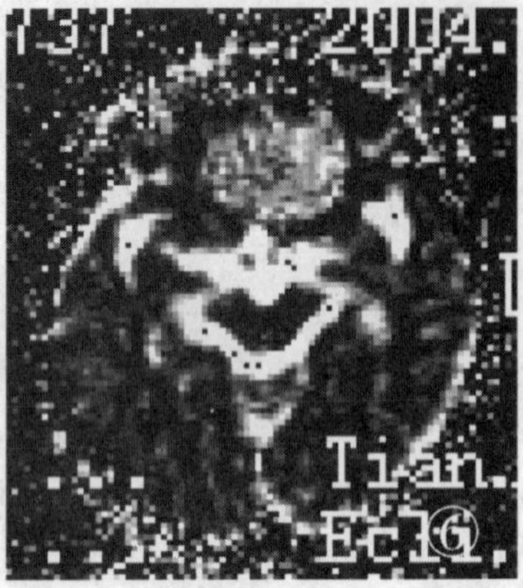

图6

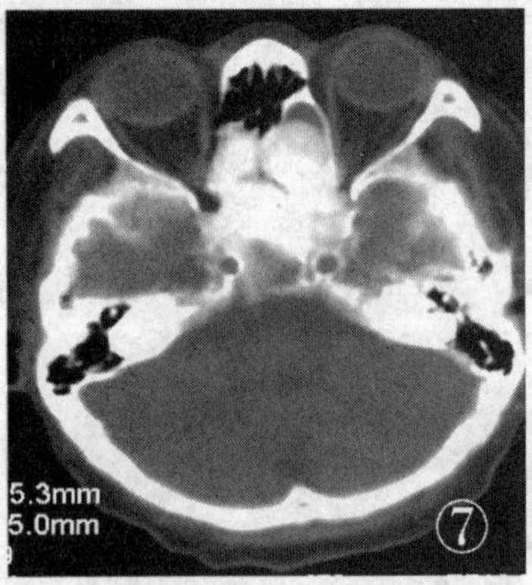

图7

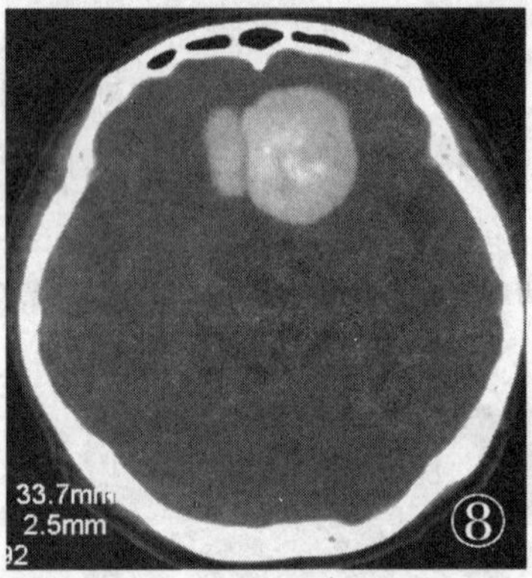

图8

一般临床分为单骨型、多骨型、Albrigt 综合征 3 种，其中单骨型最多见，约占 70 %。因病变边界不清，手术不易彻底而易复发。骨纤维异常增殖症的病因至今不明，多数学者认为可能与胚胎原始间充质发育异常有关，也有学者提出本病可能与创伤或神经内分泌功能有关。本病常在幼年起病，但往往至儿童或青少年期出现症状，病程发展缓慢，成年后有自愈或静止倾向。发病 11 ~ 30 岁多见，男性稍多于女性。

受累的骨体呈膨大畸形，骨皮质变薄和膨隆，病变内无板层骨，骨小梁结构紊乱，病变边缘常欠清楚。病变的密度由病变的生长期和病变的纤维组织、骨样组织、新生骨小梁比例决定的。CT 能发现受累骨密度由囊状低密度区到硬化性改变。在病变早期，以纤维组织为主，表现为透亮区，边界可能相对清楚，常为单房；随着病变成熟和编织骨小梁数量的增多，病变早期的透亮区变为浓烟状或斑点状高密度区；病变骨小梁数量的增多和成熟度的增加表现为磨玻璃、结霜玻璃、橘皮状；根据病变的密度可分为 3 种类型：①变形性骨炎型，最常见，组织学显示等量的纤维组织和编织骨小梁混合组成，CT 表现为硬化和纤维化的透亮区混合改变；② 硬化型，组织学由密集排列的成熟骨小梁构成，其中夹杂少许纤维组织，CT 表现为均匀一致的高密度区，产生磨玻璃样外观；③囊型，组织学以纤维组织为主含少量骨样组织和不成熟编织骨小梁，CT 表现为球形或卵圆形透亮区，外围为致密骨壳包绕，同一病人可同时有以上 3 种改变，以其中 2 种表现为主。本病的显著影像特征是病变侵及筛骨、蝶骨、枕骨斜坡，视神经管变窄，双侧颈内动脉海绵窦段受压后移，病变向上延伸至颅内，额叶受压上抬。T_1WI 显示病变呈均匀低信号，病变周边可见高信号，提示脑组织的反应性胶质增生。T_2WI 显示病变稍高信号，DWI 病变信号明显减低，ADC 图呈高信号，提示病变含较高的水分，病变的骨样组织较多。

本病是良性类肿瘤样病变，但可发生恶变。文献报道骨纤维异常增殖症恶变发生率为 0.5%。如果发现局部肿块迅速增大，疼痛加剧，CT 发现放射状瘤骨，明显的软组织包块，不规则溶骨性破坏，则应考虑恶变。在临床工作中对不能及时切除病灶者，应密切随访以警惕恶变，特别是放疗可促使本病恶变导致骨肉瘤形成。本病容易与嗅神经母细胞瘤混淆，后者起源于鼻腔、鼻中隔、上鼻甲和最上鼻甲的嗅黏膜上皮，临床表现为鼻出血和鼻堵。嗅神经母细胞瘤可钙化、囊变，T_1WI 低信号，T_2WI 高信号，肿瘤局部侵袭并亦累及眼眶、嗅球和颅前凹底和邻近副鼻窦。由于肿瘤富血供，CT、MRI 示病变明显强化并包绕血管，与脑实质边界不清。此病例 CT 上颅底筛骨、蝶骨及枕骨斜坡表现为均匀一致的高密度影，正常颅底诸孔受压变窄，颈动脉管受压后移，提示病变为骨源性病变。

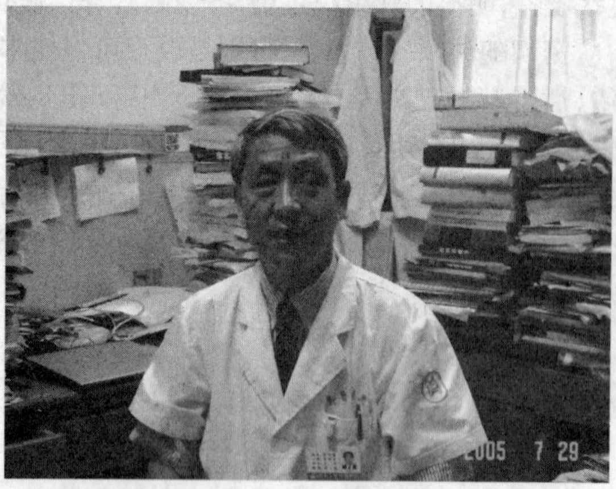

李传福，主任医师、教授、博士生导师。

男，1945年10月出生，山东省章丘市人。1982年7月毕业于山东医学院，获硕士学位。1991～1992年赴美国Hartford医学院深造。1993年被遴选为影像医学与核医学专业硕士生导师，1996年晋升为教授，主任医师，2000年被遴选为影像医学与核医学专业博士生导师。

现任中华医学会放射学分会委员会委员，《中华放射学杂志》编委，《国外医学临床放射学分册》第五届编委会委员，山东省医学会放射专业委员会第一副主任委员，山东省医学影像学研究会副理事长，中国医学影像技术学会理事，《中国医学影像技术杂志》编委，山东中西医结合学会影像学专业委员会常务委员，《中西医结合学会影像学杂志》编委，《医学影像学杂志》副主编。

近年来共培养硕士、博士研究生多名，同时承担省级科研课题多项，获省科委科技进步奖多项，发表学术论文多篇，参编专著多部。

Ewing肉瘤误诊为嗜酸性肉芽肿一例

病人，男，15岁。因腰痛2个月，加重伴臀部感觉障碍30天入院。

外科查体：L_1、L_2棘突两侧压痛，右臀部外侧有4 cm×4 cm大小范围感觉麻木。

影像学检查：X线平片示L_1椎体变扁，椎间隙不窄（图1、图2）。腰椎CT示L_1椎体骨质破坏，密度不均，累及右侧椎弓及横突，椎旁有软组织肿胀（图3、图4）。胸部CT示肺内多个大小不等的结节（图5）。MRI示L_1椎体及右侧椎弓根可见长T_1、长T_2异常信号影，病变累及椎管（T10～12）水平，周围软组织肿胀，L_1棘突、右侧软组织内见线样T_2高信号影（图6～图8）。ECT示T_{12}、L_1局限性放射性增高。

诊断：病人在该地区医院活检结果为嗜酸性肉芽肿。结合病史，初步诊断符合嗜酸性肉芽肿改变。

手术所见：L_1椎体及棘突、椎弓根骨质破坏，骨组织呈暗红色鱼肉样变，椎管内（$T_{10\sim12}$）可见炎性肉芽组织。

病理结果：瘤细胞呈圆形，细胞大小和形态相当一致。瘤细胞密集成巢，间质很少。瘤细胞中央坏死，呈假菊形团样排列（图6）。病理诊断为尤文肉瘤。免疫组化：尤文肉瘤标记CD99（+）；MPO（-），CD20（-），CD79a（-），CD3（-），S-100（-）。

讨论：嗜酸性肉芽肿为Langerhans细胞增生症（组织细胞增生症X）最常见的一种类型，约占70%，单发病灶中以颅骨最多见，多发性病变以椎体最好发病。发生于脊柱者，其典型征象为扁平椎，主要见于儿童，最常发生于胸椎和腰椎，也可见于颈椎。亦可引起椎体溶骨性膨胀性改变，可同时累及椎体和后部附件。15岁以下的扁平椎首先考虑嗜酸性肉芽肿引起的椎体塌陷。组织细胞增殖症可合并肺内病变，后者也可单独发生。CT上肺的主要异常为小的结节和囊性气腔，结节的直径通常小于5 mm，在大多数病人均可见到。结节的数量从单个到无数，通常结节是实性的，但有时中心可见透亮区，相当于浸润病变区域里的小囊腔，结节的边缘通常是不规则的。结节是本病早期的特点，而囊性气腔则代表本病的晚期。囊性气腔的直径通常小于10 mm，组织细胞病X弥漫性地累及肺的上2/3，舌叶的顶部、中

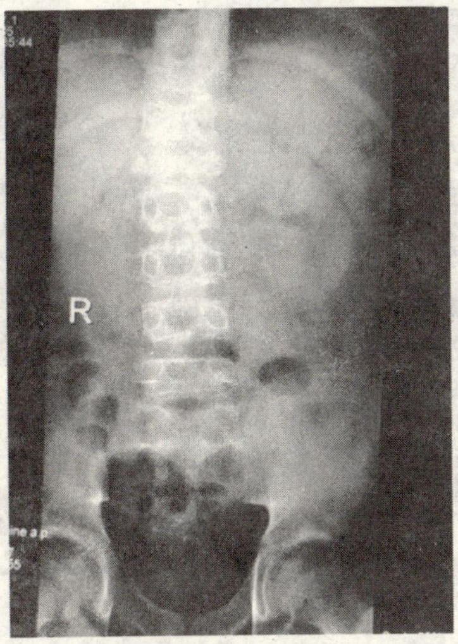

图 1

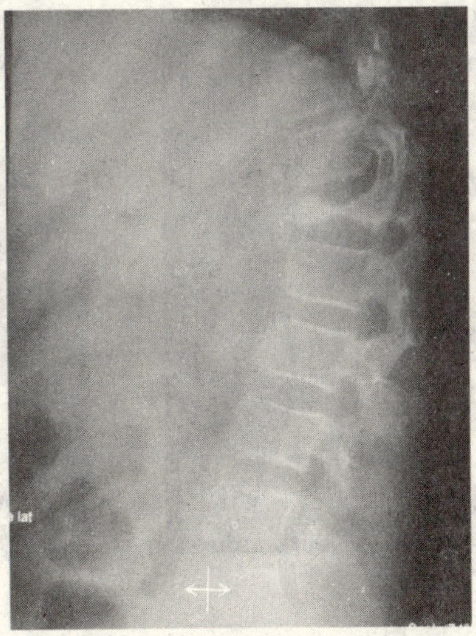

图 2

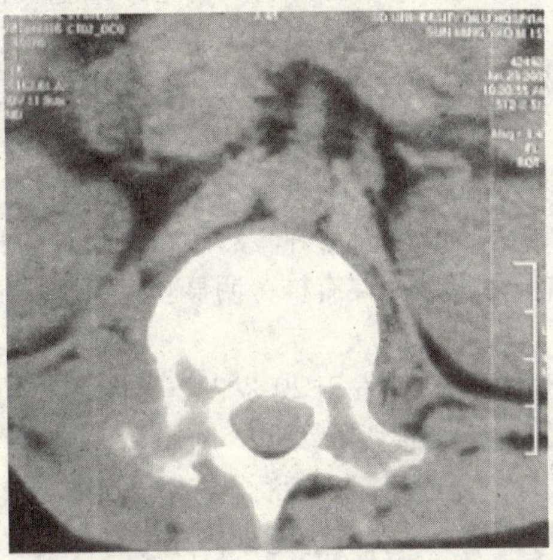

图 3

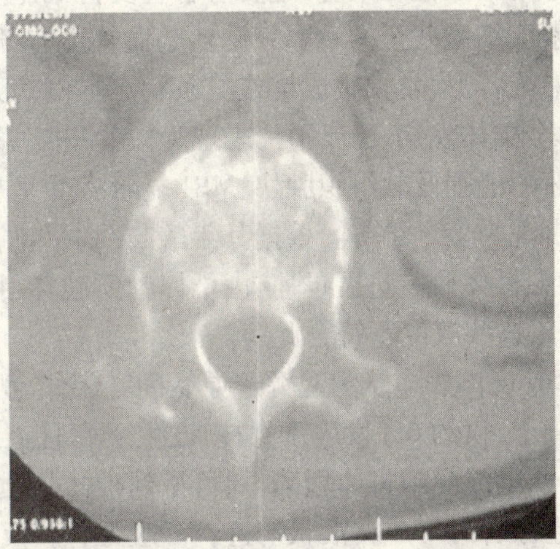

图 4

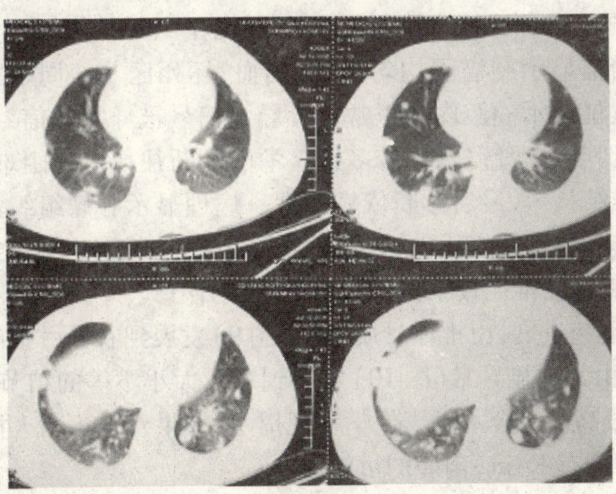

图 5

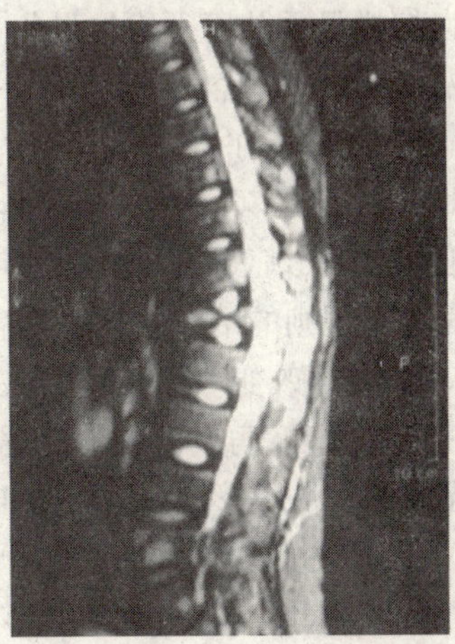

图 6

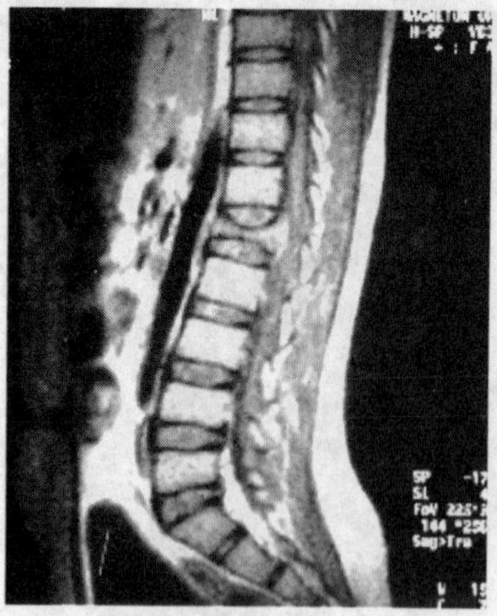

图7

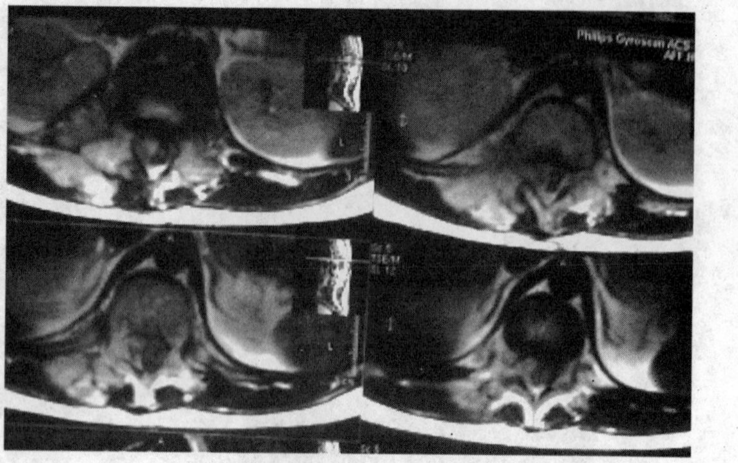

图8

叶和下叶不被累及是其特点。脊椎骨嗜酸性肉芽肿的主要病变为广泛性的网状组织细胞的增生，伴多少不等的嗜酸性粒细胞，还可有各种炎性细胞及多核巨细胞。有些组织细胞可转变为泡沫细胞及含铁血黄素或细胞残余的吞噬细胞。小血管可有纤维素样坏死，晚期可纤维化。组织细胞核大，呈卵圆形、齿轮形或肾形，常聚集成堆或呈条状。本例病人为男性青少年，病程比较短，仅2个月余，病变发生于腰椎，单个椎体发病，X线平片表现为"扁平椎"，椎间隙不窄；CT以单纯溶骨性破坏为主，可清楚地显示骨质破坏的范围及软组织肿块；MRI显示病变呈长T_1、长T_2不均匀信号，更清楚地显示病变的范围。肺内改变表现为多个结节。根据其年龄与"扁平椎"改变，首先考虑为嗜酸性肉芽肿。然而在1个月的病程中，病人椎体改变进展迅速，由椎体骨质破坏（图9）进展到右椎弓根破坏伴有椎旁明显软组织肿块形成（图3），这些改变不符合此病。

Ewing肉瘤多认为起源于原始间叶组织，为骨髓源性恶性骨肿瘤，好发于20岁以下男性，多发于下肢骨骨干，仅约6%发生于脊柱，发生于脊柱者多发生在骶段，发生于腰段者少见。肿瘤常引起溶骨性破坏，并最终导致椎体塌陷，偶可见到椎体骨质硬化。椎体破坏广泛时可呈不对称性楔状变形。病灶在椎体边缘者可形成波浪状切迹。一般无骨膜反应，椎间隙保持正常。横突和邻近椎体亦可有骨质破坏。椎旁可出现软组织肿块，也可累及腰大肌，颇似椎旁脓疡，但较局限。CT表现：髓腔内弥漫性破坏区的密度减低，骨皮质的点状细微骨皮质破坏及骨质增生硬化，CT扫描显示骨膜反应及软组织肿块均优于CR片，增强扫描显示肿瘤不均匀强化。MRI显示来自髓腔的异常信号区，肿瘤在T_1加权像表现为低信号，T_2加权像表现为高信号，信号不均；增强扫描显示肿瘤不均匀强化，出血、坏死区及瘤周水肿无强化，早期尚无骨质破坏和骨膜反应时，MRI扫描能显示髓腔内的正常黄骨髓高信号被异常低信号取代。本病早期即可广泛转移至骨骼、肺和其他脏器，其中以骨骼转移最多见。术前诊断往往较为困难，常被误诊为腰椎间盘突出症、类风湿性关节炎、腰椎结核等，最后诊断依靠病理。病理显示肿瘤组织常被纤维组织分隔呈不规则的结节状。本例病人椎体有溶骨性骨质破坏，椎间隙保持正常，椎旁出现软组织肿块，符合Ewing肉瘤改变。但其发生在椎体尤其是腰椎比较罕见，因此造成术前误诊。

回顾性分析发现，病人椎体改变短时间内迅速进展，由椎体骨质破坏（图9）发展到右椎弓根破坏伴有椎旁明显软组织肿块形成（图3、图4），肺内由无明显异常（图10）发展到多发大小不等的结节（早期转移，图5），这些改变均提示病变的恶性程度较高。综合本例影像学表现提示，如果青少年病人椎体有不均匀性骨质破坏，伴有软组织肿块形成，要考虑有Ewing肉瘤的可能。

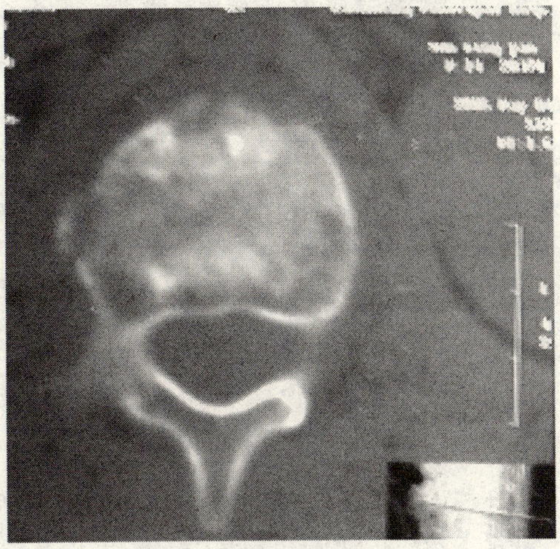

图 9

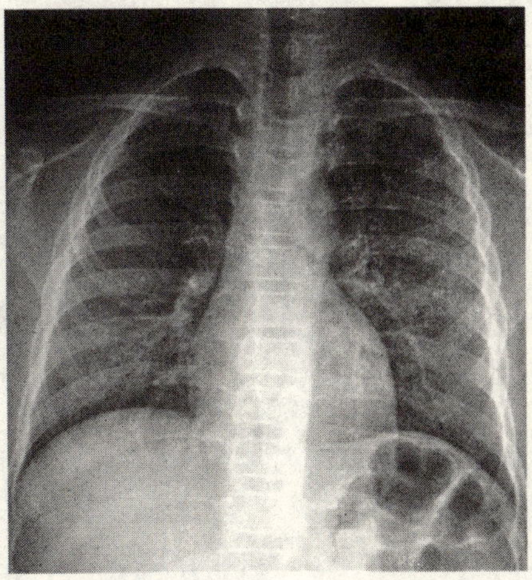

图 10

（李传福　张　伟）

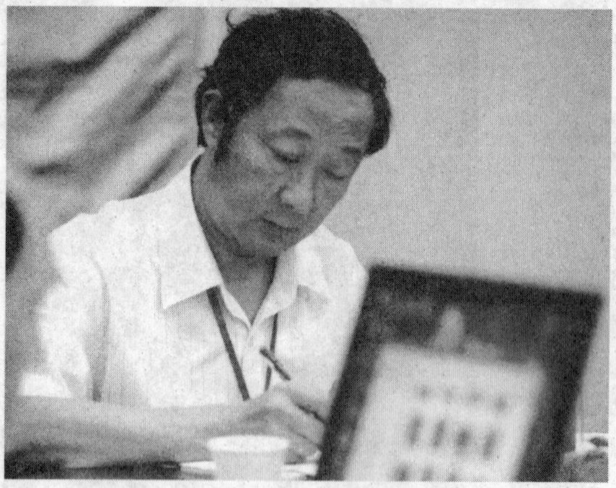

李健丁，主任医师、教授、博士生导师。

男，1978 年毕业于山西医学院，同年留校，从事影像医学、医疗、教学及研究工作至今，曾在卫生部师资培训班及上海第二军医大学深造。

擅长于腹部影像诊断。

现为主任医师，教授，博士生导师，山西医科大医学影像系副主任（主持工作），山西医科大学第一医院副院长，放射科主任，兼任中华医学会放射分会委员，全国高等医学教育研究会影像理事，中国医学影像技术研究会常务理事，中华医学会山西分会常务理事，中华医学会山西放射分会主任委员，以及《中华放射学杂志》、《实用放射学杂志》、《CT 理论与应用研究》、《实用放射学杂志》等 6 本国家级杂志编委，《实用医学影像学杂志》、《实用医技杂志》副主编。

历年来被评为山西省青年医学专家（1994 年）；省委省政府命名为“山西省优秀专家”（1996 年）；“山西省跨世纪学科带头人”（1998 年）；“国务院特殊津贴专家”（2000 年）。

近年来发表论文 52 篇，其中国家级杂志 22 篇。主编专著 2 部，合作主编 1 部，均由国家级出版社出版。应邀参编卫生部统编规划教材 3 部，其中任副主编 1 部。完成省部级科研课题 6 项，获山西省科技进步一等奖 1 项，二等奖 4 项，三等奖 1 项。目前承担省部级科研项目 4 项。

勤学多读，蛛丝马迹不放过
深钻细研，黑白世界辨真伪

伦琴发现 X 线即将 110 年，人类借助“X 线”这一犀利、神奇的目光，第一次洞穿了自己的身体，再现了人体的方方面面，发现了隐匿的病变。随着时代的飞速发展，电子计算机的不断升级换代，出现了超声、CT、MRI、ECT 等，以及近年来初现强大未来曙光的多排螺旋 CT、快速高场 MRI 等，使人类的“目光”越来越犀利、清晰，越来越秋毫可辨，洞察着人体的每一个角落，就像一面威力无比的神奇照妖镜，将万恶的病魔，从不同角度、全方位的暴露在光天化日之下。但是，祸害人间的病魔并未就此甘心，它们想方设法伪装自己，让你视而不见，见而难辨，以逃避受到的有效、彻底打击。如异常的伪装成正常的；恶性的伪装成良性的，这样的伎俩也使它们不时地获得逃避并继续作恶。它们尤其善于蒙蔽经验尚少的“侦察兵”。

另一方面，在与疾病的斗争中，临床医生为了干净利落地消灭“敌人”，最大限度地减少误伤“自己”，需要尽可能详细地定位、定量、定性地了解疾病“敌情”。除了必不可少地利用经典的“视、触、叩、听”手段外，也与时俱进，更多依赖于现代化的影像物理检查手段。但这后一手“硬”不“硬”，是否准确、有效，更多的就要看我们这些“侦察兵”——影像医生、技师，明察秋毫、辨别真伪、捕捉疾病的“本领”高不高了。

我熟悉放射诊断工作，在这“黑白颠倒”的影像世界摸索了 26 个春秋，虽然说有苦也有累，但更多的是病人康复后那份珍贵的欣慰与快乐。为了这份珍贵的快乐，我始终以一丝不苟、不断进取、刻苦努

力、求真的心态不断锤炼自己,以提高自己在错综复杂、千变万化的“打斗”中“捕妖捉怪”的能力。如何提高影像诊断能力,我有几点体会与大家共勉:①多看。一图胜似千言万语,如果用超级计算机分析的话,一幅影像图的信息含量是一份报告,一般描述所不能圆满涵盖的。这就好比我们认出了一个人,以前见过与以前听过详细描述,在认出的速度、精确性上可能完全不同。直觉和顿悟也是一种科学的思维,而这种直接领悟事物本质的思维,要靠长期的知识储备与实践。我们应该用心来感受每一幅图像。②多读。常言说得好,功夫在片外(影像图片)。对于每一个疾病,我们不可能以前都见过,即使以前见过,也可能有各种各样的变化。我们只有知道的多、知道的精,去伪存真,才能解读每一幅图像中的奥秘。我们不仅要读影像诊断的书,同样重要地要精读内、外、妇、儿各科临床的书。多读,才是我们不断进步的台阶。③多总结。学无止境,高尔基曾经说过:“书籍是人类进步的阶梯”,但不能穷尽人类进步的阶梯。如果你在实践工作中用心、细心,不辞辛劳与临床结果相对比,必然会遇到一些规律与现象,有些书本上也未必能找到,这就需要你总结、归纳这些规律与现象。深钻细研去探索这些现象,从而突破性地提高我们的影像诊断水平。我们应该有感而发写论文,有的放矢搞科研,作为一个临床工作者,求真务实地多总结、脚踏实地地多探索,是从根本上提高影像诊断水平的“第一生产力”。

如果这些算是一些粗浅的体会的话,我们就以下病案为例,与同仁共商。

一、纵到天涯海角,你依然不变——并非少见的异位肾

在我们日复一日的工作中,接触到的是大量的常见病、多发病,因而我们的思维或多或少地具有了某一方向的惯性,容易导致局限性、片面性的思维模式,从而陷入只见树木、不见森林的误区。

2004年初,马上就要过春节了,可小张和她的家人却心情沉重,高兴不起来。小张今年20岁,但最近右侧腰部及下腹部疼痛不适。B超报告下腹实性肿块,医生检查后,说在下腹摸到了肿物,性质不明,建议住院,进一步诊查。

从以上可以看出,我们在日常诊治疾病中,下腹部发现肿物,考虑占位性病变,好像是顺理成章的事。

为了进一步明确病变性质,同时为手术做准备,住院医生申请了CT检查。平扫片出来后,沿着临床医生“下腹部肿物,性质待定”的思路,CT室的年轻大夫们果然在下腹至盆腔处发现了一个“肿物”,呈软组织密度,类椭圆形,略带斜向地横置于骶岬前,并探入盆腔,边缘大部光整。但前缘却像一个小门似的凹入,横跨门内外是一两条细绳样的软组织索条影。同时发现右肾缺如,右肾窝被肝脏及结肠影充填,于是诊断为“右肾缺如;盆腔肿块,实性畸胎瘤可能”,并让我审阅。

我是很震惊的,这并不是一个难诊断的疾病,可怕的是我们的思维落入了一个就事论事、片面局限的模式中,而且沿着一个并不正确的初始惯性往下延续,没有按照进行全面观察、综合分析、有机联系的辩证法思维进行思考。我想,我们年轻医生的头脑里,一定储存有“先天性肾缺如”、“盆腔畸胎瘤”及“异位肾”的知识,却割裂开来,没有分析其内在联系。如果沿着这条错误的思维路线走下去,导致手术切除的实施,后果将不堪设想。

随后的增强扫描:蚕豆状的肾形,仰伏在骶岬前,肾门朝前,增强各期,与位于正常位置的左肾遥相呼应,动脉期的皮质线,实质期的均匀一致强化,进出肾门的血管,肾盂、输尿管内的造影剂,无不说明它是一个“误入迷途”的盆腔异位肾,它的大小类似正常肾脏。一般来说,异位肾除不同程度的旋转异常和肾纵轴角的改变外,肾脏多较小。本例异位肾的血管、输尿管均较短,输尿管可见造影剂充填,自肾门绕至右侧缘入盆腔,渐下行至正常输尿管盆腔走行区,与对侧的输尿管相对称,进入膀胱。这与大多数的异位肾的表现相一致。此点可与游走肾鉴别,游走肾位置不固定,输尿管长度及血管正常。该异位肾的功能完全正常,虽然背负着被怀疑为肿瘤的“恶”名,冒着被切除的风险,它依然在“异地他乡”,默默地、忠诚地履行着自己的职责,这是它的特点。

异位肾,为胎儿肾脏自盆腔上升和旋转过程中的发育障碍,致成熟的肾脏未能到达肾窝内,多见于腹腔、盆腔甚至纵隔内。无论它异位在何处,不变的依然是它肾的“本性”。而我们的辩证“思诊”,则为

它洗去骂名和可怕的危险(图1、图2)。

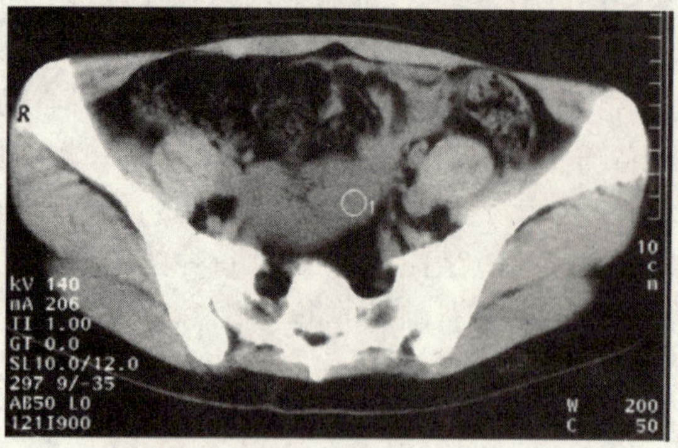

图1

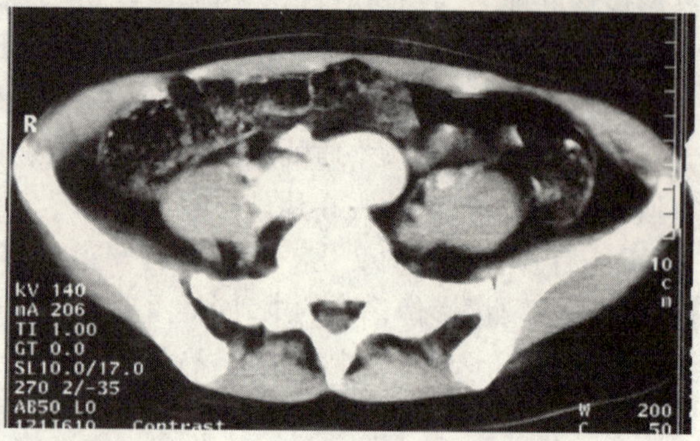

图2

二、外表善良的可怕杀手——肾脏囊性占位的良性与恶性

2001年春夏交替时节,有一位男性病人贾某,40岁刚出头,最近一段时间自觉腰背发困,可能是累了吧,他也没在意,正巧单位体检,他说说笑笑随着大伙来到了医院。大夫摸了肚子,没事。化验了尿常规、血常规,正常。做B超时大夫在他身上多用了一些时间,结果显示为左肾中下极囊性占位,但内部有分隔,周边多血供,建议CT检查,CT平扫证实左肾中下极囊肿。

贾某找我来会诊,从CT平扫片上,左肾中、下极显示一个规整的类圆形囊性病灶,大小7.5 cm×8.0 cm×7.2 cm,CT值为21 HU,密度显示均匀一致,未见分隔及实性成分,囊壁菲薄、纤细,均匀光滑,只是局部压迫肾实质处似乎囊壁增厚,但从上下层面可推断出是受压的肾实质,同侧肾窦略有受压扩大,肾周围结构清晰,肾门及后腹膜区未见异常淋巴结影。从以上CT表现看,诊断单纯性肾囊肿应该没有问题,但B超显示的囊内分隔引起了我们的注意,建议他在我院行肾脏平扫加增强扫描。

果然不出所料,虽然平扫表现与当地CT片比较,除更清晰外没什么区别,但增强扫描却显示出了一些异常表现:在均匀无强化的囊液内,皮质期出现了一些散在分布的分隔线影,强化明显,迂曲走行,薄厚不均,部分呈分支状,而且与囊壁相交及分支处增厚较多,同时在囊壁后侧见一个高亮强化的扁平状的壁结节,其余囊壁仍呈线状均匀一致。

肾实质期,这些分隔线,小扁平壁结节影密度下降、模糊,但仍依稀可辨。

从以上增强表现,足以认为这不是一个典型的单纯性肾囊肿,那么,是良性的多房性囊性肾瘤呢,还是囊性肾癌呢,或是更多见的合并感染的肾囊肿呢?首先,病人无全身及尿路感染症状,囊肿外壁菲薄,几乎观察不到,囊肿外无异常,故不支持囊肿合并感染。而囊性肾癌其形成有4种方式:①肿瘤呈囊性生长。②肾癌中心出血坏死后形成假囊肿。③原有肾囊肿壁发生癌变。④肾癌引起肾小管或肾小动脉阻塞导致囊肿形成是其特点。我们曾在发表过的文章中,总结了囊性肾癌的五种表现,即主要为囊壁的小结节,局限性增厚,不规则增厚,囊内分隔,岛状高密度影,而且上述表现明显强化。本例CT表现符合囊性肾癌的特点。而良性的多房性囊性肾瘤,其囊壁及囊内分隔特点为薄而均匀,无壁结节及实性成分,一般不强化,即使个别表现为较厚的壁或隔,但它们的厚度也是均匀的。

既然考虑为囊性肾癌,而且未突破肾包膜,周围无淋巴结及血管受侵征象,建议临床该病人应尽早手术治疗。术后病理证实为左肾透明细胞癌Ⅰ级。及时的诊断和手术治疗,对病人的预后极为重要,因为Ⅰ级透明细胞癌的手术疗效是较好的,可获得较长期的生存。

可见,对普通的肾囊肿,也不可以掉以轻心,应重视利用CT与超声成像的互补性。本例CT平扫完全表现为一个单纯性肾囊肿,这是一个多么外表善良的可怕"杀手"啊(图3、图4)。

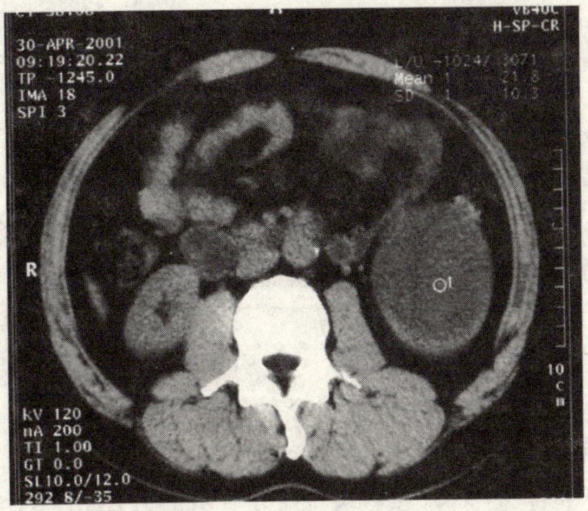

图 3

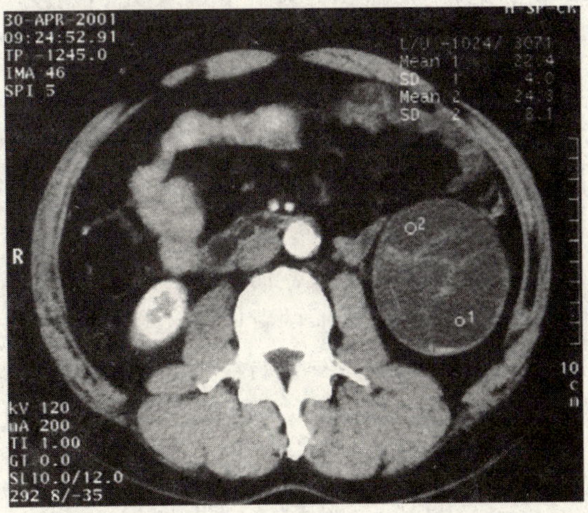

图 4

三、看见肠壁增厚，还需详辨细解——增厚的肠壁并非全是肿瘤

2004 年五一节刚过，门诊来了一位 31 岁的男性病人，间断发热 2 个月余，体温最高达 39℃，伴右下腹疼痛 20 天。查体右下腹触及一索条状肿物，界线不明确，质中等硬，可移动，压痛（+）。病人自述发热时，该肿物可增大，实验室检查血沉快，曾在当地医院 B 超检查，示右下腹肠壁增厚性病变，钡剂灌肠造影未见异常，遂行下腹部平扫加增强 CT 检查。

CT 显示右下腹及中腹部末段回肠区肠壁增厚，0.8～1.2 cm，呈节段性，厚薄较为均匀一致，内含空气及液平，与正常肠壁界线清楚，形象地看，好似堆放在右髂窝及骶前的几个厚面包圈，而其相间的正常肠壁，像一个个薄壁的橡皮圈。增厚的小肠壁部分，浆膜面不光整，邻近见污垢状影及索条影，有的索条影较长，沿肠系膜达脊柱前，远处也很明显。周围肠系膜的脂肪影内见散在多发的小淋巴结影，多数为 1.0 cm。病变累及回盲瓣区，见增厚小肠壁推挤、突向盲肠末端腔内，盲肠末端近小肠侧肠壁增厚。增强扫描节段性增厚肠壁分层状强化，动脉期最明显，邻近肠系膜内多发小结节影轻度强化。

根据肠壁增厚呈节段性，病变主要在回肠末段，肠系膜炎性索条影，其内淋巴结增大多在 1.0 cm 以内，以及发病年龄，临床症状，我考虑为肠克罗恩病。诚然，回盲区病变较多，考虑为某一病变时要多方鉴别，以免陷入一个看似表面平静简单的沼泽地，落入误诊的“泥潭”。上述表现从影像角度来说，首先要与好发于回肠末端的小肠淋巴瘤鉴别。两者主要是程度上的不同，肠道淋巴瘤的表现更像一个粗壮、鲁莽的大汉，其肠壁增厚程度更重、范围更长、更不均匀，与正常组织界线更不明显。肠系膜内淋巴结更多且大，其“过头”的表现就往往形成了肿块影，这与肠克罗恩病“轻盈”、适度的肠壁增厚，“小巧”的淋巴结增大，节段性表现不同，当然，肠淋巴瘤还有可一锤定音的腹膜后淋巴结肿大，小肠的动脉瘤样扩张。克罗恩病与淋巴瘤两者相同的是肠系膜脂肪密度升高，系膜增厚和索条影。

其次本病要与肠结核、结肠癌、小肠腺癌鉴别。肠结核主要以回盲部和升结肠为主，常伴回肠受累，虽然回肠末端受累时肠壁增厚程度轻，可多发病变，肠系膜内淋巴结轻度增大，但其以回盲部为中心，盲升肠变形、短缩、充盈不良，以及小肠病变易致狭窄，范围较长为特点，而本病可见正常及病变肠管多数充盈良好，病变回肠肠腔较宽大（“面包圈”），盲肠病变范围极小，不短缩。既往认为结肠癌很少侵犯回肠，实际上盲肠癌可直接沿黏膜、黏膜下层或肌层浸润破坏回盲瓣并累及回肠末段，但较少见，且受累回肠多局限于近回盲瓣 2～3 cm 内，本病的回肠末段病变呈节段性，范围长与其不符。而小肠腺癌并不常见，多发生于 40 岁以上成年人，好发于空肠近端，其次为回肠远端，约 50% 发生于十二指肠，主要表现为局部肠壁的增厚，易致不全或完全性肠梗阻，肠套叠，虽早期易发生淋巴结转移，但常出现在肠系膜根部。而本病的节段性增厚无梗阻表现，位于回肠末段，淋巴结多不位于肠系膜根部与其不同。当然，上述疾病的鉴别，从临床资料上也有不同。

从临床表现角度来看，该病人有发热，右下腹疼痛，压痛、包块，且 CT 表现病灶周围有索条影，也须与慢性阑尾炎所致阑尾－盲肠周围炎鉴别。

其主要表现为右下腹阑尾区及盲肠周围的炎性改变：脂肪间隙模糊、密度增高、索条影，盲肠壁局部增厚，炎症包裹呈块状影，其团块位于肠外，沿回结肠系膜走行，三角形尖向内侧。而本病无肠外团块，索条影主要位于肠系膜内，为系膜受侵表现，且主要为节段性末段回肠壁增厚，故本例不考虑阑尾炎症累及周围区域、包块形成。而克罗恩病肠黏膜的纵行溃疡可穿破肠壁，形成窦道、腹腔脓肿，蜂窝织炎，有时鉴别也非常困难，但两者毕竟还有自己的主要特点。

更为困难的是，克罗恩病与小肠和结肠腺癌、淋巴瘤的发生有密切关系。该病我院其他医师诊断为"阑尾炎；盲肠占位可能"。我紧抓着该病表现为克罗恩病的关键点，坚持自己的看法。数日后，结肠镜及病理报告为"回盲瓣及末段回肠炎性肉芽组织及坏死，部分黏膜呈慢性炎症，考虑 Crohn 病"。

可见，腹部 CT 中肠壁增厚，非简单"占位"一说，还须详分细解，才有可能"击中要害"（图 5、图 6）。

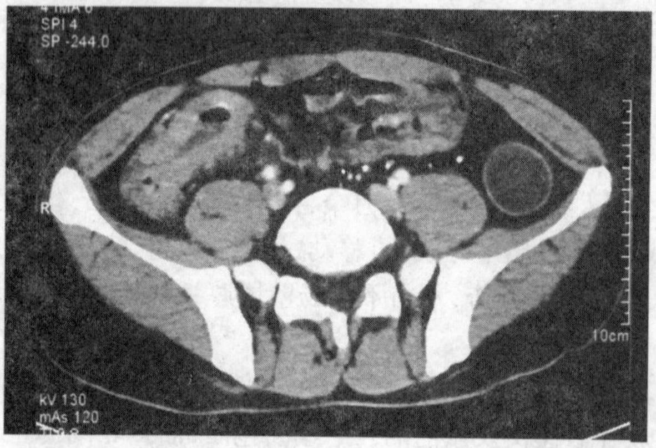

图 5

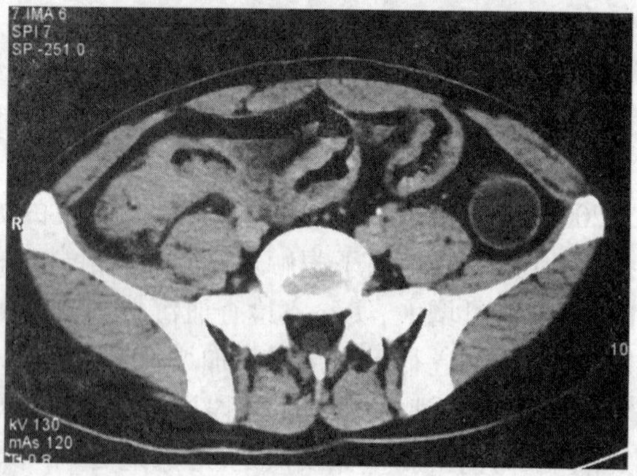

图 6

四、普外科主任的感叹，排着队看的病历——少见的肝脏炎性假瘤累及结肠

2004 年盛夏的一天，刚下手术的外科主任，对着众多的医生感叹道："从医这么多年，这样的病变情况还没有见过。"那么，是什么样的病例，使德高望重、技艺精湛、见多识广的普外科主任，发出这样少有的感叹呢？

我们先见识一下这位病人。袁某，男性，32 岁。右侧腹痛伴发热 7 天。近 7 天内，间断性腹痛发作，伴发热，体温达 38 ~ 39℃，无消化道症状，大便正常，无消瘦，当地 B 超示肝占位。收住院后行肠镜检查未见异常。下消化道造影显示，升结肠至肝曲处结肠狭窄，黏膜断裂，管壁僵硬，长 4 ~ 5 cm，考虑升结肠癌。实验检查 AFP（－），白细胞数升高，血沉快，肝功 ALT、AST 轻度升高。

主管医生申请了腹部 CT 平扫加增强检查，平扫示肝下缘局部隆突，形态、边缘不光整，其中见斑片状低密度影，内部密度不均，隐约见房隔影，其下缘与升结肠上部界线消失，且该处升结肠壁增厚、模糊，与正常上下肠壁移行界线不清，病灶外侧腹肌较对侧增厚，肌间隙增宽。增强后动脉期病灶显示小片状低密度影内，见半环状及葫芦形薄壁、小蜂房状间隔轻度强化，形态极其不规整。门静脉期、延迟期，上述部位持续强化，程度加重，且环壁影增厚，并有壁上偏心结节，病灶中心出现核心样强化。延迟期密度值较门静脉期略有下降。而增厚的结肠壁主要位于与病灶相接触一侧，且增强各期始终可见 3 层结构，内外两层即黏膜层和浆膜层线样强化，中间黏膜下及肌层增厚且呈低密度。有趣的是，病人行增强扫描是在平扫的次日，而增强时病灶外侧的腹壁竟比前一日的平扫厚度增加了将近 1 cm，肿胀的分外明显，肌间隙内可看到明显的液体（图 7 ~ 10）。

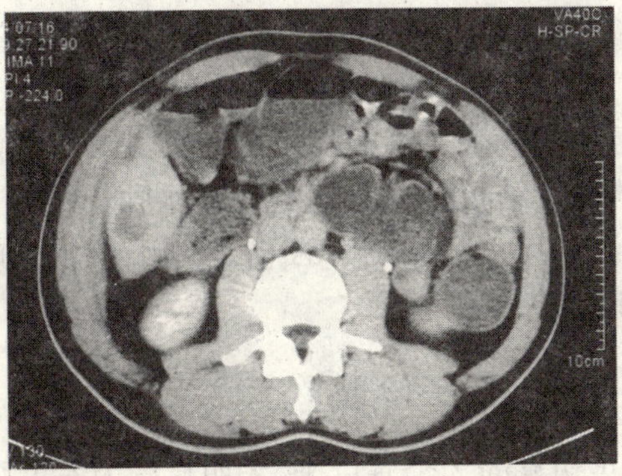

图 7

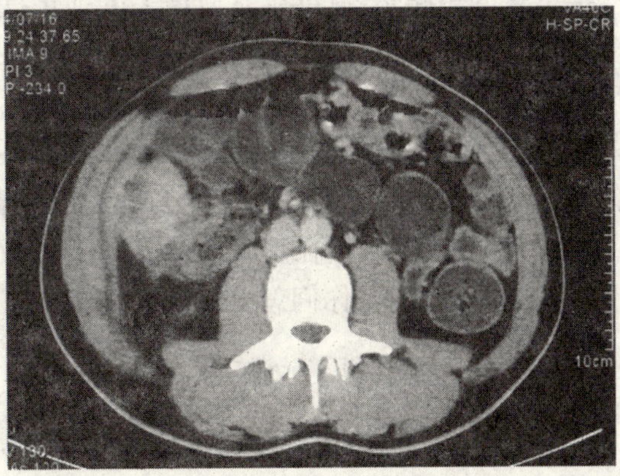

图 8

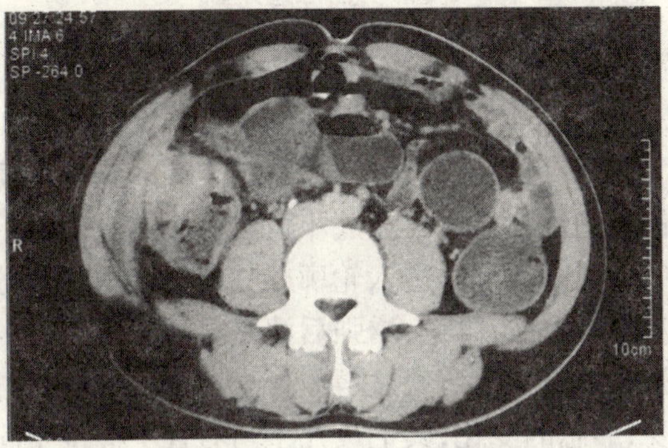

图 9

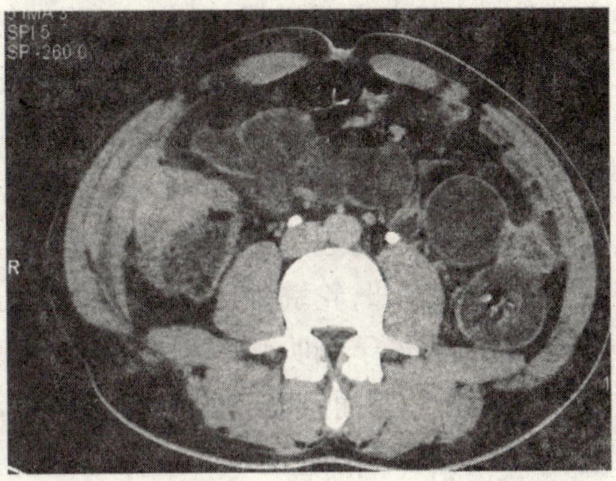

图 10

讨论时，我科大部分医生根据肝下缘隆突、低密度、动脉期有环形强化、邻近结肠壁增厚及全消化道造影的结果，认为肝癌侵及结肠及腹壁，或右侧结肠癌肝内转移侵及腹壁。综合以上影像表现及临床特点，我考虑：该病人无肝炎病史，无肝硬化表现，AFP 为阴性，低密度形态极不规则，动脉期有强化，但程度、范围仍以门静脉期及延迟期为主，而且强化的环壁形态多样，从上到下可见到圆形，葫芦形及不规则的房隔型，且门脉及延迟期可见到偏心结节状及中心核状强化，这不符合绝大多数肝细胞癌的形态和速升速降的富血供特点，而结肠壁增厚偏于病灶一侧，且呈中层较厚密度低不强化，两边较薄强化，病变与正常肠段界线不清。这种表现有较强的炎性特点，另有炎性特点的是肝内病灶旁的腹壁，增厚肿胀明显，范围弥漫，肌间隙积液，而且变化速度快。综上所述，以一元论的观点解释，肝内及邻近结构，腹壁的病变应为炎性改变，而临床表现、实验室检查也支持这一观点。肝脏内病灶的强化特点不能不让我想到在文献上曾经阅读过的肝炎性假瘤的强化特点，两者是较相符的。肝炎性假瘤较少见，国内外报道总数也不过 80 例，尤其炎性假瘤引起邻近结构的侵犯，更是罕见，几乎未见有报道。

那么，既然有炎性的特点，会不会是更为常见的肝脓肿并波及周围组织呢？从病史上看，也似乎有这种可能，但肝炎性假瘤的症状也无特异性，可无症状或有发热，右侧腹痛，而且其发病原因可能和感染、机体免疫低下等有关；再者，肝脓肿典型表现是周围水肿区，脓肿壁、内部液化坏死区，可见到单环、双环或三环，有时见分隔形成，强化后脓肿壁也较为均匀一致，而本病门静脉期、延迟期不规则环形强化的扩大和加重，偏心壁结节，中心核状强化的出现，均说明了可能为病灶内纤维基质的增多，不符合典型肝脓肿的特点。当然，不典型的肝脓肿和炎性假瘤难以鉴别。而且邻近肠壁的增厚也是一个慢性炎症的表现，没有急性炎症周围的渗出。

接下来的思路是:有纤维基质增多的强化特点,那么会不会是胆管细胞癌呢? 我们知道,胆管细胞癌多发生于肝左叶,单发、较大且边缘不清,病灶远侧局部肝内胆管扩张较为常见,病灶内大片的液化坏死区也较多见,而且其直接对邻近组织的侵犯也不常见,这些都不支持胆管细胞癌。

至此,我诊断为肝炎性病变,累及周围结肠和腹壁,且肝内病变炎性假瘤可能性大。因临床高度怀疑肿瘤,病人开腹做了手术,术中认为肝炎性假瘤,侵及腹壁及结肠肝曲,浸润组织有水肿、粘连。

至此,这一罕见病例在院内传开,病人出院后病历转到病案室,人们还不断借走调阅,病案管理者疑惑不解:“这是什么病,你们怎么排着队来看呢?”医生们只是笑而不答。

五、“金五角”区的花狐狸——左上后腹部的定位诊断

李某是山西某中学的一位退休男教师,68 岁。2004 年初夏的 2 个月以来,无明显诱因左上腹疼痛不适,不伴反酸、恶心、呕吐。当地 B 超报告左后腹肿物,在省城一家大医院行 CT 检查,发现左上后腹较大混杂密度肿物,诊断为左肾上腺占位,肾上腺癌可能。医生建议手术治疗,李老师选择了我们医院。

术前,为了慎重起见,主管医师拿着外院的 CT 和上消化道造影片找到我,仔细看过之后,我对“左肾上腺占位”的诊断提出了质疑,并提出了新的思路,考虑:胃底体小弯侧间质瘤。

之所以这样诊断,我是有充分依据的。首先我们进行定位诊断。第一,肿块与胃壁关系密切。病变位于左上后腹,平扫为一类椭圆形混杂密度软组织团块影,其 1/3 突入胃腔内生长,与胃腔外 2/3 的病灶不论从形态上,还是从密度上,都是自然延续,取代了病变区正常的胃壁,而且近胃腔的病灶实质区内可见气泡影,增强后肿物边缘见强化的胃黏膜,上消化道造影片显示胃体底小弯侧黏膜增宽,紊乱,桥形黏膜皱襞。胃轮廓内凹,轮廓外巨大软组织影,且可见不规则钡剂影进入轮廓外软组织影内,呈窦道状;第二,肿块最大层面位于喇叭状的贲门区,而不位于左肾上腺区;第三,增强后清楚显示胰腺后方的脾血管影,位于肿块的下方,而且位置没有前后的移动。胰腺脾脏显示清楚,位置、形态、密度无变化,与肿块界线清楚;第四,增强后清楚显示的左肾上极没有密度、形态的变化,其上极几乎与右肾上极位于同一高度,没有明显的下移;第五,大家知道,腹膜后包括肾上腺、肾上极的肿瘤常使脾静脉及胰尾前移,脾向外、前、上移位;肾上腺肿物常压迫肾向下移位;肾上极的肿物与肾无清楚边界,有杯口状改变;胰尾肿瘤使脾静脉后移,脾外移;脾肿物常与腹壁紧贴并向前、外生长,脾静脉内移,迁缩。故综上所述,肿块非肾上腺来源,也非胰脾肾来源,而极可能来源于胃。

其次,我们再进行定性诊断。胃肠道间质瘤是近十年来研究的热点之一,以往常被误诊为平滑肌源性或神经源性肿瘤,随着免疫组化、电镜、分子生物学的进步与应用,证明胃肠道间质瘤是一种非定向分化,具有特征性的免疫组化标记物蛋白,可能起源于原始间充质细胞的肿瘤,占胃肠道间叶源性肿瘤的绝大多数,而平滑肌源性肿瘤不常见,神经源性肿瘤更少见。其免疫组化检查表现为 CD117 和(或)CD34 阳性,平滑肌和神经源性标志物表达阴性或弱阳性,是鉴别诊断的重要依据。可分为良性、潜在恶性和恶性间质瘤。恶性的肯定指标有转移、浸润,相对指标为较大(>5.5 cm),坏死,分叶,以及镜下的核分裂相,异型性,细胞密集度。其既可以发生于胃肠道壁,少数也可以发生于胃肠道外如网膜和肠系膜等处。影像学表现具有一定的特征性,即不规则的外生为主肿块,境界较清楚,密度中等,肿块内可见坏死、囊变形成的多灶性低密度区,与管腔相通后可出现造影剂和(或)气体影,邻近胃肠壁无明显增厚,增强扫描有明显不均一强化。胃的间质瘤多发生在胃体和胃底。本例 CT 表现完全符合上述改变,同时可见到邻近膈肌增厚、受侵改变。当然,平滑肌类肿瘤和神经源性肿瘤均可有相似表现,要据此做出鉴别诊断很困难,鉴于间质瘤占胃肠道间叶源性肿瘤绝大多数,同时病人年龄,临床表现与胃间质瘤也相符,均较强提示间质瘤诊断的可能性。

此外,该病人实验室检查皮质醇系列、儿茶酚胺系列,肾素血管紧张素 - 醛固酮检查均未见异常,这些都支持排除有功能的肾上腺肿瘤。

这样,外科医生也赞同我的意见,调整了手术方案。李老师的手术很顺利,术后病理诊断为胃小弯恶性间质瘤,左侧膈肌受侵,时隔 5 个多月,我们对他进行了随访,无不适。当地 B 超检查未见异常(图

11～图13)。

左上后腹区肿物,位处胃、胰、脾、肾及肾上腺交界处,该区可谓形势错综复杂的"金五角",定位诊断要把握要领,多方分析。而胃间质瘤既少见,表现又不易确定诊断,是一只不易识别的"花狐狸",临床工作需要我们对它多加研究,以炼出猎人般的雪亮眼睛。

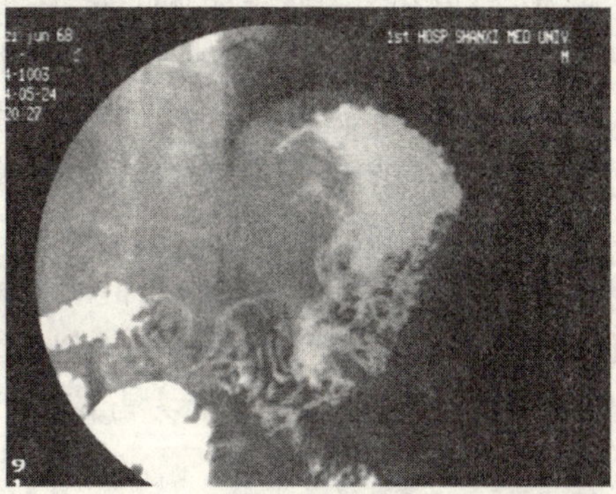
图11

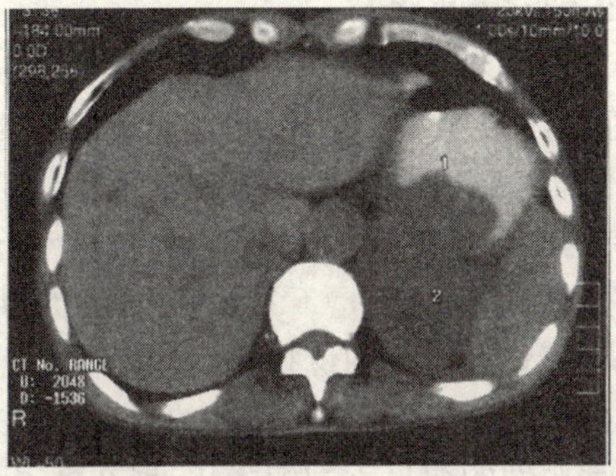
图12

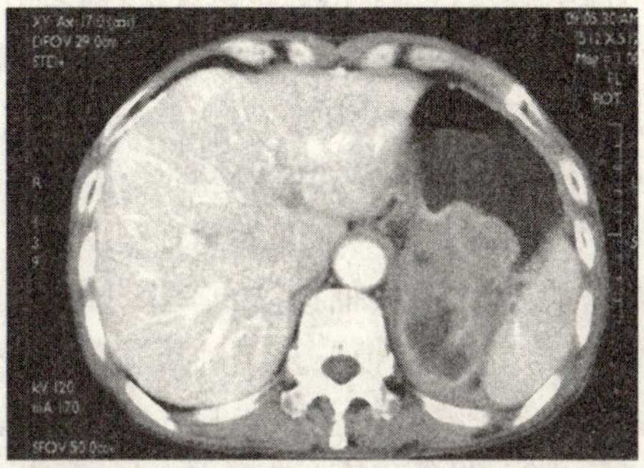
图13

六、肝肾之间,布满"陷阱"的危险地带——定位与定性的不常见性

如果上面讲述的是一个肾上腺区疾病诊断的成功"战例",那么,下面则是一例带来失误教训的"案例"。

2004年8月流火的季节,我们接诊了一位女士,48岁。腰背部不适10余年,近2个月来食差,乏力,大小便正常,B超示肝右叶12 cm×11 cm不均质中等强回声肿块。为进一步明确诊断,行腹部CT平扫加增强检查。

肿物位于右上腹肝肾之间,该区域为肝肾及肾上腺交界区,是一个三脏器"病匪"出没的"金三角"地带,偶尔后腹膜肿物也在这里滋生作乱。所以,对肿物首先要定位诊断,这是诊断与鉴别诊断的关键。一般来说,此区分辨较大肿物来源更为困难,参照物有下腔静脉、门静脉,瘤体中心,肿物与肝脏移行带及交角,肾脏位置。三脏器肿物均可引起下腔静脉前移、内移,但腹膜后肿物更易使下腔静脉前移,使肾向下内移,较少引起门静脉瘤栓和移位,与肝移行带清晰,肾脏肿物较肾上腺肿物增强明显,无界线,肾上腺肿物与肾脏间有界线;肝脏肿物易使下腔静脉内移,门静脉瘤栓和移位,肾脏移位程度相对较轻。有时增强扫描时可发现受挤压的肾上腺。在临床实践中,我感觉还有一条重要的鉴别点,即肿瘤本身的表现,如一个典型的血管瘤表现是很容易提示它来源于肝脏。本例肝肾间肿物与肝绝大部分界线清晰可见,下腔静脉前移受压较内移更明显,肾脏明显下移,受压变形。门静脉清晰,充盈良好。肿物较大,有大片的坏死囊变,斑块及点状钙化,明显强化,故我判断为来源于右肾上腺的肿瘤。

那么是良性还是恶性肿物呢?一般来说,肾上腺恶性肿瘤的肯定性指征是周围浸润性破坏,血管内瘤栓形成及转移征象,相对性指征为肿块生长速度快,瘤体不规则,密度不均匀,与周围组织分界不清,坏死、出血及囊性变几率更高,同类肿瘤强化更为明显。

本例肿块较大呈圆形,有大片状的坏死区,外缘虽呈线状包膜,但内缘薄厚、形态极不规整,且强化异常明显，时相、峰值几乎与腹主动脉同步，且动脉期可见门静脉及其分支、下腔静脉显影。瘤体突入肝右叶实质内生长，其最上缘与肝界线模糊。右肾受压下移，其强化密度、时期与肿块几乎一致，其上极似受累密度不均。据此，肿瘤表现符合恶性指征，我判断为右肾上腺恶性占位。为什么诊断占位而不诊断为肾上腺皮质癌或恶性嗜铬细胞瘤呢？临床症状不支持，一般来说，肾上腺皮质癌临床多依次表现为库欣综合征，Conn 综合征及性征异常综合征，恶性嗜铬细胞瘤同样有嗜铬细胞瘤的三联症（头痛、心悸、出汗）、三高症（高血压、高代谢、高血糖），但两者均有少见的无功能性恶性肿瘤，即使是无功能性的良性腺瘤，理论上绝大多数最终转化为恶性，这似乎能解释病人腰痛十年，近 2 个月乏力、食差的症状，同时病人无其他异常内分泌症状，故诊断为占位较合适，而不能定性为某一具体恶性肿瘤。至于肿瘤内斑块、斑点钙化，无良恶特异性。

该女士选择了另一医院手术治疗，术后病理诊断为右侧肾上腺腺瘤，伴黏液变，纤维化，钙化。

结果真是难以置信，我们复核多次，但病理结果依然是确之凿凿。

与病理结果不符，就意味着影像定性诊断的失败，那么，败在哪里呢？

我们反复回顾性复习了 CT 片。悟出了以下三点支持肿块为良性腺瘤：①右肾上极受累不成立，这得到了手术的证实。因为肿块实性部分与右肾平扫与增强各期密度基本一致，故把肿块下部的坏死液化当作了受侵的右肾上极，其实是右肾上极受压变扁，显得上极缺失减少而很快出现肾窦。但仔细观察，虽然密度相近，但肿块下部横向轴径明显大于受压变扁的右肾上极，致使移行部轴径差距骤然明显。这个教训提示，在判断横轴扫描的 CT 图片上，组织结构的横轴位的交界是不易显示的，在判断其交界处病变位置时要慎之又慎。至于肿块顶部与肝脏界线不清，我想是出于轴位扫描判断轴位交界的固有缺陷所致吧。②肿瘤外缘包膜非常完整，且有线状钙化，这点应该提示肿块是良性的。③一般来说，腺瘤不论有无功能，强化程度呈轻至中度。至于本例强烈提示恶性的明显不均匀强化，据文献报道，是不典型肾上腺腺瘤可有的表现，即出现迅速的长时间的强化。同样，肿瘤内缘极不光整，大片液化坏死，体积较大，同样是不典型良性腺瘤可出现的表现。

至此，如果我们大家熟悉各类肾上腺巨大肿瘤表现，结合本例，我们就会深深感受到其来源脏器的难辨；异病同影，如多种肿瘤均可出现出血、坏死、囊变、钙化；同病异影，如典型的肾上腺腺瘤与本病不典型的表现；良恶异性同影，如良、恶性均可出现明显强化，以及坏死液化。在这常常以假乱真的三角地带，可谓处处有致误诊的危险陷阱（图 14、图 15）。

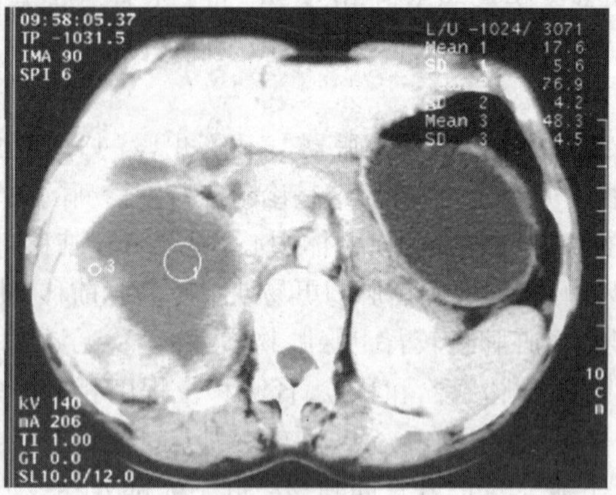

图 14

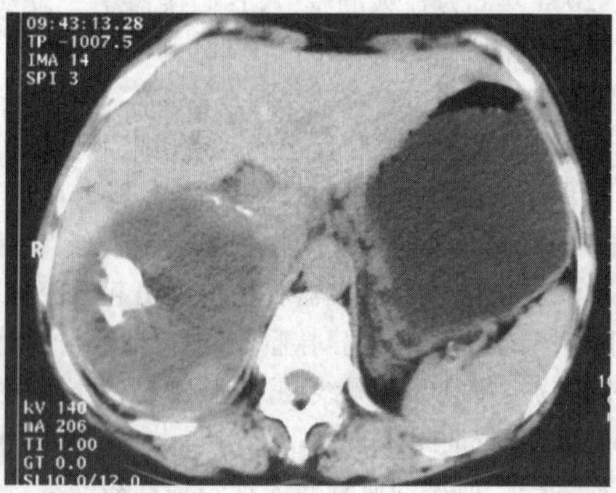

图 15

七、“错构”莫错诊——疾病认识的全面性和影像观察的准确性

如果仅从影像诊断角度出发，正确诊断的前提一般来说应该具备两条：首先是对某一疾病临床及影

像规律全面而深刻的认识,即医学理论知识的扎实掌握;其次是某一具体疾病规律的正确反映,即影像资料的正确观察和临床资料的准确获得。通俗地讲,即是人们常说的学得好,看得准。

学得好,即对某一疾病的认识具有较高的深度和广度。认识来源于实践,并在实践中得到检验和发展。对于在日常实践中较多遇到的常见病的典型表现,大量的实践使我们的认识最大限度地趋于正确,反过来又正确地指导了实践,即做出了正确的诊断;对于实践中较少遇见的常见病的不典型表现,较少的实践使我们的认识局限,掌握不熟练,反过来在指导实践的过程中,对认识、掌握范围之外的客观事物的处理中,不可避免地出现这样那样的错误。

看得准,要求我们对具体事物具体分析,重视客观存在,实事求是,得出该事物正确而全面的感性认识,即疾病的影像征象,这是正确处理该事物的前提,在此基础上,与指导实践的一般规律相结合,即从实践中总结而来又在实践中不断得到校正的医学理论知识相结合,通过辨证思维,由具体的感性认识上升到一般化的理性认识,即对病变的本质和属性做出正确的判断,从而得出正确的影像诊断。

常见病的不典型表现,或者由于超出我们具体个人认识的范围之外,或者由于没有准确把握其客观本质征象,从而造成误诊。以下是我们日常工作中的一次实例,生动地说明了上述两条教训。

2005 年 4 月份的一天,从邻近矿区来了一位 38 岁的男性工人就诊,主诉左侧腰痛、不适 1 年余,呈间断性,无血尿及尿路感染症状,当地 B 超及 CT 均考虑“左肾盂内占位性病变,伴左肾上组小盏积水”。实验室检查,尿常规(-),血常规(-)。

在我院行 CT 平扫加三期增强检查,示以左肾窦为最大层面不规则软组织肿块影(CT 值 37 ~ 45 HU),较周围肾实质密度略高(CT 值 29 HU),并与之界线清楚,范围从肾窦出肾门至肾门前,上组小盏区结节状液性密度影。增强动脉期肿块明显强化,CT 值 99 ~ 116 HU,实质期强化值下降低于肾实质,CT 值为 77 ~ 88 HU,延迟期见中下组小盏、肾盂内造影剂充盈,其中肾盂被肿块挤压,偏后移,无充盈缺损;上组小盏轻度扩大,造影剂进入。各期肾窦、肾门血管受推挤偏移,未见受侵及栓塞,未见肾门淋巴结肿大。

在出诊断报告时,不巧我正在外地出差,科内的年轻医生展开了热烈的讨论。对于肾区肿块性病变,首先进行归位诊断。根据左肾盂造影剂充盈,受推挤,移位,无充盈缺损,积水不明显,肾实质未见显影延迟肿物明显强化,且与肾实质界线明显,中心性生长,他们一致同意非肾盂及肾实质来源,故排除了肾盂肿瘤和肾实质肿瘤肾盂受侵,而定位于肾窦来源肿物。那么,是什么性质的呢? 因为肾窦内最常见的肿物为肾盂移行细胞癌和肾细胞癌侵犯肾盂,根据以上所见显然没有证据,一时大家没了底。有的年轻医生认为黄色肉芽肿可为强化明显的炎性肿块,其病理过程始于肾盂并延及髓质和皮质,但可盂外、肾外蔓延,故考虑该病可能;有的医生认为淋巴瘤可为肾外肿块,并可经肾门向肾窦内侵入,故认为有淋巴瘤可能。

我从外地回来后,作为疑难病变,医生们让我发表看法。仔细观察和询问病变之后,我谈了如下意见:

该病例表现为肾窦内外软组织肿块,伴上组小盏轻度积水,影像表现简单明确,应用排除法的思维方式进行诊断是有效正确的。引起肾窦肿块的病变有肾盂占位,肾实质占位侵及肾窦,上述的黄色肉芽肿性肾盂肾炎、肾脏淋巴瘤也有可能,此外还应有血管平滑肌脂肪瘤和罕见的纤维瘤等。肾盂占位,肾实质占位侵犯肾窦,根据 CT 征象,予以排除应是正确的,其余我们分别进行分析。

首先,黄色肉芽肿性肾盂肾炎总的轮廓是这样的:病因上多认为慢性梗阻(结石多见),细菌感染,局部免疫为低下;临床上尿检异常,感染症状明显,中年妇女好发;病理上,炎变始于肾盂,延及实质,累及周围,表现多为位于肾实质的脓肿、慢性炎性肉芽肿、非局限性炎症。有时肿块可伸入肾盂。镜下见特征性的富脂质泡沫细胞。与上述相对应,CT 表现为结石,肾盂扩大,肾实质低密度和可强化炎性肿块,肾周炎性改变。由此看来,黄色肉芽肿性肾盂肾盏明显的临床表现,多形态的炎性改变,肾实质为主、囊性为主的肿块,显然与本病表现相差较远。其次,肾脏淋巴瘤多表现为肾实质内多发强化不明显的低密度结节,或肾脏的弥漫性增大,常可见到后腹膜和其他部位的淋巴结肿大,少数肾门附近肿块状淋巴瘤侵入肾窦时常侵犯肾盂，且与受侵犯的结构融合，界线不清。而本例肿块与周围结构界线清楚，强化明显，肾盂无受侵，应该能予以排除。

那么，血管平滑肌脂肪瘤（ALL）呢？此时多数年轻医生摇头，显然认为 ALL 位于我们常见的肾实质内，肾窦内怎么可能呢？这就反应了我们知识的广度和深度尚不够，认识局限。更为全面的应是：ALL 一般起源于肾实质，也可起源于肾窦，肾包膜或肾周连接组织，原发细胞是肾间质细胞，偶尔呈多中心生长。此外，我让大家再仔细地观察肿物 CT 表现，ALL 的征象被一一找出：动脉期肿物内粗细不等的索条状血管影，其强化程度与动脉一致；明显强化的软组织影；散在少量的点状、界清的低密度灶，实质期更为明显，多数因较小、容积效应而较脂肪密度高，但仍能发现一两处接近脂肪的小点状低密度影。据此上述两条理由，医生们终于认可了肾窦内血管平滑肌脂肪瘤的诊断。

病人很快进行了手术，术中见左肾盂内肿瘤填塞，肿瘤包膜完整，大小约 6 cm × 4cm。术后病理回报：血管平滑肌脂肪瘤。

位置的特殊和少得几乎看不到的脂肪，这些不典型的表现使大家熟悉的肾 ALL 变得形同陌路。“学得好”，提高我们认识的深度和广度；“看得准”，让我们洞察病变表现，抓住本质特征，这样，就像两把锋利无比的利剑，使常见病的不典型表现的谜团瞬间破解（图 16 ~ 图 19）。

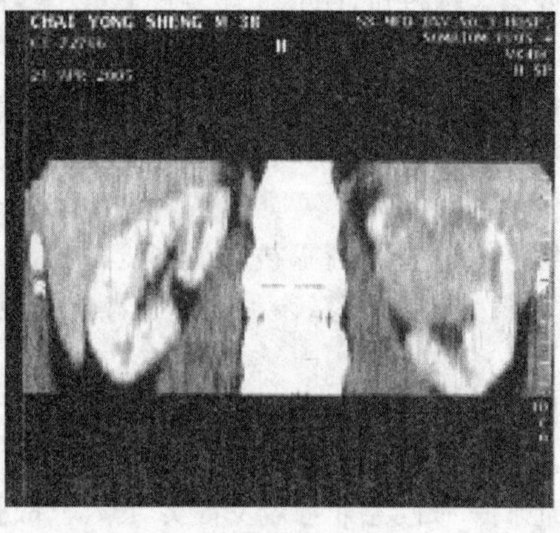

图 16

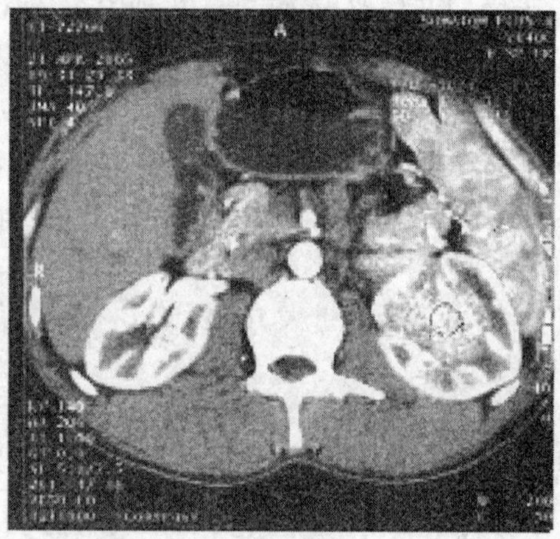

图 17

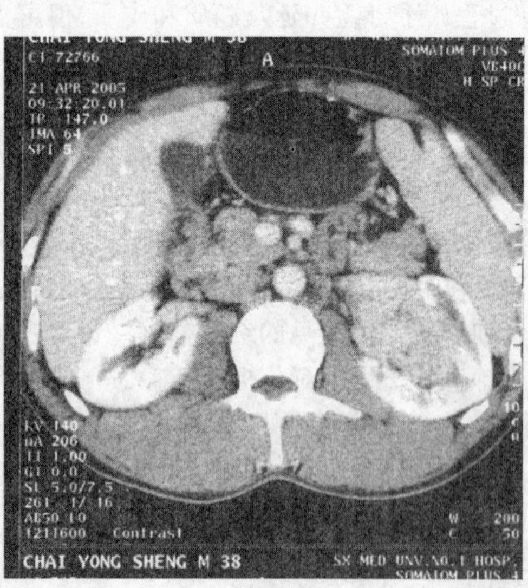

图 18

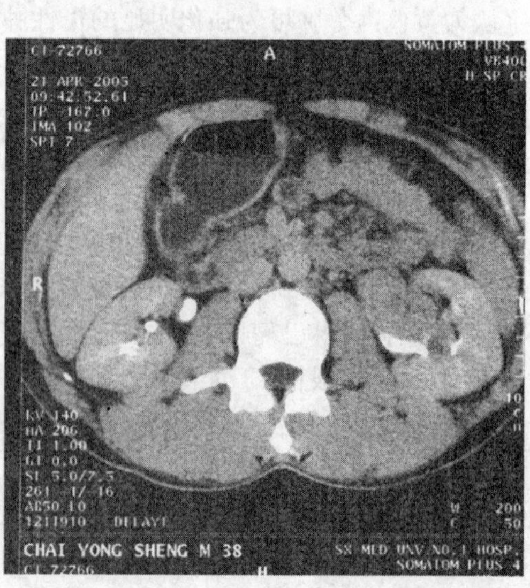

图 19

八、不识庐山真面目 只缘身在“异位”中——影像诊断与临床诊断的思维衔接

记得一位教授工作之余，打趣地把疾病的影像表现进行了分类：常见病的典型表现；常见病的不典型表现；少见病的典型表现；少见病的不典型表现。以此排序，影像诊断由易渐难。

对于“不典型”、“少见病”这样的高山险滩，如果我们单从“影像表现”一条道走下来，有时往往翻车落海，或者是误入歧途，迷茫难解。如果我们重视结合临床资料，往往是退一步天地宽，峰回路转，海阔天空，轻松过关。

在2005年北方的4月天，春光初现，可是42岁的落女士又犯起了头痛病。这病也怪，每次发作十几或二十分钟，然后基本上就没事了，这样的症状大概有两三年了，近3个月发作频繁。去县医院看时，大夫给测了血压，波动于110～149/80～98 mmHg之间。为了彻底解决这“头中”的烦扰，她怀着希望来到我们医院。

就像人们开玩笑所说，“B超先行，CT后援，化验轰炸”，落女士进行了上述检查。

B超示右肾盂输尿管连接处实性包块，伴右肾积水；CT检查行平扫，以及增强皮质期、实质期、肾盂期三期扫描（图19～22）。右肾各期均见肾窦内肾盂及小盏轻度积水，增强随时间延长造影剂进入；同时见右肾门外沿输尿管走行区一个圆形混杂密度肿物，形态规整，边缘呈软组织密度，CT值33 HU，大小约3.5 cm×3.5 cm×4.0 cm，中心不规则液化坏死。肿物外缘界线清楚光整，与周围组织结构有清晰的脂肪间隙，但其上缘与肾门血管影重叠。皮质期实性部分强化程度与肾皮质一致，CT值达到230～258 HU；实质期强化程度下降，CT值达112 HU，较肾实质略低；肾盂期同样下降，略低于肾实质。各期肿物中心的不规则液化坏死无明显强化。延迟期显示受推挤前移的右侧输尿管。

以上病变CT特征为右侧肾门区软组织肿块，强化显著、中心坏死，伴阵发性头痛，血压升高。据此，我考虑为异位嗜铬细胞瘤，并压迫右肾盂输尿管连接部致肾积水。异位嗜铬细胞瘤多数位于肾门和腹主动脉旁，亦可见于交感神经链分布的各个区域，其明显增强和囊变、坏死液化为特征之一。当然，做出这样的诊断，应排除后腹膜间隙原发肿瘤性病变。从临床角度来看，本病较为典型的儿茶酚胺增多症状，就颇具鉴别意义和嗜铬细胞瘤的特异性，其他的腹膜后原发肿瘤很难具此临床表现；从CT角度来看，本例肿物强化异常明显，CT值从平扫的33 HU上升到了动脉期的258 HU，反应了肿物血供的极其丰富，这一点较具嗜铬细胞瘤特异诊断价值，多数肿物无此强大的CT值“攀升”能力。在上血供丰富上能与嗜铬细胞勉强“叫板”的膜后肿瘤有：血管来源的良性血管瘤，恶性或恶性倾向的血管外皮瘤，以及非血管来源的恶性纤维组织细胞瘤。良性血管瘤较为罕见，且坏死液化囊变不常见；血管瘤和血管外皮瘤的强化形式是从边缘开始，然后逐渐向中心充盈。恶性纤维组织细胞瘤则以老年多见，增强虽可有高度而非显著的强化，但大部分多为中度强化，且较小时密度均匀，增大后才可见坏死，并见形态分叶、不规则。故相对固定的位置，显著的强化，易出现的坏死囊变，“打造”了异位嗜铬细胞瘤的“个体化”特征，从而与其他后腹膜原发肿瘤区别开来。其实，依据血和尿中儿茶酚胺物质的测定和典型的临床症状，嗜铬细胞瘤的定性诊断并不困难，影像检查主要应用于定位诊断，尤其螺旋增强扫描更具价值。

有趣的是，我们的一些年轻医生，过分专注痴迷于肿物的CT征象，提出了更为“个性化”的额外肾的诊断，并且“罗列”了许多“充足”的证据：动脉期肿物实质部分显著强化，峰值如同正常的肾皮质一样；由于坏死内腔的形态不规则，他们认为这是未强化的肾髓质，而实质部分则是“额外肾”的皮质和肾柱。这一点，单从CT上观察，还真有点类似；由于肿物上部与肾门结构重叠推挤，故延迟期肾盂输尿管显示不良，而其下肿物前输尿管内造影剂充盈，且位置前移，这不正是额外肾异常走行的输尿管吗？

为了进一步提高大家的认识和注重结合临床资料的重要性，我建议进一步采集病史，并于次日科内集体读片讨论。于是，从临床又射来了一枚更具威力的巡航导弹：病人尿VMA及血NE、尿NE均增高，分别为16.78 mg/24 h（正常<13.6 mg/24 h），1191.09 pg/ml（正常<600 pg/ml），165.52 μg/24 h（正常<90 μg/24 h）。这样，迫使其他诊断不得不向“异位嗜铬细胞瘤”低头了。

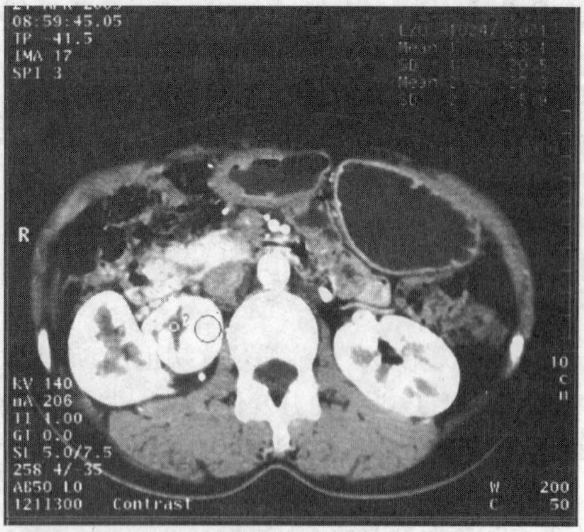

图 19

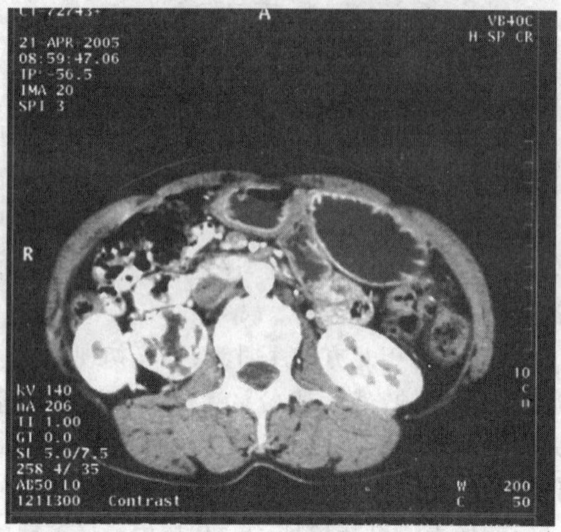

图 20

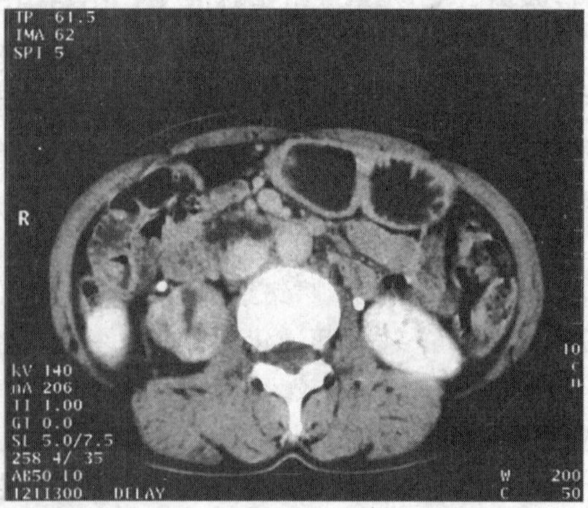

图 21

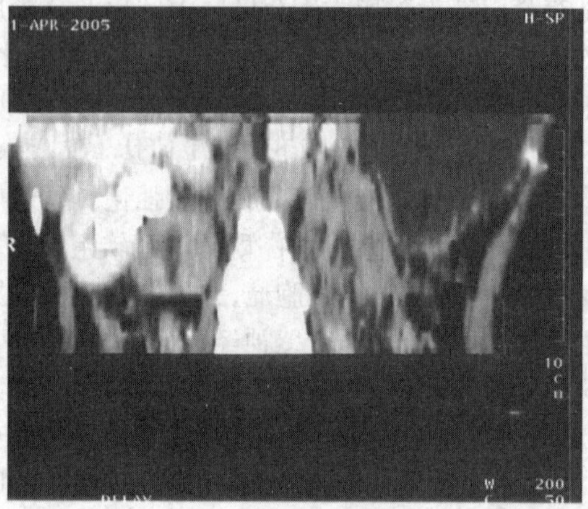

图 22

数日后，落女士进行了手术，术中见瘤体位于肾门下方，与输尿管肾静脉粘连，接触刺激瘤体后病人血压升高，最高达170/110 mmHg；切除肿瘤周围血管后，血压曾下降，达105/70 mmHg。术后病理回报：肾上腺外嗜铬细胞瘤。

从以上实例可知，影像诊断与临床资料、临床诊断密切相关，思维相续。申请单上临床诊断是前期临床诊治活动结果的初步判断，对影像诊断思维具有重要的参考价值；影像诊断思维是上述临床思维的进一步延续和印证，最终必然反作用于临床思维，使其得到更接近客观实际的提升和改善。两者相辅相成，有机统一。任何片面割裂两者的思维方式，均有违于临床诊疗链条的完整性和有价值证据的充分利用，从而导致不应有的失误。相反，两者有机结合，则会达到化难为易、事半功倍的效果。这或许就是我们常说的“影像诊断必须结合临床”的意义所在吧。

九、拨开云雾见晴天——认识基本病变是骨关节疾病诊断的主线

同往常的疑难病例讨论会一样，我一早来到科里，今天讨论的是一份腰骶椎病变的CT片，首先是昨日上机医师汇报病史，一女性病人，28岁，腰骶部困痛7个月，现加重伴左下肢运动感觉障碍，查体腰4至骶1棘突压痛阳性，下腹部偏左触及一拳头大小肿物，质较硬，有压痛，但移动性差，脊柱活动受限。

CT显示，腰4至骶1椎体左后方可见巨大软组织肿块影，其大小约16 cm×14 cm×12 cm，并同脊

柱相连,内见不规则片状骨化及钙化影,并呈"筛网状"改变,左侧髂骨受累部分骨质缺如,左髂肌受累肿胀,左腰大肌肿胀并前移;另一特征是此病人腰4至骶1的双侧横突、椎板及棘突见多囊状膨胀性骨质破坏,呈"蜂窝样"改变。内骨性间隔粗细不均,并伴散在"砂粒状"钙化,腰5骶1椎体后半部分亦见囊状骨质破坏(图23～图25)。

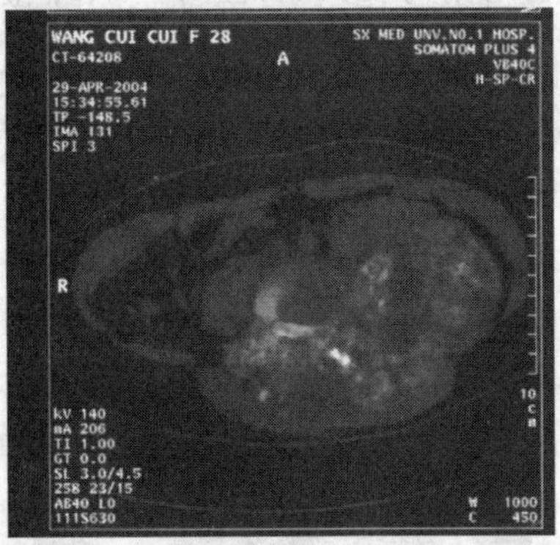

图23

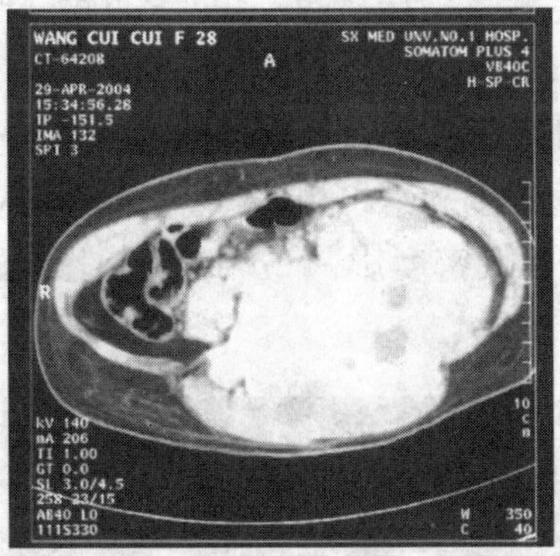

图24

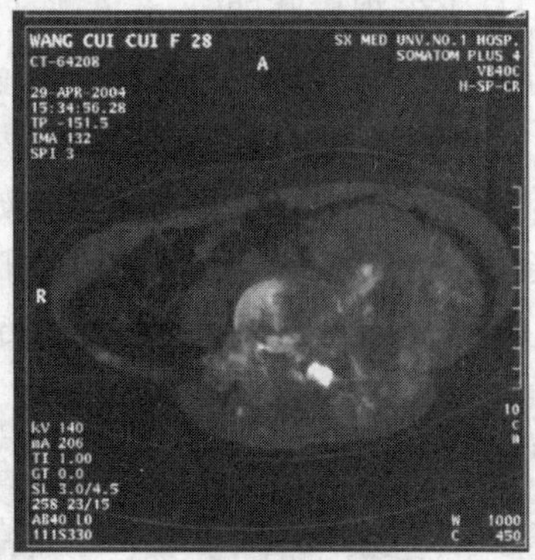

图25

首先,应解决的是定位问题,讨论时,我科医生意见出现了很大的分歧,一些医生认为软组织肿块的瘤中心为椎体左后方,腰大肌并前移,应考虑后腹膜间隙占位累及相邻椎体及附件。另有些医生认为可能系椎体的占位累及椎体及附件并向外形成软组织肿块影。

而我觉得此两种意见似乎都有一些牵强,第一种意见认为左侧后腹膜间隙占位,如累及椎体和椎体附件应是左侧邻近的椎体及椎体附件,但为何此病人双侧椎体附件均有破坏,出现"跨越"现象呢。若第二种意见以椎体为病变中心向后累及椎体附件,并周围引起软组织肿块似乎很好理解,但如此大的软组织肿块及椎体附件破坏范围如此之广(自腰4至骶1),而椎体破坏似乎大局限了,只有腰5、骶1的椎体后半部分的囊状破坏。故椎体的附件极有可能才是病变的真正中心,其向前可累及椎体的后半,向周形成软肿块影,这样所有征象的解释就"迎刃而解"了。

第二步应考虑的是病变的良恶性的问题,从不规则的骨质破坏,邻近肌肉,骨质受侵,软组织肿块的形成,判断其为恶性肿物顺理成章。

但源于何种组织,这成为问题的关键及难点。如考虑合并钙化的后腹膜间隙的肿瘤有神经母细胞瘤及恶性纤维组织细胞瘤,但神经母细胞瘤的多见于婴幼儿,即使骨骼发生病变也往往是继发性的骨转移改变,而恶性纤维组织细胞瘤也较少出现邻近椎体的囊性破坏。

若从椎体的囊性膨胀性破坏分析,骨巨细胞瘤有类似表现,但骨巨细胞瘤破坏脊柱时椎体多,附件相对较少累及,囊性破坏的骨间嵴较薄,且骨破坏区与软组织肿块内少有钙化影。

此病人从基本病变分析看,除囊状骨破坏外,有较多骨化现象,使我想到了成骨性肿瘤,包括骨瘤、骨样骨瘤、骨肉瘤、骨母细胞瘤,突然我的思路停下,骨母细胞瘤虽是一种少见骨肿瘤,但其病变部位好发于棘突、椎弓、横突等附件区。这恰恰和我一开始的定位思路相符,使我突然有一种"拨开云雾见晴天"的感觉,联想到骨母细胞瘤的典型影像学特征:呈膨胀囊性破坏,可单囊或多囊,骨嵴粗细不均,恶性的易形成软组织肿块,此肿瘤内部往往伴有骨化及钙化。种种表现都与病人极其相符,这就使我更加肯定我的想法,此病人应为骨母细胞瘤,是以椎体附件为病变中心,向前侵部分椎体,向周围形成软组织肿块。

病人一周后手术,病理证实同我的诊断一致,是"骨母细胞瘤"。所以,在骨关节系统疾病的影像诊断中,往往因其病种繁多,而影像学征象较单一,常令我们的思路陷入被"云雾遮盖的黑暗"中。但其发病部位还是有一定特点的及规律性的,故我们在诊断中,首先要明确其病变部位,然后抓住其基本病变的特点为主线,才有可能"拨开云雾见晴天",做出正确的诊断。

十、是骨结核还是骨化脓性炎症?

五一长假刚过,一中年男子拿着自己的膝关节 CT 片找我来会诊,自述 17 年来一直无诱因左膝关节肿痛,开始觉得自己是司机,是用腿过度所致的职业病,也没多理会,可近两年来左膝关节肿痛加重,近日来发现皮肤破溃,并有淡黄或淡红色液体流出,心里直犯嘀咕"这是得啥怪病了,还有的治吗?"遂立刻到医院就诊,实验室检查:血常规正常,血沉略快,渗出液细菌培养阴性。

CT 显示左膝关节腔肿胀,内见带状略高液性密度影,涉及髌上下囊。左股骨远端干骺端见"半圆形"骨质缺损区,后方骨皮质缺如,同周围软组织相通,缺损区骨边界见清晰的"半环状"硬化带,骨缺损区内未见"死骨"。左股骨内侧肌内见低密度影,并分别向股骨远端及胫骨上端延伸,重建像呈一纵向"梭形"影,似有"流注感"(图 26 ~ 图 28)。

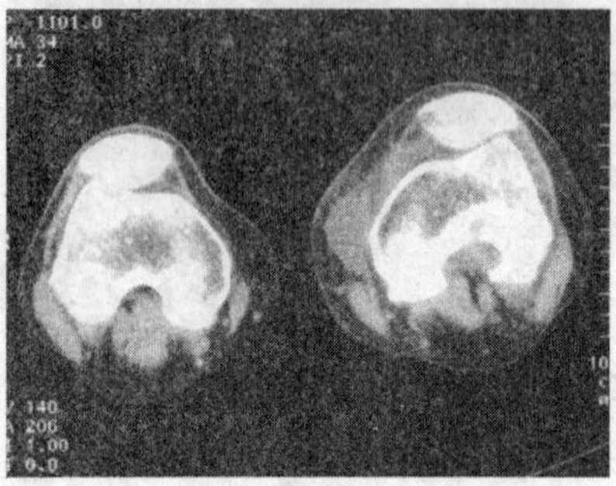

图 26

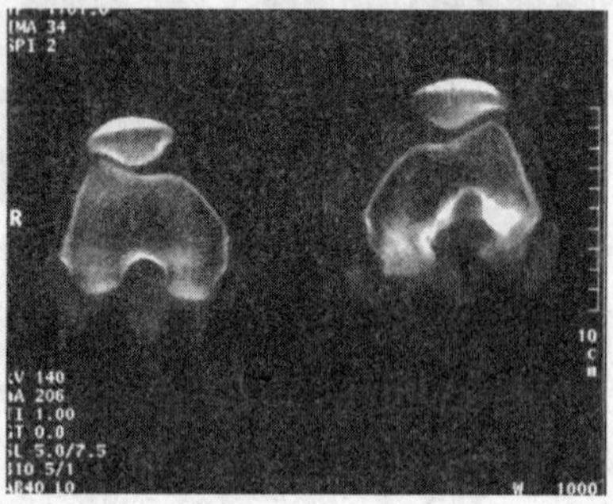

图 27

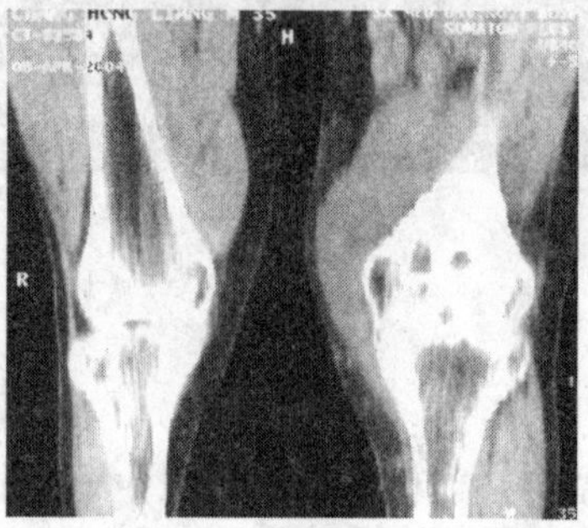

图 28

我随手一翻外院的 CT 报告:"骨关节感染性病变,考虑左膝骨型关节结核"。诚然,该病人干骺端局限性骨质破坏,关节囊肿胀,关节腔积脓并关节软组织受累,诊断骨关节感染是无可非议的,但此病变是结核性还是化脓性呢,我在此打了个很大的问号。虽然该病人具有慢性病程,白细胞不高,血沉增快,干骺端骨质破坏,关节积脓合并软组织窦道是较典型的骨关节结核特点,但凭此就能否定化脓肿性病变吗?在我看完他的 CT 片后,当时我第一反应是让病人拍胸片,显示心肺膈未见异常,于是我更深信此病人并非结核,而是"Brodie 脓肿穿破骨皮质涉及关节腔及周围软组织",1 周后,病人手术,病理证实"慢性化脓性炎症"。

骨关节结核往往是继发于肺结核、胸膜结核等,加拍胸片了解病人有无原发结核灶,对整体分析病变是结核还是脓肿有一定帮助,所以此步骤是很有必要的。

Brodie 脓肿又称慢性骨脓肿,系慢性局限性骨髓炎,是低毒性细菌感染所致,病变范围局限而无全身反应,故多数病人可血象不高,脓肿内容物也可培养不出细菌,脓肿可在相当长一段时间内存在。本病的影像学特点为长骨干骺端的 1 ~ 2 cm 圆形或椭圆形透亮骨破坏区,周缘见境界清晰、密度增高的骨质硬化环,透亮区内无死骨。而此病人虽只形成"半圆"透亮区,乍看并非此病的典型表现。但仔细分析其基本病变,透亮的"骨质破坏"区伴周缘清晰的"骨质硬化"环还是极其符合此病变特点的。

而最需鉴别的骨型关节结核的影像学特点为干骺端骨破坏区边界不整齐,周缘无骨质硬化,常见骨质疏松,病灶内可见"沙粒样死骨",病变易累及骺板与关节,呈"骑跨征"。

可见,在骨关节系统病变影像诊断中,了解相关病史是首要的,但仔细观察、分析其基本病变才是关键,才能"由表及里",从现象抓到事物的本质。

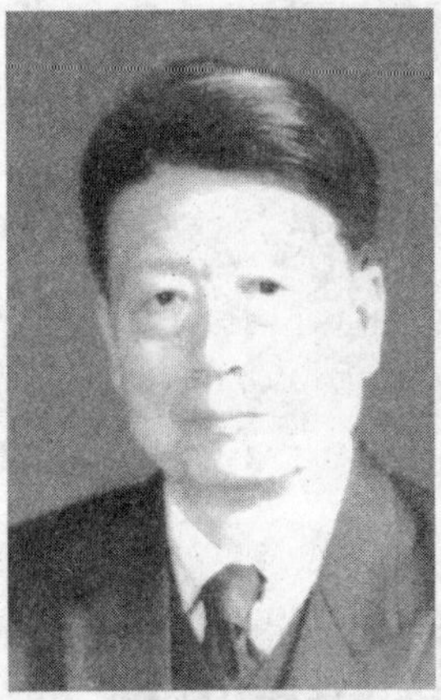

李景学，主任医师、教授、硕士生导师。

男，1925年8月出生，辽宁辽阳人。1948年由沈阳医学院毕业后，于天津医科大学总医院、天津医科大学第二医院历任副主任医师、主任医师、副教授、教授。1992年退休后又返聘于天津医科大学总医院。多年从事放射学的诊断、教学、科研工作，尤以骨关节放射诊断为擅长。曾在国内外放射学期刊发表论文60余篇。曾主编或合著《骨关节X线诊断学》等17部专业参考书及教科书。近年来，致力于骨矿影像学研究。于1993及2000年分别获得天津市科技进步三等奖2项。1998年获天津市科技进步著作二等奖。1993年获有突出贡献专家称号并享受国务院有贡献专家待遇。1995年获全国57名知名专家荣誉奖状。

曾历任天津市数届放射学会分会委员，《中华放射学杂志》编委、咨询编委、审稿专家，中国骨质疏松杂志副总编、骨质疏松委员会副理事长、顾问，中日合办影像医学杂志副主编，《国外医学临床放射学分册》常务编委，《临床放射学杂志》及《放射学实践杂志》顾问，《医学影像学临床与研究》编委等职。

解读软骨性肿瘤钙化的影像学表现及其诊断作用与限度

一、目　的

良性或恶性软骨性肿瘤具钙化者并不少见。瘤内钙化的成因、形状、分布的特征对此等病变的定位、定量、定性、定型诊断上，具有何种意义是值得重视的。为此，作者于文内列出3例软骨性肿瘤，拟就影像及病理学某些表现进行深入分析探讨，借以提高影像学诊断能力。文内将阐述以下几个问题，即瘤内钙化出现于何处，不同形状钙化的成因、钙化对确定肿瘤来源和区分良性及恶性软骨性肿瘤的作用与限度以及对软骨肉瘤类型的判断能力。

二、材　料

文内3例软骨性肿瘤中计有皮质旁软骨肉瘤1例、内生软骨瘤2例，均经手术及病理证实。每个病例情况简列于下：

病例1

男性，36岁。右臀疼痛及肿物数年。

查体：右臀部巨大肿块，边界不清、约为30 cm×30 cm×18 cm大小，具压痛，实性、固定，与周围组织粘连。右髋关节活动自如。

影像学表现：右髋部平片正及侧位像显示右臀及围绕右股骨粗隆间部有巨大分叶状肿块，其中可见完整及不完整的环状钙化影，又于大粗隆上方软组织内也有两个同样形状的钙化团（图1、图2）。肿块邻近软组织受推移。

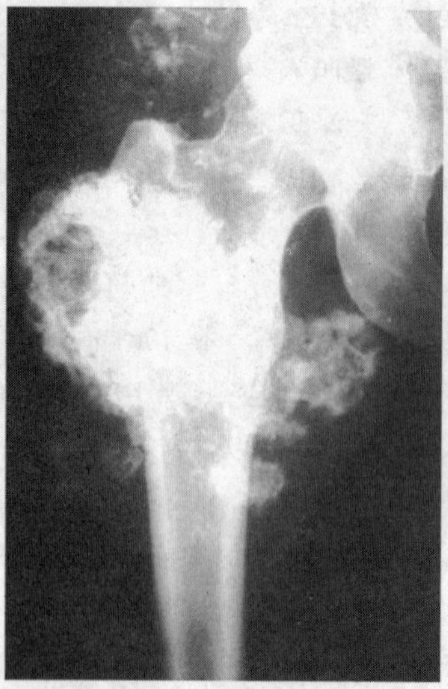

图 1

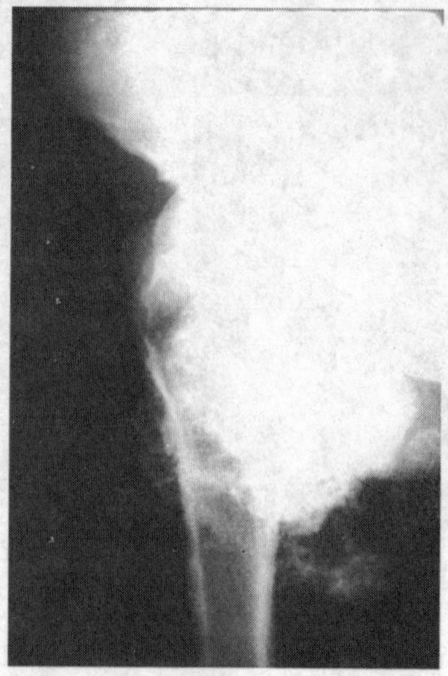

图 2

MRI 冠状及轴位 T_2WI 显示右髋部分叶状肿块呈混杂高信号，其内部可见环状、斑片状及索条状的信号。此分叶状肿块不但包绕右股骨上段的外后侧而且与骨皮质相连(图 3)，又在一些轴位切面上，可见部分骨皮质信号消失(图 4)。在 T_1WI 上，右髋部肿块大部分呈等或稍低信号，其中心区及与股骨上段邻接处显高信号区，内有分隔状低信号影(图 5)。于脂肪抑制像，上述高信号区内侧受抑制。于冠状及轴位像，皆可见肿块邻近肌肉明显受推移。影像学印象为右股骨上段皮质旁软骨肉瘤。

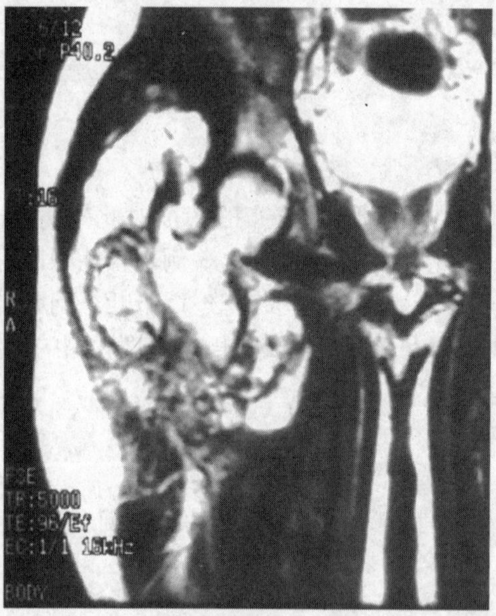

图 3

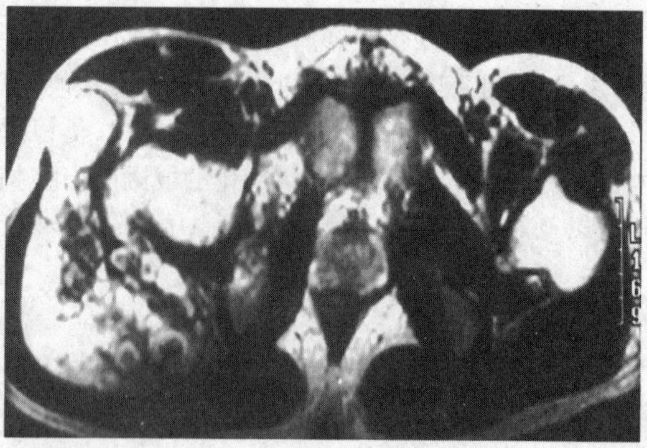

图 4

手术所见：右股骨上段肿物 14 cm×10 cm×10 cm 大小。其基底较大、与股骨上段固定。沿肿物基底(股骨大粗隆表面)凿除肿块。同法切除股骨内侧肿物。小粗隆也被肿物破坏。又于股骨大粗隆上方、股骨颈部各切除两个白色软骨样肿物。

病理诊断：肉眼见送检标本 4 块为大量透明样软骨组织呈半透明灰白色，其中心区坏死及黏液变性。镜下见瘤软骨细胞较少、分化较成熟，基质多。部分组织有骨化。由于标本较小，尚不能确定有无包膜和间隔。未见到钙化。病理诊断软骨肉瘤。

病例 2

男性,32 岁。右膝不适 1 周余,不影响活动。无下肢麻木,无发热或晨僵。一年前右膝曾扭伤。

查体:右膝不肿,活动自如。右大腿远端压痛。抽屉试验(-)、研磨试验(-)。

化验室检查:血、尿、类常规检查及肝、肾功能均正常。

影像学表现:右股骨平片正及侧位像显示右股骨下端偏内后侧有椭圆形、边界欠清晰的较低密度区,其中散在多数小斑片状及点状钙化,右膝关节及右大腿软组织无异常(图 6)。

MRI 冠状及矢状 T_1WI 上,右股骨下段病灶呈椭圆形,以中等信号为主,其内散在的钙斑及周边骨硬化缘显低信号强度(图 7)。在 T_2WI 上,右股骨下段病灶以高信号为主,其中仍清晰可见钙斑及病灶周边骨硬化缘所致的低信号影(图 8)。T_1WI 强化像显示右股骨下段病灶周边线样增强(图 9)。

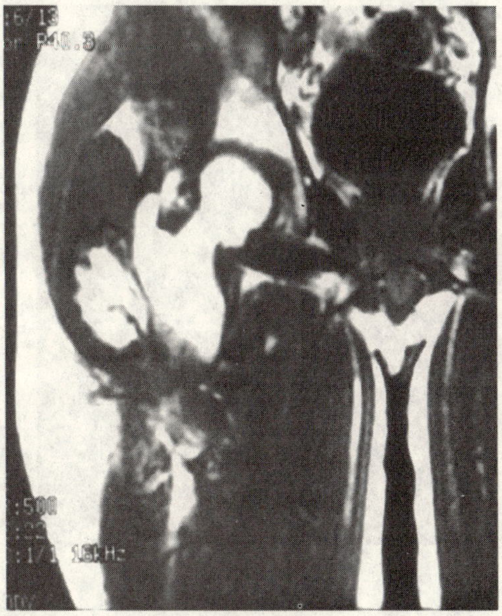

图 5

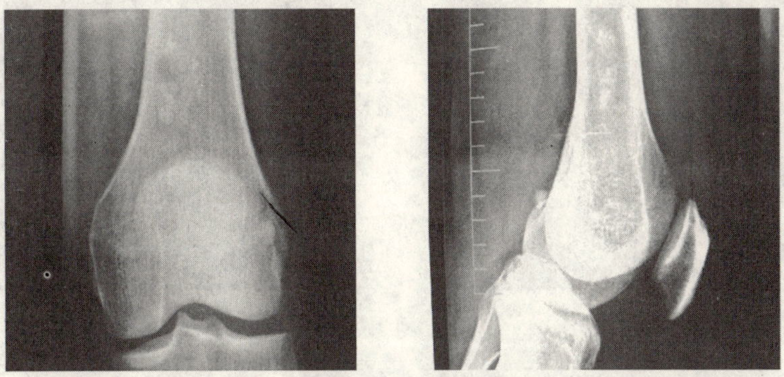

图 6

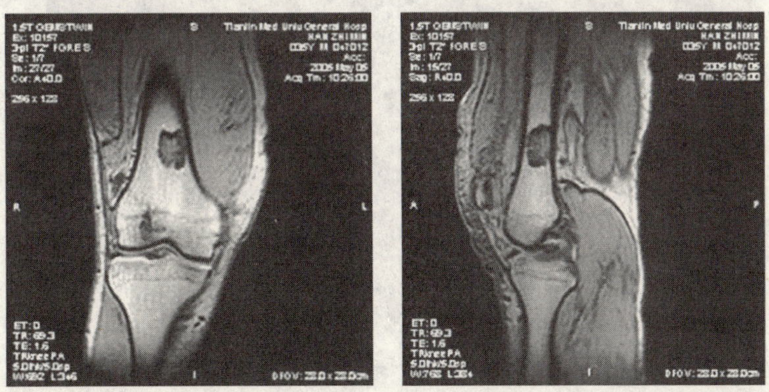

图 7

手术所见:凿开右股骨下段病变,见肿瘤骨溢出,将肿瘤组织充分刮除。彻底冲洗,止血,关闭创口。

病理诊断:内生软骨瘤。镜下见部分软骨呈黏液样变。瘤内钙化呈斑点状,部分出现在血管周围。血管周围有较多胶原且似有形成分隔之势。

病例 3

男性,19 岁。左环指肿痛多年。无其他不适,近日打篮球后,感左环指持续性锐痛,局部肿胀加重。

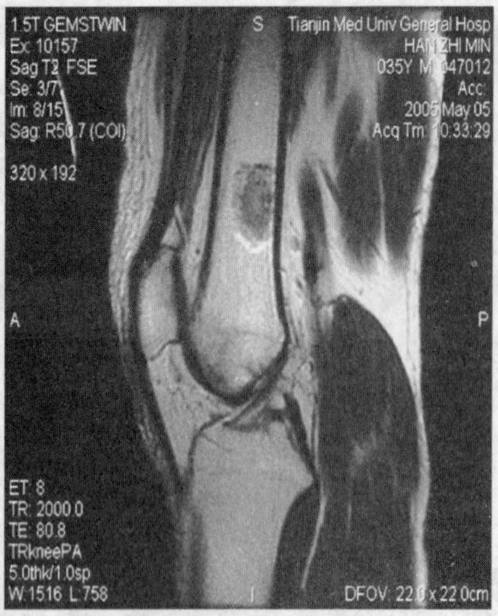

图 8

查体:左环指近节肿胀,局部压痛。指尖纵叩击痛明显,有骨摩擦感。

实验室检查:(-)

影像学表现:左环指近节指骨近 2/3 部有一椭圆形膨胀性局限性溶骨区,边界清楚,其内散在较多点状及片状钙斑。病灶邻近骨皮质受压变薄且有骨折裂隙(图 10)影像学印象为左环指近节指骨内生软骨瘤伴病理性骨折。

手术所见:左环指近节指骨近 2/3 区无正常骨组织而被豆渣样白色组织所取代。患骨皮质薄仅约 0.15 cm。

病理诊断:内生软骨瘤。镜下见瘤内钙化较多。多发生在软骨基质的背地上,且可见骨化。软骨细胞退变。

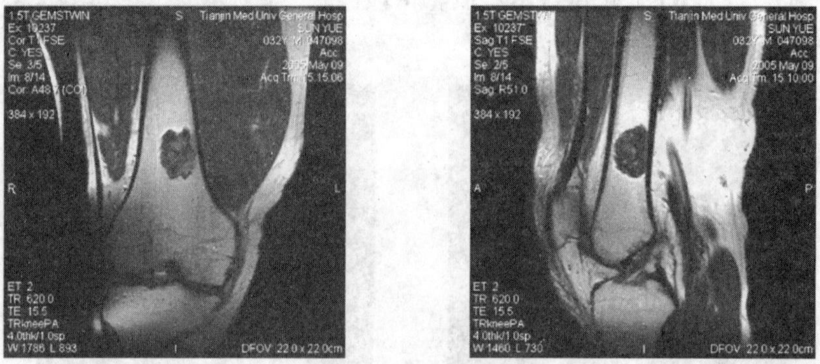

图 9

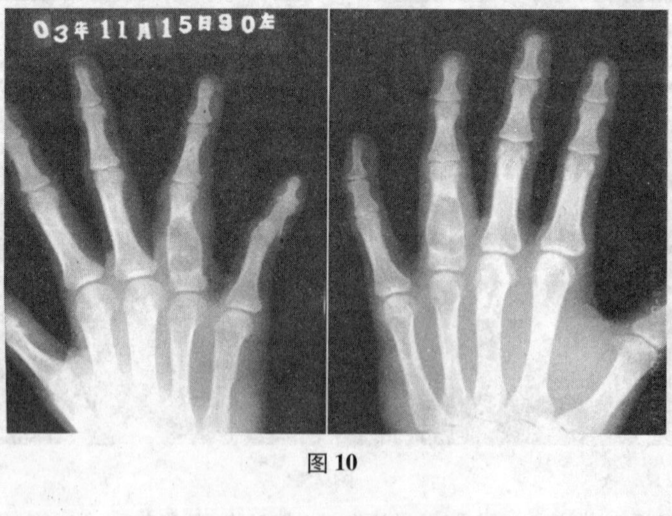

图 10

三、讨　论

(一)肿瘤细胞及基质成分何者对病变密度或信号的影响更大

任何良性或恶性软骨性肿瘤都是由组织和细胞间的基质两部分所组成。依据目前常用的影像学检查手段(平片、CT、MRI、核素扫描、超声……)虽在一定程度上,可反映出肿瘤构成成分的变化,但其定性诊断能力仍然是有限的。一般来讲,它们并不能像病理组织学那样显出细胞及其变化。诚然,瘤内细胞与基质各自所占容量比不同以及基质中胶原纤维多少,都可影响 MRI 信号的强弱。例如,分化良好的软骨性肿瘤,如果其基质尚无钙化,则 T_1WI 呈低至中等、T_2WI 呈等至高信号强度。这是因为肿瘤结构均匀且含水较多,而细胞成分少所致。如果肿瘤钙化显著,则 T_1WI 及 T_2WI 均呈低信号强度。例如,文内病例 2 的图 7 及图 8 就具此种表现。这是因为钙质子密度低和 T_2 弛豫时间短造成的后果。又如,肿瘤细胞分化不良的高级别的恶性软骨性肿瘤,则因成熟的基质少、细胞成分多,而于 T_2WI 显等或低信号强度。但上述原发或继发软骨性肿瘤的 MR 信号强度的变化,同样地可出现于炎症、水肿等非肿瘤性病灶。故应认为病理细胞类型与 MR 弛豫时间值之间并无相关关系。因此,除少数情况外,以平片、CT、MRI、超声等影像学检查能反映出病灶内细胞成分的能力是很有限的。而在另一方面,上述这些检查手段对检出肿瘤病变中基质成分的改变以及可能合并的继发病理变化,却大有用武之地。例如,它们可以准确地查出肿瘤内出血、坏死、液化、水肿,尤其是对肿瘤基质中钙盐沉着有很强的检出能力,才使得影像学在软骨肿瘤的诊断和鉴别诊断上能发挥重要作用,可以认为,单就影像学而言,其诊断基础要更多地依赖于病灶基质及继发的病理改变所致之密度及信号强度的变化,而不是病灶细胞本身的表现。

(二)软骨性肿瘤的钙化

由于瘤内钙化对软骨性肿瘤的定性诊断具有关键性价值,就促使我们对以下问题进行深入分析,以便更确切评估影像学诊断的能力与限度。

1. 钙盐沉积在何处　人体内任何电解质都不能像钙离子那样,在细胞内及细胞外间质的浓度差如此之大,即细胞内外浓度比为 1∶10000。在如此环境下,才可维持细胞的功能正常运转。软骨组织也不例外,绝大部分钙盐沉积于软骨细胞间的基质中,而非在软骨细胞内。若非如此,一旦细胞内钙离子增多,打破 1∶10000 的阈值,则将出现细胞功能障碍、结构失常,甚至退变、死亡。

2. 不同形状的钙化是怎样形成的　分化较好的软骨性肿瘤常有纤维性假包膜,这些纤维组织又将随血管进入瘤内,将肿瘤分割大小不同的小叶。软骨性肿瘤 MRI 的 T_2WI 显示均匀或不均匀分叶高信号中有低信号的小叶间隔。文内病例 2 MRI 检查 Gd - DTPA 增强后小叶间隔和边缘化明显(图 9)足以佐证此等地区血运丰富。软骨性肿瘤基质中钙盐沉积也是出现在沿着纤维性包膜及小叶边缘的血管丰富区,乃形成分叶状、环形、半环形或片状钙化。文内 3 个病例的钙化都具有类似的表现,也是作为软骨性肿瘤影像诊断的主要依据。还应指出,软骨性肿瘤的钙化还会受基质中胶原纤维及其排列方式的影响。胶原纤维本身虽不钙化,但在纵错交叉排列着胶原纤维网的网眼内的钙化,可视为软骨基质内形成多发点状钙化的病理基础。当然,瘤软骨细胞还可以通过软骨内化骨产生肿瘤骨。文内病例 1 的病理切片就证实存在着这种骨组织。它们通常表现为云雾状、象牙质样或放射针状致密影,即出现了瘤软骨与瘤骨的混合表现。

3. 瘤内钙化的定性作用与限度　仔细分析分化程度不同的软骨性肿瘤或同一软骨性肿瘤分化在不同区域,基质内钙化的形状、密度及其增长或消退的速度是有差别的。良性软骨瘤基质钙化不论何种形状,其密度均较高、量多,边界清晰。文内病例 2 及病例 3 都有这样表现,见图 6 及图 10。此等钙化经长期观察很少变化。如若在随访过程中,瘤内钙化被破坏、吸收或消失,则应警惕恶变的可能。软骨肉瘤基质内钙化的增长、增多或破坏、消失也比较迅速。软骨肉瘤内某些部位钙化团块多且密度高,表示该部恶性程度低;而恶性程度高的部位钙化少且边界模糊。软骨肉瘤更易合并坏死、液化、出血等,故其密度及信号强度差变化都较大。文内病例 1 就具此等表现。虽然分化程度不同软骨性肿瘤的钙化有些差别,但如若依据钙化的影像学表现来推断肿瘤的良恶性质则未必准确。在多数情况下,其可信程度远不及钙化的消长速度变化。当然有无病骨的皮质断裂、骨膜反应以及软组织受累,在区分软骨性肿瘤的良恶性质上,也是必须参考的条件。还应注意的是,在镜下依细胞形态来确定软骨性肿瘤的良恶性质以及恶性程度也并非十分可靠。例如,指(趾)等末梢小骨内生软骨瘤的镜下组织学表现可能十分恶性,但在临床上,它们鲜有恶性表现者。与此情况相反,发生于较大长管状骨的软骨性肿瘤,其组织学表现虽为良性,但临床上可能已表现出软骨肉瘤的症状和体征,有的甚至已有肺转移。文内病例 1 病理组织显示软骨肉瘤细胞属高分化型且瘤细胞成分少而基质多，都说明其恶性程度较低但实际上手术及影像学表现已证实肿块向外扩展广泛并于邻近软组织内形成子病灶，为恶性程度较高的表现。

4. 对软骨肉瘤类型的判断能力　软骨肉瘤中除常见的原发性及继发性软骨肉瘤外，尚有少见类型，计有先天性、间充质性、皮质旁性、去分化性、软组织性软骨肉瘤等。细胞学变化对这些少见病型的判断固属重要，但如不参考发病部位及大体病理变化，则其定型未必精确，尤以发生在非骨组织或皮质旁软骨肉瘤更是如此。文内病例1的病理检查如若仅依据镜下表现，只能做出软骨肉瘤诊断，而影像学则依据其病变部位，才得以定型为皮质旁软骨肉瘤。同样，对软组织软骨肉瘤的正确定型上，影像检查也能发挥重要作用。

四、结　论

软骨基质内钙化的特殊形状提示肿瘤来源于软骨或为含有软骨成分的肿瘤是可靠的，但据此进一步区分肿瘤为良性或恶性的能力有限。毋宁说，随访中钙化的消长速度以及发病部位（末梢骨或非末梢骨，骨内、骨旁或骨周非骨组织）对区分软骨性肿瘤的良恶性质以及判断少见型软骨肉瘤的类型上，是更值得重视的条件。

软骨性肿瘤基质中的变化以及随肿瘤生长而可能出现的继发改变（液化、坏死、出血……），较之肿瘤细胞本身能为影像诊断提供更多有用的信息。

无论单纯依据临床、影像、病理哪方面的资料做出是软骨性肿瘤的定性、定型诊断，都可能出现误判。因此，临床、影像、病理三结合仍是鉴别良性及恶性软骨性肿瘤时所必须遵循的原则。

解读诸多类型软骨肉瘤的命名

软骨肉瘤中除常见的中心型、周围型以及它们又各自细分为原发性及继发性以外，尚有一些少见类型，计有软组织软骨肉瘤、间充质软骨肉瘤、成软骨细胞肉瘤、去分化软骨肉瘤、皮质旁软骨肉瘤、先天性软骨肉瘤。乍看起来这些种类繁多的类型，有的凸显其发病时期，有的强调其发生部位。如此分类似乎零乱无序，也难以理解和记忆，但要记住两句关键话，就不难解读这种似无规律却有章法可循的分类的良苦用意。两句关键话是：①来源于间充质的软骨在发育分化过程中、体现出纵向发育的一种一脉相传的共性，即由有形成软骨功能的间充质至成软骨细胞再至软骨细胞的各年阶段都有形成软骨的能力或具有这种潜力。所以在此基础上才有间充质软骨肉瘤、成软骨细胞肉瘤、软骨肉瘤出现的可能。②起自同一来源的骨基本组织中的骨细胞、软骨细胞和纤维组织之间存在着横向易变性，即在正常或病理情况下，骨细胞、软骨细胞及纤维细胞之间可以相互转换。所以，构成软组织（例如，韧带）成分的纤维细胞可以向软骨细胞分化。因此，有产生软组织软骨肉瘤的组织基础。这种发生在软组织的软骨肉瘤也称为骨外软骨肉瘤，一般不侵犯骨骼。此外，去分化性软骨肉瘤的发生是与间充质来源细胞纵向一脉相传的分化障碍及横向分化易变性两者共同作用结果。去分化表示软骨肉瘤的一些瘤细胞失去向软骨细胞的分化，而向横向的成骨细胞和成纤维细胞转变。故在肿瘤中既有分化转好的软骨肉瘤组织，又伴有其他低分化的肉瘤成分，后者多属于纤维肉瘤或骨肉瘤成分。笔者认为只要抓住上述两句关键话就不难深入了解各种软骨肉瘤的发生过程，而应用这种分类的目的只有一个，即强调着由具有形成软骨能力或潜力的组织所发生的恶性肿瘤，都应属于软骨肉瘤这一范畴之内。

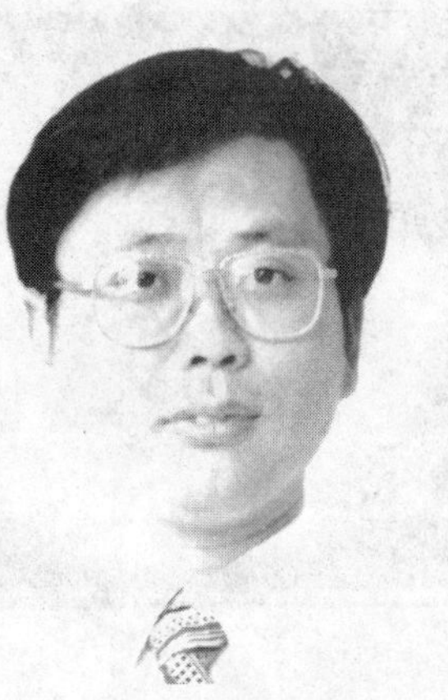

李坤成，主任医师、教授、博士生导师。

男，现任北京宣武医院医学影像科主任。

专长：神经影像学和心血管影像学，在比较影像学、数字化影像学及图像后处理（包括 CR、DR、PACS、CAD 等内容）和医学影像学临床应用与质量控制等 3 个方向开展研究工作。已在《中华放射学杂志》和《中国医学影像技术》等杂志上发表论文 293 篇，主编专著 5 部，参编专著 25 部。曾获中国医学科学院、北京市和卫生局等科研成果奖 9 项。共培养硕士研究生 30 名，博士研究生 13 名，博士后研究人员 3 名。

现为北美放射学会、欧洲放射学会、国际磁共振学会会员，国家医疗器械评审专家委员会医用放射影像设备评估中心委员，中华医学会医学工程分会全国委员、影像工程学组组长，中华放射学会北京分会委员兼秘书、中华放射学会磁共振成像学组成员，北京神经科学会理事，中国医学影像技术研究会第五届理事会理事。《中国医学影像技术》杂志常务副主编，《中国 CT 和 MR 杂志》副总编，《医疗设备信息》常务编委，《中华放射学杂志》、《国外医学临床放射学分册》、《临床放射学杂志》等 23 种杂志的编委。享受政府特殊津贴，是北京市人大常委会常务委员，北京国际医药促进会监事长。

病例 1　类似脑膜瘤的恶性淋巴瘤

病人，男性，17 岁，无意中发现左头顶部有一个隆起包块，无红肿压痛，伴头痛、头晕 20 天。神经系统检查未见异常改变。

影像学表现：CT 平扫显示左额顶部圆形高密度影，边界清楚，邻近脑组织受压，病变延伸至颅外头皮下。骨窗观察，肿瘤侵及颅板，呈穿凿样骨破坏。增强扫描颅内病变明显均匀强化（图 1A ~ C）。病变 CT 值测量，平扫为 66.2 HU，增强扫描为 89.0 HU。数字减影血管造影（DSA）动脉期和毛细血管期显示左额顶部病变为乏血管区，无肿瘤染色，静脉窦期显示上矢状窦为受压改变（图 1D ~ F）。CT 和 DSA 均诊断为脑膜瘤。

手术所见：肿瘤位于大脑额叶中央前后回部位的硬脑膜下，呈鱼肉样结节状，质地较硬，侵入上矢状窦和颅骨，向颅骨外生长至帽状腱膜下，大小约 8 cm × 6 cm × 4 cm。

病理诊断：恶性淋巴瘤伴脑膜侵犯。

病例分析：

1. 病人为青年男性，非脑膜瘤的好发年龄。

2. 脑膜瘤多为颈外动脉和颈内动脉双重供血，血运很丰富，因此血管造影通常表现为来源于颈外和颈内动脉的供血动脉明显增粗，肿瘤染色明显。但是本例 DSA 显示左额顶部的肿瘤病变为乏血管区，未见增粗的供血动脉和肿瘤染色，不符合脑膜瘤血管造影的表现。

3. 脑内恶性淋巴瘤的主要病理表现为肿瘤细胞在血管周围聚集，并形成肿块，可单发或多发，常见于幕上，多位于脑室周围。肿瘤没有包膜，为乏血管性肿瘤，所以，影像学显示的肿瘤占位效应和肿瘤周围水肿均较轻。

4. 本例病人的临床表现无特异性，通常与肿瘤所在部位有关，主要产生局部压迫症状。虽然肿瘤较大，但是因其侵蚀颅骨向颅外生长，临床表现不显著。

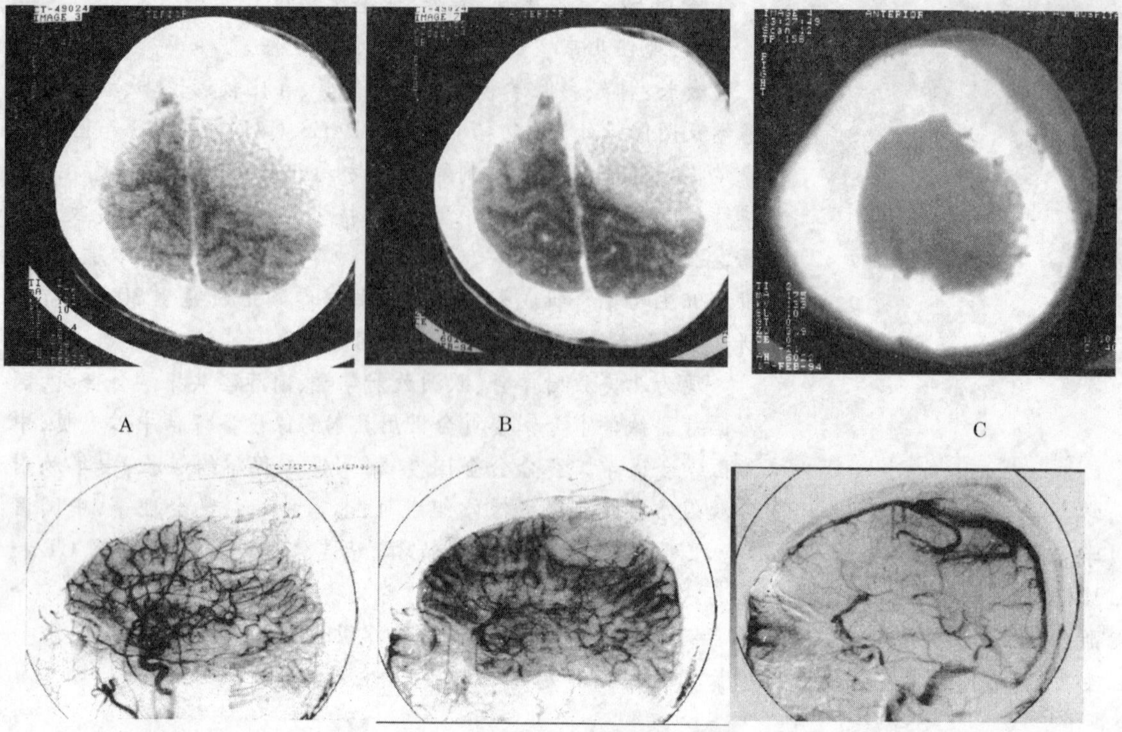

A　B　C

D　E　F

图 1　颅内淋巴瘤

CT 平扫 A. 增强后；B. 骨窗；C. 显示左额顶部圆形高密度病灶，边界清楚，向颅外生长至头皮下。增强后，肿瘤显著均匀强化。骨窗图像见肿瘤侵及颅板，呈穿凿样骨破坏。DSA 动脉期；D. 毛细血管期；E. 窦期；F. 显示左额顶部肿瘤为乏血管区，无肿瘤染色，邻近上矢状窦受压改变

5. 总体上讲，脑内恶性淋巴瘤在 CT 和 MRI 图像上的密度或信号强度均与脑膜瘤相似，但是前者属脑内肿瘤，后者为脑外肿瘤，两者的血管造影表现完全不同，为两者的主要鉴别诊断要点。其次，病灶多位于脑室周围，其占位效应和瘤周水肿轻为脑内恶性淋巴瘤的影像学特点。

（李坤成　杨小平）

病例 2　鼻咽癌

病人，男性，41 岁，以复视、左眼间歇性疼痛 2 个月为主诉就诊。查体：左眼内斜视，外展不能，两瞳孔等大、等圆，光反射存在。首次头颅 MRI 平扫未见异常改变（图 2A）。之后眼痛呈持续性，伴阵发性加剧，在外院按“眶内炎症”给予氟美松眶内注射 2 周，自觉复视明显好转，左眼痛消失。后改口服泼尼松治疗，在泼尼松减量过程中再次出现复视和左眼疼痛症状，还出现阵发性咀嚼无力。外院曾进行鼻咽镜检查未见异常改变。此时在本院进行第二次头颅 MRI 检查（距首次检查 6 个月），结果发现：左侧海绵窦增宽，有异常强化（图 2B），当时考虑为左海绵窦炎。腰穿脑脊液常规检查未见异常改变。给予激素、青霉素、B 族维生素和爱维治等药物治疗，病人的上述临床症状减轻，但是仍有复视以病情好转出院。出院 1 个月后左眼疼痛再次加重，行第三次头颅 MRI 扫描（与第二次检查相隔 2 个月），结果显示左海绵窦病变范围扩大，左咽隐窝出现异常信号，左咽旁软组织增厚并强化。同时进行 CT 扫描，显示

左侧破裂孔扩大，左咽隐窝变浅，咽旁软组织增厚（图 2C、D）。影像学检查拟诊鼻咽癌，追问病史病人平时涕中带有少量血液，因自认为与鼻窦炎有关，未引起注意。最终行鼻咽部活检确诊。

病理诊断：鼻咽癌。

病例分析：

1. 本例以外展神经损害为临床首发症状，经激素治疗症状有缓解，但是从整个病程来看，病情渐进性加重。

2. 本例病人主要表现为海绵窦综合征，这是一种可由多种病因（如：海绵窦炎、邻近病变侵犯等）引起的神经内科常见病症，所以影像学检查发现海绵窦病变时，要注意观察海绵窦周围结构的情况，以寻找病因。

3. 回顾性复习 3 次头颅 MRI 检查的图像，发现首次 MRI 检查已显示左海绵窦较对侧增宽（图 2A），但是未引起足够重视。半年后复查 MRI，虽然发现左海绵窦病变，但是没有注意到左侧咽隐窝形态虽然大致正常，但是其与周围组织的分界比较模糊（图 2B）。第三次 MRI 检查，病变显著进展，MRI 图像（尤其冠状位 T_2WI）能更清楚地显示鼻咽顶部的受累情况（图 2E ~ G）。

4. 由于鼻咽部较为隐蔽，与鼻腔、口咽、中耳乳突及颅底等复杂结构相通连，因病变对周围结构的侵犯程度不同，病人可出现各异的复杂临床症状，造成临床诊断困难。鼻咽癌经破裂孔向上侵犯海绵窦引起颅神经麻痹，是本病的一种临床表现。本例在肿瘤发病初期即以侵犯咽旁软组织、颅内海绵窦为主，然后才累及左侧咽隐窝，因此，起病比较隐蔽，这是导致诊断困难的主要原因。但是影像学检查仔细分析病变也是防止漏诊的关键，值得我们从中汲取教训。

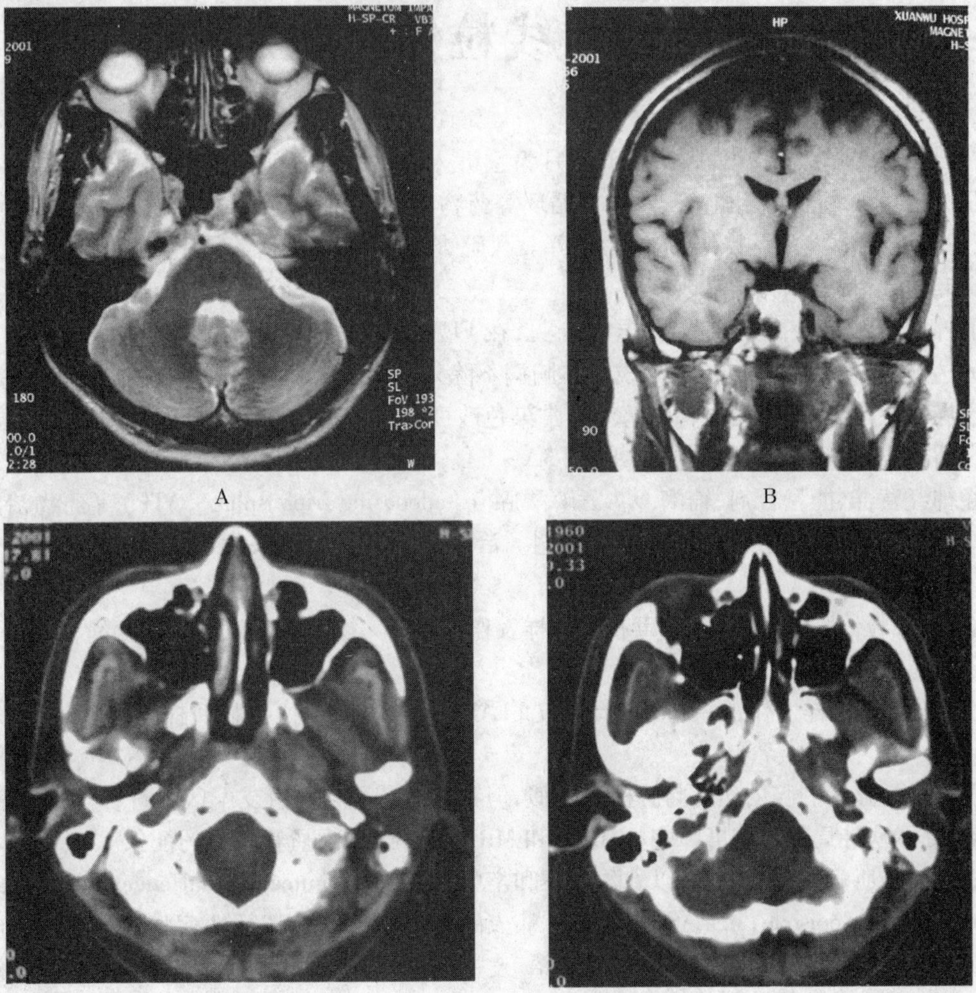

A B C D

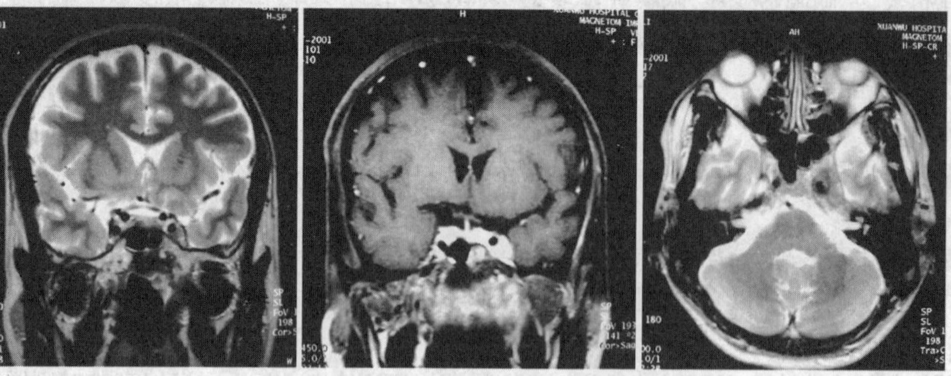

E　　F　　G

图2　左侧鼻咽癌

首次 MRI 横断位 T_2WI(A)显示左海绵窦增宽。第二次 MRI 冠状位 T_1WI(B)除见左海绵窦病变外,还显示左咽旁软组织增厚,但左侧咽隐窝大致正常。CT 平扫(C、D)显示左侧破裂孔扩大,左咽隐窝变浅,咽旁软组织增厚。第三次 MRI 横断位 T_2WI(E)上见左海绵窦较前增宽,冠状位 T_2WI(F)显示左侧鼻咽顶部变形,有异常高信号。冠状位 T_2WI(G)左侧增宽海绵窦和咽旁软组织明显强化

(李坤成　杨小平)

病例3　线粒体脑肌病

病人,男性,34 岁,以视物模糊、头痛 1 个月为主诉入院。外院经颅多普勒(TCD)检查诊断为左侧颈内动脉狭窄或痉挛,予以扩张血管、改善血循环等药物治疗,头痛加重,3 天前出现右侧视野缺损及右视时幻视。2 天前一过性不认识人,记忆力下降。入院查体:计算力减退,不完全性失读,双眼右侧视野缺损,其余神经系统检查未见异常改变。

入院前外院头颅 MRI 常规 T_2WI 无异常所见,在 FLAIR 图像上清楚显示左枕叶病灶,1 周后本院头颅 MRI 显示左枕叶病灶显著增大,考虑线粒体脑病不除外。行 MRA 和 DSA 检查,结果显示左侧大脑中动脉水平段局部狭窄,但是未见血管闭塞或异常染色改变。PET 扫描显示病灶区葡萄糖代谢显著升高。经脑和肌肉活检证实线粒体脑肌病的诊断(图 3A ~ F)。

病人经神经营养、能量合剂、辅酶 Q_{10}、三磷酸腺苷(adenosine triphosphate, ATP)等药物治疗 1 个月后复查 PET,原高葡萄糖代谢病灶区转为低代谢。治疗 3 个月后复查头颅 MRI,结果脑内病灶基本消失。

病理诊断:线粒体脑肌病(乳酸中毒和卒中样发作型)。

病例分析:

1. 中年男性,卒中样发作,头颅 MRI 检查仅 FLAIR 图像显示左枕叶脑回样异常信号,提示为皮层损害病灶。

2. 本病影像学显示的脑内病灶与脑梗死类似,但其病变范围与血管支配区不符合。MRI 增强扫描,病灶不强化,提示病灶局部血脑屏障完整,DSA 和 MRA 检查未发现血管闭塞的征象。

3. 在线粒体脑肌病 4 种类型中,以乳酸中毒和卒中样发作型(mitochondrial encephalomyopathy lactic acidosis and strokelike episode, MELAS)较常见。病人的运动耐力差为特征性症状,可有卒中样发作,根据病灶所在的不同部位,病人可出现轻偏瘫、失语、皮层盲、听力下降和耳聋等不同临床表现,还可伴发肌无力、抽搐、阵发性头痛、智能低下和乳酸血症等。本例符合线粒体脑病 MELAS 型改变。

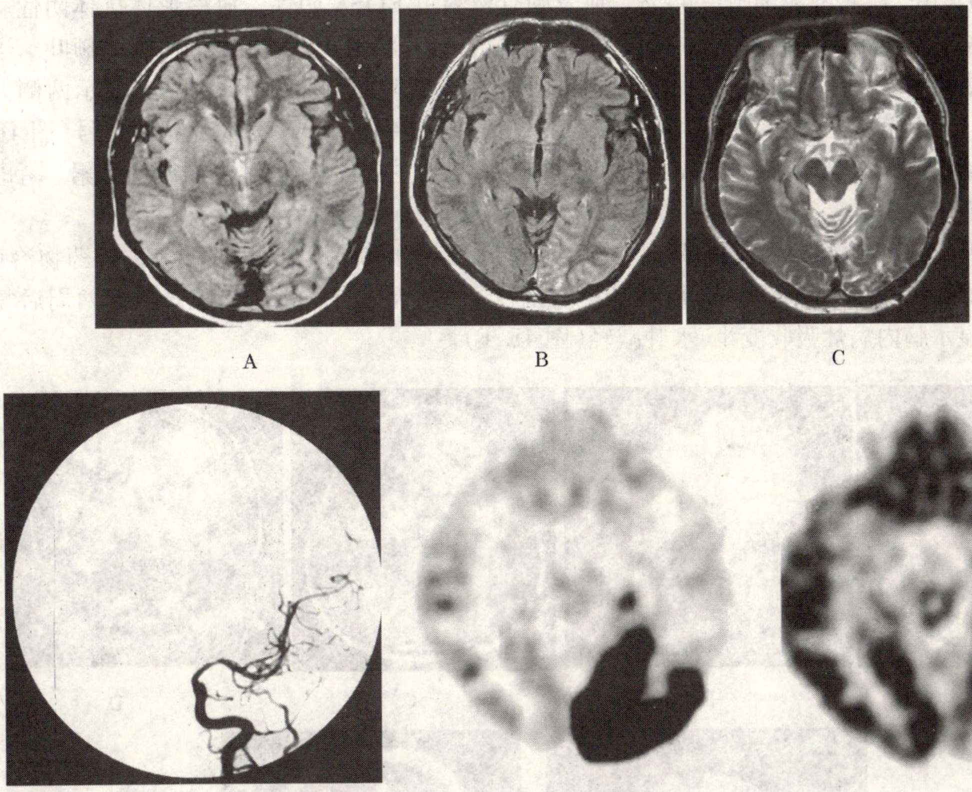

A　　B　　C

D　　E　　F

图3　线粒体脑肌病

横断位 FLAIR 像(A)显示左枕叶脑回样高信号。1 周后复查 FLAIR 像(B)显示脑内病灶明显增大。3 个月后复查横断位 T_2WI(C)脑内病灶基本消失。DSA(D)显示患侧大脑中动脉水平段局部变窄,未见血管闭塞改变。治疗前 PET(E)显示病灶区葡萄糖代谢明显升高。治疗后 1 个月 PET(F)复查,原病灶区转为葡萄糖低代谢

4.线粒体病主要累及需求高能量的组织(特别是肌肉和脑),10～40 岁好发。脑内病变多见于颞顶枕叶,可为单侧或双侧受累。早期常规 MRI 检查难以显示病灶,而 FLAIR 和弥散加权成像(diffusion weighted imaging,DWI)显示病灶敏感。PET 检查显示病灶的葡萄糖代谢显著升高,提示患侧脑血流量和葡萄糖代谢增加,是受累脑皮质局部代谢性酸中毒,引起血管扩张,使局部脑血流量暂时增加所致。因此,有别于缺血性脑血管病急性期脑组织灌注缺损、亚急性期脑组织过度灌注的表现。长期服用补充能量的药物能减缓症状发作。

(李坤成　杨小平)

例 4　脑弓形体病

病人,男性,7 岁,因头痛、伴非喷射性呕吐 15 天,左下肢无力 8 天,意识障碍 5 天收入院。患儿 1 个月前高热,体温达 39.5 C°,经治疗 2 天后好转。15 天前无明显诱因感全身乏力、头痛,左侧肢体无力,逐渐出现意识不清、嗜睡。入院查体:示齿左侧面纹浅,伸舌偏向左侧,左侧上下肢肌力减弱,为Ⅲ级,腱反射亢进,无感觉障碍,视神经乳头边界不清。住院期间体温在 36.5～37.4C°之间波动。脑穿脑脊液压力增高,达 300 mmH_2O,生化检查:糖、氯化物正常,蛋白 96.9 mg/dl(10～40)。免疫球蛋白(－)。血

常规：白细胞数 $6 \times 10^6/L$，嗜酸粒细胞占 44%。血及脑脊液囊虫 ELISA 阴性。血弓形体抗体阴性。当地头颅 CT 检查见两侧大脑半球内多发低密度病灶，呈环状、结节状强化，主要分布在两侧额叶。当地医院按脑炎给予抗生素治疗效果不好，病情进行性加重。收入我院后行头颅 MRI 检查，显示两侧大脑半球多发片状 T_1WI 低信号病灶，其内部混杂有斑点状高信号（图 4A），T_2WI 为大片状高信号（图 4B），增强扫描环形强化病灶（图 4C），伴有少量出血和灶周水肿，病变主要累及额叶，灰白质均受累。考虑为脑内特殊类型的感染。

在经右额叶脑组织活检确诊为脑内弓形体病后，经脱水、磺胺嘧啶、泼尼松、碳酸氢钠等药物治疗 1 周后，症状明显好转，视乳头边界清，左侧肢体功能逐渐恢复，20 天后自己行走出院。治疗两周后复查头颅 MRI 扫描，显示脑内病灶吸收变小，水肿减轻（图 4E、F）。

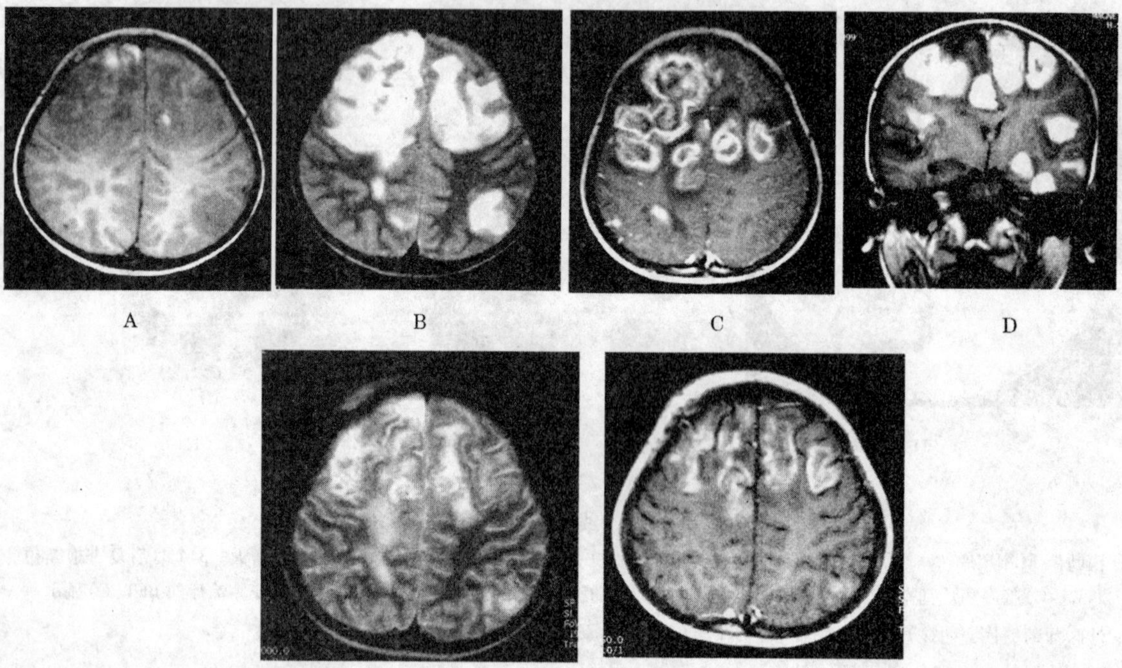

A B C D

E F

图 4　弓形体病

MRI 平扫横断位 T_1WI（A）见双侧额叶和左顶叶大片状低信号，内部有少量出血。T_2WI（B）见双侧额顶叶不均匀高信号。增强扫描横断位（C）和冠状位 T_1WI（D）显示脑内病灶位于皮层及皮层下，呈结节状、环状明显强化治疗两周后复查，平扫横断位 T_2WI（E）见脑内病灶水肿减轻。增强扫描横断位 T_1WI（F）见双侧额叶、左顶叶的病灶变小，强化程度减弱

病理诊断：脑内弓形体病。

病例分析：

1. 病人年幼，尽管病程进展较快，脑内病灶很多，但是病人却没有出现高热，外周血白细胞总数在正常范围，仅嗜酸粒细胞增高。这些改变不符合脑脓肿的表现。

2. 脑内多发病灶位于双侧额叶、顶叶和颞叶皮层及皮层下，大小不一，形状不规则，内部有少量出血，呈环状、结节状显著强化，提示病变对脑组织破坏力较强，考虑脑内血源性感染的可能大。

3. 在影像学发现上述病灶的基础上，由以下方法可确定本病的诊断。

（1）在病理组织学切片上找到弓形体。

（2）从病人的淋巴结、肌肉、血液或脑脊液涂片中找到弓形虫病原体，这是诊断本病的可靠依据。

（3）取病人急性期和恢复期血清进行染色试验、血凝试验、补体结合试验等血清学检查，若效价增高，则有诊断意义，其中以染色试验最为灵敏。

4. 由家畜或鼠将弓形体传染给人类,或者进食含弓形体包囊、半生不熟的肉类是本病的感染途径。弓形虫从入侵部位进入血液后,寄生在网状内皮细胞和实质细胞内繁殖,形成粟粒性肉芽肿,然后引起组织坏死,最后病灶发生钙化。

5. 联合应用磺胺和乙胺嘧啶是治疗本病最佳疗法。

(李坤成　杨小平)

病例5　黏液型乳头状室管膜瘤

病人,女性,37 岁,3 年前无明显诱因出现左下肢无力,行走时明显,然后逐渐出现右下肢无力,伴间歇性跛行、骶尾部疼痛,疼痛无放射,与咳嗽、用力、弯腰等均无明显关系。经保守治疗无效,双下肢无力进行性加重,目前行走困难,但是大小便正常。查体:双下肢无明显肌萎缩,双足背屈无力,胸 8 ~ 腰 1,骶 1,骶 4 ~ 5 感觉平面痛、温觉消失,位置、运动振动觉正常,双下肢腱反射消失,病理征未引出。我院腰椎 MRI 平扫显示腰段椎管明显扩大,圆锥左前方以下至盲囊内,髓外硬膜下有一个占位性病灶,邻近的马尾神经向周围推移,病灶在 T_1WI 上为低信号,T_2WI 呈高信号,信号强度不均匀。增强扫描病灶显著不均匀强化(图 5)。诊断:胸 12 - 骶 1 髓外硬膜下肿瘤,考虑先天性肿瘤可能性大。与 3 年前外院腰椎 MRI 扫描所见无著变。

对病人进行外科手术治疗,术中见肿瘤呈灰色,质软,血运中等,位于胸 12 ~ 骶 1 硬膜下圆锥的左前方,与脊髓的分界较清,与神经根有疏松粘连。肿瘤未累及神经根及硬脊膜,与硬脊膜之间有一层蛛网膜样的组织间隔。外科医生在显微镜下,将肿瘤全部切除。

病理诊断:胸 12 - 骶 1 黏液型乳头状室管膜瘤。

病例分析:

1. 中年女性,病史较长,病程进展缓慢。影像学检查显示腰段椎管明显增宽,病变占据整个腰骶椎椎管,邻近脊髓圆锥和马尾神经受压推移改变,提示为良性病变。

2. 脊髓圆锥常见肿瘤主要为畸胎瘤和室管膜瘤。畸胎瘤好发于圆锥部,向髓外硬膜下生长,病灶通常在纵向为 2 ~ 3 个椎体的长度,形态不规则,常导致椎管扩大,可伴有内部钙化。由于肿瘤常含有脂肪、骨质、牙齿、皮肤等多种成分,在 MRI 图像上肿瘤呈混杂信号,增强扫描肿瘤轻微强化或不强化。

3. 室管膜瘤占脊髓胶质瘤的 60%,黏液乳头状室管膜瘤是室管膜瘤的一种亚型,而且 90% 位于圆锥与终丝部。2000 年世界卫生组织(WHO)神经系统肿瘤分类,将黏液乳头状室管膜瘤归属为Ⅰ级肿瘤,以 30 ~ 40 岁年龄好发。位于圆锥或终丝部的肿瘤常表现为髓外硬膜下肿块,肿瘤沿终丝生长呈梭形或圆形,推移邻近马尾神经。本肿瘤多为单发,少数可出现 2 个病灶。当肿瘤生长较大时,可呈香肠状充满椎管,引起椎管扩大,椎体后缘受压变形。肿瘤有完整包膜,肿瘤实质内有血管丰富,因此,MRI 能清楚显示肿瘤边界,增强扫描肿瘤发生强化。

4. 本病在病理上具有特征性,肿瘤实质内有多发出血灶,在纤维结缔组织基质中包含的神经胶质细胞很少,在乳头状室管膜细胞内部和血管周围都有黏液聚集,很容易做出诊断。

5. MRI 本病以及所有脊髓肿瘤的首选影像学检查方法。黏液乳头状室管膜瘤在 T_1WI 上为低或等信号,T_2WI 为高信号,合并瘤内出血或囊变时,信号强度则不均匀,增强扫描病灶显著强化。也有报道某些黏液乳头状室管膜瘤在 T_1WI、T_2WI 上均为高信号,考虑与黏液含高蛋白质成分有关,根据这种表现可提示黏液乳头状室管膜瘤诊断。

6. 黏液乳头状室管膜瘤易于完整切除,预后良好。如果肿瘤未切干净,则可造成肿瘤复发,通常对复发肿瘤采用放射治疗。

7. 尽管黏液乳头状室管膜瘤少见,仅占骶尾部原发性肿瘤的不足 5%,但是根据肿瘤部位与邻近结

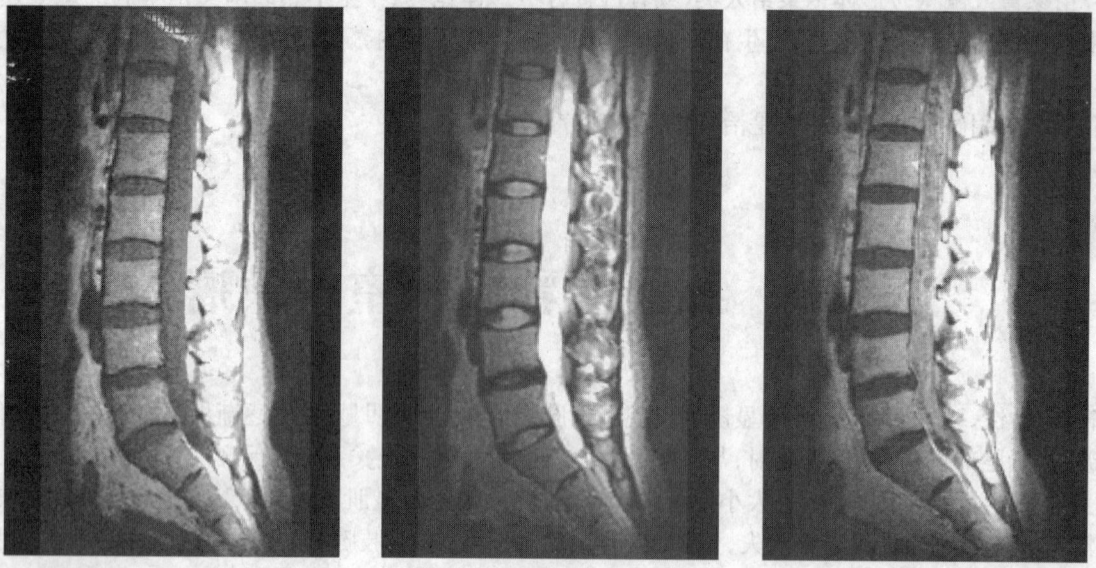

A　B　C

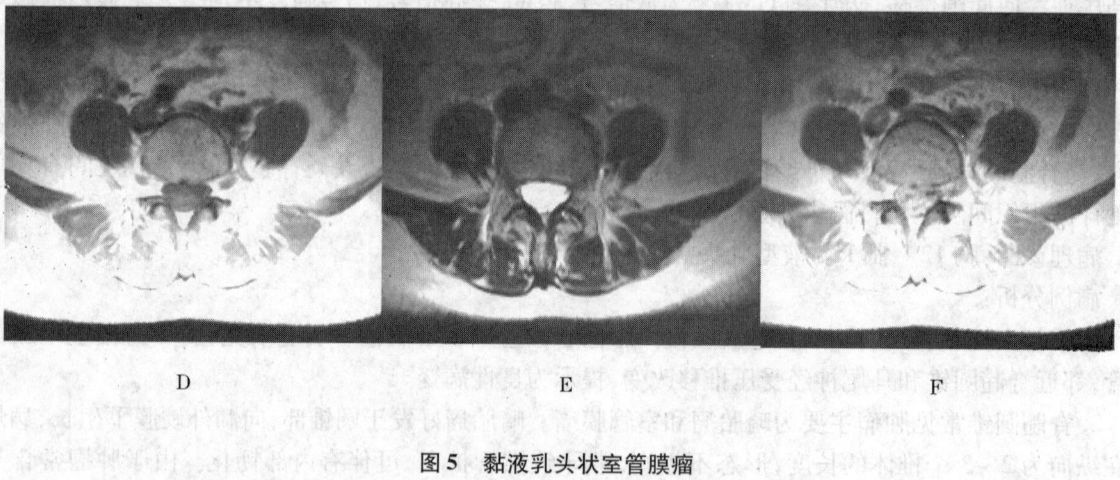

D　E　F

图 5　黏液乳头状室管膜瘤

在矢状位 T_1WI(A)上　病变为等信号,T_2W(B)为不均匀高信号。增强扫描(C),病灶呈不均匀显著强化。在横断位 T_1WI(D)上病灶为等信号,T_2W(E)为不均匀高信号。增强扫描(F)呈不均匀显著强化

构的关系、肿瘤信号的特点、30～40 岁的发病年龄,以及长期下腰疼痛或感觉异常等临床表现,MRI 可做出黏液乳头状室管膜瘤的诊断。

（李坤成　杨小平）

病例 6　左侧海绵窦区硬脑膜动静脉瘘

病人,男性,26 岁,2 年前开始出现头痛,伴视力下降,眼结膜充血、水肿。先于外院行头颅 CT 扫描,未见异常改变。10 天后在本院门诊行头颅 MRI 和 MRA 检查,也未见异常改变(图 6A～C)。入院前 1 个月突发头痛,伴恶心、呕吐,意识障碍,5 天后清醒,但是头痛无缓解,言语不能,右侧面瘫、肢体瘫。视力为眼前 1.5 cm 指数。再次在外院行头颅 CT 检查,发现左颞叶血肿(图 6D)。行 DSA 检查,显示左侧海绵窦区硬脑膜动静脉瘘(DAVF),并进行左脑膜中动脉栓塞治疗,术后造影显示瘘口未完全闭

塞。来我院再行 DSA 检查,发现左海绵窦区 DAVF,由颈内和颈外动脉的脑膜支供血,向左侧裂皮层静脉引流(图 6E)。再次经左侧脑膜副动脉以 25% 的 NBCA 胶栓塞,部分瘘口消失。又经左颈内静脉、岩下窦进入瘘口的引流静脉内,以 matrix 8 × 30,7 × 30 栓塞。栓塞后瘘口完全消失,术后造影无引流静脉显影(图 6F)。术后临床观察,病人左眼结膜充血、搏动性突眼都消失。视力由眼前指数 1.5 cm 恢复至 2.5 cm,头痛消失。

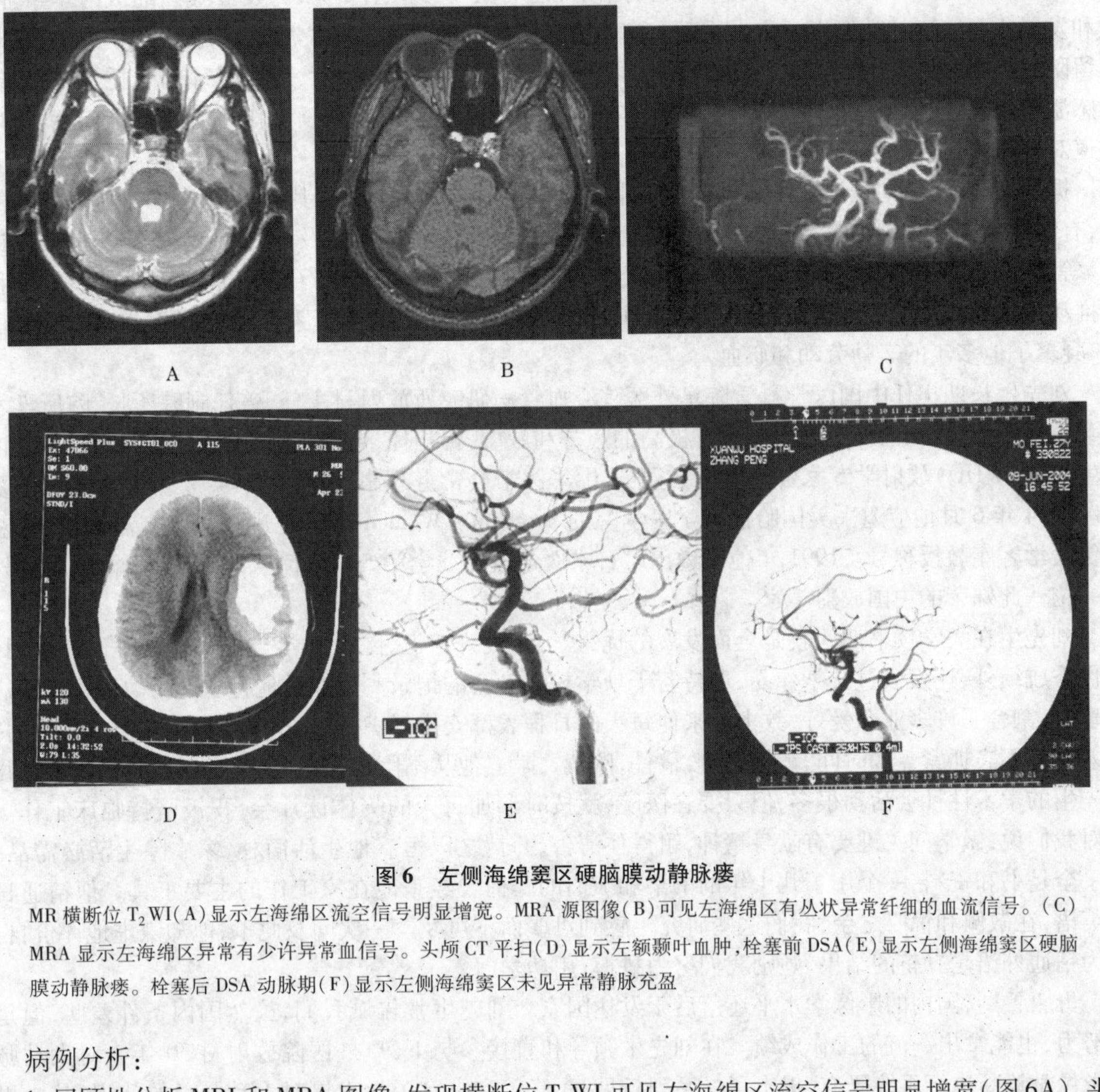

图6　左侧海绵窦区硬脑膜动静脉瘘

MR 横断位 T_2WI(A)显示左海绵区流空信号明显增宽。MRA 源图像(B)可见左海绵区有丛状异常纤细的血流信号。(C)MRA 显示左海绵区异常有少许异常血信号。头颅 CT 平扫(D)显示左额颞叶血肿,栓塞前 DSA(E)显示左侧海绵窦区硬脑膜动静脉瘘。栓塞后 DSA 动脉期(F)显示左侧海绵窦区未见异常静脉充盈

病例分析:

1. 回顾性分析 MRI 和 MRA 图像,发现横断位 T_2WI 可见左海绵区流空信号明显增宽(图 6A),头颅 MRA 源图像可见左海绵区有丛状异常血流信号。若当时发现上述微小变化,建议病人进行 DSA 检查,以明确诊断和及时治疗,可能会避免后来发生的脑出血。

2. 本例 DAVF 位于海绵窦区,造成眼静脉回流受阻,形成眼结膜充血,并引起不断加剧的持续性头痛。由于 DAVF 向左颞叶皮层静脉引流,因静脉高压导致左颞叶脑水肿,诱发脑出血。

3. MRA 源图像在观察血管的微小变化方面有很大帮助,影像学科医生在拟诊动静脉瘘时,应该仔细分析 MRA 源图像,一旦发现异常征象,应立即建议病人行 DSA 检查以及时确定本病的诊断,并进行栓塞治疗。

(李坤成　杨小平)

我的导师和学习榜样

——记刘玉清院士

刘玉清教授是我国唯一的放射学院士，国内外著名医学影像学专家，为发展我国的放射学事业、创建和发展心血管影像学作出了重大贡献。本人有幸成为刘先生的第一位博士研究生，追随左右，毕业后又留院工作，在老师的亲自指导下进行科学研究和临床实践，受益匪浅。应编辑部的嘱托，满怀对老师的感激和敬慕之情，将我所了解刘先生的工作、学习和生活片段向广大读者作一简介，希望有助于广大同道对刘先生的敬业献身精神、高尚品德，以及学术思想有所了解。

据不完全统计，刘先生在国内外医学刊物上发表了近300篇论文，其中多篇系填补国内空白的力作，有些达到国际先进水平。他主编的《支气管造影》、《心血管造影术及诊断》和《临床心脏X线诊断学》等著作，为首批以我国自己的医教研实践经验为基础编著的专著，对全国心胸放射学发展起到积极的推动和指导作用。由他主持、负责和参与的科研成果多次获得国家、卫生部和中国医学科学院的成果奖，凝聚了他多年的辛勤劳动和心血。

刘先生长期担任中国医学科学院阜外医院心血管病研究所放射科主任，曾任副院所长、院所学术委员会主任委员，在国内外影像学界享有极高的声誉和威望，曾担任多项重要学术性社会兼职，例如：世界卫生组织（WHO）放射学专家咨询委员会委员、中华医学会常务理事、中华医学会放射学分会主任委员等。1984年6月他应邀去美国哈佛大学医学院的Brigham－Women等医院进行学术交流和讲学，获得哈佛大学客座教授称号。1991年他应邀出席日本医学放射线学第50届年会，被授予名誉会员称号，是第一位获此殊荣的中国放射学家。

刘先生在大学读书期间就是全面发展的优秀学生，爱好广泛，除参加学校组织的医学研究项目，取得优秀成绩外，还发表过文学作品，保持若干项学校运动会的记录。毕业后他将全部精力都贡献给影像学事业，割舍了许多业余爱好，数十年来他每天的日程表都安排得满满的，从来没有节假日的闲暇时间，出差时都不忘抓紧点滴时间，审阅、修改稿件，阅读文献。他从不闲聊浪费时光，也反对我们闲聊。尽管刘先生的学术性社会活动很多，但只要在医院，就按时参加每天的集体读片会，积极坚持临床工作。他常对我们说，做学问关键要有献身精神，耐得住清苦，并持之以恒。他生活简朴，家中除生活必需品外，几乎全是书和资料，一个用了几十年的书桌和破旧的藤椅曾经是他在家工作的主要工具。他精通日语和英语，在敬佩和惊叹之余，我们这些研究生感到可望而不可及。一次问及此事，他却谦虚地评价自己，认为精通外语是勤奋的结果，勉励我们努力拼搏，用功学习。

毋庸置疑，国内的影像学水平还落后于发达国家。刘先生常告诫我们，虽然国内条件差些，但是只要努力，也能拿出一流的工作成绩。在刘先生领导和直接参与下，阜外医院放射科30年来对大动脉炎的影像学诊断进行系统研究，提出了一系列新见解，修正和丰富了学术界对大动脉炎的认识，其成果达世界先进水平，赢得了许多外国专家的赞誉。在与国外学者进行学术交流时，刘先生不卑不亢，多次以自己的材料纠正外国学者的错误观点，令人折服。我曾几次目睹外国专家看到刘先生根据X线胸部平片做出或提示复杂先心病的准确诊断，由衷地赞叹他的诊断水平为世界一流。

阜外医院是心血管病专科医院，该院医生大多重“专”而轻“博”。刘先生却是一位博大精深的专家，除心血管影像学专业外，他一直关注相关学科和专业的发展。他的放射学基础雄厚，大学毕业后的前十余年从事普通放射学工作，随后才专攻胸部并逐渐转向心血管影像学。若回顾刘先生所发表的论著，就会发现除心血管和胸部外，其论著还广泛涉及腹部、骨关节和泌尿生殖系统等多个方面。一次本院一位离休干部患原发性肝癌，外院CT扫描报告为单发巨块型，当时刘先生并未从事CT诊断和腹部影像学工作，但是仔细读片后提出除右肝病灶外，左叶疑有病灶，会诊专家不以为然。但是后经血管造影证实肝左叶确有癌灶，说明其深厚的业务功底。

刘先生治学严谨,认真对待每一个病例的读片分析,除要求影像学医生精于读片外,还要求我们全面掌握临床相关知识,亲自检查病人,在阜外医院放射科医生都能自己完成病人的查体、看心电图,做心血管造影时,自己独立抢救病人。他常对我们说,放射诊断虽属"幕后",但诊断结论是否正确直接影响病人的治疗和预后,不能有半点马虎,若有疑问,必须追根究底,直至弄清楚为止,这样才能成为一名合格的医师,而不是摄影师或操作员。

刘先生非常重视科室的学术建设和科学管理,为此花费了大量心血,成效卓著。例如:他主持建立了X线-病理及手术对照制度,长期坚持,积累了大量宝贵的医教研资料。他还倡导X线、临床和其他影像学相结合的诊断分析方法,使放射学诊断的准确率不断提高,赢得内外科医生的高度信任。在他任科主任期间,阜外医院放射科的医疗、科研工作,始终处于国内领先地位。在我调任首都医科大学宣武医院放射科主任之前,他语重心长地对我说:"科主任与院长的不同之处在于,前者是业务领导,而后者是行政领导,所以,科主任必须是专家,千万不能陷于管理事务之中,而荒废了本专业的业务;其次,当主任要一碗水端平,要团结整个科室的同志共同工作,不能搞小集团"。这些教导对我的工作帮助极大,使我很快适应了科主任的工作,并取得一点进步。

刘先生在研究生培养方面花费巨大精力,全程参与每一名研究生的科研选题、技术方法、研究结果、资料分析等具体工作,若有疑问,还亲自核对原始记录和数值等。我清楚的记得刘先生对我博士论文研究记录表格的修改,手工绘制记录表格耗费大约3天时间,而刘先生对之修改了3次,每一次修改自己都需要重新手工绘画1次,从开始画表格到最后定稿先后用了半个月时间。研究生的论文,均经他反复修改(有人的论文曾被修改10余次),尽可能争取"完美"。此外,平时我书写的疑难病例(包括在外院做的MRI)诊断报告,也经他亲自修改后再发放。他所带的每名研究生在学期间都至少完成1篇译文,1篇个案报道和1篇论文,这些均经他逐字逐句地修改,并注明错误所在,今后应该注意的事项等。我们的工作若有失误或不当,他都严肃批评,不留情面。刘先生带的研究生数量不多,但是他花费的心血多,尤其本人得到了更多指导。如今回顾自己的成长过程,全得益于严师的培养。

刘先生自己所写的文章更是反复修改,直至满意,才能外投。所以,他的著述在放射学界享有很高的声誉。有人曾对《中华放射学杂志》发表的文章进行统计分析,1952~1982年间,共刊载论著995篇,著者508人,论文最少的作者为1篇,而刘先生的论文居首位(20篇)。其论文被引用频次为45,占第2位,仅次于汪绍训教授(49次);而1980~1983年内被引用10次,占第1位,充分说明其论文的学术价值。

刘先生早晨主持读片会时,鼓励大家各抒己见,进行充分开放式讨论,最后由他归纳总结。他的读片分析,思路清晰,条理分明,观察征象细致敏锐,常能发现大家都未注意到的重要征象,从许多有时甚至是相互矛盾的现象中,抓住本质,找出诊断要点。听他的读片常使人有拨云见日,豁然开朗的感觉,蕴藏很深的魅力和艺术感染力。遇有疑难病例,常反复推敲,查阅文献,从不贸然下结论或推诿了事。

刘先生取得如此大的学术成就,全国各地慕名前来求教、会诊、讲学者源源不断。他不计较个人得失,尽可能满足他人的请求,实在不能安排的则直言相告,请求谅解。他对待每次学术活动和讲课都认真备课,核对幻灯片等资料,从不马虎。他常说我们的每一次讲课必须让听者有所收获。因此,即使为十几位科内进修医生讲课,也是如此对待,使听者十分感动。他应邀到国内外讲学,每次都更换讲稿或增添新内容。他投稿很慎重,认真对待省级杂志的征稿,总是尽量满足而不降低稿件质量。对来自基层的送审稿件,他认真阅读,提出修改意见,从不苛求。他常说人家条件差,病种不全,例数少,能搞到如此程度已经很不容易了,应该扶植。

刘先生学术上要求严格,自然令人感到敬畏,尤其当我们受到批评时更是如此。但是另一方面他又是一位慈祥、谦虚的长者。无论什么时候他都彬彬有礼,对文章提出修改意见都加上供参考的字样,给我们布置任务时均加请字,使我们感到学生的人格得到他的充分尊重。

我为有刘先生这样的导师而感到自豪,他以行动为我树立了榜样,自己愿意继续向他学习,将一生献给祖国的放射及影像学事业,争取多培养研究生,以壮大我们的队伍,为我国医学影像学走在世界前列作出贡献。

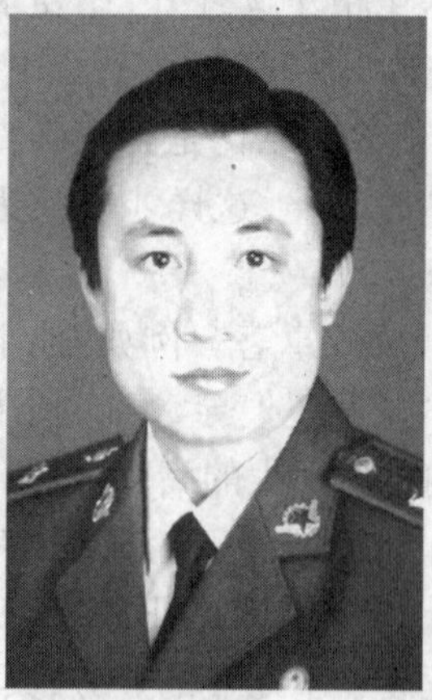

李立伟,主任医师。

男,1960 年 11 月出生。1983 年毕业于第三军医大学临床医疗系。在临床医疗工作中先后从事 X 线、CT、磁共振成像(MRI)、正电子发射计算机断层成像(PET、PET/CT)及单光子发射计算机断层成像(SPECT)等,临床医学影像诊断工作 21 年,现任解放军空军总医院核医学科主任、主任医师。1983 年至 1997 年期间重点在 CT、磁共振影像诊断专业进行临床与科研工作,并在 CT、MRI 诊断领域获得全军科技进步成果三、四等奖共计 6 项;1998 年开始主要从事 PET、SPECT 显像临床应用和现代比较影像学的研究,特别是对 PET、SPECT 与 CT、MRI 在临床应用中的比较优势和各种影像技术的优势互补有较深入的研究,作为第一作者在中华医学系列杂志和国家统计源核心期刊等正式发表有关 CT、磁共振成像、PET 及 SPECT 等学术论文 70 余篇,参与编写 CT 与 MR 影像诊断、核医学影像诊断专业学术著作 10 余本,获全国性学术会议优秀论文二、三等奖项 3 次。

目前担任的学术职务有:中华医学会核医学分会全国中青年委员、《中华核医学杂志》编委、中国医学影像技术协会常务理事、中国医学影像技术协会核医学分会副主任委员、北京医学会核医学专业委员会委员兼秘书、全军核医学专业委员会常务委员、《中国医学影像技术杂志》编委、中国青年核医学论坛杂志编委、全军卫生技术职称考试命题委员会委员。

影像诊断与分析在“比较”基础上重在“优势互补”

近年来,医学影像技术发展日新月异,各种影像技术和方法都在不同的层次或角度上来认识生命现象、疾病和疾病过程。同时,现代各种影像技术在对疾病的认识方面各自都存在有局限性,既有检查方法本身原理或技术方面的局限性,也有新技术、新方法在临床应用过程中认识和经验积累上的局限性,需要我们在实际临床应用中横向比较和相互印证,提高整体诊断水平。

熟悉同一种疾病不同的影像学特点和同一种影像技术在疾病不同时期的影像表现,对影像诊断结论的正确与否十分必要。我见到一些病例,由于只依据一种影像所见,忽略其他影像的重要征象或表现,导致影像诊断结论的错误或不完善,给临床治疗带来困难或不当。

因此,作为核医学影像诊断医师,应该不放过任何涉及到病人的临床和各种影像检查信息,反复推敲,综合比较与分析,尽量使每一个诊断准确无误。为了获得正确的诊断结论,核医学影像诊断在日常工作中应当注意以下几个原则的把握:①横向比较,避免核医学影像检查的假阳性与假阴性结果;②综合分析,提高疑难病症定位、定性、定量和分期诊断的可信性;③优势互补,借鉴相关影像资料,使复杂病症得到及时诊断。

一、是软组织创伤性病变还是软组织恶性肿瘤

在我们平常的临床诊断工作中,软组织创伤与恶性肿瘤鉴别诊断困难或误诊的情况并不常见,笔者遇见一例 8 岁的患儿,发现右侧臀部软组织肿块 5 天,入院后短期内 CT 和 MRI 显示肿块进展较快,血沉检查结果为 32 mm/h,血象正常,病变处皮肤皱褶消失,皮肤不红,皮温不高,局部触痛,无波动感;B 超引导下多次局部穿刺未抽出脓液,穿刺组织病理也未见明显肿瘤细胞,经临床抗炎治疗 2 周无效。多家大医院会诊意见诊断恶性软组织肿瘤的可能性大,由于病变范围较大,建议以化学治疗结合局部放射

治疗为主。

患儿住院后1周后，因临床需排除局部软组织肿瘤是否侵犯右侧髋关节和股骨，进行局部核素(^{99m}Tc－MDP)静态骨显像(图1)，双侧髋关节和股骨^{99m}Tc－MDP静态骨显像显示右臀部软组织(右股骨干后内侧)明显巨大放射性浓聚病灶，与右侧髋关节和股骨干分界清楚，病变部位和范围同CT、MRI所见，核素所见特点主要为右臀部肌肉群局部病变，存在明显钙盐代谢活跃现象，放射分布并不按肌肉或肌群的形态和走行呈典型表现，而是呈巨大肿块样改变；仔细复习X线平片和CT(图2～4)，尽管未见有明显钙化或骨化征象，但X线平片局部软组织密度已经较正常增高，说明局部有钙盐代谢活跃的病理生理改变，且病变处于早期，核素显像较灵敏，再次仔细询问病史，患儿入院前5天坐自行车后座时有过创伤，并有过2天的高热病史(39°C)，服用退烧药后缓解；综合各种影像结果，特别是核素局部静态^{99m}Tc－MDP显像特点，考虑为右臀部肌肉群局部病变为局部创伤引起的骨化性肌炎，再次组织活检病理示符合骨化性肌炎。临床上采取制动、口服消炎痛(25 mg/次，3次/日，共计6周)等治疗后，病人治愈出院(图5～6)。

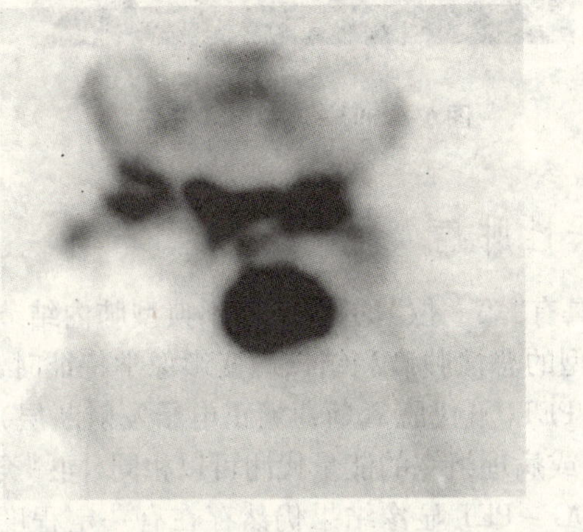

图1　2002－9－3　静态骨显像

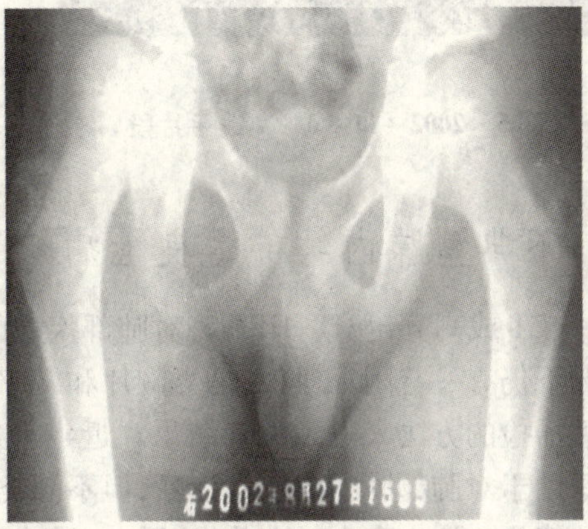

图2　2002－8－27　X线平片

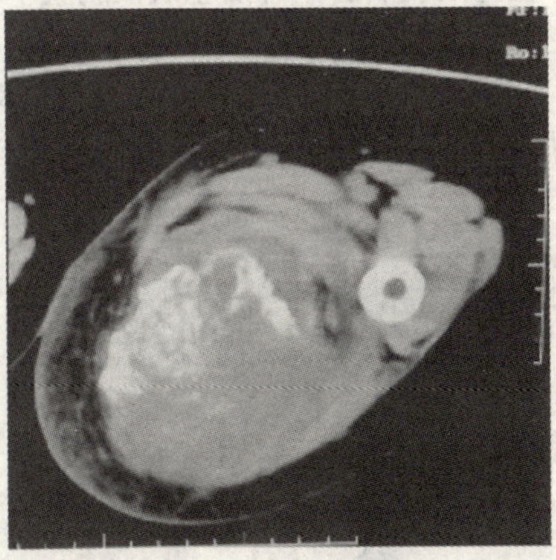

图3　2002－9－7　CT平扫

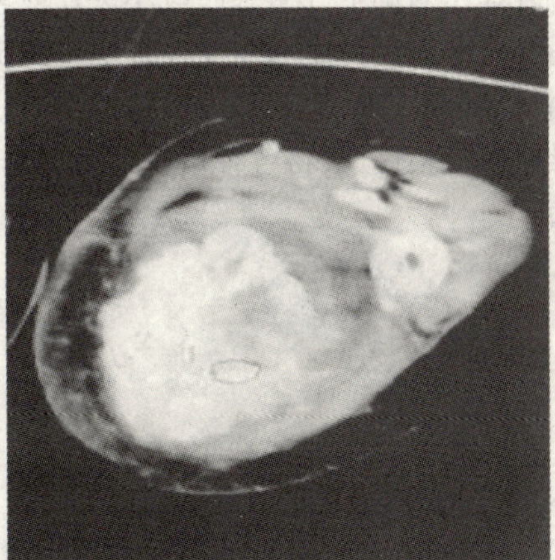

图4　2002－9－7　CT增强段

该病例诊疗初期的误诊教训有几点，一是患儿创伤史不明显也未在临床诊疗过程中得到应有的重视；二是病人影像表现主要以“肿块”改变为主，多次穿刺活检加重局部骨化性肌炎的病情，导致“肿块”进展较快，使鉴别诊断更加困难；再者，病人治疗早期未能及时进行核素骨显像检查，若入院当日进行核素骨显像检查,可能会对整个治疗方案产生影响;最后,骨显像影像上病变仍以"肿块"为主要表现,与典型的骨化性肌炎改变不一样,但结合多种影像检查结果综合分析后仍能得出正确结果。

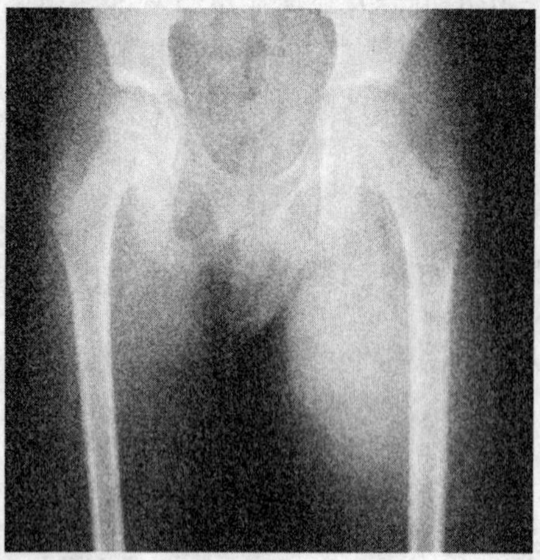

图5　2002-11-3　X线平片段

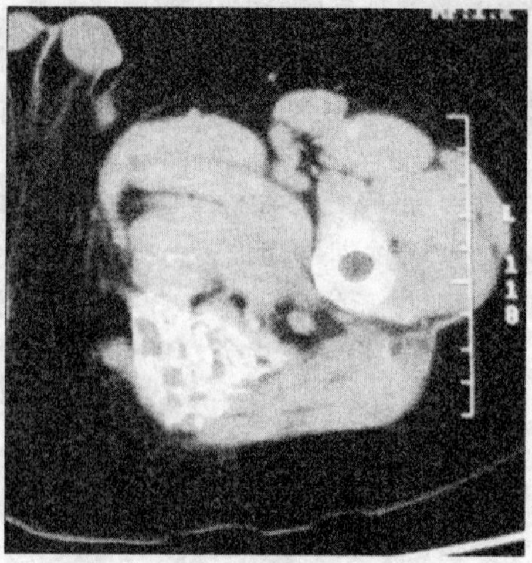

图6　2003-2-23CT平扫

二、不典型肺内结节是良性病变还是恶性肿瘤

胸片、CT或高分辨CT(HRCT)对肺部疾病的诊断具有"第一位"的作用,而不典型肺内结节的诊断多数情况下仍有一定困难,特别是当胸片和CT缺乏典型的恶性肿瘤和结核病变影像学特征时,常需要组织病理活检的方法来得到正确结果。近年来,FDG-PET(氟代脱氧葡萄糖正电子发射断层)成像技术被广泛用于对肺部肿物的定性诊断,但不同类型病变或病理组织的能量代谢可以相同,同一类型的病理组织的能量代谢也存在较大差异,因此,肺内结节FDG-PET显像结果仍然存在有一定程度的偏差或假阳性、假阴性的结果,特别是当病变FDG-PET和CT影像表现均不典型,定性诊断则较为困难。

笔者曾遇见一例病例,女性,47岁,因上呼吸道感染入院,经临床治疗后发热、咳嗽等临床症状消失,但胸片显示右肺下叶后基底段小斑片或索条状影,CT检查发现右肺下叶后基底段胸膜下不规则片状影(图7),考虑以炎症可能性大;FDG-PET显像右肺下叶后基底段病变放射性分布增高(图8),虽非典型恶性肿瘤表现,但用肺内炎症性病变较难解释,因为结核性病变可以有FDG浓聚但本例病人CT不支持结核病变;因此,将各种检查结果综合分析后考虑肺癌可能性大,结果手术病理证实为肺腺癌。

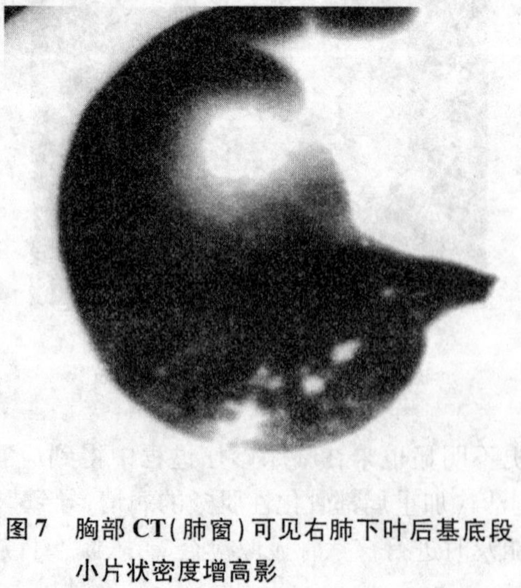

图7　胸部CT(肺窗)可见右肺下叶后基底段小片状密度增高影

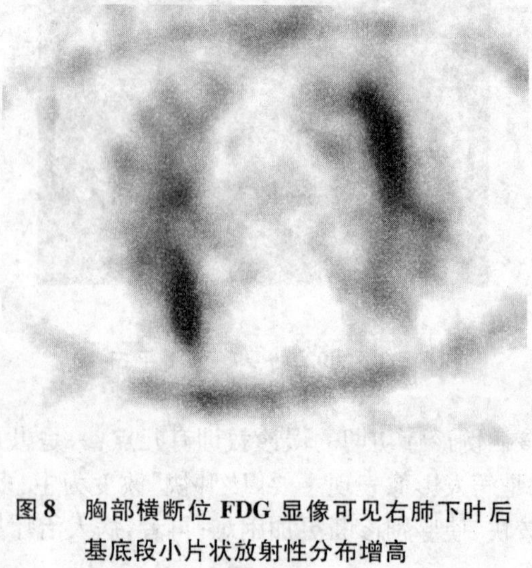

图8　胸部横断位FDG显像可见右肺下叶后基底段小片状放射性分布增高

诊断体会:将不典型肺内结节的 FDG 显像和 HRCT 检查结果互为参考并加以综合分析,则肺癌病例和肺内良性结节可以到正确提示或合理解释。具体来说,当肺内结节 HRCT 缺乏结核病变典型征象或不支持炎症病变时,若 FDG-PET 显像局部病灶放射性浓聚程度接近恶性病变的临界值,则应多考虑为恶性肿瘤;例如肺内结节 HRCT 未见钙化、卫星灶,结节密度偏低并有轻度强化,倾向于肿瘤的诊断时,尽管 FDG 显像局部放射性浓聚程度在临界值或更低,仍要把恶性肿瘤放在首位考虑;当肺内结节 HRCT 倾向结核或炎症肉芽肿病变,或 HRCT 可疑结节内有钙化、组织坏死成分等时,尽管局部 FDG-PET 病变放射性浓聚程度接近临界值或高于临界值,也应多考虑结核或炎性肉芽肿性病变或不能轻易排除炎症或感染性疾病的可能;当肺内结节 HRCT 不支持恶性肿瘤和结核时,病变处 FDG 摄取特征和程度以视觉判断为主,病变处放射性轻度浓聚时可考虑定期 X 线胸片或 CT 复查。

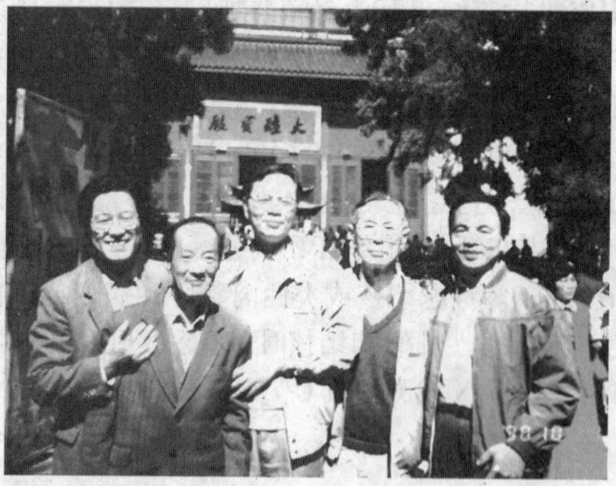

注:照片是1990年中华医学会介入放射学组成立后在杭州照相留念。右二:刘玉清,时任放射学会主任委员;中:林贵,介入放射学组组长;左二:刘子江,介入放射学组副组长;左一:戴汝平,介入放射学组副组长;右一:李麟荪

李麟荪,主任医师、教授。

男,1936年4月出生于上海。1957年考入南京医学院医疗系本科学习,1962年毕业后留南京医科大学第一附属医院(原江苏省人民医院)外科工作,1974年转放射科工作,1979~1980广东省人民医院心血管研究所学习心血管影像诊断学;1986~1987年澳大利亚墨尔本一家医院进修周围介入放射学1年、心脏介入4个月。2002年退休返聘入院专家室工作。

专业特长:介入放射学

社会职务:中华医学会放射学会委员

中华放射学会介入学组顾问

江苏省放射学会曾任三届副主任委员

江苏省放射学会介入放射学组顾问

中华放射学杂志　资深编委

介入放射学杂志　副主编

曾任《放射学实践》等8种杂志编委

奖项:不值一提

著作:临床介入放射学　江苏科学技术出版社　1990年

临床介入治疗学　江苏科学技术出版社　1994年

介入放射学(教材)　科学出版社　1999年

医学影像学　东南大学出版社　2002年

介入放射学——非血管性　人民卫生出版社　2001年

介入放射学(教材)　中国科学技术出版社　2004年

论文:20余篇(略)

做好一名医生

一、三基加外文

1962年10月我终于从内科调到到外科工作,正值"大跃进""自然灾害"后,人们又回到自然与科学轨道上来了,脚踏实地,万象更新。院方强调"三基加外文",这就要每一医生加强基本理论、基本知识、基本技能与外文水平。后来我体会到"三基加外文"犹如造房子打地基,基础打得越牢、越广,以后在这基础上房子盖得越高、越大。想当年外科主任马允平教授亲自主持每周业务学习,从穿手术衣、下刀方法到皮肤缝合,每一手术的每一动作都有一人示范,众人评议。我这个"非科班"出身的第一年住院医生更是"重点帮助对象",听课、自学,养成了对每一步操作、每一个治疗方案问一个"对不对、为什么"的习惯。

1982年起,我开始从事介入放射学的工作,习惯于对每一动作的"苛求",同样表达在介入操作上。在贵州刘子江教授处,跟许兆雄教授学会了Seldinger方法后,我就回来自学介入基础理论,结合12年的外科临床知识，从腹腔动脉造影起，逐步开展了肾动脉、肾上腺动脉及髂动脉的造影，后来又对支气管动脉插管治疗肺癌作了研究，发表在中华医学杂志上，成为国内最早一篇相关的论文。以后又开展了一系列的经血管途径的介入治疗，如肾动脉栓塞治疗肾创伤、肾上腺动脉栓塞治疗肾上腺肿瘤、肾动脉成形、碘油栓塞治疗肝癌、主动脉成形术等，当时在国内还开展很少或没有开展的项目。非血管介入方面还开展了食道成形术、胆道取石术等。

印象犹为深刻的是，1984 年来了一位双下肢肿胀、静脉曲张的病人，误诊过各种病，最后来做静脉造影，造影诊断布－加综合征，理论上可以做成形术，但我没有工具，于是找了一根支架导管内的支撑金属条和一根粗管，凭着过去心血管外科的解剖知识，从下腔阻塞段的下端向心房入口处，将阻塞段打通，用仅有的 2 个 5 mm 直径的球囊予以扩张，虽然效果不明显，却给我增强了信心，新技术是可以靠自己去开展的。半年后我有了一个 18 mm 直径的球囊，我又将这位病人请来，经扩张后病情完全好转出院。

那时候对开展新技术特别感兴趣，看到国外杂志上有人做肾造瘘，我也申请买了 10 套引流管，与泌尿外科医师联系预约了病人，手术时，外科医师毫不客气地拿起穿刺针就做了起来，只见他反复多次穿刺都没有成功，不得不让我做，也就这么怪，我就顺利地做成了。以后又这样做了几个病人，每次都是这样，于是他再也不来了。我知道这并不是上帝对我开恩，这是我在开展每一项新技术前，我都要对这一病种从病因、病理、临床表现、诊断、各种治疗方法，到介入治疗的解剖、介入技术、方法，乃至并发症作一一了解，这样就不会失败。上帝不是别的，而是“三基”。严师马允平教授始终“在我身旁”。

有一次我看到全体泌尿外科医师带了一位病人来放射科，得知是他们有一根球囊导管，要来为一病人做肾动脉成形术（PTRA），出于学习的心理，我也进去看他们操作，只见他们对两侧股动脉穿了多次，连导丝也没有进去，却穿得两侧血肿。虽然我也没有见过如何做 PTRA，但是我从杂志上见过，这时我主动请战，接过穿刺针，按想像中的步骤顺利进行至送进球囊导管，扩张了肾动脉，这时听得有人叫“好了，拔出来”。我没有听他的指挥，我知道球囊还在充盈状态，如果这时退出，血管黏膜可能被撕脱。我按我想像中的规定步骤一步步完成，最后手术顺利结束。我的心得是：平时多看书，掌握其原理，上台不要慌，步步循规矩。

中大医院在扬州组织会议，会上有手术示教，正巧有一气管狭窄病人，主持人要我做手术示范，可是我并没有经验，病人由于呼吸困难，随时有危险发生的可能，我自问自己行吗，但是周围也没有有经验的人，看了一下病人，复习了病史与 CT 片，想了一下正确手术的方法，就披挂上阵，顺利地完成手术，不过我只给自己打了个 80 分。

我想：学本领靠老师，但是老师只把你引进门，进门后的发展则是靠自己，如果每一手术都要看过别人怎么做，自己才敢做，那一定像鲁迅先生书中的九斤老太，说别人都一代不如一代。所以我非常感谢马允平老师，他不仅仅教我“三基加外文”，也教了我做医生的基本方法，凭着这一方法我可以施展本领。

二、寻找科学规律

其实“三基加外文”是打的基本功，犹如木工的锯、刨、削，而真正干活还要有规矩，所谓没有规矩不能成方圆，要做好一把椅子，还要测量、计算、连接，使椅子平整、稳定、牢固。介入也是这样，也许介入更是一门新的涉及人类生命的学科，更要遵循“科学规律”。规律和原理都是指导性的科学总结，善于应用有利于问题的解决。在阅读介入放射学的发展史中发现，Seldinger 只是解决了穿刺问题，如何将导管插到人体的特定部位，后人又对导管塑形成一定角度与形状，他们总结了导管成形 110 原理。虽然我们现在并不需自己塑形导管，但是如何对具体病人情况选用何种合适的导管，还是须遵循 110 原理，如果你不懂，就不会选，结果是老师教你用什么，你就只会用什么，一旦有困难，就无法解决。所以我在编写介入放射学教材时，总是把它作为重点，结果发现也只有聪明人会重视它。

有一天我被请到某一医院会诊，他们对一阻黄病人做了引流，看到胆总管，就是无法插进去。我知道这位医生很能干，也很负责，不是很难的病例，一般不请人。我看了造影片后，提出要用猪尾导管，他以为我是想用它造影，当我将导管插入后，导丝也跟着导管头端转入胆总管时，他才惊奇地发现，我是用它来插管的。他说他用了各种可能用的导管，就是没有想到猪尾导管。这就是没有掌握110原理，应该说他还“少了一窍”。回到自己医院后，我将此经验告诉了年轻医师，他并不以为然。事有凑巧，几天后他有一阻黄病人，在反复插管中发生困难后，他想起了我讲的这段故事，正好这一病人的肝管形态与我说的病例相似，就试用了猪尾管，果然，插插管成功了。事后他兴奋地告诉我，并且说：“你的鬼点子真多”。其实我天性很笨，小时常补考甚至留级，是在另一恩师杨菊庭老师的教育法激励下，逐渐培养了不甘心落后，“笨鸟先飞”的做人方式：“一是多看些书，尤其是掌握规律；二是运用规律，学用结合”。

在做PTCD时，有两个“4”字。一是肝内胆管在4 mm以下不宜做，二是胆管穿刺点与阻塞上端的距离小于4 cm的不宜做。死记数字常有困难，如果你懂得为什么，就很容易记忆。前一个4 mm道理很简单，是因为太细了不容易穿到位，即使穿到了，也无法置管引流。后一个4 cm是因为导丝头端4 cm是柔软段，导丝进入后不可能带动导管进入，导致手术失败。同样导管头端成形也往往在4 cm附近段，如果导管插入小于4 cm的胆管内，想进一步插管无法转动导管，稍一不慎导管就弹出胆管，不仅手术失败，再次穿刺也会很困难。这一事例表明我们学习记忆必须建立在理解的基础上。

我有两次违背了上述规律。一次是一位肝癌病人，在我精心治疗下存活了4年，已有人怀疑他是否原发肝癌，这时出现阻黄，但CT没有发现肿块，胆管不扩张，AFP却升到近2000。病人找我要解决黄疸问题，我解释了不可能的原因。病人坦言自己已多活了几年，没有后顾之忧，一切都听其自然，能成功就多活几天，如果不成功，就作为教训证实规律之价值，或许可得到一些经验。多年的医患关系已是朋友，我不忍心一再回绝，试行穿刺中发现肝脏质地很硬，无法穿到胆管。我得到的启示是“规律不可违，除非有新招”。同时，我得到一个结果，多次化疗灌注会造成肝硬化，这种硬化（纤维化）可能压迫大胆管造成胆管扩张，也有可能压迫了细胆管，使胆汁无法进入胆道，所以应该有胆管不扩张的阻黄。这一点我在以前得到了证实。那一次我插到了胆管，但是无法放入引流管，因为胆管太细，勉强插入后可能引流了这一小支，但会把大的胆管阻挡了，有害而无益。虽然我反对在胆管内放5F引流管，但是这次我不得不放了，当时放进去后不见引流液，想不到一周后我再去当地医院，他的黄疸已明显消退，连肝功能也明显好转。

1986年我在国外学习，看他们做肾盂造瘘，垂直穿刺到肾盂后，又在斜位上反复穿刺未能穿到肾盏，虽然侧位透视可观察深度，但又失去了左右方向。术者问我怎么办，我向他指出如果穿刺太浅，针在体壁，针头不会随呼吸移动；穿刺太深在腹内，针头随呼吸大幅度移动（俯卧位）；穿刺在肾内针头随肾脏同幅度移动。这一启示帮助他完成了手术。以后我进一步从几何原理考虑，只要略为转动球管向头或足侧移动，或向左或右侧移动，即可判断针头在已显影的肾盂上方还是下方。以后我又将这一规律用于胆道穿刺，非常有效。当我把这一办法告诉别人时，似乎没有什么奥秘，但是在不知道这一方法时，你就很难找到这一切入点。这使我想起哥伦布，在他发现新大陆后，庆祝会前有人说：“发现一个新大陆有什么难的！”此话恰好被哥伦布听到，哥伦布请他把一个鸡蛋竖起来，这个人竖了很久竖不起来，哥伦布轻轻地把鸡蛋一头击碎后，鸡蛋就竖在破口上。此人不服说：“我不知道可以击碎鸡蛋！”哥伦布说：“你为什么没想到呢？贵就贵在你要想到它。”，其实我们一生已学过很多东西，我们往往没有想到。许多事实证明：“成绩是属于那些动脑筋的人”。

三、严格科学化、合理化、个体化

介入放射学是一门新兴的学科，很多技术都属开创阶段，即使有人详细地描述过某一手术如何做，我们也要理解每一步骤的道理，使自己的操作科学化、合理化、个体化。

有一位医师在做食管球囊扩张术，当他把导管插过狭窄区后，并不了解导管究竟在何处，就换入球囊导管扩张，结果把狭窄上方的正常食道扩成2 cm直径的一个大窟窿。这种错误是明显的，没有什么理由可以争辩。如果由于不小心或病人食管“太脆”，那么通过导管后应该注入造影剂，明确部位后才能换入球囊导管扩张，即使普通导管通过食管壁，退出后重新扩张了狭窄仍可避免严重后果。对于一个有经验的医师来说，这需要用规范化来规定每一个具体细节吗？如果我们对自己的操作每一步都很清楚，懂得它的科学道理，合理地、个体化处理好每步，不仅有利于病人的治疗，还能让我们摆脱清规戒律，更好地、创造性地去工作。

2004 年我去某院会诊发现一例主动脉夹层引起下肢缺血，需要做开窗术。虽然我以前没有做过，也没看人做过，但是我看过有关资料，我们义不容辞地立即手术。一步步均按“科学、合理”的原则进行，在开窗时我们用 15 mm 的球囊扩张，显得窗很小，可是外文资料上仅用 14 mm 直径的球囊，我们已用了 15 mm 的球囊，为了解决实际问题，我们个体化地加了一个 8 mm 球囊，扩后明显改善。如果按国外的资料来“规范”自己，则无法完成。只要自己的每一步都是科学、合理，又个体化地处理好，应该没有问题。

又如：在做主动脉夹层支架一移植物隔绝术时，首先要做造影，常规都是 45°斜位，但是这一体位常常不能显示破口与锁骨下动脉的正确距离。我从 CT 片上捉摸显示主动脉弓的最好角度是看到升、降主动脉，他们连线的垂直线就是球管的射线方向。因此，这个角度就不是已规范的常规 45°斜位，而是个体化地亲自去测量。

更让我难忘的是一次为老院士的肺栓塞的治疗经历。当我还是年轻的外科住院医师时，就听到上级医师在议论某一领导干部的病死过程。据说，如果这是一个普通老百姓，他就不会死，肯定早就剖腹探查解决问题，谁叫他是领导呢，既然是领导就得小心认真，没有找到依据不能随便动刀。于是大家都在等证据的出现，做到“规范化”，最后还是因为证据不足没有手术探查，“糊里糊涂”地不治而死。这一次轮到我来处理，诊断依据是充分的，但是治疗的方案却不知如何尊重规范，是保守用药还是积极地介入治疗？积极吧，弄得不好 80 多岁的老院士死在我的手中，退却吧，肯定死，反正不用我去负责，但是我的内心会受谴责。最后，我还是积极地把他接过来了。只要我的处理是按“科学、合理”的原则进行，即使有意外，我愿承担责任。

老院士是国宝，当年已近九十高龄，呼吸高度困难，生化及 CT 检查已确诊为肺动脉栓塞。在此半年前这类病人几乎没有一个生还的，后来我们引进了血栓旋切导管，在四肢动脉血栓方面效果非常明显，所以我们想以此方法来治疗肺动脉栓塞。我们的第一例病人是火车司机，治疗中病人突然说：“医生，我好了”，果然各项指标已正常。这一事实对我们触动很大，经过几次各种其他方式共同处理后，取得了一些经验，这次为年迈的院士治疗更是精心策划，不过，确实心里也有些虚，万一有点疏漏，可不是好玩的。我们做到氧饱和度从 80% 升到 95%，院士感到好转时，停止了手术，希望通过临床保守治疗能完全好转。可是这一次并不如意，几天后，病情有反复。我决定再给他做一次治疗，因为我知道，如果不做可能出现最坏的结果，也就前功尽弃，而再做一次则有可能好转。经过第二次努力，最后又在内科精心合作治疗下完全临床治愈，病人出院并又开始工作。据说他们的大院内，另一位院士也是这个病，没有得到积极治疗，最后去世了。家属与亲友(我院的一位教授)都深表感谢，但是我想如果结果相反会怎么样呢？因为并不是所有医生都是积极支持手术的，虽然那些医生后来表示同意，但出现不同结果时又会有什么反应呢，病人家属会怎样呢？我不知道，也不想知道，我只知道我该怎么做人就怎么做，尽管我没有得到应有的回报，做人的原则不在于取得回报，而在于做好自己的人。

四、事必躬亲——不能依赖别人

有人说：“好医生是从死人堆上爬过来的”，意思是说我们治死了很多人，取得了经验，成了好医生，听上去好医生是多可怕的一个代名词呀！

我将把我手中“治死的”人与事一个个在这里交代清楚，有些印象很深，虽不属于我的，也在此文提到，并不是为了揭人之短，而是让好医生从别的医生身上爬过来，不必亲自从死人堆中爬过来。

那是 1966 年，南京“流行性脑膜炎”大流行，医院专辟一个临时流脑病房，全院抽调医生支援。因为“文革”，我也无事可做，自己做过内科医生，就报名参加，那一天值夜班，约 20 多个病人把我忙了一整夜。整个病房就只有我一个医生，哪一个患儿有病情变化，他的父母就找我，我就立即用药抢救，只有一个患儿一直很安静，我问了他的母亲，她说小孩很安静没有什么情况，我就说句“有情况叫我”，就没有再过问，直到天亮后交班，才发现小孩已死了。虽然孩子母亲知道自己没发现情况，我又一直忙了一整夜，没有怪我，但是这个教训我永远记住，这是在我手上死的第一个病人，我没有亲自观察，相信了别人，哪怕这是病人最亲的母亲，我也不应该相信，因为他不是医生，我作为医生没有尽到医生的责任，把观察病情的责任完全放给了不是医务人员的母亲，我的内疚不是别人谅解能代替的。

后来 20 世纪 80 年代早期，我们的年轻医师为一位 8 岁儿童做完血管造影后，交给了年轻儿科医师看管，两个年轻医师也不知道看什么，只是聊天，既不测血压也不摸脉搏，一坐几个小时，直至有人发现小孩已死。待我知道此事赶到太平间，明确内出血征象，已失去了抢救时间，我的内心冰冷揪缩，又是一个儿童，我没有教会别人“事必躬亲”。

10 年之后，我为一名肝癌病人做第二次介入治疗，术后住在干部病房，两天后的下午病人诉腹痛，转移到右下腹，没有引起病房工作人员重视，出现刺激性便意，仍未注意，至半夜出现休克，叫我到病房时已在做人工心脏按摩……我知道病人必死无疑。肝癌介入治疗后腹痛是栓塞后综合征，但是随着时间的推延，腹痛应该减轻，两天后又出现腹痛就应考虑其他原因，不能不重视，如果医生亲自去查体，就能发现有无腹膜刺激症状，后来转移到右下腹又出现刺激性便意，显然是肝癌破裂，出血沿后结肠旁沟向下到盆腔，刺激引起便意。如果这时引起重视还来得及抢救，错过这一时机到出现休克就已太晚了，心脏按摩不仅无效，只有促进破裂加大、出血增多。病房医生不做介入手术，不知道如何处理并发症，而手术医师不管病房，不能事必躬亲，只能依赖别人，等到“躬亲”时时已太迟。外科的多年经验告诉我，病人的情况千变万化，尤其是手术后，如果不是亲自检查往往会误诊、漏诊。何况不在一个病区，还没有形成一个非常默契的团队。

五、步步谨慎，一不小心闯大祸

病人找到我们，等于把生命交给我们，任何疏忽重者可以葬送人命，轻者引起不同程度的并发症。我常说：“医生不可能治好所有的病，他只能延长病人生命，提高生活质量，绝不能增加病人痛苦。”在我印象中比较痛苦的教训就是疏忽造成的。

有一次，一位年轻大夫在做颈外动脉栓塞，我有些不放心，想去关心一下，但是他并不欢迎，我只好悻悻离开，心里还是放不下，再进去看时，发现颈内动脉被栓塞了，病人很快出现瘫痪症状。是什么原因呢？可能是对颈内、颈外动脉的影像诊断错误；可能注射栓塞剂用力过猛，引起栓塞剂反流；可能操作中导管被拉出来，栓塞剂进入颈内动脉；可能导管插入不够深，导管头就在颈总动脉分叉处的下方，病人头部转动使导管头移位……无论什么原因，在注入栓塞剂的同时，必须混合造影剂，注入的瞬间就应正确判断，任何疏忽都会带来不可弥补的损失。

一位老年肝癌病人做了一次介入治疗后效果不错，隔了一段时间他又来做第二次，既然上次疗效显著就一切照旧继续治疗，治疗后发现病人神情不佳，以为是介入治疗后引起的肝损伤，各项常规检查都是正常的，于是加强保肝治疗，免不了补充水、电解质与葡萄糖，可是情况不见好转，反复请内、外各科主任会诊，均无良策，病情越来越差。这时突然想起胰岛功能问题，由于病人体型不胖，过去无糖尿病史，上次治疗无有关并发症，这次入院检查也就没有异常，也就没有重视，谁知一查就发现果然有严重糖尿病，老年人的各项功能都在边缘状态，一般情况并不表现出来，一旦受到打击，可能暴露，如果发现及时可能有救，相反，由于我们医生的疏忽，及至发现可能已来不及了。最后病人去世，我们对此有着不可推诿的责任，我们不能将责任推给会诊的内科医师，教训是深刻的，家属自然不会理解，提了很多意见，我们只能虚心接受，诚恳检讨。事后，家属对有关人员说：“要不是术前送红包时主任婉言谢绝，我一定要告他上法庭”。

我这辈子心情最沉痛的一次意外是在某医院为一位肺栓塞病人治疗，那是完全可以避免的一场灾难。治疗中曾经显示出非常好的结果，以致当地一位主治大夫鼓掌示好，但是，由于疏忽，没有注意到导丝已退出，仅留下一小段不能支撑旋切导管的柔软段，以致导管头碰到肺动脉壁，引起损伤，大出血而死亡。这是不可原谅的错误，尽管病情原本较重，病人并不追究，当地医师谅解并劝慰，更没有任何人指责或向外揭露这一事实，但是我要一辈子时刻反省自己，还要公开自己的错误，让更多的同行在我的教训中得到启示："谨慎、谨慎、再谨慎，人命非儿戏"。

六、要新的、要好的

不过谨慎并非束缚手足的代名词，我们在追求事业的发展中必须要创新意、求先进。自从我们在省内领先开展介入放射学工作以来，做了许多省内甚至国内第一例的介入手术，但是学无止境，前进路上永远有"前头人"，不甘心落后就只好继续学习，这与心态有关，与年龄无关。

在当前介入放射学工作中，血栓治疗成为一个难题，溶栓、取栓并未解决全部问题，机械去栓成为一个较好的手段，可是并没有十全十美的机械，我们使用了当时国内刚引进的新器械，但是器械本身的缺点，如：没有导丝引导、需要特殊动能、只能粉碎新鲜血栓、粉碎血栓的同时不会抽吸等。为此，我用这种导管还将一位病人的下腔静脉打了一个洞，另一病人造成远端栓塞，溶栓后脑内出血最后死亡。虽然属于正常并发症，但是器械与手术一样需要精益求精，要争取最好的。一次偶然的机会接触到瑞士生产的Straub血栓旋切导管，这是当前国际上最新的旋切导管，克服了上述导管的缺点，而且操作简便、出血少、效果好。我毫不犹豫地引进了这一器械，而且努力推广，连血管外科学会的全国主任委员汪忠镐教授都十分赞赏，为此特邀我为他即将出版的书增添一章节，还要在他主办的国际血管外科学术大会上作报告。汪教授是在血管外科方面创造过许多国际第一的著名专家，我想他的肯定不是轻易的敷衍。事实上，新的Straub导管正在不断推出，它将用于肺动脉栓塞、人工透析瘘的栓塞、四肢静脉血栓与膝以下动脉的栓塞等。

分体支架则是另一种追求。2003年，我去韩国介绍Straub血栓旋切术，参观时发现他们在研制分体支架，它可用于主动脉夹层和腹主动脉瘤，与目前常规市场上供应的支架相比，不仅输送器细，更主要在于使用时病人不必全麻、不必切开血管、不需降血压（常规支架在释放时血压要降至70～80 mmHg），它不仅释放容易、操作简单、适应证广，而且并发症少。这正是我们所追求的，凭着我与他的多年合作的友好关系，我把他们请来，不仅做了一小批病人，而且商谈产品引进的事，但愿能造福国人。

目前国内有滥用滤器的现象，但是如果不用，一旦发生肺栓塞，经治医师又挑不起担子。针对国际市场价格贵等情况，我们将自行设计推出新型永久、暂时两用滤器。

永远追求新的、好的，不满足于现状，不停留于昨天，要走出今天，争取更好的明天。

自 传

李麟荪，男，1936年生于上海。

祖辈从商，家业不小，但父辈已败落。九岁丧父，随母迁至宁波，记得途中被一日本兵抓住头发，要将我扔向大海，母亲求饶，此时见一人上来讲了几句，我被放下。后来得知此人是翻译。原来，即翻译也有心地善良，帮助自己同胞的。

由于天生愚钝，学校功课常不及格，经常补考，乃至留级。中学一年级时宁波解放，家境也困难，辍学在家，开始会自己看书。多谢"人民助学金"，我免缴伙食、免缴学费读完财经学校。在学校得到恩师杨菊庭的启迪，成绩不断长进。16岁参加了工作，开始帮助母亲负担家庭。经常身无分文，这倒也好，业余时间将小图书室的书依次一本本读完，俭朴、正直、工作认真、敢于坚持（自己认为的）真理，勇于斗争（也许是傻），曾与小单位领导大吵了一场，却被省厅有关领导看中，派往上海工作。一年后（1954年）以纯净的思想入中国共产党。在工作中接触到医院，对医术极感兴趣，能治病救人，这才有了要做一名医学生的心愿，自学补习，21岁（1957年）以同等学力考上江苏医学院。

三年大学生活多数时间在搞运动,反右时差点被送回原单位定“右派”,因为向领导提了意见,不过,学校领导没有发现我有“反党”言论,终于“漏网”。好在两年后,那几位领导东窗事发,反过来向我了解情况,我被“重新认识”。

1962 年大学毕业,在恩师马允平教授的严格熏陶下成为一名心胸外科医师,1974 年因某些原因调任放射科医师。由于多年的临床知识与“三基”加“外文”,进入影像领域后,我很快找到了自己发展方向——介入放射学。1982 年起开始了以“介入”为自己终生事业。

应邀在第一届全国介入放射学会上发表“主动脉成形术”的论文,1990 年成立“全国介入放射学组”时成为第一批委员。次年,组建“江苏省介入放射学组”,为全国第一个省级学组,在第二、三届时任副主任委员。

可惜,天时、地利与人和三者不能兼得,我的最大失败是我没能做好介入组的工作,没有把中国介入推在世界介入的前列。我的论文也好、著作也罢、奖项也罢,有什么值得提的呢?我只有一个愿望:“做一个好老师,带出几个好学生”。我的标准是:“一个好老师必须培养出能超过自己的学生,一个好学生必须能超过自己的老师”。

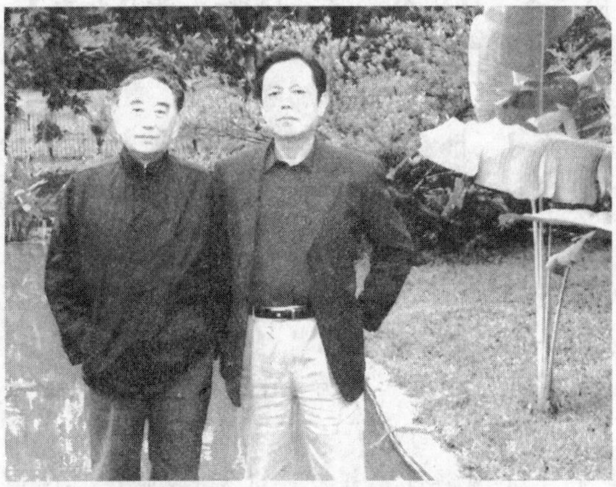

李文华，主任医师、硕士生导师。

男，1954年4月出生。山东省医学影像学研究会理事，山东省中西医结合学会影像学专业委员会副主任委员，青岛市中西医结合学会影像学专业委员会主任委员，中华医学会青岛放射分会委员会委员，青岛市医学会医疗事故技术鉴定专家库成员，青岛市医学司法鉴定中心专家，青岛市海慈医疗集团医学影像中心主任。

对普通放射、CT、MR影像诊断均有较深造诣。发表于省级、国家级专业杂志学术论文45篇，主编、协编著作15本。8次赴美国、德国、日本、香港、新加坡参加国际学术交流，1985年赴美国留学一年，研修CT诊断。2002年以高级访问学者身份赴德国Ruhr大学附院研修磁共振诊断。

专业特长：消化系统和五官影像学诊断。

著作：主编《眼科影像学》、《急腹症影像学》、《食管影像学》，均由人民卫生出版社出版。

夏宝枢，主任医师、教授。

男，1932年7月出生。青岛大学附属海慈医院资深专家，曾兼任中华放射学会介入学组委员、中华医学会山东分会常委、山东省放射学会副主任委员等多个学术团体职务及《中华放射学杂志》等7种专业杂志的编委。还曾当选为全国和山东省人大代表、潍坊市政协常委和科协副主席等职务。享受国务院颁发的政府特殊津贴。曾受聘纽约州立大学下州医学中心、潍坊医学院、泰山医学院、石家庄医专等高等院校客座教授等职。发表论文100余篇。主编、参编、主审专业著作14部。获科研成果奖15项，其中包括全国科学大会奖和卫生部科技进步奖等。

肠系膜及其血管绞窄的系列病例分析

绞窄性肠梗阻（strangulated bowel obstruction）实属临床对肠梗阻的分类，但因其在肠梗阻同时伴有肠系膜血管不同程度闭塞，故在影像学检查肠系膜血管闭塞的肠梗阻中，也有称缺血性肠梗阻（ischemic bowel obstruction）者。另在单纯性肠梗阻（simple bowel obstruction）和动力性肠梗阻（adynamic ileus）晚期，肠管过度扩张，致肠壁血运受压，也可出现肠系膜血管闭塞的某些征象。因此，以肠系膜血管绞窄为主题进行分析，将涉及几乎所有肠梗阻是否合并肠系膜血管障碍的问题，这对临床处理肠梗阻病例至关重要。

传统X线平片诊断肠梗阻，在相当长的历史时期起着重要的作用，但对绞窄性肠梗阻，其能显示者，如“串珠”征、“假肿瘤”征、“咖啡豆”征等等，虽然已被大多数医者所接受，但其出现率却很低，且这只是一些间接征象，还须结合临床或其他X线表现，最后也仅仅是推断，所以难以作为诊断结论。

多层CT（MSCT）应用以来，首先大大缩短了检查时间，几乎较之其他任何影像手段在检查时间上均短，且可以显示许多绞窄性肠梗阻直接的、间接的和并发症的种种征象。这些征象几乎可以做出绞窄性肠梗阻确切的诊断。

关于 CT 诊断绞窄性肠梗阻已见诸文献数年，由于各家认识不一，出现阳性率差异亦较大，这在今后统一认识基础上，将会有更大的提高。不同的作者对 CT 的表现也出现不同名称，如有的以观察肠道血供障碍为主的，则以肠缺血（bowel ischemia）、肠梗死（bowel infarction）等称之。

笔者等在编著"急腹症影像学"一书以后，回顾性复习了证实为绞窄性肠梗阻 30 例的 CT 检查，其中 20 例做了强化，认为在这 30 例绞窄性肠梗阻中的种种 CT 征象，均可以肠系膜及其血管绞窄来解释，CT 显示肠系膜及其血管绞窄较之其他任何检查方法更为明确，更能揭示其发病的病理基础，且简明易被了解。因此，作者等推荐这些 CT 表现以肠系膜及其血管绞窄一词概括，更为确切，目前作者等尚无意将其纳入现有的肠梗阻分类之中。

在分析 30 例肠系膜及其血管绞窄的 CT 片后，作者等将各种表现分为直接征象、间接征象及并发症征象。在分析 CT 表现时，首先按直接征象和间接征象进行探讨，有了直接征象后，再依间接征象的表现讨论其绞窄的程度，并尽量列出其病因可能，最后全面观察有无并发症征象，以确定其严重性。兹将各种征象排列如下：

肠系膜及其血管绞窄的 CT 表现：

1. 直接征象

(1)肠系膜水肿，肠系膜血管扩张。

(2)肠系膜血管走行改变（纠集、拉直、蜷曲、漩涡）。

(3)"漩涡"征（whirl sign）。

(4)肠系膜动、静脉闭塞。

2. 间接征象

(1)肠腔扩张，肠壁增厚。

(2)肠腔大量积液"串珠"征（string of beads sign），"假肿瘤"征（pseudo - tumor sign）等。

(3)肠壁弱强化、延迟强化和不强化。

(4)肠系膜及肠壁出血。

(5)肠管排列改变（"咖啡豆"征、"C"形排列等）。

(6)肠液、腹水 CT 值升高(25 HU 以上)，示有渗血。

3. 并发症征象

(1)肠壁内积气。

(2)肠系膜血管、门静脉气栓。

(3)气腹、肠系膜积气、肠壁间积气。

(4)肠麻痹。

以下按直接征象（病例 1、2）、间接征象（病例 3）、并发症征象（病例 4）逐个分析其 CT 表现，并讨论其诊断意义。

病例 1

男性，43 岁，突发腹痛半天，持续痛，阵发加剧。左上腹痛重，局部隆起，脐周围压痛，肠鸣音亢进。

手术所见：上端空肠以其肠系膜为轴扭转疝入十二指肠旁窝（Landzert 窝），疝入肠管扩张，充满液体，回纳肠管约 1 m，肠管失其光泽，暗紫色，无蠕动，切除肠管后关闭腹腔。

最后诊断：左侧十二指肠旁疝，并肠扭转。

"漩涡"征是肠管以系膜为轴的扭转，可见于肠扭转（包括小肠、结肠），也可并发于内疝，肠粘连等。内疝时肠管随近端强烈蠕动进入内疝口时，可能以系膜为轴扭转而入；个别带状粘连，也可在粘连带下形成空隙，肠管可在此空隙下扭转进入，最后形成闭袢（closed loop），一旦闭袢形成则肠壁缺血，肠腔迅速扩张，大量渗液。本例扭转的肠内渗液，CT 值超过 25 HU，示已有渗血。有渗血者更进一步说明肠系膜血管绞窄比较严重。

"漩涡"征表现，可有以下形式：①肠管漩涡，肠管漩涡必有水肿系膜伴随，才能将肠管显示，如本例所见(图1);②肠系膜漩涡,在水肿肠系膜间同时多伴有扩张系膜血管衬托,相伴形成漩涡(图2);③以肠系膜血管为主的漩涡,多为静脉,可分主干或分支,前者常是扩张的肠系膜上静脉(SMV)围绕肠系膜上动脉(SMA)旋转(图3),后者系膜静脉分支构成漩涡状(图4)。

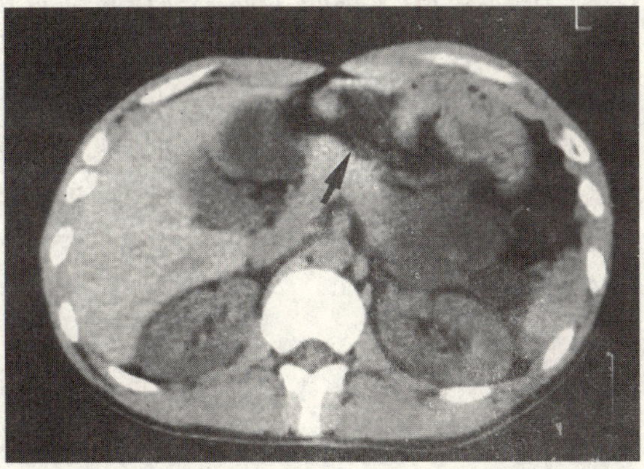
A

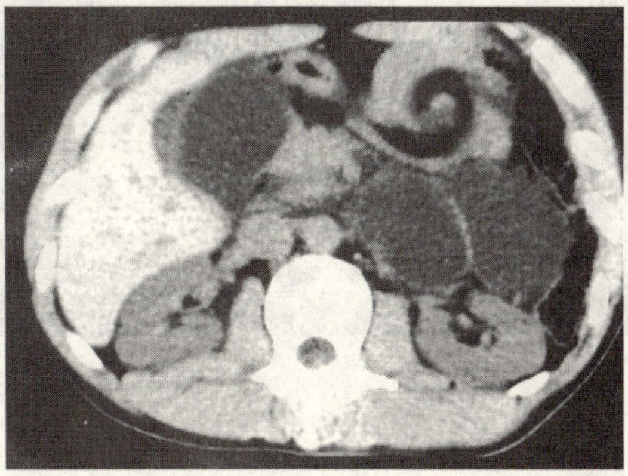
B

图1 A CT平扫。空肠扩张,充满液体。腹前方见肠系膜水肿,增粗系膜血管纠集,伸向外侧肠袢(黑箭头),该肠袢被水肿系膜隔开。B CT平扫 同上例,其下一层面,水肿系膜及其血管,在左前方肠袢内形成漩涡状,该肠袢密度高于其他扩张肠袢,测其CT值为30 HU

"漩涡"征出现的位置有可能提供引起漩涡的病因。上中腹部出现的"漩涡"征,肠管又固定于一定位置者,要考虑是否并发于内疝。如小网膜囊内疝,十二指肠旁内疝等,注意识别其解剖关系,有助于诊断,本例漩涡即固定于左腹中上部的左十二指肠旁疝内。中腹部出现的"漩涡"征,多为单纯小肠扭转(图3);而下腹部出现的"漩涡"征可能与乙状结肠扭转有关(图4)。

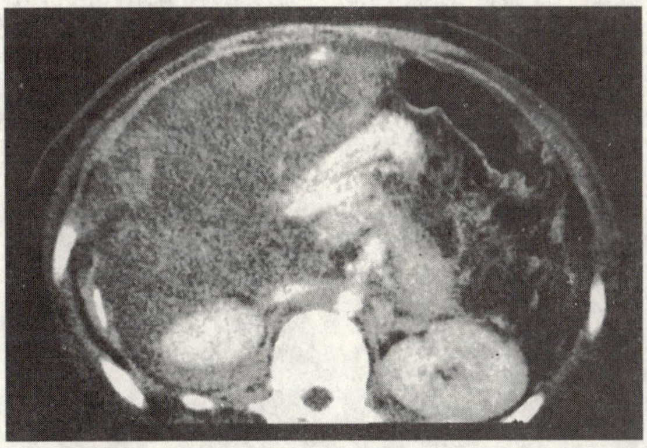

图2 CT增强扫描

肠系膜广泛水肿,密度增高,其间有排序紊乱肠系膜血管,另见粗大血管,连同周围肠系膜呈弧形漩涡状排列,手术为小肠扭转

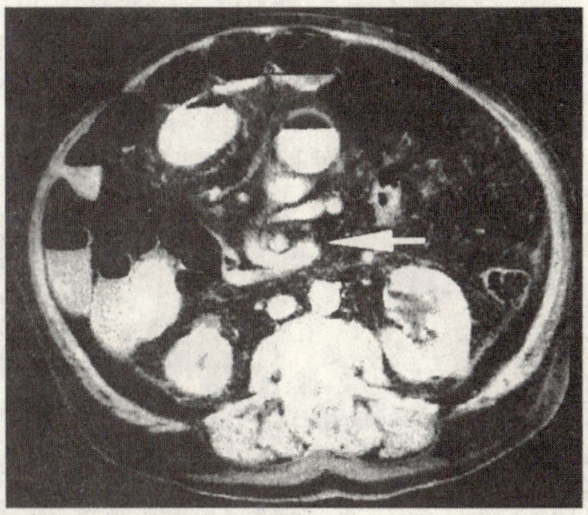

图3 CT增强扫描

肠系膜水肿,增粗SMV围绕SMA呈半弧形旋转(白箭头),呈肠系膜血管主干之"漩涡"征,手术:小肠扭转

间接征象:肠系膜水肿,肠腔内积液,CT值30 HU(图1)。

肠系膜水肿:多呈云雾状,边界不清,云雾状改变示脂肪密度增高,如水肿加重,变得更模糊。在水肿肠系膜间可见到肠血管分支增粗、增多,常与肠系膜同方向构成漩涡。血管受阻,压力加大,偶可见血管破裂出血,局部可见高密度斑点,CT值达50~60 HU(图4)。

本例另一重要征象为漩涡的肠腔内密度加大,测CT值达30 HU,示肠内渗血严重,也为绞窄性肠梗阻的重要依据。

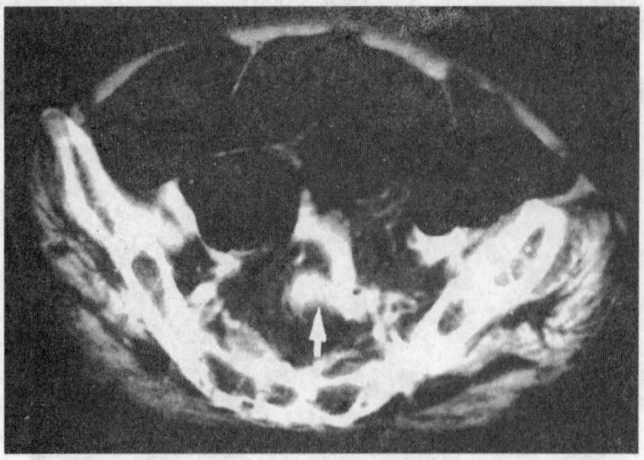

图4　CT 增强扫描

盆强内肠系膜水肿伴随增粗肠血管呈漩涡状表现，漩涡中心密度增高(白箭头)，扭转系膜出血。盆强前方可见扩张气胀的乙状结肠。手术：乙状结肠扭转

其他征象：

如肠管扩张，肠壁增厚，出现液平面等则可为提示诊断绞窄性肠梗阻的佐证。

小结：本例 CT 显示了诊断肠扭转的直接征象，分析时首先了解“漩涡”征的病理基础，再次就形成“漩涡”征可能的影像表现进行鉴别，三是推测引起“漩涡”征的病因。其他征象如肠系膜水肿，肠血管扩张以及间接征象中肠腔内液体 CT 值超过 25 HU 等，皆为诊断肠系膜血管绞窄的重要证据。

病例 2

病人，男性，70 岁，4 年前因肠粘连手术。近 3 天腹胀痛重，阵发加剧，呕吐 1 次，3 天来无大便，肠鸣音亢进。腹部 CT 增强检查。

直接征象：肠系膜水肿，其间可见空肠系膜血管增粗，拉直，移向盆腔区，并与结肠(多为乙状结肠)相连(图 5)。空肠的肠血管以走行较直，弓状分支少为特点。仅凭本例肠血管分支、走行即可诊断为空肠，同时拉直，移向盆腔，又显示与乙状结肠相连，故诊断空肠—盆腔结肠粘连可能性大。

间接征象：

本例可见空肠扩张，肠腔内大量积液，经增强扫描显示肠壁轻度增厚，个别肠壁水肿明显，呈典型分层“靶”征，示已轻度绞窄(图 5)。肠管腹壁间有楔状腹水影。

本例 1 天后症状加重，为确定治疗方案，再次做 CT 及增强扫描。结果：肠血管分支显萎缩，下腔静脉显变扁。空肠壁水肿加剧，边缘模糊欠清晰，肠壁显示极弱强化，同层面其他肠管肠壁强化正常，提示病变缺血进一步加剧(图 6)。根据文献报道，在注射造影剂增强扫描后 1 ~ 2 min 显弱强化者，即可认为肠壁血运轻度绞窄；如 5 min 左右才显示弱强化，即可认为肠壁血运中度绞窄；如延迟至 10 ~ 15 min，即可认为肠壁严重绞窄或已有肠坏死。不论绞窄情况轻重，多可显示弱强化或延迟强化，真正不强化者

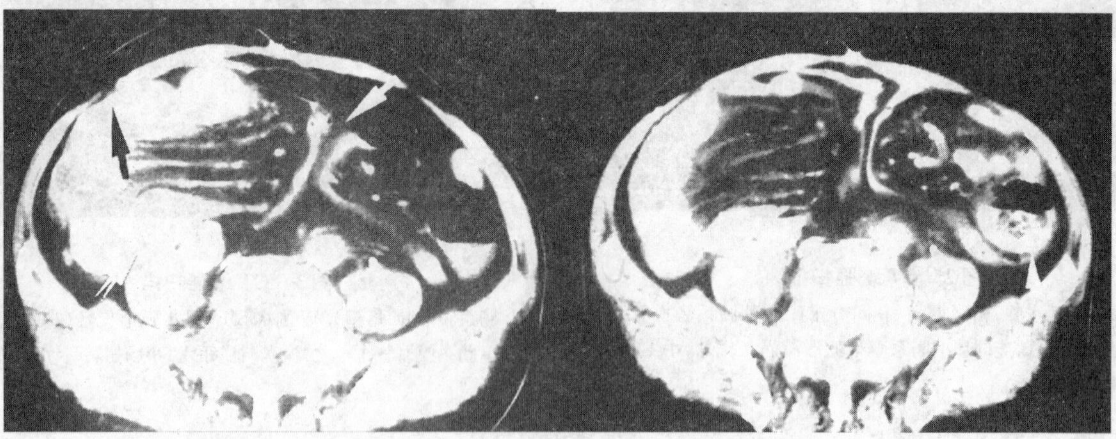

A　　　　B

图 5A CT 增强扫描　扩张空肠系膜分支少而拉直，连同扩张肠袢移向盆腔，部分肠管水肿呈靶状(白尾箭)，并于乙状结肠相连(白箭头)，肠壁强化基本正常，肠壁间少量腹水(黑箭头)。图 5B CT 增强扫描同上例，于第二天因症状加重而检查，空肠及其血管分布形态同前，增强后肠壁极弱强化，肠系膜及其血管模糊，示水肿加重。同一层面其他血管强化程度正常(白箭头)。下腔静脉略显萎陷

极少,可能与肠壁侧支血供丰富有关。本例复查增强扫描为弱强化。

手术所见:粘连性肠梗阻(空肠—乙状结肠),粘连带解除,肠管无坏死。手术时局部肠蠕动消失但血管仍有轻度搏动。

小结:本例以显示肠系膜血管走行改变,直接提示了粘连性肠梗阻,其肠壁水肿,增强扫描后延迟强化,腹腔少量积液,均符合肠系膜血管绞窄,但表现较轻,不一定有肠坏死。

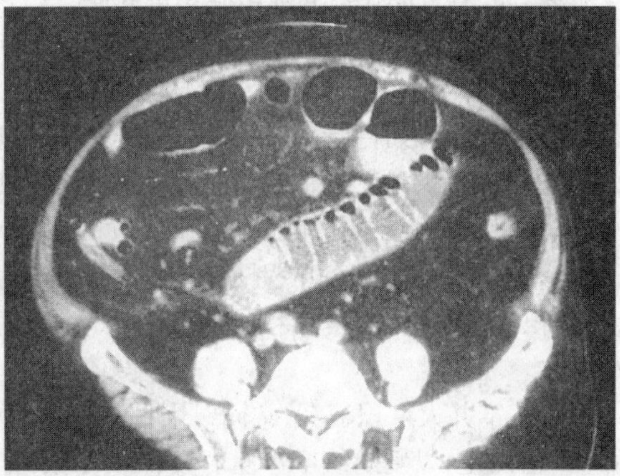

图 6　CT 平扫　腹中部有一扩张积液肠管,有多数小气泡潴溜在水肿皱襞间,呈串珠状排列,周围肠系膜水肿,肠血管粗乱,前腹壁下有扩张肠曲。手术所见:肠粘连,肠缺血轻

病例 3

病人,男性,64 岁。以往有腹部手术史,近 2 天来有间隙腹痛,痛重时伴呕吐,近半天腹痛持续加重,全腹膨隆,压痛。

间接征象:“串珠”征,示肠腔内大量积液。

肠系膜水肿,呈云雾状,肠系膜血管增粗,分布紊乱,肠管扩张,有液平面,唯腹中下部一节段肠管扩张,肠皱襞增粗,少量气体潴留于皱襞间呈“串珠”状(图 7-a、b)。

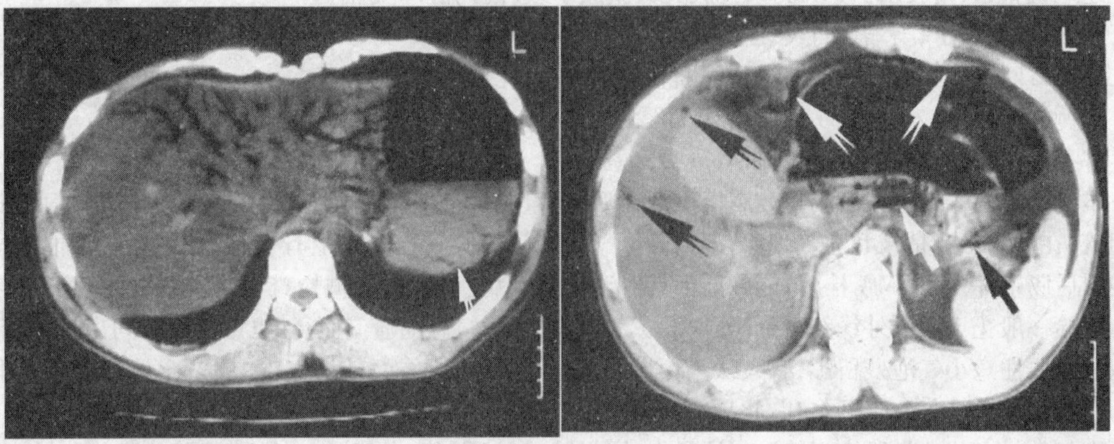

A　　B

图 7-A　CT 平扫。肝左叶及方叶内有广泛门静脉气栓影,沿胃周围也见条状胃周静脉气栓(白尾箭头)。

图 7-B　CT 平扫。同上例其下层面,肝右叶内有少许点状气栓影(黑尾箭头),同一层面,胃左、右静脉,脾静脉(白箭头)胃网膜静脉(白尾箭头),及众多网状显示气栓影

手术所见:粘连性肠梗阻,部分回肠为粘连带绞窄,形成闭袢,失去光泽,该节段肠管无蠕动,经热敷后肠壁血管恢复搏动,回纳复位未做切除。

“串珠”征是传统平片提示肠腔内大量积液,同时是肠壁和黏膜皱襞水肿肥厚的证据,肠绞窄后肠壁和肠皱襞同时水肿,在大量积液的肠腔内,水肿肥厚皱襞将少量气体间隔开,X 线下常显示出“串珠”征,平片的“串珠”征必须是该段肠管呈一斜向,其“串珠”也呈斜向排列,并且居高者“珠”粒一般较大,越处低位者,气体保留越少,故“珠”粒也越小,同时也说明气体随蠕动而移向高位。而 CT 上的“串珠”则必须在同一层面,故大小通常是一致的,如有大小差异,则珠粒大者多为近肛端,为肠蠕动将气体推向肛侧。调节窗宽窗位,还能清晰显示气泡被肥厚皱襞所隔,此比平片更为明确(图 7),气泡一般不大于

增厚皱襞。故有可能在此间隙留有少量气体。

肠内大量积液 CT 也可呈“假肿瘤”征，但调节窗宽窗位更易显示积液肠管，而排除实质性肿瘤。“假肿瘤”征多出现在不同原因引起闭袢型肠梗阻，应加强肠梗阻原因的检查。通常闭袢越短，“假肿瘤”征表现越突出，如盲肠扭转。其他如大量积液还可显示无气腹（airless abdomen）和“平行条影”征等，在 CT 均能提供足够的征象说明肠腔积液，积液的 CT 值尚能进一步说明肠管绞窄的严重性，高于 25 HU的肠液，提示绞窄严重已有渗血，故每一例肠内大量积液者均应做 CT 值测定。

显示肠腔内大量积液，特别是在短时间内出现大量积液，应考虑有肠缺血可能，作者经验，肠梗阻形成，肠内积气早于积液，但如果在梗阻发生 6 小时内，已有大量积液或积液明显多于积气，应考虑肠血管绞窄所致。

肠管绞窄并大量积液者，常同时因回流障碍而引起腹腔渗液，腹腔各间隙解剖复杂，应注意观察。并做 CT 值测定，以判断绞窄严重程度。由于肠腔、腹腔大量渗液，致回流心脏血量少，下腔静脉可萎陷，脾影缩小等。

小结：肠腔内大量积液是绞窄性肠梗阻重要的间接征象，同时应具备肠腔扩大，肠壁和黏膜皱襞增厚，肠腔内积液多时，常合并腹腔渗液，如两者体液 CT 值高于 25 HU，应严加观察。

病例 4

病人，男性，69 岁。曾因消瘦，食纳差做胃镜检查，诊断为萎缩性胃炎、胃黏膜中度肠化生。近 1 周来腹胀加重伴有腹痛、全身皮肤黄染而入院。

入院后抽腹水 3 次，均为黄色混浊液体，常规检查：脓性腹水，白细胞 7 000，红细胞 5 000。

超声检查：大量腹水。CT 检查：气腹并大量腹水，肝内门静脉气栓。

临床诊断：腹水、萎缩性胃炎、胆石症。

由于诊断气腹、腹水为脓性，最后诊断胃肠道穿孔，化脓性腹膜炎。

本例未经手术，入院后 24 小时内衰竭死亡。

并发症征象：门静脉气栓（portal vein gas）。

本例最突出表现为发生肠壁黏膜糜烂坏死后，大量肠腔内气体循肠黏膜下丰富静脉丛向门静脉系统回流，在肝内形成枯枝状充气现象，即门静脉气栓。门静脉气栓文献上有多种原因引起，首推绞窄性肠梗阻后肠壁坏死和 SMA 栓塞，也可见于其他消化道疾病、手术和器械检查误伤肠壁发生门静脉气栓者。气栓一般止于距肝外缘约 2 cm 处，CT 易发现，但由于气体随血流而行，也可能只瞬间出现。因此，在观察中要注意小气泡残留影，有人认为由肠系膜上静脉（SMV）而来的气栓，首先充盈肝左叶及肝方叶，大量气栓，也可分布于肝右叶，此与本例所见相似（图 8）。

本例的另一特点是肝内门静脉气栓量大，同时脾静脉，胃左、右静脉、胃网膜静脉均发生气栓，提示黏膜糜烂面广，肠坏死严重，肠内气压高，以及血压下降等，才有肠系膜静脉内气体发生逆流，此在文献中尚未见及。本例如此大量气体，也可能后期合并产气菌感染，本例同时合并有液气腹，并抽出腹水为脓性，提示化脓性腹膜炎，1 天后死亡。文献称发生门静脉气栓死亡率高达 75%。

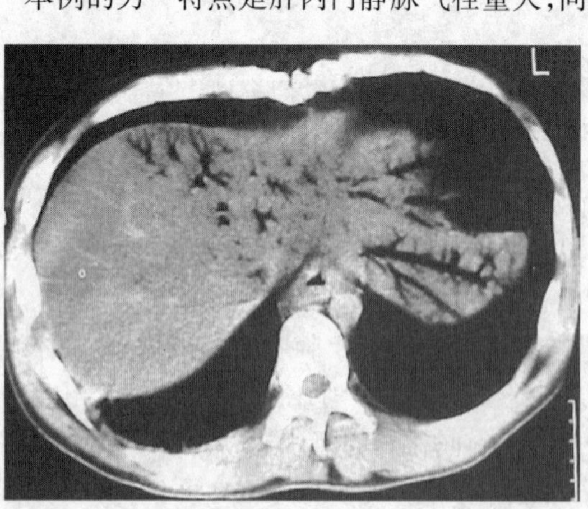

图 8

在发现门静脉气栓同时，往往有肠壁积气（intramural gas），从理论上讲，门静脉气栓之前应常有肠壁积气，即肠壁积气常预示门静脉气栓，本例未发现肠壁积气。肠壁积气应和原发肠壁气囊肿（pneumatosis intestinalis）鉴别，后者约占 15%，气囊多偏向于肠壁一例，而肠壁积气多成线状包绕肠管周壁，且继发于肠缺血，肠黏膜坏死等，约占 85%。门静脉气栓和肠壁积气均为肠系膜血管绞窄后肠缺血，肠黏膜糜烂等肠坏死的并发症。

绞窄性肠梗阻并发症除门静脉气栓、肠壁积气外，还有以下 CT 可疑肠坏死表现应特别注意：

1. 肠系膜水肿，云雾状模糊。肠系膜血管增粗，走行异常等，为肠缺血必有征象。

2. 肠壁和肠系膜区出现斑点或片状高密度影，CT 值升高，达 50 ~ 60 HU 者为凝血块，示局部有出血，也为肠缺血坏死征象之一。

3. 肠腔内大量积液，中或大量腹水，CT 值达 25 HU 者，示肠腔及腹腔渗血严重，有肠坏死可能。

4. 肠壁增强扫描延迟 10 min 后显示，示肠系膜血管绞窄严重，肠壁坏死。

以上为肠坏死 CT 表现的间接征象，并按上列顺序排列其严重性。

小结：本例显示为大量气栓发生，为十分明确的并发症征象，出现静脉内气体逆流文献尚未记载，说明坏死肠内气压高，产气菌感染及血压下降等多种因素所致。文中复习了绞窄性肠梗阻、肠坏死的 CT 可疑征象，并指出应特别注意。

（李文华　夏宝枢）

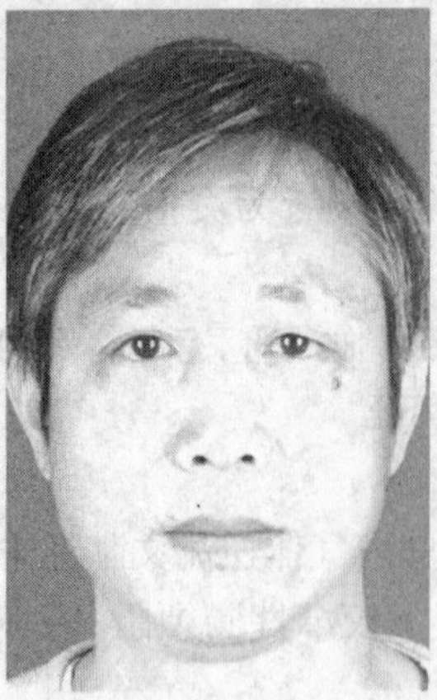

李彦豪，主任医师、教授。

男，1953年11月出生。1977年毕业于河南医科大学医疗系。1977～1983年在河南医科大学一附院放射科工作，任住院医师。1983～1986年在河南医科大学攻读硕士学位。现任南方医科大学南方医院医学影像科副主任。

1994～2002年为全国介入放射学会委员，1997～2000年为中华放射学会青年委员，1997～2002年为全军放射学会委员、常委，1994～2002年担任广东省介入放射学会副组长。1996～2002年《中华放射学杂志》编委。还担任《放射学实践》编委、《介入放射学》编委、《医学影像与介入放射学》等杂志编委。

疑难病例诊断

病例1：女性，32岁。因健康查体发现肝内占位10余天。各项常规检查无异常。行CT检查发现肝内巨大占位（图1 A～E）。诊断为：①肝局灶性结节样增生合并血管畸形；②不排除肝海绵状血管瘤。行肝动脉造影检查发现：除肝内占位病变的表现外，并未显示肝动脉向病变供血；行肠系膜动脉－门静脉造影显示病变由门静脉供血，表现为中心性斑片状高密度影，随着时间延长向周边扩散呈较均匀染色（图1 F～J）。即选用剑突下入路穿刺门静脉左支，成功后即完成超选择插管入门静脉右支的供血占位病变的分支，再次造影证实后注入平阳霉素与碘化油乳剂（PLE）。平阳霉素的用量为16 mg，溶于碘浓度为60%的造影剂碘必乐10 ml中，再混合超液化碘化油10 ml制成乳剂。注入后可见血窦基本由乳剂充填（图1 K）。最后诊断：肝的静脉畸形（海绵状血管瘤），由门静脉供血。

述评：血管畸形为一组由先天性血管发育异常而引起的疾病。Mulliken等的研究结果表明，肝海绵状血管瘤并不是血管瘤，而应称为肝的静脉畸形。本例病人的最终诊断为肝的静脉畸形，但其CT和DSA血管造影表现较为特殊。肝的静脉畸形常见的CT和DSA血管造影的征象为：动脉早期即可见病变周边部多发血窦或较大的血管湖显影，呈“树上挂果征”。随时间的延长，病变染色活增强逐渐从周边向中心扩散，一直持续至静脉期直至静脉后期仍不排空，即所谓“早出晚归”现象，CT延迟扫描可显示病变均匀填充。肝动脉造影动脉期即可显示畸形血窦显影通常呈环形或“C”形。病变较大者，可见供血动脉稍增粗和周围血管受压、移位，有时可见血管瘤周围门静脉分支异常显影。肠系膜上动脉门静脉造影显示门静脉分支推压移位，而不向病变供血。本例在CT增强扫描时于动脉期却未见周边的血窦显示，于门静脉期可见病变中央呈“火山样”强化，并向周边弥散，延迟扫描可见整个病变均匀强化，并排空延迟。肝动脉造影：动脉期亦未见异常血管，而在门静脉期可见门静脉分支为病变的供血血管。直接的门静脉插管造影亦可见异常血窦显示，周边的门静脉分支推压移位。超选择插管后造影可见造影剂直接进入异常血窦内，并逐渐弥散显示大部分或整个病变的血窦。此病人为门静脉主要参与畸形血窦的供血，较为罕见。因此，本例根据其CT表现被误诊为“肝局灶性结节样增生合并血管畸形”并不为奇。以往的研究结果和临床观察认为“肝海绵状血管瘤”由肝动脉供血，只有在肝动脉结扎后才由门静脉供血。所以结扎肝动脉对本症无效。本例应属特殊情况，其发生率不高，笔者仅发现2例，对提高本症诊断和鉴别诊断能力不无裨益。

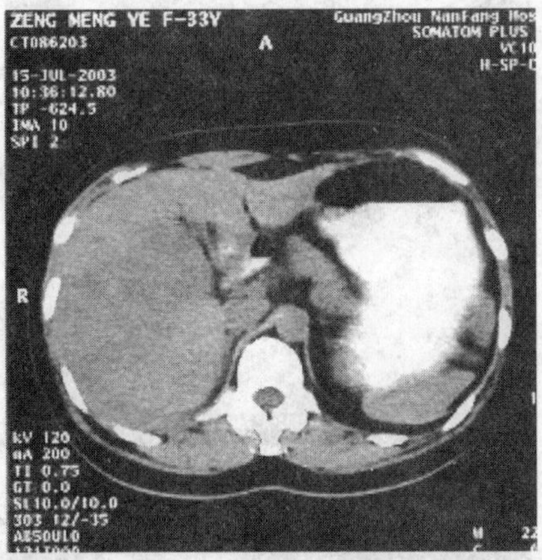
ZENG MENG YE F-33Y
GuangZhou NanFang Hosp
SOMATOM PLUS
CT086203
A
15-JUL-2003
10:36:12.80
TP -624.5
IMA 10
SPI 2
R
kV 120
mA 200
TI 0.75
GT 0.0
SL10.0/10.0
303 12/-35

A

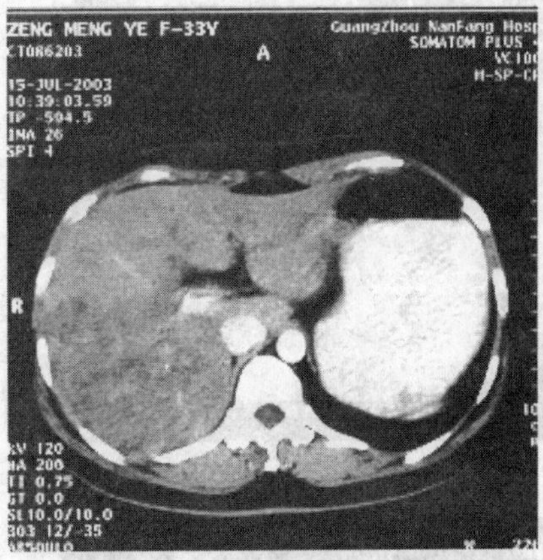
ZENG MENG YE F-33Y
GuangZhou NanFang Hosp
SOMATOM PLUS
CT086203
A
15-JUL-2003
10:39:03.59
IMA 26
SPI 4
R
kV 120
mA 200
TI 0.75
GT 0.0
SL10.0/10.0
303 12/-35

B

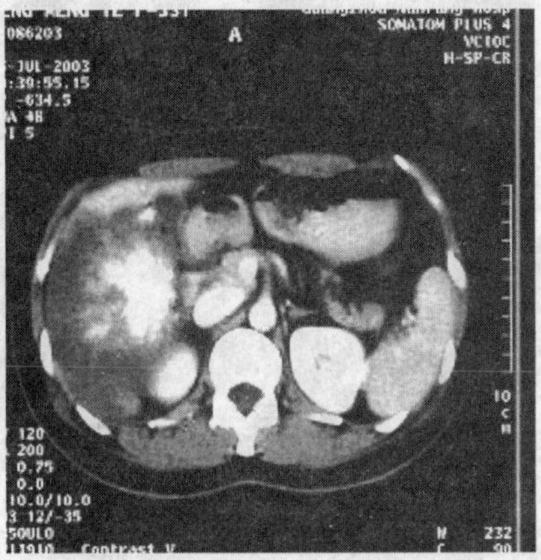
SOMATOM PLUS 4
A
Contrast V

C

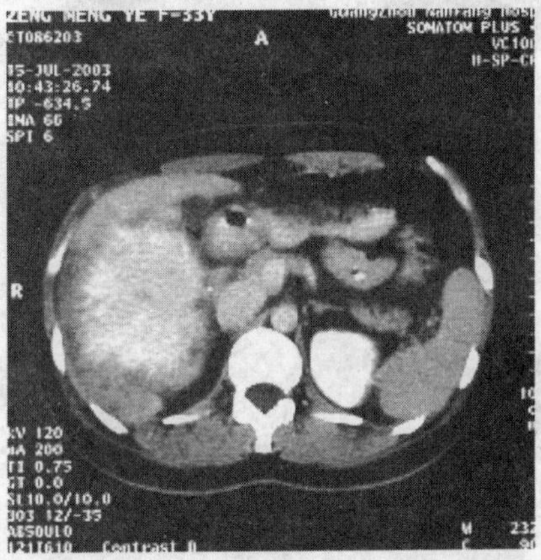
CT086203
A
15-JUL-2003
10:43:26.74
TP -634.5
IMA 66
SPI 6
R
kV 120
mA 200
TI 0.75
GT 0.0
SL10.0/10.0
303 12/-35
Contrast A

D

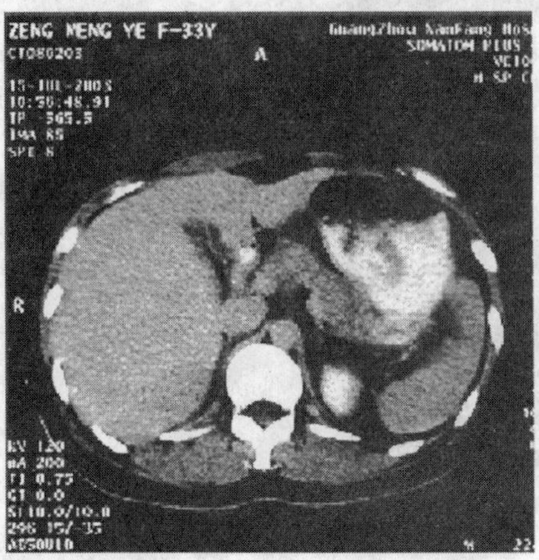
ZENG MENG YE F-33Y
GuangZhou NanFang Hosp
SOMATOM PLUS
A
R
kV 120
mA 200

E

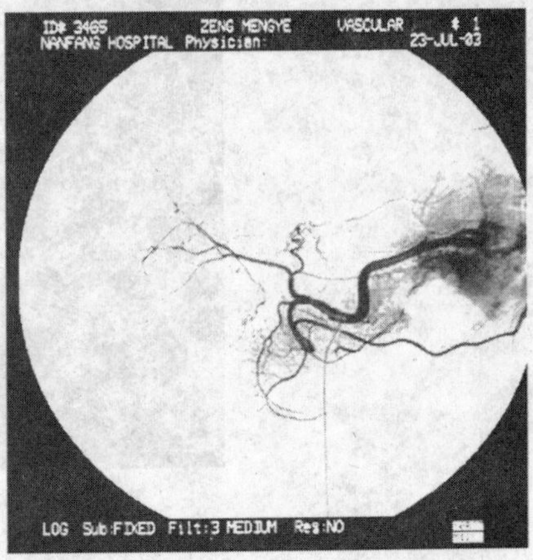
ID# 3465
ZENG MENGYE
VASCULAR
NANFANG HOSPITAL Physician:
23-JUL-03
LOG Sub:FIXED Filt:3 MEDIUM Res:NO

F

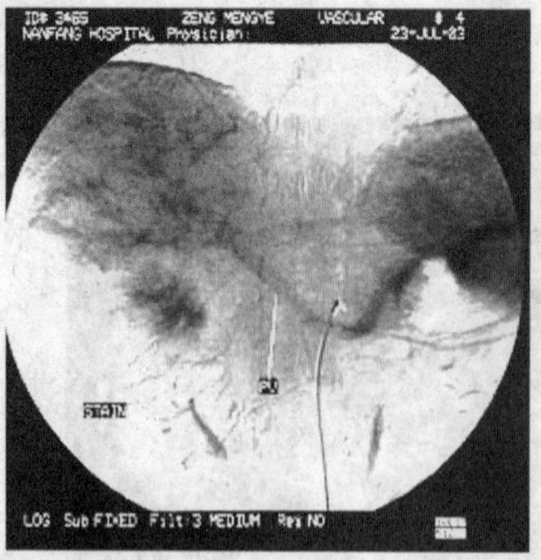

G

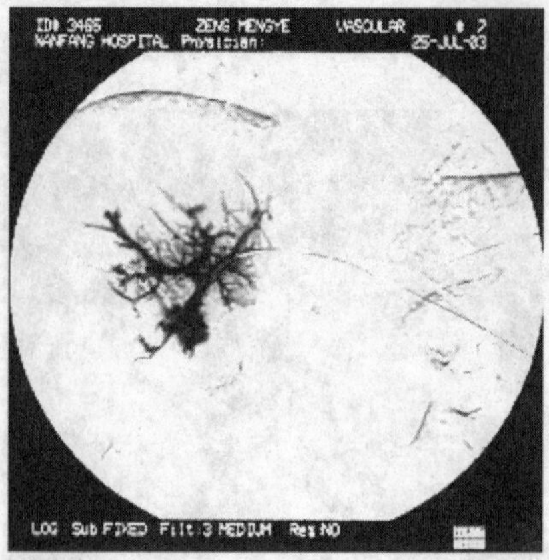

H

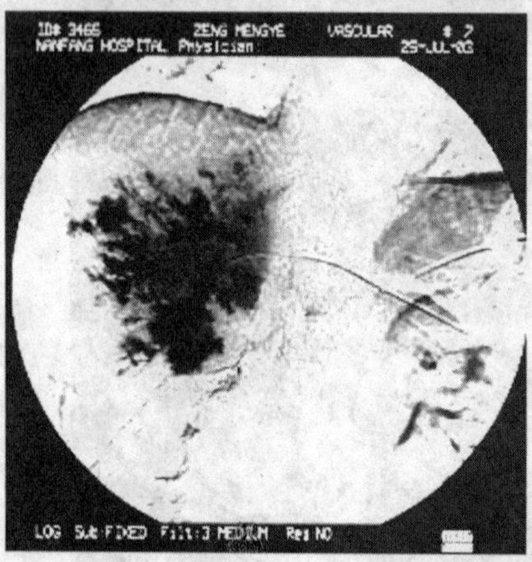

I

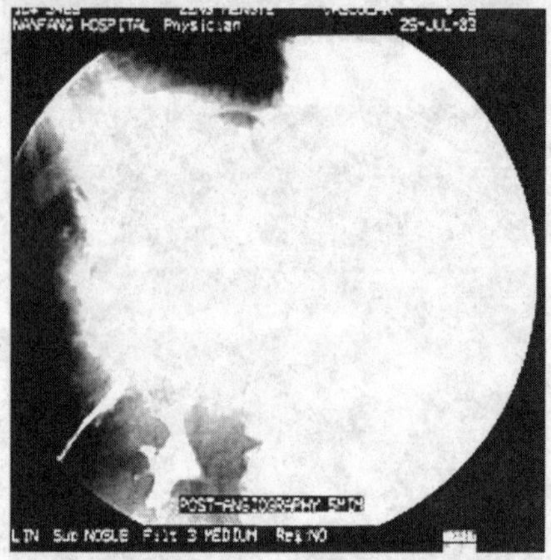

J

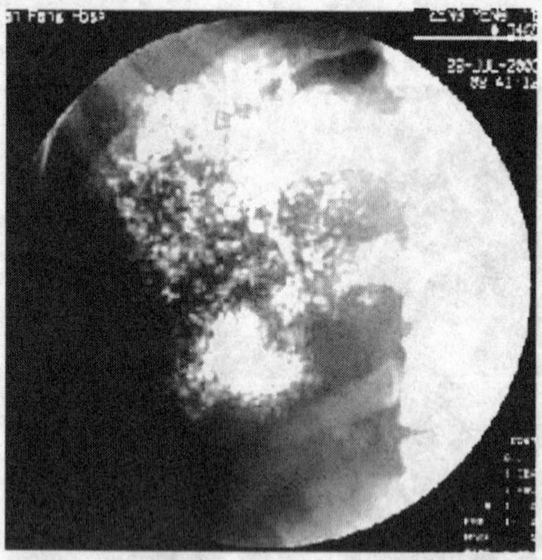

K

图1

该病人我们将导管超选择插入参与病变供血的分支后，直接经导管注入 PLE，可见药物在病变内存积尚可。但疗效有待进一步观察和随访。

病例 2：男性，9 岁。1 岁时发现肝、脾增大，无明显临床主诉，未行特殊治疗。近 2 年出现渐进性眼黄、尿黄，双下肢轻度水肿，经多次多家医院内科按肝炎，肝硬化保守治疗无效。拟诊为布－加综合征入我科。体检：皮肤巩膜中度黄染，可见肝掌，胸腹壁数个蜘蛛痣，肝肋下未触及，脾肋下可触及 2 cm。实验室检查:乙肝五项检查:乙肝表面抗体(HBsAb)阳性,其余均阴性;总胆红素(T-BIL)为204 μmol/L(正常3.4~17.7 μmol/L),直接胆红素(D-BIL)为110 μmol/L(正常0~6.8 μmol/L),间接胆红素(I-BIL)为94 μmol/L(正常1.7~10.2 μmol/L),总胆汁酸(TBA)127.7 μmol/L(正常2.5~6.8 μmol/L),谷丙转氨酶(ALT)142 U/L(正常<40 U/L),谷草转氨酶(AST)283 U/L(正常<40 U/L),白蛋白(ALB)32.5 g/L(正常40~55 g/L),凝血酶原时间(PT)延长为26 s(正常11~13.7 s);白细胞总数(WBC)4.41×10^9/L(正常4×10^9/L~10×10^9/L),血小板(PLT)88.1×10^9/L(正常100×10^9/L~300×10^9/L),血红蛋白(Hgb)81.8 g/L(正常110~140 g/L);血清铜、尿铜正常。

胸片示心影稍大。上消化道造影和头颅CT未见异常。超声多普勒示:肝稍小,门静脉主干及分支正常结构消失,代之以细管状(宽度3~4 mm)结构,内为静脉血流,诊断为门静脉海绵样变。CT增强扫描及三维血管成像示:肝下段下腔静脉增宽(图2A),门静脉干及分支变细(图2B),胃和脾周可见迂曲扩张的血管(图2C)。下腔静脉造影见肝段明显扩张,压力正常,左肾静脉扩张。肝静脉造影未见异常。肝动脉造影显示肝动脉分支迂曲聚集,肝脏影较小,呈肝硬化表现(图2D)。经肠系膜上动脉间接门静脉造影可见门静脉干及分支明显变细,肠道静脉血少部分回流入门静脉,大部分经一迂曲扩张的分流道入左肾静脉(图2E);脾动脉造影示脾静脉血主要经分流道入左肾静脉。内科保守治疗好转出院。诊断:先天性肝外门、腔静脉分流。

述评:1793年Abernethy对1例死因不明的10个月女婴尸体解剖时首次发现门静脉缺如,门静脉血通过肝外异常分流道直接回流入腔静脉。后来人们称为Abernethy畸形,即门静脉畸形和肝外门、腔静脉分流。其血流动力学变化均为门静脉血通过一肝外异常分流道入腔静脉,肝门静脉血灌注不足。Morgan等将其分为2型,Ⅰ型:门静脉干血完全向腔静脉分流而不回流到肝脏。多发生于女性,例如门静脉先天性缺失。Ⅱ型:门静脉干血部分回流到肝脏。常发生于男性。本例属Ⅱ型。

Abernethy畸形的临床表现主要有肝门静脉血灌注不足导致肝功能受损和门、腔静脉分流导致的肝性脑病。肝功能受损可能与门静脉内肝细胞营养因子入肝减少,肝细胞内肝糖原减少有关。临床上多见于青少年和儿童。早期主要表现黄疸,晚期为肝硬化。实验室检查血TBA和T-BIL增高,转氨酶轻度升高。晚期可有ALB下降和PT延长。门、腔静脉分流导致的肝性脑病。

影像学检查包括多普勒超声,增强CT和MRI及其三维血管成像,均可显示门静脉主干及其分支闭塞、变细,下腔静脉在分流道汇合处及近心段增宽,胃和脾周可见迂曲扩张的血管团。本病的诊断以间接或直接门静脉造影为金标准。血管造影首选经肠系膜上和脾动脉的间接门静脉造影,可观察门静脉干及其分支,门、腔静脉分流道,门静脉血流动力学改变。直接门静脉插管造影,还可测量门静脉压力。其特征性表现为:门静脉畸形,如门静脉干及其分支闭塞或变细,并可见一迂曲扩张的肝外门、腔静脉分流道。

本病须与门脉海绵样变和肝硬化门静脉高压并形成门、腔静脉分流鉴别。门静脉海绵样变是被栓塞的门静脉干或分支内及其周围形成的海绵样静脉通道,但无粗大的肝外门、腔静脉分流道。肝硬化门静脉高压并形成门、腔静脉分流者,先存在肝硬化的基础,并有门静脉高压的表现,其门静脉干和分支多正常或增粗,门静脉可有逆肝血流。

本病的治疗应根据畸形不同类型及病人情况决定。主要有:①内科保守治疗。主要是保护肝功能和治疗肝性脑病的方法。②阻断分流道。可减少门、腔静脉分流,增加肝门静脉血灌注,但可使门静脉压增高。适合于Ⅱ型病人。经皮肝穿刺门静脉分支或经分流道逆行途径插管入分流道,释放钢圈、可脱球囊等栓塞物,必要时给予无水酒精或组织胶等,阻断分流道。Kuramitsu等报道1例67岁肝外门、腔静脉分流导致肝性脑病病人,经右股静脉,左肾静脉逆行插管入分流道,行钢圈栓塞。术后临床症状消失,门静脉干从7 mm增宽到14 mm,门静脉分支亦增宽,血氨下降到正常水平。随访1年无复发。亦可采用手术法结扎分流道。③肝移植。适合于Ⅰ型病人。

例3:女性,33岁。因反复腹胀、双下肢水肿3年,加重5个月入院。病人4年前体检发现小三阳,否认有肝吸虫病史。2001年9月,在外院行MR血管成像显示肝段下腔静脉狭窄,肝静脉闭塞(图

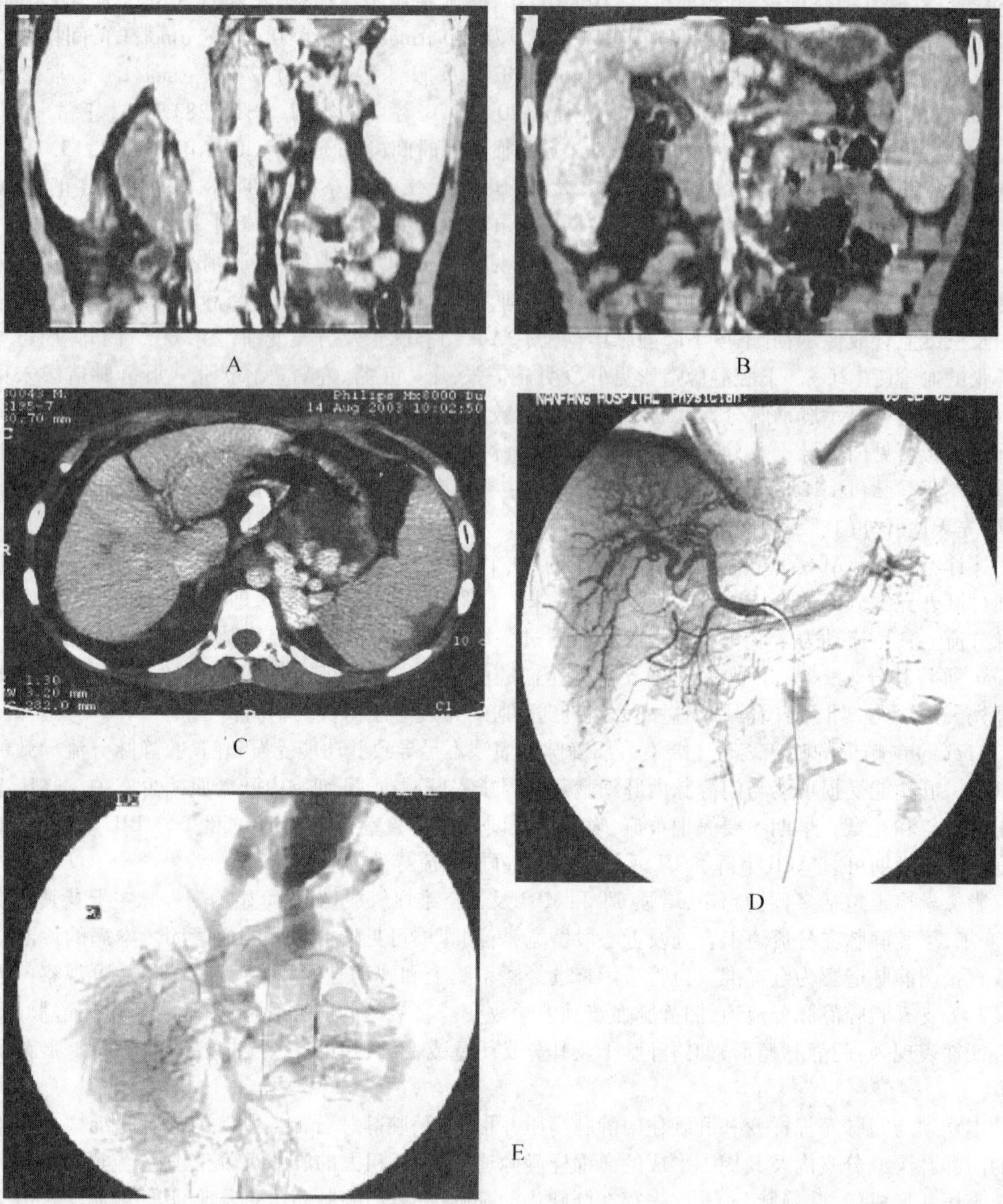

图2

3A)。即行经皮穿刺肝静脉造影,未显示闭塞的肝静脉主干(图3B)。经颈静脉上入路采用TIPSS穿刺针穿刺肝静脉干亦未能成功(图3C)。即行下腔静脉造影,可见肝段下腔静脉明显狭窄(图3D),置入下腔静脉支架后造影复查显示下腔静脉狭窄段明显改善(图3E)。术后下肢肿胀明显好转,但腹胀无明显减轻。2003年1月出现腹壁静脉破裂出血,经外科手术止血(腹壁静脉结扎术)。5月开始,腹胀进行性加重,伴尿少。9月出现呕血,黑便,胃镜证实为食管下段静脉曲张破裂出血。经保守治疗后好转,但腹部仍渐增大,须每日抽腹水及利尿治疗。10月行增强CT检查显示肝静脉回流受阻(图3F)。11月在我院行经右颈内静脉下腔静脉造影显示下腔静脉通畅(图3G)。以TIPSS穿刺针穿刺肝左静脉远端分支成功后(图 3H),球囊扩张穿刺道(图 3I)。经扩张之穿刺道通过分支进入肝左静脉,并进入下腔静脉,行球囊扩张(图 3J ~ K),术后造影复查示血流通过顺利(图 3L)。1 周后,经股静脉复查,并行肝右静脉球囊扩张术(图 3M ~ P)。术后,该病人临床症状明显缓解,腹围由术前的 94 cm 降至出院时 80 cm,腹壁曲张静脉消失,尿量在自然状态下已恢复正常。

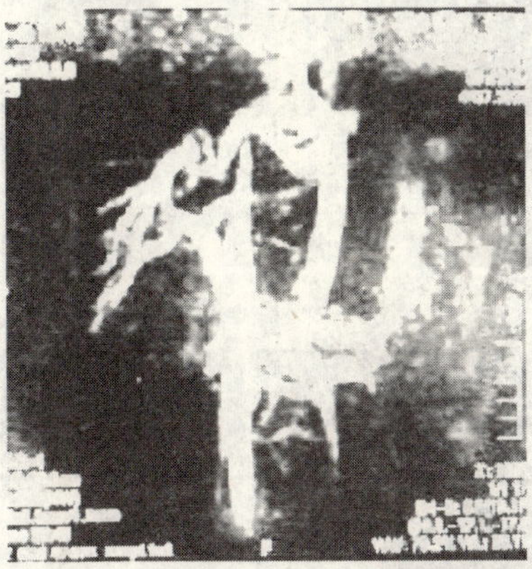
A

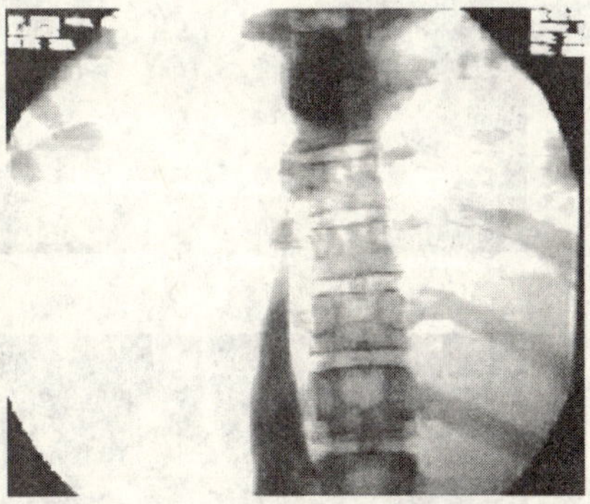
B

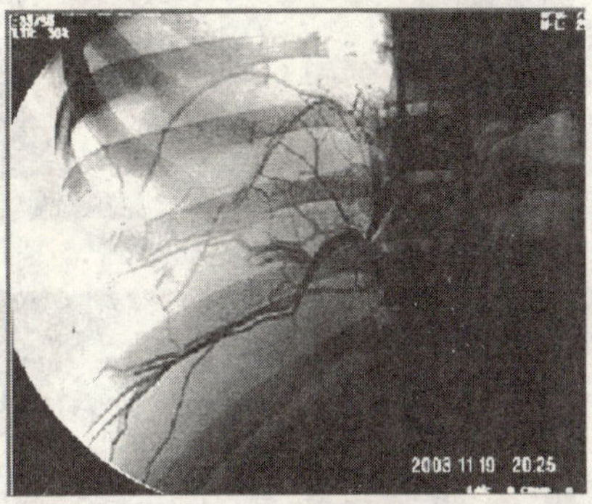
C

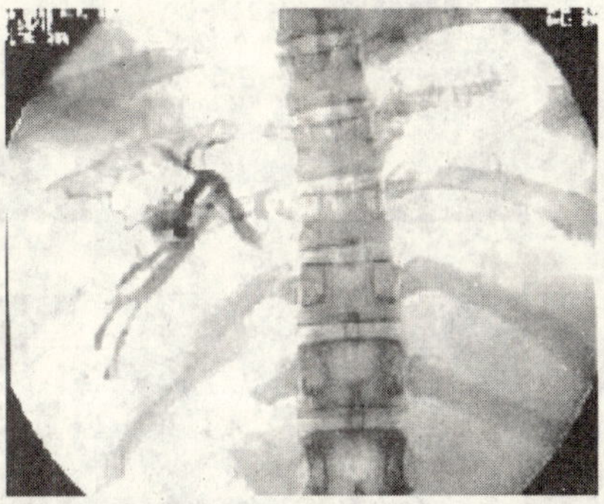
D

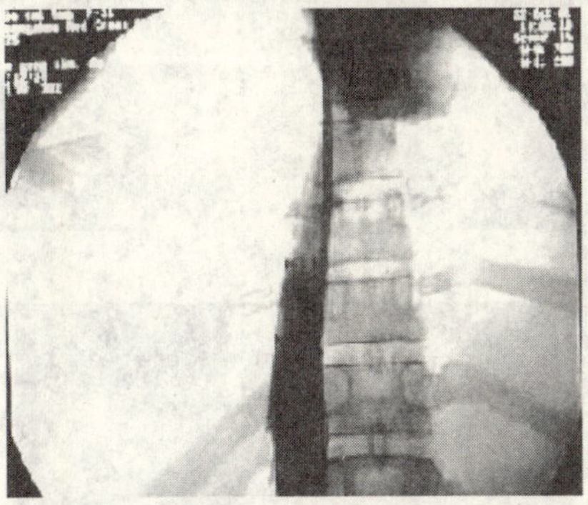
E

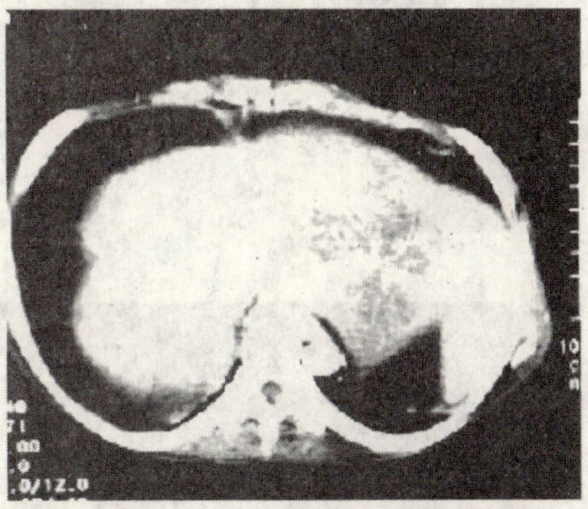
F

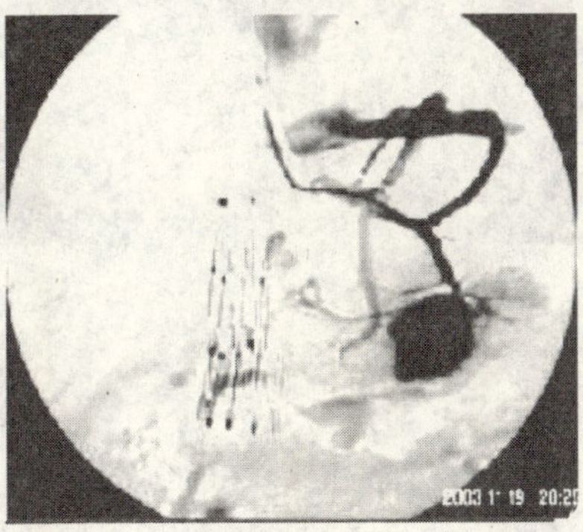
G

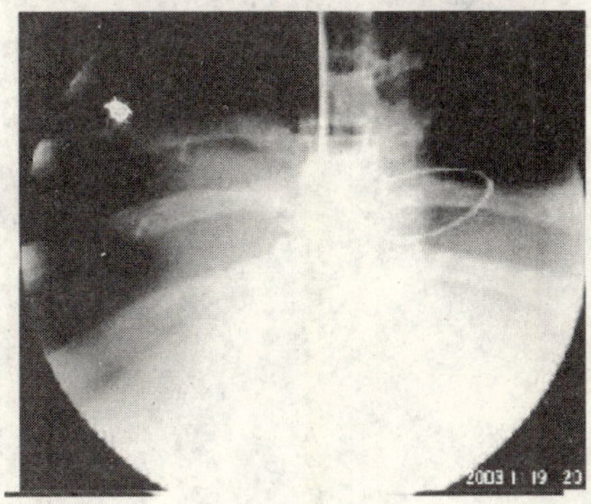
H

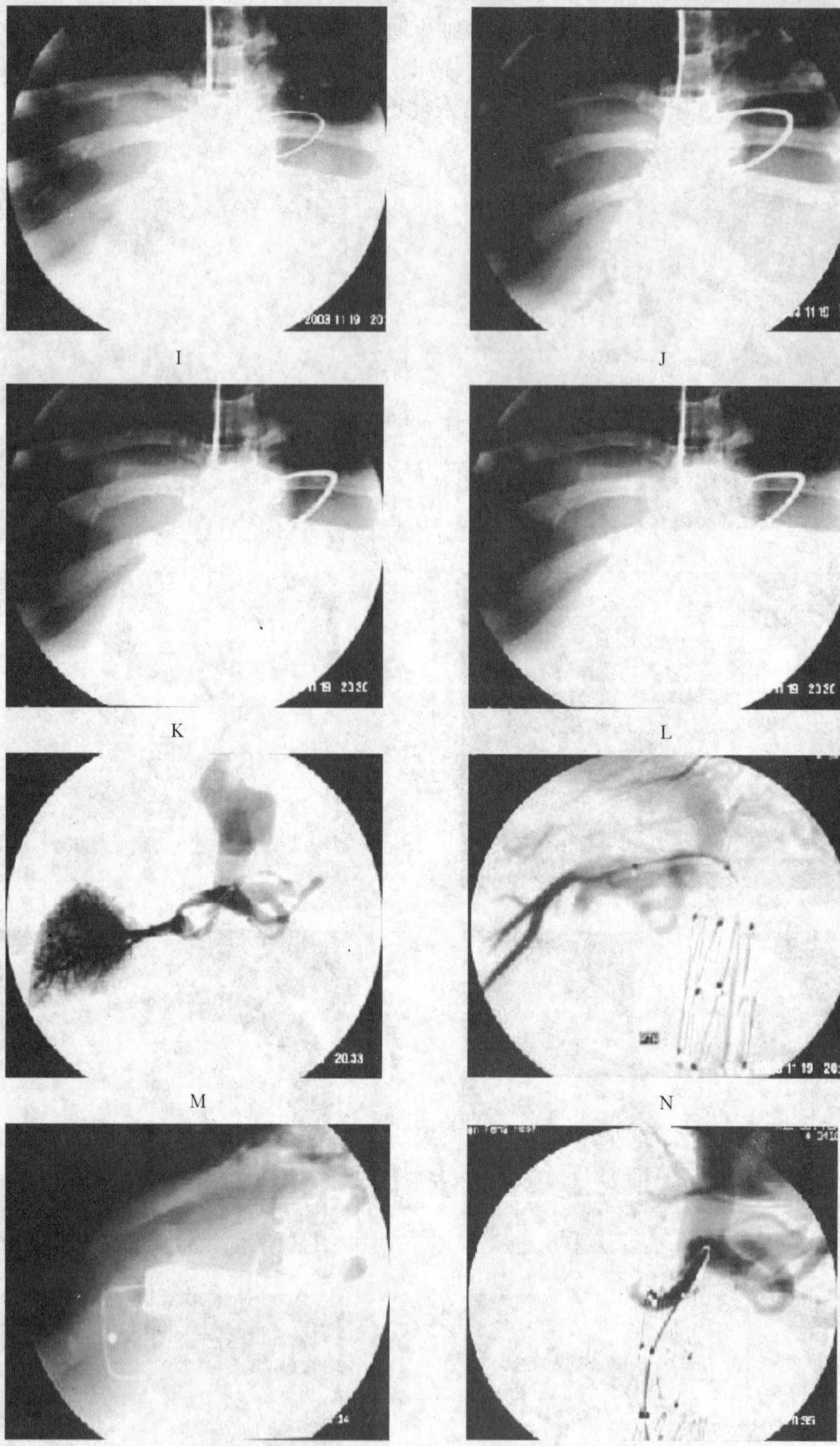

图3

病例4:男性,28岁。体检发现肝大7年,加重1年,已确诊为Budd-Chiarri综合征。2002年1月外院行TIPSS术。术中60 mm×10 mm和80 mm×10 mm自膨式支架2枚。术后3个月因支架内再狭窄再行PTA治疗。2002年10月复查彩超示支架内无血流信号。11月再行经右颈-肝静脉-分流道造影,显示支架内完全闭塞,并可见胆道显影(图4A)。经皮肝穿造影示肝左、中、右静脉增粗,汇合部闭塞,血流自侧支流向腔静脉(图4B)。导丝无法通过经皮肝途径进入腔静脉。即经颈静脉上入路穿刺肝静脉(图4C),成功后引入导管测肝静脉内压力为27 cmH_2O。分别用8 mm及15 mm球囊扩张(图4D~E),再测压为16 cmH_2O。第二天复查通道又明显狭窄,遂置入12 mm支架(图4F),成功后造影复查显示肝静脉通畅(图4G),测压为16 cmH_2O。随访2年,支架内血流通畅,无临床症状。

述评:Budd-Chiari综合征可导致门脉高压和下腔静脉高压,但重点在于肝静脉回流障碍导致的门静脉高压。诊断的要点应首先明确肝静脉是否存在,有无扩张,开口在何处和是否狭窄或闭塞。介入治疗也应首先考虑解决肝静脉回流障碍的问题。例3病人在外院行下腔静脉支架置入术,虽改善了下腔静脉高压,但未能解决肝静脉及门静脉高压这一根本问题。所幸的是下腔静脉支架位置较低,未能影响行肝静脉开通术。实际上,其下腔静脉造影显示的狭窄是由于肝静脉回流障碍,肝尾状叶肥大导致的肝段下腔静脉受压形成假性狭窄。术前的下腔静脉造影未见侧支循环形成,也没有测量狭窄两端的静脉压差,未能明确"狭窄"的真假和对血流动力学的影响,所以不应简单进行下腔静脉支架置入术。在此类情况下只要解决肝静脉回流问题,肝尾状叶回缩,下腔静脉自然可复原。

例4病人在外院行TIPSS术的原因可能是当时未注意到肝静脉的情况,目的是缓解门静脉高压。虽然手术成功,但由于支架在肝实质建立的通道太长,较易因血管内皮过度增生或血栓形成等原因导致通道的狭窄和闭塞。因此,本例病人在TIPSS术后3个月,通道即明显再狭窄。虽再次行球囊扩张治疗,通道很快发生完全闭塞。该病人在我院之所以得以成功治疗主要是通过增强CT显示了肝静脉开口部阻塞。从而使介入治疗的着眼点放在开通肝静脉。

总之,对Budd-Chiari综合征的影像诊断,应首先着眼于肝静脉的形态异常的观察,重点在于其有否狭窄闭塞,狭窄是否局限性;介入治疗的关键是解决肝静脉回流的问题。对于肝静脉狭窄闭塞单纯行下腔静脉(病例3)或门静脉开通(病例4),可能是错误的或者不能从根本上解决问题。肝静脉开通术是解决此种类型肝静脉闭塞的首选治疗方法,可以达到治愈的效果。术中通常先采用球囊扩张术,如效果欠佳或术后再次狭窄,则考虑采用支架置入术。对于非局限性(广泛性)肝静脉闭塞,首选外科手术治疗(如肠-腔或门-腔分流术)可能术较为合理的选择。

病例5:女性,18岁。因腹部膨隆伴双下肢水肿1年余。以布-加综合征(BCS)入院。入院查体:全身皮肤巩膜无黄疸,双侧颈静脉无怒张,心肺查体阴性,腹膨隆,脐部突起,未见明显腹壁静脉曲张,肝大,于右肋下6指,剑突下3指可及,移动性浊音(+),双下肢轻度水肿。1年前外院行CT检查(图5A~B),诊断为BCS。此次入院后,X线检查胸部正侧位未见异常。心电图正常。心脏彩超:心房增大(以右房为主),三尖瓣发育不良伴轻—中度反流。化验检查除AST稍高(58 U/L),其余均正常。MR检查示下腔静脉,肝静脉及其主要分支明显增宽,但肝右静脉入肝静脉段管腔变窄,下腔静脉入右房段管腔局限性膨隆(图5C)。诊断:Budd-Chiari综合征可能性大。行血管造影示下腔静脉肝段明显扩张,但血流通过顺利,肝静脉未见明显狭窄(图5D),测下腔静脉和右心房压力分别为25 cmH_2O和27 cmH_2O。凭借右房高压和心包狭长的钙化影(图5E),DSA诊断:缩窄性心包炎,心包钙化。后转胸外科手术证实为缩窄性心包炎。

述评:本例是较长时间的误诊病例。主要原因是CT和MRI均显示肝静脉和下腔静脉明显扩张,临床症状和体征多数与Budd-Chiari综合征类似,与心脏病变相关的表现并不明显。通过对本例诊断过程的回顾,笔者体会到:①虽然胸片及CT已经显示了心包钙化,而读片者却视而不见,是造成没有及时正确诊断的原因之一。可能反映了由于本病在近年来较为少见,造成诊断医生容易忽视其存在的情况。②一般Budd-Chiari综合征,引起的肝脾肿大,具有相应性。本例肝大明显,而脾脏仅轻度增大,提示梗阻部位不是肝静脉而是其更近心段,本例即为缩窄性心包炎。③在行血管造影时测压很重要,测压是了

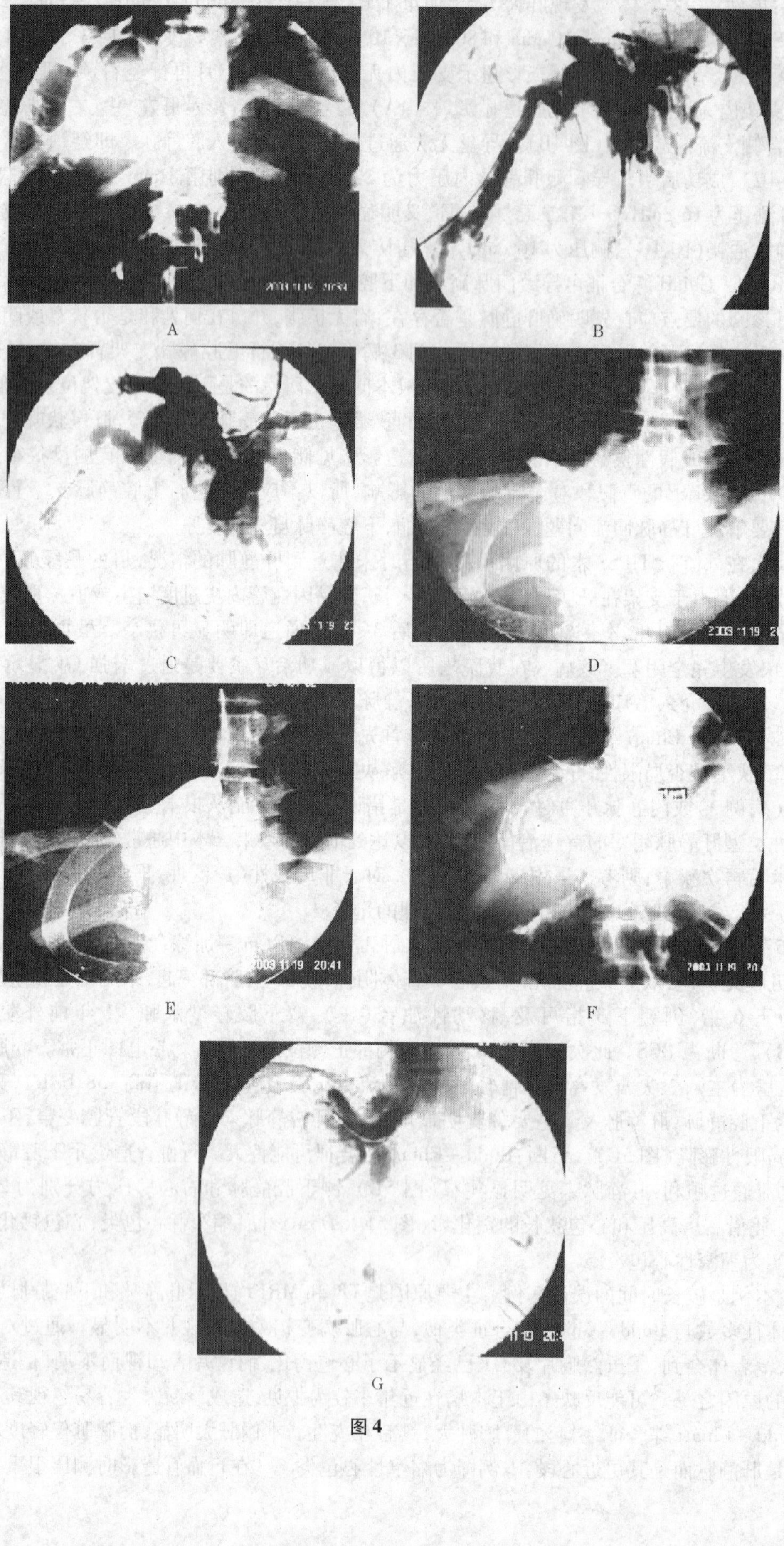

图4

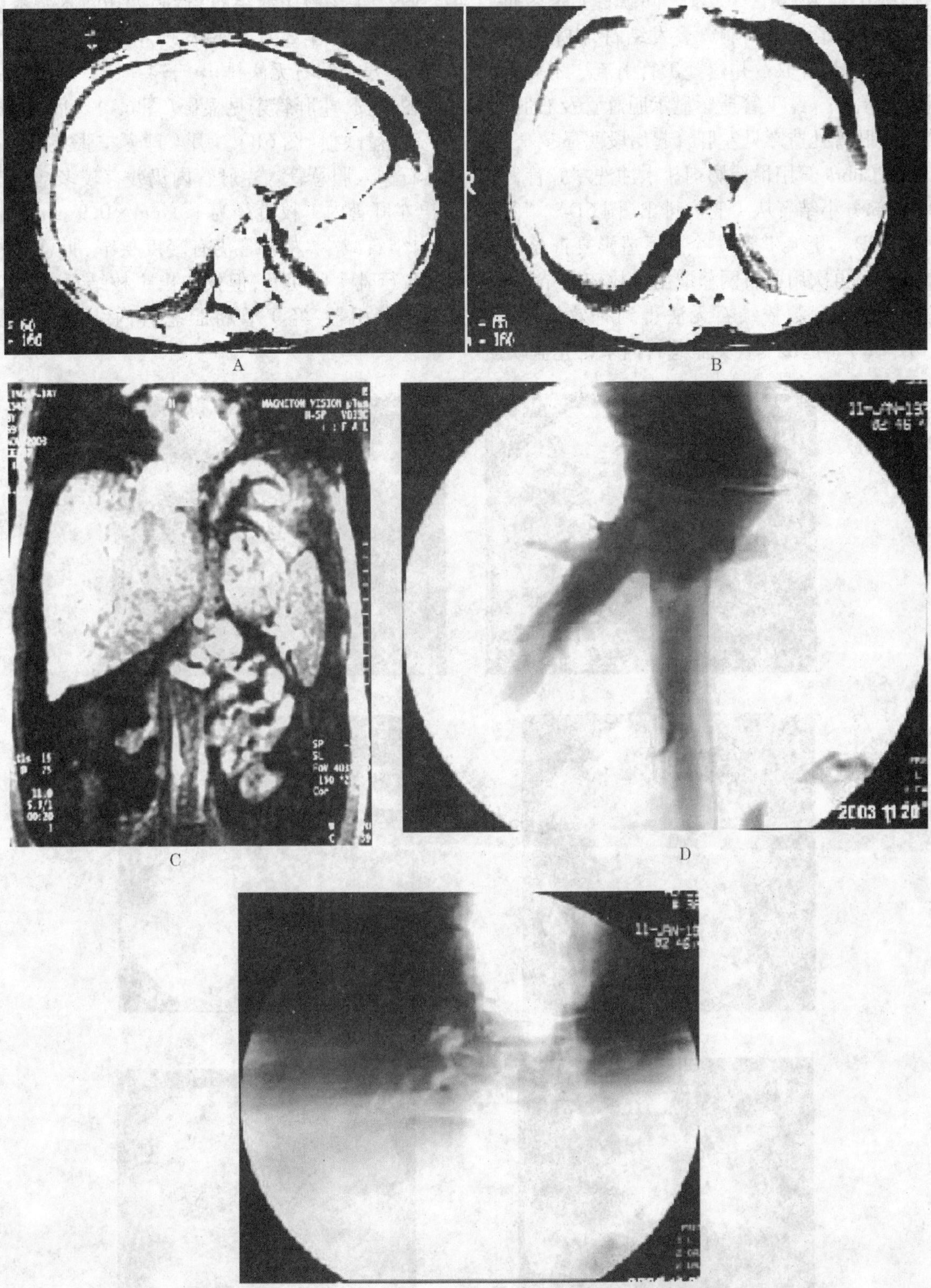

图 5

解血流动力学及变化的主要依据之一，单从形态学的观察，有时容易被假象迷惑造成误诊。④动脉期即可见下腔静脉和肝静脉的明显强化，提示右心房的血流有逆流。

病例6:病人,女性,42岁。间歇右上腹疼痛11年。1992年诊断胆囊结石,行胆囊切除术。术后B超发现左右肝管和肝内胆管多发结石,内科治疗病情反复。2003年3月B超发现左肝管和胆总管结石,行胆总管切开取石并留置T管引流。术后左肝管内多发残余结石无法排出,于4月25日入我院寻求进一步治疗。经T管造影显示胆总管及右肝管未见充盈缺损,左肝管未见显影(图6A)。插入Cobra导管入左肝管处造影见左肝管起始段明显狭窄,其内多发充盈缺损(图6B)。引入球囊扩张狭窄段(图6C)。经Cobra管用稀造影剂盐水冲洗左肝管,使部分结石进入胆总管。左肝管内仍残存较多结石。观察2周,部分小结石从T管内排出(图6D)。用网篮取出左肝管内1枚直径为1.1 cm×0.9 cm的结石(图6E~F)。更换T管,1个月后造影复查显示左肝管内结石减少,左肝管仍有轻度狭窄,胆总管内有数枚结石。再次用取石网篮取出一枚较大结石。再ERCP行乳头肌切开,但仅取出1枚结石(图6G)。胆总管内仍残存数枚结石无法得到有效处理。采用负压吸引器,经T管将胆总管内结石一一吸出(图6H~K)。造影复查见胆总管内未见充盈缺损。

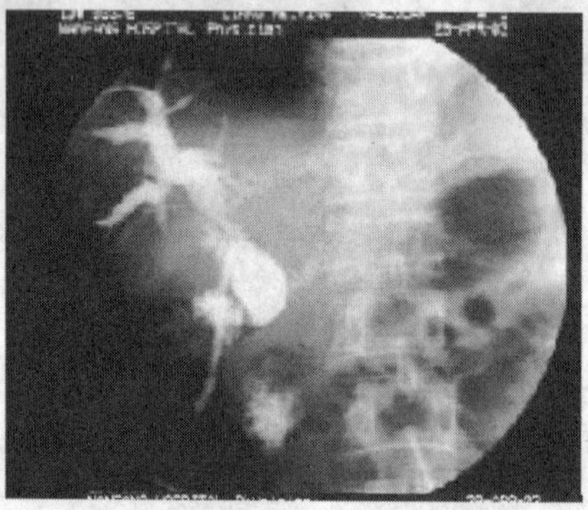

A

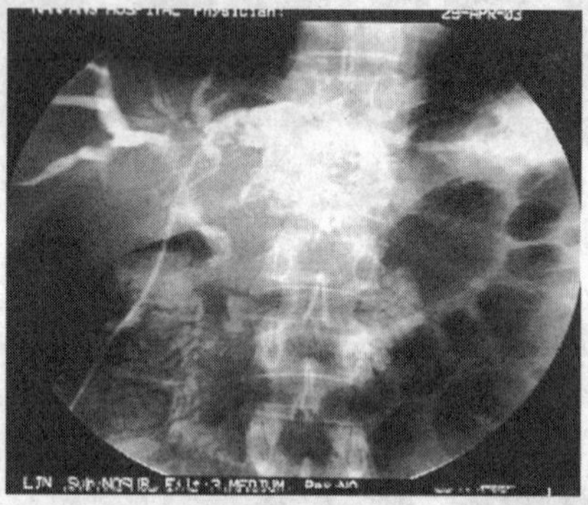

B

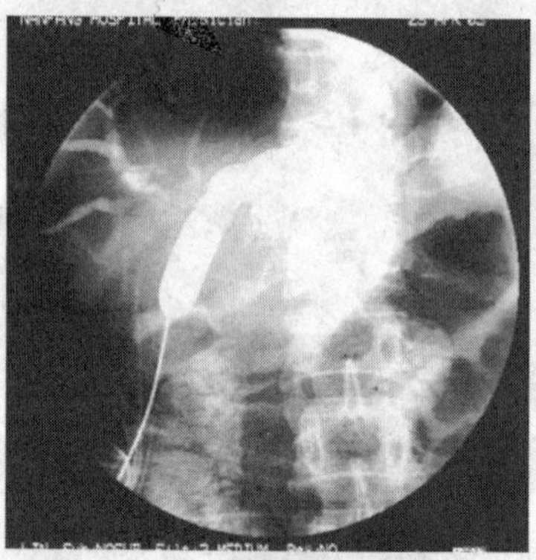

C

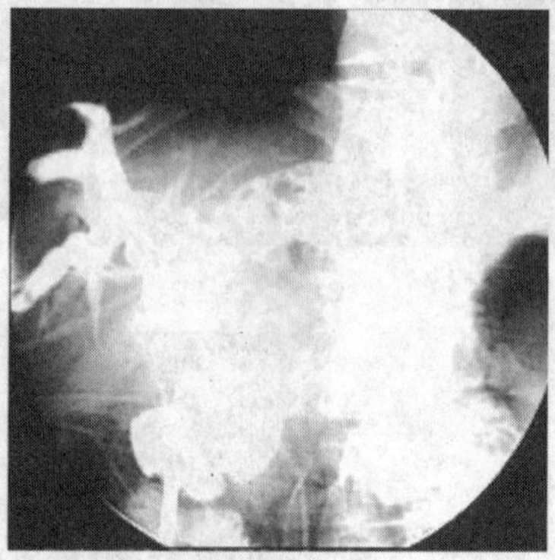

D

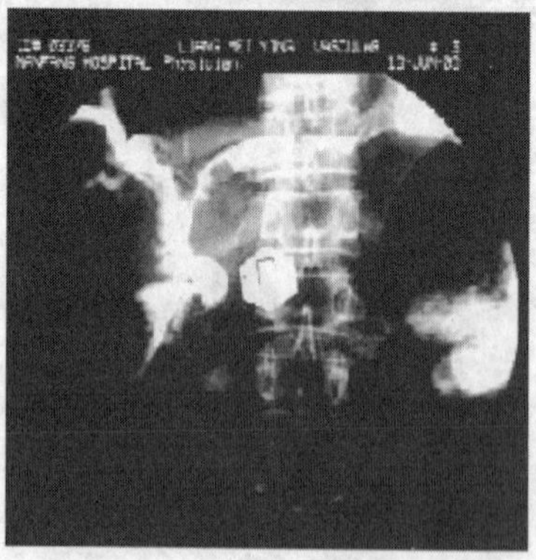

E

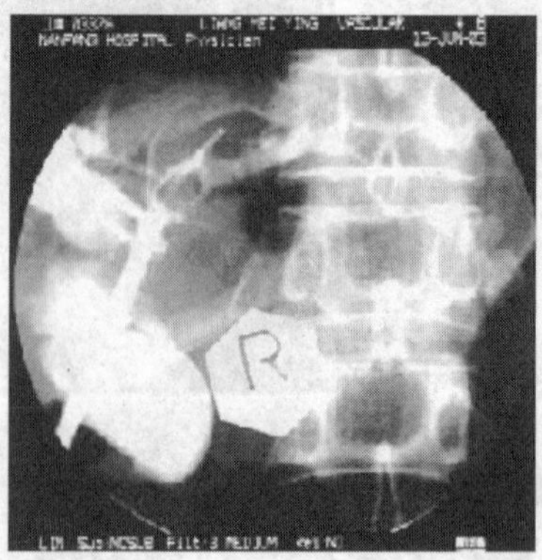

F

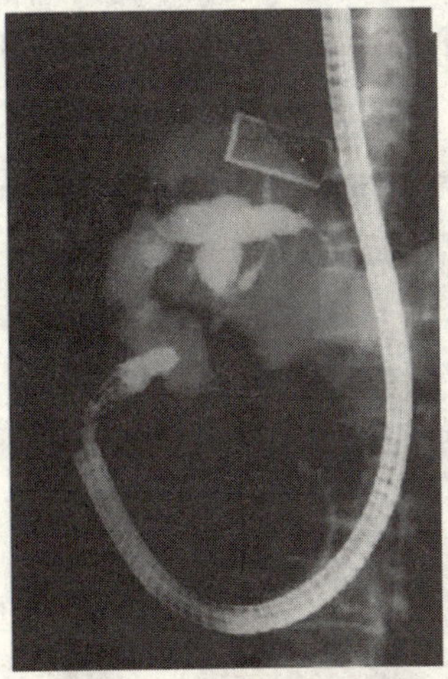

G

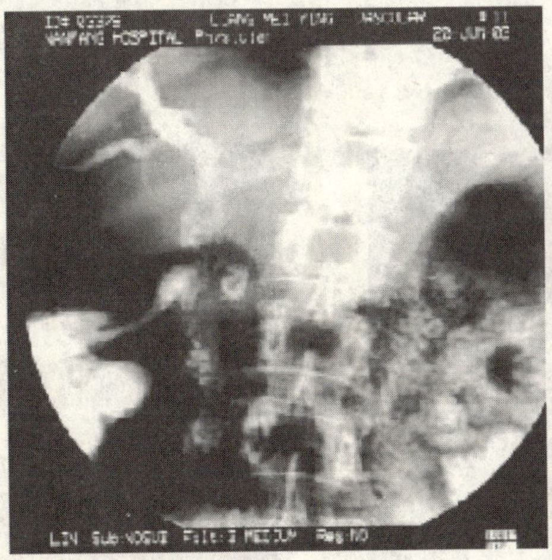

H

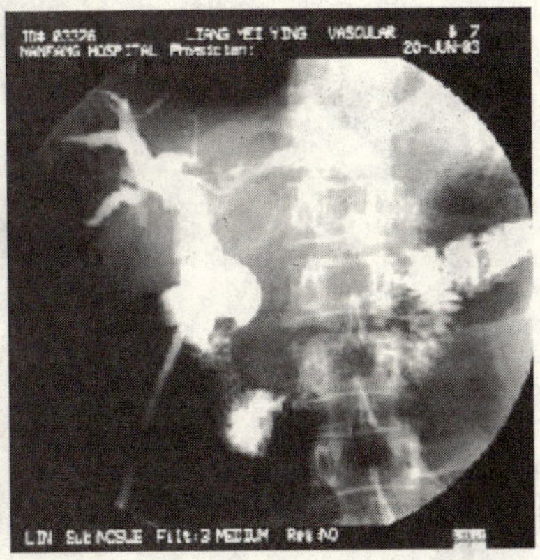

I

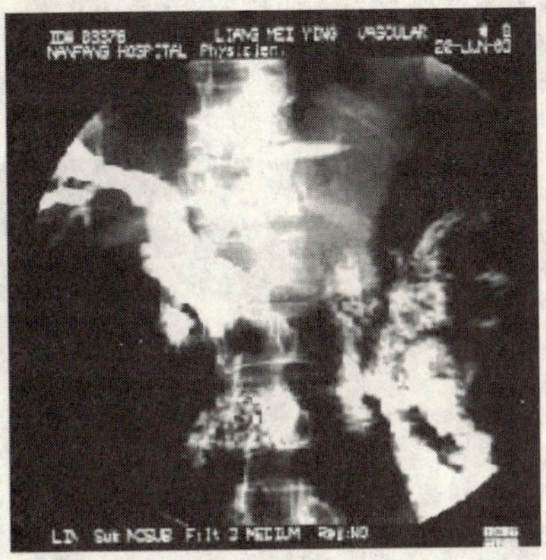

J

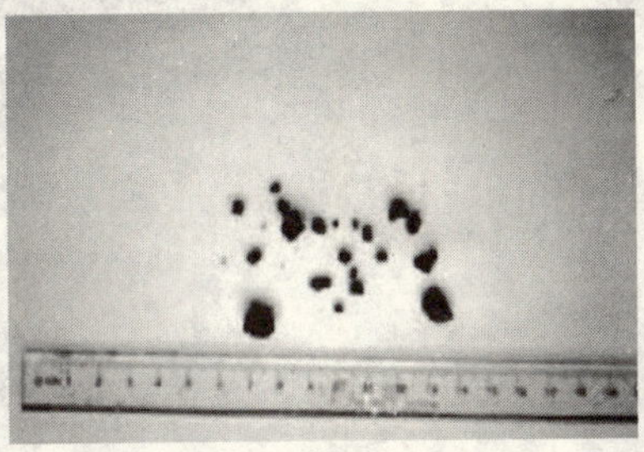

K

图 6

述评:肝胆管结石是临床常见的疾病之一。虽然手术取石也是外科医生常规的工作,但由于多发性肝胆管结石较难完全取出(残余结石)并较易复发,临床尚无有效治疗和预防复发的措施。因此,寻找微创、有效的方法显得更为重要。早在介入放射学发展的早期,经T型管残留结石取出术和T管置换术以用于处理胆管残余结石。本例病人多次外科手术后仍在左肝管内残留大量结石,通过T管和ERCP途径,在球囊扩张或切开通道后,采用冲洗、网篮套取和抽吸等机械性微创方法,将残余结石完全取出。体会有:①根据情况采用不同的方法,可提高残余结石的取出率。网篮套取适合于结石较大和数量较少时使用;冲洗则适合于结石较小和数量较大量时;抽吸的方法可能更简单实用。②笔者首次对本例病人试用经T管吸出胆石的方法,取得完全排出残余结石,效果令人鼓舞。其方法为:先将导丝经T管送入肝内胆管内,将手术置入的T管拔出。将相同直径的新T管两臂由管状修剪成二端略呈尖弧形的浅槽状,并各臂剪短成约　cm。将修剪后的T管沿导丝送入胆总管内。拔除导丝。经T管注入稀释的对比剂,以显示结石。将T管尾端接负压吸引器。透视下可观察到结石被吸至T管口部。较小的结石可直接吸出。较大的结石不能通过T管时,可在保持负压的情况下将T管拔出。此时浅槽状的T管双臂可将结石"抱紧"并随T管拖出体外。如果一次不能完全吸出,可再将T管置入,重复进行治疗。

病例7:男性,58岁,2002年10月29日因急性肠扭转行复位和坏死小肠及阑尾切除术。11月11日出现腹膜炎,行剖腹探查,腹腔引流冲洗术。术后下胃管行胃肠内营养。2003年1月3日发现胃管及腹腔引流管出现大量鲜红色血液。行急诊血管造影示肠系膜上动脉空肠支一小段扩张,未见造影剂外溢等直接出血征象(图7A、B)。超选择插管后造影显示造影剂外溢至腹腔内,并可见另一端的动脉分支亦扩张(图 7C、D)。将导管送过出血部位置于另一端,置入 3 mm,5 mm 钢圈各 2 枚,再后退导管到出血部位的近端,亦置入 3 mm,5 mm 钢圈各 2 枚(图 7E)。术后出血即停止。2003 年 3 月 4 日痊愈出院。

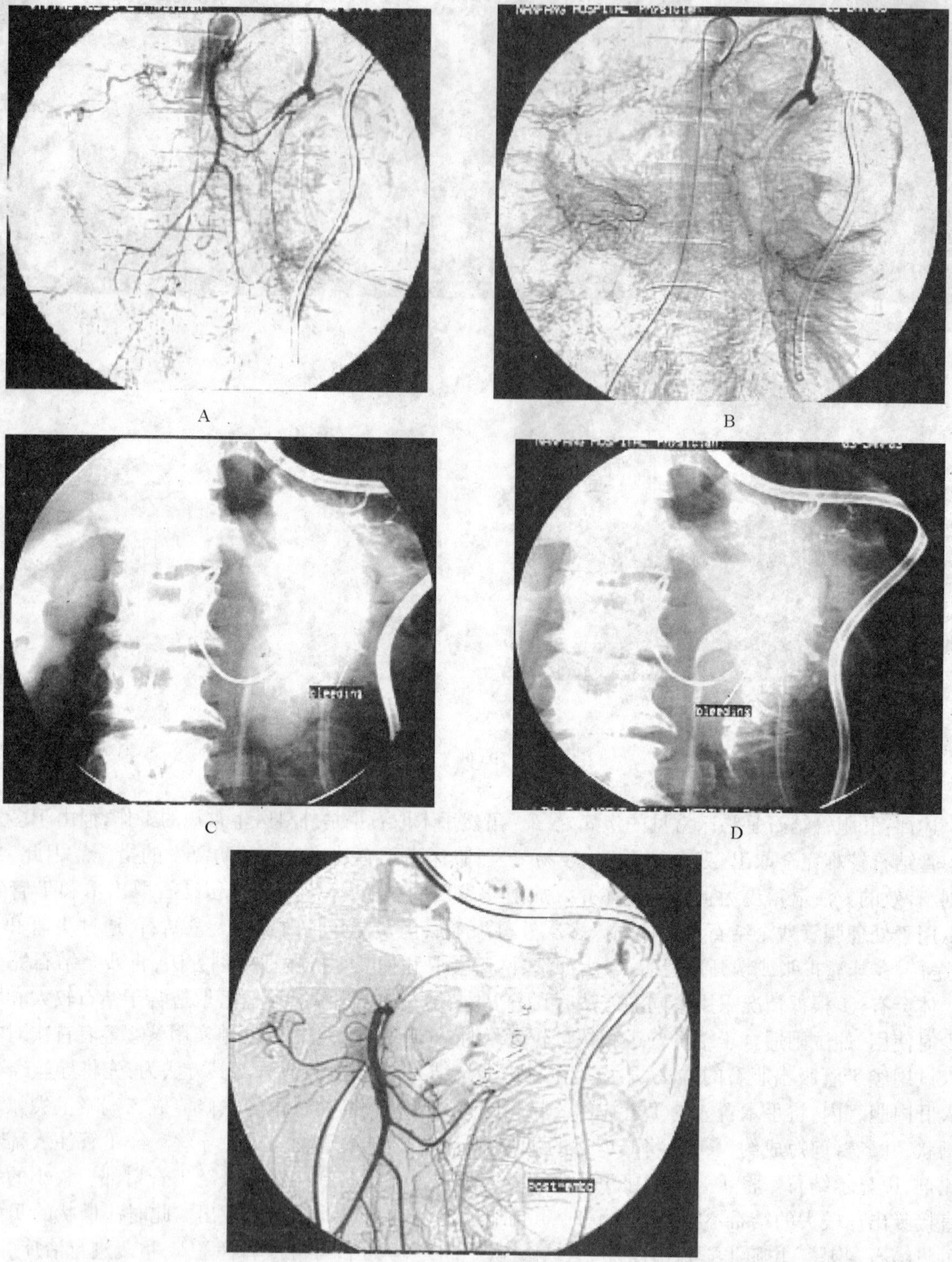

图 7

述评：本例消化道出血的动脉造影表现比较特殊。通常消化道出血的动脉造影表现为，对比剂外溢和原发性病变的表现，如动脉瘤，肿瘤染色，畸形血管和血管收缩等。而本例则表现为局限性一段动脉扩张，极为少见。其原因可能是胃管及腹腔引流管处，长期的炎症反应，导致局限性的动脉变性和扩张，并导致破裂出血，在休克状态下，正常动脉均做出收缩反应，而病变动脉不能做正常反应，显得增粗扩张。

由于出血处动脉存在弓状吻合，因此，必须将出血的两端全部栓塞，才可能取得较好效果。本例即将导管分别置于出血的两端各置放 2 枚不同直径的钢圈，取得了良好的疗效。

病例 8：男性，26 岁。反复自发性气胸 1 年余。入院前 1 个月曾行胸膜腔固化术。本次因再次自发性气胸入院。胸片示右侧液气胸，行胸腔闭式引流术。术后 3 天复查示气胸无明显变化。行胸部 CT 检查示右上肺大疱（图 8A）。在透视下行胸膜腔造影显示右上肺大疱（图 8B）。人工注入气体入右侧胸腔内，使肺大疱位置下移，避开肋骨和锁骨的阻挡，采用 22G 穿刺针进入肺大疱后，注入鱼肝油酸钠 4 ml和 1 ml 造影剂的混合液（图 8B），并将同量的药物注入胸膜腔行固化术。5 天后复查仍示右侧气胸。CT 检查示右上肺大疱内可见药物存留（图 8D）。即通过右胸腔引流管用胃肠负压吸引器进行持续负压吸引。3 天后复查气胸消失，拔除引流管，痊愈出院。至今无复发。

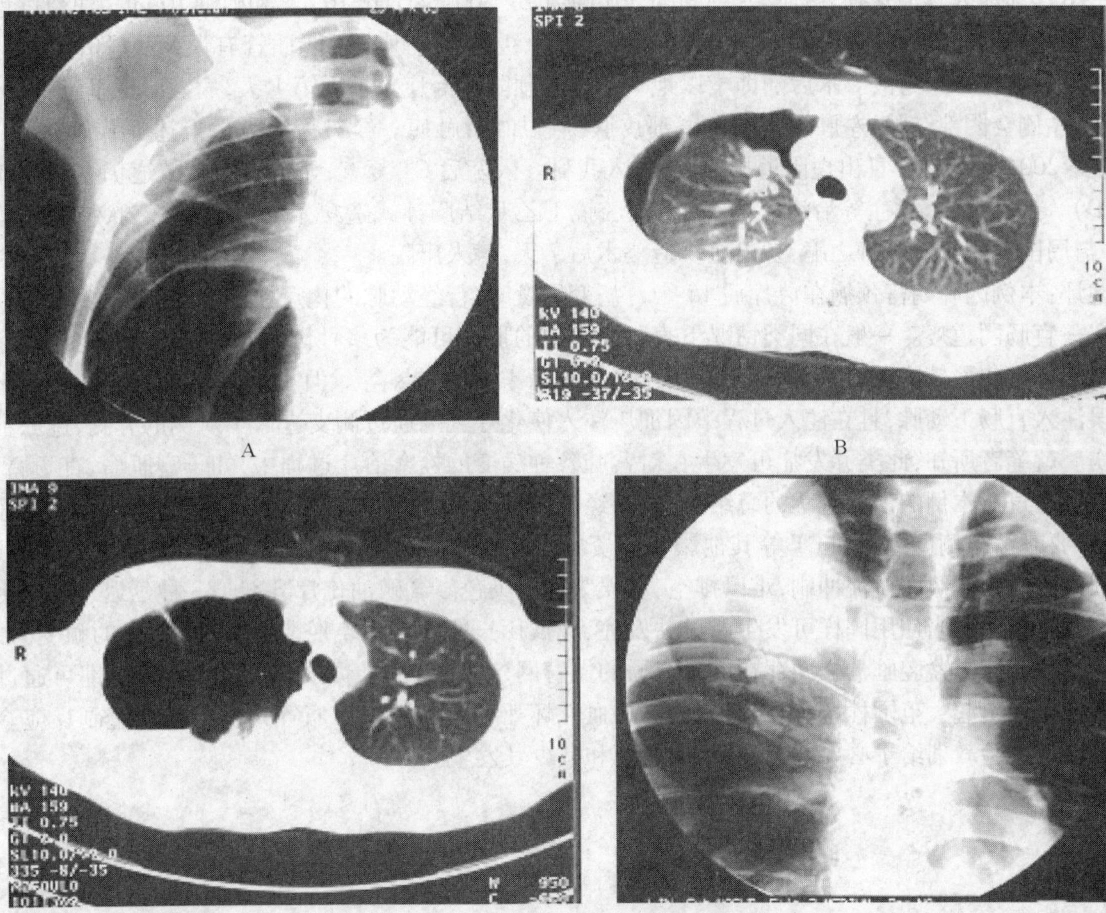

A B C D

图 8

述评：经皮穿刺肺大疱固化术治疗自发性气胸，具有创伤少，疗效确切和经济等优点。本手术的关键是判断导致气胸的肺大疱的位置和成功的穿刺技术。胸膜腔造影可显示有张力的肺表面的肺大疱，如为交通性气胸，还可见导致气胸的出气口。CT 检查可发现较小的和在透视下因体位原因难以发现的肺大疱。因此,明确肺大疱可将胸膜腔造影和CT检查结合起来。本例病人首次介入治疗时,在胸膜腔造影未能发现肺大疱,即行胸膜腔固化术。CT检查提示后,再行胸膜腔造影即可有目的地增加或减少胸腔内气体量,采用特殊体位显示出肺大疱的位置。在穿刺肺大疱的过程中。人工增加或减少胸腔内气体量,亦可使肺大疱处于有利于穿刺部位。本例采用本方法即成功完成肺大疱的穿刺。但本例在完成固化治疗后,气胸仍然持续处在。估计其主要原因可能是肺大疱固化治疗欠佳或有隐匿性大疱存在。所以尝试持续负压吸引的方法,以利于脏层和壁层胸膜贴合,形成胸膜腔固化以防气胸复发。笔者未见以往文献有相同的报道,本例幸而治疗成功,故与同道分享此经验。

病例9:病人,女,56岁,广东东莞人。2003年4月因出现不规则性阴道流血,伴有异味,未做正规诊治。11月在当地医院妇科检查,子宫颈部见菜花样肿物。病理:低分化鳞癌,CT:宫颈巨大肿块,两侧宫旁和髂内区多发淋巴结肿大。临床诊断为晚期宫颈癌,失去手术机会。2003年12月至2004年1月在我院门诊放疗,全盆DT:50 Gy/25 F,后缩野照射共70 Gy/35 F。未做后续治疗。放疗中出现一过性腹泻,放疗后阴道出血和恶臭分泌物等症状消失。2004年4月症状复发。妇检:宫颈肿块并有大溃疡。临床医生认为放疗控制肿块不佳,申请行盆腔动脉内化疗灌注或者栓塞。2004年4月21日行介入治疗。行左髂内动脉造影显示子宫颈处可见浅淡的肿瘤染色(图9A)。超选择插管后造影似可见肿瘤染色(图9B),即注入碘油化疗乳剂。其中MMC 10 mg,CBP 300 mg THP 10 mg和碘油10 ml。注药过程中可见对侧相似的分支血管显影和药物进入(图9C)。上级医生意识到可能插管有误,嘱立即停止治疗。而此时已经注入1/2药液。术后随即予以地塞米松等预防性治疗。术后第1天,病人出现里急后重、大便带血、左侧会阴部红肿,左肛门区及左臀部皮肤颜色加深,触痛。经对症治疗后上述症状好转。1周后出院。2004年5月7日出现阴道排便,再次入我科。入院后CT复查,显示直肠和阴道仍有碘油存积(图9D)。经抗感染,对症等治疗。1周后行腹腔镜下乙状结肠袢式造瘘术,术中可见乙状结肠呈暗红色,并与周围组织粘连。触之脆,易出血。造瘘术后7天,病人出院。

述评:本例因晚期宫颈癌在放疗后15个月病变复发,再行经动脉的化疗栓塞术,结果出现了严重并发症——直肠阴道瘘。一般在同类情况下直肠阴道瘘的形成可能为多种因素综合的结果,包括放疗后局部组织纤维化而较脆弱,化疗栓塞术的副作用和肿瘤本身的进展等。但本例的主要原因是碘油化疗乳剂误注入直肠下动脉,且在注入过程中因加压注入使化疗乳剂通过侧支进入了对侧的分支,进一步加重损伤。就笔者所知,此类并发症可发生在对盆腔各种病变的栓塞治疗过程中,如子宫肌瘤、直肠癌、宫颈癌等。通过对本例的治疗过程的总结,重要的经验教训有:①盆腔器官多,血供复杂,在造影时应仔细分析,必要时结合侧位造影和CT等其他影像学资料。②对盆腔血管分支插管后,易形成嵌入性造影,造影剂注入后无后续的血流冲刷,难以排空,易误为肿瘤染色。③碘油化疗乳剂是一种延迟发生作用的栓塞剂。过量和不当使用同样可发生严重并发症,应慎用!特别对于空腔脏器,其对缺血的耐受力差,需更加谨慎。④因盆腔脏器之间存在广泛交通的血管网,在其中一支动脉加压注入栓塞剂即可通过潜在的侧支循环引起大范围栓塞,因而造成脏器缺血性坏死和术后剧烈疼痛等并发症和严重副反应。同道应对以上经验教训给予必要的关注,才能避免和减少其发生。

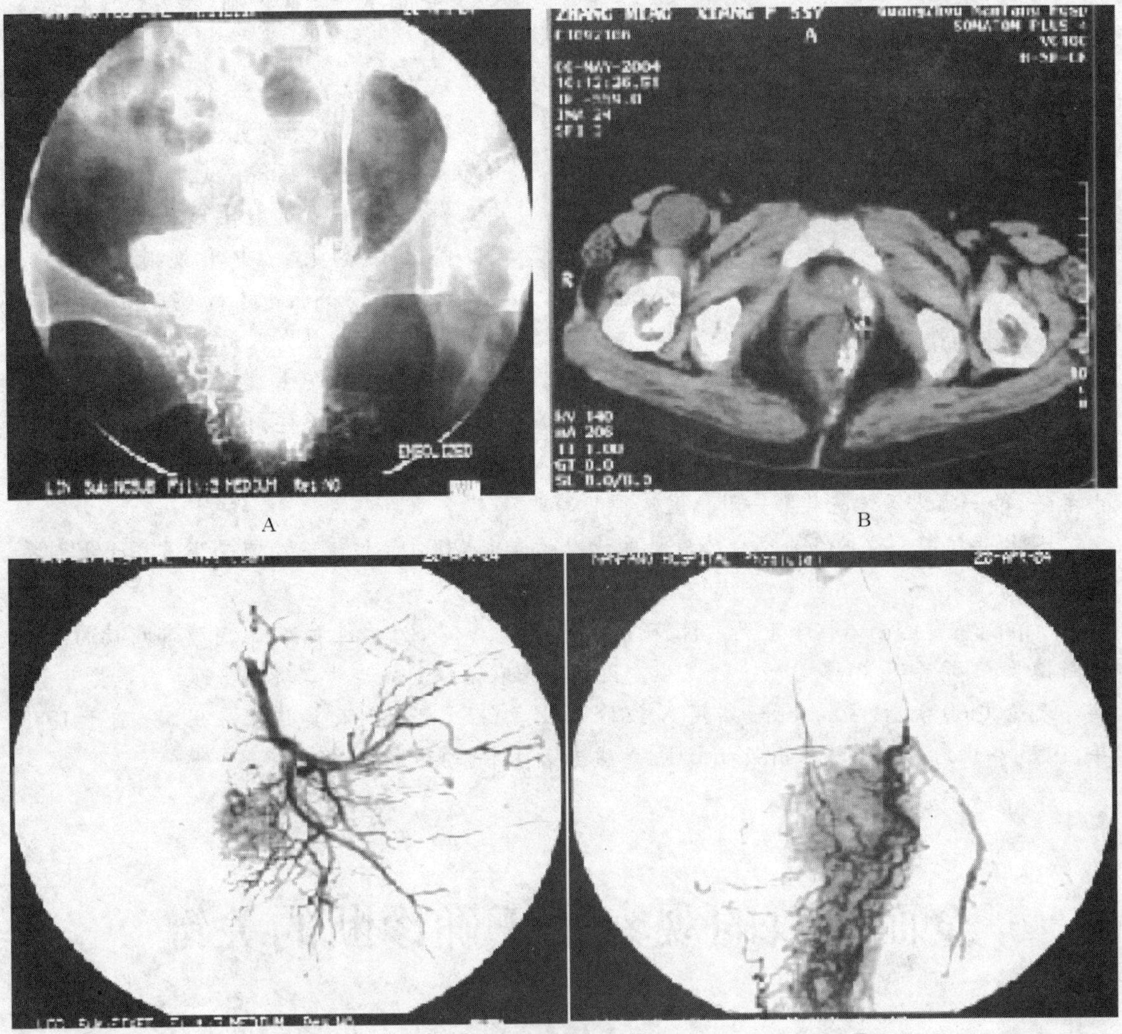

A　B　C　D

图9

（李彦豪　陈　勇）

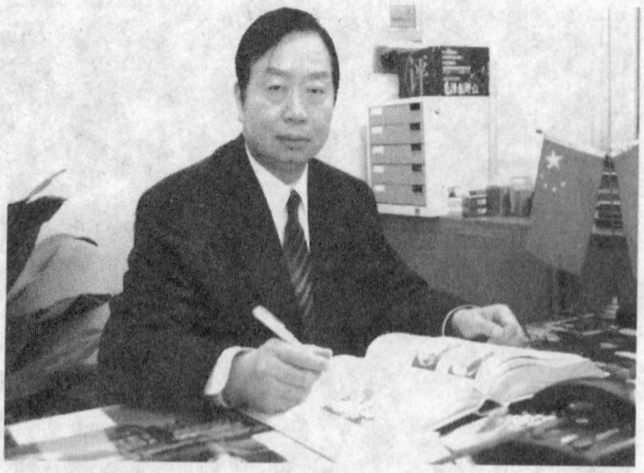

李荫太，主任医师、教授、硕士生导师。

从事放射诊断专业38年。现为中华医学会放射学分会委员、中华医院管理学会维权顾问、中华医院管理学会河南省分会副会长、河南省放射学会及影像技术学会名誉主任委员。《中华放射学杂志》、《中国骨质疏松杂志》、《实用放射学杂志》、《放射诊断与介入放射学》及《临床医学》等多种医学杂志编委，《河南医科大学学报》副主编。曾任河南医科大学第一附属医院放射科主任、影像医学及临床医学系主任、第一临床医学院及第一附属医院院长等职。

1998年被国务院批准为享受政府特殊津贴的专家，2000年被评选为河南省首届十大科技新闻人物。

所在科室是河南省临床重点学科、硕士生培养点。本人为学科带头人，对腹部疾病的影像诊断擅长，共培养了20多名硕士研究生。近几年来获省级科技进步二等奖2项、三等奖1项。共发表论文60余篇，主编专著《实用X线检查技术》及《造影剂及其临床应用》分别于1983年、1995年由河南科学技术出版社出版，参编专著4本，均为编委。

全面细致的观察是正确诊断的关键

2001年夏天，科室早上例行集体阅片，当天值班的一位年轻医师拿出一份腹部平片让大家讨论。申请单上写得很简单：男性患儿，20天，呕吐10天，腹胀半天。体检，腹胀明显。检查部位：腹部三位片（即立位、仰卧正位及侧位片）。检查目的：呕吐、腹胀查因。

X线腹部平片表现：立位片显示两侧膈下可见："新月"形游离气体影，中上腹部可见多个大小不等的阶梯状液气平面，下腹部密度增高（图1）。仰卧正位片示，中上腹部可见扩张充气的胃肠道影，部分呈连续性充气（图2）。仰卧侧位片示骶骨前肠管充气不明显（图3）。这位医师认为是肠梗阻并发消化道穿孔。当时有不少同事认为这样的片子拿出来没有讨论的价值。我全面细致地阅读这些片子的影像学表现，发现患儿阴囊影太大，遗憾的是片子上仅显示出部分阴囊（见图1）。尽管如此，还是发现一些蛛丝马迹，觉得右侧腹股沟有充气肠管影与阴囊相连，阴囊内可见充气肠管影。放射科技师作为腹部平片来打印这个范围足够了，既然发现了疑点，这个片子就不能满足诊断的要求。让技师立即把照射野扩大，再打印一张（图4）。这张片往观片灯上一放，大家不约而同地把目光集中在腹股沟和阴囊处。恍然大悟，这不是腹股沟斜疝吗！值班医生说，李教授你为什么能一眼就发现问题，而我们为什么没看出来呢？并开玩笑地说，姜还是老的辣。常言道，会看的看门道，不会看的看热闹。如果没有养成全面细致的阅片习惯，即使是很典型的征象也会视而不见。只有养成良好的阅片习惯，把每张片子从上到下，从左到右应一点不漏地、拉网式地观察，多结合临床，并经常注意去随访诊断结果正确与否，才能炼就一双火眼金睛。所有的异常影像学征象就会进入我们的视野。

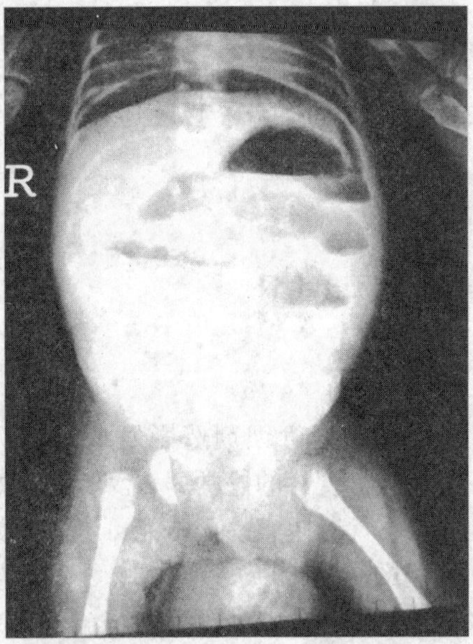

图1　立位腹部平片，膈下见游离性气体，中上腹部见阶梯状液气平面，阴囊仅部分显示

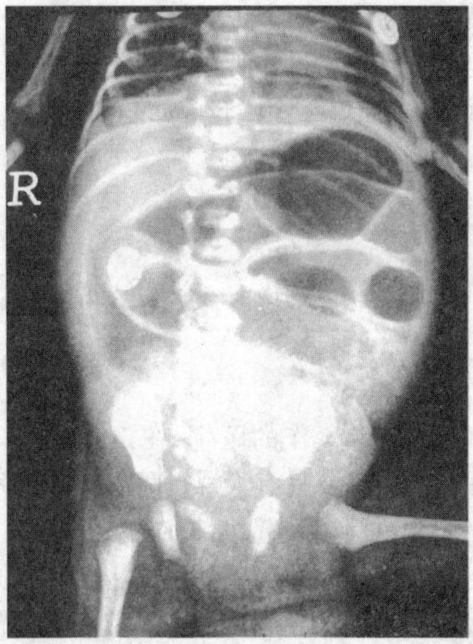

图2　仰位正位腹部平片，中上腹部可见扩张充气胃肠道影

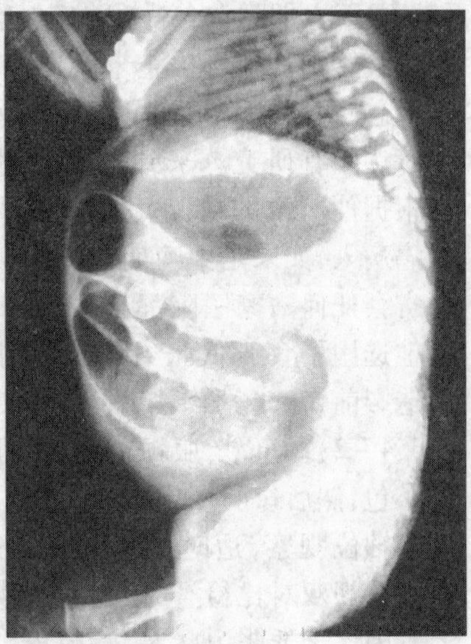

图3　仰卧侧位腹部平片，骶骨前肠管充气不明显

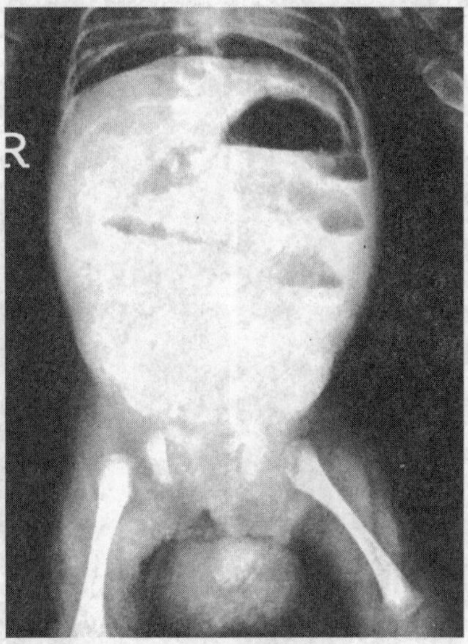

图4　将照射野扩大后的立位腹部平片，阴囊全部显示，阴囊内隐约可见含气肠管影、右侧腹股沟处也可见含气小肠影

作为一位医生，不论是临床医师还是放射科医师都必须全面细致地去检查病人，阅读每份片子；检查方法要妥当，照片要符合诊断要求，不要怕麻烦，不符合诊断要求的一定要重做；要善于结合临床，把影像学所见与临床表现结合起来进行综合分析，反复思考，才能得出正确的影像学诊断。这位患儿结合临床表现应诊断为右侧腹股沟斜疝引发嵌闭性疝、绞窄性肠梗阻、肠穿孔。腹股沟斜疝、嵌闭性疝的诊断多无困难，是一种多发病、常见病。关键是一些年轻医师经验不足，而想不到它。这位患儿，生后不久就发病，虽经多家医院、多位医师诊治而无果，就是没有想到，根本就没有去检查腹股沟及阴囊的情况。他们

绝非是不懂这种疾病的诊治及嵌闭性疝会引起的严重后果。这位患儿,因病程长,中毒症状严重,最终失去了救治的机会。真是大意失荆州呀。

这仅是我从医生涯中遇到的一个因没有全面细致的去观察影像学表现,而未能做出全面正确诊断的一个例子,下面再举一些我曾遇到的一些疑难病例的诊断过程及诊断思路予以陈述并加以分析说明,希望能起到抛砖引玉的作用。

食管癌的诊断贵在早期

从事放射诊断工作的医生,在工作之余常听到有人说,今天做食管钡剂造影发现了一例长度约10 cm范围的食管癌;另有人说,那算啥,昨天发现了一例几乎贯穿全食管的癌肿病人。听起来好像发现的食管癌病变范围越大,诊断技术越高似的。其实癌肿范围越大,诊断越容易。难能可贵的是如何去多发现早期食管癌病人,尤其河南省是食管癌的高发区,对食管癌的早期诊断更为重要,可以挽救更多人的生命。因为早期食管癌手术切除后5年生存率可达90%以上,但中晚期食管癌病人,未经特殊治疗,平均生存期仅为10个月左右,即便手术切除,5年生存率大为降低,仅20%左右。作为一名放射科医生,应当在食管癌的早期诊断上下功夫,以造福于人民。

1998年冬,有一位72岁,男性老人告诉我,他家只有他和老伴俩人,老伴已70岁,因脑出血长期瘫倒在床上,全靠他来照顾老伴,支撑这个家。他压力较大,他身体一旦发生了什么病,他和老伴就全完了。所以他对自己身体健康状况十分关注。近来他感到吞咽不适,立即到省会就近一家医院就诊,经普通食管钡剂造影检查未发现什么异常。但他总感到吞咽不适。他听说我们医院对食管癌颇有研究。来到我院放射科做检查。根据他所说的情况,估计不是中晚期食管癌病人,如果是中晚期食管癌病人,相信在省会任何一家医院都会确诊的。因此我给他选用了食管低张力气钡双对比造影,即造影前5 min肌肉注射盐酸山莨菪碱(盐酸654-2)20 mg。服钡剂前先口服产气粉一小包,然后口服专用于双对比的钡剂,采用多轴位观察,适时摄片。在低张情况下进行气钡双对比检查,钡剂通过速度稍慢,食管因处于低张力状态,管径较大,管壁黏膜展开。有利于显示细微病变。经仔细观察,终于在食管中下段右后壁发现一小片状病变,范围约1.8 cm×1.2 cm。呈斑块状,向腔内略有隆起,隆起高度约2 mm(图1),后经食管镜活检,病理证实为早期食管鳞状细胞癌。

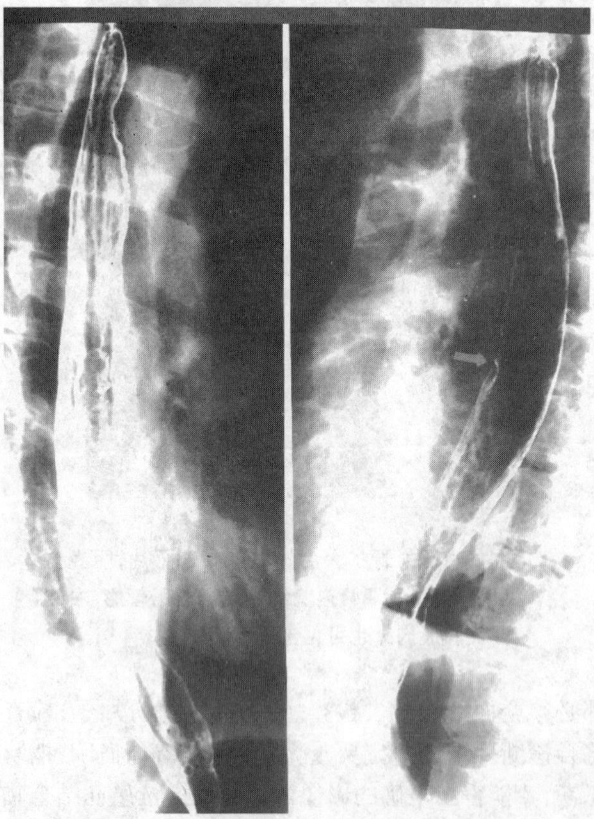

图1 食管下段右后壁可见一1.8 cm×1.2 cm斑片样病变

这位病人未做手术切除,因家庭条件不允许。在门诊进行局部放射治疗,这样他可以不住院,治疗与照顾患病的老伴两不误。经过一个疗程的放射治疗病人症状消失,经做低张力气钡双对比造影复查,病变消失了。后又经内窥镜检查也未发现病变。之后,这位老者见到我感激不尽,他说,我不仅救了他的生命,而是救了他一家人的生命。

目前检查食管癌的方法很多,如河南医科大学沈琼教授发明的食管拉网脱落细胞学检查,其阳性率可达70% ~90%甚至更高,并易发现早期癌肿;但对病变的部位,范围大小远不如内窥镜检查,它不仅能发现病变,还能取活检做出病理诊断。但上述两种检查方法都有一定的痛苦,不易被病人接受。超声、CT及MRI都能检查食管癌,并可进行三维成像,对显示病变、了解癌肿对食管壁外的侵犯范围、程度,癌肿与周围脏器的关系及对食管癌的分期,均有利于临床医师制定治疗和手术方案。

多种检查方法结合起来有利于早期食管的确诊。但笔者认为,到目前为止,低张力气钡双对比食管造影对早期食管癌的诊断仍不失是一种有效的方法。

奇怪的血尿

2001年12月初,有位同事在路上对我说,有一女孩11岁,反复出现无痛性或无症状性血尿,有时呈持续性肉眼血尿。常规检查几乎都做了,连肾脏、输尿管及膀胱CT平扫也都做了,均未发现什么问题,找不出血尿的病因,你说奇怪不奇怪。引起血尿的常见病因有泌尿系统结石、结核、炎症及肿瘤等。这些病因通过常规检查都给排除了,究竟是什么病因呢?由于平时我比较喜欢阅读有关腹部疾病方面的文献资料,听他这么一说,脑子里就想起可能是"胡桃夹"现象或左肾静脉压迫综合征引起的血尿。因为我看过关于"胡桃夹"现象或左肾静脉压迫综合征是引起血尿的少数病因之一的文献资料。"胡桃夹"现象或左肾静脉压迫综合征引起左肾出血,是无痛性的血尿。以往没有被医生关注。自1972年由Deschepper首次报告"胡桃夹"现象(综合征)是引起血尿的病因以来,对此病因才逐步有些认识。

左肾静脉在肠系膜上动脉和腹主动脉之间受压称之为前"胡桃夹"现象,而左肾静脉行走于腹主动脉之后称之后"胡桃夹"现象。解剖学研究显示肠系膜上动脉于腹主动脉之间成45°~60°夹角,其间充满脂肪、淋巴结及腹膜等。左肾静脉由此夹角通过(图1)。儿童时期及青春发育期由于发育迅速,在身高过度增大,椎体过度伸展,体型变化较快等情况下,可使此夹角变小、变窄,使左肾静脉受压而产生一系列临床症状,主要为血尿,其次为蛋白尿。血尿多为无痛(无症状)性反复肉眼血尿或镜下血尿。

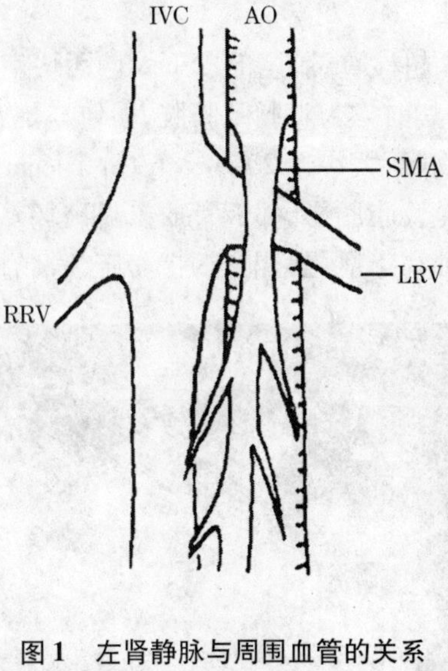

图1 左肾静脉与周围血管的关系

AO. 腹主动脉;SMA. 肠系膜上动脉;IVC. 下腔静脉;RRV. 右肾静脉;LRV. 左肾静脉

这种"胡桃夹"现象必须做增强CT扫描,用多平面重建技术或MRA、DSA或B超才能显示。按照我的建议做了肾脏CT增强扫描,用多平面重建技术,清楚地显示出肠系膜上动脉和腹主动脉的夹角,该夹角明显变小、变窄,约有8°(图2),左肾静脉受压明显远段明显扩张(图3)。终于给奇怪的血尿找到了病因。

作为一名医生,不仅自己要积累经验,同时要经常阅读相关文献资料,借鉴别人的经验,经常"充电",与时俱进,更新知识,扩大自己的知识面,只有这样,遇到疑难、罕见病例才能有广阔的思路。如果平时不注意阅读专业文献是不可能提出这一诊断思路的。大多数血尿病人的病因通过常规检查时可以确诊的。少数血尿病人,当常规检查不能确诊时,应该想到少见或罕见的病因,如"胡桃夹"现象即左肾静脉压迫综合征就是引起少数血尿病人的病因之一。

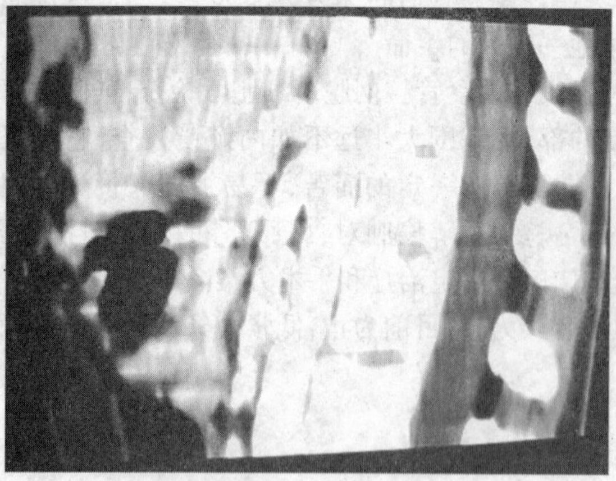

图 2 肠系膜上动脉与腹主动脉夹角明显变小

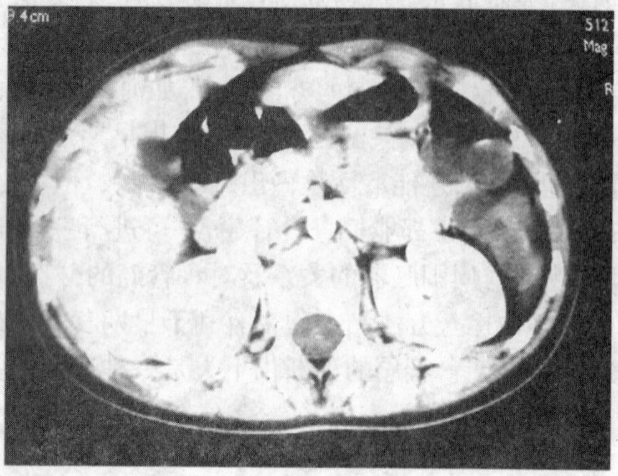

图 3 左肾静脉明显受压,其远段明显扩张

（李荫太 干芸根）

是淋巴管瘤还是囊性畸胎瘤

患儿,男,21 天。出生后即发现骶尾部有一肿物,质软,无破溃未予处理。门诊以骶尾部肿瘤收住院。体检:患儿骶尾部正中可见一质软囊性肿物,大小约 10 cm×9 cm×9 cm。界限清楚、周围无红肿、质软、囊实性感。肿物表面无破溃及渗出,肛门下移。肛诊,肿物根部向上延至骶骨水平。拔指后有大便排出。

B 超检查:骶尾部皮下囊性团块声影,大小约 25 cm×9 cm×5 cm,边界清晰。团块 1/2 向上延伸至盆腔,其前方为直肠及膀胱,团块与椎管未见沟通。CT 检查:平扫时于盆腔内骶尾骨前方可见一巨大囊性肿物影,大小约 20 cm×6 cm×4 cm,肿物边沿清楚,有较厚的包膜,其内密度均匀,CT 值为 5 HU,未见钙化及脂肪影,邻近骨质未见破坏。占位效应明显,肠管及膀胱被推向前方(图 1),矢状面重建显示囊性肿物于骶尾骨前方,把膀胱、直肠推向前上方、肿物向下坠出(图 2)。

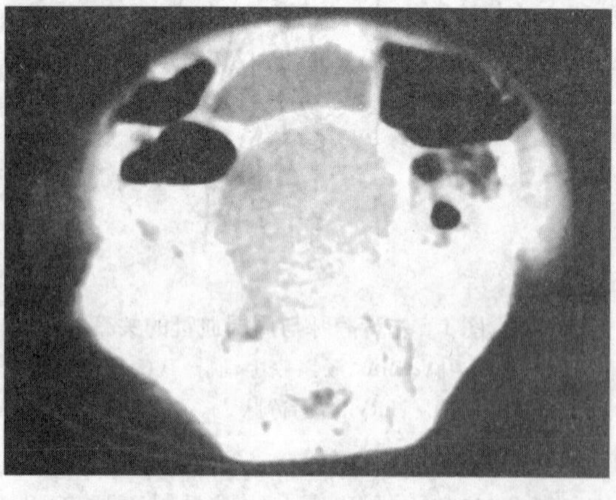

图 1 盆腔内可见一囊性肿物,把膀胱、肠管推向前方

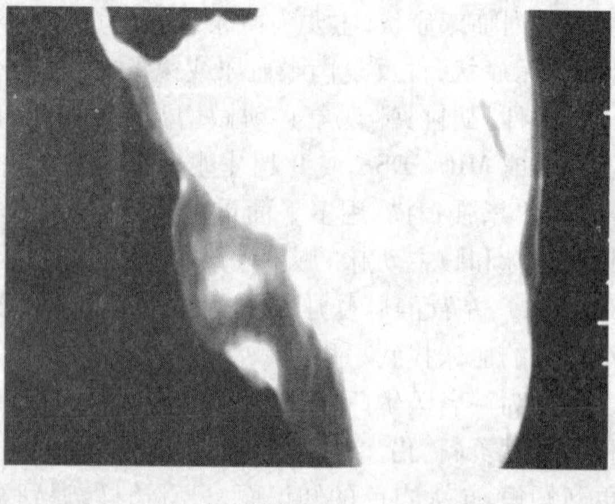

图 2 矢状面重建,示囊性肿物位于骶尾骨前方。把膀胱、直肠推向前上方,肿物向下坠出

集体阅片时,综合病史及影像表现,我考虑两种肿瘤:一是淋巴管瘤;二是囊性畸胎瘤。实质性畸胎瘤,影像学表现典型,其内可见脂肪、钙化、骨骼及牙齿影,容易诊断。而囊性畸胎瘤往往需与淋巴管瘤来鉴别。淋巴管瘤也称水瘤,囊壁菲薄。80% 发生在颈部,约 10% 伸入纵隔。而盆腔少见。囊性畸胎瘤则以腹膜后间隙及骶尾骨前多见,且囊壁比较厚而且不均匀。根据发病部位及影像学表现,我认为符合骶尾骨前囊性畸胎瘤。经手术及病理证实为骶尾骨前成熟性囊性畸胎瘤。

是脾脏恶性淋巴瘤还是胰母细胞瘤

有一女性患儿,5 岁。在外院发现腹部包块 7 个月转至我院。在我院为了进一步仔细观察腹部包块的影像学特征,为她做了螺旋 CT 平扫及增强扫描。CT 平扫显示脾脏明显增大,最大截面为 85 mm × 105 mm,密度普遍减低而且不均匀,CT 值为 19.5 ~ 37.5 HU;腹腔中部见一形态不规则的包块,密度不均匀,其内可见液性低密度区及砂砾样钙化影,与脾脏分界不清。肿物最大截面为 78 mm × 82 mm。占位效应明显,肠管受压右移,左肾也受压变扁(图 1)。CT 增强扫描显示脾脏及腹腔中部肿物轻度强化,CT 值为 50 HU,低密度区未见强化。腹腔中部肿物内砂砾样钙化影仍清晰可见(图 2)。

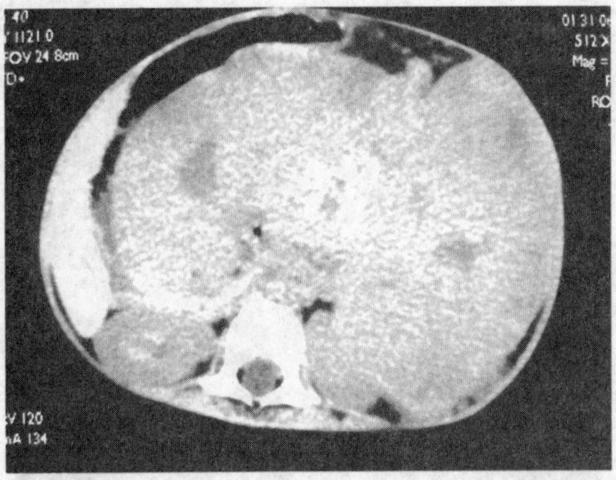

图 1　CT 平扫,腹腔中部肿物内可见砂砾样钙化影,脾脏明显肿大,密度不均匀

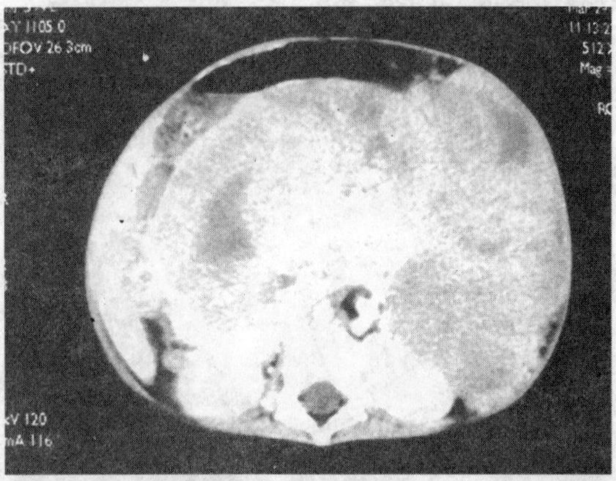

图 2　CT 增强,肿物及脾脏轻度强化,肿物内低密度区未见强化,砂砾样钙化影仍清晰可见

根据 CT 表现,当时我考虑脾脏肿物明显大于腹腔中部肿物,认为脾脏肿物为原发。而脾脏恶性肿瘤最常见的为淋巴类肿瘤,所以误诊为脾脏恶性淋巴瘤腹腔转移。手术切除脾脏,腹腔中部肿物大部切除,最后病理诊断为胰母细胞瘤脾脏转移。

本病例误诊的教训是没有全面综合分析影像学表现,只考虑到脾脏内的肿物大于腹腔中部肿物的一面,而忽视了大多数胰母细胞瘤所常见的主要征象即肿物内的砂砾样钙化影。另外,也启示我们,大的肿物不一定都是原发肿瘤;反之,小的肿物不一定都不是原发肿瘤。

(李荫太　林飞飞)

是卵巢原发肿瘤还是 Krukenberg 瘤

女性,26 岁。腹胀,下腹部隐痛 3 个月。妇科检查:阴道前穹隆,左右穹隆饱满质硬、子宫触诊不满意。B 超检查:双侧卵巢肿瘤、少量腹水。门诊以卵巢肿瘤收住妇科,拟手术切除肿瘤。入院后经住院医师观察病情,发现病人食欲不好,并于拟定手术日前 2 天发现"柏油"样大便。妇科急邀消化内科医师及我前去会诊。

经我仔细询问病史,病人过去曾有胃病史。因此,我认为 Krukenberg 瘤不能除外,建议术前至少再做两项检查:一是做胃镜检查;二是做全消化道钡剂造影。最终形成共识,进行上述两项检查。经胃镜检查发现胃黏膜粗大,黏膜表面有糜烂、坏死、质脆,胃壁不易扩张。于胃窦部取活检 2 块,病理报告为少量坏死炎性肉芽组织。全消化道钡剂造影检查显示:贲门狭窄,胃底部软组织影明显增厚,胃容积变小,胃壁僵硬而且不规则。十二指肠各段明显扩张、增粗、淤滞,空肠上段突然狭窄且不规则,钡剂通过困难(图 1)。各组小肠间距加大(提示腹水),小肠黏膜增粗(提示水肿)。降结肠与乙状结肠移形部突然变细,不易扩张,直肠上段左侧壁有外压性改变,局部管腔变细(图 2)。根据上述表现诊为浸润型全胃癌伴腹腔、盆腔转移。

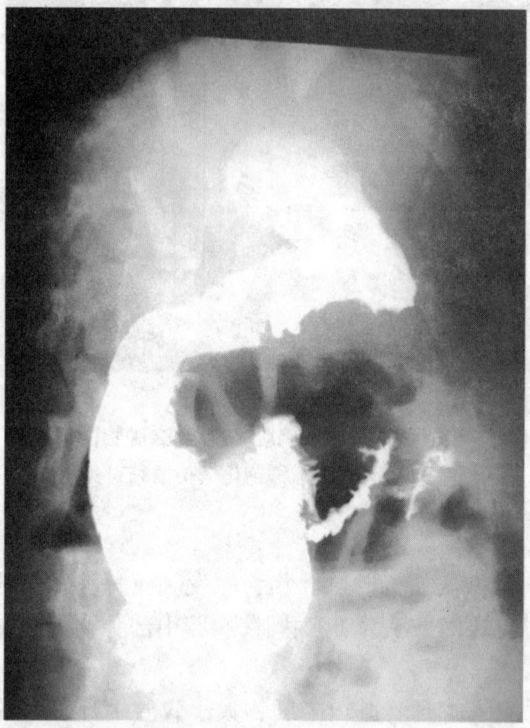

图 1 全消化道造影示,贲门狭窄、胃壁僵硬,舒张欠佳,空腔上段明显狭窄

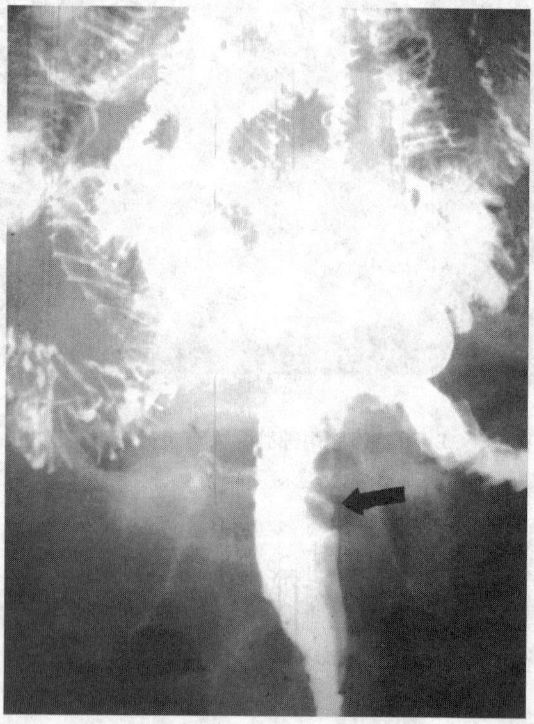

图 2 小肠肠管间距增大,黏膜粗大,直肠上段左侧壁有外压性改变

把胃镜及全消化道钡剂造影检查结果与临床表现结合起来综合分析,Krukenberg 瘤的诊断已基本明确。妇科医师认真、充分地做了术前准备,并请普外科医师协助给病人做了胃、子宫及其附件切除。术中发现卵巢有转移瘤。经病理证实为 Krukenberg 瘤,原发灶来源于胃癌。

所谓 Krukenberg 瘤是由 Krukenberg 首先报道 6 例具有特征性的卵巢瘤而得名。原发灶 90% 来源于胃，其次是结肠，个别来源于胰腺、肝脏和胆囊等，卵巢肿瘤内可见印戒性黏液细胞。临床主要症状是下腹痛、腹胀及胃肠道不适等，部分病人表现为月经改变，如月经失调、闭经及不规则阴道出血等。体检发现盆腔肿物及腹水征。但病人原发肿瘤存在时，两者症状可以互相干扰，造成分析困难。而且一般认为继发性肿瘤的症状比原发肿瘤更为突出。因此，这样的病人多住进妇科病房。原发性与继发性肿瘤症状出现的时间间隔长短不一，一般不超过 3 年，最短是同时发现原发性肿瘤和继发性肿瘤的症状。

当拟诊为卵巢肿瘤的病人，出现消化道症状，特别是出血及便血等症状时应考虑到 Krukenberg 瘤发生的可能。因临床症状隐匿，术前只有约 1/3 的 Krukenberg 瘤能明确诊断。对 Krukenberg 瘤缺乏认识是临床误诊的主要原因。因此，对有下腹部肿块伴有腹水的女性病人，如有胃肠道疾病史者，应考虑到 Krukenberg 瘤，并进行胃肠道有关的检查，以明确诊断。

螺旋 CT 能准确显示 Krukenberg 瘤大部分原发灶和转移灶，为其切除提供可靠的资料，为临床确定治疗方案能提供可靠的依据。

是神经母细胞瘤还是神经节细胞瘤

男性患儿，11 岁，右腹痛 3 天。平素身体健康，并为其就读学校较好的小足球运动员。因弯腰系鞋带时，感到右侧腰部不适并有隐痛。立即到一家市级医院就诊，该院医生未发现病变。即于发病后第三天到我院就医，体检发现右中腹部可触及包块。B 超检查：右中腹部探及一个 13 cm × 13 cm × 10 cm 大小实质性肿物，位于腹膜后，与右肾及输尿管关系密切。CT 平扫：右中腹部腹膜后可见一巨大肿物，最大截面 8.8 cm × 9.1 cm，占位效应明显。边缘轮廓清楚，略有分叶。密度均匀，未见钙化，CT 值 30 HU 肝脏、胆囊、胰腺及脾脏未见异常。腹膜后未见肿大淋巴结（图 1）；CT 增强示：肿物强化欠均匀，CT 值 47 ~ 67 HU（图 2）。右肾、输尿管、下腔静脉及右侧腰大肌明显受压移位，经三维重建右肾及输尿管呈受压改变，未见破坏（图 3）。

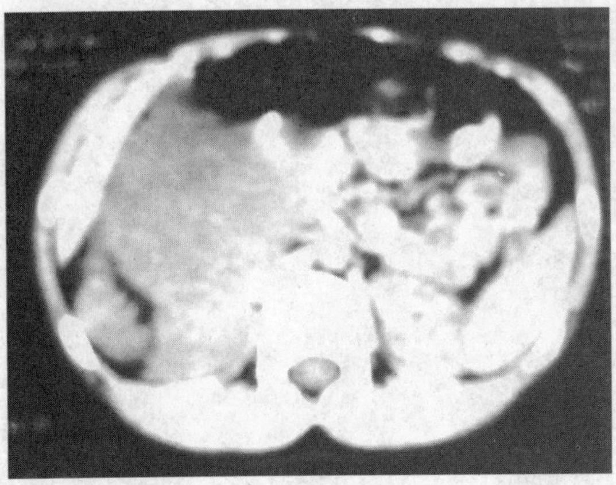

图 1　CT 平扫，右中腹部腹膜后有一软组织肿物，边缘清楚

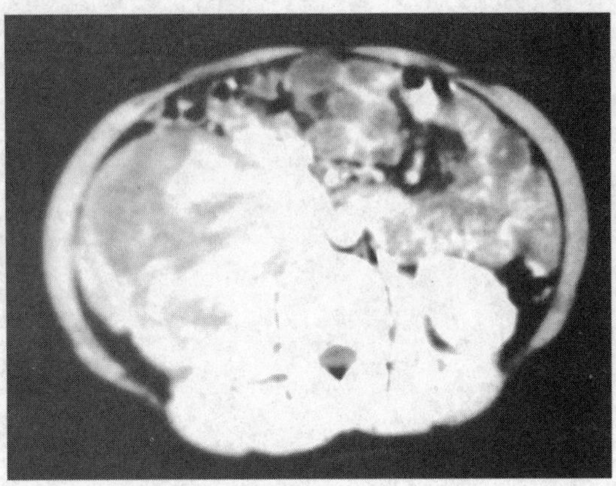

图 2　CT 增强，肿物强化欠均匀，占位效应明显

是神经母细胞瘤，还是神经节细胞瘤？因这两种肿瘤的性质截然不同，正确的诊断至关重要。如诊为神经母细胞瘤，那是恶性程度极高的肿瘤，预后不佳，对病人及家长都是个沉重的精神打击；如是神经节细胞瘤，则为良性肿瘤，预后良好。当前作为一名医生，对医患关系应十分重视，一旦误诊会给自己带来不必要的麻烦。对一些疑难病，尤其是对生命攸关的疾病，应倍加细心。

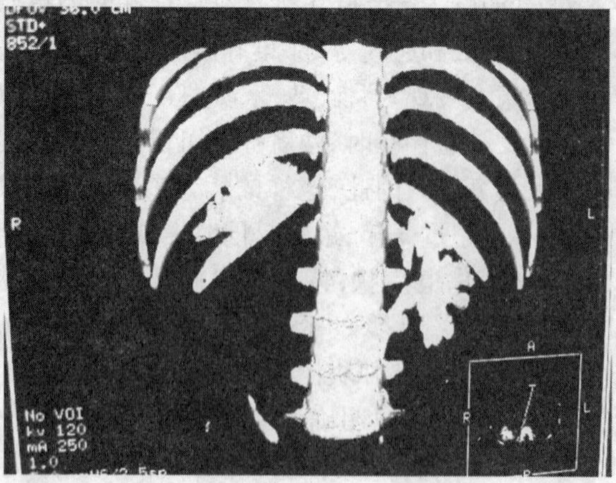

图3　三维重建示右肾及输尿管呈受压改变,未见破坏

综合临床表现及影像学表现,我认为不是神经母细胞瘤,而是神经节细胞瘤。因为神经母细胞瘤常见于5岁以下小儿,其恶性程度较高,发展快,早期即穿破包膜侵犯周围器官及组织,并可沿淋巴管转移至局部及远处淋巴结,而且较早出现肝脏及骨转移,部分患儿来就诊时身体状况极差。少数患儿肿瘤已广泛转移,而原发灶却很小甚至难以发现。从影像学表现来看,CT可发现瘤体内多有钙化灶。而这例患儿身体呈健康貌,身体状况良好,竟有一家医院认为无异常发现,可能为腰肌劳损而将其漏诊。CT提示为腹膜后实质性肿物,但未发现钙化灶,对其周围器官及组织也无侵犯,不符合神经母细胞瘤的影像学表现。而神经节细胞瘤是一种少见的良性肿瘤,早期可无任何症状,往往在体检时发现。一旦发现,肿瘤已较大,并可触到瘤体。患儿一般发病年龄较大,一般身体状况良好,CT表现为轮廓清楚的实质性肿物,其内无钙化灶,对其周围器官及组织也无侵犯。本例患儿与神经节细胞瘤的临床与影像学表现基本相符,结合我多年来的经验诊为腹膜后神经节细胞瘤。手术及病理结果完全证实了影像学诊断。

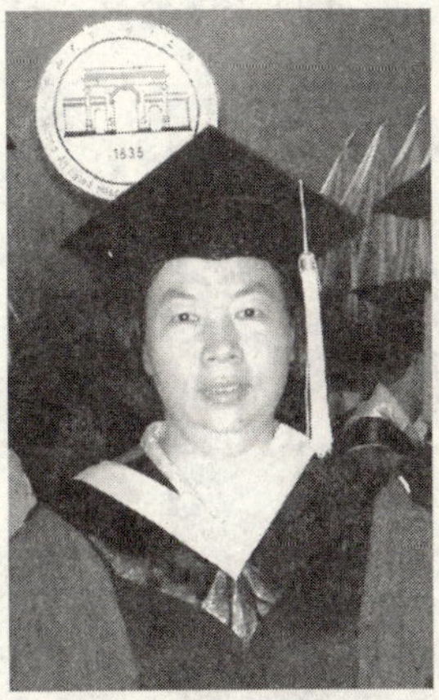

梁碧玲，主任医师、教授、博士生导师。

1976年毕业于中山医学院医疗系，1989年在北京创伤骨科研究所获硕士学位，同年作为访问学者赴瑞典LUND大学医院放射科工作，1990年在美国SAN DIEGO加州大学医疗中心从事博士后研究，1995年12月任中山医科大学第二附属医院主任医师，1996年12月中山医科大学第二附属医院教授。1989年和1990年在国外师从国际著名骨关节放射学家瑞典H Pettersson和美国D Resnick教授，1997年成为国际骨关节学会的成员，多次邀请和主持瑞典、美国、加拿大和瑞士的放射学家来华进行学术交流。

现任广东省放射学会副主任委员、广东省肿瘤放疗学会委员、广东省生物物理学会副理事长、国际骨关节学会委员、亚洲骨关节学会委员、中山大学第二附属医院放射科主任。熟练进行人体各系统疾病的X线、CT、MRI的日常工作及疑难病诊断，擅长骨关节影像诊断和磁共振影像学诊断。

科研及成果：承担（第一负责人）国家自然科学基金、卫生部出国人员科研基金、省卫生厅科研基金等科研课题共8项；发表论文70多篇；主编、副主编专著5部，参编专著和卫生部教材5部；获科研成果奖励4项，其中有国家教委科技进步一等奖、省科委科技进步三等奖、省医药卫生科技进步三等奖；已培养硕士、博士37名。

半肢畸形骨骺发育不良

骨关节的发育障碍性疾患在日常放射诊断工作中常常令人感到困惑，并且容易被漏诊、误诊。我们曾诊断一例少见的骨关节发育障碍的患儿。患儿，男性，1岁，以发现右膝关节不能伸直10个月入院，于出生后3个月无明显诱因，由其母发现右膝关节不能伸直，并逐渐加重，无法站立。临床体格检查发现患儿右膝关节呈屈曲畸形，无明显肿胀，下肢肌肉无萎缩，右下肢肌张力较对侧升高。右膝关节伸膝至90°时受限。双踝关节呈外翻畸形，活动可，无压痛。血生化检查：碱性磷酸酶和血磷升高。临床诊断考虑骨发育畸形可能性大。

右膝关节X线片示（图1）膝关节内相当于髌骨部位见大量斑点状致密影，右胫骨上端骨骺周围亦见少许斑片状致密影。右侧股骨及胫腓骨的形态及骨质结构未见异常。摄取对侧膝关节及双踝关节X线片（图2），发现左膝关节、左踝关节及足背软组织内多发点状、小斑片状钙化影。X线诊断为双下肢多发软骨瘤病。诊断多发软骨瘤病的主要依据是双侧膝关节及踝关节周围及关节内多发钙化或骨化。多发性内生软骨瘤为一种软骨内化骨发育障碍，肿瘤分布极为广泛，多发生于四肢短骨，常引起骨骼短缩、弯曲、增宽、不对称等。该患儿的X线表现和临床症状与以上征象不相符合。后拍照脊柱及骨盆片，均未见异常。建议进一步MRI检查。

MRI检查见到右膝关节肿块与股骨远端干骺端相连，致股骨远端骨骺软骨增大呈“鼓锤”状变形，并将髌骨骺软骨向外推移（图3）。股骨远端骺软骨内靠近股骨干骺端处可见发育正常的二次骨化中心，骺软骨内近关节处可见不规则的骨化影。为此，我们对双下肢多发软骨瘤的诊断提出了质疑。软骨瘤又分为内生性和外生性两型，好发年龄是20～30岁，病程缓慢，一般无明显症状。多发性内生软骨瘤可造成肢体畸形，但不会引起关节活动受限和肌张力的改变。仔细观察患儿的X线平片及MRI片，右膝关节内大量的斑点状钙化影是发生在骨骺的部位，病变部位是发生在骨骺。发生于小儿骨骺的发育异常性疾患,有大量钙化或骨化,又偏于骨骺一侧,我们考虑诊断为半肢畸形骨骺发育不良。

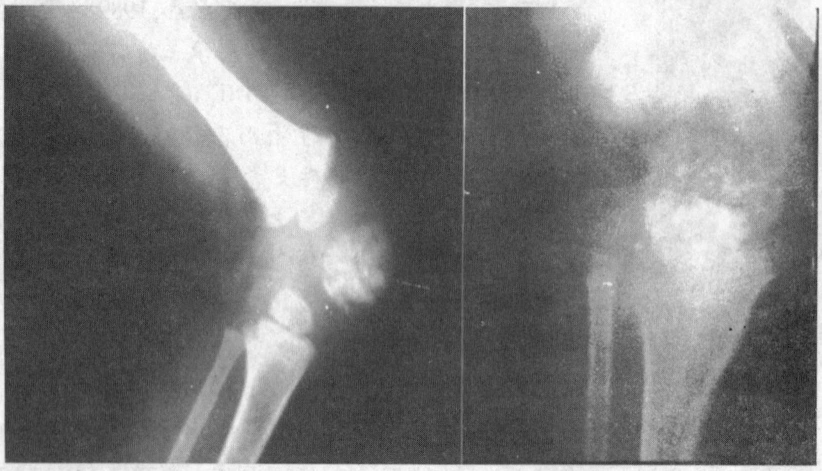

图 1

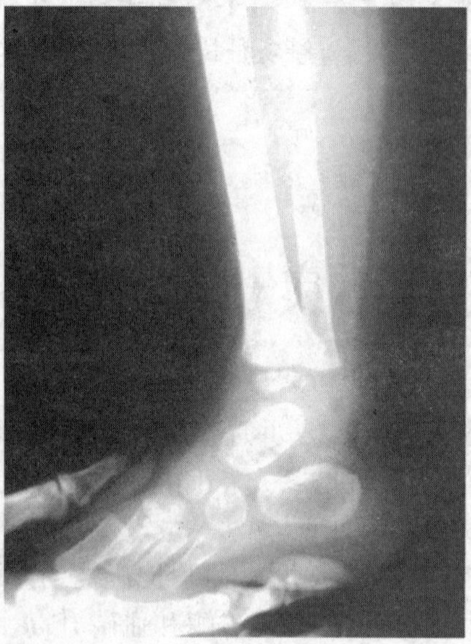

图 2

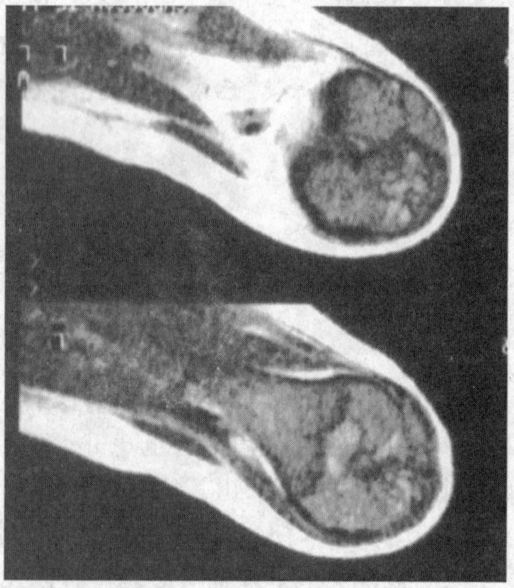

图 3

半肢畸形骨骺发育不良(Trevor' syndrome),是一种病因不明的较罕见的骨骺发育异常性疾患。其病理特征为发生于骨骺的异常软骨增生,并伴有软骨内成骨,组织学上主要由外生骨疣和透明软骨组成。好发部位为膝关节、距骨、跗舟骨及第一楔骨。临床特征为关节一侧的无痛性肿块,导致关节活动受限或关节绞锁,肌肉萎缩,常因关节面倾斜造成内翻或外翻。

后临床采取手术治疗,对该患儿行右膝关节软组织松解术。术中见到肿物位于右膝关节腔内,与右股骨内侧髁及髁间相连,肿物质硬。术后病理结果为骨软骨瘤。经骨科、病理科和放射科三结合会诊,认为手术切除部分是发育畸形的骺软骨及骨化部分,而非骨软骨瘤,符合 Trevor' 综合征。

我们从这个病例的诊断经验中,认识到掌握正常解剖结构及儿童骨骼发育 X 线表现的重要性。在影像诊断工作中,应仔细辨别正常解剖结构,分辨异常,全面分析征象,综合判断,才能得出正确诊断。

(梁碧玲　高　立)

晚发型成骨不全一例

病人,女性,16岁。身材偏矮,5年内3次轻微创伤后发生下肢骨折,家族无类似病人。

查体:病人身高126 cm,各段比例正常,第二性征正常,心肺正常,肝脾未触及,无蓝巩膜,听力正常。血常规及肝肾功能正常,血钙9.6 mg%,血磷2.2 mg%,血糖63 mg%,均在正常范围内。

X线检查:11岁时左侧股骨X线片显示左侧股骨骨质普遍性密度减低,骨皮质变薄。左侧股骨及胫腓骨干骺端稍增宽,但骺板先期钙化带规则、清楚,骨骺与干骺端间距正常(图1)。

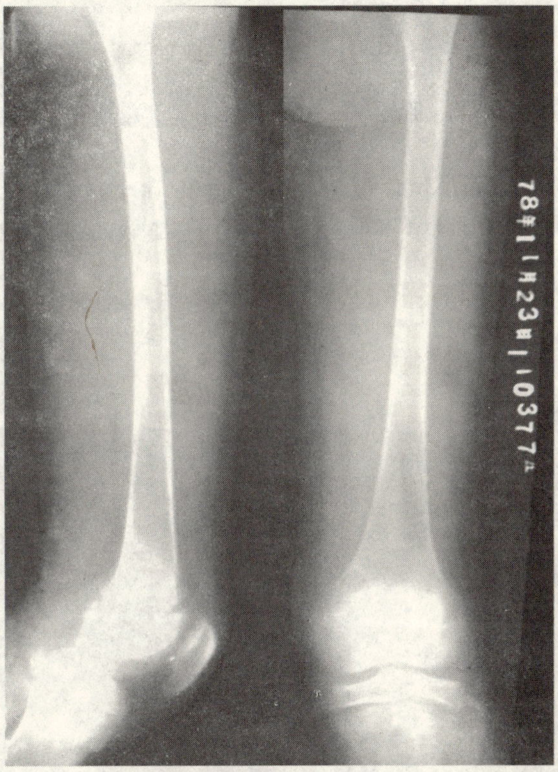

图1 11岁时左侧股骨正侧位片:左侧股骨骨质普遍性密度减低,骨皮质变薄。左侧股骨骨干较细,干骺端相对增宽,但骺板先期钙化带规则、清楚,骨骺与干骺端间距正常

16岁时X线片显示头颅、下颌骨、脊柱、肋骨、骨盆、股骨及胫腓骨诸骨质均普遍性密度减低,骨皮质变薄。面颅骨变平,头颅前后径变短,但颅底骨及蝶鞍形态基本正常(图2)。各齿槽硬骨板骨质疏松,但未见条状透亮线(图3)。胸腰椎呈双凹改变或楔形压缩(图4),各肋骨前肋端均有轻度加宽改变(图5),骨盆明显变形呈三叶形(图6),左侧股骨中段可见陈旧性骨折并畸形愈合(图7),左侧胫骨中段可见假骨折线(图8)。全部片所见软组织内未见钙质沉着改变。

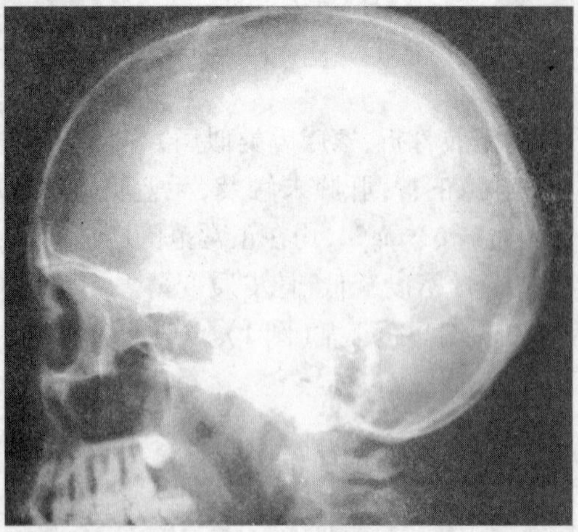

图2　16岁时头颅侧位X线片显示面颅骨变平，头颅前后径变短，但颅底骨及蝶鞍形态基本正常

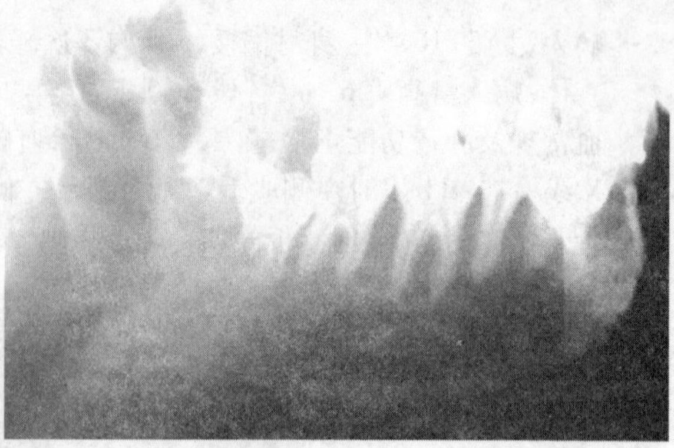

图3　16岁时下颌骨X线片显示各齿槽硬骨板骨质疏松，但未见条状透亮线

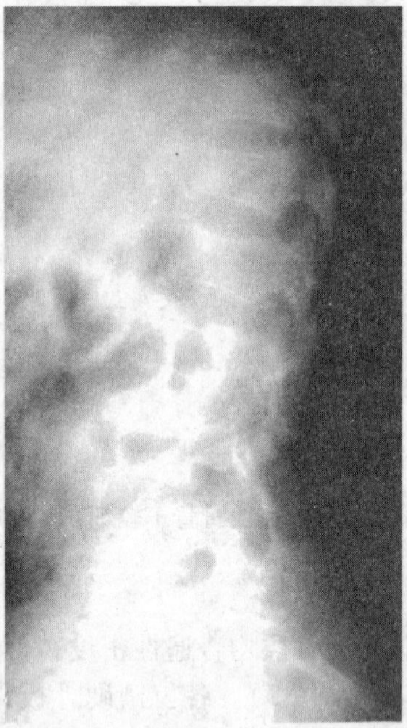

图4　16岁时腰椎侧位X线片显示腰椎普遍性密度减低，呈双凹改变或楔形压缩

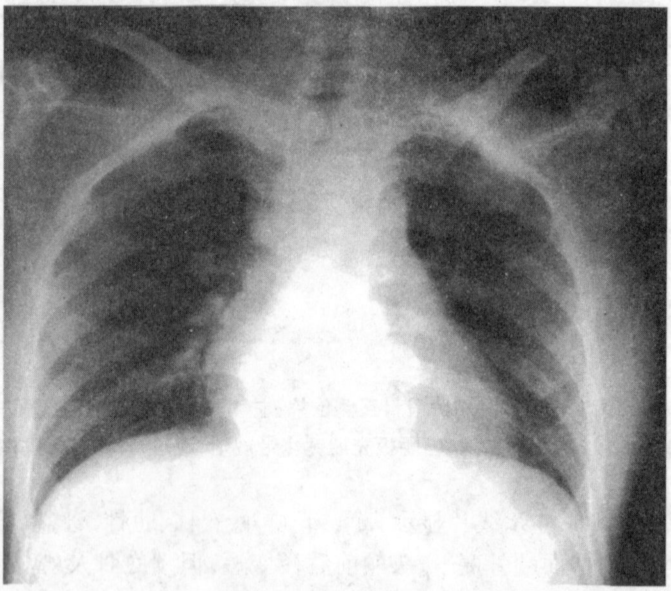

图5　16岁时胸部正位片显示肋骨普遍性密度减低，骨皮质变薄，各肋骨前肋端均有轻度加宽改变

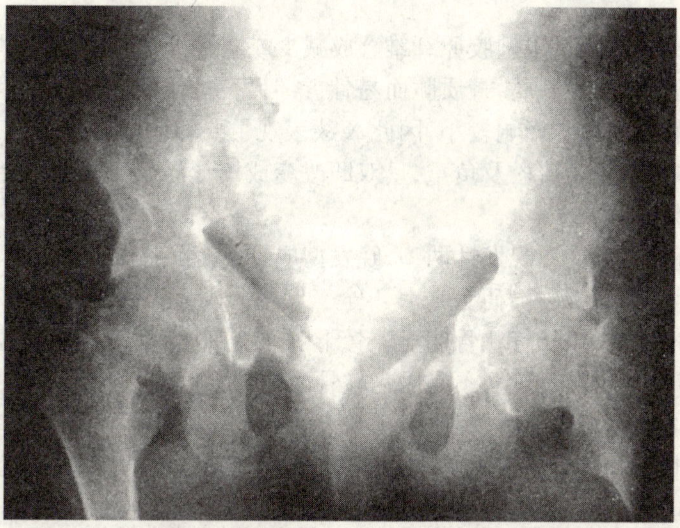

图6　16岁时骨盆X线片显示骨盆诸骨质均普遍性密度减低，骨皮质变薄，明显变形呈三叶形

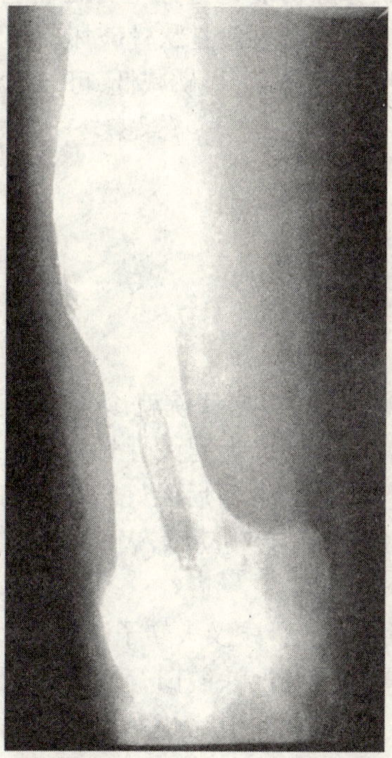

图7　16岁时左侧股骨正位X线片显示股骨中段陈旧性骨折并畸形愈合

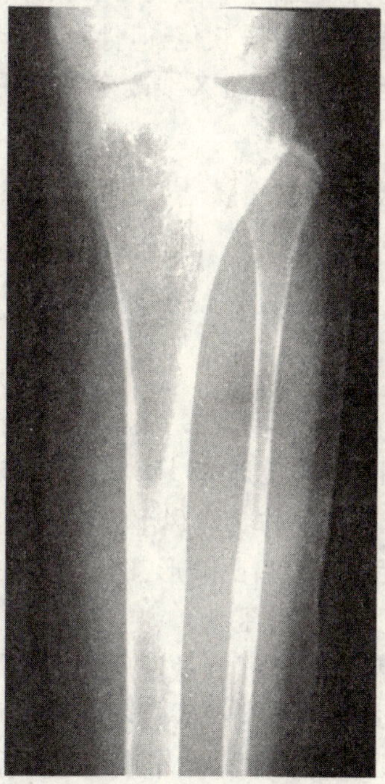

图8　16岁时左侧胫腓骨X线片显示骨质均普遍性密度减低，骨皮质变薄，左侧胫骨中段可见假骨折线

讨论：成骨不全(osteogenesis imperfecta)又叫脆骨病(osteopsathyrosis)或骨膜发育异常(periosteal dysplasia)，是一种全身性结缔组织病。成骨不全发生率低，约为4.7/10万，临床症状和骨骼多部位的

X 线检查是诊断本病的主要手段。累及骨骼、内耳、巩膜、皮肤、韧带、肌腱和筋膜等组织和器官，属常染色体隐性或显性遗传。

在组织学上，胶原纤维特别是Ⅰ型胶原纤维合成减少或结构异常，使含有胶原纤维的组织结构不同程度受累。骨皮质缺乏成熟的骨基质，骨质脆而易骨折，但骺软骨的生长发育并无严重的紊乱。成骨不全主要影响膜化骨，对软骨内化骨影响较小，因此 X 线表现主要有面颅骨发育迟缓致面部扁平，而颅底骨形态基本正常。椎体由于骨质疏松及负重，呈双凹改变或楔形压缩。长骨增粗较缓慢，骨皮质变薄，但长度一般不受明显影响。

一般将成骨不全分为先天性和晚发性两型，晚发型成骨不全又称 Lobstein 病，发病较迟，病情较轻。临床上，多发骨折、蓝色巩膜和听力障碍为成骨不全三联征。晚发型成骨不全 X 线基本征象为多发骨折、骨皮质菲薄和骨密度减低，以长管状骨明显。骨干明显变细，干骺端相对较宽。多数晚发型成骨不全病人身高基本正常，部分身材较矮小，不是因为软骨内化骨不良，而是因为多发骨折后畸形愈合、上下肢弯曲及椎体压缩变扁所致。

结论：本例以全身长管状骨骨质疏松为主要表现，长管状骨细，长度受影响轻，提示骨膜成骨发生障碍。在临床上需要与佝偻病及甲状旁腺功能亢进症相鉴别。本例病人 5 年前因全身骨骼密度减低，皮质变薄，干骺端稍增宽，有病理骨折及假骨折线，并且临床上没有明确的家族史、蓝色巩膜和听力障碍，曾被误诊为佝偻病和甲状旁腺功能亢进症。经过补充维生素 D 及钙剂治疗无效，其后发生过多次骨折，经临床及全身多部位骨骼 X 线随诊证实为晚发性成骨不全。临床上需与引起全身骨质疏松的病变，如甲状旁腺功能亢进症、软骨病、肾性骨病、血液系统疾病和绝经期后骨质疏松等鉴别。结合临床表现和生化检验改变，本病主要与甲状旁腺功能亢进症鉴别。甲状旁腺功能亢进症全身骨骼也可表现为广泛性骨质疏松、骨质软化，但骨膜下骨吸收、齿槽硬骨板骨质吸收及局限性囊状骨破坏（棕色瘤）是甲状旁腺功能亢进症骨骼 X 线改变的特征，结合实验室检查，血钙、尿钙升高，血磷减低，可与本病鉴别。

（梁碧玲　丁忠祥）

臀部肿块与腰椎结核

病人，女性，37 岁。于 1985 年 1 月因“腰痛 1 年余，臀部包块 6 个月”来我院就诊，之前其主要的就诊经历为：1984 年 2 月感觉腰部酸痛，无明显创伤史，在其他医院拍片拟为肥大性脊柱炎。加之血沉快，抗“O”高，一直作为类风湿治疗。1984 年 11 月发现左臀部包块，服中药后无好转，遂来我院就诊。查体脊柱无侧弯及后凸畸形，L4、5 压痛，无放射痛，左臀部软组织肿胀，有波动感，表面红、肿、热。右侧腹股沟淋巴结肿大，压痛。

1985 年 1 月 25 日在我院所拍的左髋关节正位片（图 1）显示，左股骨颈及大转子区骨内大片状的钙化灶，股骨颈上缘软组织区内还可见条片状高密度影，所示各骨（包括股骨、髋臼等）均未见骨质破坏。单凭这些征象似乎难以做出明确的诊断，若仅仅是“看图说话”，可能就将其考虑为股骨颈内钙化灶以及股骨颈骨膜反应了。但进一步考虑，股骨骨质完整，并无异常改变，单纯用钙化灶难以解释；加之此区位于关节囊内，股骨颈区没有外骨膜反应增生；可能为软组织内的钙化。为了对病变有进一步的了解，让病人（1 月 28 日）再次拍左髋关节正位片（图 2），第二次的 X 线片显示仅 3 天时间前片所示的“骨内钙化灶”位置和形态均较有明显改变，钙化灶的范围较前扩大，有分离散开的趋势，大部分钙化灶向下移位，少量钙化则向上方移位至骨外软组织。结合两次的 X 线片，仅相隔 3 天便有明显不同，我们考虑：①钙化灶并非位于骨内；②3 天之内形态和位置改变明显，用实质性占位解释不通，可能是位于囊性病灶内的钙化，以结核的寒性脓肿最为常见。③邻近骨质无破坏，原发灶可能位于远处，沿组织间隙流注至此。④髂腰肌被髂腰筋膜覆盖，此筋膜与髂窝和脊柱腰部共同形成一骨性筋膜鞘，当腰椎结核或腰大肌脓肿时，脓液可沿此鞘流入髂窝和大腿根部。综上所述，我们推断臀部病变为腰椎结核形成的流注性脓肿，随即让病人进一步拍腰椎的正侧位 X 线片（图 3、图 4）。如图 3、4 所示，L5/S1 椎间隙明显变窄，S1 上缘骨质模糊、密度增高。综合 3 次的 X 线平片，最终诊断为 L5/S1 结核并左侧臀部流注性脓肿形成。之后病人行左臀部寒性脓肿病灶清除术，病理结果也证实了我们的诊断。送检的脓肿组织为结核性肉芽组织，伴有大片干酪样坏死，脓腔内的小块骨组织呈慢性骨髓炎伴有广泛干酪样坏死，符合骨结核改变。

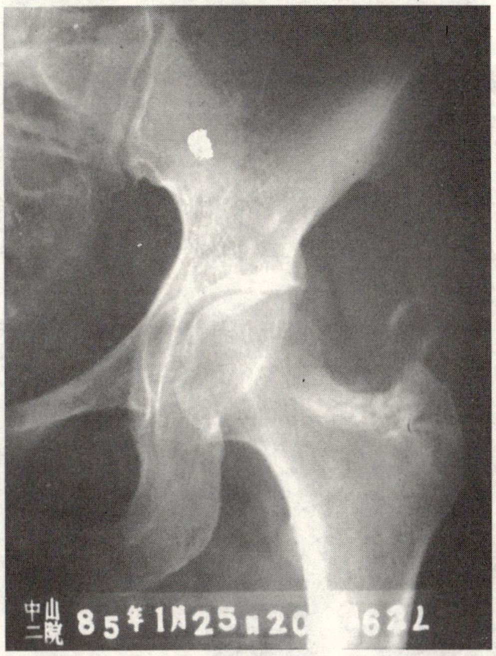

图 1

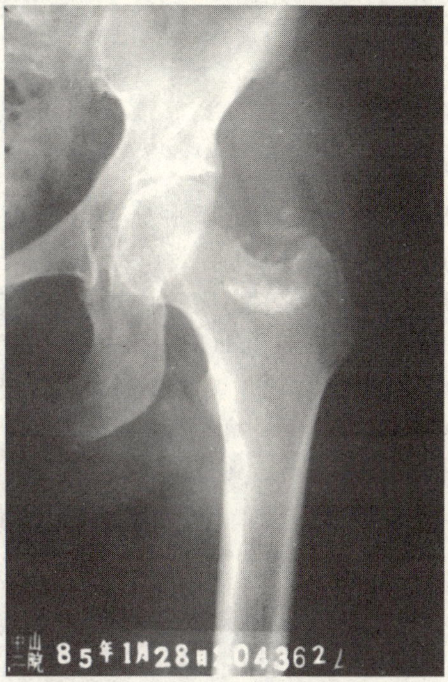

图 2

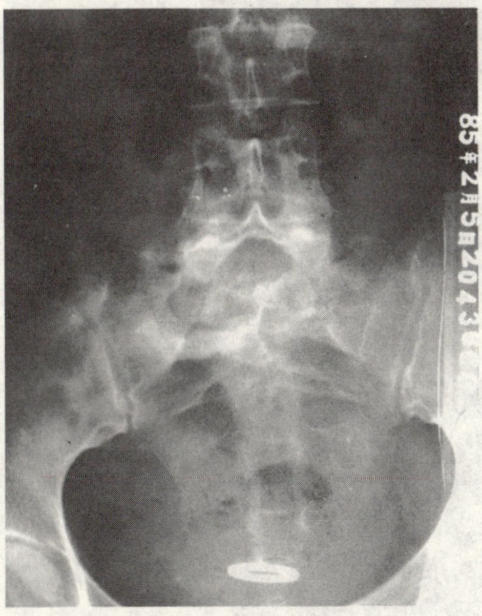

图 3

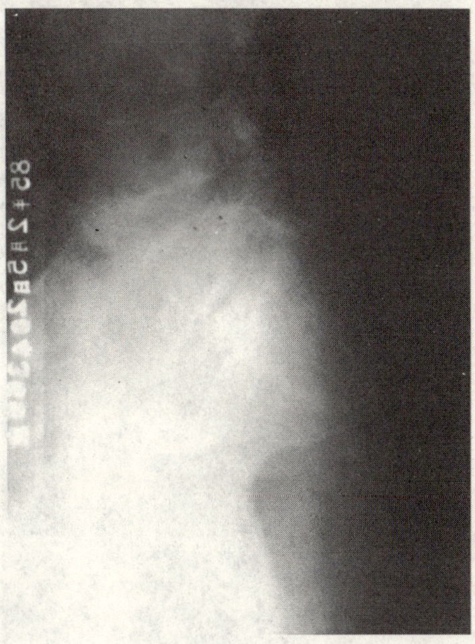

图 4

脊柱结核在日常工作中仍不少见,根据典型的 X 线表现如骨质破坏、椎间隙变窄或消失以及冷脓肿形成等常可做出正确诊断。但这一病例是以“臀部包块”就诊,且首诊为髋关节 X 线片而非腰椎 X 线片,若当时轻易将其诊断为骨内钙化,必定会造成误诊和漏诊。而我们之所以能正确诊断,是因为“不放过任何疑点,不牵强解释,将每个疑点搞清”,对前两次 X 线片的明显变化进一步分析,考虑到病变非实质性而是囊性病灶内的钙化,继而能够想到结核的流注性脓肿,最终才能找到腰骶部的原发结核灶。

(梁碧玲 张 赟)

股骨 Ewing′s 瘤

男性,22 岁,诉右大腿痛、肿 6 年。6 年前无明显创伤诱因出现右大腿痛,痛呈间歇性发作,每次持续约 1 周,可自行缓解。每年发作 3 ~4 次。发作时,全身无发热、右腿无红、肿、热。近 1 年发作次数增多,近几个月来呈持续性。夜间加剧,影响休息。既往体健。

查体:T 37℃,P 80/min,R 18/min,BP 120/70 mmHg 右大腿中段较对侧周径大 1 cm,皮肤无红热、无压痛。有深部叩击痛。余查体无特殊。辅助检查:Hb15.1 g/L 红细胞 516 万/ml 白细胞 14 200/L,中幼粒 80%,淋巴球 16%,嗜酸性 2%,大单核 2%。临床诊断为右大腿 Brodie′s 骨脓肿。

影像学表现:X 线表现为右股骨中段呈局限性隆起增粗、骨皮质明显增厚,有骨膜增生,其间见边缘清楚的不规则透亮区,隐约可见分房间隔影,未见明确死骨。相应区域软组织肿胀(图 1)。X 线诊断意

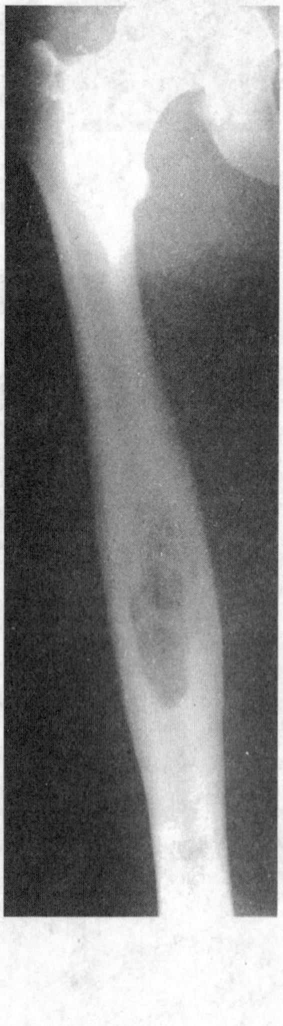
正位

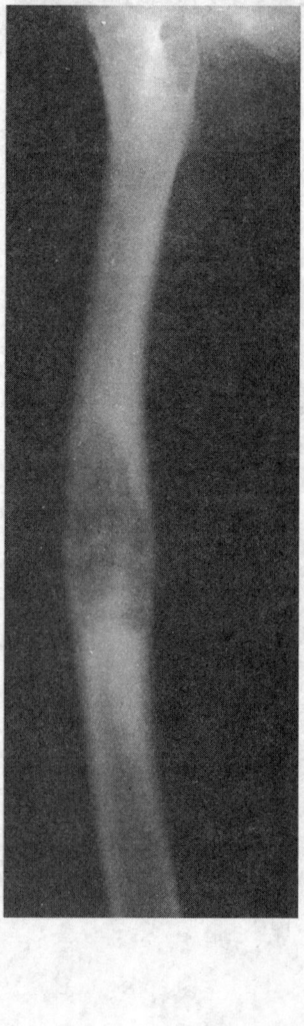
侧位

图 1

见：右股骨中段化脓性感染，目前有破坏和增生存在。在放射科与骨科的会诊中，对原诊断提出可疑点：①病变部位不典型，Brodie's 骨脓肿好发于胫腓骨上段、股骨下段、肱骨下段的干骺区。②病变晚期应有明显增生硬化，本例病例没有。③仔细观察 X 线照片上股骨干前外侧骨皮质明显变薄和中断，骨膜反应不明显，与 Brodie's 骨脓肿的影像学表现不符。建议 CT 进一步检查。

CT 检查显示（图 2）右大腿中段见髓腔扩大，骨皮质变薄并前方有破坏、中断。软组织内未见明确肿块。CT 所见为恶性肿瘤骨破坏征象，诊断为股骨中段恶性骨肿瘤。行手术治疗。术中所见：病变骨区肿胀约 5 cm×6 cm，骨膜完整包裹。骨膜外软组织无粘连，无肿块。肿物厚约 1 cm，质实，呈鱼肉状。局部骨皮质呈虫蛀样疏松改变。

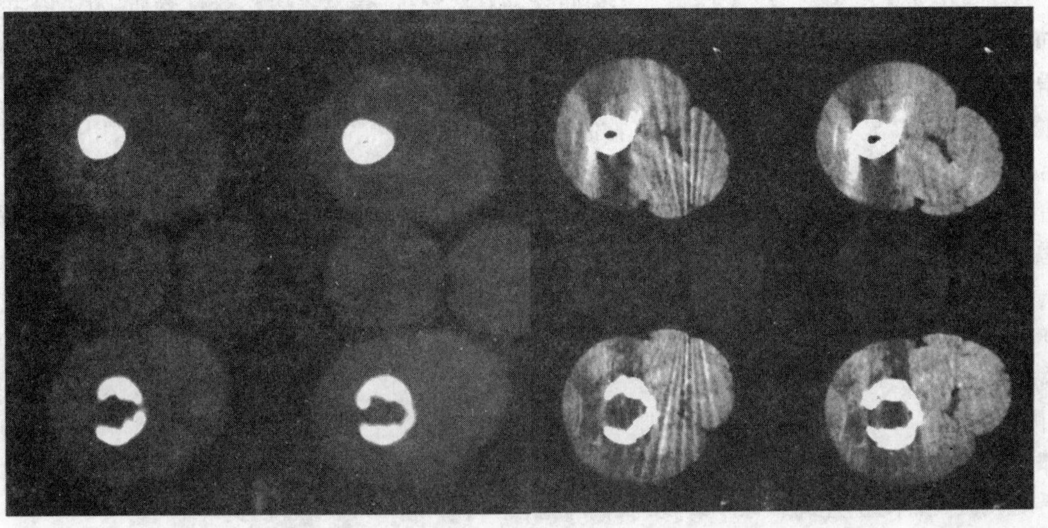

图 2

病理结果：术后第一次病理为右股骨中段恶性肿瘤，类型未确定。第二次经上海肿瘤医院会诊意见为右股骨中段尤文肉瘤。

讨论：尤文肉瘤起源于骨髓间充质结缔组织。偶尔发生于骨外软组织。好发年龄为 10～25 岁，20 岁以下好发于长骨。全身症状常类似于骨感染，如：发热、白细胞增多。局部症状以疼痛为主。肿瘤对放射极为敏感。组织学表现很不一致，以致单靠组织学不能做出尤文肉瘤的诊断，最后诊断还须结合 X 线表现和临床表现，组织学特点为小圆细胞紧密排列，细胞有空泡状胞浆，胞浆内有胶原有重要价值，可由 PAS 染色来确定。其影像基础是肿瘤通过髓腔和哈佛氏管小管进行性生长，迅速累及骨膜，掀起并穿透骨膜。发生于长骨沿骨长轴发展，呈虫噬样或朽木样，骨膜反应明显，呈层状或葱皮样。软组织肿块常见。鉴别诊断主要与急性化脓性骨髓炎、骨原发网织细胞瘤、神经母细胞瘤骨转移及骨肉瘤相鉴别。

本例的病程长且有反复发作的情况，病灶周围 X 线照片上可见明显的骨硬化带，是造成迷惑的临床情况，未仔细分析征象是影像学初次诊断误诊的主要原因。因此，对于影像科医生，我们应详细分析影像学征象，熟悉各种病变的影像表现和好发部位，对于不能解释的征象应寻根问底和进一步检查，不应轻易放过，务求为病人做出准确而及时的诊断。

（梁碧玲　赖轶飞）

组织细胞增生症 X

对于一些疑难病例,当影像学表现与临床及病理有矛盾时,决不能勉强做出诊断。我们曾遇到这样一个病例。病人,男性,35 岁,因“全身骨痛、明显消瘦 8 个月余”入院。病人 8 个月前出现右坐骨及右肋骨痛,活动时明显加剧,后逐渐延及左肋骨、胸骨、腰背部及髋部,活动受限,呈持续性疼痛,休息可缓解。3 个月前在外院行 X 线及 CT 检查示多根肋骨、颅骨、脊椎、骨盆多发溶骨性骨质破坏,合并肋骨多处病理性骨折,骨痂形成。肋骨活检未排除骨囊性纤维性骨炎,未能确诊。外院曾行 3 次骨穿,结果为骨髓增生活跃,粒、红、巨核三系均未见异常,但有 2.8% ~4.0% 分类不明细胞。尿常规正常,血尿钙磷均为正常范围;ALP 显著升高 496 U/L(正常值 <76 U/L),PSA 稍高 40(正常值 <37),甲状旁腺功能试验正常。入院诊断包括:①恶性肿瘤并全身骨转移;②多发性骨髓瘤;③原发性甲状旁腺功能亢进症。但随着各种检查的不断完善,这三个诊断均有支持点及不支持点存在,经多科会诊,诊断仍难以确立,但多考虑恶性肿瘤骨转移。

病人入院后行头、脊柱、胸部、盆腔、四肢 MRI 检查及腹部 CT 检查,结果示头颅诸骨多发溶骨性骨质破坏区,边缘尚清欠整齐,未见骨质反应性增生,病灶 1 ~2 cm 大小,位于板障内,向两侧破坏内、外板,T_1WI 呈等信号,T_2WI 为等或稍低信号,增强后明显均匀强化。周围未见软组织肿块影,右侧第 2 ~8 肋、左侧第 1、2、4 ~9 肋多发囊状轻度膨胀性溶骨性破坏,部分合并病理性骨折并有少量骨痂形成。胸、腰椎体及盆骨、左股骨粗隆间、双侧肩胛骨亦见多发类似病灶。较外院片病灶增大增多,全身骨骼无明确骨质疏松改变。对上述的影像学改变,我们考虑:

1. *多发性骨髓瘤*　支持点为发生于扁骨、椎骨的边界较清的多发性骨质破坏,但入院后复查 X 线平片显示诸骨骨质破坏区较前范围明显增大,数目增多,肋骨病理骨折数目亦增加,头颅病灶部分已发生融合,呈大片不规则样,病灶普遍较大,而非穿凿样破坏,从影像学角度不支持多发性骨髓瘤诊断;同时病人无贫血,M 蛋白阴性,多次骨髓穿刺未发现骨髓瘤细胞,Ig 三项及肾功能均正常,这些都不支持多发性骨髓瘤,故可以排除。

2. *原发性甲状旁腺功能亢进症*　从临床角度上看,虽然外院甲状旁腺功能检查示正常,尿钙、磷亦正常,入院后多次查血钙、磷,血钙仅有一次轻度升高(3.2 mmol/L),血磷一直在正常范围内,磷廓清率及 PTH 正常,但有文献报道,甲旁亢 PTH 可以不高,血钙可间歇性升高,再加上 ALP 升高,尿中草酸钙 + + +,外院病理活检未能除外骨纤维囊性骨炎(棕色瘤),入院后行颅骨组织活检仍考虑为甲旁亢棕色瘤,两次病理均支持甲旁亢诊断,故本例仍不能完全除外甲旁亢。但是,从我们影像学角度来看,X 线片未发现明显骨质疏松,无骨膜下骨吸收,亦无异常钙化,棕色瘤为骨质疏松基础上出现的囊状低密度区,本例无此特点,因此,单从影像学考虑,我们可以除外甲旁亢的诊断。

3. *骨转移瘤*　中年男子最常见骨转移 Ca 的原发灶是前列腺。B 超显示前列腺轻度增大,形态欠规整,见多个细小低回声区,但 CT 及 MRI 均示前列腺未见明确占位;入院后查 PSA 为正常范围,不能确定前列腺为原发灶,其他多个部位的 CT、MRI 扫描也未能发现原发病灶;余较常见转移部位如肺,却未见转移灶出现。上腹部 CT 扫描虽显示肝右叶两个低密度灶,但未做增强扫描,故不能确定其性质。CT、MRI 显示纵隔、肺门、腹主动脉旁无肿大之淋巴结;结合临床,病人一般情况好,虽消瘦但无贫血,因此转移瘤的诊断也应划上问号,但仍不能完全除外。

4. *组织细胞增生症 X*　该病病因不明,通常分为:①Letterer - Siwe 病(LS,勒 - 雪病);②Hand - Schuller - Christian 病(HSC,韩 - 薛 - 柯病);③嗜酸性肉芽肿(Eosinophilic granuloma)。三者病理改变基本相同,均为以郎格罕细胞为主的组织细胞在全身单核巨噬细胞系统的广泛异常增殖和浸润。三者之间可相互转化,但临床表现和预后各异, LS 预后最差。X 线表现为溶骨性骨质破坏区,界限清晰,在颅骨则为特征性的地图状“凿骨样”骨质破坏。CT 能较好显示骨质破坏界限及周围的软组织肿块，发现更多的病灶。肿块呈等密度，常均匀，增强呈中－重度强化。MRI 能多方位成像显示病变范围，更准确判断肿块延伸范围及与临近结构关系。其信号特征各家报道有所不同，但多数认为长 T_1 等或稍长 T_2 信号，信号常均匀，增强后明显强化。

该例影像学表现可以符合组织细胞增生症 X。不支持处主要为病人年龄偏大(35 岁)，且病灶主要集中于扁骨，长骨仅左股骨粗隆间存在一小病灶，且临床症状以全身骨痛、消瘦为主。与该病不吻合。尤其是病理学方面，镜下并未见到大量组织细胞增生，两次病理活检均支持甲旁亢诊断。带着这些疑问我们对病人进行详细的问诊和体检，得知病人由于全身骨痛难以忍受，稍活动就要靠杜冷丁缓解疼痛，为了避免活动，病人控制食欲，进食喝水均减少；体检时对照 X 线平片逐个按压骨质破坏病灶时发现，病人诉疼痛明显的部位大部分是合并病理性骨折处而非单纯骨破坏病灶。我们提出组织细胞增生症 X 的诊断可能性后，与病理科及主管医生共同协商，均认为有必要行第三次活检，取病人长达 6 cm 一段病变肋骨为标本制成切片，将三次组织切片一并送往各家病理科及教研室进行多次会诊，由于多次病理检查均未见恶性细胞，仅见少量正常细胞，讨论后达成统一意见：首先考虑组织细胞增生症 X(以嗜酸性肉芽肿为主)。随即用 VP 方案化疗，用药 5 天，病人自觉骨痛有所好转并可下地行走，之后病人病情逐渐缓解，骨痛逐渐减轻，化疗四个周期后复查 X 线片显示诸骨质破坏区密度增高，出现骨质硬化征象，病灶范围较化疗前明显缩小，未出现新的骨质破坏区。

这个病例给我们留下了深刻印象，从一系列曲折的诊治过程中我们意识到了临床经验及仔细全面的体格检查的重要性，该病人出现全身骨痛，但我们对照 X 线平片逐个按压骨质破坏病灶时发现，病人诉疼痛明显的部位大部分是合并病理性骨折处，这与转移瘤所致的全身骨痛不同，从而给转移瘤的诊断大大打了折扣。其次，病人自发病以来消瘦，体重下降约 7.5 kg。如果没有仔细询问病史，与病人充分交流的话，那么无疑会更加偏向于恶性骨转移瘤的诊断。我们耐心与病人沟通得知，由于全身骨痛难以忍受，为了避免活动，病人控制食欲，这样一来必然会引起消瘦，但绝非恶性肿瘤所致。如果没有认清上述情况，没有本着对病人负责原则而匆匆得出转移瘤诊断，随即进行全身系列检查找原发灶，那么势必延误病情诊治，后果可想而知。另外，前面已经提及，如果遇到了解决不了的问题，我们决不能强行做出解释，一定要与临床及相关科室密切联系沟通，互相协作，共同探讨，尽可能对疾病做出最准确的诊断。同时这样也有助于我们诊断水平的不断提高。

（梁碧玲　张　洁）

刘赓年，主任医师、教授、博士生导师。

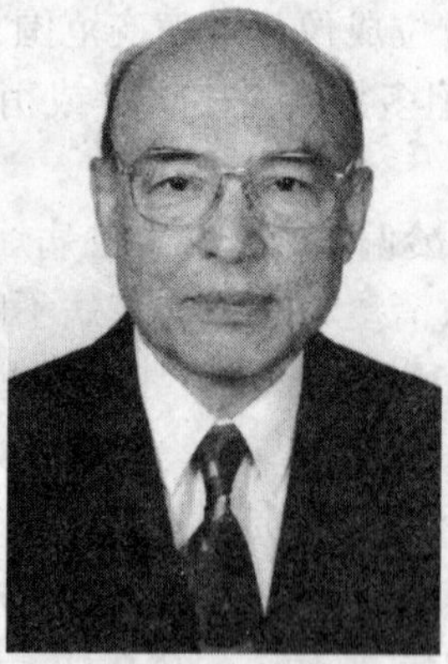

男，1923年出生，辽宁盘锦人。1945年毕业于北京大学医学院获学士学位，1945～1947年在北京中和医院（人民医院前身）任内科实习医师及住院医师，师从钟惠润教授。1947～1948年任北京中和医院放射科住院医师，指导教授为谢志光主任。1950～1956年任北京人民医院放射科主治医师，科主任为汪绍训教授。1956～1960年任北京人民医院放射科副主任。1960～1994任北京医科大学第三医院放射科主任、副教授、教授。从事放射学50多年作了大量医疗、教学、科研及研究生培养工作。共发表论文70余篇，主编或参加编写放射学专著8部，培养硕士生3名，博士生13名。曾多次被评为北京医科大学及北京市先进教师，并曾获多项卫生部及北京医大科技进步成果奖。

1982年以来曾先后到美国、日本进修现代影像诊断新技术：

(1)1982年4月～1982年11月　Pacific Medical Center, Presbyterian Hospital, San Francisco, USA

(2)1982年11月～1983年1月　Kings County Hospital, Brooklyn, New York, USA

(3)1983年4月～1983年6月　Montifiore Hospital, Albright Einstein Medical Center, Bronx. New York

(4)1984年3月～1984年4月　日本东京昭和医科大学附属医院放射科（学习CT诊断技术）

(5)1986年6月～1986年8月　Beth Isreal Medical Center, New York , USA（学习MRI技术）

全国解放后，1951年恢复中华医学会放射学分会活动，被推选为候补委员，以后历届学会委员会兼职如下：

1956年第二届全国委员会干事；

1963年第三届全国委员会委员；

1981年第四届全国委员会常委；

1985年第五届全国委员会主任委员；

1989年第六届全国委员会副主任委员；

1993年第七届全国委员会主任委员；

1997年第八届全国委员会名誉主任委员至今。

1985年任主任委员以来为了适应放射学科蓬勃发展的需要，共先后筹建7个专业学组，亲自创办腹部放射学组并任组长，并于1988年亲自主持儿科放射学组的成立。放射学组的成立为推进我国的现代影像学的全面发展奠定了基础。

1988年经卫生部批准，中华医学会放射学会与北京医科大学合办全国放射诊断医师及技师“专业证书”培训班，经过两年的培训并经过考试合格而发给证书者2 000余名，对提高全国各省市基层放射科人员业务水平起到作用。

1953年《中华放射学杂志》创刊以来，50年来历任各届杂志编委及咨询编委，对杂志的发展及质量提高发挥了作用。

1986年组织了中美学术交流会（南京），会后邀请并接待了美国教授Felson及Jacobson等教授访问北京，使美国同道们对我国放射学发展情况有所了解，为打开国际交流开辟了道路。

1995年组织了纪念伦琴发现X线100周年大会，于1996年在北京召开了第19届世界放射学大会（ICR）向世界各国放射学同道展示了我国放射学发展情况。

1988 年接待了台湾放射学代表团访问大陆，促进了两岸同道互相交流并联络感情。1993 年应台湾放射学同道邀请赴台，在台进行了学术交流，并拜会台湾同道们，感谢他们对我放射学会加入国际组织的支持。

在两次任主任委员期间(1985～1989 年，1993～1997 年)曾多次参加国际学术会议，如参加美国、奥地利、日本、韩国、新加坡、马来西亚及香港等国家或地区放射学会议，进行学术交流，加强了友谊，对发展我国放射学事业起到了推进作用。

1991 年以来，获国务院颁发有突出贡献知识分子证书并享受特殊津贴待遇。

多年临床一线影像诊断的一些体会

近年来临床放射诊断已发展成为现代影像诊断学（modern diagnostic imaging)，它集 X 线、CT、MR、US、核医学等医学影像技术于一体，将对临床医学的发展起到非常重要作用。但广大基层解决大量日常临床诊断工作仍以普通放射或传统放射学为基本手段。尤其对胸部及骨关节疾病的诊断，X 射线仍为首选方法。现代影像诊断的基本分析方法及诊断原则也以普通 X 线为基础。一线临床放射学检查虽可解决大量实际诊断问题，有时也会因普通 X 线诊断有空间及时间的限制，对病变的定位及定性产生一定困难，同时由于其他种种原因还可能产生对诊断的延误。每位放射科医师都会面临这样病例。所以如何能及时而又准确解决病人的诊断问题，如何通过诊断报告达到与临床医师的默契交流，是每位放射科医师经常遇到的问题，应及时进行总结，不断提高影像诊断医术，做一名合格的临床影像诊断医师。

一、不断总结经验，提高肺癌早期诊断水平

当前，肺癌的发生率逐年上升，已占男性恶性肿瘤首位。回忆 20 世纪 40～50 年代，X 射线诊断肺癌大多为晚期病例，但当时发病率低，仅偶见病例。20 世纪 60～70 年代以后发病率上升，成为危害人类主要疾病。当时国内有的单位开展健康体检，发现了一些早期病例。偶可见存活 10 年以上病例，算是幸运的病人。CT 技术引进以来，总结早期肺癌影像诊断的经验报告陆续发表，把肺癌的早期诊断提高到一个新阶段。但在我国广大基层医疗单位肺癌的诊断仍以 X 线为主，而且肺癌普查并未广泛开展，肺癌的早期诊断仍远未解决。进入 21 世纪以来，国外已发表用低剂量 CT 来进行普查肺癌，比常规 X 线又提高一步。对早期肺癌的表现又有了新的认识，有的病例甚至在普通 X 线片上仍不能显示。限于我国经济条件，在我国仍不能广泛开展这种低剂量 CT 普查工作。如何发挥现有 X 线设备作用，做好肺癌早期诊断仍还存在问题。我还经常看到一些转诊病例已发展到晚期，失去治疗机会。如何提高一线临床 X 线诊断早期肺癌仍是每一位临床影像医师面临的问题。

下面仅就我所遇到的对肺癌放射诊断问题举几个例子：

病例 1：女性，60 岁，不吸烟，但有多年被动吸烟史。在一次车祸的胸部 X 线检查中，偶然发现右上肺有一小片致密阴影，当即嘱病人在创伤痊愈后，对肺部病变定期复查。病人因工作繁忙忘记复查。直到半年以后，一次健康体检中，发现右上肺病变成为一直径 2 cm 大小分叶状结节影，具有典型肺癌的 X 线征象，遂行右肺大叶切除。标本病理为瘢痕癌。病人在 3 个月后出现胸水。虽经化疗无效，半年后病故于转移癌。

病例 2：男性，60 岁，吸烟多年。在一次胸部 X 线检查中发现左上肺有一不规则片状阴影，无明显结节肿块形成，尚不能定性诊断。医师嘱其定期复查。病人在 1 年以后发生痰中带血症状来院就医。经 X 线胸部检查可见左上肺病变直径超过 2 cm 并有中心坏死。虽经手术切除左上肺，术后半年因发生

广泛转移而病故。病理为鳞状上皮癌。

病例3：女性，50岁，不吸烟。在一次健康体检中发现左心缘有一可疑阴影，该阴影直径约1.5 cm，仅露出一半，由于系采用低电压技术，另一半被心脏阴影所遮挡，未引起重视。病人在3个月后因感冒而拍胸部X线片发现左心缘病灶变成直径2 cm大小肿块影并具有典型肺癌征象。同时见一肋骨有骨质破坏，当即确诊为肺癌并肋骨转移。病灶虽经手术切除，由于病情已属晚期，经化疗无效而死亡。由于这例病人是我院工作人员，印象深刻。

病例4：男性，29岁，放射科技术员，吸烟史10年。因咯血而进行胸部X线检查，发现左肺门扩大，但无肿块形成。后经抗炎治疗无效。经气管镜及细胞学涂片检查证实为肺癌。

手术探查发现肿物已侵犯大血管难以切除。术后化疗数月无效而病故于广泛转移。

结合上面几个病例提出几点意见：

(1)首先高电压技术应在胸部X线检查中普遍开展。这样就可避免像病例3那样教训发生。据我了解有很多基层单位仍用低电压技术来照胸部X线片，而现有的设备一般均可用高电压技术，只不过要解决一个固定过滤板。这个问题，只要重视并不难解决。从80年代中华放射学会技术学组即向全国推广了高电压技术。例如为了解决尘肺普查工作，数十个基层职业病防治机构原来条件并不太好，克服了各种困难，后来全部改用了高电压技术，为提高尘肺普查起到了保证作用。他们的工作经验值得学习和推广。低电压技术拍胸片会漏掉心脏及横膈后面的病灶。用X线进行胸部健康检查或普查(肺结核或肺癌)应废止用小片(荧光摄影)法。透视方法政府早有明令禁止，因接受辐射剂量大且易漏诊。现在一些体检机构仍用小片或透视来进行胸部检查是对病人不负责任的。在此，我再一次呼吁全国各基层放射科，胸部检查一定要力争改用高电压技术，以保证诊断质量。

(2)关于发现肺内病变一时不能定性而要复查时，必须在报告上明确复查的时间及目的，以引起临床医师及病人的重视。一般临床医师还是尊重放射科医师的建议的。切忌一般化的“建议胸部X线复查”提法，这样会造成像病例1及病例2那样的教训，延误了诊断。复查的目的是要经过一定时间观察，达到对病变性质的判断。时间长短要根据病情来决定。如对胸部病变要排除炎症，在抗炎治疗情况下，间隔时间要短。如隔1～2周有所吸收肯定就是炎症；如病灶数周不吸收，且有团块形成的趋势，应及时进行CT扫描，以取得更多信息达到进一步确诊目的。在这方面要与临床医师应有较好的默契配合。同时我建议中华放射学会有关学组，应在适当时候制定出对肺部疾病诊断及复查等工作程序，供基层工作人员掌握。避免因工作中与临床医师因互相脱节造成病人损失。另外，一旦怀疑有恶性肿瘤可能而又有判断困难时，为了及时而确切诊断及鉴别诊断，必要时必须进行针刺活检。切忌长期观察，延误诊断时机。针刺活检操作简单，诊断及时而准确，90%以上可达诊断目的。国内仍开展得不够，应大力推广。放射科医师应积极开展或主动配合临床共同做好肺部活检工作。

(3)对中心型肺癌的诊断有时有一定困难，尤其对早期肺癌的诊断。从病例4的教训，对高危人群，如多年吸烟者，肺门及其周围有异常阴影时，应抓紧复查，及时采取措施，如CT、气管镜检查及肿瘤细胞的确认等，做到早期诊断早期治疗。再次呼吁有条件者对高危人群应进行定期胸部X线检查，因早期肺癌病例往往无任何症状，只有定期X线检查方可发现。胸部X线摄影直到目前是协助发现早期肺癌的首要方法。这一点必须大力宣传。另外，肺癌的发病年龄有逐步年轻倾向，对中、青年肺癌的发生应有足够的警惕。

(4)有一种沿一个大叶支气管广泛向外围浸润，形成类似炎症的肺癌，很难诊断。往往要观察较长时间方能从咳痰内或气管镜吸出物找到癌瘤细胞。对肺内大叶性浸润，如吸收较慢的老年病人，在鉴别诊断中勿忘此一类型肺癌，及时查找癌细胞，争取早日确诊。我们也曾碰这样病例(约占肺癌的1%)。延误数周不能确诊，待确诊后，治疗效果不理想，病人及家属很有意见。

二、全力写好影像诊断报告，密切结合临床，保证质量，及时而准确地做好一线临床影像诊断工作

创伤、骨折是一线临床最常见的疾病。但对个别病例，确定骨折的有无，骨折的部位往往很是费周折。有时需视病人情况，增加补照位置；甚至在短期内复查，或用特殊技术，如 CT，方能确定诊断。下面报告几个病例：

病例 5：女性，39 岁，因颈部屈曲创伤而行颈部急诊 X 线平片检查。平片显示阴性（图 1）。由于病人主诉颈部疼痛，而行了颈部按摩治疗。2 日后，病人主诉头痛，恶心，临床医师申请头部 CT 检查排除颅脑创伤。结果阴性。病人当时主诉颈部不适加重，有僵直，在放射科主动建议下，遂又复查颈部 X 线平片检查。在第二次检查的平片上，于第五颈椎椎体后下角可见一椭圆形阴影，不排除第五颈椎椎体后下角泪滴骨折（锥体矢状骨折），建议 CT 检查（图 2）。CT 扫描于第五椎体左后下角可见一骨折片脱离（撕脱性骨折），符合颈椎泪滴骨折诊断。神经外科会诊同意泪滴骨折诊断，并给以颈部固定。两周后病情好转。

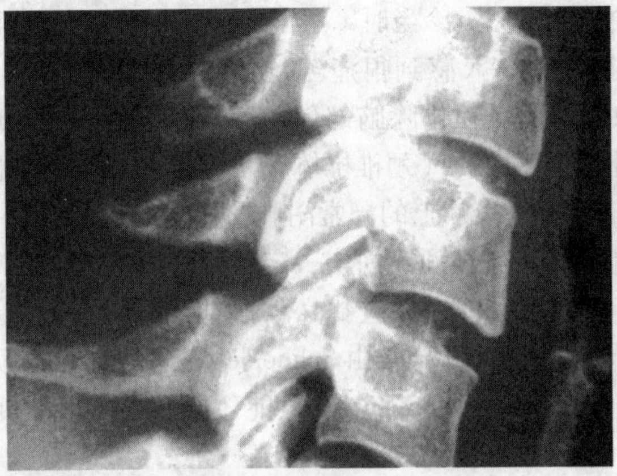

图 1　第一次颈椎 X 线所见，未见异常

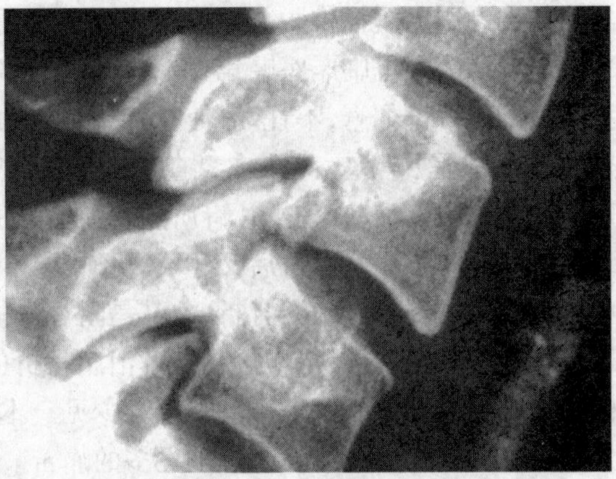

图 2　第二次 X 线检查可见第五颈椎椎体后下角矢状骨折

病例 6：男性，31 岁，因右腕部创伤，急诊进行右手腕部 X 线检查。经急诊医师初步读片未见异常（图 3）。翌日经放射科医师会诊不排除有腕骨骨折，建议一周后复查。一周后手腕部复查 X 线，确诊为月骨骨折（图 4）。在如何处置上，临床医师有不同意见；有的主张一般包裹固定；骨科专科医师主张石膏固定，以免继发缺血坏死。病人在固定 4 周后进行 X 线复查，断端间开始有骨痂形成。

病例 7：女性，65 岁，因在室内不慎滑倒在地，感到右髋部疼痛，经人扶起尚能勉强行走。到医院后，经右髋部 X 线平片检查后，放射科急诊医师报告右髋未见明显骨折。病人于 3 日后来院复查，检查右髋仍有明显症状。经再次 X 线复查发现粗隆间骨纹理有不连续，经仔细观察发现粗隆间外缘骨皮质有一披裂，当即确诊粗隆间骨折。由于病人心脏不好不愿行手术治疗，骨科医师认为骨折断端之间无错位，嘱其回家在髋外展位卧床修养也可。经 2 个月后复查，骨折线愈合尚可。

创伤、骨折是急诊经常碰到的医疗问题，经常碰到一些年轻放射科医师讲怕值急诊看骨折病人。尤其是车祸等意外事故，牵连到法律问题，感到责任重大。发生漏诊对病人不利，过诊对肇事者也不公。正因为如此，值班医生更应仔细读片，认真做好诊断工作。我的经验是，作为放射科一线医生看片一定要仔细，同时，在必要时一定要看一看病人。因我们是临床放射科医生，必须了解有关疾病的解剖、病理及临床基本知识，包括临床症状、体征、发病机制等。同时，又必须熟悉有关疾病的放射诊断基本知识。例如病例 5 的经验，我在接待这个病人时，首先了解病人是如何受的伤，这点很重要，因各种不同部位骨折的发生与病人当时所受伤方式有关。这个病人是颈椎屈曲创伤，首先我要注意她的寰枢椎，因颈椎屈

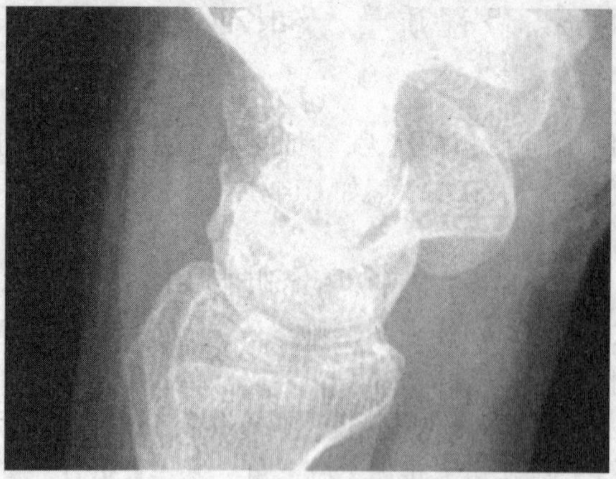

图3　第一次X线所见未见异常

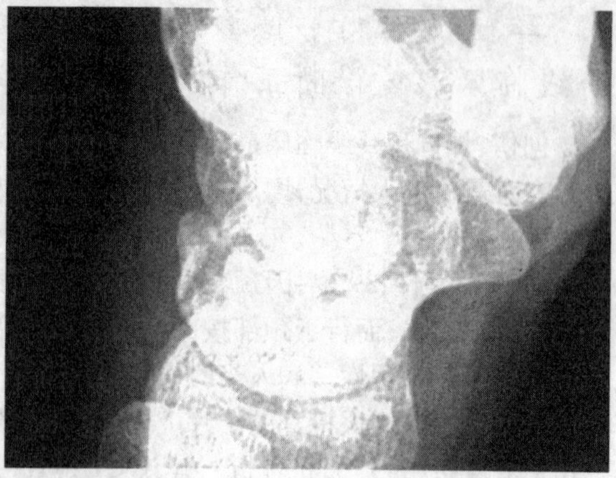

图4　第二次X线检查可见月骨骨折

曲位创伤易引起寰枢椎脱位。但在平片上未看到寰枢椎有异常，初诊当时 C_3 以下的颈椎也未发现问题。但当病人根据临床医嘱第二次来科做头部CT时，我发现病人感到很痛苦，主诉颈部疼痛，恶心。我检查她的颈部僵直，不让动，使我感到她的颈椎还是像有问题。在排除脑部创伤后，我立刻建议再复查颈部X线平片检查，结果在复查片上才发现第五颈椎椎体泪滴骨折（颈椎椎体矢状骨折）。原因可能是经过2日颈部活动，骨折片有所松动而显影所致。对第二次复查片上的异常阴影，当时大家意见不一致，有的认为是人为伪影，后又建议行颈椎CT检查，并得到印证。对颈椎创伤一定要做CT检查，因CT可发现平片看不到的颈椎骨折，尤其是附件骨折，平片有时看不到。后经查找文献，颈椎椎体泪滴骨折好发部位是第五颈椎，与本例相符。泪滴骨折（teardrop fracture）是1956年由Schneider提出的。专指颈椎矢状骨折的一个专业术语。临床较少见。本例如无第二张及时复查X线片，可能还要耽误一段时间方能确诊。这样就会给病人带来更多的痛苦。

病例6月状骨折的诊断也有一个过程，第一次急诊拍X线片后，急诊医师并未诊断有骨折，经放射科建议，1周后复查才肯定腕骨骨折诊断，但具体哪一个腕骨骨折仍有争论。因手腕正位片上无异常，仅在侧位片上可见骨折线。有的医师认为是月骨，有的说是三角骨，有的说是舟骨。结果在一张轻度内旋位片上，很明显显示出月骨骨折。腕骨骨折最常见的是舟骨，其次是三角骨。单纯月骨骨折是非常少见的。手掌着地骨折（palmar fracture）时，月骨多发生脱位，很少发生骨折。本例系由于月骨背侧突起处有一韧带与桡骨相连，因创伤所致撕脱骨折。由于对每个腕骨骨折的治疗方法不同，明确具体骨折的腕骨很重要。如舟骨骨折不及时固定很难愈合，有时要穿钉固定。月骨不固定也有发生缺血坏死的可能，骨科专家为了慎重，建议打一石膏固定。事实上，这一病例确实发生了缺血坏死。这些临床基本知识作为临床放射科医师也应了解，因为这也是与我们有关的临床知识。放射科医师既然已被确认为临床医师就应掌握更多临床基本知识，更好的发挥临床医师的作用。做一个好的临床放射科医师不能仅根据片上所见下诊断，一定要了解临床，密切结合临床，必要时要亲自检查一下病人，增加特殊部位或检查方法，以避免犯主观误诊错误。

股骨颈骨折是老年人常见骨折。有时因错位不明显，易于忽略诊断。有经验的临床医师当怀疑有骨折而X线不明显时，多让病人数日后再复查一次，往往在复查时即可显示出骨折。其他部位骨折也有同样经验，如病例5及病例6。类似经验也可见于舟骨骨折，常在初诊时未确诊，如未嘱病人及时来复诊，并增加特殊检查，结果延迟了诊断，导致长期不能愈合，最后用穿针来固定，有的病人超过半年而不能愈合。

以上仅举个人经历的几个肺癌及骨折病例来说明临床一线工作责任很大。尤其在综合医院或基层医院，临床往往要根据X线检查结果来处理病人，X线诊断稍有不当之处即会造成临床医师的误解甚至引起延误诊断的不良后果。放射科医师为了保证诊断质量，除了要仔细阅读，客观分析 X 线征象外，报告的书写质量是非常重要的。因为 X 线诊断报告是与临床医师交流信息的主要方式。应让临床医师及时而准确了解病人的影像信息，以便决定下一步处理措施。对如何写好放射科诊断报告，提出以下几点建议：

(1)首先要认真书写，做到字体工整；文字通顺。要把诊断报告作为对临床医师申请会诊的回答。报告认真，书写工整是对临床医师的尊重也是对病人的负责。这也是树立放射科诊断报告威信的第一步。

(2)对报告中所见内容的描述，尤其病理征象的描述用词要确切。例如“结节”及“结节样阴影”两者的意义就不相同。“结节”一词意味着一种肯定的病理征象，不能轻易使用。而“结节样”则为一形容词，尚不能肯定其病理意义。作为一位比较认真的临床医师，就很注意每一个描述用语，如果确系“结节”阴影，就要描述“结节”的大小、形状，密度是否均匀，外形是否光滑，有无分叶及毛刺等等。即对这一病理征象的描述一定要认真，准确而详细。如这一结节阴影有无毛刺及分叶也应交代清楚。说明注意了这些征象的有无。又如“肺纹理变粗”一词也很不具体，不说明问题。如系正常较粗的肺纹理可以不提，如系病理的纹理，应该明确提出“病理纹理增多”，然后对病理纹理应描述其为“粗索状”抑或“细网状”等等。一般代表肺间质病理浸润，病理可有多种原因，必须结合临床进行鉴别。

(3)对报告的结论或印象，如可能的话，首先应明确病变的部位。如初步检查定位有困难一定要在当时或提出建议增加投照部位。其次，应根据 X 线所表现的病理变化，如出浸润，或结节阴影等，提出定性诊断。如定性诊断有困难，应提出 3 个可能，以便临床医师结合病情做进一步鉴别诊断。然后再从放射诊断角度提出下一步鉴别诊断的手段的建议，如 CT、MRI 等检查，并提出要做 CT、MRI 的理由。

(4)对诊断报告中提出“复查”应具体，根据放射科经验判断，提出“复查”的时间，如 1 周、1 个月、3 个月等，目的也应明确。因临床医师有时对具体病变的复查目的及时间，掌握得不够具体，对病人交代的不够明确。如放射科医师不提出具体时间，未引起病人重视，延误了病情，互相讲不清楚。所以，对重要病情，首先放射科医师务必交代复查时间及目的，要排除什么可能。有时多查一两次，如系阴性结果，排除了重要疾病，对病人是好消息，这也是对病人负责任。如果证实有重要疾病，及时发现，及时治疗，以免耽误病情。临床医疗工作诊断是关键，放射科医师在对疾病诊断阶段，应采取主动，尽量发挥现代影像手段解决病人问题。一旦诊断解决，如何处理下一步就是临床医师的任务了。此时，作为一名放射科医师，用自己的技术，给病人解决了问题，也是心情最愉快的时刻。总之，对一个合格的诊断报告不外以下几点要求：①书写工整；②描述确切；③对病变定位准确，尽量及时做出定性诊断；④如定性有困难，应提出鉴别诊断的范围，至多可提出 3 个可能性；⑤如需要复查应提出具体时间，尽可能提出复查的目的；⑥提出复查手段应具体，如 CT 或 MRI，并说明使用新技术的理由。

(5)对现代影像诊断方法如有条件应尽可能应用，现在我国 CT、MRI 已相当普及，它可协助我们获得更多的影像信息，很有利于及时解决诊断问题。新设备及技术的诊断作用还应多向临床医师介绍，因很多基层临床医师仍未全面了解它们的优点，致使新设备及技术还不能很好发挥应有作用。所以诊断报告的建议中应提出用 CT、MRI 等检查的目的，要解决什么问题。临床医师及病人如能了解这些新技术使用的作用，定会支持并尽量应用。有时因病人经济条件所限另当别论。当然，新技术也不是万能，有时也不具特异性，也还不能确诊，使临床医师及病人失望。尽管影像技术已有较大发展，对进一步确诊提供更多诊断信息，比普通放射诊断率有所提高，但仍存在假阳性及假阴性问题。CT、MRI 等设备及诊断技术仍在不断提高，应用领域不断扩大，诊断精确度也在不断提高，现代医学影像学一定会在未来的临床医疗工作的发展中发扬光大。愿每一位放射科医师也应在各自岗位上不断总结经验，与时俱进，出色地完成自己的工作。

以上是我的多年在一线工作的一些点滴体会，请同道们批评指正。

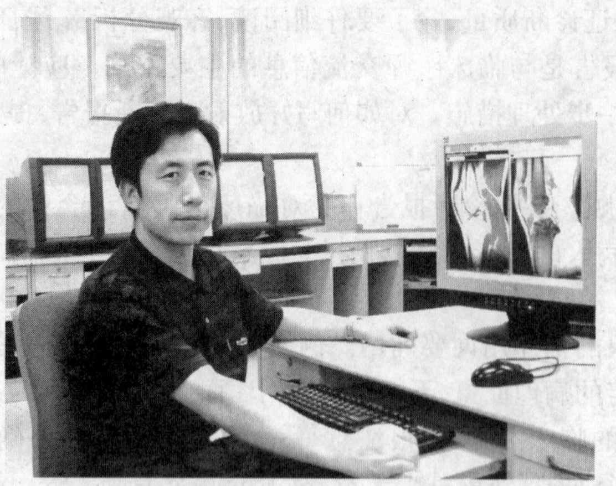

刘吉华，主任医师、教授、硕士生导师。

男，1963 年出生。青岛大学医学院医学影像教研室副主任，青岛大学医学院附属医院放射科副主任。1984 年青岛医学院医疗系本科毕业，一直从事医学影像诊断。1987 年考取青岛医学院医学影像学专业研究生，师从于著名放射学专家曹来宾教授。1990 年毕业并获硕士学位。能较深入掌握各系统病变的 X 线、CT 和 MRI 诊断，擅长骨关节和软组织疾病的影像诊断。现任《中华放射学杂志》审稿专家，《实用放射学杂志》编委，山东省放射学会委员，青岛市医学会医疗事故技术鉴定专家库成员，青岛市公安局法医顾问。已主编和主译《骨关节 CT 和 MRI 诊断学》等肌骨系统影像诊断专著 3 部，副主编《骨关节疾病影像学图鉴》等肌骨系统影像诊断专著 2 部，参编《实用骨关节影像诊断学》等专著 11 部。作为第一作者发表论文 22 篇，其中中华系列杂志论著 7 篇。获山东省科技进步三等奖 1 项和山东省教育厅级科技进步二、三等奖两项。

不要让甲旁亢从影像诊断医师手中“逃脱”

一、影像学误诊并非“难”事

甲状旁腺功能亢进简称“甲旁亢”，是甲状旁腺素分泌过多所致。好发年龄为 30 ~ 50 岁，女性为男性的 2 ~ 3 倍。甲状旁腺功能亢进分为原发性和继发性两种。前者以甲状旁腺腺瘤最为常见，占80% ~ 90%，其次为弥漫性甲状旁腺增生和功能性腺癌。继发性者见于肾功能衰竭、佝偻病、骨软化症、肾小管性酸中毒及 Fanconi 综合征等。甲状旁腺功能亢进，特别是原发性，影像学上经常发生“不应有”的遗漏和误诊。我们就曾遇见多例。

病例 1：女性，35 岁。因全身酸痛 2 年，左踝部明显，就诊于一家地市医院。摄踝关节 X 线平片（图 1），考虑腓骨肿瘤或肿瘤样病变，骨囊肿可能性大。骨外科给予手术治疗。术后病理诊断为骨囊肿。手术出院后左踝疼痛无明显减轻，全身酸痛亦无明显改善且有加重趋势，右髋关节出现活动后不适和疼痛，来我院骨外科就诊。查体：右髋关节疼痛，“4”字试验阳性，大转子区压痛，关节活动无明显受限。首次髋关节和股骨上段 X 线平片（图 2）显示股骨颈、转子间区及相邻骨干多发类圆形骨破坏区，边缘较模糊，部分骨壳轻度膨胀。片中所示的骨盆和股骨中上段骨质密度减低，骨皮质和骨小梁边缘模糊，股骨干骨皮质有分层感。鉴于骨破坏所伴有的广泛骨质疏松和骨质软化表现，想到甲旁亢伴纤维囊性骨炎可能，并给予系列检查。双手正位 X 线平片（图 3）示骨质疏松和皮质下骨吸收。股骨上段 CT（图 4、5）示囊状膨胀性骨破坏，骨壳不完整，囊内可见液液平面，坐耻骨内亦见多发性囊腔，部分伴硬化边。甲状腺区 CT 扫描（图 6）示甲状腺左侧叶后方异常软组织密度结节，结合病史考虑甲状旁腺肿瘤或增生。^{99m}Tc – MIBI 甲状腺区扫描（图 7）示甲状腺左叶下部异常浓聚灶，提示甲状旁腺病变可能。^{99m}Tc – MDP 骨扫描（图 8）示颅顶骨、双侧骶髂关节旁、右侧肩锁关节处、耻骨联合区、右股骨下段和右股骨上段病变区局限性浓聚，符合内分泌骨病表现，但缺乏特异性。化验检查显示血钙升高，血磷降低，血清碱性磷酸酶和血内甲状旁腺素亦升高。普外科医师对甲状腺侧叶后方结节进行手术探查和切除。术后病理诊断为甲状旁腺腺瘤。术后2周全身疼痛明显减轻,半年后开始从事正常劳动,未进行影像学随访。

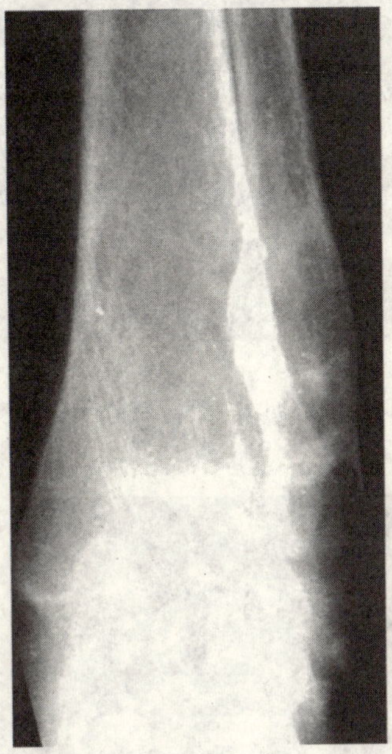

图1 胫腓骨下段正位X线平片:腓骨下段囊状膨胀性骨破坏,边缘较模糊,所示胫腓骨骨质明显疏松(可能为当时诊断医师所忽略)

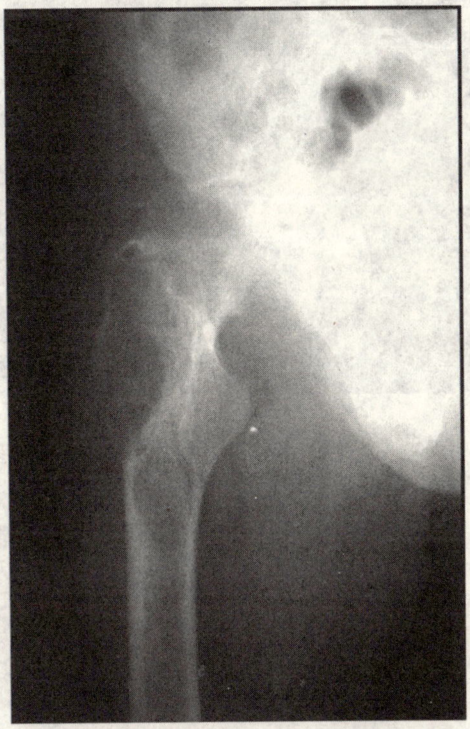

图2 股骨上段正位X线平片:股骨颈、转子间区及相邻股骨干多个大小不等的类囊状透光区。部分病灶相邻皮质轻度膨胀变薄

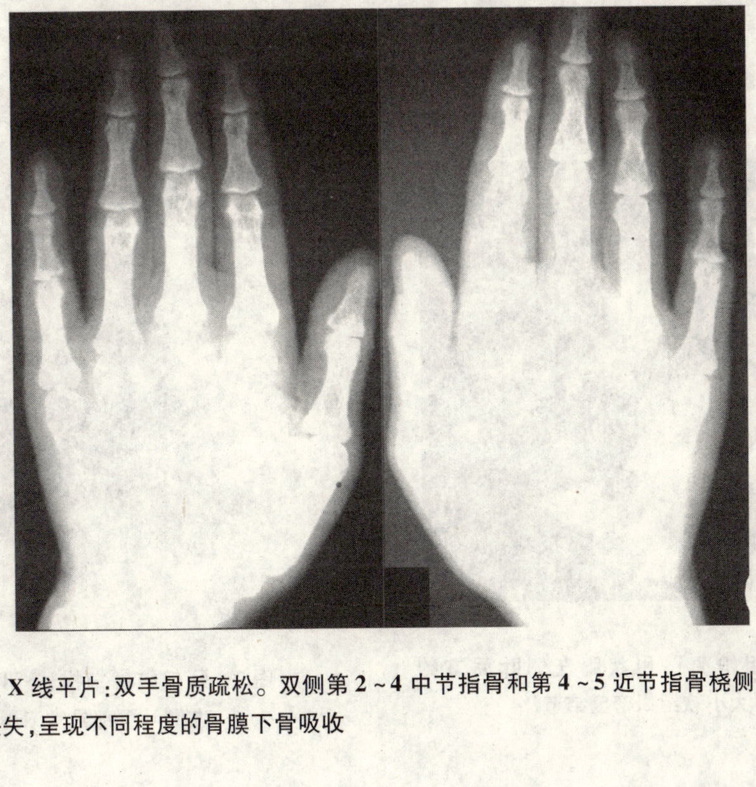

图3 双手正位X线平片:双手骨质疏松。双侧第2~4中节指骨和第4~5近节指骨桡侧皮质外缘模糊并不规则缺失,呈现不同程度的骨膜下骨吸收

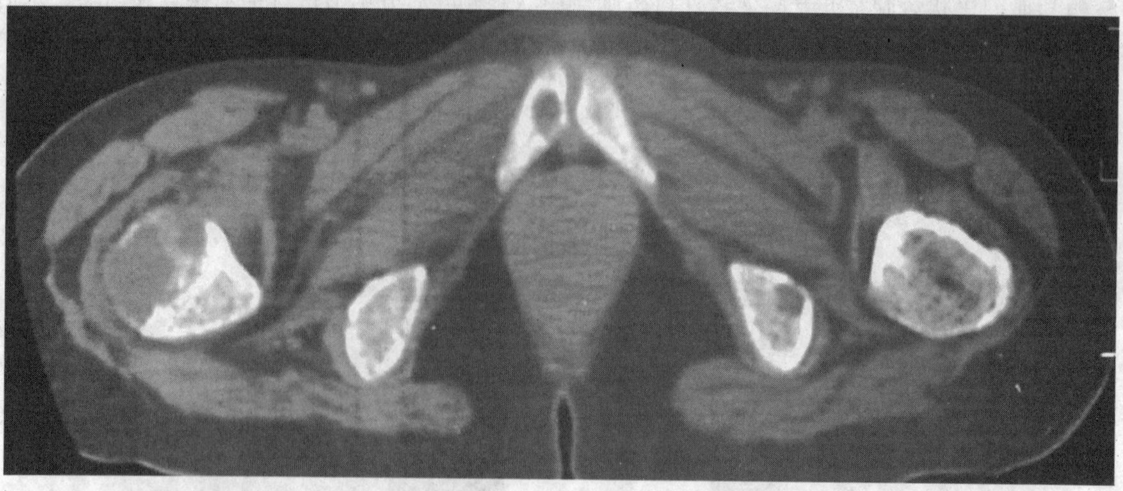

图 4　CT 平扫(骨窗):右股骨上段和坐耻骨多发囊状骨破坏,部分伴硬化边。股骨病灶骨壳不完整

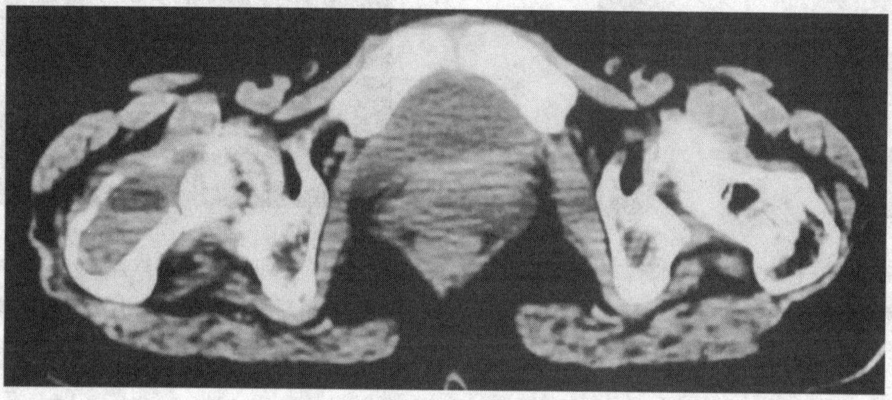

图 5　CT 平扫(软组织窗):股骨上段类囊状病灶内显示液液平面

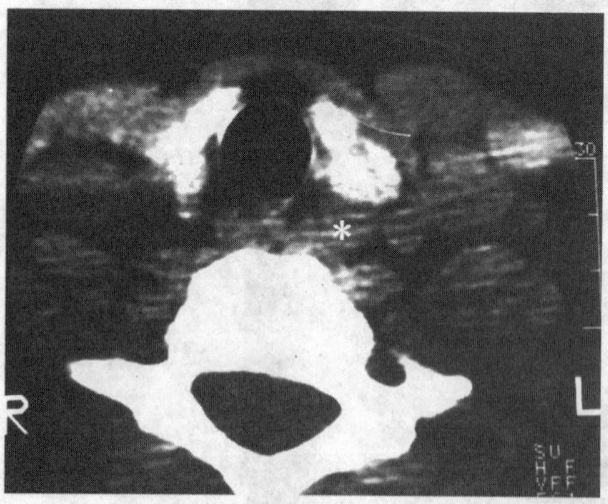

图 6　CT 平扫(软组织窗):甲状腺左侧叶后方约 10 mm ×8 mm 大小软组织密度结节(＊)

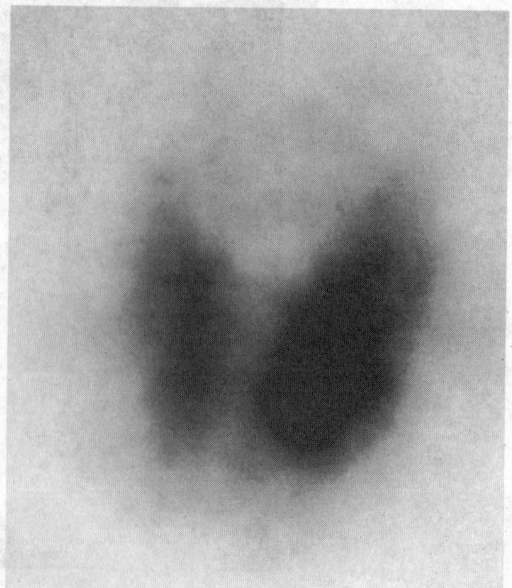

图 7　颈部核素扫描(^{99m}Tc－MIBI):甲状腺左侧叶下部异常浓聚

病例2:女性,51岁。因双下肢疼痛并弯曲3年,逐渐加重,就诊于本市一专科医院。摄股骨正侧位平片,考虑股骨多发性骨囊肿。骨外科欲收住院行手术治疗。病人携X线片来我科会诊。所带X线平片显示股骨弯曲,骨密度低,骨端松质骨骨纹粗大模糊。左股骨干皮质内和远侧骨端松质骨类圆形透光区,无明显硬化边(图9、图10)。右股骨下端髓腔内可见与前侧皮质相贴的半球形致密影(图11)。X线平片除显示骨质破坏外,尚有出现骨质软化、骨质疏松和骨质硬化征象,符合原发性甲旁亢或继发性甲旁亢表现,而非多发性单纯骨囊肿。为确定是原发还是继发让病人进行化验检查。检查结果为血钙3.17 mmol/L(正常2.1~2.6 mmol/L),血磷0.8 mmol/L(正常0.8~1.55 mmol/L),血碱性磷酸酶587 U/L(正常64~306 U/L)。血尿素氮5.97 mmol/L(正常2.14~7.14 mmol/L),血肌酐86 μmol/L(正常31.00~132.00 μmol/L)。血钙增高进一步表明骨骼改变并非一般性肿瘤和肿瘤样病变,也不是继发性甲旁亢,而为原发性甲旁亢所致。因肾性骨病、透析性骨病、假性甲状旁腺功能低下和营养不良性佝偻病、肠道和慢性疾病或手术后所致的继发性甲旁亢,血钙均减低。再进行甲状旁腺核素扫描、CT或MRI检查,以确定甲状旁腺腺瘤、甲状旁腺增生或功能性腺癌的存在及有无异位,为外科手术提供依据。^{99m}Tc-MIBI甲状腺区扫描(图12)示甲状腺左叶下部异常浓聚灶,提示有甲状旁腺病变存在可能。

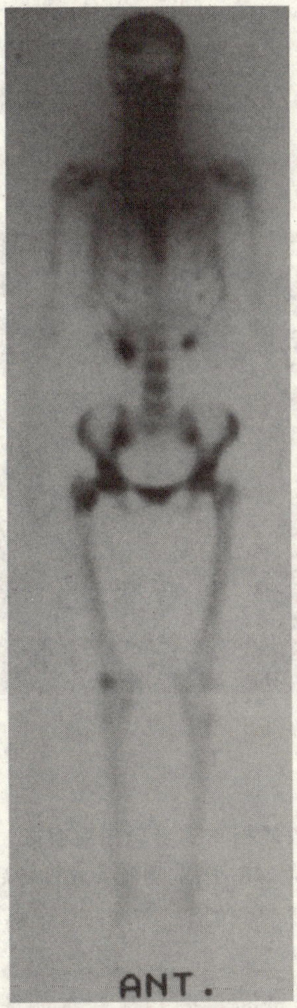

图8 核素(^{99m}Tc-MDP)骨扫描:颅顶骨、双侧骶髂关节旁、右侧肩锁关节处、耻骨联合区、右股骨下段和右股骨上段病变区局限性浓聚

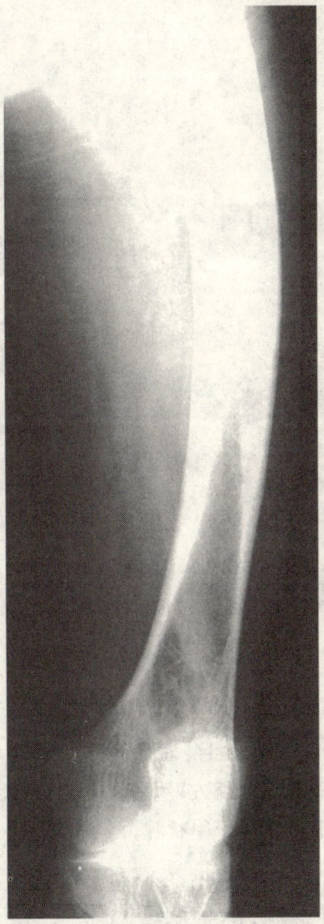

图9

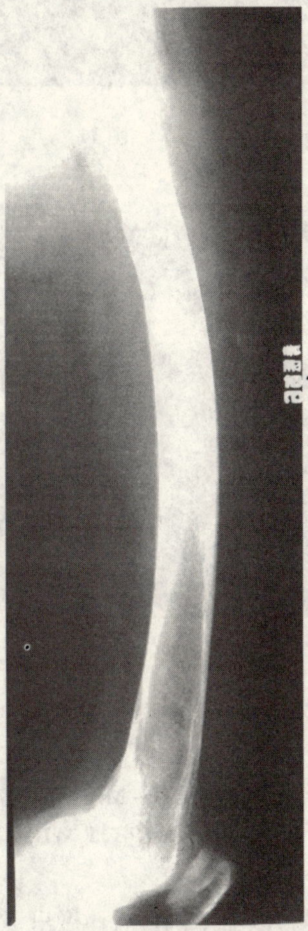

图10

图9~10 左股骨正侧位片:股骨弯曲,骨密度低,骨端松质骨骨纹粗大模糊。左股骨干皮质内和远侧骨端松质骨类圆形透光区,无明显硬化边

甲状腺区 MRI 平扫显示甲状腺左侧叶后方类圆形结节，T_1WI（图 13）信号略高于甲状腺，T_2WI（图 14）呈均匀高信号，基本确定为甲状旁腺肿瘤或增生存在。普外科医师对甲状腺侧叶后方结节进行手术探查和切除。术后病理诊断为甲状旁腺腺瘤。术后 2 天双下肢疼痛即明显减轻，1 周后疼痛完全消失。

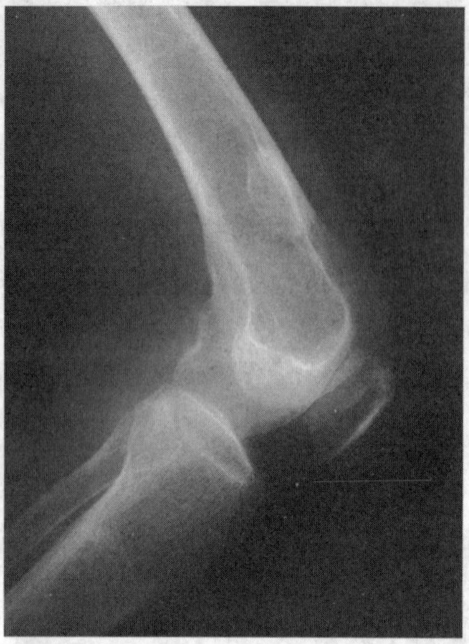

图 11

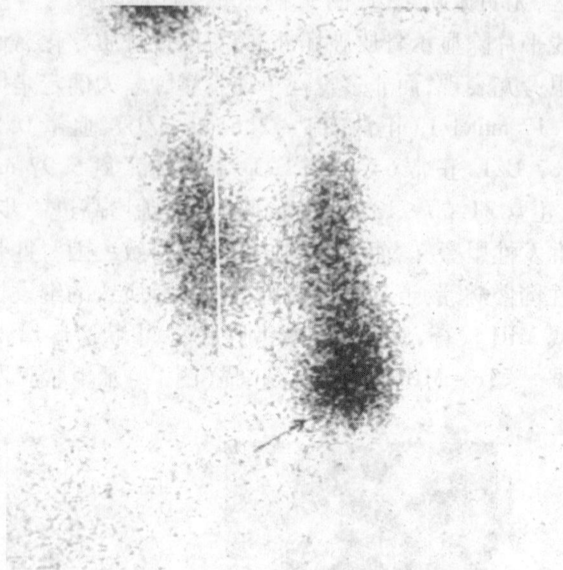

图 12

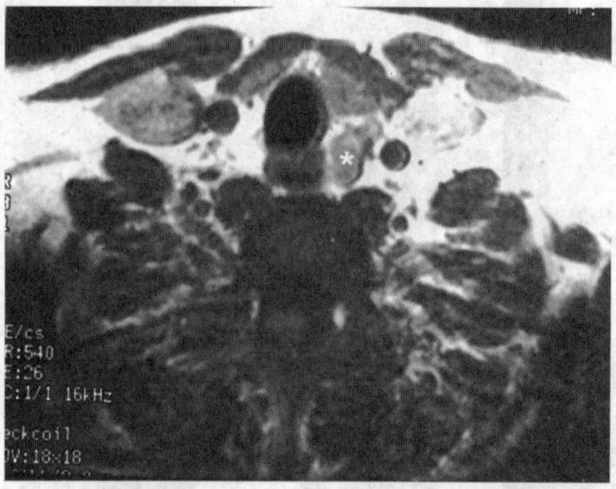

图 13

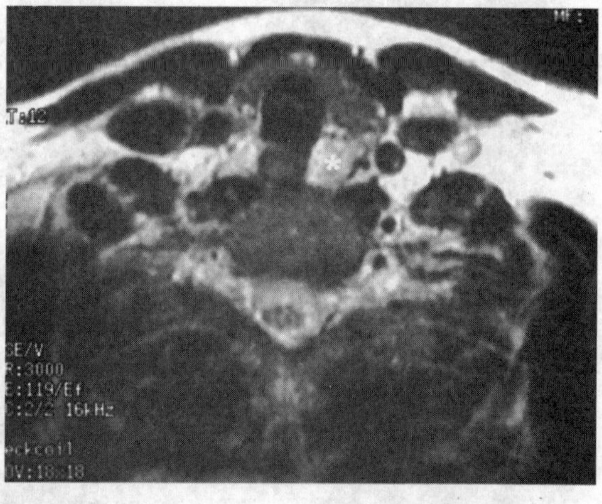

图 14

图 11～14　同一病人。图 11 右股骨下端侧位片：右股骨下端髓腔内与前侧皮质相贴的半球形致密影。图 12 ^{99m}Tc～MIBI 甲状腺区扫描：甲状腺左叶下部异常浓聚灶。图 13、14 MR 平扫：甲状腺左侧叶后方类圆形结节，T_1WI（图 13）信号略高于甲状腺，T_2WI（图 14）呈均匀高信号

尽管以上 2 例最后均做出了正确诊断，但早期均因影像诊断医师未能全面掌握和观察本病征象而误诊。2 例病人首次 X 线平片检查时，只注意局部的骨质破坏，而未能确认片中所显示骨质密度减低，骨皮质边缘模糊并分层，骨小梁稀疏模糊和骨干弯曲等骨质疏松和软化征象，也未能把握骨质破坏缺乏（骨囊肿通常出现的）硬化边缘的表现，因而造成误诊。其中 1 例对局部纤维囊性骨炎误行手术治疗，给病人带来不应有的损害，同时亦给我们带来很多值得反思的教训和经验。

二、熟知甲旁亢各种影像学表现，仔细确认各种征象是避免漏误诊的关键

分析上述2例不难看出，漏误诊原因主要是在阅读影像学资料，特别是X线平片时，只注意最显眼的骨质破坏征象，而忽略骨质疏松、骨质软化等提示诊断的各种表现。缺乏对影像学表现的全面掌握及其在X线平片等影像资料中的辨认能力，亦是漏误诊的重要原因。我们体会只要仔细阅读并确认出影像片中的所有征象，即使1张X线平片，也能使我们想到本病。因此有必要全面复习本病的影像学表现及特点，特别是X线平片，并加强基本功训练。

X线平片多为甲旁亢病人最常最先采用的检查方法。异常X线表现包括：①全身骨骼广泛性骨质疏松，以脊椎、扁骨、掌指骨及肋骨较明显，出现率高。骨密度降低，骨小梁稀疏纤细，骨皮质变薄或分层。颅骨改变颇具特征，表现为内外板边缘模糊，密度减低，血管压迹不清和多发颗粒状稀疏区。②骨膜下骨皮质吸收，表现为骨干或其他部位的皮质失去其光滑而完整的边缘，呈花边状骨质缺损，为特征性X线表现（图3）。好发于中节指骨桡侧缘，见于单个或多个指骨，也可发生于长骨、肋骨、锁骨和齿槽骨硬板（图15）。骨质吸收亦可发生于末节指骨的甲粗隆。③软骨下骨吸收，多发生于锁骨肩峰端及耻骨联合处，表现为软骨下皮质不规则、模糊或形成较明显的骨质缺损。④局限性囊状骨破坏（纤维囊性骨炎或棕色瘤），表现为单发或多发、单房或多房状囊状透光区，边界清楚或模糊，硬化缘多不明显，多见于长骨、骨盆和下颌骨（图1、2、9、10）。大者可轻度膨胀。腺瘤切除后，可在短期内修复。⑤骨质软化，表现为骨密度降低。骨小梁稀疏并粗细不匀、边缘模糊。骨皮质边缘模糊、皮松质分界不清，变薄或局限性增厚。骨软化变形，长骨变形（图9、10）。⑥骨质硬化，多见于继发性甲旁亢，最常见于脊柱，其次为骨盆和肋骨。脊椎椎体常呈现分层状密度增高。颅骨显示1～2 cm大小的圆斑状骨硬化或均匀性板障密度增高（图16）。⑦尿路结石，常为双侧多发。少数有肾实质钙化。⑧关节软骨钙化，主要见于原发性甲旁亢，好发于膝关节、肩关节及腕部三角软骨处。⑨软组织钙化多见于继发性甲旁亢，好发于关节周围和血管壁。

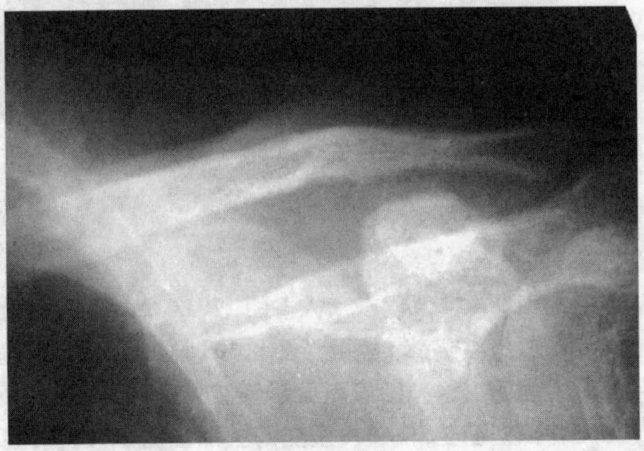

图15　锁骨正位片：左锁骨中外1/3交界处下方皮质局限性缺损

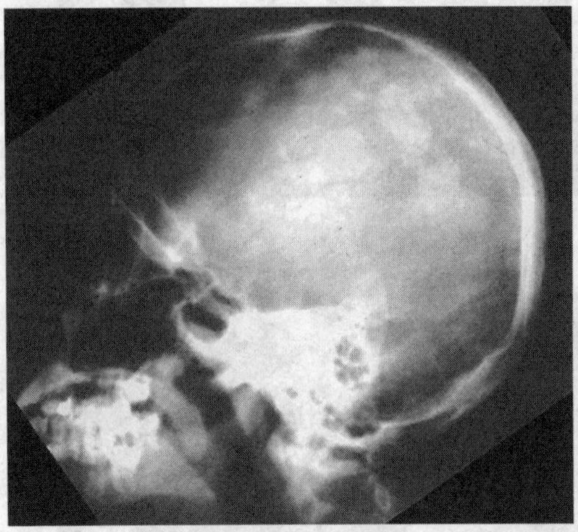

图16　头颅侧位片：头颅额骨示局限性骨硬化区，颅骨内外板模糊，密度减低

CT和MRI上除在显示纤维囊性骨炎、棕色瘤及甲状旁腺病变方面，与X线平片相比并无优势而言。纤维囊性骨炎或棕色瘤位于皮质骨、松质骨和（或）骨干髓腔内，呈现大小不等的圆形、类圆形或分叶状均匀或不均匀低密度区，CT值20～48 HU不等，可有液液平面（图5），可有断续或完整的高密度薄层模糊硬化缘或薄层骨壳。相邻骨皮质可吸收变薄、部分不连续和（或）膨胀变薄。甲状旁腺功能恢复正常后，原棕色瘤囊腔内或周围出现条带状或斑点状钙质样高密度硬化，硬化囊壁亦增厚（图5、17、18）。CT上的类圆形骨破坏区内密度较低部分，MRI呈水样长T_1、长T_2信号，并可见液液平面，可能为

囊腔内的液体部分。较高密度区呈长 T_1 短 T_2 信号，可能为病灶内的纤维成分（图 19 ~ 21）。甲状旁腺腺瘤位于甲状腺后方。CT 上，呈圆形结节状，边缘光整，包膜可发生弧形钙化，增强扫描明显强化（图 6）。MRI 上，呈均匀长 T_1、长 T_2 信号（图 13、14）。

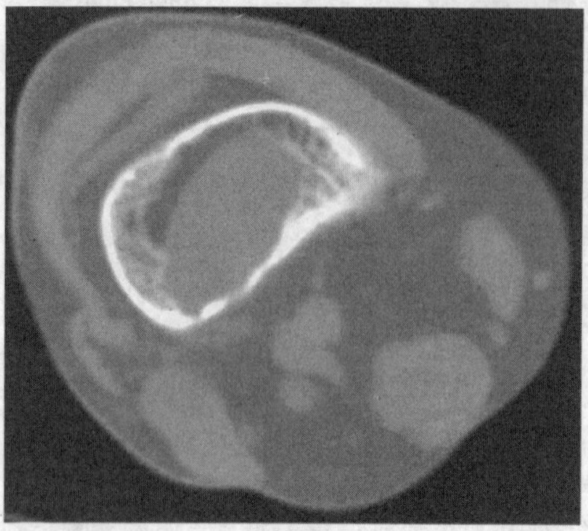

图 17

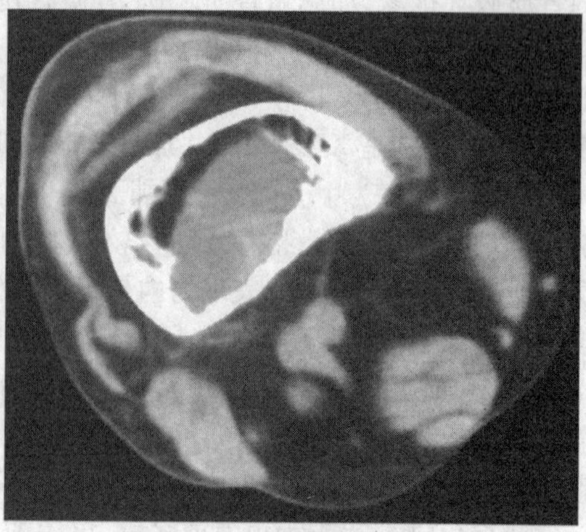

图 18

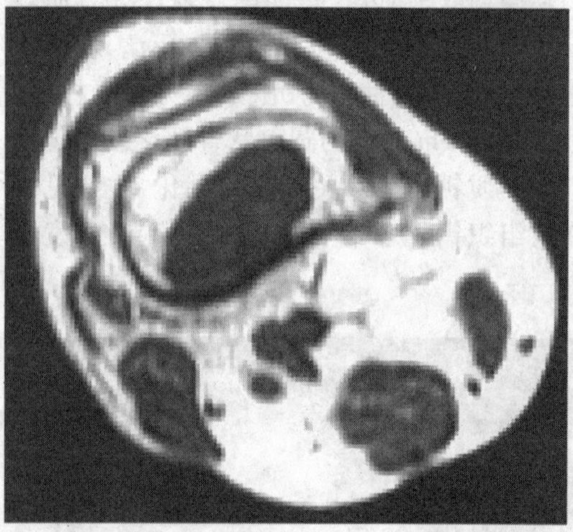

图 19

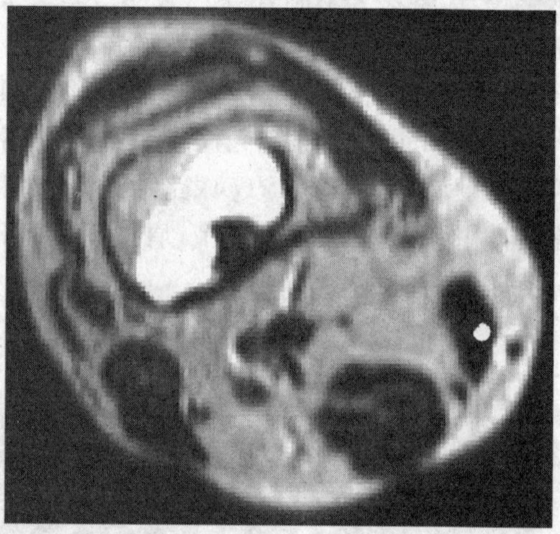

图 20

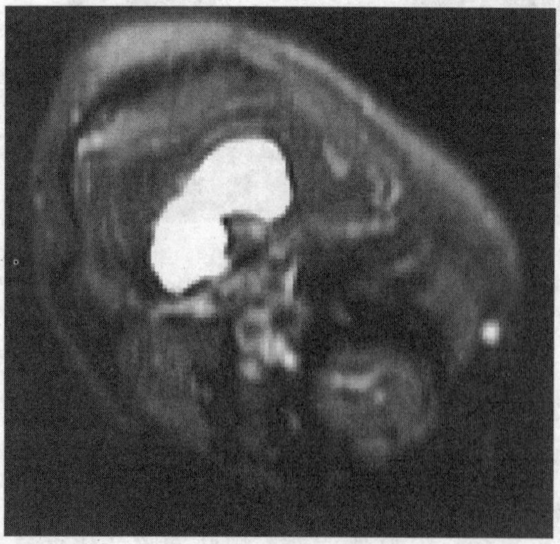

图 21

图 17 ~ 图 21　与图 9 ~ 14 系同一病人。图 17、18 CT 同层面骨窗和软组织窗：X 线平片（图 9、10）股骨远侧骨端松质骨类圆形透光区层面显示髓腔内类圆形不均匀软组织密度区，相邻皮质变薄并略显膨胀，对侧缘见薄层骨壳。图 19 ~ 21 MR 平扫：与图 17、18 层面大致相同，CT 上类圆形不均匀密度骨破坏区 T_1WI（图 19）呈不均匀低信号，T_2WI（图 20）和脂肪抑制 T_2WI（图 21）大部呈水样高信号，后部为三角形低信号

核素扫描主要用于确定甲状旁腺病变的存在及病变甲状旁腺有无异位。^{99m}Tc－MIBI 颈部和上胸部扫描时,病变甲状旁腺表现为甲状腺侧叶区或上纵隔胸骨后(异位甲状旁腺)局限性异常浓聚灶(图 7、12)。正常人异位甲状旁腺的发生率约为 10%,主要位于上纵隔胸骨后。^{99m}Tc－MDP 骨扫描示颅顶骨、双侧骶髂关节旁、右侧肩锁关节处、耻骨联合区、右股骨下段和右股骨上段变区局限性浓聚(图 8),可提示代谢内分泌骨病,但特异性较差。

三、合理选择影像学检查并密切结合病史和化验检查才能力保病人得到确切诊断和有效治疗

根据经验,就诊病人多因某种症状或体征先行 X 线平片检查(也是本病最有效的检查方法)。在仔细阅片发现一种或多种甲旁亢征象时,行血钙、血磷、碱性磷酸酶、血尿素氮和血肌酐检查。对可疑的骨质破坏,应进行病变部位 CT 或 MRI 检查。对可疑骨质硬化,应采用 CT 检查进一步确认。血钙高、血磷低或正常符合甲旁亢表现时,应根据其他几项化验结果和亲自获得的临床病史和体征,结合影像学征象进行鉴别,排除影像学表现类似的其他代谢内分泌疾病,并确定是原发性还是继发性。初步确定为原发性甲旁亢的病人,应进行甲状旁腺核素扫描、CT 或 MRI 检查,以确定甲状旁腺腺瘤、甲状旁腺增生或功能性腺癌的存在,为外科手术提供依据。甲状旁腺核素扫描野应覆盖上纵隔,以显示可能发生异位的病变腺体。最易发生漏误诊的原发性甲旁亢的鉴别诊断应包括以下疾病。

(一)可出现继发性甲旁亢及类似影像学表现的疾病

1. 肾小球性肾性骨病:多已知有肾炎、肾衰病史。化验检查血钙低,血磷、血尿素氮和血肌酐增高,不难鉴别。

2. 肾小管性肾性骨病(抗维生素 D 性佝偻病、肾小管性酸中毒及 Fanconi 综合征):儿童发病,以骨质软化为主要表现。化验检查血钙低、血磷高或伴有血浆蛋白、血氯异常。

3. 透析性骨病:有长期血液透析或腹膜透析病史。化验检查血钙磷均低,易于鉴别。

4. 假性甲状旁腺功能低下:血钙低或正常,血磷高或正常。

5. 营养不良性佝偻病(包括肠道吸收不良):现已非常少见,多为婴幼儿或有胃肠道、胆道慢性疾病史或手术切除史。化验检查均有血钙减低,易于鉴别。

(二)出现相似影像学表现的其他疾病

1. 多发性骨髓瘤:可有多发类圆形骨破坏和骨质疏松。但本病好发于中老年人。病灶多位于躯干骨和四肢长骨近端。MRI 示骨破坏病灶呈长 T_1、长 T_2软组织样信号,较少出现水样长 T_1、长 T_2信号和液液平面。无骨膜下骨吸收、软骨下骨吸收和骨质软化。血磷大多正常,尿本－周蛋白可阳性。

2. 良性骨肿瘤和肿瘤样病变(骨囊肿、骨纤维异常增殖征、变形性骨炎):可有单发或多发类圆形骨破坏,X 线平片上多可显示硬化边。但骨质疏松局限而轻微,无骨膜下骨吸收、软骨下骨吸收、多发对称性骨质软化和软组织钙化。血钙磷大多正常。

3. 骨硬化性病变(成骨性转移瘤、骨髓纤维化征、氟中毒等):骨质硬化更广泛、更明显,无明显骨质疏松、骨膜下骨吸收、软骨下骨吸收、多发对称性骨质软化和软组织钙化。血钙磷大多正常。

(刘吉华　郝大鹏)

成人股骨头缺血坏死:合理影像学检查并熟知影像学表现才能做到低花费早诊断

成人股骨头缺血坏死(femoral head necrosis,FHN)近年来日趋增多,是目前成人髋关节致残的主要疾病。早期诊断和治疗是提高疗效,减少致残的关键。虽为常见病,但病变早期漏诊误诊仍时有发生。应当引起足够重视。

一、成人股骨头缺血坏死早期影像学表现如何

X 线、CT、MRI 和核素扫描仍是本病早期诊断的主要临床手段。掌握各种检查的早期表现是诊断的基础和关键,否则将引起漏诊和误诊。

(一)X 线平片

成人 FHN 早期股骨头外形完整,关节间隙正常。股骨头内可见斑片状骨疏松区或散在的斑片状或条带状硬化区,边界模糊(图 1)。少数混杂有斑片状和(或)伴硬化边的囊状透光区。条带状硬化多呈凹面向上的弧线状,围绕正常或略高密度承重区,可伴有并行的透光条带(图 2)。少数条带状硬化位于股骨头颈交界区,与股骨颈轴线基本垂直。股骨头承重区皮质下有时出现新月形透光线(新月征)。

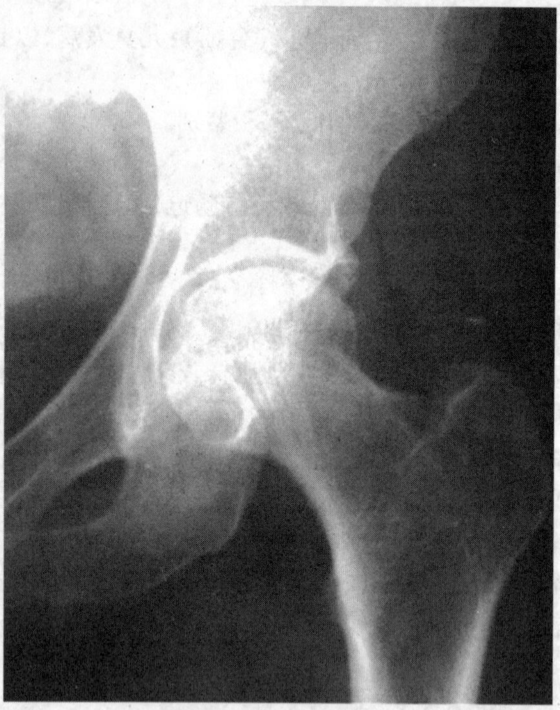

图 1　X 线平片:左股骨头内斑片状密度增高影

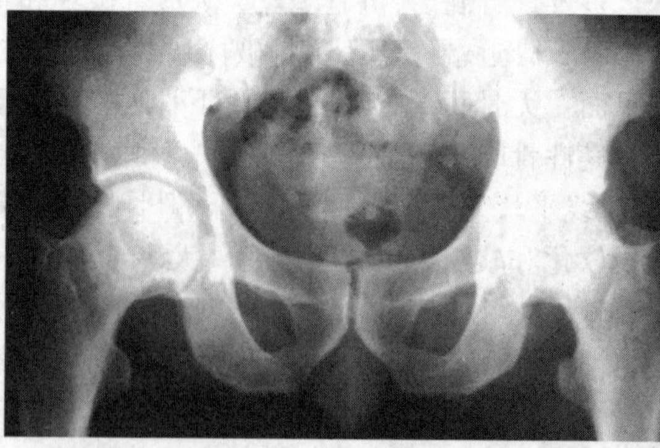

图 2　X 线平片:双股骨头内环状硬化条带,右侧颈部见横行硬化带

(二)CT

成人 FHN 早期表现为股骨头内簇状、条带状和斑片状高密度硬化,边缘较模糊(图 3、图 4)。条带状硬化粗细不均,主要有 3 种走行:①沿正常股骨头星芒结构,自股骨头中心向周围延伸;②与正常股骨头星芒结构交叉走行(图 5);③伴行于股骨头边缘皮质下或表现为皮质增厚。3 种走行可单独或合并

存在。斑片状高密度硬化区多呈扇形或地图形，其内骨小梁结构模糊或消失，可呈磨玻璃样改变，周围多伴有更高密度硬化条带构成的边缘，颇具诊断特征（图6）。不同形态的高密度硬化亦可交织融合。随病程进展，股骨头前上部正常骨纹区和高密度硬化区周围出现条带状或类圆形软组织低密度区。其中，条带状低密度区外侧多伴有并行的高密度硬化带（图7、8）。类圆形低密度区周围可伴有硬化缘。少数

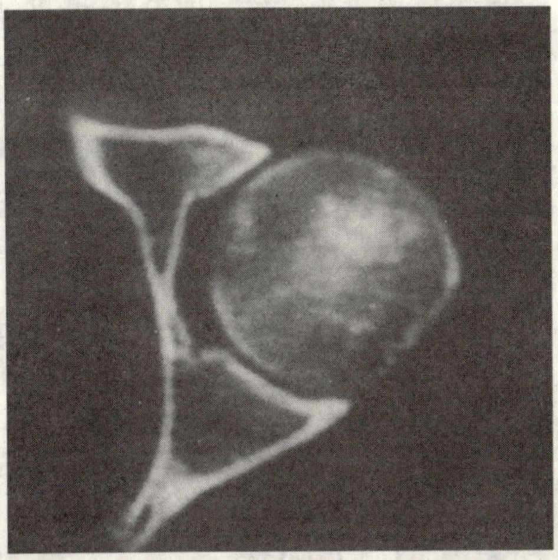

图3 CT平扫（骨窗）：股骨头前部骨纹粗大，呈簇状高密度硬化

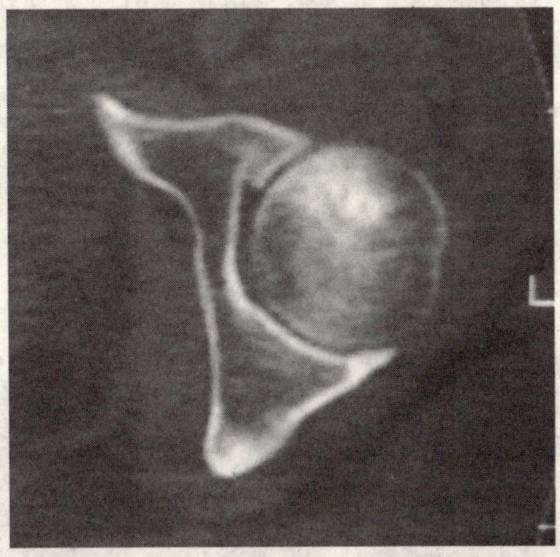

图4 CT平扫（骨窗）：股骨头前部斑片状高密度硬化

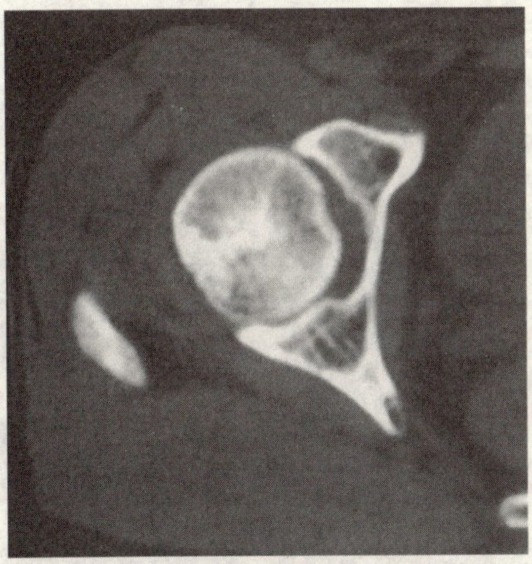

图5 CT平扫（骨窗）：股骨头内条带状硬化，伴行和垂直于星芒结构

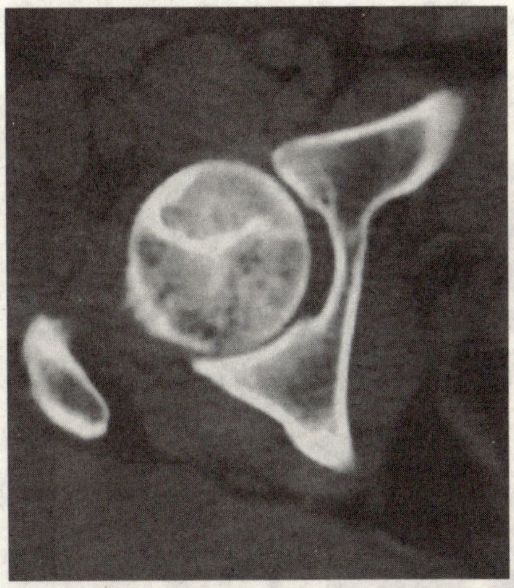

图6 CT平扫（骨窗）：股骨头内条带状高密度硬化线，围绕成地图状，部分呈现皮质增厚，内呈磨玻璃样密度

可见新月征，表现为股骨头皮质下线形或新月形软组织低密度区，多位于前上部（图9）。部分显示少量关节积液，多表现为股骨头非髋臼覆盖侧边缘和膨隆的略高密度关节囊之间的液性低密度区，宽度0.2～1 cm，CT值15～35 HU。部分伴有内侧间隙增宽，其内可见液性低密度带。

(三)MRI

早期股骨头前上部或前上部在内的股骨头大部边缘出现异常信号条带(线样征)。T_1WI 为边缘不齐、宽窄不等和弯曲不直的单条低信号带,正中冠状位层面多呈“V”形或环形(图 10～12)。T_2WI 多仍为单条低信号带或呈内外并行的高低信号带。少数 T_2WI 为低高相间的 3 条或 4 条并行信号带(图 13)。线样征与 CT 上的高密度硬化带或并行的软组织低密度带和高密度硬化带相对应(图 14),为较特异的诊断征象。少数最早可首先出现大片状长 T_1 长 T_2 信号,弥漫于头颈全部或大部,并可延伸至粗隆间(图 15)。Gd－DTPA 静脉注射后动态扫描有助于发现轻微的灌注减低区。

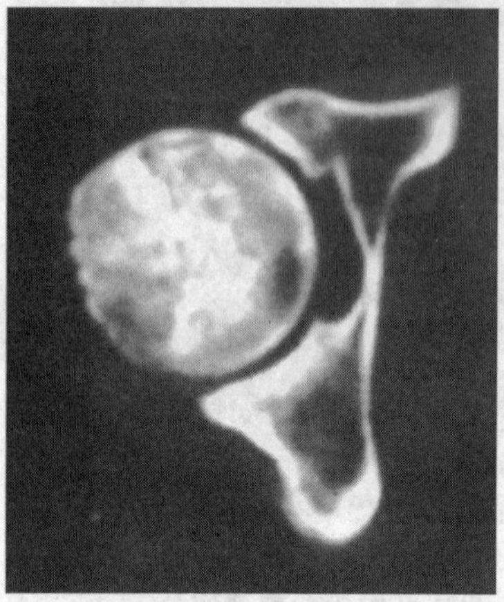

图 7 CT 平扫(骨窗):股骨头内侧部不均匀硬化区前外侧边缘部有内外并行的软组织样低密度线和高密度硬化线,前部皮质不均匀增厚

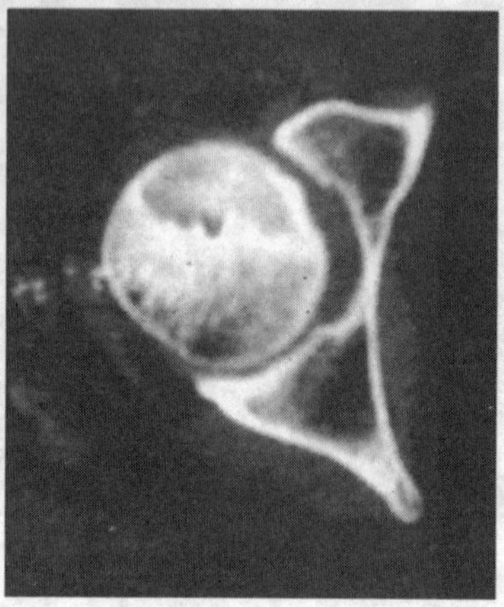

图 8 CT 平扫(骨窗):股骨头前部硬化区后外侧边缘部有内外并行的软组织样低密度线和高密度硬化线

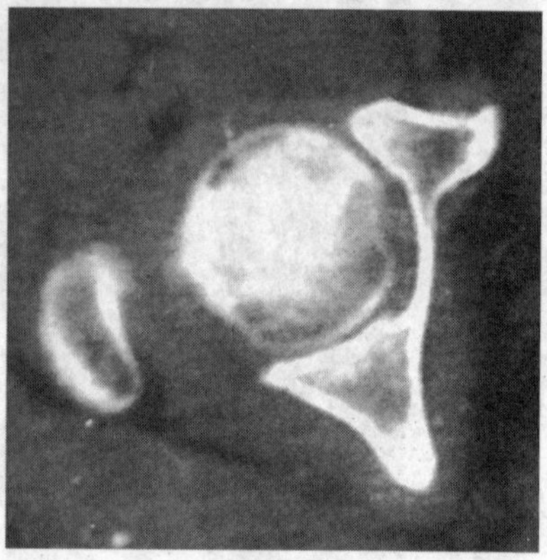

图 9 CT 平扫(骨窗):右侧股骨头前部皮质下新月形软组织密度透光区(新月征)

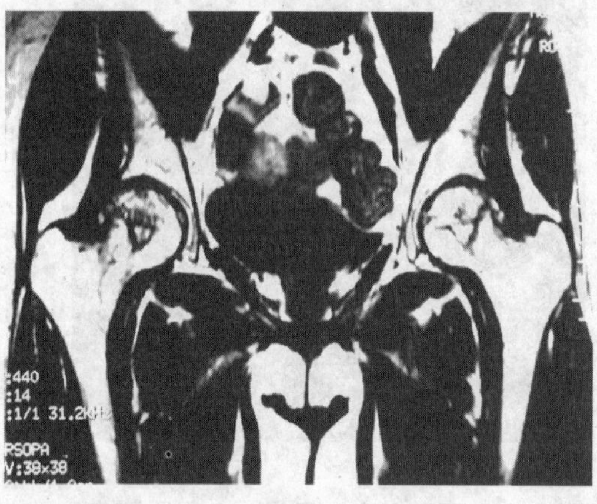

图 10

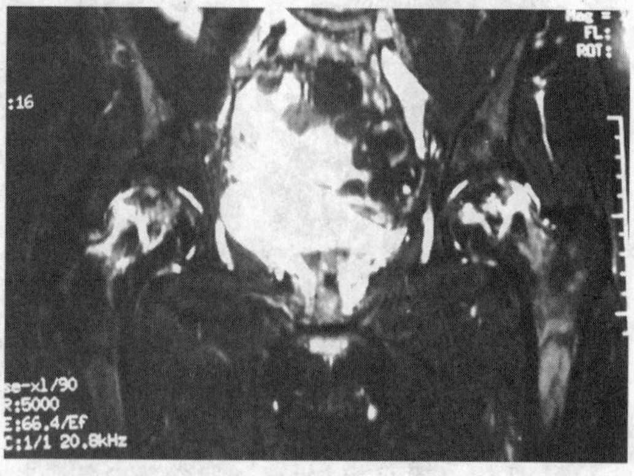

图 11

图 10、图 11 同一病人,线样征及脂肪肉芽组织混合样信号包绕区和远侧异常信号。图 10 冠状位 SE T_1WI:双侧股骨头内“V”字形低信号条带,其上下方斑片状略低信号区。图 11 冠状位脂肪抑制 T_2WI:双侧股骨头内“V”字形长 T_1 低信号带呈明显高信号,其上下方斑片状高信号,左侧股骨头线样征,远侧斑片状高信号延伸至股骨上段髓腔

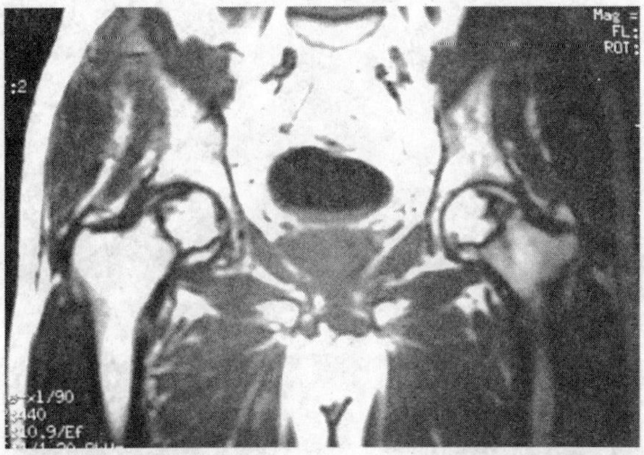

图12 与图2系同一病人。冠状位 T_1WI：双侧股骨头线样征，包绕区为脂肪样信号，其远侧区正常

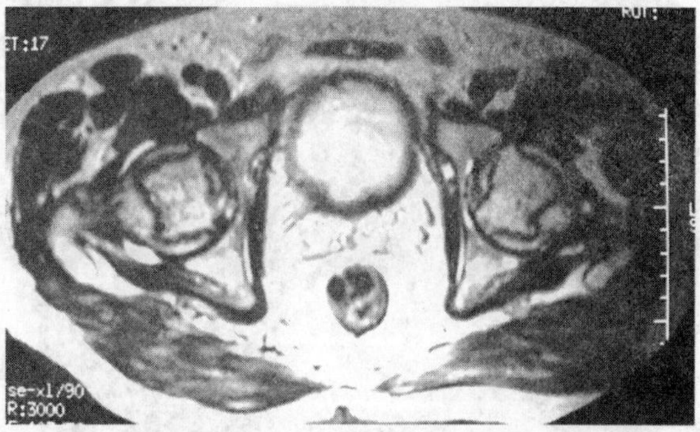

图13 与图2、12系同一病人。横轴位 T_2WI：左侧为单线，右侧部分呈低高低三线

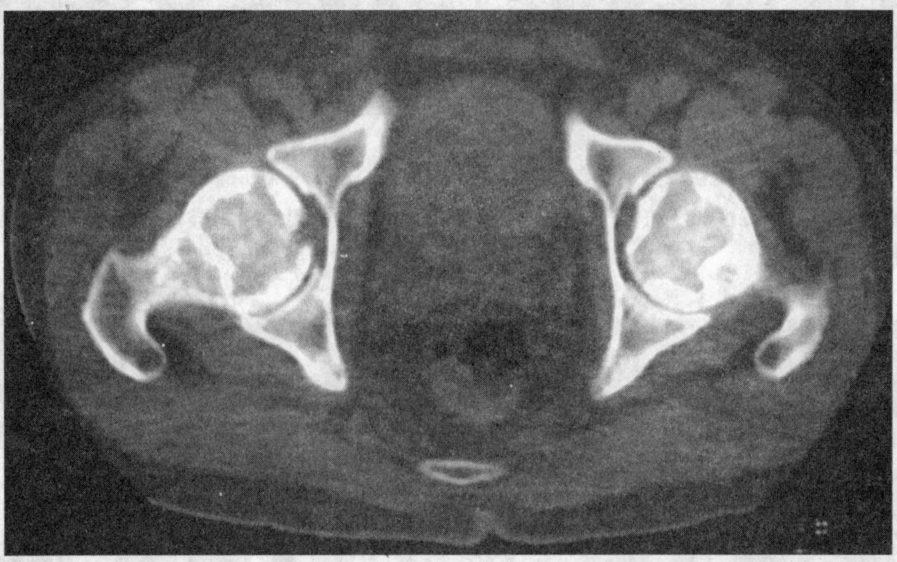

图14 与图2、12、13系同一病人。CT平扫（骨窗）：双侧股骨头内高密度硬化线

线样征所包绕的病灶区大致呈4种信号：①脂肪样信号，即 T_1WI 为高信号，T_2WI 为中等信号，与正常骨髓信号相似；②脂肪肉芽组织混合样信号，即在脂肪样信号基础上夹杂少量长 T_1长 T_2信号（图10、11）；③肉芽组织样信号，即在长 T_1长 T_2信号内夹杂少量脂肪样信号（图16）；④纤维组织样信号，即以与肌肉相似的长 T_1短 T_2信号为主（图17～19）。

线样征远侧（周围）区亦可呈现异常信号，即 T_1WI 上为等低信号，T_2WI 上为等高信号，脂肪抑制 T_2WI 上呈高信号。异常信号区大小范围不一，小者仅局限于线样征附近，大者可累及股骨颈和转子间区（图11、12）。线样征远侧区异常信号的出现几率与线样征包绕区的信号类型有关，从低到高依次为脂肪样信号、脂肪肉芽组织混合样信号、肉芽组织样信号和纤维组织样信号。

软骨下液体样高信号线，相当于X线平片或CT上的新月征（图20，21）。

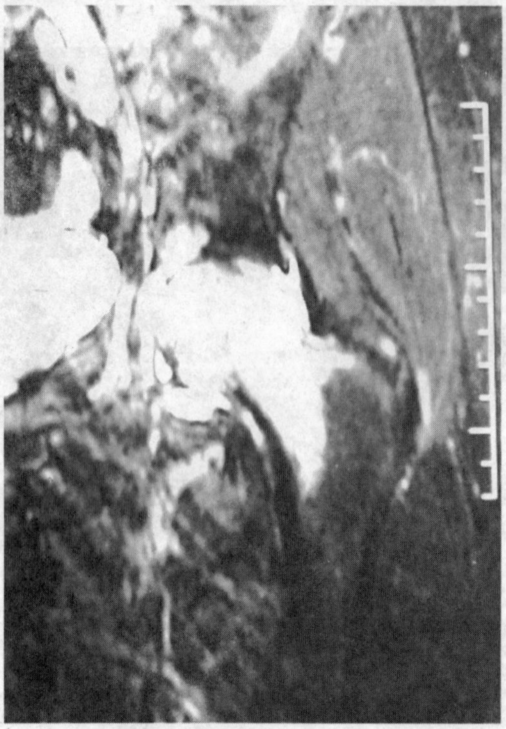

图 15　与图 1 系同一病人。冠状位脂肪抑制 T_2 WI：股骨头及颈部呈弥漫性长 T_2 信号。髋关节显示Ⅲ级关节积液

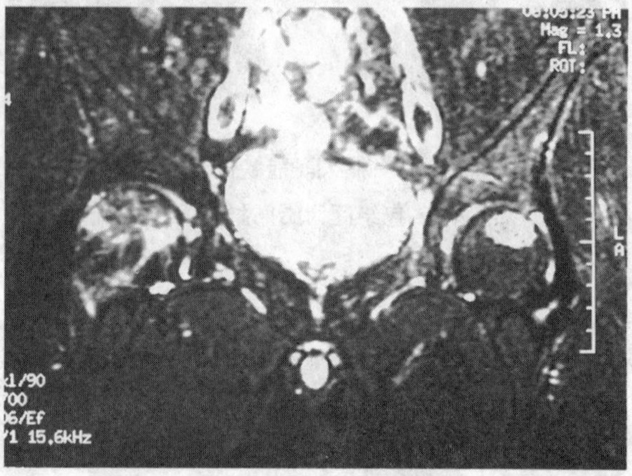

图 16　冠状位脂肪抑制 T_2 WI：双侧股骨头线样征包绕区均为肉芽组织样信号。线样征远侧区左侧正常，右侧呈高信号

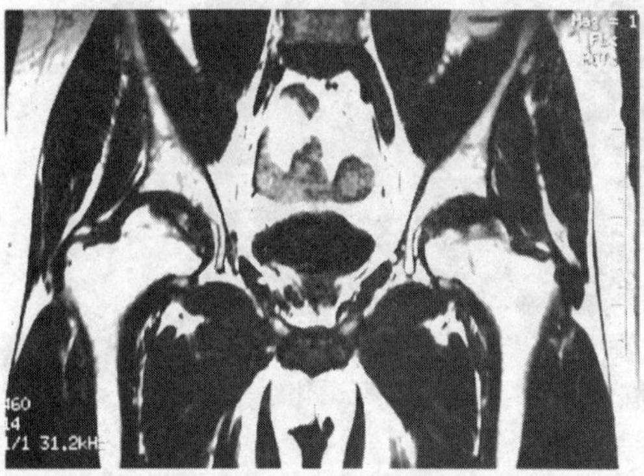

图 17

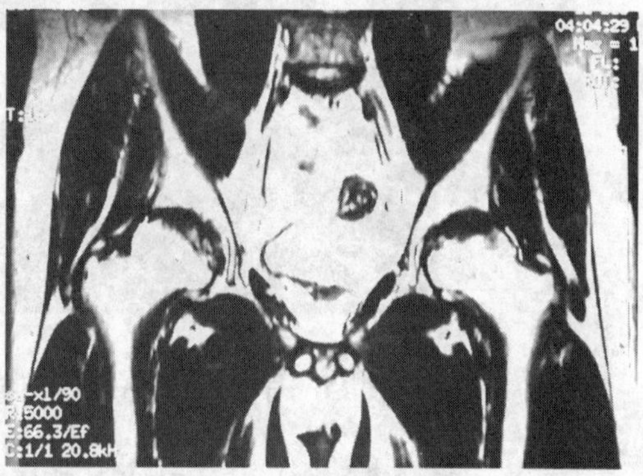

图 18

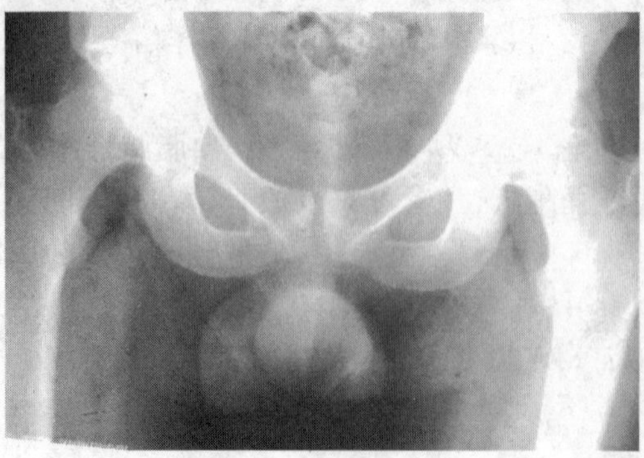

图 19

图 17 ~ 19　系同一病人。双侧股骨头线样征包绕区为纤维组织样信号。图 17 冠状位 T_1 WI：线样征包绕区呈低信号。图 18 冠状位 T_2 WI：线样征包绕区亦呈低信号。图 19X 线平片：股骨头显示正常

关节积液 T_1WI 呈肌肉样低信号，T_2WI 上高于脂肪信号，脂肪抑制 T_2WI 仍为明显高信号。根据积液数量的多少，可分为 3 级。Ⅰ级：少量积液，关节囊内围绕股骨头和（或）股骨颈的梭形或弧状高信号，但不足以环绕股骨颈一周；Ⅱ级：中等量积液，积液量环绕股骨颈一周，但关节囊隐窝无扩张；Ⅲ级：大量积液，关节囊隐窝扩张（图 15）。

（四）核素扫描

成人 FHN 早期亦呈现多种征象。①局限性稀疏：多见于病变最早期，系股骨头坏死区部分血供中断，骨代谢停止，缺乏或仅有轻微修复和成骨所致。②不典型炸面圈征和炸面圈征：不典型炸面圈征为股骨头上方稀疏、基底部和（或）颈部新月形浓聚；炸面圈征为股骨头中心稀疏、外围部环形浓聚（图 22）。多发生于局限性稀疏之后。③股骨头上方轻度浓聚、基底部和（或）颈部带状明显浓聚（图 23）：多见于 MRI 上脂肪肉芽组织混合样信号型和肉芽组织样信号型，线样征远侧区多呈长 T_1 长 T_2 信号。④局限性浓集：见于线样征包绕区较小的早期病变，线样征远侧区尚未出现修复性成骨。因病灶较小，线样征区纤维肉芽组织成骨在空间分辨率较低的核素扫描图像上难以细辨而表现为局限性浓集。⑤股骨头或头颈部弥漫性浓集：多见于病变早期或较晚期（图 24）。

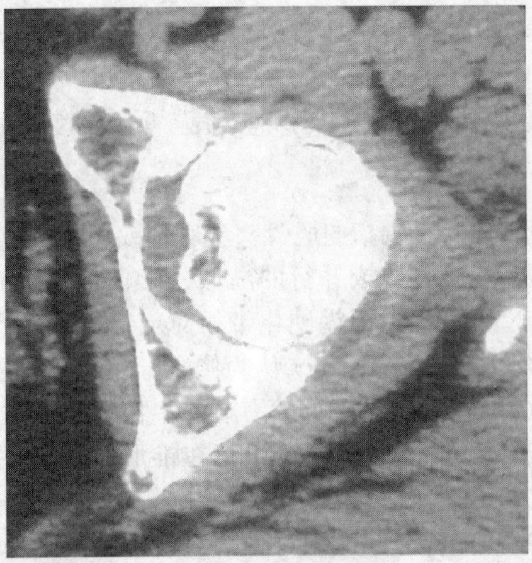

图 20　CT 平扫（骨窗）：股骨头前外上方皮质下弧形低密度线（新月征）

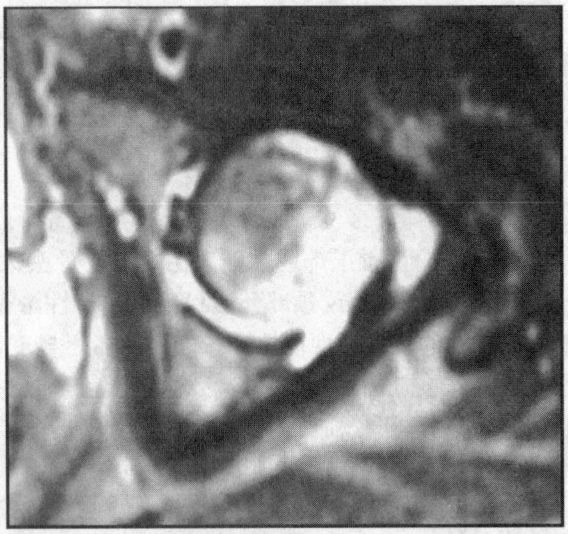

图 21　与图 20 系同一病人，大致为相同层面，横轴位 T_2WI：CT 上新月征相应部位呈水样高信号，内伴低信号线。髋关节大量积液

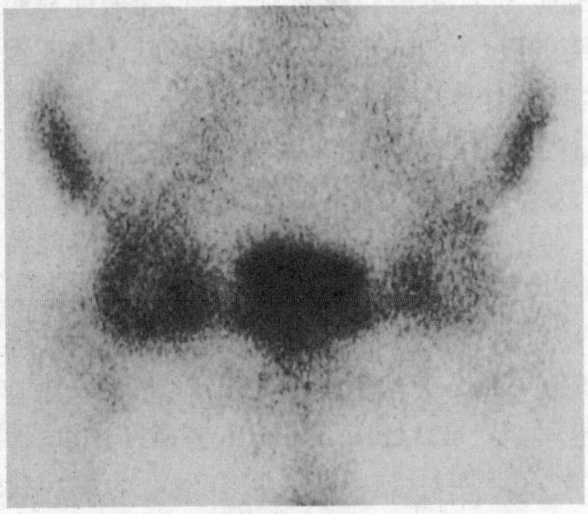

图 22　与图 2、12～14 系同一病人。核素扫描：双侧股骨头炸面圈征

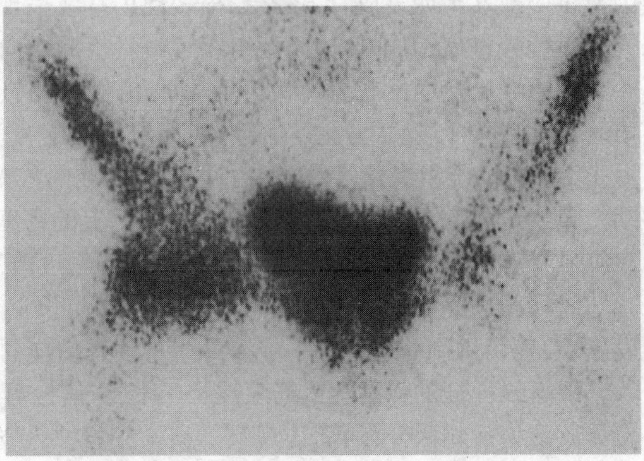

图 23 核素扫描：左侧股骨头正常，右股骨头上部轻度浓集、头下部和颈部明显浓集

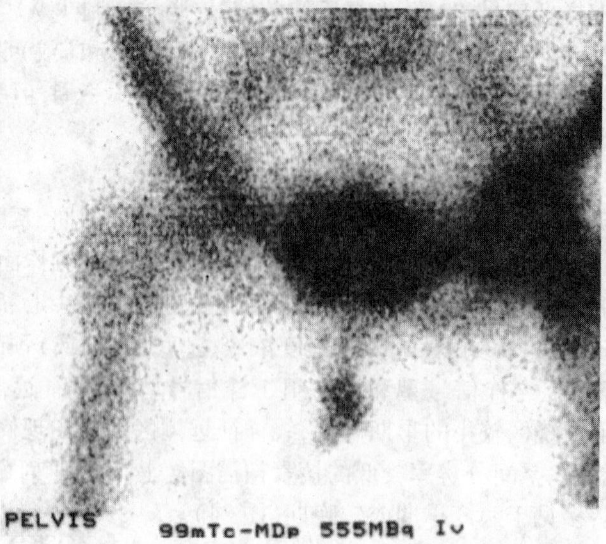

图 24 与图 1、15 系同一病人。核素扫描:左股骨头颈部弥漫性浓集

二、认识各种检查征象的对应关系和病理基础才能更好地把握成人股骨头缺血坏死的早期影像学表现

MRI 线样征多位于股骨头前上部病灶周围,呈空间锥形分布,锥尖指向股骨头基底部或股骨颈。多与 CT 上股骨头前上部或前上部在内的股骨头大部周围高密度硬化线或并行的高低密度条带,核素扫描上股骨头基底部或颈部环形和弧形放射性浓聚带,以及 X 线平片上模糊硬化带相对应,为早期诊断成人 FHN 的较特异性征象。线样征是坏死与正常组织界面的反映。Glimcher 认为修复开始后,肉芽组织自股骨颈或股骨头基底部向死骨区爬行。当到达并吸收骨皮质时,皮质承载力减弱。在重力作用下自皮质薄弱区于松质骨内产生沿应力分布的多条微骨折线。因应力作用,肉芽组织在锥形分布的微骨折处增生堆积、吸收坏死骨小梁并在其外侧成骨,从而形成 MRI 上的线样征。若肉芽组织增生、骨小梁吸收和外侧成骨量均较少,X 线平片和 CT 上不足以显示异常。若肉芽组织对骨的吸收较少而其外侧成骨较多时,则 X 线平片和(或)CT 上呈现斑点状、短条样或线样高密度硬化。若肉芽组织增生、肉芽组织骨吸收和外侧反应性成骨均明显时,X 线平片和(或)CT 上呈现并行的软组织密度透光线和高密度硬化线。因肉芽组织成骨存在,核素扫描时线样征处多呈现浓聚带。

线样征包绕区最早多呈脂肪样信号,系尚未坏死或虽已坏死但未液化和皂化的脂肪髓所致。此时,因血供中断又无明显成骨,核素扫描表现正常或呈现为稀疏区,但亦可因线样征前后部的重叠而显示浓聚。随病程进展,线样征处肉芽组织自微骨折周缘向所包绕的股骨头前上部坏死区爬行。包绕区因肉芽组织边缘入侵而出现斑片状长 T_1 长 T_2 信号(脂肪肉芽组织混合样信号)。当髓腔大部为肉芽组织充填时便呈现长 T_1 长 T_2 为主的信号(肉芽组织样信号),之后因纤维组织转化或肉芽组织成骨而呈长 T_1 短 T_2 信号(纤维组织样信号)。此时,核素扫描的浓聚程度取决于包绕区内及前后重叠边缘部的成骨活动。包绕区内有无成骨及其数量决定了 CT 上的密度变化。包绕区内成骨及其前后重叠的边缘部肉芽组织成骨和骨吸收数量决定了 X 线平片上的密度改变。

线样征远侧区可呈现范围大小不一的长 T_1 长 T_2 信号,可能为机体修复过程中引起的骨髓水肿等继发反应,确切机制有待于进一步探讨。与核素扫描的浓聚区相对应。X 线平片和 CT 上多显示正常。

缺乏线样征的弥漫性或局限性长 T_1 长 T_2 信号可能为更早期股成人 FHN 的 MRI 表现,但难与暂时性骨质疏松症相区分,须随访观察。核素扫描多与弥漫性浓聚区相对应。CT 上可有散在的斑片状硬化。X 线平片上多显示正常。

MRI 股骨头骨皮质下方液性信号线,与 X 线平片或 CT 上的新月征相对应,核素扫描多难以显示。

三、熟知相关疾病的影像学表现和鉴别要点才能更准确诊断早期成人股骨头缺血坏死

(一)骨岛

X线平片和CT上多为孤立的圆形硬化区,密度较高,边缘光整锐利或有长毛刺。MRI呈低信号,缺乏线样征或弥漫性信号异常。核素扫描表现正常。

(二)暂时性骨质疏松

MRI亦显示弥漫性长T_1长T_2信号区,与FHN的最早期改变相似,但本病短期随访信号可恢复正常,不出现线样征。X线平片和CT上仅显示骨质疏松,无骨质硬化改变。

(三)退变性囊肿

X线平片和CT上骨质硬化分布于圆形、类圆形软组织密度和(或)气体密度透光区周围。后者多局限于承重区骨性关节面下,并伴有关节间隙变窄、关节面硬化和边缘增生。MRI缺乏线样征。核素扫描可显示股骨头承重关节面下局限性浓聚或沿关节面分布的弥漫性浓聚,缺乏不典型炸面圈征、炸面圈征或股骨头上方轻度浓集、基底部和(或)颈部带状明显浓聚等典型征象。

(四)骨内腱鞘囊肿

X线平片和CT上骨质硬化分布于圆形、类圆形软组织密度和(或)气体密度透光区周围,多局限于骨性关节面下。MRI缺乏线样征。核素扫描可显示股骨头承重关节面下的局限性浓聚,缺乏不典型炸面圈征、炸面圈征和股骨头上方轻度浓集、基底部和(或)颈部带状明显浓聚等典型征象。

(五)股骨颈滑膜疝凹

X线平片和CT上骨质硬化分布于圆形、类圆形软组织密度和(或)气体密度透光区周围,多位于股骨颈近侧或头颈交界区前方皮质下。MRI缺乏线样征。核素扫描可显示股骨颈近侧或头颈交界区局限性轻度浓聚,缺乏不典型炸面圈征、炸面圈征和股骨头上方轻度浓聚、基底部和(或)颈部带状明显浓集等征象。

(六)累及股骨头的骨纤维异常增殖症

病变范围广,仅局限于股骨头者很少。MRI上缺乏线样征。X线平片和CT上呈现骨质破坏,内可有斑片状或条带状高密度硬化。

(七)局限于股骨头的恶性骨肿瘤

肿瘤边缘MRI上有时可呈现类似线样征的异常信号条带,核素扫描可呈现浓聚,与成人FHN类似,但较少沿股骨头前上部或前上部在内的头颈大部周围分布。X线平片和CT上呈现明显的骨质破坏,不难鉴别。

(八)各种类型关节炎

关节间隙变窄,骨性关节面模糊、中断或缺失,股骨头内无线样征和条带状硬化,均与成人FHN不同。

四、了解各种检查方法对早期成人股骨头缺血坏死的显示特点,才能进行合理选择

(一)X线平片

简单易行,费用较低,反映了组织的X线衰减率。一般认为,骨的矿物质含量增加或减少约50%时,才出现异常X线表现。成人FHN早期仅出现骨髓组织坏死,股骨头外形、骨小梁结构和矿物质含量大致保持正常,难以为X线平片所显示。随病程进展,髓腔内修复性肉芽组织形成,并伴有骨小梁表面成骨和坏死骨小梁吸收。但由于X线平片密度分辨率较低,且有较多的结构重叠,仅当股骨头内成骨和骨吸收达到一定程度时才出现具有一定特异性的X线征象。此时,骨硬化和骨吸收的形态和范围显示仍远不及CT。

(二) CT

具有较高的密度分辨率,断层扫描可免于结构的明显重叠,能确认和发现X线平片可疑或难以显示的早期骨质硬化和骨小梁吸收,并更清楚地反映其形态学特征和范围,做出定性诊断。但CT仍属于X线范畴,难以显示尚无明显骨小梁外形及密度改变的早期骨髓坏死和肉芽组织浸润。

(三) 核素扫描

属于功能性检查,通过骨组织对放射性^{99m}Tc – MDP的摄取,反映骨组织的血流和代谢情况。缺血坏死最早期改变是股骨头血流减少,核素扫描可能出现放射性稀疏。但一方面,因较多骨结构的前后重叠以及光子散射效应所致的低空间分辨力存在,确认放射性稀疏难度较大,主要依赖于双侧股骨头的对比,对出现率较高的双侧股骨头早期坏死判断更为困难;另一方面放射性稀疏缺乏特异性,很难根据此征象做出诊断。随病程进展,股骨头内出现修复性反应和成骨,核素骨扫描呈现放射性浓聚,但部分仍缺乏特异性,可见于多种髋关节病变。仅约57%出现具有诊断价值的不典型炸面圈征、炸面圈征和股骨头上方轻度浓集、基底部和(或)颈部带状明显浓集等征象。

(四) MRI

虽不能反映最早出现的缺血和骨代谢改变,但能显示随即出现的早期骨髓水肿、骨髓脂肪细胞液化坏死和修复性纤维肉芽组织形成。出现率极高(约97%)的线样征反映了坏死股骨头的修复性界面,为成人FHN较为特异的征象。此外,MRI的直接三维成像可准确地显示病灶的大小、部位和范围,有利于确定治疗方案并判断预后。

由于4种检查方法各有特点,因而诊断早期成人FHN的敏感性和准确性不同。根据我们一组42例(66髋)早期成人FHN资料统计,MRI、CT、核素扫描和X线平片阳性率分别为100%、93.9%和71.2%;确诊率分别为95.5%、71.2%、57.6%和34.8%。早期成人FHN敏感性和准确性,MRI最高,其次CT和核素扫描相当,X线平片最差。其中在X线平片可确诊病例中,MRI、CT、核素扫描和X线平片的诊断敏感性和准确性相同;X线平片可疑组病例中,MRI和CT的诊断敏感性和准确性结果相当,都高于核素扫描;X线平片阴性组病例中,MRI诊断敏感性和准确性高于CT和核素扫描。Beltran等报道85个缺血坏死股骨头,其MRI敏感性为88.8%,特异性为100%,准确性为94%;而核素扫描仅为77.7%、75%和76%。

五、早期成人股骨头缺血坏死有效节俭的影像学检查途径是什么

基于对我们一组42例(66髋)早期成人FHN病例的分析,比较其全部病例及X线平片确诊组、可疑组和阴性组病例四种检查方法的敏感性和准确性,兼顾检查的花费和成本,提出如下成人FHN早期诊断的影像学检查途径。对成人FHN的高危病人(指长期大量服用糖皮质激素药物、长期酗酒、创伤和对侧已有FHN者)和有髋关节症状的病人先行X线平片检查。X线平片可确诊者,若无特殊要求,无需进一步检查。X线平片可疑者,可行CT检查,其中绝大多数可确定诊断。极少数难以确诊者再行MRI检查。X线平片正常的成人FHN高危病人,可直接行MRI检查。X线平片正常的非FHN高危病人,可不再进行CT、MRI和核素扫描检查。极少数MRI检查可疑者须近期内随访观察。首诊为核素扫描检查的病人,出现特异性征象可确诊。虽为阳性但可疑成人FHN者,行CT检查。核素扫描阴性的FHN高危病人须行MRI检查。我们体会,遵循此检查途径,可能会使病人以最低廉的花费得到最早的影像诊断。

(刘吉华　郝大鹏)

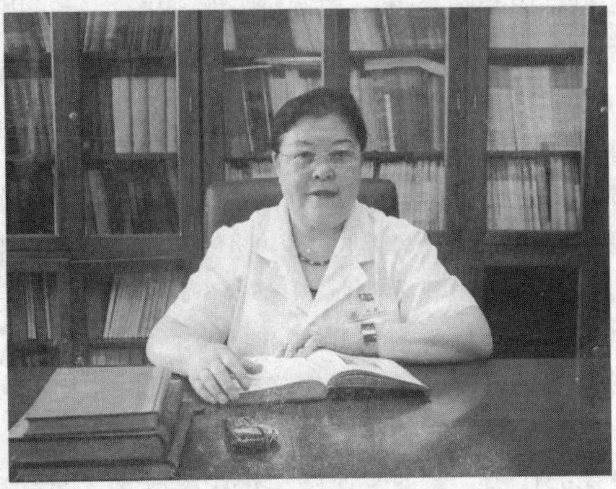

刘　晶，主任技师、教授。

女，1936年出生。1955年毕业于中国医科大学放射技术专业。现工作在中国医科大学盛京医院，任主任技师、教授，原放射科技师长。

兼任中华医学会影像技术专科分会常务委员，中华医学会辽宁分会放射技术分科学会主任委员，《中华放射学杂志》第五、第六届编委，第七届审稿专家。

从事放射技术专业医疗、教学、科研工作整整50年。先后在国内外发表论文50余篇。发表的主要论文有《日本Circle 0.1超微焦点在放大摄影中的应用》、《对日本Circle X线管焦点性能的追踪监测》、《散焦值测试对临床X线摄影的指导意义》、《实用定焦点位置精度测定方法的研究》、《Super HR系列胶片在放射摄影中的应用研究》等。

主要著作：《人体解剖彩色图谱》，编委，1988年获国家新闻出版署图书奖；《临床技术操作规范影像技术分册》，编委。1987年，《辽宁省地方性氟中毒流行病学研究》获辽宁省人民政府科技进步三等奖。1985年获中国医科大学优秀教师称号。对放射技术学特别是对摄影学及X线管焦点能成像性能方面有较深的研究。

高质量的医学图像是放射技师终生的追求

医学放射技师在医学界是一个少数群体，但我说这是一个神圣的职业。自1895年11月8日伟大的德国物理学家伦琴发现X线以来的一百多年间，放射技师为医学做出了应有的贡献。放射技师是医学影像的制作者，在平凡的工作岗位上为临床第一线的诊断和治疗服务中，用提供清晰的和优质的医学图像为人类的健康服务，用高质量的医学影像来体现自己的人生价值。医学放射技师的服务质量同样关系着人们的健康和安危。

一、一次即将出国体检的胸部摄影给了我一生专业目标的启迪

那是1982年的夏天，沈阳中街某眼镜名店员工，一家四口来院体检准备去国外定居。拍完胸部X线片后离院。当我与医生一起观片时发现，父亲的胸片右肺上野锁骨下有一片状模糊、中等密度似结核病变的影像。在分析影像性质的过程中，我根据回忆以往在文献上报道的关于胶片质量问题可造成伪影的分析，提出照片上的影像可能是体外的影像。为甚重起见决定次日来院复查。当全家人高高兴兴来科取检查报告时，得知父亲的胸片出了问题需要复查，全家人慌了神，父亲说实在不行你们娘仨走吧！顿时那位母亲和女儿落了泪。全家人的那种复杂心理，让我十分同情又理解。我安慰他们说也可能是外来的影像，全家人听后虽然觉得有了点希望，但还是心里没底。后经透视和再次摄影证实一切正常。全家人那种喜悦的心情真像打了一次大胜仗，全家人个个落了泪，可这次是激动又欢乐的泪水，全家再三向我们表示感谢后簇拥而去。我望着那全家欢天喜地的背影久久不能平静，一次出国体检胸部摄影险些拆散了这幸福的一家。

过去因胶片质量出现的伪影，我只在书本上见过，这次真是眼见为实了。医用X线胶片为双面涂

有药膜,此药膜称之为乳剂膜,是胶片的感光部分,也是胶片成像部分。双面涂膜的胶片经过摄影和冲洗后,照片上产生的影像密度为双面乳剂所产生的密度之和。如胶片一侧局部因某种原因未涂上感光乳剂,则该处影像密度为一侧影像的密度值,这样该部与周围影像两侧密度相比则密度降低了一半,加上无药膜区周边乳剂的不均匀性,就造成了该局部密度为影像诊断学上称为的中等密度、边缘模糊的影像,此种影像是被照体实际上不存在的而重叠在肺部的外来影像,这种影像在摄影学上称为伪影。这种伪影在观片灯上观察时显示出密度减低、边缘模糊的影像,极似渗出性病变。但是当将照片放到水平位平视观察时可看到未涂药膜的局部是透明的片基。此种现象实属少见,可这少见现象恰好发生在一位即将出国定居先生的身上,可这少见的现象恰又好发生在肺部易发生结核的部位。如果伪影不是发生在出国体检而是一位来院就医的病人;如果未经影像质量分析就做出了影像诊断;如果临床医生信任放射科影像诊断;如果临床采用了抗结核药治疗,那后果……

医学影像学检查在医学诊断、治疗中发挥着重要的作用。然而劣质图像也会给医学诊断、治疗带来不堪想象的后果。这次的险些失误,使我体会到了我所从事的专业,他不单是一种与疾病抗争的手段,这里边也包含着人与人的亲情。

一家四口人幸福的团聚在异国他乡已经 20 余年了。他们的离去确给我留下一生的作业、一生的追求和一生的目标,那就是放射技师要终生为提高医学影像质量而努力!只有这样才能谈得上我是为人类的健康事业而工作。

为此,多年来我志立于研究医学影像形成的全部过程,寻求影像形成各种因素的最佳组合条件,控制诸多因素对医学影像质量的影响,其中包括成像设备方面的主件 X 线管焦点、检测器;感光系统的感光材料性能、屏/片的组合及被照体本身的一些因素等。为达到上述目的,借鉴国外技术研制了 X 线管焦点位置精度测试仪,对使用的放射诊断设备的 8 个 X 线管 16 个焦点进行了焦点位置精度的测试。这项测试保证了焦点成像性能测试的准确性和被摄取肢体内部结构的真实性。我们研制的焦点位置精度测试仪与国外文献报道的测试仪相比较,增加了水平仪、4 个标准尺和 X、Y 标记,使其校准更加科学、准确,并可直接了解和计算出偏位的相位关系;我们应用了不同楔角的 X 线星形测试卡,对上述 X 线焦点的成像性能进行了测试,此项测试使我们了解了每个焦点的线量分布和焦点尺寸的综合成像性能;应用铝梯定量测定法(Bootstrap)对感光系统进行了测试,以了解感光系统的最佳组合;我们应用自动冲洗质量保证(QA)设备,对自动洗片机进行日常质量监控;还制定人体各部位摄影的操作规范和标准片的判定标准,保证了摄影部位形态结构图像的准确性;对以往本院的 1 240 张废片进行了分析,以总结摄影失败的教训及改进的方法;上述研究从理论和实践上保证了影像形成过程的可靠性,大大地提高了医学影像的图像质量。

二、早期病变的影像学检查方法研究

70 年代初期,电子计算机体层摄影装置(CT)和相继问世的磁共振成像仪(MRI)、数字血管减影机(DSA)、数字成像摄影设备的 CR 和 DR 等,极大的丰富了医学影像学的检查手段,也使放射学的发展进入了数字化时代。从传统的 X 线检查到数字成像新技术的应用,医学影像学对早期病变的影像检查方法,始终应是放射技师研究的中心课题。

1981 年我院接受联合国卫生组织关于"婴幼儿佝偻病的早期发现影像学检查"科研课题。佝偻病影像学的表现,解放初期多见,那时由于营养不良小儿佝偻病为常见病之一。佝偻影像学典型表现为鸡肋、桡骨、胫骨远端呈杯口和毛刷样的改变,佝偻病早期主要是骨小梁改变。成人骨小梁直径约为 0.25 mm,婴幼儿约为 0.125 mm。婴幼儿骨小梁的细微结构,根据 X 线管焦点成像理论,普通焦点是不能成像的。但应用我院引进的标称值为 0.1 的微焦点能否使 0.125 mm 细微结构成像,必须要有科学的根据。我们从院外借来了全国唯一的国外 0.4 楔角的 X 线测试卡。测试证实此焦点不但可使 0.125 mm直径结构成像,而且在放大 8 倍时都不出现伪解像。从此 0.1 超微焦点的放大摄影广泛应用于临床诊断,收到了良好的诊断效果,特别是骨病早期发现更有其特殊的意义(图 1、2)。

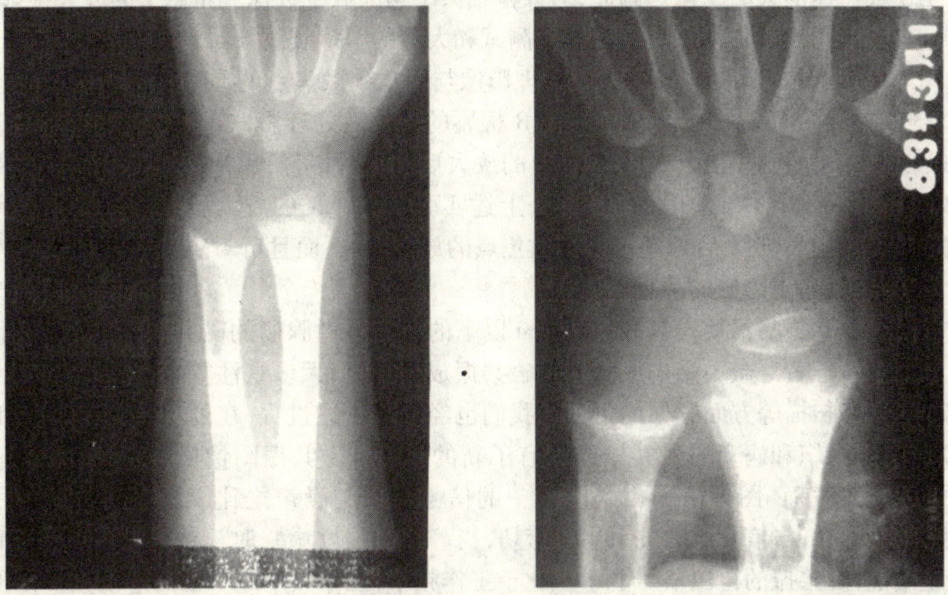

A　　B

图 1

A. 腕骨正位片；B. 腕骨放大摄影

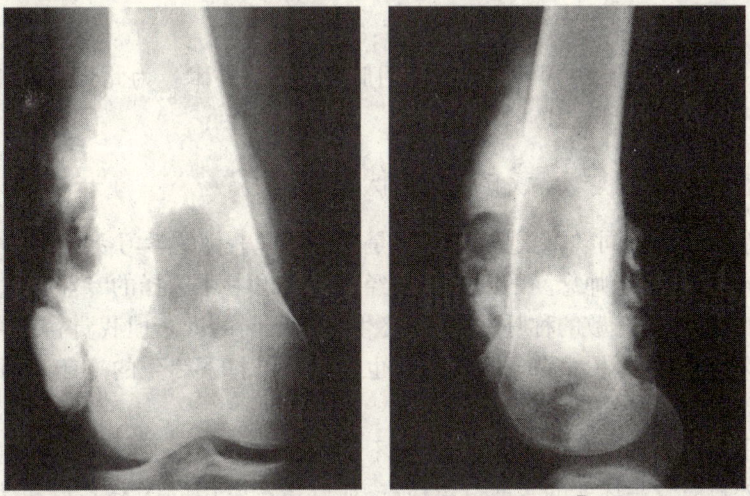

A　　B

图 2

A. 股骨正位放大摄影；B. 股骨侧位放大摄影

在应用 0.1 超微焦点做放大摄影的众多病例中，让我终生难忘的是，我为一位 16 岁小男孩股骨远端的放大摄影。小男孩是个外地农村人，腿痛两月余尤为夜间加重来院就医。股骨 2 倍的放大摄影照片上，清晰的显示出骨膜分层状反应，清晰的显示被称为 Codman 氏三角的骨膜破坏，破坏区内可见放射状骨针。一个不祥的信号——成骨肉瘤。当孩子妈妈得知应做高位离肢手术治疗时，跑到走廊失声痛哭。我和她同是母亲，有着同样的情感，我的眼泪也一下子涌了出来，我再也没有了任何语言来安慰她。面对即将截肢英俊的小男孩，我思绪万千，医学何时能制服恶性肿瘤。

人类进入 21 世纪，医学影像学这门学科，随着计算机技术特别是微电子技术的发展，现代数字成像设备大量涌现，数字成像的后处理技术也有影像放大功能，但这种影像放大只是一种 X 线焦点对物体能够成像的电子放大图像，它与 X 线直接放大摄影技术的基本原理有着根本的区别。从焦点成像和几何成像理论的角度来说，当焦点大于被照体时所获得的影像，是一个比原物体小、模糊的半影大于被照体的模糊甚至使被照体消失的图像。因此，对人体细微结构的数字成像真正意义的放大摄影，也应使用微焦点技术。这是我们经过各种焦点成像性能测试和大量的医疗实践证明了的。

我们对用1.0焦点的CR摄影的放大后处理影像与用0.3微焦点的CR直接放大摄影的影像进行比较，对用0.3微焦点的CR放大摄影影像与CR摄影的放大后处理影像进行比较，发现用0.3微焦点做CR放大摄影的影像，绝对优越于用1.0焦点的放大后处理的影像，用0.3微焦点分做CR放大摄影及CR摄影的放大后处理影像比较无显著差别，上述实验说明，CR的放大后处理功能不能代替微焦点的放大摄影，微焦点的CR放大后处理可代替微焦点的放大摄影，而且可对感兴趣区的影像进行局部随意放大，为此大大的提高了影像的可见度。

对细微结构的磁共振扫描技术，如对0.3 cm以下的脑垂体微腺瘤的磁共振成像，我们也进行了成像研究。国内外许多学者对微小结构或病变的磁共振成像研究，大多是注重在扫描方式上的研究，如：平扫、增强扫描、动态扫描等方面影像的再现。我们也经历了上述过程，在复习磁共振原理和成像质量理论后，对细微结构组织和病变的磁共振成像有了新的理解。磁共振图像质量的主要指标是：信噪声比、对比度和空间分辨率。图像信噪比是图像中的信号能量与噪声之比。根据Larmor公式，静电场(B_0)的强度(特斯拉；T)与信噪比的关系十分密切，当静电场强度增强时检测信号增加，因而产生的磁共振信号能量增加，磁共振的检出信号能量正比于工作频率，工作频率即质子的进动频率正比于磁场强度，所以噪声也随工作频率的增加而增加，当工作频带率大于10 MHz时，来自人体(b)的噪声占主导地位，公式为：

$$噪声 = N\infty\left(af^{\frac{1}{2}} + bf^{2}\right)^{\frac{1}{2}}$$

a. 电子噪声；*b.* 组织噪声

根据上述理论，细微结构的磁共振成像，应使用低场强扫描技术。为此我们对细微的组织结构和病变应用低场强扫描技术，收到了理想的效果。

三、医师和技师是医疗领域的合作伙伴

在一次教学课余我与一位同学聊天，这位学生是一位品学兼优的学习委员，我问他为什么选择了放射技术专业？这位同学回答，老师您问的问题我是经过认真思考才选择的专业。我喜欢医学想做一名医生，医生是一个神圣而被人尊敬的称呼，是一个终生可不下岗的人。但我觉得当个医生也很难，有谁能保证一辈子不出医疗事故，哪怕一辈子只有一次也会给自己打下终生的烙印。而技师也属于医学范畴，这个职业大可不必为医疗事故而担心。

从表面上看似乎有点道理，但我的切身体会确不尽如此。

那是一次小儿外科股骨头坏死的术前造影检查，血管造影专用的X线诊断机为双相X线机，我用熟练地操作技术做好了摄影前的准备工作，自以为随时都可造影。当一切准备就绪造影开始时，我按下AOT曝光按键，摄影按AOT的程序进行，造影结束我取下收片盒到暗室冲洗胶片，经5 min显影6张胶片张张没有影像，一下子我的脑子一片空白。我不知道应该怎么走出那个不显影的暗室，我不知道怎么向在场所有参加造影的人们交代，我不知道怎么走出暗室来到机器旁检查问题出在哪里？当我站在AOT前抬头一看，我错把侧位X线管对准了正位AOT，问题就出在这里。双相X线机正位X线管应对准正位AOT，侧位X线管应对准侧位AOT。股骨头造影不需要侧位造影，而我错误的选择了不应使用的侧位X线管。所有在场的人看到我失神的表情都来安慰我。还好如果做两次造影其造影剂的用量也不超过总量，研究结果再次造影。

事情虽然已经过去二十多年，每当回忆那时的场面，我都历历在目。这是我从事放射技术工作的一次最大失误，它给我留下了一生的遗憾，也给了我一生的教训。同时在场医生护士也给了我无限的温暖。我想在医疗服务中医师、技师要成为医疗事业的合作伙伴，相互合作、相互提醒，以避免医疗工作的一切不该发生的事故。我不知道下面的实例是否生动，但它确避免了几起事故的发生。

一次心血管内科来我科为6岁小女孩做先天性心脏病的造影检查。一切造影准备就绪后，医生通

知我开始造影，当我在确定造影部位时提醒临床医生是否做了碘过敏试验，所有在场的医生均无确切回答，查对病历无碘过敏试验记录。造影暂停做碘剂过敏试过验，4 min 后小女孩出现了典型的碘过敏症状造影终止，病人在造影室抢救 2 个多小时回到病房。所有在场的人都感激我做了一件好事，救了一个小女孩。

在没有 CT、MRI 的年代，临床常将头颅创伤怀疑有颅底骨折的病例，介绍到放射科做颅底位摄影。在摄影学上颅底位摄影的体位设计有两种，即颏顶位与顶颏位，常规为顶颏位。顶颏位摄影时病人取仰卧位，背部垫高使头顶部接触摄影床面，此时头部呈悬垂位。听眦线还要与床面呈平行关系。所谓听眦线即外耳孔中心与同侧外眦间的连线，此线要与床面平行对于头部创伤的病人是一种十分危险的体位。如达不到摄影标准，就不能显示中颅窝的结构和病变。头部创伤怀疑颅底骨折属于重症病例，加上颅底位摄影的危险体位极易造成意外。遇有头部创伤病人，我们均建议临床摄取颅底测量位，颅底测量位摄影即能解决颅底有否骨折，又是一种安全的摄影检查。

记得 1991 年，那时我院还没有 CT、MRI 成像设备。一位本院职工在洗澡时跌倒枕部着地，来科时处于昏迷状态，病情十分危重。临床医师申请做颅底位摄影。我们根据颅底位体位设计对重症病人的危险性，建议改做颅底位摄影或尽快去外院做头部 CT 检查。临床医生接受了我们的建议，转院做了 CT 检查。后因伤势较重抢救无效死亡。当然在 CT 已经普及成为常规检查的今天，对疑有颅底骨折的病人几乎无人应用。但此事提示我们，当重危病人做影像学检查时，应遵守抢救第一、临床医师在场的原则，以保证病人的安全。

一个初冬的夜晚我替一位年轻技师值夜班，刚刚办理完交接班手续，来了一位小儿外科病房 2 个月的婴儿，在 3 位家属的陪同下做胸部摄影。当我拿着暗盒准备为患儿摄影掀开孩子的小棉被时，发现孩子的口唇青紫呼吸困难，我急切地对家属说，现在孩子病情的变化必须停止摄影。我一方面组织家属立即到就近的急诊科通知医生现场抢救；一方面通知病房值班医生速到放射科。患儿在摄影室就地虽然得到及时抢救，但经过 30 多分钟的抢救无效死亡。第二天早上交班时，我向技师组报告了该患儿的抢救经过，在场的大部分技师说，如果我们遇到这种场合，可能会采取赶快摄影让患儿尽快离科的做法，就可能在摄影的过程中患儿死亡。未经抢救患儿死亡，家属是不能理解的，患儿未经抢救牺牲在摄影室，作为一名医学放射技师无论如何是有责任的。

2003 年一位外科出院病人拿着本院的胸部正、侧位片，状告外科将针头留在病人的体内。我接受鉴定任务，对着确实带有医用针头的两张胸部正、侧位片，分析针头与胸部的关系，鉴定针头是体内还是体外，涉及到医生与病人、医院与病人和医疗与法律，必须有科学的理论证据。我用平面几何的数学原理，推算出针头不在病人体内的理论根据。我分析可能医生在对引流管的处置中，将针头遗留在病人的衣服上，恰巧这个针头不知何故别在病人的衣服上，做了胸部正、侧位摄影。实际上这个针头是在已经被病人或家属取出后出院的。我将上述判定结果报告了院方。经与家属工作确系如此，问题虽然是解决了，从中我们也吸取了经验教训，每一个医务工作者的一时疏忽或失误，都会造成不应有的差错甚至事故。

上述事例是一次过去医学界谁都不愿意讲的自我大暴露，我认为暴露的目的在于总结经验教训，在于在今后的医疗活动中，如何减少失误、减少差错和事故，如何加强医生、护士和和技师间的协作，以更好地为病人服务。

我体会放射技师是医学领域中的特殊职业，我说是特殊职业是指放射技师专业所涉及到的学科太多，是人们常说的边缘学科的专业。作为一名放射技师至少要掌握数学、物理学、化学、电工学、生理学、解剖学、病理学、诊断学、影像学、摄影学、药理学、机械学、设备学等十几门学问。可以说放射技师在一次摄影的过程中，就可能涉及到上述全部内容的学科知识。例如，胸部肺内的病灶体层摄影。X 线体层装置有各种扫描轨迹，各种轨迹扫描运动又有其不同的物理特性，在检查前必须根据病灶的病理性质和形态来确定扫描方式，否则会因轨迹特性而产生伪影，降低图像质量；体层摄影要用数学方法计算出放大率；要用人体解剖学确定其病灶所在的位置及周围的解剖关系；要用生理学和病理学分析病变的病理改变的过程和性质,以确定摄影的曝光因数值。如病理改变为渗出性病变应使用低 kVp 技术,如病理改变为增殖性病变应使用高 kVp 技术;要用影像学分析应选择的体层摄影方式及特性;要懂得诊断学以明确临床摄影的目的和要求;要掌握病人在摄影的过程中出现意外时的抢救措施;要用摄影学设计出体位标准、中心线投射点以及中心线与胶片、被照体三者之间的关系,要掌握标准片的判定标准;要运用光学、化学理论分析影像形成的过程及其质量。因此我经常向医生介绍放射技术专业的特殊性和艰难性,使医生能理解放射技师提供的一幅优质照片,是在摄影过程的每一个环节都要保证在最佳状态,否则图像质量就不能达到标准。放射技师是为临床第一线服务的,但是服务的质量同样关系着病人的安危。医师和技师同是人类健康的守护者,有着共同的目的和宗旨,专业不同目标一致。

四、医学影像综合诊断和首选检查的辩证关系

德国伟大的放理学家威廉·康拉德·伦琴(W. C. Röntgen),1895 年 11 月 8 日在一次冷高压试验时,偶然使附近的涂有铂氰化钡荧光物质的荧光屏产生光亮,伦琴试图用书、木板去遮挡都没有成功,伦琴将手放在荧光屏与高压管中间,在荧光上看到了自己的手骨像,伦琴将这种新发现的射线,用数学中的“X”来代替,即我们常说的 X 线。X 线的发现为医学开辟了新的天地,诞生了一门新兴学科即放射学。70 年代年初 CT 的问世和以后随着计算机特别是微电子技术的发展,数字成像设备大量涌现,因而在放射学基础上又诞生了影像学和影像技术学,丰富了医学影像检查方法。数字成像设备使医学影像从二维的压缩平面图像,成为三维或四维的立体图像,数字成像的功能性成像已经成为影像学研究的热点。

例如:磁共振的弥散加权成像(DWI),对诊断早期脑卒中的及时治疗、完全康复而无后遗症有十分重的意义。磁共振的灌注成像(perfusion imaging,PI),为微血管(microvasculature)成像,临床主要应用于肿瘤和心肺缺血性病变。它对肿瘤的恶性程度、预后以及鉴别复发或放疗后变化均有所帮助。对脑卒中的早期诊断 PI 及弥散成像均起到重要作用。因脑细胞从正常工作受损以至死亡,全过程均与脑血流阈值相关。磁共振血管成像(MRA)、磁共振胰胆管造影(MRCP)已广泛应用于临床。

CT 是近年来在数字成像设备中发展速度最快的技术。多层螺旋 CT 可获得容积数据,高功率的 X 线管及强大的计算机后处理功能,使 CT 的性能不断提高。特别是 16、30、40 及 64 层螺旋 CT 机的应用,为动态扫描的三维成像更为理想。容积重建(volume rendering)利用所有数据还可与深部与表面遮盖技术以及旋转结合,通过彩色编码及不同的透明化技术(transparency),使表面和深部结构同时显示无任何遗漏,目前已经广泛应用于心血管的三维立体动态成像,为临床提供了解剖学的立体动态直观图像,现已广泛应用于人体各部位的脏器组织,特别是血管成像对疾病的分析更有其特殊的意义。我院的 16 排、40 排和 64 排多层螺旋 CT 广泛应用于人体各部位扫描,特别是对心脏和血管成像的应用,得到临床的广泛赞扬(图 3、4)。

正电子发射体层显像(positron emission tomography,PET)扫描仪与 CT 机组合称为 PET - CT,将获得的 CT 图像与 PET 显像进行同机叠加融合,即可在 CT 良好的解剖结构背景下,清晰显示 PET 所示病灶的位置,从而达到精确定位的目的。现在主要应用于肿瘤、心脏和脑三个领域。PET - CT 临床应用的主要价值是疾病的早期发现、定性和进行分期,并可进行预后评估、制定和改变治疗方案及治疗后的早期监测,判断病变的进展和复发。

我院应用 Discovery ST PET - CT[16],对 4 例冠状动脉造影进行了图像采集融合,以探讨 PET - CT 在心脏成像技术中的应用价值,为冠状动脉疾病寻求无创伤性的检查方法,PET 具有高灵敏度、高特特异性;CT 具有高分辨率,PET - CT 是将能够反映分子水平变化的 PET 与能够提供高分辨率解剖结构的 CT 同机融合。PET - CT 可同时获得心脏功能、冠状动脉解剖结构,冠状动脉硬化斑块的钙化信息及心脏血流灌注和心肌存活状态等信息。从而能够对心脏进行早期诊断、正确评估病情并指导其治疗方案的选择。PET - CT 心脏成像研究收到理想的效果(图 5)。

在医学影像成像设备和医学影像检查方法众多的情况下,如何运用影像的综合诊断和影像诊断的

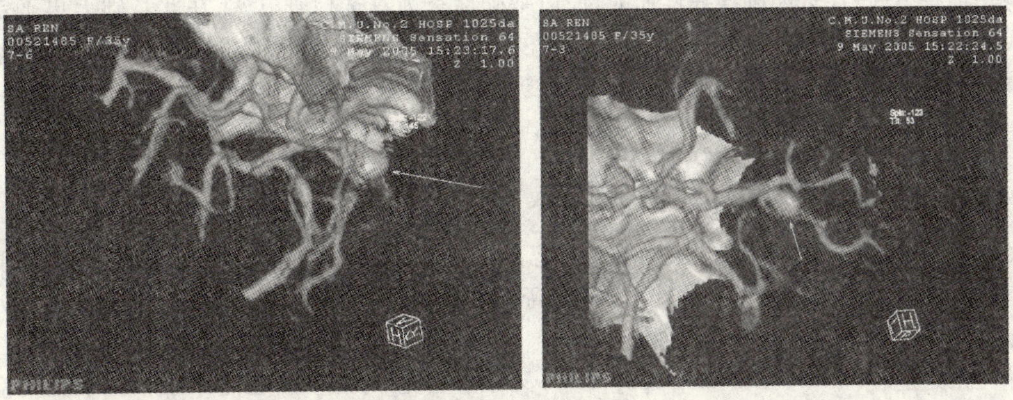

图3　64 层螺旋 CT 动脉瘤三维立体成像图像

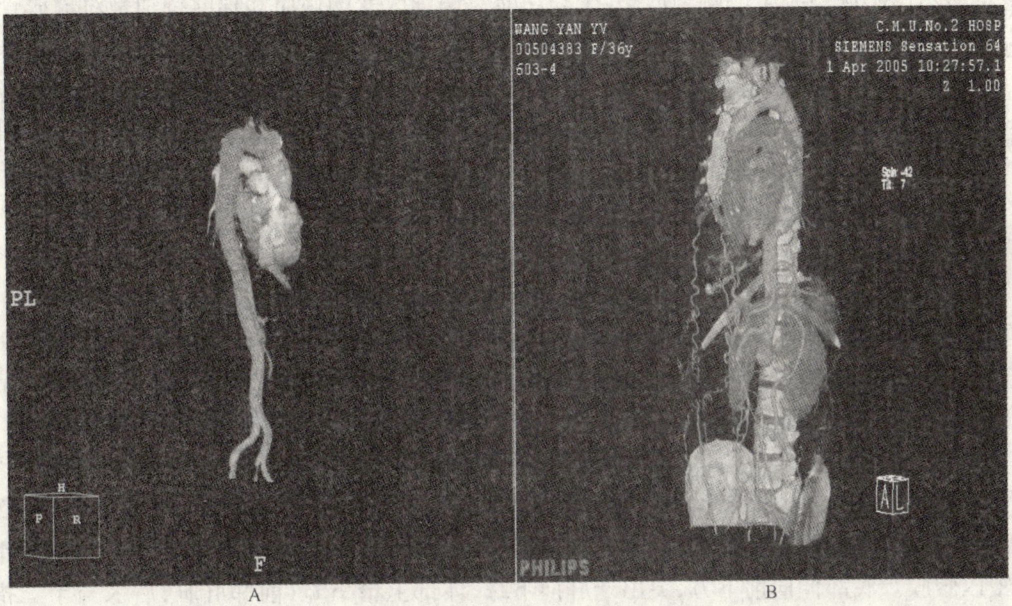

A　　　　B

图4

A. 64 层螺旋 CT 夹层动脉瘤三维成像；B. 64 层螺旋 CT 动脉栓塞三维成像

首选方式，是当前应该解决的首要问题。我认为在现代数字成像设备种类繁多的情况下，首先应解决提高对基础影像学检查的认识，那种 CT、MRI 已经完全代替了基础影像学检查的认识是错误的。例如，对茎突的影像学检查，茎突过长症可使病人产生咽下异物感。茎突解剖位于颅骨的茎突窝，是向下、向内又向前生长的骨性结构。摄影学茎突摄影有正、侧位两种摄影方法，摄影操作十分简单，如茎突长度超过第 2 颈椎横突，可诊断为茎突过长症。对于类似茎突摄影不用基础检查，而用 CT 扫描的做法不是太可笑了吗。

据文献报道基础检查仍然占 70% 以上，说明 CT、MRI 检查基本是在基础检查之后确定的。因此，应根据疾病的病理改变特征，选择相应的、有

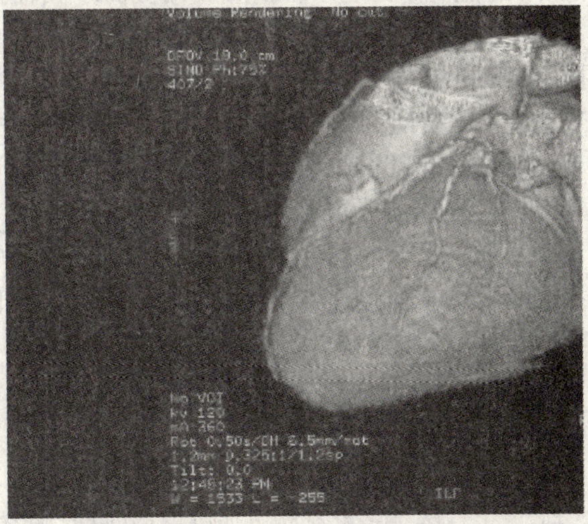

图5　PET－CT 冠状动脉三维立体图像

效的影像学检查方式；在未明确疾病性质时，应以基础检查为首选检查方式，在此基础上再确定下一步检查方式的选择。这里需要说明的是，放射技师在高新科技设备大量涌现的面前，忽视基础知识、基础理论和基本技能训练，不利于放射技术专业的发展。为此，在努力学习掌握数字成像技术的同时，还应加强基本功的训练以提高图像质量。

五、不断改进成像技术操作提高医学诊断信息

X线用于医学诊断的百年历史，放射技术学已经形成坚实的学科基础，百年的实践也为放射技术学增添了丰富的内容。改进影像检查操作方法，提高作图像成像质量，是放射技师的职能。在此方面我们做过多方面的探索和研究。

静脉性尿路造影（intravenous urography，IVU）又称排泄性尿路造影，在泌尿系影像学五大检查方法中，仍为首选检查方法。静脉性尿路造影是以病理解剖改变为基础结合临床资料做出的影像学分析与判断。它可显示出泌尿系统全部解剖形态、生理功能及病理改变的性质和程度特别是对输尿管狭窄、梗阻、扩张改变的囊肿、结石等可明确其程度和部位。以往的常规法检查，均在对比剂注入静脉30 min后，即结束了造影检查。多数病例不能达到诊断要求。为此我们将此法改进称之静脉性尿路造影延时三片法，即对各种原因肾显影不良者，在压迫法30 min后减压及无压迫法5 min后病人一律采取俯卧位7～10 min后摄取俯卧位片，如狭窄或梗阻段已显影即刻摄取站立位片，排尿后摄取腹部立位片。采取俯卧位的目的是使肾、输尿管处于完全减压、松弛状态，而对比剂排泄也处于无任何阻力，从而使对比剂通过梗阻部位使其显影。站立位片和排尿后摄影，是为进一步证实狭窄或梗阻的发生的部位和性质以及膀胱的排泄功能。改进后的静脉尿路造影延时三片法，收到较好效果。

在静脉性尿路造影检查方法的研究中，还对在静脉性尿路造影检查缺乏敏感性的肾实质病变，在未达到检查预期效果时，实行CT或MRI的连续检查。即解决影像诊断，又为病人节省了检查时间和部分资金受到病人好评。我们将这种检查方法称为泌尿系统静脉性尿路造影检查的“联运”。

我们对胆系、乳腺CT扫描技术的体位设计进行了探讨。

胆系包括胆囊、肝内、肝外胆管，胆囊呈梨形囊状，长8～10 cm，宽3～5 cm，容量为30～50 ml。胆囊分为底、体、漏斗和颈部。胆囊位于肝右叶下面的胆囊窝内，其上借疏松结缔组织与肝相贴，下面呈游离状态，覆以腹膜。底部伸向前下方，突出于肝前下缘，体部上窄下宽，前邻肝脏，后缘与十二指肠降部和横结肠相接，漏斗部在胆囊颈、体之间。颈部由漏斗部末端开始逐渐变细移行为胆囊管。肝外胆管包括左右手肝管的肝外部分、肝总管、胆囊管及胆总管。左右肝管出肝门后合成肝总管，向下走行与胆囊管汇合成胆总管，下行至十二指肠。胆系CT扫描技术的体位设计常规采用仰卧位。根据胆系解剖特点，其CT扫描体位设计原则是在扫描时通过体位的变化和增加十二指肠显影方法来提高其诊断率。扫描时不断变换体位是使液体、结石及不同程度的梗阻，在体位变化时发生改变。采用右斜位是使对比剂顺利进入胆囊使十二指肠扩张。经10例CT扫描证实收到良好的效果。

乳腺为软组织结构，乳腺的钼靶摄影的体位设计，是将乳房置入一个压装置内，其目的除为减少厚度外，也是为充分显示乳腺的生理解剖形态。为此，我们将乳腺的CT扫描常规的仰卧位改为俯卧位，使乳房处于悬垂位，即可达到使乳腺充分显示的目的。

数字成像仅为20多年的历史，对数字成像的研究，还需要较长的一段时间，因此，放射技师还需加倍努力学习数字成像技术的基础知识、基础理论，才能适应数字时代的发展，以更好地为医学临床提供可靠的诊断信息。

六、学科的相互渗透与融合

21世纪是医学影像发展更加辉煌的时期，随着现代医学的发展，特别是分子医学（molecular medicine）的诞生对影像学提出了更高的要求。数字成像设备的功能开发，对放射技师来说只有本专业的基础知识外，还必须有临床医学知识，才能运用新的高科技成像设备，为临床提供有价值的诊断信息。这

就是放射学与放射技术学的相互渗透与相互融合。既要精通本专业的基础知识,不断提高本专业的技术水平,又要学习相关学科特别是放射学的关联知识,才能发挥数字成像各种功能检查的作用,使影像学更好的造福于人类。

医学放射技师的工作是医疗领域的幕后人物,是在医疗成果中少有称赞的人,在这个行业里少有掌声和荣誉,更少有鲜花和锦旗,但我还是说医学界少不了这支队伍,放射技师还是在无怨无悔地奉献着!

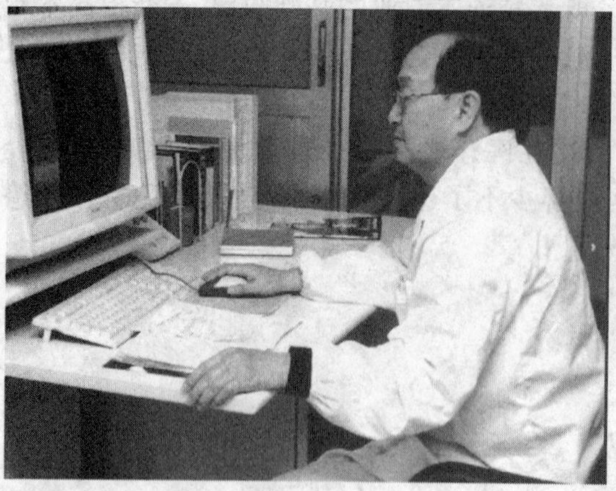

刘起旺，主任医师、教授。

男，1964年毕业于山西医科大学医疗系。曾任山西医科大学第一医院放射主任，山西省医学会放射专业委员会主任委员。工作40余年，一直从事影像诊断临床、教学和科研工作。技术全面，作风严谨；具有丰富的综合影像诊断经验。对神经、消化系统影像诊断具有专长。

国家级、省级发表专业论著、综述70余篇，主持及主要参与科研课题研究3项，其中获省科技进步二等奖2项，三等奖1项，另获引进新技术奖1项。参编专业著作5部，担任省级和国内共5种杂志编委。

掌握分析原则，应对疑难病诊断

——浅谈椎管内硬膜外肿瘤影像观察和分析

影像诊断的主要依据是通过不同成像手段所获得的图像。为了达到正确诊断，必须遵循一定的分析诊断原则和步骤，才能客观做出结论。本文就椎管内硬膜外肿瘤观察与分析，结合笔者实践介绍如下。

一、影像诊断分析的基本原则

在临床资料齐全、图像质量能达到诊断要求的前提下，做好影像分析的总体原则是：①全面观察，发现问题。按照一定程序全面系统观察，目的在于发现与病变有关的各种征象，避免遗漏。做好该项要求必须要掌握大体解剖和相应的影像学解剖，熟知其解剖构成和正常影像表现，了解正常与变异，同时可对病变做出定位诊断。②抓住本质，进行分析。发现问题，进而要认识问题。一般来说发现问题较易，认识问题较难；因此必须以病理学为基础，对各种征象进行分析，应掌握各种病变的病理改变与影像表现的相关性，从而有助于对病变的定性。在分析各种征象时，须遵循一定的分析原则，由浅入深，应注意“异病同影”和“同病异影”，不同疾病在某个阶段可产生相同征象，同一疾病在其不同发展阶段，所见征象可有不同，对其认识不足常致诊断错误。各种疾病的影像表现有其共性，但必须要细心观察分析发现某些特殊性。③结合临床，做出诊断。影像学表现必须应与病人的临床资料相结合，才能得到正确诊断。对病人的临床资料，包括病史、临床症状和体征及其他相关检查必须收集齐全。有些病变的影像表现缺乏特征性，往往临床资料可提供重要诊断参考。

在对各种疾病的影像诊断中，笔者认为应当必须掌握和不断总结的4种情况：①首先应掌握常见病的典型表现；②对常见病的不典型表现应通过实践不断总结经验；③对于某些少见病的典型表现，如能遇到会记忆深刻；④对于某些少见病的不典型表现，则诊断更为困难。因此，在诊断中不断总结经验教训，不断深入学习，才能尽可能避免误漏诊。

二、椎管内硬膜外肿瘤影像诊断某些难点

椎管内硬膜外肿瘤临床少见，占整个椎管内肿瘤的20%～30%，且大多数为转移性肿瘤。椎管内

硬膜外原发肿瘤更为少见，近年来虽有一定的相关文献报道，但以个案分析为主。对于本区病例术前影像诊断中存在着某些难点。

（一）异病同影

从解剖学看硬膜外间隙位于硬脊膜和椎管之间，含有丰富的脂肪、神经、淋巴、血管丛和结缔组织。解剖上颈段硬膜外腔较窄，胸段最宽，硬膜外腔前半狭小呈一潜在腔隙，后半较宽大。因此，由于以上解剖特点，肿瘤发生于胸段硬膜外间隙后半为多见，且均以纵向呈梭形生长为主。从病理变化看，根据肿瘤发生和病理过程，各种肿瘤均可产生两种基本影像征象：即硬膜外软组织肿块、伴有单发或多发骨质破坏和硬膜外软组织肿块不伴有骨质破坏。以上改变可以是转移瘤，也可以是硬膜外原发的多种肿瘤，特别是硬膜外软组织肿块而不伴有骨质破坏者，鉴别常常困难。

（二）临床表现相似

椎管内硬膜外占位病变尽管性质多种多样，其症状基本相似，主要为肿瘤导致的神经根痛、运动及感觉障碍三大表现，临床无特异性。特别是在脊髓压迫征出现之前仅有神经根性痛时，临床更易误漏诊。因此，仅依靠临床症状很难提供有价值的诊断依据，结合病人病史十分重要。

（三）认识不足、导向错误

由于椎管内硬膜外肿瘤大多为转移性肿瘤，因此在实践诊断中，只要表现为硬膜外肿块，首先是将硬膜外转移瘤放为诊断首位，即使诊断依据不足，亦不能除外。造成这种倾向的原因，可能是因该区肿瘤定性较难或由于所用检查技术欠缺，另外或是由于医生“重宏观、轻微观”所造成。仅重视硬膜外肿块的存在，对其微观变化缺乏详细分析造成定性错误。

近年来，随着 MRI 的临床应用，已大大有助于硬膜外肿瘤的定位、定性诊断，由于 MRI 具有良好的软组织分辨率和多方位、多参数成像的特点，其已成为椎管内病变诊断的最佳检查手段。

三、椎管内硬膜外肿瘤的诊断和个案分析

（一）掌握分析思路和熟悉肿瘤的发生及相关特点对诊断至关重要

分析思路包括以下 4 个方面：①定位诊断：是否为硬膜外占位；②硬膜外占位是肿瘤性，还是非肿瘤性；③肿瘤性病变是转移性，还是原发性；④原发性肿瘤是哪种类型。

（1）定位诊断依据：①肿瘤多呈梭形位于硬膜外后侧方，局部硬膜外脂肪中断消失；②脊髓推压移位或被包绕；③瘤侧蛛网膜下腔变窄；④肿瘤与脊髓之间 MRI 可见线状低信号硬膜影；⑤可伴脊椎骨质破坏和椎旁肿块。

（2）椎管内硬膜外非肿瘤性病变主要为硬膜外脓肿和血肿，结合病史和 MR 信号特点可以鉴别。硬膜外脓肿有明确感染史和临床表现；MRI、T_1WI 可表现为等低信号，T_2WI 呈不均匀性高信号，增强扫描脓肿周边呈环状强化为其特征。硬膜外血肿可由多种原因引起，诊断要点为随时间改变，其信号变化符合血肿发展的演变规律。

（3）硬膜外转移瘤。转移途径不同，各有其典型表现：①由血行或淋巴途径转移或由附近椎骨恶性肿瘤直接侵入，典型表现为骨质破坏并硬膜外软组织肿块，脊髓受压移位或被包绕，转移灶的部位和发生率与椎体转移瘤密切相关。病灶呈跳跃分布，椎间盘不受累，常伴明显椎旁肿块为其特征。②某些全身性疾病，如骨髓瘤、白血病等可造成全身脏器广泛浸润。白血病时由于骨髓内异常的白细胞大量增殖，可累及椎体浸润至硬脊膜、脊髓或神经根。白血病细胞结节状增殖可引起脊髓受压。以上①②转移途径典型征象为病灶呈多发弥漫性，不典型表现为仅见硬膜外局限性肿块，MRI 表现并无特征性。此时对于诊断而言，完整的临床资料可提供重要帮助（图 1）。③经脑脊液播散途径侵犯硬脊膜，见于颅内某些肿瘤，如髓母细胞瘤、室管膜瘤等，其特征为在硬膜形成单发或多发结节，使脊膜、脊髓固定，无脊椎破坏，MRI 信号特征与原发瘤相似，结合病史可以明确诊断。④任何椎旁软组织肿瘤均可通过椎间孔侵及硬膜外间隙，同样硬膜外肿瘤亦可通过椎间孔向外生长。典型表现为椎间孔扩大，哑铃状肿块生长于椎间孔内外，进而产生骨质破坏、椎旁肿块形成。

（4）硬膜外原发性肿瘤：从硬膜外解剖结构和组织成分看，硬膜外原发肿瘤可来源于脂肪组织、血管、淋巴、神经及其他软组织。这些肿瘤的共同特点为一般较少累及脊椎骨质，而其主要影像学征象均为硬膜外软组织肿块，对于原发肿瘤如何做到准确定性，认真分析影像学表现找出不同点为诊断关键。①硬膜外血管源性肿瘤相对常见为血管脂肪瘤和海绵状血管瘤。依肿瘤的组织成分 MRI 征象可有不同，特别是脂肪抑制技术和增强扫描更具有诊断价值（图 2、3）。②硬膜外淋巴瘤，以非霍奇金氏淋巴瘤为多见，可为全身淋巴瘤椎管内浸润的一种表现，亦可为椎管内原发性淋巴瘤，后者诊断颇难（图 4）。③神经源性肿瘤和脊膜瘤为髓外硬膜下常见肿瘤，但少数肿瘤可完全位于硬膜外，可不具有特征性，应认真分析（图 5）。④硬膜外其他软组织肿瘤均十分少见。笔者曾遇到两例，分别为硬膜外透明细胞肉瘤和滑膜肉瘤，缺乏认识，无特征性，诊断困难（图 6、7）。

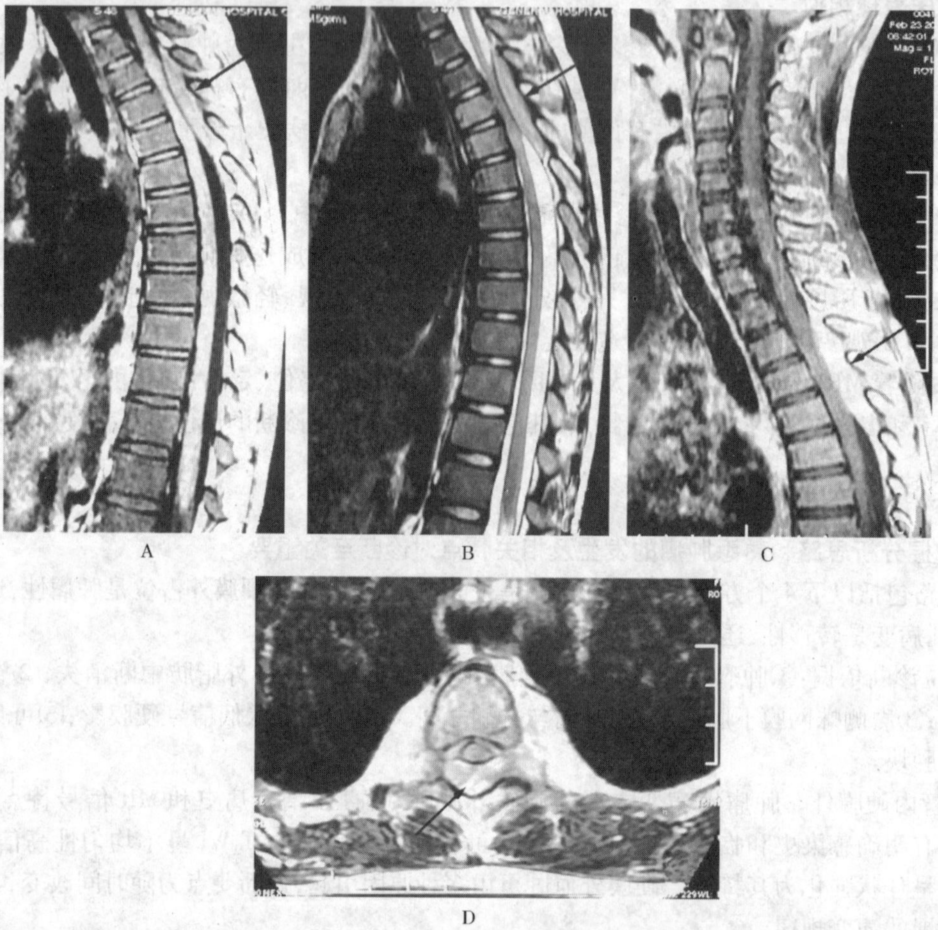

图 1 病例 1，白血病硬膜外局限性浸润

A. MRI 平扫示矢状位胸 3 ~ 6 椎体水平背侧硬膜外见梭形肿块，纵向生长（↑），肿块与脊髓间可见低信号硬膜影，T_1WI 呈低信号；B. MRI 平扫 T_2WI 矢状位肿块近于等信号（↑）；C. 病灶明显均匀强化（↑）；D. 增强扫描，脊髓被包绕，肿块向双侧椎旁生长（↑）

（二）病例分析

病例 1：男性，12 岁，主因胸背疼痛 2 个月余就诊。入院前在外地间断对症治疗，未做系统检查。MRI 表现：胸 3 ~ 6 椎体水平椎管背侧硬膜外见梭形肿块，T_1WI、T_2WI 均呈等信号，境界清楚，约 5.5 cm × 1.0 cm，沿双侧椎间孔向外生长，椎旁见软组织信号影，脊髓被包绕。增强扫描病灶呈中度均匀强化，脊椎骨质形态信号正常。MRI 诊断：胸 3 ~ 6 水平椎管内硬膜外占位，恶性神经源性肿瘤可能。入院后经系统检查，并经骨穿证实为急性淋巴细胞性白血病 L_2 型，化疗 2 个月后复查，原椎管内硬膜外

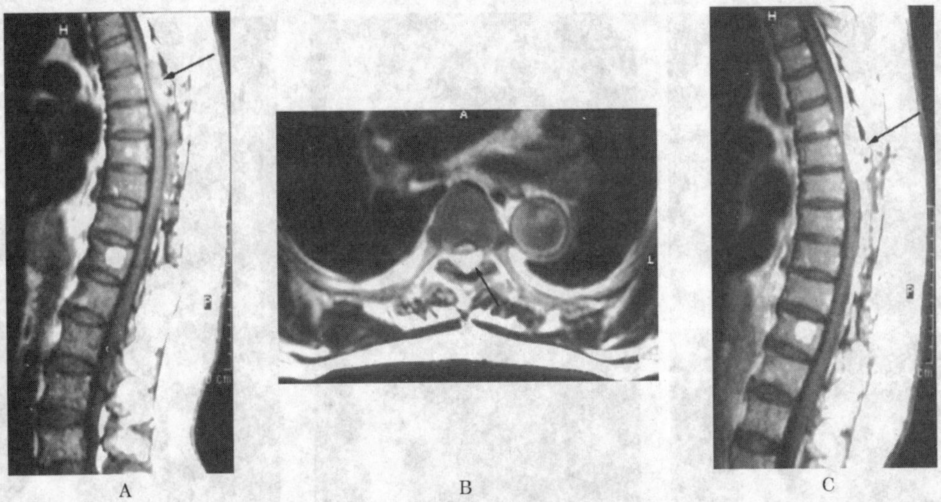

图2　病例2，硬膜外血管脂肪瘤

A. MRI 平扫矢状位胸 5 ~ 6 水平硬膜外梭形肿块(↑)。纵向生长，肿块与脊髓间可见低信号硬膜影，T_1WI 平扫呈等略高信号；B. MRI 平扫轴位 T_2WI 呈高信号(↑)；C. 增强扫描病灶显著均匀强化(↑)

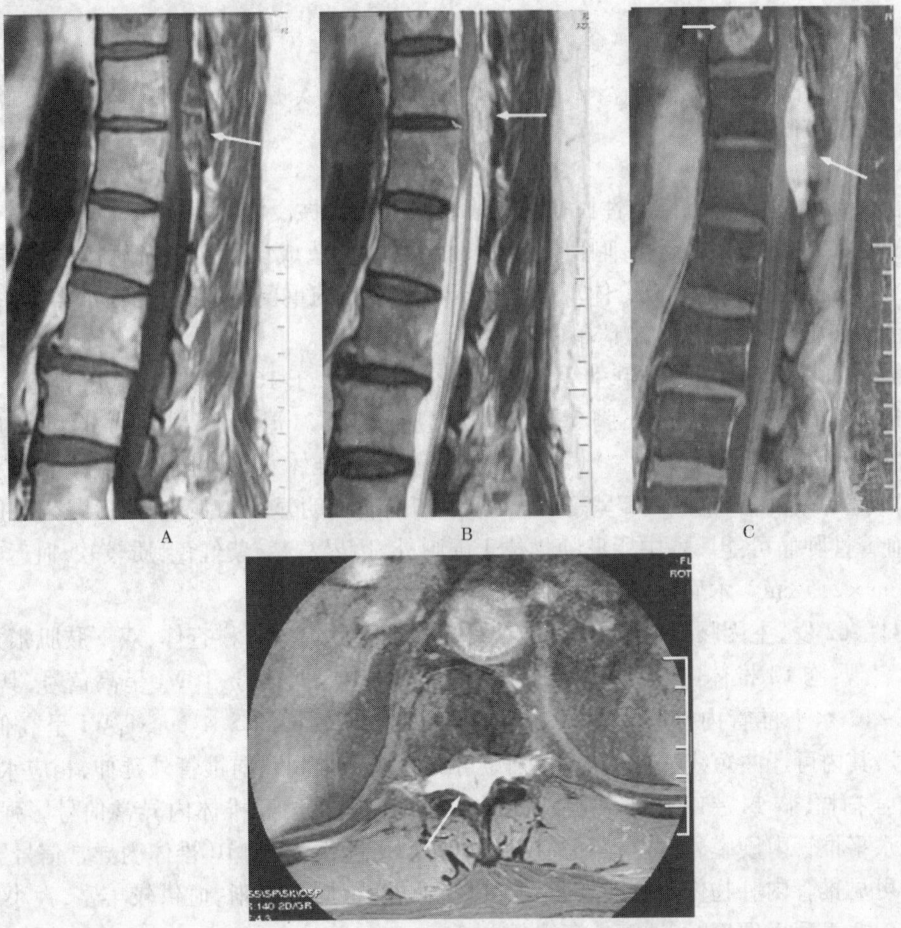

图3　病例3，硬膜外海绵状血管瘤

A. MRI 平扫矢状位胸 11 - 12 水平硬膜外背侧梭形肿块(↑)，与脊髓间可见低信号硬膜影，T_1WI 呈高低混杂信号；B. 矢状位 T_2WI 呈高信号(↑)；C. 增强扫描矢状位肿块明显强化，病灶上方椎体内可见同时强化的血管瘤(↑)。D. 增强扫描轴位肿块沿椎间孔向椎管外伸延(↑)

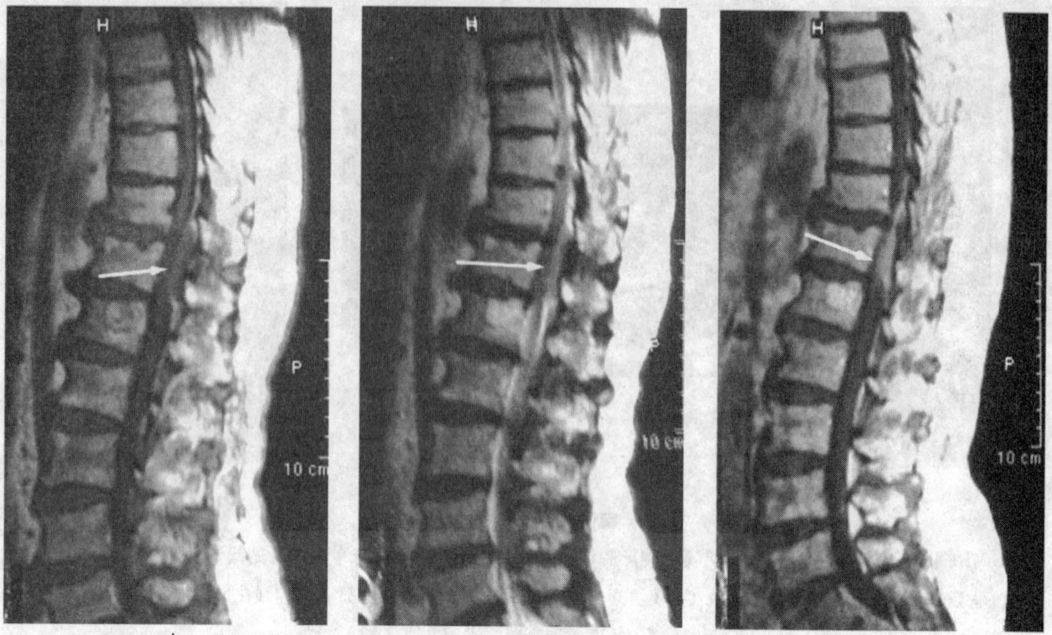

A B C

图4 病例4,硬膜外淋巴瘤

A. 矢状位胸12水平脊髓背侧硬膜外可见条状病灶T1WI呈等信号(↑);B. 矢状位T2WI呈等信号(↑);C. 增强扫描病灶呈中等强化,脊髓背侧受压包绕(↑)

肿块消失 。最后诊断:急性淋巴细胞性白血病颈段硬膜外局灶性浸润。

本例由于在MRI检查时,缺乏详细临床资料及相关检查,造成误诊。白血病椎管内局限性浸润十分少见,MRI征象无特征性,本例充分体现了临床资料对诊断的重要性,同时也提示作为影像科医生诊断时,应详细了解病史,不能仅依赖申请单中简要记录错误判断。

病例2:男性,71岁,主因双下肢麻木无力3+月入院。病人于16年前曾因胸椎椎管内肿瘤行手术治疗,术后诊断"脂肪瘤"。专科检查:胸6平面以下温痛觉严重减退,双下肢肌力Ⅱ级,浅反射消失,膝腱和跟腱反射亢进。右巴宾斯基征(+)。MRI表现:胸5~6椎体水平硬膜外脊髓背侧有一长约6 cm梭形肿物,T_1WI呈等略高信号,T_2WI呈高信号,增强扫描病灶明显均匀强化。MRI诊断:胸5~6水平硬膜外占位,血管性肿瘤可能。术中所见肿物位于硬膜外,边界清楚,紫红色,质较软,血运丰富,大小约6.0 cm×3.0 cm×2.5 cm。术后病理:血管脂肪瘤(血管成分为主)。

病例3:男性,62岁,主因腰腿痛3年,近1个月症状加重就诊。外科查体:双下肢肌张力减低,其他无异常。MRI表现:胸10椎体内可见片状异常信号影,T_1WI呈低信号,T_2WI呈高信号,其内可见线样低信号,胸11~12水平椎管内硬膜外可见一梭形异常信号影,长约5.4 cm,T_1WI呈高低混杂信号,T_2WI呈高信号,其内可迂曲短线状低信号影,轴位可见肿块沿椎间孔向椎管外延伸,相应水平硬膜囊及脊髓受压。增强扫描,胸11~12水平硬膜外肿块呈明显强化,胸10椎体内异常信号影强化。MRI诊断:胸11~12水平椎管内硬膜外占位,考虑海绵状血管瘤可能性大;胸10椎体内异常信号影,考虑血管瘤可能。术中可见椎管内肿物位于硬膜外,呈紫红色,质较软,周界清晰,血供较丰富,大小约5.8 cm×1.4 cm×2.6 cm。术后病理诊断:硬膜外海绵状血管瘤。

病例2、3属髓外硬膜外血管源性肿瘤的常见类型,依肿瘤组织成分不同,MRI表现可有差别,但以血管成分为主的血管脂肪瘤与海绵状血管瘤表现相似,T_1WI呈低信号,T_2WI呈高信号,增强扫描均明显强化,但分析两者细微差别可能对诊断有一定帮助,海绵状血管瘤由于周围脂肪组织被推压,瘤界较清晰。另外,有学者认为硬膜外海绵状血管瘤大多来源于椎体并延伸到硬膜外腔,而单纯起源于硬膜外

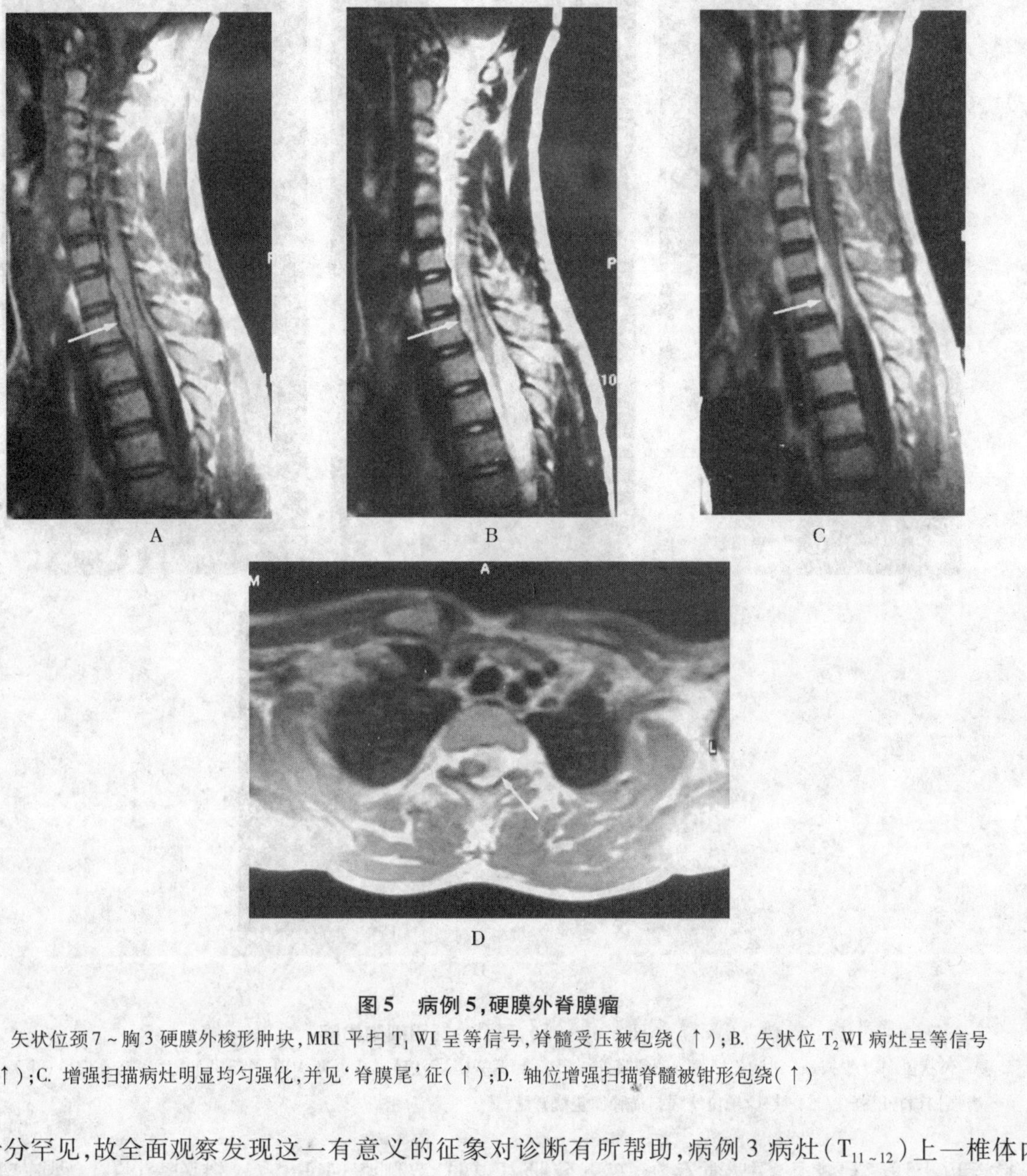

图 5　病例 5，硬膜外脊膜瘤

A. 矢状位颈 7 ~ 胸 3 硬膜外梭形肿块，MRI 平扫 T_1WI 呈等信号，脊髓受压被包绕（↑）；B. 矢状位 T_2WI 病灶呈等信号（↑）；C. 增强扫描病灶明显均匀强化，并见‘脊膜尾’征（↑）；D. 轴位增强扫描脊髓被钳形包绕（↑）

腔者十分罕见，故全面观察发现这一有意义的征象对诊断有所帮助，病例 3 病灶（$T_{11\sim12}$）上一椎体内（T_{10}）可见血管瘤同步强化支持本病诊断。另外，以上两种病变的信号表现还应与神经鞘瘤鉴别，但后者易囊变有一定参考意义。

病例 4：男性，68 岁，主因腰痛 10^+ 天，伴双下肢麻木两天入院，既往体健。外科查体：腰 2 以下感觉明显减退。MRI 表现：胸 12 水平硬膜外腔脊髓背侧可见长约 3 cm 条状病灶，T_1WI 和 T_2WI 均呈等信号，增强扫描病灶呈中等强化，脊髓背侧受压并被包绕。MRI 诊断：胸 12 水平硬膜外转移瘤。术中所见肿瘤位于硬膜外后侧方，质软略脆，血运中等，手术切除肿瘤，大小约 3.0 cm × 1.0 cm × 1.5 cm。术后病理：非霍奇金淋巴瘤。

本例术前诊断为硬膜外转移瘤，术后病理证实为非霍奇金淋巴瘤。硬膜外淋巴瘤术前诊断较难，回顾分析病人无原发肿瘤病史，MRI T_1WI 呈等低信号，T_2WI 呈等或稍高信号，增强扫描病灶呈中等强化，脊髓受压被包绕，这些信号表现不同于血管性或神经源性等肿瘤，尚有某些特征性。分析诊断中在严格除外转移瘤后，结合 MRI 表现可考虑本病诊断。

病例 5：女，13 岁，主因双下肢麻木无力 2^+ 个月入院。外科查体：胸 8 水平以下腹部、腰背部及双下

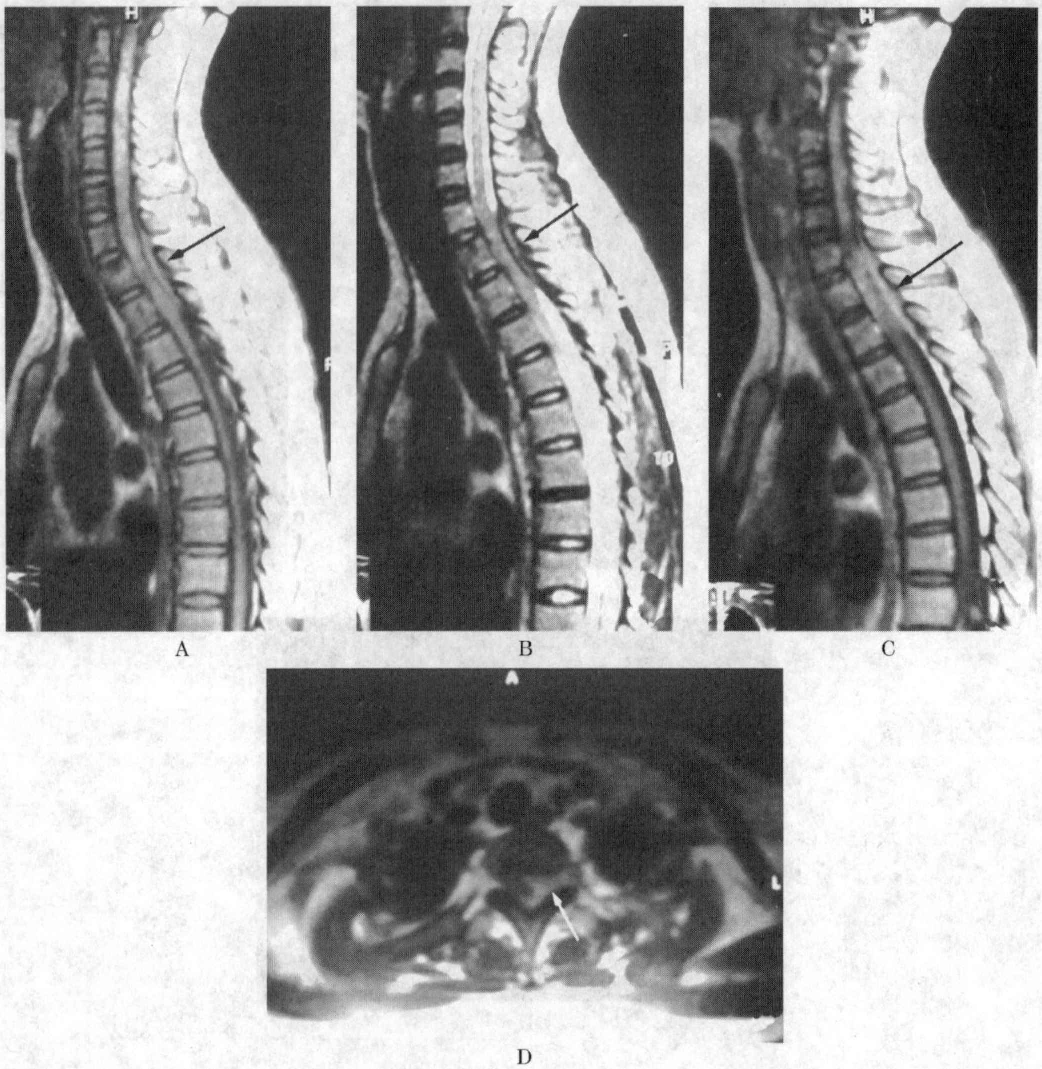

图6　病例6，硬膜外透明细胞肉瘤

A. 矢状位 MRI 平扫颈 7－胸 2 脊髓背侧硬膜外梭形病灶，T_1WI 呈等信号（↑）；B. MRI 平扫 T_2WI 呈等略高信号（↑）；C. 增强扫描轻度强化（↑）。D. 轴位增强扫描肿瘤包绕脊髓（↑）

肢膝部以上浅感觉减退，深感觉存在，双下肢肌力减弱，双侧病理征（＋），髌阵挛（＋），踝阵挛（＋）。MRI 表现：颈 7～胸 3 水平椎管内硬膜外梭形占位，长约 3 cm，T_1WI 呈等信号，T_2WI 呈等低信号，增强扫描可见明显均匀强化。轴位脊髓明显被钳状包绕。MRI 诊断：颈 7～胸 3 硬膜外占位，不排除恶性。术中所见肿物位于硬膜外腔后方，长约 3 cm，向左侧和腹侧生长，质略硬，血运较丰富，脊髓被包绕。术后病理：脊膜瘤（沙粒体型）。

脊膜瘤为髓外硬膜下常见肿瘤，典型表现为肿瘤多呈圆形、椭圆形，T_1WI 呈等低信号，T_2WI 呈等或略高信号，增强扫描病灶明显均匀强化，并可见“脊膜尾”征。本例只注意了肿瘤位于硬膜外并包绕脊髓生长，忽视了 MRI 信号特点及‘脊膜尾’征的存在，造成误诊。本例亦提示肿瘤包绕脊髓并非均为恶性指征。

病例 6：女，30 岁，主因间断性背痛 1^+ 年，加重伴双下肢麻木无力 1 周入院，既往体健。外科查体：四肢腱反射（＋＋），双上肢肌力Ⅴ级，双下肢肌力Ⅲ级，胸 4 平面以下温痛觉减退。MRI 表现：颈 7～胸 2 范围硬膜外腔可见一长约 5 cm 梭形肿物，大小约 5.2 cm × 2.1 cm，T_1WI 呈等信号，T_2WI 呈等、稍高信号，肿物压迫包绕相应水平脊髓。增强扫描病灶轻度强化。MRI 诊断：颈 7～胸 2 椎管内硬膜外占位，

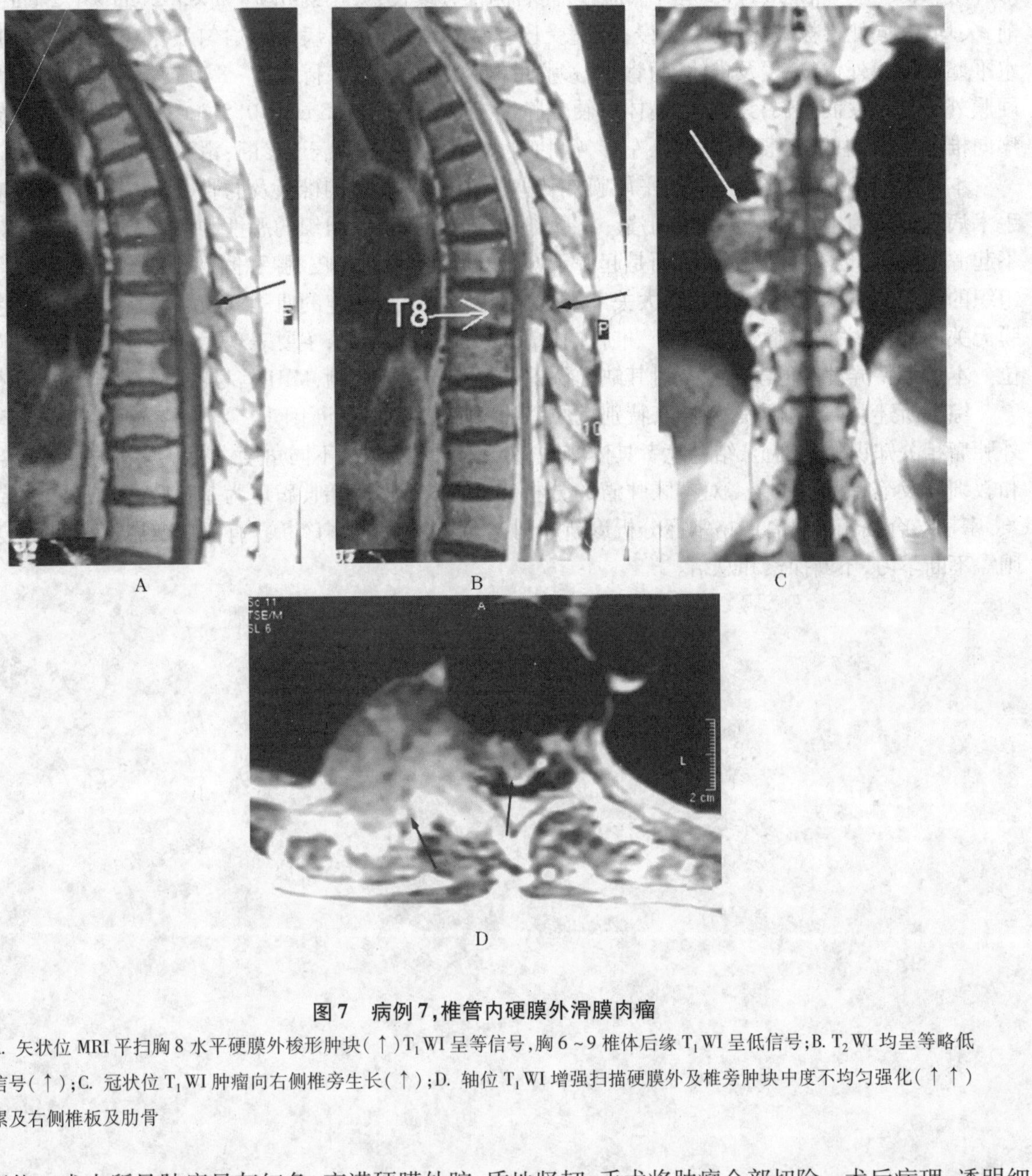

A　　B　　C

D

图 7　病例 7，椎管内硬膜外滑膜肉瘤

A. 矢状位 MRI 平扫胸 8 水平硬膜外梭形肿块（↑）T_1WI 呈等信号，胸 6～9 椎体后缘 T_1WI 呈低信号；B. T_2WI 均呈等略低信号（↑）；C. 冠状位 T_1WI 肿瘤向右侧椎旁生长（↑）；D. 轴位 T_1WI 增强扫描硬膜外及椎旁肿块中度不均匀强化（↑↑）累及右侧椎板及肋骨

恶性可能。术中所见肿瘤呈灰红色，充满硬膜外腔，质地坚韧，手术将肿瘤全部切除。术后病理：透明细胞肉瘤。免疫组化检测：HMB－45（＋），S－100 蛋白（＋）。

透明细胞肉瘤是一种极少见的软组织高度恶性肿瘤，主要发生于肌腱、腱膜和筋膜，本病于 1965 年由 Enzinger 首次报道。发病年龄高峰为 20～40 岁年龄组，女性略多于男性好发于四肢，躯干及头颅少见。有关其起源颇有争议，近年来通过电镜、免疫组化、组织培养认为癌细胞与滑膜组织相似，倾向归于滑膜肉瘤亚型，亦有报告发现透明细胞肉瘤含有黑色素，电镜观察显示典型黑素小体，认为可能是神经外胚层起源。查阅部分文献，未发现有生长在椎管内的病例报道。本例发生在椎管内硬膜外，MRI 征象无特征性，十分罕见，诊断须依靠病理检查、免疫组化、细胞基因改变；病变部位及其与周围组织的关系有助于诊断。

病例 7：男性，62 岁，主因腰肋部疼痛 4^+ 月，双下肢乏力 1 个月入院。外科查体：双下肢轻瘫（＋），腱反射（＋＋＋），肌张力减低，胸 8 以下浅感觉减退，双踝阵挛（＋）。MRI 表现：胸 6～9 椎体后缘可见圆形半圆形异常信号，T_1WI 呈低信号，T_2WI 呈较低略混杂信号，相当于胸 8 水平髓外硬膜外可见一梭形肿块，T_1WI 呈等信号，T_2WI 呈等低信号，向右侧椎旁生长，大小约 5.0 cm×5.2 cm×4.2 cm，信号同前，欠均匀，同侧椎板破坏，肋骨受侵，脊髓受压包绕。增强扫描：病灶不均匀强化。MRI 诊断：胸 7～8 水平髓外硬膜外占位，侵及椎体、肋骨，转移瘤可能。术中所见：咬除胸 6～8 棘突，切开椎板见肿瘤位于硬膜外呈毯状浸润生长，无包膜，瘤体质硬较脆，大小 6.0 cm×1.5 cm×0.5 cm。右侧椎板骨质破坏，肿瘤向椎旁生长，血供丰富，脊髓受压左移，行肿瘤大部切除。术后病理诊断：滑膜肉瘤。

本例术前诊断为胸椎 7～8 水平硬膜外转移瘤，同时累及右侧椎板及肋骨，但病人无原发肿瘤病史，手术病理证实为椎管硬膜外滑膜肉瘤。滑膜肉瘤是起源于滑膜组织的恶性肿瘤，但近年来研究认为：既不起源于滑膜，也不向滑膜分化，而是起源于原始间叶组织，向上皮、腺和间叶组织双向分化，是一种软组织的腺肉瘤。本病多发于四肢、大关节附近、起源于关节囊相连的肌腱、肌膜和滑囊，亦可发生于与滑膜无关的部位，关节腔通常不受累。椎管内原发的滑膜肉瘤罕见，主要表现为伴有骨质破坏的椎管内占位。本病无特异性影像学征象及对其缺乏认识是误诊的主要原因，MRI 信号特点与瘤组织成分有关。

综上所述，椎管内硬膜外肿瘤，特别是原发肿瘤临床少见，诊断困难。本文在简要复习椎管内硬膜外肿瘤相关知识的基础上，结合笔者具体实践重点对 7 个病例从不同角度进行了分析，总结了某些经验和教训以及笔者粗浅体会。对本区肿瘤的分析诊断同样应以解剖、病理为基础，全面认真分析有关征象，密切结合临床。只有严格掌握分析诊断原则，才能应对疑难病诊断。有些病变属罕见病，缺乏认识，则需不断学习，不断探索和总结。

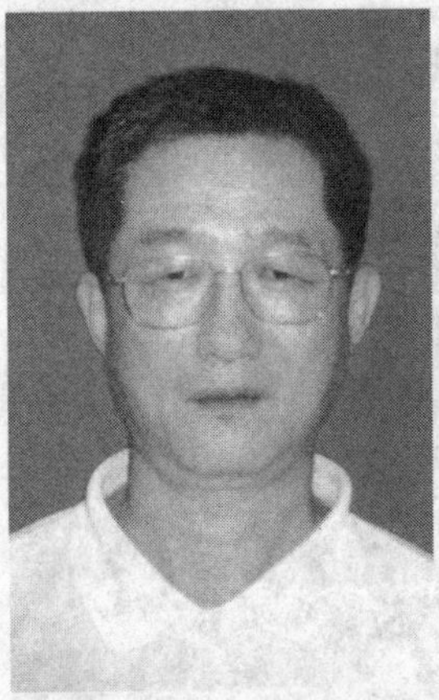

刘斯润,主任医师、教授、硕士生导师。

男,1951 年 11 月出生。1976～1982 年在广州铁路疗养院、中心医院放射科任医士,1982～1985 年于北京医科大学、北京创伤骨科研究所读研究生获硕士学位。1985 年至今在广州暨南大学第一附属医院影像中心任医师、讲师、副教授、教授、主任医师。

1994 年晋升硕士研究生导师,指导硕士研究生 14 名,已毕业获硕士学位 7 人。

曾获省部级科技进步奖三等奖 2 项:

(1)肾上腺皮质激素对软骨的损害,北京市科技进步奖三等奖。

(2)鼻咽癌放射诊断学研究,广东省科技进步奖三等奖。

目前主持多项科研项目,其中国家自然科学基金重点项目的子项目 1 项、广东省自然科学基金项目 2 项,参与国家自然科学基金项目 3 项。

从事医学影像诊断工作 20 余年,曾发表论文 40 余篇,其中第一作者 20 余篇,参与编写教材、专著 5 部。主持国家医学继续教育项目 1 项,参与教学多项。

假性痛风

——一种较少见的关节疾病

病人,女性,69 岁,左耳内钝痛 3 年。病人于 3 年前无明显诱因出现耳内隐痛,深部顿痛,无耳出血、流脓,无耳鸣、眩晕,用力按压后觉疼痛缓解,未予重视。近半年来疼痛加重,并出现张口疼痛,有时伴耳鸣。既往有胆囊切除术史。

影像学表现:X 线平片示左侧颞颌关节的关节盂明显增大,边缘规则,髁状突显示不清位不规则斑点状高密影,关节间隙尚存在(图 1);CT 平扫可见左侧颞颌关节的关节盂明显增大,边缘规整可见硬化边,髁状突处为不规则高密影,其内可见不规则低密区,关节间隙尚存在且明显增宽,其内可见斑点状小钙化影(图 2);MRI 平扫 + 增强显示左侧颞颌关节的关节盂及关节囊明显增大,其内为 T_1WI 等低信号、T_2WI 混杂信号的软组织影充填,关节盘消失,增强后关节囊轻度强化(图 3)。

手术所见:关节内充满黄白色泥沙样物质,刮匙刮净后见关节头、关节面均无破坏,关节盘完全消失,被黄白色泥沙样物替代,刮除干净,冲洗关节囊,关节囊完好,用带蒂的颞肌筋膜封闭关节囊。

病理结果:左髁区:纤维结缔组织中见多量针尖状结晶体,伴有钙盐沉着,淋巴细胞及组织细胞浸润。符合:假性痛风。左颞下关节囊旁:滑膜组织见多量针尖状结晶沉着伴有钙化,间质组织细胞及多核细胞增生。诊断为假性痛风。

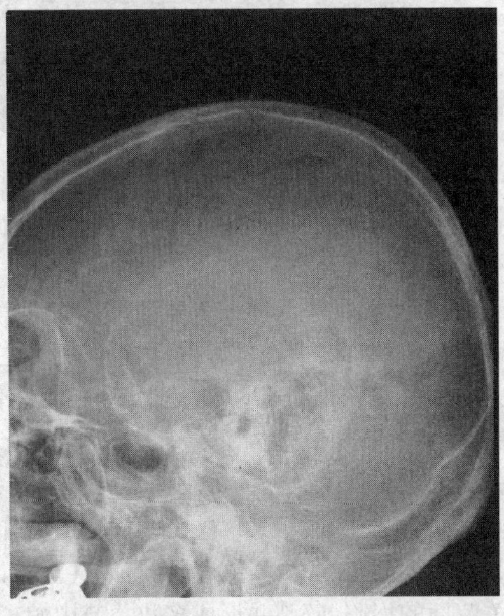

图 1 左侧颞颌关节的关节盂明显增大,边缘规则,髁状突显示不清位不规则斑点状高密影,关节间隙尚存在

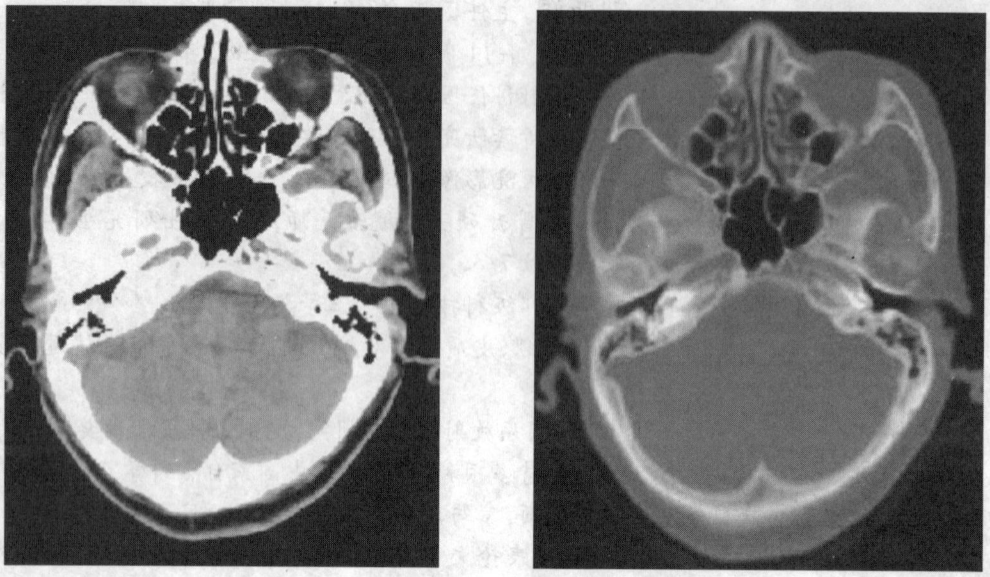

图 2 CT 平扫可见左侧颞颌关节的关节盂明显增大，边缘规整可见硬化边，髁状突处为不规则高密影，其内可见不规则低密区，关节间隙尚存在且明显增宽，其内可见斑点状小钙化影

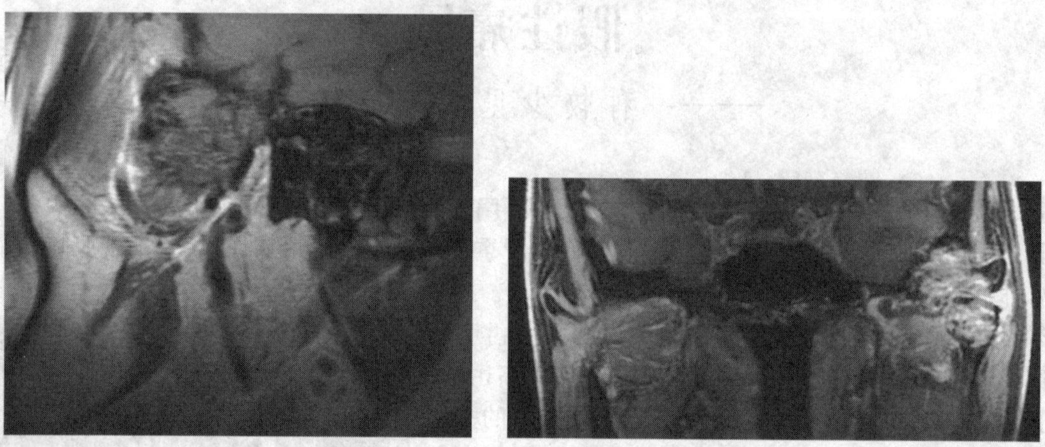

图 3 MRI 平扫＋增强显示左侧颞颌关节的关节盂及关节囊明显增大，其内为 T1WI 等低信号、T2WI 混杂信号的软组织影充填，关节盘消失，增强后关节囊轻度强化

讨论：假痛风又称关节软骨钙化症，是一种代谢障碍性疾病，由钙盐沉积于关节内的纤维软骨和透明软骨所致，此钙盐是以二羟焦磷酸钙为主，故又称二羟焦磷酸钙（CPPD）晶体沉着病。其病理改变为关节的纤维软骨和透明软骨点状和条状钙化。钙质沉着还可见于滑膜、关节囊、肌腱、关节内韧带等周围软组织。CPPD 晶体沉着于关节内和关节周围，引起关节结构损伤，进而引起关节退变和关节软骨与关节固定结构的钙化。可发生于负重的大关节、不负重的关节及关节内一定的小关节，最常见于膝、腕、耻骨联合、肘和髋等其他关节。病变的分布通常为两侧性，但并非对称。影像学上，CPPD 沉着症软骨下囊变大而较多，可压缩骨折，有的甚至被误为肿瘤样病变；骨的破坏性改变较严重并且呈进行性加重，关节面的塌陷、碎裂并形成多数关节内游离体，颇似神经性关节病；关节周围骨赘形成，同时可见关节间隙变窄、骨硬化等表现。

鉴别诊断：

（1）退行性关节病：较少累及不负重关节。

(2)神经性关节病:即 Charcot 关节,常有关节结构紊乱,临床上可有患病关节痛觉减退或痛觉丧失等症状。

(3)痛风性关节炎:常易侵及手、足小关节;假痛风则好侵及大关节。

(4)黑尿酸性关节炎:与假痛风表现类似,但婴、幼儿期有黑尿酸症状可资鉴别。

认识基本病变是骨关节疾病诊断的第一步

骨关节疾病的影像检查在疾病的诊断中占有极其重要的地位,而认识骨关节疾病的基本影像学征象的病理基础又是正确诊断的第一步,这是由于骨关节病变的基本影像学征象是疾病大体病理解剖的改变在各种影像学检查图像上的表现。这些基本的影像学征象反映的是疾病的性质、范围、程度、毗邻关系及其变化过程,甚至是某些化学成分的病理改变,认识这些征象产生的病理基础和成像原理,可以帮助我们从影像学征象着手分析疾病的病理及病理生理改变,从而认识疾病的本质并做出正确的诊断。当然疾病的过程是复杂、交错的。因此这些基本征象也是相互交错、相互包含的,某种疾病可有多个异常基本征象,而某个基本征象又可出现在多种疾病中,因此认识疾病的基本影像征象,综合分析各种征象,抓住疾病的本质改变是正确诊断疾病的关键第一步。

如果不能从疾病的基本征象入手,认识疾病的病理基础则常常会出现不必要的错漏,给病人带来不必要的身体与精神的痛苦。一天我正在阅片室中阅片,外科护士长进来要求我阅读一张膝关节包括了小腿上段的 X 线片,旁边跟着一个一步一拐的小伙子,在后面跟着一位满面愁容的中年妇女,护长说,“这是我侄儿,在当地医院照 X 线片说是左侧胫骨上段骨肉瘤,需要截肢,故极为担心,其母亲更为伤心,现加做 MRI 了解病变范围及有无转移”。我把 X 线片插到观片灯上细细地阅读了一遍,其实这是一个典型的应力性骨折,根本就不是什么骨肉瘤,我又详细询问了小伙子,原来他是体育学校的学生,入学才 1 年,每天都要进行强度较大的训练,每天早上要进行 3 000 米长跑的体能训练,然后再进行正式的训练,半个月前小伙子感到左小腿局部疼痛,但不严重,可以坚持训练,但近 1 周逐渐加重,一个典型的应力性骨折的病史,MRI 检查更证实了我的诊断,我马上安慰了这几个人,只嘱咐小伙子休息适当活动,待骨折愈合后再进行训练。

什么会有如此之大的差别呢?这是涉及了对骨关节疾病几个基本征象的认识问题。首先我们来看看骨肉瘤诊断中重要基本征象“肿瘤骨”,肿瘤骨是由有成骨能力的肿瘤细胞,如骨肉瘤、骨母细胞瘤细胞分泌肿瘤性骨基质,然后钙盐沉积形成肿瘤性骨质。肿瘤骨与由于正常成骨细胞受到炎症、肿瘤等刺激的反应性骨质增生硬化有本质上的差异,反应性的骨质增生硬化是正常成骨细胞分泌正常骨基质钙盐沉积而形成,其结构为正常骨结构,而不是肿瘤性的骨结构。肿瘤骨的影像学征象的最大特点是:①不是正常的骨小梁结构;②肿瘤骨可以有各种各样的形态、密度高低不一,但其总是位于骨病灶区中或肿瘤软组织肿块中,而反应性骨质增生虽然亦有各种形态,但却总是在病灶周围。肿瘤骨在 X 线片或 CT 上表现为病灶中或软组织肿块,形态各异密度增高影,其形态可以是斑片状、放射状、针状等,其密度高低差异亦很大,有的密度很高呈象牙质样改变,而有的呈略高于肌肉的细针状改变。MRI 上肿瘤骨在 T_1WI、T_2WI 均为低信号。X 线、CT 密度高者,T_1WI、T_2WI 信号更低。

第二个所涉及的基本征象问题是骨膜反应,骨膜反应亦是骨关节病变的基本征象之一,骨膜反应的概念是指骨膜对局部或全身病变的反应性增生后,并有钙盐沉着形成骨膜新生骨且可在 X 线片见到骨膜新生骨为骨膜反应,但随着 CT,特别是 MRI 的临床应用,骨膜反应实际上应包括了骨膜水肿、骨膜增厚、骨膜新生骨及骨膜破坏(包括增厚骨膜的破坏及骨膜新生骨的破坏)这几种骨膜病理性改变。影像学检查特别是 X 线片上,骨膜新生骨形态上可以有层状、葱皮状、花边状、放射状、针状等。骨膜新生骨的破坏表现为层状、葱皮状、花边状等骨膜增生中断、消失为病理组织或软组织块所代替。根据骨膜新生骨的X线表现的病理改变，可以大致的把X线所见的骨膜反应分成两大类即连续、均匀、密实的和不均匀、断续、破坏的。前者多为良性或慢性病变而后者多为恶性或急性病变。骨膜水肿、增厚及尚没有钙盐沉积的骨膜新生骨在X线片上或CT片不易发现，只有在MR上表现为长T_1、T_2信号，增强后T_1WI上有强化。骨膜水肿、增厚特别是在T_2WI抑脂及T_1WI增强抑脂像更易显示。当有钙盐沉积的骨膜新生骨则在T_1WI及T_2WI均为低信号影。骨膜水肿、增厚良恶性病变均可出现，恶性主要出现在病变的早期，而一旦出现骨膜的破坏，则表明病变为恶性或急性，如骨肉瘤、急性骨髓炎等。

第三个基本问题是骨质破坏，骨质破坏是病理组织代替了正常骨组织，亦即是炎症、结核、肿瘤等密度低的病理组织取代CT、X线片上密度高的骨皮质、骨小梁，表现为局部密度减低，一般来说边缘清楚的骨质破坏，多为良性或慢性病变，边缘模糊不清，或呈溶骨性破坏等则为恶性或急性炎症性病变。

让我们回头再看护士长带来的X线片，片中胫骨中上1/3处密度不均匀增高，隐约可见有线状低密度影在其中，局部可见有层状骨膜反应，但连续且较密实，未见有骨膜新生骨中断破坏现象，亦未见有骨质破坏或软组织肿块，病变部位亦不在骨肉瘤好发的长骨干骺端，只是由于局部的骨膜增生及骨质增生使局部骨质密度增高而类似成骨型肉瘤，但只要你从基本病变着手分析，局部未见有骨质破坏，良性的骨膜反应，局部的骨质增生密度增高而没有软组织肿块及真正的肿瘤骨，骨肉瘤的诊断是不能成立的，再仔细观察分析就可见高密度病灶内的线状低密度为骨折线，结合病史及好发部位可见明确应力骨折的诊断。MR片更证实应力性骨折的诊断，局部骨髓内及软组织的长T_1、T_2信号的骨髓、软组织水肿，明确可见有T_1WI低信号于T_2WI略高信号的骨折线及T_1WI、T_2WI均为低信号的骨质增生和骨膜新生骨亦为应力性骨折的典型改变。

应力骨折分应力性骨折及行军骨折，是反复多次轻微创伤如长期的负重，行军等均可造成这种应力骨折，此类骨折常无暴力创伤史和骨折症状，胫腓骨及趾骨是其好发部位，骨折常发生在一侧骨皮质，多不贯通整个骨干，周围有较明显的骨质增生及骨膜新生骨，骨皮质增厚、髓腔硬化甚至闭塞，而骨折线不易发现或隐藏在骨质增生硬缘中，只有高kV X线片或MRI才可发现。由于创伤史不明确而有时误诊为骨肉瘤。但如果我们从病变的基本征象入手，仔细分析了解其病变的病理基础，结合临床就可做出正确诊断。

最常见的关节病

——退行性骨关节病(正名和鉴别诊断)

退行性骨关节病是一种以关节软骨损伤和骨质增生为特点的非炎症性疾病，退行性骨关节病有许多“别名”——骨关节病、肥大性骨关节病、骨关节炎、肥大性关节炎等。“骨关节炎”一词不由使人想起了炎症，其实与感染性炎症根本无关，而是由关节软骨的退行性变引起的一系列改变。

关节软骨是透明软骨，覆盖在骨性关节面的表面。它在关节活动时承受负荷，吸收机械性的冲击和震荡，减小摩擦力，并与滑液一起使关节在近乎无摩擦的状态运动。正常关节软骨是受力学和体液双重调节的活体组织，其完整性是可动关节正常运动的重要因素。关节软骨的病变主要有退行性骨关节病、炎症、结核、创伤、类风湿、痛风等造成的关节软骨变性、变薄、糜烂、缺损、脱落等，最为常见的是退行性骨关节病。目前我国退行性骨关节病病人总数已经超过一亿人，大多为发生于中老年人退行性骨关节病，其发病率随年龄的增加而增高，50岁以上人群中50%，65岁以上人群中患有此病的女性和男性更高达90%和80%。

一、正常关节软骨的生化成分和组织结构

关节软骨不受神经支配，缺乏血管和淋巴引流，营养靠周围滑液弥散和滑液毛细血管渗透而获得。

关节软骨的结构是高度有序的，主要由少量的软骨细胞和大量的细胞外基质组成，软骨细胞参与软骨代谢活动，关系到基质的合成与破坏。基质主要由以下3种成分：①水是关节软骨内最丰富的成分，约占软骨重量的80%，用作充盈组织，给软骨提供一定的坚硬度。关节负重时，水由基质渗透到软骨表面进入关节腔，润滑关节面。此外，水还是为软骨细胞运输溶质和营养物质的载体。软骨的含水量由表面至深层逐渐减少，当静电平衡状态时，大部分为结合水。②胶原（collagen）是细胞外基质的第二大成分，约占软骨干重的60%～80%。正常关节软骨内含量最丰富的是Ⅱ型胶原（Ⅰ型胶原主要存在于肌腱、韧带和瘢痕组织中），由三条α肽链绞合而成的三螺旋结构，称原胶原蛋白（tropocollagen），相邻氨基酸之间的共价连接保证了原胶原蛋白的稳定性。同时，许多原胶原蛋白以四分交织排列的方式重叠、绞合，形成胶原原纤维（collagen fibrils），胶原原纤维单体亦通过共价连接保持其结构的稳定性，抵抗较强的张力。关节软骨的不同部位，胶原纤维的排列方向也不同。在软骨表面，胶原纤维平行排列切线于关节面，这种方式有助于缓冲部分剪切力和张力，保护软骨免遭压力破坏；越往深处，胶原纤维的方向逐渐改变，含量亦逐渐减少，直至临近关节软骨下骨质处，其排列几近垂直，垂直排列的胶原纤维有助于垂直应力的传递。组织学上根据胶原纤维排列的不同方向，将软骨从表面向下分为表层（切线层）、移行层、放射层和钙化层四层。③蛋白多糖聚合体（proteoglycans，PG）约占关节软骨干重的1/3。PG大多数以高分子聚合体存在，分子量在100万以上，是极端亲水分子，产生高度的张力，使软骨保持弹性。大分子聚合体有一个透明质酸（hyaluronic acid，HA）核心，每个PG分子则由一个蛋白核心及其周围的葡萄糖胺聚糖（glycosaminoglycan，GAG）侧链组成。GAG则由己糖亚单位重复聚合而成，包括硫酸角蛋白和硫酸软骨素。PG分子通过非共价连接结合于HA核心上，毛刷状的PG围绕基质中的胶原纤维并松散地附于其上。GAG链带大量负电荷，可吸引多种阳离子（如 Na^+）。阳离子连同水分进入基质大分子内（Donnan渗透压），使大分子聚合体体积增大。外力作用于软骨上使水分渗出，直至渗出的水分产生的渗透压与外力平衡；去除外力作用，则渗透压明显大于外力，软骨重新水化。因此，PG的存在使软骨像海绵一样，就像垫在软骨下骨质上的垫子，减轻作用于关节上的外力。PG所带有的大量负电荷及Donnan渗透压的存在，是关节软骨高水含量的原因。

关节软骨的分层结构对于保证其优良的生物力学特性，减少关节面的摩擦，保证自身的营养供应和代谢废物的排出有重要意义。

二、关节软骨的生物力学行为

在活体，关节软骨的负重区暴露在强度为0～20 MPa，频率为0.1～10 Hz的接触压力下，作用于关节的力通过在关节软骨接触面的对应区域产生压力而进行传导。在普通的日常活动中（如：行走，奔跑），关节的接触面在关节表面的某些区域快速掠过，相互触碰部位的压力强度可以在数分秒内从0上升到一个很大的值，然后再回到0。由间歇负重而施加于关节的力，在软骨的组织间液中产生了一个非常高的静水压，实现了压力的传导。在关节软骨负重期间，施加于软骨接触面的力，在开始的瞬间使软骨内的流体压迅速升高而使其中的水分被挤出于固态基质中。而事实上，仅有小部分的压力梯度使液体成分从软骨中渗出，这是因为：①软骨基质的渗透性相对较低，阻挡了水从基质孔中渗出。②软骨下骨和周围邻近的软骨限制了接触面下的软骨从而防止了力学引起的变形。③软骨下骨对水无渗透作用。④邻近软骨内的液体也受到压力传导而产生了静水压。因此，液体流动在开始仅限于关节软骨接触面相邻区域的表层，然后才从两个相互接触的关节表面向外渗出。正常活动时，液体的流动仅限于发生液体渗出的表面带和放射带内。当液体渗出时，表面层的固态基质变得很坚固，在关节表面形成了一个有效的密封层，限制了放射带内剩余水分的流出。

除了压力外，关节的旋转性运动还施加了一个与接触面区域外软骨表面相切的张力。必须认识到：软骨中产生的剪切力几乎都与某一方向的张力有关。纤维性细胞外基质抵抗了可能在软骨中产生的张力作用，因此，可以说，软骨内的液体成分抵抗了压缩力，而胶原网络结构抵抗了张力和剪切力。

运动中，随着关节负重的反复进行，软骨基质不断地固缩，表面层的整个厚度也在减少。随着生理活动的减少,关节负重的减轻,软骨内产生流体静水压的张力,这种张力导致水被吸收回组织内,软骨厚度从而得以恢复正常。

总之,关节软骨的生物力学作用减少了关节接触面的摩擦力和压力,使作用于关节的力以一种高效能的方式均匀传导到软骨下的骨组织,抵抗了可能在软骨中产生的张力和剪切力,防止了关节软骨的过度磨损和破坏。

三、关节软骨的结构的生物力学机制

关节软骨的发育与维持及其力学特征与软骨细胞及细胞外基质的生物力学负重有直接关系,因为软骨的组织形态学的空间模式取决于其力学参数。

当关节软骨在功能性负重的影响下成熟时,其组织形态学、生物化学和力学特征也随之建立。软骨的层状改变是由其生长发育史和局部力学环境决定的。软骨细胞具有检测一系列生理参数并通过调整不同系列的基因而做出反应的能力,因为软骨细胞可能含有力学敏感性记忆基因家族。在关节表面的软骨细胞表现为扁平的细胞形态,而其余关节软骨的基质中疏散分布着圆形的软骨细胞。软骨放射带中间及深层的软骨细胞主要承受静水压而很少承受张力和流体压,主要合成和维持高数量的蛋白多糖和Ⅱ型胶原。相比之下,除了承受静水压外还承受流体压的表层细胞合成相对较多的胶原。增加关节的功能性负重可引起关节软骨的厚度、蛋白多糖成分和组织的机械硬度的增加,但超过一定水平则抑制蛋白多糖的合成,并且可引起高尔基体和细胞骨架的非生理性变化。

四、退行性骨关节病的关节软骨生化成分改变及生物力学机制

(一)早期退行性骨关节病的关节软骨生化成分改变

退行性骨关节病最早病理所见是软骨最大负重面的变薄和破坏,软骨碎片和凹陷,直至软骨下骨质完全裸露。在这些形态改变之前软骨改变主要是关节内蛋白多糖和水成分的改变以及表层胶原纤维的定向排列的改变。由于溶菌酶、组织蛋白酶(D,B,F 等)、水解酶及透明质酸酶等活性增高,蛋白多糖耗尽,软骨基质降解,水分增加,水分子移动性亦增强。退行性骨关节病的关节软骨细胞的胶原合成及降解远比正常关节要大,结果是总量虽无改变,但其形态和排列方式发生改变。软骨修复的过程包括内在的修复(软骨细胞增生,分泌细胞外基质)和外在的修复(骨赘形成、软骨下骨质硬化和滑膜增生等)。修复的结果即为关节软骨的原纤维化(纤绒样变)。这些新形成的软骨是由弓型胶原组成,含蛋白多糖很少,属胶原Ⅰ型,而不是胶原Ⅱ型。

(二)软骨变性、破坏的生物力学机制

在正常的滑膜关节中,关节软骨需要承受在很大范围内变动的静力负荷和动力负荷,其峰值甚至可以达到 10 ~ 20 Mpa(a)。在这样的力学环境中,物理的刺激信号、新合成的基质蛋白的分子结构以及最后形成的组织力学特征形成了一个复杂的由细胞介导的反馈环,而力学信号转导在调节反馈环路中起重要作用。

生命过程中,关节的习惯用法的改变将导致关节软骨的伴随改变,并能引起软骨与软骨下骨接触界面的生物力学的改变,继而使软骨内化骨激活,导致软骨变薄和关节退变。

(三)骨质增生硬化的生物力学机制

成熟关节的关节软骨的厚度取决于软骨下稳定的骨化带至关节表面的距离。生物力学因素在调节软骨厚度的分布和维持成熟期软骨层的稳定性起重要作用,承受相对高的接触压力的关节软骨相对较厚。

尽管关节软骨的厚度在成熟骨骼中是相对稳定的,但软骨层内骨化带并没有完全停止活动,关节软骨和软骨下骨的界面(潮标)在一生中均保持其活动性,是关节的形态随着年龄增长而变化的主要原因。在人类股骨头和肱骨头,潮标于60 岁后显著增厚,显示了软骨内化骨随年龄老化而再度活跃的特性。

机械负重是软骨内化骨的有效的外在调节器,受机械刺激的软骨内化骨的调节最终导致软骨的逐渐变性、破坏和被骨组织取代,这一过程在60岁后尤为突出。

五、关节软骨病变的影像学检查及MRI软骨成像

由于关节软骨自身修复能力有限,过去骨关节炎的治疗仅限于缓解临床症状,而近年来分子生物学的进展提出了许多发展潜力广阔的新药与治疗新方法,这些药物和方法能有效缓解软骨变性并促进软骨修复,这就需要一种能早期准确评价关节软骨变性和损伤并易于随访的方法,满足临床的需要。

目前临床用于观察关节软骨病变的影像学检查方法主要有X线平片、CT、MRI。传统的X线平片不能直接显示关节软骨,无法诊断其早期病变,而只能依靠关节间隙的变窄以及关节面骨质硬化等间接判断中晚期软骨病变;CT扫描的密度分辨率较高,但它是单一密度参数成像,不能反映关节软骨的全貌和内部结构改变;关节镜检查能较准确地诊断关节软骨表面病变,所以国内外有学者把关节镜检查结果作为关节软骨检查的金标准,以评价其他检查结果的准确性。但关节镜检查也存在许多弊端:第一,对操作者的技术水平和经验要求较高,不同操作者检查的结果差异较大;第二,观察视野小,存在一些观察盲区,影响了诊断的准确性;第三,在软骨下骨质未裸露时判断关节软骨缺损的深度存在一定的困难,且只能观察关节软骨的表面而不能了解到关节软骨的内部情况,使分级诊断的准确性受到限制。因而关节镜诊断的准确性受到质疑。另外,关节镜还具有一定的创伤性和并发症,而且在众多小关节上不能使用,因而难以广泛应用。磁共振成像(MRI)能直接全面显示关节软骨,具有高分辨率,多参数、多平面成像和无创等优点,是其他检查包括其他影像学手段与关节镜无法比拟的,MRI反映的是质子和大分子组分的相互作用,受组织内在结构的影响。因此组织生化成分的改变会导致MRI信号的改变,这便是MRI早期发现软骨退变的基础,目前被公认为是评价关节软骨病变的最佳手段。

MRI软骨成像除了常规的T_1WI、T_2WI、质子像及其抑脂序列成像外,MRI软骨成像的方法还有:

1. *高分辨MRI* 由于应用了薄层、512×512的矩阵和多次激发成像提高了分辨率,高分辨MRI可以清晰的显示软骨表面小的缺损及内部信号的改变,特别是显示髌骨软化症早期改变,但高分辨MRI的扫描时间长,只能选择性应用。

2. *扩散加权成像DWI(diffusion weighted imaging)* 扩散是指分子的布朗运动,磁共振扩散成像是测量水分子之间的运动,从而在分子水平评估组织结构。正常软骨中的大分子基质限制了水的自由扩散,而在骨关节炎的早期阶段,基质的减少使水分子扩散加快。软骨扩散系数空间分布的测定,反映了软骨组织的空间各向异性。应用DWI序列的ADC值,可以诊断早期骨关节炎和区分骨关节炎的类型。

关节软骨病损时,软骨发生的最早变化是蛋白多糖的缺失,这导致软骨的水合作用增强和胶原T_2缩短效应的下降,造成软骨信号的增高。这些信号的改变是软骨出现形态学变化之前发生的最早变化。异常软骨信号增高的方式包括表浅型、透壁型和深层改变,后者反映了前述的钙化软骨层的分离改变。病变进一步发展,软骨表面逐渐发生不同程度的缺损,最后整个软骨缺损,软骨下骨质裸露。由于软骨的水合作用增强和胶原T_2缩短效应的下降,软骨内信号的改变在T_2WI和STIR序列较敏感,呈软骨内的高信号区,而在T_1WI序列敏感性较差。3D-FS-SPGR序列由于软骨呈明显高信号,软骨的早期改变表现为软骨内的低信号区,发现病变也较敏感。

对于早期关节软骨的变性而没有形态学改变前MR显示关节软骨改变的方法与序列有:

(1)Gd-DTPA关节造影与增强扫描。正常软骨内带负电荷GAG侧链的蛋白多糖排斥负电荷离子。早期骨关节炎时,软骨退变,蛋白多糖丢失,允许大量带负电荷的Gd-DTPA进入软骨,T_1时间缩短,引起软骨信号增强。关节内注射负离子型钆对比剂Gd-$DTPA^{2-}$(MR关节腔造影)是评价软骨生化成分改变得一种有前途的检测方法。另外。应用静脉注射非离子型Gd-DTPA的方法,测定增强后T1值与组织学上软骨改变的关系及对比剂渗透和洗脱的时间,迟增强扫描是一种能在体内监测软骨蛋白多糖浓度改变的方法,与关节内应用对比剂相比,它更安全、无创,但其特异性和敏感性有待进一步研究。该项技术的主要缺陷在于成像时间长,需要注射对比剂后至少2小时进行延迟扫描,因而限制其临

床应用。此外，由于软骨局部组织对对比剂的摄取和洗脱时间差异很大，很难同时评价软骨全层的改变。

(2)弛豫率的测定。弛豫率的测定是量化地评估软骨 T_1、T_2的改变，其中以 T_2弛豫率的研究最为深入和广泛。关节软骨各层由于水含量、胶原纤维的方向和3D结构的不同，T_2弛豫率亦不同，因此，T_2值提供的是软骨机械特性发生改变的信息，软骨的机械特性受软骨内胶原结构及蛋白多糖和水含量的影响，对早期骨关节炎病人，T_2量化图能很好地显示软骨改变，评价软骨保护药物的疗效。

(3)磁化转换对比MTC(magnetization transfer contrast)。MTC是根据自由水和结合水池中磁化转换的不同而成像。结合水池中质子的进动频率范围很广，其中部分与水的进动频率重叠，应用一个偏移共振的射频脉冲选择性地饱和大分子结合水池中的质子，减少自由水的稳态磁化，使自由水信号衰减。由于关节液没有磁化转换效应，因而，应用磁化转换敏感序列，可以增加软骨与周围组织的对比。正常软骨内含有大量大分子(胶原和蛋白多糖成分)，有明显的磁化转换效应，因此信号减低。骨关节炎早期软骨退变，胶原结构破坏，磁化转换效应降低，异常软骨表现为高信号。但该项技术图像的采集时间长，而且可能存在运动伪影(misregistration artifacts)，因而限制其临床应用。

(4)短TE成像。由于具有缩短 T_2效应的大量胶原排列的高度有序性，关节软骨的 T_2值非常短。要测定胶原的含量，必须使用超短TE时间(小于150 μs)。使用超短回波时间(150 μs)对显示早期软骨信号改变敏感度及特异度均达100%。这一技术比3D FS SPGR序列更能敏感地显示因胶原纤维排列异常而引起的信号改变。超短回波时间由于 T_2弛豫时间缩短，使其更能有效地检出关节软骨内短 T_2成分的改变。这一技术若应用于临床，对骨关节炎的诊断有很大帮助。

(5)钠成像。主要是评价软骨内糖原蛋白的多少。钠在软骨内的含量依赖于糖原蛋白的含量，PG大分子的减少引起与之结合的 Na^+信号降低。通过测量钠在软骨内的分布并与正常软骨内的Na分布图对照可得出糖原蛋白的含量是否改变，这是骨关节疾病严重性的一个重要指标。通过 ^{23}NaMRI和MRS测量Na分布图可诊断早期骨关节炎，但是需要复杂而昂贵的MRI成像设备，且图像的信噪比亦较低，临床应用须进一步研究。双量子过滤MRI成像(DQF NMR)，其信号强度与不同组织的creation时间有关，而后者对有序组织的结合水敏感，可以选择性地显示肌腱、韧带和软骨，更好地观察组织的解剖结构，被认为是一种新的分析有序组织病变的方法，在骨关节炎病人，平均信号强度下降36% ~15%。

六、退行性骨关节病影像学表现

(一)退行性骨关节病

退行性骨关节病主要累及承重的大关节如膝、髋关节、脊柱及远端指间关节。X线、CT检查有特征，但主要是软骨病损后骨质增生等的继发改变，而MR在关节软骨的显示上有独特的价值，便于早期发现病变。病理上是以早期软骨纤绒样变，中期软骨丢失、负重关节面糜烂，晚期出现关节软骨缺损脱落、软骨下骨硬化、小囊变、骨赘、关节内游离体等为特征。

主要影像改变有：

1. 关节软骨的改变　在MR T_2WI关节软骨内出现灶状高信号是软骨变性的最早征象，T_1WI、T_2WI、STIR，尤其是3D－FSGE序列能很好的显示软骨内部和表面情况。可发现软骨表面毛糙，变薄，灶性缺损，碎裂，甚至软骨下骨质裸露。X线只能在软骨变薄、碎裂到一定程度可见关节间隙、椎间隙变窄。除此之外，CT扫描在与关节软骨切线亦可见软骨表面毛糙，变薄，灶性缺损。关节软骨的改变MR可分为4期：

Ⅰ期：关节软骨一过性肿胀，T_1WI、3D－SPGR和3D－FSGE序列表现为局部软骨增厚，T_2WI上见增厚的软骨处呈明显的高信号。

Ⅱ期：Ⅱa期，关节软骨表面毛糙，质子密度加权像及3D－FSPGR上软骨表面见小齿状粗糙。

Ⅱb期，关节软骨变性，高信号的软骨内出现低信号小囊状病灶，SPGR、GRE序列较为敏感，表现为关节软骨内弥漫虫蚀样小低信号影。

Ⅲ期:关节软骨明显变薄或部分缺损,但未累及钙化层。T_1WI、T_2WI、SPGR、GRE 序列均显示病变处软骨明显变薄或部分缺损,但低信号的钙化层完整。

Ⅳ期:软骨全层缺失伴软骨下骨质硬化:T_1WI、T_2WI 见软骨下骨髓内呈低信号的条状影(抑脂序列为高信号)。SPGR、GRE 序列显示上述硬化处关节软骨全层缺失。

Ⅰ~Ⅱ级为早期 X 线和 CT 无明显改变,Ⅲ~Ⅳ为进展期 X 线和 CT 可见软骨病损后的继发改变。

2. 滑膜增厚　滑膜增生增厚 X 线仅见关节囊的肿胀,CT、MR 增强后可见关节囊壁增厚明显强化且可呈绒毛状突入积液的关节腔内。

3. 关节积液　X 线关节囊肿胀,CT 肿胀关节囊内水样低密度不强化,MR 呈长 T_1、长 T_2均匀信号。

4. 关节边缘骨赘形成　骨赘 X 线和 CT 表现为关节组成骨的边缘变尖、马刺状骨性突起甚至骨桥连接,MR 为 T_1WI、T_2WI 上均为低信号,骨边缘不规则,偶可见骨赘内有骨髓的信号。

5. 软骨下骨硬化和小囊变形成　由于软骨的变薄、缺失致使软骨下骨质增生硬化。X 线和 CT 表现为关节面下骨质硬化密度增高,MR 表现为软骨下板层状骨板增厚,T_1WI、T_2WI 上均为低信号。小囊变为软骨缺失后关节液进入软骨下骨质和纤维组织增生,X 线和 CT 表现为关节面下小囊状的密影其周边可有硬化环,MR 呈软骨下圆形边界清楚的长 T_1、长 T_2信号影,其周边可有 T_2WI 低信号骨质增生硬化环。

6. 关节间隙变窄　关节软骨变薄和缺失致关节间隙变窄。

7. 关节内游离体　由软骨脱落或增生滑膜脱落化生的软骨游离体,T_1WI 呈中等信号 T_2WI 及 SPGR、GRE 序列呈高信号。由骨赘脱落或脱落软骨、滑膜化生的骨性游离体则 T_1WI 和 T_2WI 均为低信号。骨性游离体 X 线和 CT 表现为关节间隙内圆形或卵圆形高密骨影,而软骨性游体则不可显示。

(二)髌骨软化症

髌骨软化症。也称髌骨软骨软化症。这也是一种软骨退行性变而引起的骨关节病。主要表现为髌股关节疼痛,在膝关节屈曲时疼痛加重,膝关节活动时可出现摩擦音,髌骨可有压痛和研磨痛。病理主要为髌软骨变性,表面毛糙,纤维化,进而出现裂隙,最终导致软骨下骨裸露。

髌骨软化症影像学检查有 X 线、CT 和 MR;X 线和 CT 表现主要为髌软骨病损后的继发改变,关节面硬化、关节面下小囊变、骨边缘骨赘形成等,明显的软骨缺损与脱落 CT 亦可显示,但不能观察髌软骨的早期改变。MR 正常髌软骨在 SE 序列 T_1WI、T_2WI 上表现为中等信号,信号均一,无分层,在 FGRE 或 SPGR 序列可显示为高 - 中 - 高三层。髌骨软化主要表现为软骨信号、轮廓改变和软骨下信号改变。

髌骨软化症 MR 表现可分为 5 级:

0 级:正常髌软骨;

Ⅰ级:髌软骨内局灶性或表面局限性隆起的 T_1WI 和 T_2WI 低信号影;

Ⅱ级:髌软骨局部变薄,但范围小于 1.3 cm,可有或无局灶性信号改变;

Ⅲ级:髌软骨明显不规则、变薄或出现大于 1.3 cm 的病变区,软骨下骨有(或)无小囊性改变;

Ⅳ级:软骨全层缺如,软骨下骨质裸露,范围大于 1 cm,软骨下骨多有硬化和囊变。

其中Ⅰ~Ⅱ级为早期,Ⅲ~Ⅳ为进展期。早期主要单有信号改变或伴有轻度轮廓改变,进展期有信号改变伴有明显轮廓改变,可伴有软骨变薄和软骨下信号改变。此时,X 线和 CT 出现髌软骨病损后的继发改变,关节面硬化、关节面下小囊变、骨边缘骨赘形成等。

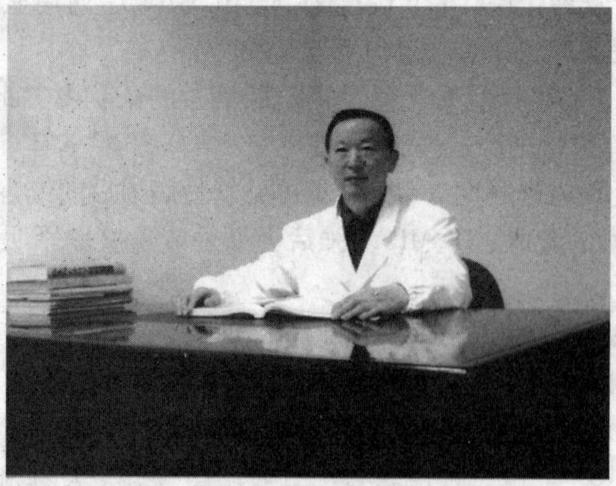

刘学明，主任医师。

从医31年，喜爱阅读杂志，善于开展新的技术。曾做过内科临床工作，所以从事超声工作最注重结合临床，为临床解决了许多疑难病症。发表论文近40篇，20世纪90年代初期即在《中华物理医学杂志》、《中华超声影像学杂志》发表有关十二指肠疾病、胆总管囊肿癌变、原发性肝肉瘤、肝增生结节等超声诊断论文。21世纪开始即开展反向脉冲肝超声造影，并提出在间歇成像的同时进行脾脏检查，既可发现隐匿的病灶，又可节约造影剂。也首先尝试了淋巴结声学造影，并对其在增强彩色多普勒血流信号方面的价值进行探讨，论文获省自然科学优秀论文奖。

既重视理论，更重视实践。在腹部及浅表器官的超声诊断及介入性治疗中有丰富经验，深得临床医生及病人的信赖。

现任中华医学会超声分会委员、《中华超声影像学杂志》编委、中华医学会浙江分会超声学会主任委员。参加编写《超声影像学》第九、十、十一章，任副主编。

症状与病因联系追踪扫查

从医31年，10年的内科临床为从事超声诊断打下了良好的基础。超声医师与放射科医师不同，不能只依据图片下诊断（因超声图像冻结后可出现伪像，图片层次欠清晰），要与临床相结合，发现某些无法解释的征象，要像临床医师那样逐个排除，鉴别诊断。

从内科医师转为超声医师，当时我有一种说不出的高兴，因为内科医师诊断一个疾病要牵涉到许多相关检查，有时疑难病症甚至半月、1个月也得不出结果，超声显像可直观地显示某些病变。可是时间久了，在实际工作中我发现正确解释声像图表现不易，超声图像的变化与病理改变密切相关，不同的疾病在疾病过程中可有类似的声像图表现，同一种疾病在不同的病理改变时期可出现多种声像图表现。当前临床医师对超声诊断的依赖性也在增强，医疗纠纷也常把超声医师卷进去了，对疑难病例错综复杂的声像图表现如何正确解释与提示诊断需要丰富的知识和实践经验。

作为超声医师要有一定的医学基础知识、临床知识和本专业的基础知识以及熟练的操作技能，眼脑手相结合。

一、超声如何筛选腹水原因

从临床走过来的医师谁都知道引起腹水的原因很多，对有的病人，其产生的原因一目了然，可对有的病人也很棘手，目前临床医师申请超声检查常指定在某一器官，超声医师也就根据申请项目进行检查，可在腹水病因的筛选中要有步骤。

病例1：女性，38岁，因下肢水肿伴腹水在某院住院间行下腔静脉造影提示“布加综合征”，然后行下腔静脉内支架支撑术，术后抗炎利尿，症状好转出院，但出院约2周后，病人又觉腹胀明显，比术前更重，并觉呼吸困难，下肢水肿不明显，再次返回原医院，因治疗效果不佳来会诊。

我在给病人检查时发现腹腔内大片液性暗区,肝脏无肿大,三支肝静脉内径正常,血管腔内及边缘均无栓子和肿块,下腔静脉内见支架形成的线状强回声,远段无扩张,彩色多普勒显示血流通畅。第一印象该病人不支持布加综合征的诊断,在排除肝脏原因后,根据与腹水可能有关的原因检查双侧胸腔,双侧肾脏,在未找到相关依据时,我对腹部其他器官进行逐一检查,受腹水的影响胃肠积气明显,腹膜后结构显示不清,但肠管前及腹水中似有团块状高回声,我换用高频探头稍加压后显示大网膜呈片状明显增厚伴结节状改变,考虑转移性肿瘤或结核,建议腹腔镜检查。此后,CT 检查也提示腹水、大网膜成饼状。肿瘤标记物 CA125 为 775 U/ml(明显增高)。剖腹探查发现大网膜呈饼状布满结节,盆腔触及团块、质硬。网膜结节病检病理提示转移性腺癌,来自卵巢可能。

该例病人在院外误诊,经济上也造成损失。超声检查的优点是可根据需要放置在任何所需要的检查部位,连续跟踪以及不同频率的探头综合使用。对本例病人,我在排除了可能引起腹水的一些器官有无病变后,采用灵活的方法,利用高频探头显示网膜结构,因为肿瘤导致腹水时常伴有腹膜转移,壁层腹膜及脏器表面腹膜增厚伴结节状改变,当然有时很难与结核性腹膜炎鉴别,常用的腹部探头通常难以显示腹膜病灶。经过我的诊断给临床缩小了寻找病因的范围,术中探查及术前阴道超声检查均提示盆腔肿块,因病灶与网膜粘连明显也难确定病灶起源。通过该例病人,我觉得像临医师那样从症状去寻找病因来进行超声显像检查对少见疑难病有较大帮助。

二、什么原因使她常晕倒

病例 2:女性,30 岁,经常突发晕倒,晕倒后意识清醒,经临床内科、神经内科检查均未发现有何器质性病变,因怀疑甲状腺病变行 B 超检查,超声检查记录双侧甲状腺内有多个大小不等的低回声及伴有无回声小暗区的结节,右侧部分结节似腺瘤样表现,提示结节性甲状腺肿首先考虑。CT 检查报告右侧甲状腺肿瘤性质待定。入院行甲状腺手术,术后病理报告右侧甲状腺慢性淋巴细胞性甲状腺炎伴滤泡性腺瘤出血。术后第二天右手麻木,抽搐,尿检钙磷正常,胰岛素释放试验正常,颅脑 CT 发现松果体及双侧脉络丛钙化。经对症治疗症状消失出院。

病人行甲状腺手术是怀疑甲状腺肿瘤与晕倒有关,但出院后晕倒仍不时发生,心内科医师建议病人来进行颈动脉窦超声检查,这下可难倒了我,超声显像又如何能显示颈动脉窦呢?我一边检查一边与病人谈论,并告诉病人甲状腺内仍有多发性结节,一边沿着颈动脉扫查,意外的在颈动脉旁迷走神经部位显示一个椭圆形肿块,肿块边清,内伴低回声和无回声暗区,大小约 1.80 cm×0.68 cm,与迷走神经相连,我当即告诉病人她迷走神经生长了肿瘤。找到了原因,她就放心了,由于考虑为良性肿瘤未行手术。

国内很少有关迷走神经超声检查的文章,更无迷走神经肿瘤声像图表现的介绍,我又是怎么联想到的呢?在检查该病人前约 3 个月,我在《美国放射学杂志》上阅读到一篇关于颈段迷走神经超声显像检查的正常表现与异常发现,有两个个案的图片与我的发现几乎完全一致,该篇文章介绍了迷走神经常见有那些肿瘤及临床表现由于我做了详细摘录,所以印象特别深。

一个人在他的工作历程中善于积累才能提高丰富的实践经验,但在一定的工作年限内又不可能遇到许多少见疑难病例,借助别人的发现才能弥补自己,因此多阅读杂志,终身受益。

由于该例病人未行"迷走神经肿瘤"手术切除,故将她的超声图像提供给大家(图 1)。

三、皮下脂肪层"蜂窝"状结构是肿瘤?炎症?

对病人能提供正确的诊断是每个医师的愿望,客观描写影像学表现而不能提示某种疾病也会遇到,但是你不能忘记要与病人建立联系,尽可能得到她最后的病理诊断,保存好结果。

病例 3:女性,33 岁,约 2 个月前,病人自诉无意中发现右下腹如手掌大硬块,无疼痛,伴有低热,无其他不适,所以未去就医。此后肿块逐渐扩大,从右下腹向臀部蔓延,呈持续性钝痛,同时出现发热,体温高时达 39.1℃,此时病人去医院就诊,医院给予抗炎治疗,具体用药病人不详,但效果不佳来会诊。超声检查时我发现表面皮肤略带暗红色,分布不均,病变范围广泛,声像图显示皮下脂肪层增厚,回声稍

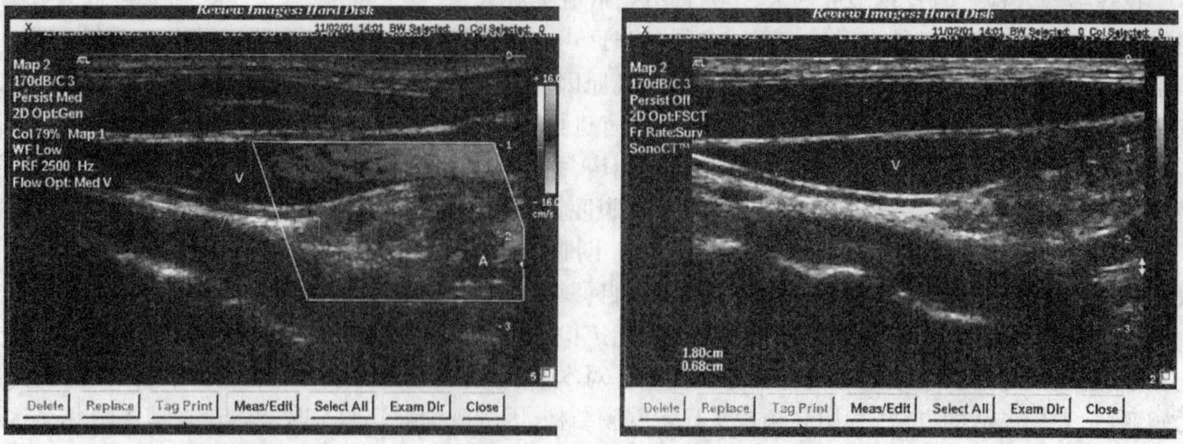

图1　迷走神经肿瘤病人超声图像

增强，病灶无边界，在增厚的脂肪层内伴有散在的大小不等的无回声低回声灶，5 mm ~ 1 cm。在分析中我首先排除了实质性肿瘤，但又不像通常遇到的化脓性炎症，只提示为皮下脂肪层浸润性病变。CT 提示右下腹皮下软组织内异常密度，考虑感染性可能。

病人在 4 年前行卵巢囊肿手术史，术后一直未育，2003 年在北京某医院行人工授精术，2004 年分娩试管婴儿，婴儿正常。病人在妊娠期长期使用黄体酮。我想是否与试管婴儿有关，但缺少这方面的知识，我把病人介绍给皮肤科专家，住院后行手术活检，病理描写：增生的纤维脂肪组织中可见少量组织细胞及炎症细胞浸润，难排除脂肪坏死。病理也就客观发现做了描写，未提示任何疾病。经风湿科及皮肤科等共同会诊诊断为脂膜炎，可能与妊娠期间使用大量黄体酮有关，然后给予强的松口服，2 周后病变逐步消失，出院后症状未再复发。

脂膜炎并不多见，其影像学表现也很少有人介绍。本例病人通过与临床医师沟通希望能明确诊断，取得病理学资料，最后我的愿望得到了，使我对其声像图表现有了认识，对以后拓宽思维范围又增加了一点。

四、肝脏肿块是炎性假瘤还是转移性肿瘤

肝脏炎性假瘤在 CT、MRI 及超声显像应用临床检查前只能在尸解时病理学诊断，影像学应用的初期也常将其误诊为转移性肿瘤，近年对其认识有了明显提高。

病例 4：男性，51 岁，挂职在某县任科技副县长，中途回杭健康体检时发现肝内占位灶，因提示性质待定再来找我。检查中我发现肝内肿块以低回声为主，轮廓不规则，边界模糊，边缘回声稍增强，肿块内伴细小无回声暗区，肿块外周病灶呈类三角形与之相连，但病人无发热、无疼痛、食欲正常，我对肿块仔细分析后认为不符合原发性肝癌，是否转移性肝癌，从病灶周围回声稍增强，形态极不规则也不支持，我做出肝脏炎性假瘤的诊断。因病人在单位担任有行政职务，领导得知他患了肝脏占位病，性质尚不明，嘱其马上 CT 检查，放射学医师阅片后首先考虑肝转移性癌，并把 CT 片带到院外专家会诊也说是转移性肝癌。一时间我压力很重，院方提出要给他插管化疗，病人的朋友请他吃饭以示安慰，病人夜间难眠，食欲也差了，人也瘦了。我仍坚持自己的诊断，劝病人不要接受插管化疗，我说凭自己的经验不像转移性肿瘤，由于他对我是相当的信任，我劝他服用中药护肝，短期随访，随访中发现病灶逐渐缩小，3 个月左右病灶消失。

肝脏炎性假瘤的产生原因较多，少数病人也可伴有低热和隐痛，超声表现类型多样，没有丰富的经验确实不敢轻易下结论。

有些疾病的超声表现具有特征性，超声医师可以给予明确诊断，有些表现是可见于多种疾病，需要

丰富的知识与经验来进行鉴别诊断,也有些暂时不认识,要不断“充电”。

本例病人在随访中证实了我的诊断,他的病因又是什么呢?从病史中告诉喜欢饮酒,最近常大量饮白酒,曾连续醉倒过多次,推论他是否由酒精导致肝细胞变性坏死及细胞浸润,脂肪肉芽肿形成,因为酒精偶可导致局灶性肝细胞溶解,亦可见较大的坏死区,伴组织细胞或吞噬细胞吞噬脂肪球。

“该出手时就出手”才能体现你的水平。

五、难忘的教训(肝血管瘤→肝转移性肿瘤)

病例5:女性,晚间与同事一起进餐后出现腹痛、呕吐及腹泻。在某院就急诊后诊断为“胃肠炎”,并开出超声申请单嘱次日检查。次日超声检查显示肝内高回声团,提示肝血管瘤。随后病人做CT检查,同样诊断血管瘤。因病人仍不放心,并听说核医学血池扫描诊断血管瘤最为准确,随之进行该项检查,结果亦为血管瘤,此时病人才稍觉安心。

1个月后经人介绍来我处,我检查发现肝右叶肿块边界不清,肿块中心大部分表现为无回声区,周边有壁样高回声,并且厚薄不等,呈齿状突向无回声暗区。当时我正查看一本杂志,内提到“肝脏囊性恶性肿瘤”,文中所述与该病人的声像图表现较吻合,所以我就给病人下了这个诊断。病人又去做CT检查,前后两次CT对照发现肿块发生变化,但未给出明确诊断。奇怪的是病人无任何自觉症状,临床医生亦没有给予任何处理,只是门诊随访。1个月后再次超声检查,我发现壁样高回声比上次变薄,无回声暗区扩大,肝左叶又出现新病灶。收治入院后肝右叶病灶在超声导向穿刺下抽出淡黄色液体、少量血性液体,未找到癌细胞。曾有医生认为是囊肿,我说囊肿怎么会在短时间内变化多样,又生出“儿子”呢?临床讨论考虑是阿米巴肝脓疡,静滴灭滴灵2周后复查,肝左叶病灶液化坏死明显,但该病人的诊断仍不明确。我非常希望得到明确诊断,于是找外科医生商量,并做病人及家属的思想工作进行剖腹探查。手术探查时发现胰尾有鸡蛋大小实质性肿块,肝十二指肠韧带内摸到多个肿块。手术无法切除,取材病理活检报告为转移性肿瘤。虽然证实了是“肝脏囊性恶性肿瘤”,但手术发现给了我深刻的教训。由于我每次检查时都集中检查肝脏,对肝周器官未给予足够关注,所以就造成了此次疏漏。术后外科和放射科医生再次阅片发现CT片上胰腺肿块早就存在,亦是看片时疏忽了胰腺。

寻找病因要利用超声的灵活性,扫查的范围要大一些。本例病人的误诊时间较长,这也告诉我们不能把肝内高回声结节都轻易诊断为血管瘤,一定时间内定期随访很有必要。

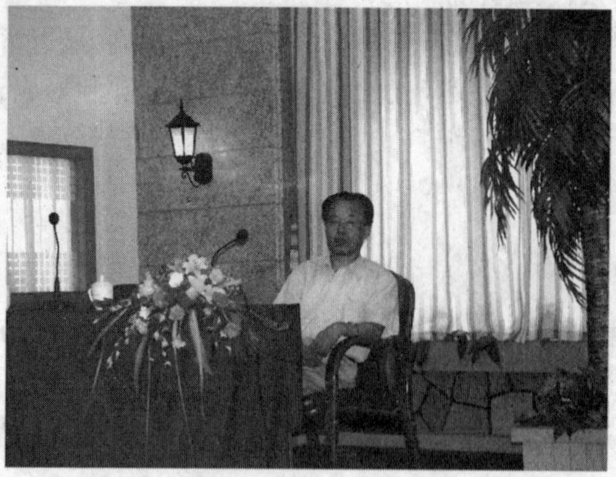

刘作勤，主任医师、教授、博士生导师。

男，1949年5月出生。1975年毕业于昌潍医学院医疗系，同年分配到山东省医学影像学研究所工作至今。1993年晋升为副主任医师、副教授；1996年被山东医科大学聘为硕士生导师；1998年晋升为主任医师、教授，2001年被山东大学评为博士生导师。

自1996年以来指导硕士生3名，博士生1名，协助指导博士生2名，目前有2名博士生、1名硕士生在读。

主要研究方向为介入放射学，其中主要研究神经介入放射学和肿瘤介入治疗方面。目前承担国家十五攻关课题"血管内介入导管的研制"、国家863计划"智能型非黏管性医用胶的研究"及省、卫生厅多项科研课题。

擅长脑血管病的诊治及各种血管造影的诊断、良恶性肿瘤的诊治、股骨头无菌性坏死的介入治疗、各种外周血管疾病的诊断及介入治疗等。目前发表论文86篇，主编医学专著3部，参编12部，获得省级科技进步奖6项、中华医学科技二等奖、山东科技奖、辽宁省科学技术奖。

担任中国癌症基金会介入委员会常委、山东省医学影像学研究会理事、介入委员会主任委员、山东放射专业委员会委员、介入学组组长、卫生部卫生专业技术资格考试专家委员会成员。长期担任《介入放射学杂志》、《医学影像学杂志》等7种杂志的编委等工作。

神经介入放射学感悟

本人从1983年始师从郭俊渊教授、王承缘教授学习神经放射学。1984年又师从刘子江教授学习介入放射学，并在此基础上，多次参加国内外神经介入放射学学习班，在介入放射学的临床实践中，尤其对神经介入放射学颇有感悟。今介绍给同道，希冀对今后的工作有一点启迪。

一、多科协作、取长补短方可开展好神经介入放射学

介入放射学医生开展神经系统介入治疗，既有优势也有劣势。与神经外科协作则取长补短，共同提高，方可做好神经介入放射学。

介入放射学是由放射学医生首先发现的，他的发现是由于：①医学影像设备的发展，使放射科医生可以在医学影像设备导向下进行治疗，开展介入手术；②合理的设想，设计合理就会取得良好的效果；而放射学家开展介入治疗的设计是非常合理，如开展恶性肿瘤的介入治疗中，由于设计合理，提高了病灶化疗药物的浓度，加之可进行栓塞治疗，如利用乙碘油对肝癌细胞的特殊亲和力，并可作为载体运送一些特殊物质，达到治疗肝癌的目的，并取得了良好的治疗效果；③临床医生的支持，合理的设计，良好的治疗效果，又解决了一些临床的难题，就会取得临床医生的支持。因此介入放射学工作取得了迅速发展，成为继内科疗法和外科疗法后的第三种疗法。介入放射学的发展促进了临床医生观念的更新。因此一些外科医生就提出了微创治疗的概念，将介入放射学的内容亦归属于此内，并且纷纷开展此方面的治疗，尤其是神经外科医生纷纷学习插管技术，并将神经介入放射学纳入到神经外科的工作范畴。在全

国相继有多家医院开展起此项工作。

临床医生的加入促进了神经介入放射学的发展,他们与介入放射学医生相比有如下优势:①临床经验丰富,尤其是对病人的处理更加合理;②处理病人的手段多,对于一些病人能行介入治疗就按此步走,不适合时尚可手术治疗;④对于一些并发症的处理更加及时到位;药物用量准确。但是,对于临床医生,尤其是神经外科医生也有其不足。主要是:①插管技术不熟练;②机器掌握不熟练;③影像学知识不如放射学医师,尤其是在透视下操作定位不准确。这些不足也会造成一些并发症的发生。

介入放射学医师与临床医生相比,临床医师的不足则是放射学家的优势,而他们的优势则是放射学家的不足。因此,多科协作、取长补短则可共同提高、共同促进神经介入放射学的发展。

二、个性化地处理好每一个病人

神经介入放射学治疗病种繁多,且每个病种的个例情况特别多,可谓是千变万化。在治疗中,由于介入用材料种类多,各有特色。因此,在对于每个病人的介入治疗中要因人而异,个性化的处理好每个病人。

(一)颈动脉海绵窦瘘

在诸多的颈动脉海绵窦瘘(CCF)的血管内栓塞治疗中,有些特殊的病人,在诊断与治疗中应特别引起重视,尤其对于一些特殊少见者,在具体实施治疗中应仔细分析 DSA 造影资料,认清 DSA 征象,并确定清楚瘘口,在进行治疗时方可达到事半功倍,取得良好的治疗效果。在实际工作中,今遇到一些特殊情况的病人。

病例 1:男性,35 岁。6 个月前因车祸头部创伤。清醒后即述颅内有杂音,并双眼睑充血水肿。体检除发现左眼球前凸、左眼内眦部可闻及吹风样杂音外,余无异常发现。据此病史、体征符合左侧颈动脉海绵窦瘘。因此行 DSA 检查,在左侧颈内动脉造影时,颈内动脉虹吸部之 C5 段显示的同时,通过一边缘不规整管道影,对比剂使海绵窦显影,而同侧颈内动脉远端未显影。在压迫患侧颈总动脉,而做健侧颈总动脉造影时显示前循环间侧支循环建立良好。在压迫患侧颈总动脉造影时做左侧椎动脉造影时,则显示瘘口在左侧颈内动脉 C5 段,对比剂通过破裂孔部形成一瘘管,而远心端瘘口在海绵窦内。

在行血管内栓塞治疗第一个球囊闭塞瘘口后所显示异常管道影更为清晰。因为第一个球囊闭塞瘘口后,再次行颈内动脉造影,显示瘘口及一囊袋状通道止于第一个球囊部,此时再用第二个球囊欲将假性动脉瘤闭塞时,病人述头痛剧烈,经脱水、降血压等处理不能缓解,而确诊出现脑过度灌注综合征(NPPB),无奈用另一球囊闭塞颈内动脉,后追加一保护球囊。病人 3 天后痊愈出院(图 1 ~5)。通过本例的诊治,有如下几点需要说明:

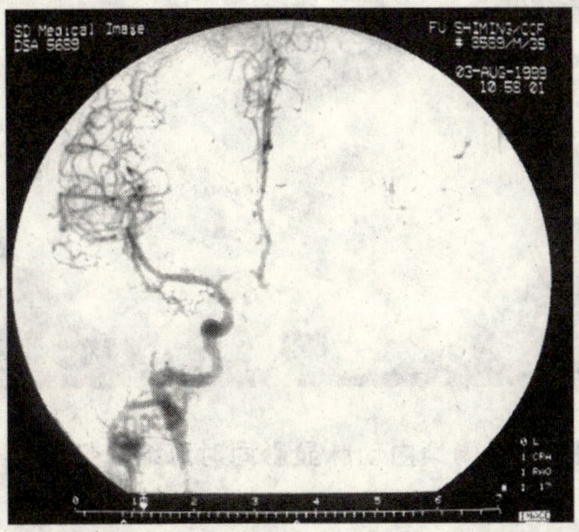

图 1 按压右侧颈总动脉造影显示脑前循环代偿良好

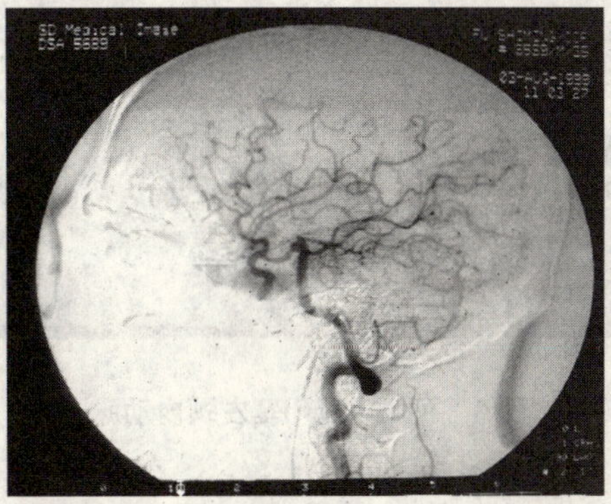

图 2 按压左侧颈总动脉行椎动脉造影显示左侧大脑中动脉显影良好,瘘口位于左颈内动脉虹吸部 C5 段

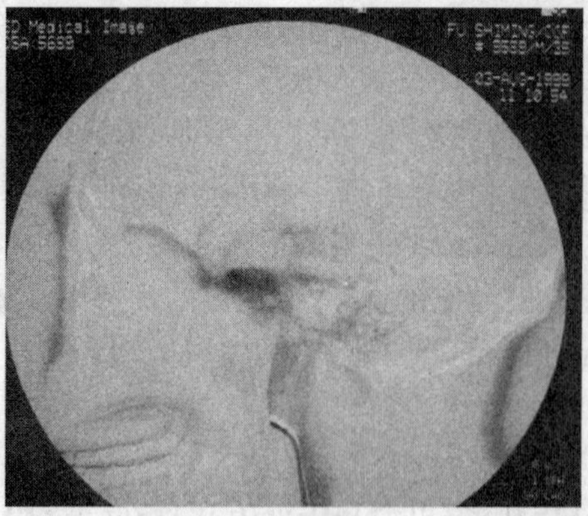

图 3　左侧颈内动脉造影显示在颈内动脉 C5 段闭塞，对比剂通过边缘欠光整瘘管使左侧海绵窦显示

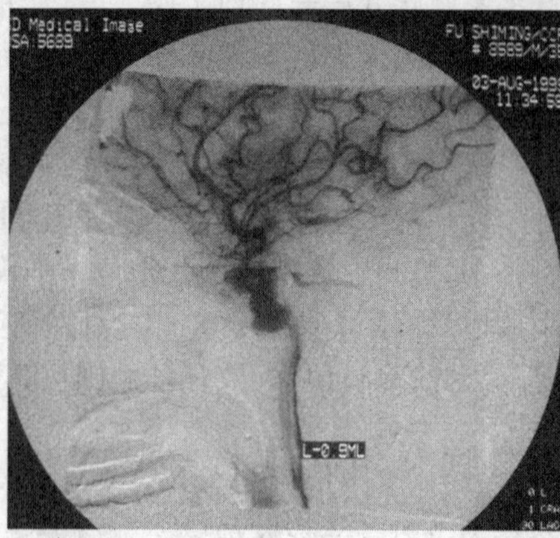

图 4　第一个球囊闭塞瘘口后显示左颈内动脉显影良好，并可见瘘管至第一个球囊部

(1)CCF 千变万化，大瘘口、小瘘口、瘘口骨折片均常见，虽然本病最早采用血管内栓塞治疗，临床报道亦多，在治疗本病时，应首选血管内栓塞治疗，但治疗起来确实复杂。对于不同病人应采用不同的治疗方法。

(2)对于一些较为少见的造影征象及瘘口不在海绵窦内时要用基础、解剖来解释。这样才可能将所有 DSA 表现解释清楚，对于治疗方案的制定有益。

(3)对于治疗 CCF 时 NPPB 的出现要有思想准备，尤其是病程较长且为全盗流者更易出现。经对症处理不能缓解时，可闭塞患侧颈内动脉，其后追加一保护球囊以防水锤效应。

(4)CCF 常合并其他的病变，如 CCF 合并创伤性动脉瘤，可用球囊栓塞创伤性动脉瘤，也可取得成功(图 6～8)。但最好是用微弹簧圈填塞动脉瘤，或用 Onyx 填塞动脉瘤腔则更好。若为宽颈者，则可用内支架植入术 + Onyx 填塞术进行治疗。

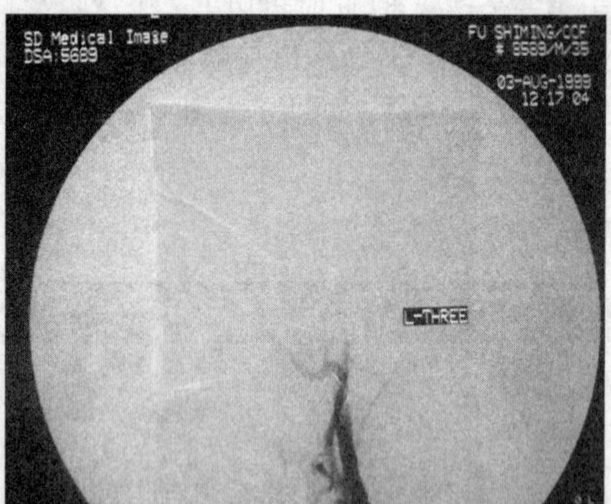

图 5　可脱球囊闭塞左颈内动脉

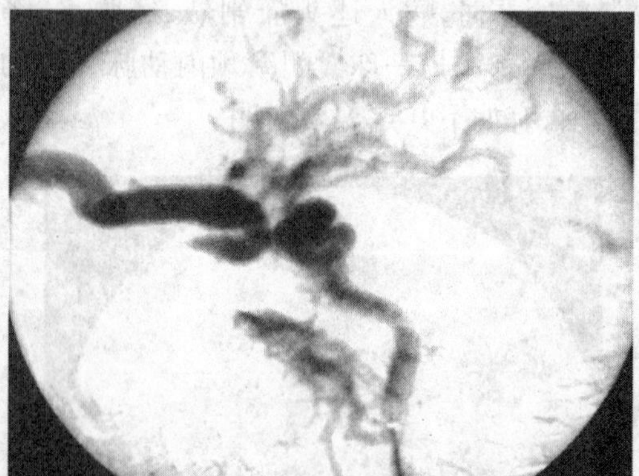

图 6　右侧颈内动脉显影同时海绵窦显影，眼上静脉增粗

(5)CCF 合并 DAVF 的问题。DAVF 可由创伤引起，CCF 为创伤性者要想到此点。当闭塞 CCF 瘘口后，无论是保留颈内动脉通畅或闭塞颈内动脉，均应作颈外动脉造影，以排除合并 DAVF。若合并 DAVF 时则同时进行治疗(图 9～12)。因此，在治疗 CCF 之前，就要想到有此并发症的发生。并且一旦

发现合并 DAVF 就要进行治疗。可根据具体情况选用合适的栓塞材料进行治疗,如:PVA 或弹簧圈栓塞瘘口、NBCA 闭塞瘘口等。

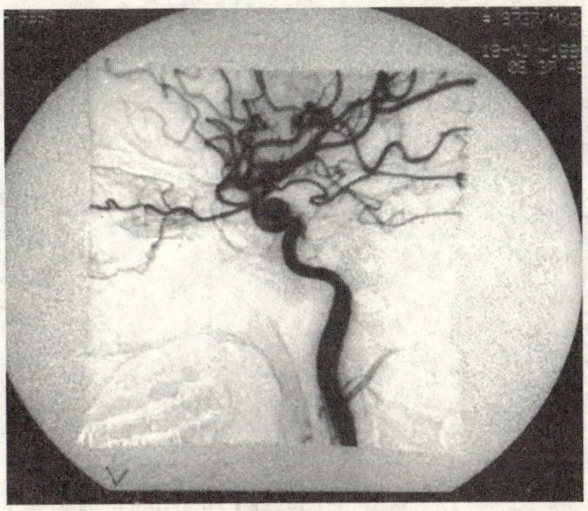

图 7　闭塞瘘口显示 C4 段动脉瘤

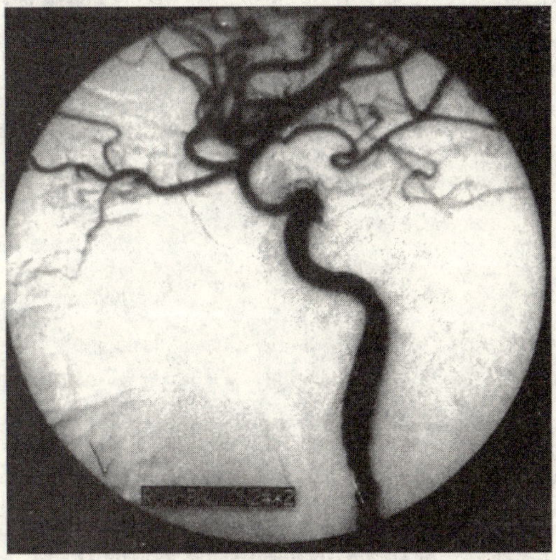

图 8　可脱球囊闭塞创伤性动脉瘤后颈内动脉通畅,动脉瘤消失

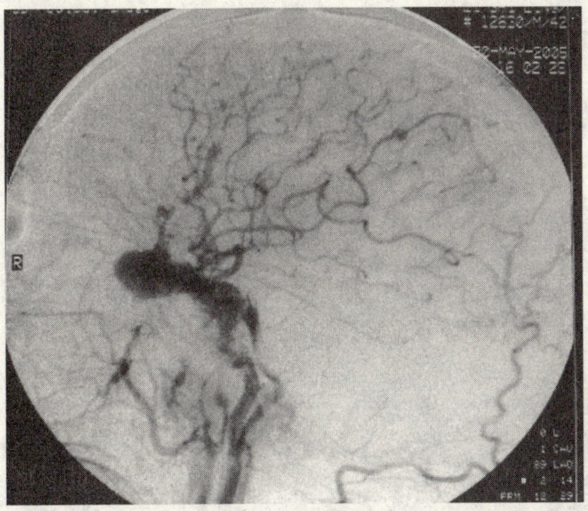

图 9　右颈内动脉显影同时海绵窦亦显影

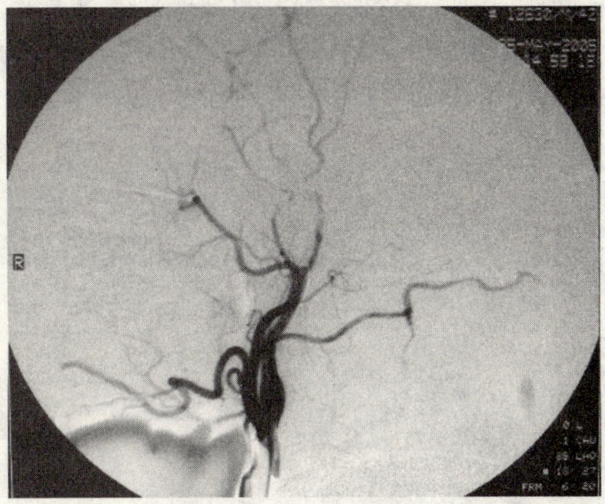

图 10　闭塞右颈内动脉瘘口及右颈内动脉后,颈总动脉造影示颈内动脉闭塞

(6)CCF 瘘口部合并骨折片,表现为微导管划破、球囊充盈到一定程度则刺破。充填剂溢出、球囊不能再充盈,可经多个球囊置放于瘘口部,达到既闭塞瘘口,又保持颈内动脉通畅的目的。若骨折片较大,实在不行时,可闭塞颈内动脉及瘘口部,后再追加一保护球囊。

(二)椎动脉动静脉瘘

对于椎动静脉瘘(VAVF),因其本病少见,且多为创伤所致,而椎动脉的损伤类型不一,可为椎动脉未横断型,亦可为横断型。因此,在诊治过程中,要注意如下几点:

(1)诊断要靠经股动脉进路的选择性造影,造影时除做患侧椎动脉造影外,尚需做对侧椎动脉造影;患侧造影可了解瘘口具体部位、有无狭窄、有无假性动脉瘤形成、引流静脉结构、椎动脉有无横断;健侧造影主要了解瘘的盗血情况,并要做颈总动脉、甲状颈干和肋颈干动脉造影,了解其对瘘有无供血。

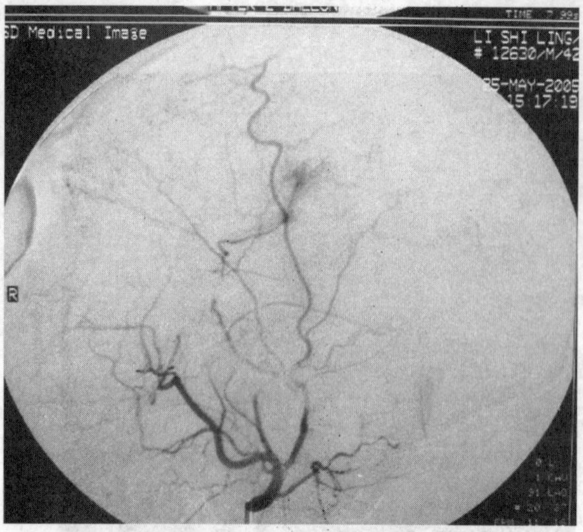

图 11　右侧颈外动脉影示脑膜中动脉供血的 DAVF

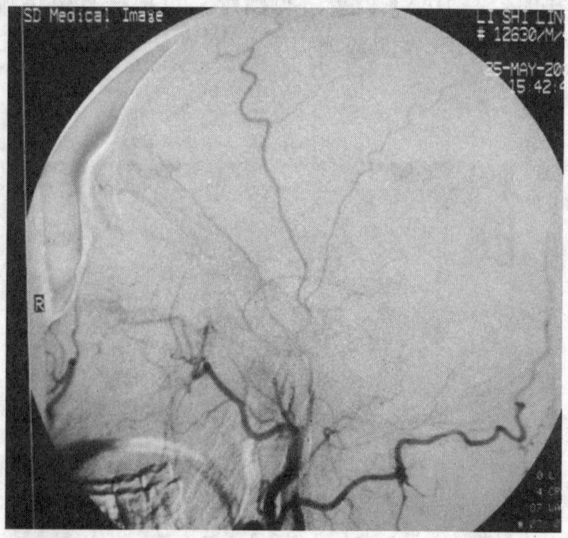

图 12　NBCA 闭塞瘘口后 DAVF 消失

在急诊病例造影时，导管插入患侧椎动脉应小心谨慎，应先将导管尖端放于椎动脉口部进行造影，但由于引流静脉快速显影，常将瘘口掩盖，因此不易确定椎动脉为横断型或未横断型。

（2）治疗本病首选血管内栓塞治疗。治疗中要明确椎动脉为横断型或未横断型。确立椎动脉有无横断后。则可先栓椎动脉瘘口部远心端，再栓椎动脉近心端。

（3）利用椎－基联合进行栓塞治疗。当椎动脉瘘口近心端闭塞后，瘘会通过椎－基联合产生大量盗血，利用盗血产生的血流，采用“跨越技术”经健侧椎动脉送入可脱性球囊，亦可达到闭塞瘘口的目的（图 13～16）。

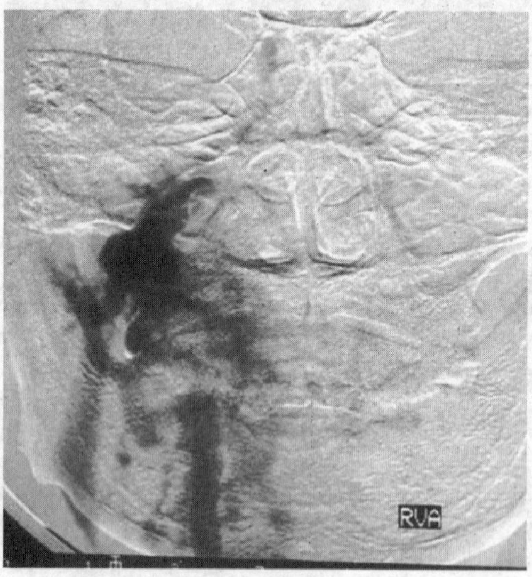

图 13　右侧椎动脉造影显示椎动脉显影同时椎旁静脉丛显影

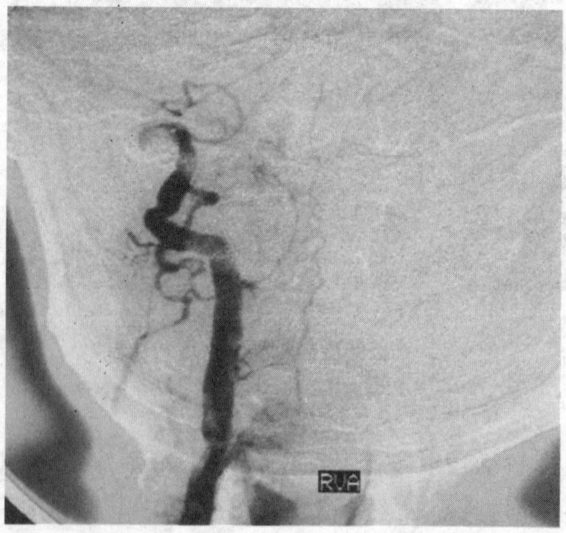

图 14　可脱球囊闭塞后显示椎动脉近心段显影

（4）对于颈内动脉的 AVF，亦应注意横断型。因其无椎－基联合，则不可采用“跨越技术”，可采用下列办法：①瘘口明显为颈动脉及颈部静脉瘘者用合适的带膜支架闭塞瘘口部，达到闭塞瘘口，保持颈动脉再通，不适合带膜支架植入者则可闭塞颈内动脉及瘘口部，此时用可脱球囊为宜；②瘘口小且为颈

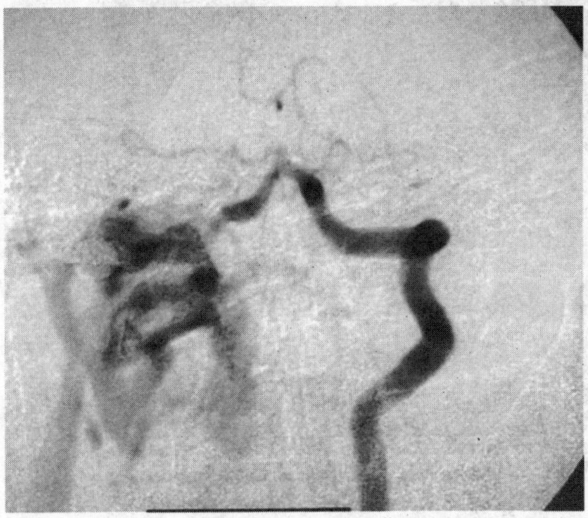

图 15 健侧椎动脉造影示盗血征象

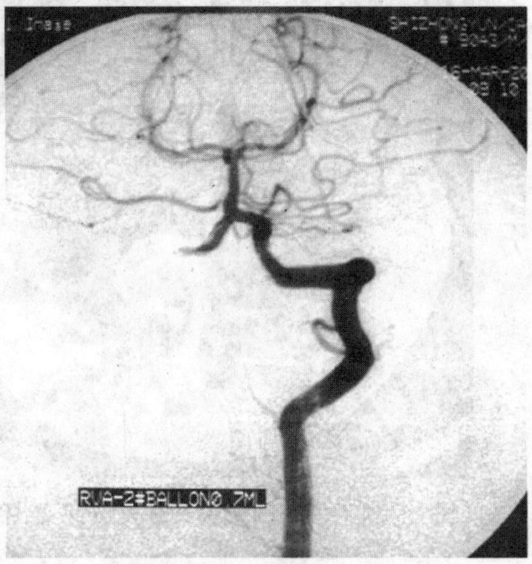

图 16 利用“跨越技术”用可脱球囊闭塞瘘口,盗血征象消失

动脉、颈内静脉瘘者,可用带膜支架闭塞瘘口,而保持颈内动脉通畅;③无带膜支架或不适合用带膜支架者,侧支循环建立好则可先闭颈内动脉瘘口之远端,再闭其瘘口之近端,达到闭瘘之目的。所用栓塞材料据 DSA 造影表现所定。

(三)硬脑膜动静脉瘘

硬脑膜动静脉瘘(DAVF)是一种少见的颅内血管畸形,是动静脉直接交通在硬膜组织的血管性疾病。至今病因不明,先天性还是后天性学说仍有争议。最近倾向于后天性之说,且有的人认为是由于创伤或手术引起。但真正确诊为病因为手术引起的病例数目前不足百例。在对本病的诊疗过程中近遇一例。

病例 2:女性 ,46 岁病人,8 年前因头痛,右侧肢体无力而行 CT 检查,发现为左侧上矢状窦旁的脑膜瘤,而行外科手术摘除肿瘤。术后病人恢复良好,一直进行 CT、MRI 随访,未见肿瘤复发。最近 1 年来经常头痛,常伴有呕吐,静息性颅内杂音来诊。体检发现视乳头水肿;颅内吹风样杂音,主要位于顶枕部。行经股动脉全脑血管造影显示双侧颞浅动脉,脑膜中动脉及枕动脉迂曲增粗,端部紊乱的血管直接与上矢状窦沟通,颈内动脉及大脑后动脉亦参与供血,形成直接瘘入上矢状窦,顶枕部上矢状窦边缘欠光整,对比剂通过迟缓,脑皮质静脉早显,并通过脑皮质静脉引流入海绵窦而诊断为硬脑膜动静脉瘘(图 17 ~21)。鉴于该病人病因明确,是典型因手术导致 DAVF 的发生,建议病人进行血管内栓塞治疗,病人家属坚决放弃治疗,医生则十分惋惜。

对于 DAVF 与 CCF 的鉴别,尤其是 DAVF 的海绵窦型,且为双侧者,因其都有眼结膜充血水肿,临床听诊颅内有杂音,鉴别起来确有困难。但有一点却是关键,那就是在听诊颅内杂音时的部位不同,即 CCF 的杂音在眼内眦部,而 DAVF 的杂音则多在双侧太阳穴部,且两侧对称。本例病人即因颅内杂音影响睡眠而来诊,临床听诊为双侧太阳穴部有血管性杂音,并伴有眼结膜充血。临床诊断为 CCF。但在做全脑血管造影时,则发现为双侧对称性 DAVF,行血管内 NBCA 栓塞治愈出院(图 22 ~25)。

(四)外周介入治疗技术引入神经介入放射学

PTA 后内支架置入术治疗血管狭窄最早用于外周血管及冠状动脉,且肾动脉狭窄内支架置入术疗效肯定,技术成熟,最早用于临床。能否将此技术引入神经介入治疗是一个长期思考的问题。国外有人将冠状动脉支架置入颈动脉治疗颈动脉狭窄报道之后,本人即在肾动脉、锁骨下动脉支架置入的基础上开展颈动脉支架置入术,取得了良好的治疗效果。并且采用自膨式支架,不用预扩张及后扩张,减少了并发症的发生。

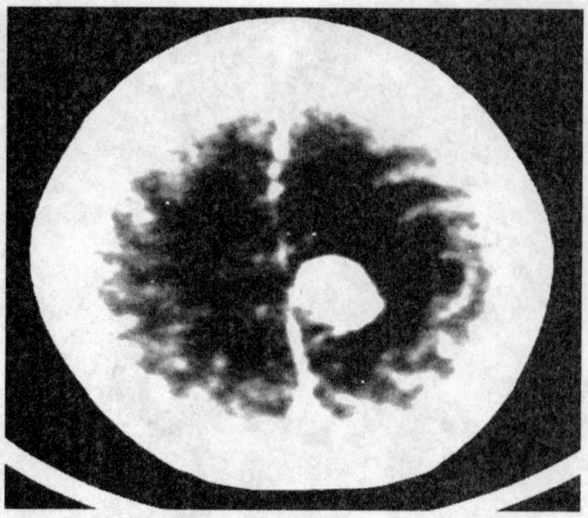

图 17　CT 示左侧矢状窦旁占位病变，瘤周有水肿

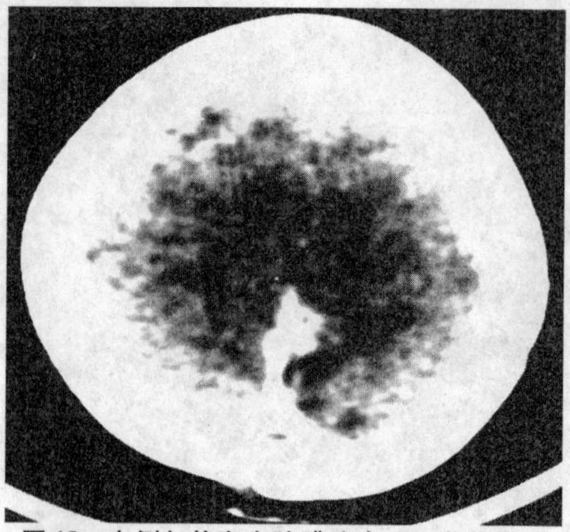

图 18　左侧矢状窦旁脑膜瘤术后一年病变无复发

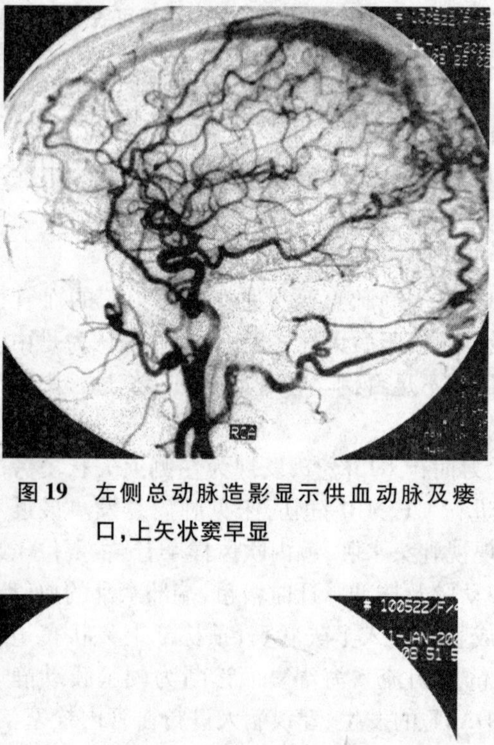

图 19　左侧总动脉造影显示供血动脉及瘘口，上矢状窦早显

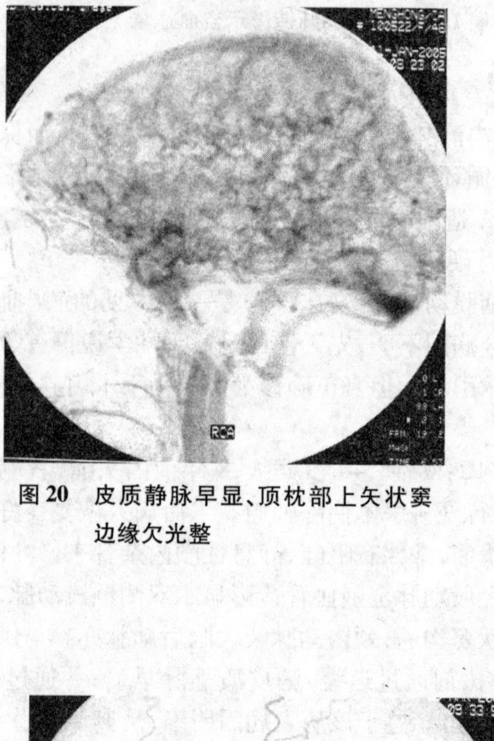

图 20　皮质静脉早显、顶枕部上矢状窦边缘欠光整

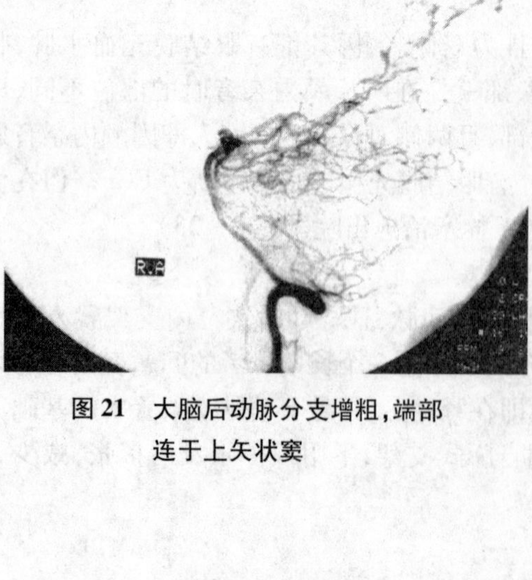

图 21　大脑后动脉分支增粗，端部连于上矢状窦

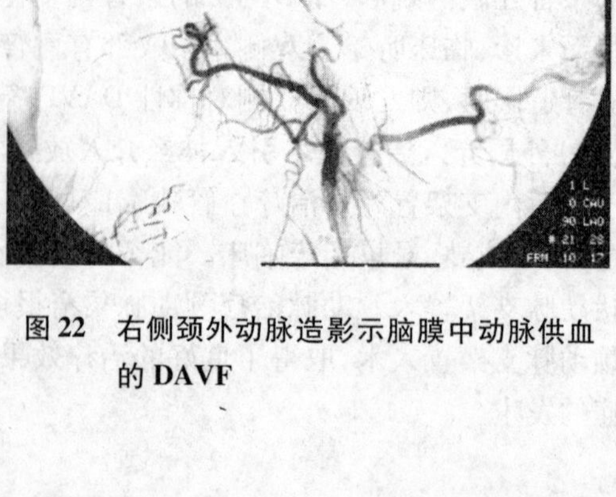

图 22　右侧颈外动脉造影示脑膜中动脉供血的 DAVF

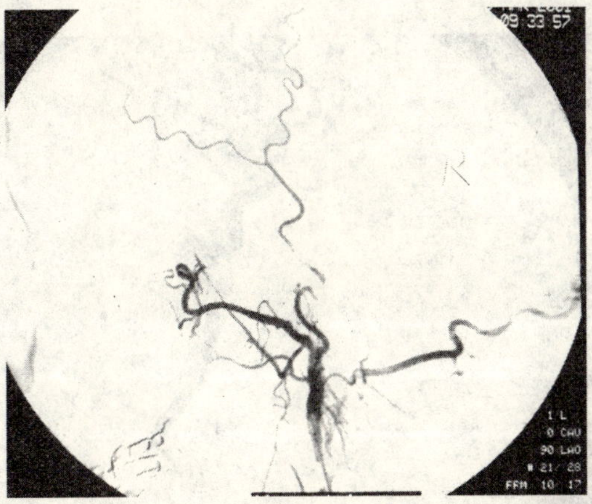

图 23 NBCA 栓塞后 DAVF 消失

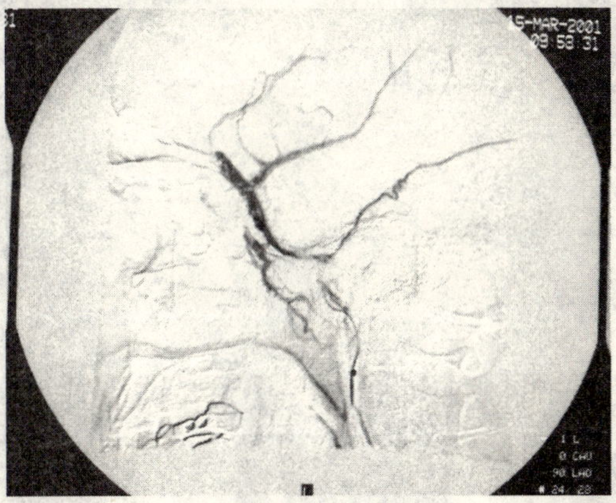

图 24 左侧脑膜中动脉造影显示 DAVF

溶栓治疗外周动脉血栓技术先于介入神经放射学，且有用导丝碎栓，经导管抽栓的报道。因此在行脑梗死急症溶栓治疗中，将导丝碎栓技术移植于此。方法是通过微导管送入微导丝，将此导丝送入血栓内反复抽送，并将微导管送入血栓内再注入溶栓剂，亦取得了良好的治疗效果。

（五）神经介入技术移植用于外周的介入治疗

在实际的外周血管内介入治疗工作中常遇到一些特殊情况，采用常规外周的血管内介入治疗技术则不易取得成功，而采用神经介入治疗中的一些技术则变的比较容易。

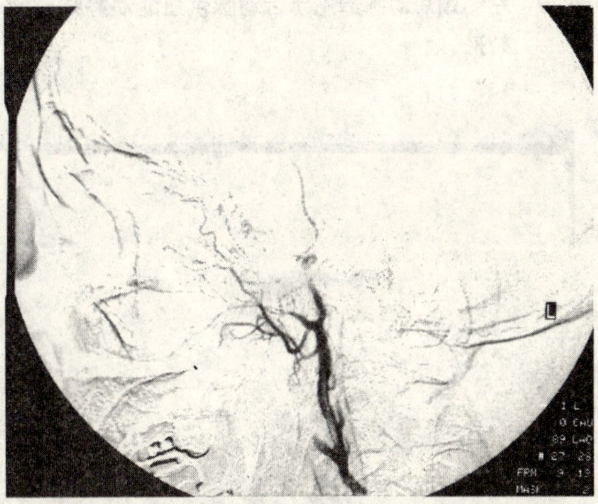

图 25 NBCA 栓塞后 DAVF 消失

病例 3：女性，24 岁，自幼舌根部肿大伴左侧下齿槽部肿大，近 1 个月来舌部出血，时好时坏，有时不能进食来诊。经 DSA 检查证实为舌动脉供血的 AVM。若按外周介入治疗只能注入颗粒栓塞剂和弹簧圈。但对于这个病人这种治疗不能达到解剖的治愈。因此在此病人具体实施介入治疗时，采用了先注入微弹簧圈进行畸形血管内瘘的封堵，当血流变缓慢时经微导管注入 NBCA 胶进行再次闭塞畸形血管团，最后病人达到解剖学的治愈（图 26 ~ 29）。并且随诊一年亦未复发，也未见有侧支血管建立，取得了满意的治疗效果。

本例病人的治疗表明对于头颈等部位的动静脉畸形的血管内栓塞治疗，可采用脑 AVM 栓塞治疗的技术，亦可参照 AVM 的供血方式进行分类，并据此供血方式来选择应用栓塞材料。即畸形血管团内有动静脉瘘者则先闭塞瘘，再用液体栓塞剂进行栓塞。若合并动脉瘤者则优先处理动脉瘤。并且注入液体栓塞剂一定是长久的，达到永久性栓塞。应用液体栓塞剂时可采用粘管型液体栓塞材料如 NBCA，亦可采用非粘管型液体栓塞材料如 ONYX 等进行治疗。

肝 AVM 是一少见的肝脏疾病，临床治疗效果不佳，血管内介入治疗采用何种栓塞剂也无定论，需要根据病情及血管造影情况而定。

病例 4：女性，34 岁，因右上腹疼痛经多家医院诊为多种疾病，但均未确诊来到我所，经 CT、MR、DSA 最后确诊为肝 AVM，病人家属要求治疗，怎么治疗、采用何种介入治疗方法、注入什么样的栓塞剂，文献未见报道，并且怎样才能既栓塞畸形血管团，又不影响肝功能也是一个难题。此时想到血管内栓塞

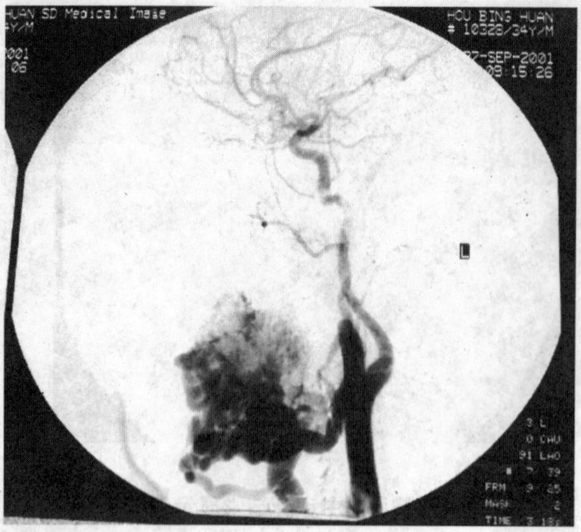

图 26　左侧颈总动脉造影示舌动脉供血的动静脉畸形

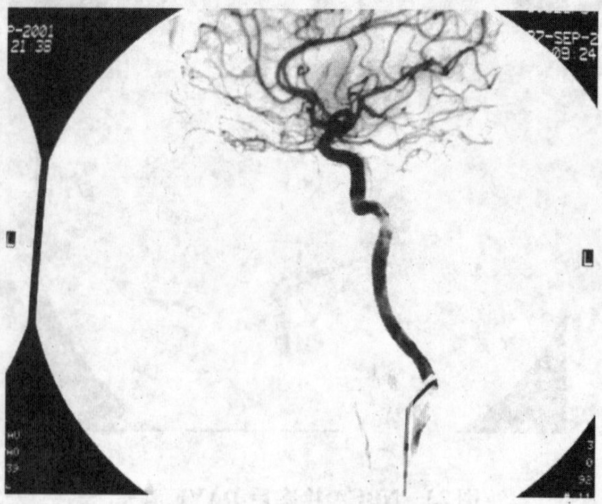

图 27　左侧颈内动脉造影示颅外段未见异常

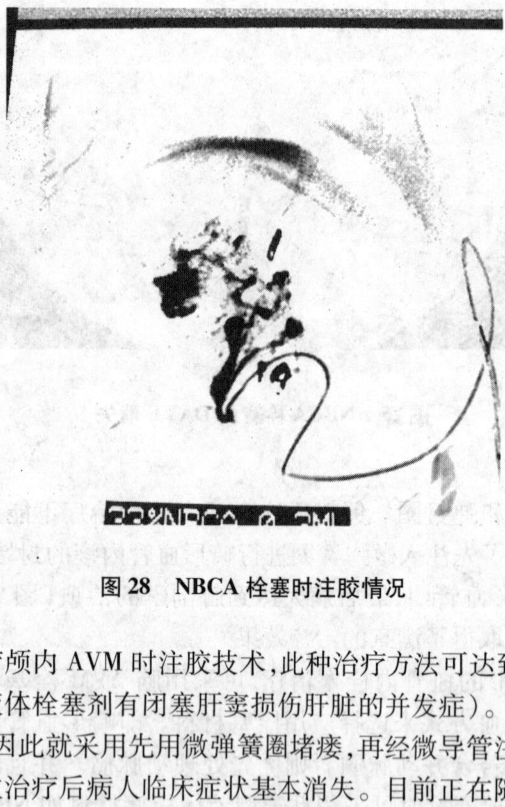

图 28　NBCA 栓塞时注胶情况

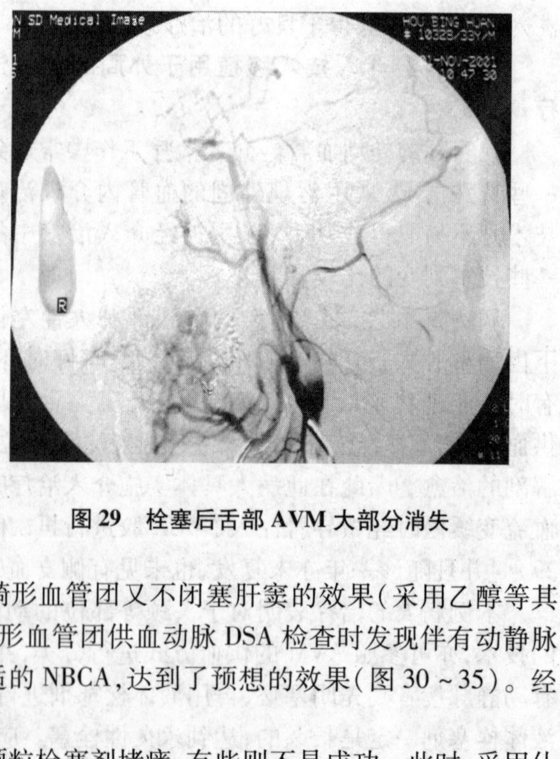

图 29　栓塞后舌部 AVM 大部分消失

治疗颅内 AVM 时注胶技术，此种治疗方法可达到闭塞畸形血管团又不闭塞肝窦的效果（采用乙醇等其他液体栓塞剂有闭塞肝窦损伤肝脏的并发症）。在行畸形血管团供血动脉 DSA 检查时发现伴有动静脉瘘，因此就采用先用微弹簧圈堵瘘，再经微导管注入合适的 NBCA，达到了预想的效果（图 30～35）。经一次治疗后病人临床症状基本消失。目前正在随访中。

介入治疗中常遇到一些动静脉瘘。有些瘘亦可用颗粒栓塞剂堵瘘，有些则不易成功。此时，采用什么样栓塞材料？借鉴神经介入栓塞颅内 AVM 闭塞瘘的经验，可用长的手术丝线（5 cm 以上）或者液体弹簧圈闭塞瘘的办法，亦可取得良好的治疗效果。对于更大的瘘则要采用可脱球囊闭塞瘘口方可成功。有时将造影导管达到瘘口部时，可用标准弹簧圈堵塞瘘口，则更容易操作些。

总之，介入放射学中所遇到的病种千变万化，而每个病人情况又无规律，不同的病变有不同的造影表现，不会千篇一律。因此，要根据每个病人的不同表现采用个性化的处理病人，方可取得良好的治疗效果，并可减少并发症的发生。

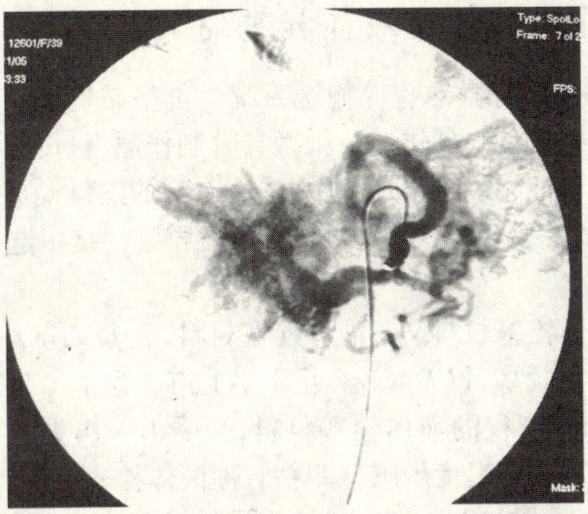

图 30　腹腔干动脉造影显示肝内多发动静脉畸形，肝左动脉起自胃左动脉

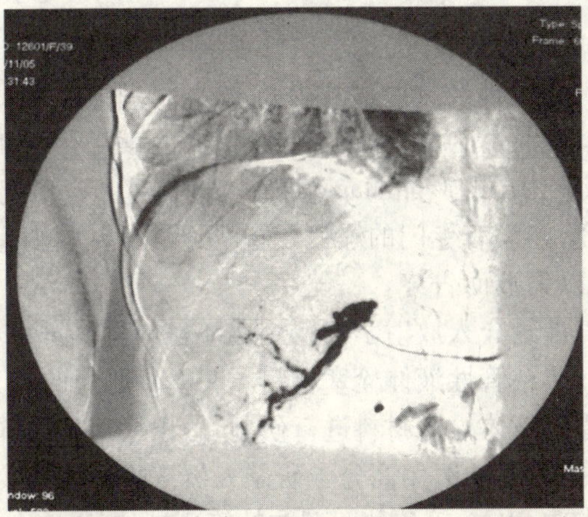

图 31　注入 NBCA 时的 DSA 表现

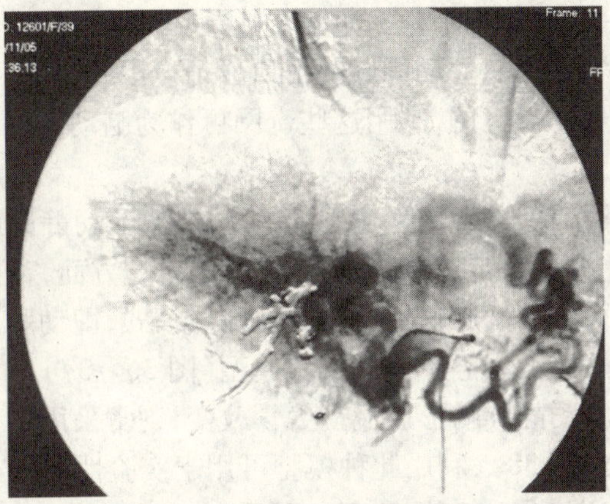

图 32　NBCA 栓塞后肝右叶大部分 AVM 消失

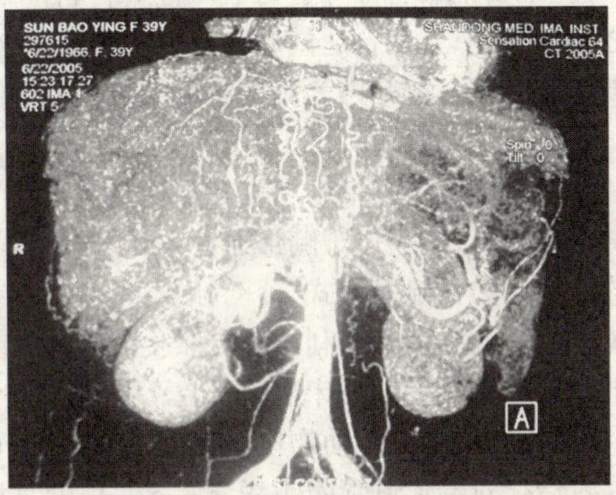

图 33　栓塞后 1 个月后复查 CTA 显示肝内 AVM

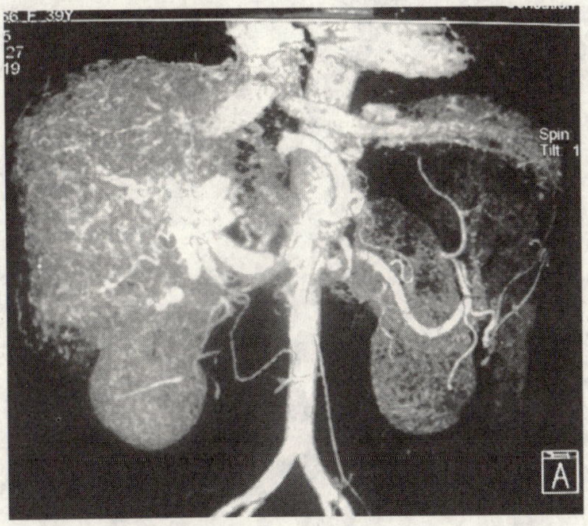

图 34　栓塞后 1 个月 CTA 显示门静脉及肝静脉增粗

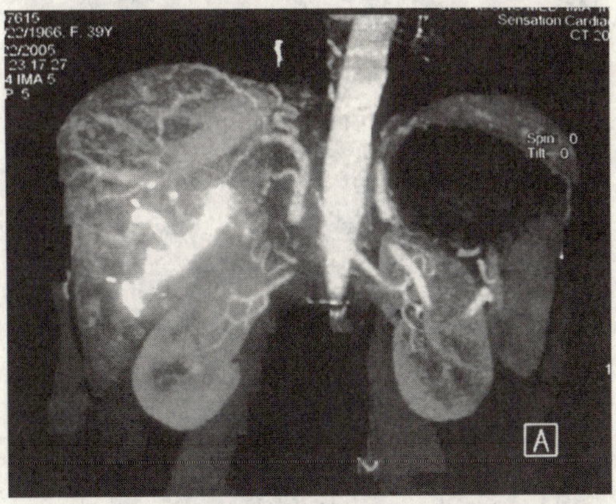

图 35　CTA 显示 NBCA 在血管内存流情况

三、开发研制拥有独立知识产权的新型非粘管型液体栓塞材料

介入神经放射学所用介入器材品种颇多，既有栓塞剂又有微导管等输送系统。价格昂贵。且均为进口产品。为此，早在1994年，本人就采用医工结合的办法从国外进口一批微导管制作原料，按照法国BALT公司的产品Magic序列来进行生产。由于对原材料性能了解不足，加之未有专门的工科人员进行研究，亦没有专门的焊接设备，虽然采用了物理的化学的等多种方法，均未达到将微导管粘接一起的目的，以失败而告终。

神经介入放射学中所用栓塞材料种类亦多，既有固体栓塞材料又有液体栓塞材料，后者又分为粘管性和非粘管性液体栓塞材料。NBCA则为前者，后者种类颇多，仅Onyx于近几年上市。为了加强对非粘管性液体栓塞材料进行研制，做出中国人拥有独立知识产权的液体栓塞材料，接受上一次失败的教训，找专门的医用高分子研制人员来进行研制。先后研制成功温度敏感型非粘管性液体栓塞材料，并研制成功PVAc等3种新型非粘管型液体栓塞材料。还仿制成功Onyx。这些栓塞材料正在处于Ⅰ期临床试验阶段，有的非粘管型液体栓塞材料已成功申报国家专利和国家863科技发展计划。

在非粘管栓塞材料的研制中，有一个非常重要的环节就是进行动物试验，以验证栓塞材料的栓塞效果，并验证目前市售微导管与液体栓塞材料的兼容性。而所做动物试验的动物则要根据不同的栓塞材料之目的不同，选用合适的动物。非粘管型液体栓塞材料多为栓塞动静脉畸形所设计。因此，做动物试验则要选择猪。这是因为猪的解剖结构的特殊性，即颅底部有奇网，利用这些奇网可作为脑动静脉畸形模型进行栓塞治疗。

猪的奇网的结构形态在许多方面与脑动静脉畸形的结构形态相似，其咽升动脉类似脑动静脉畸形的供血动脉，奇网类似于畸形血管团，颈内动脉则类似于引流静脉。但也有一些不相同的方面，奇网承受的为低动力血流量模式，即动脉－奇网－动脉模式。而脑动静脉畸形则为高血流量模式，即动脉－畸形血管团－静脉模式。利用猪自然生成的奇网，可作为一般脑动静脉畸形实验模型(图36～37)。主要用于一般栓塞剂的预临床实验研究；为了使奇网更符合脑动静脉畸形血流动力学改变，则常采用如下模式，利用猪的奇网制作动物模型：①颈动脉－颈内动脉瘘(图38)，利用此种模型可用于实验性栓塞或立体放射治疗对畸形血管团组织学检查，并可有助于AVM进展和自然转归的研究；②奇网－海绵窦交

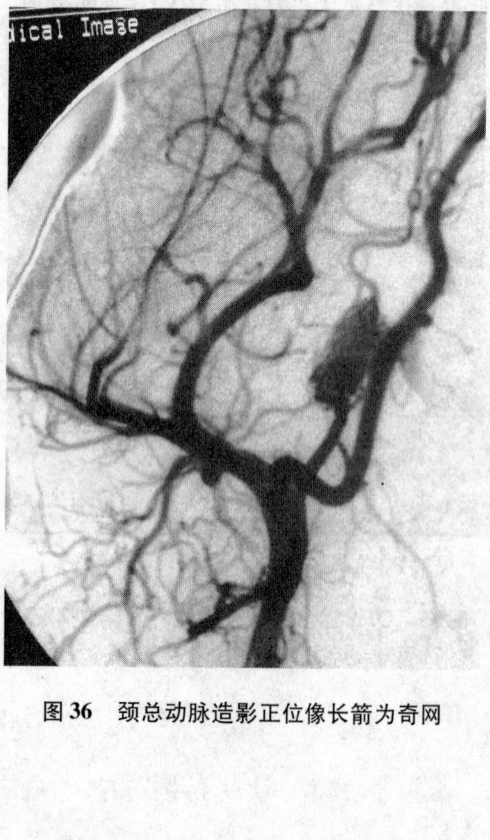

图36　颈总动脉造影正位像长箭为奇网

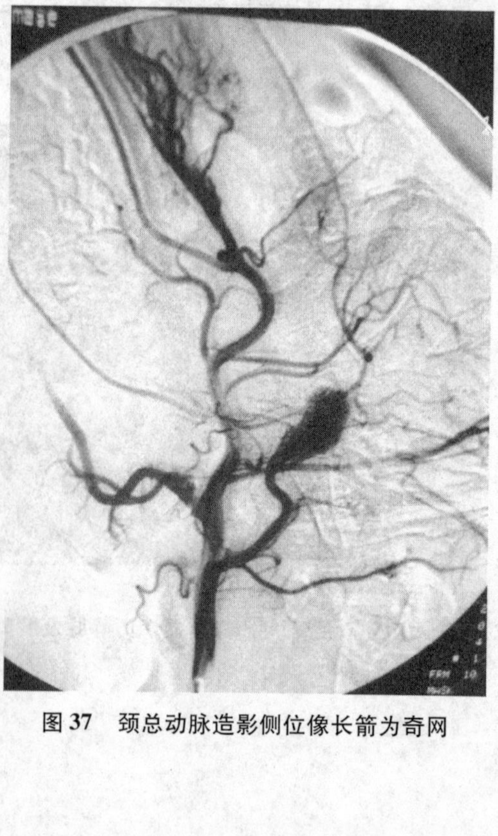

图37　颈总动脉造影侧位像长箭为奇网

通,只能用于急性期研究脑 AVM 血流动力学改变;③利用导管形成 AVM 模型(图 39),可用于液体栓塞材料的实验研究;④颈总动脉 - 颈外静脉端 - 端吻合,可利用此模型用于栓塞材料的预临床试验及研究脑 AVM 的血流动力学改变。

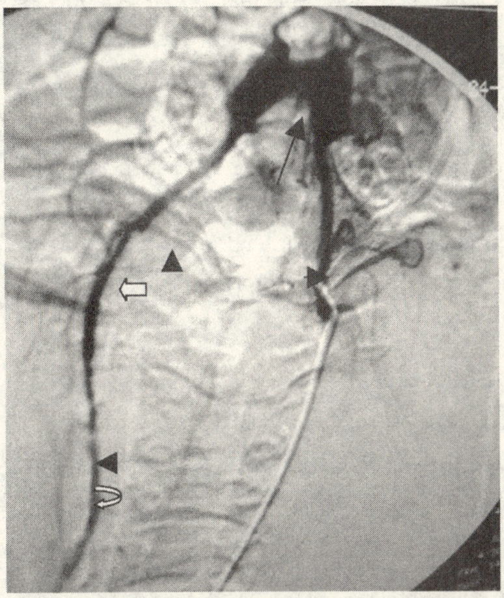

图 38 结扎右侧颈外动脉,将颈总动脉与颈外静脉吻合建立 AVM 模型。左侧咽升动脉(短箭头)为供血动脉,奇网(长箭头)为畸形血管团,右侧咽升动脉(箭头头)、颈总动脉(空箭头)和颈外静脉(弯箭头)为引流静脉

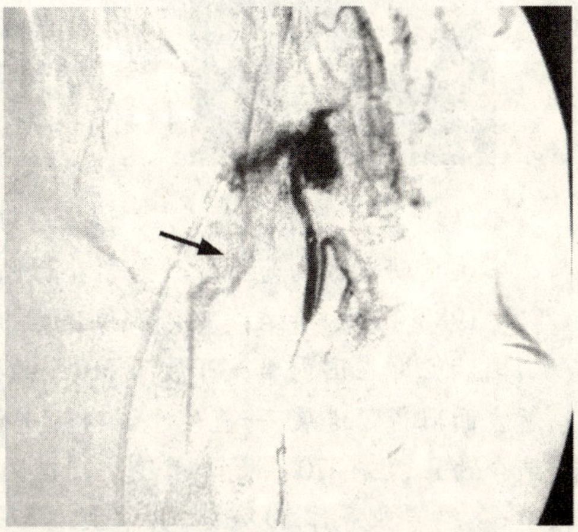

图 39 应用导管方法建立 AVM 模型,原理与图 3 相似,只是应用导引导管(长箭头)作为引流静脉

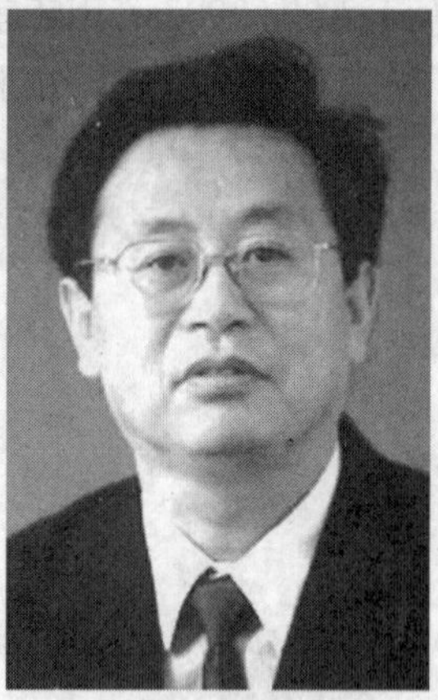

柳　澄，主任医师、教授、博士生导师。

男，山东龙口人。1982年毕业于山东中医学院医疗系，获医学学士学位。1993年晋升为副主任医师，同年被聘为山东医科大学影像医学硕士研究生导师，1996年破格晋升为主任医师，被聘为山东医科大学教授。2001年2月被聘为山东大学医学院影像医学博士生导师。现任山东省医学影像学研究所CT研究室主任，中华放射学会神经专业组委员，山东省放射学会副主任委员、神经放射学组组长，山东省医学影像学研究会副理事长，中国解剖学会断层影像解剖分会委员、副秘书长；《国外医学临床放射学分册》、《中国医学影像技术》、《中国中西医结合影像学杂志》编委，《医学影像学杂志》副主编。山东省医药卫生重点学科“神经影像学”首位负责人。

主要研究方向为神经放射学和影像检查方法学，尤擅长磁共振与CT的应用。

1988～1989年在美研修影像医学期间，参与研究了磁共振血管成像（MRA）技术的开发。回国后立即在国内率先开展了MRA的研究。近年来在多层螺旋CT扫描技术探讨和疾病诊断方面取得了进展，一直处于国内领先水平，多次应邀在国内大型学术研讨会议做专题讲座。迄今为止，已有70余篇学术论文在国内外专业杂志发表，获省科技成果二等奖2项、三等奖8项；参编专业著作10余册，其中主编5册，副主编3册。

3－D CISS序列结合MPR技术显示颅神经脑池段的研究

前　言

在脑池段颅神经的走行中，神经和血管的关系始终非常密切，血管的迂曲、扩张常压迫相邻神经产生症状。例如：动眼神经的起始部分通常行于大脑后动脉和小脑上动脉之间，后交通动脉又从动眼神经上方越过；滑车神经与大脑后动脉、小脑上动脉共行于环池中，彼此相邻；外展神经起始于基底动脉外侧等，所有这些足以说明“脑池段”颅神经概念的重要性。Kamel等提出了三叉神经敏感区的概念，所谓三叉神经敏感区指的是三叉神经进入脑干的区域（REZ），此区为中枢神经与周围神经的移行区，缺乏雪旺细胞包裹，该区对搏动性和跨过性压迫特别敏感，而该区以外的周围神经轴因有雪旺细胞包裹很少发生微血管压迫的症状。这就需要影像学医生能够在图像上显示这些解剖关系。因此，如何直接、有效地显示诸对颅神经及其病变就成为神经放射科医师研究的重点。近年来，随着MRI新技术不断涌现，MR图像的组织分辨率、信噪比明显提高，使颅神经及其病变的MRI研究有了广阔的前景。

颅神经大部分非常纤细，没有足够的纵轴空间分辨力难以显示，512的矩阵对于XY平面的空间分辨力已经足够，但是纵轴空间分辨力也是一个不容忽视的条件。以往磁共振图像的层厚都是数毫米，纵轴空间分辨力低下导致的部分容积效应使得常规MR图像难以显示那些更加纤细的颅神经，例如滑车神经、展神经等。走行与切面的不平行是另一个颅神经难以显示的重要原因，本身纤细的颅神经多半走行与常规的横断、冠矢状切面不平行，难以在一个平面上显示颅神经的长轴，即使是薄层扫描，也只能断续显示。第三个重要原因是脑脊液波动导致的图像质量下降，造成了即使空间分辨力足够高，搏动伪影也使得纤细结构不能清晰辨认。

针对以上原因，我们首先需要一个纵轴空间分辨力达到亚毫米、能够充分抑制脑脊液波动伪影的扫描序列来完成能够显示纤细颅神经的基础图像。

3D - CISS(3 - D constructive interference in steady state)序列为512矩阵高分辨力3D - T_2WI成像序列，其实质是使用平衡梯度和可变射频脉冲的3D - true - FISP序列，不仅有着很高的T_2和T_2^*敏感性，而且能够充分抑制脑脊液的搏动伪影，纵轴空间分辨力(层厚)可以达到亚毫米(0.66 mm)，已经有文献报道用于高分辨内耳成像和脑脊液成像获得成功，因此十分适合用来显示颅神经脑池段及其与周围血管的解剖关系。但3D - CISS序列的缺点在于软组织间缺乏对比，即使是软组织与骨之间的对比也很差，故其对于周围无脑脊液存在的神经(如面神经的岩骨内段)不能很好地显示。好在这个不足不会影响到脑池段路神经的显示。

由于颅神经的走行与标准的横断、冠状及矢状切面不在一个平面上，而是成一定角度。这样，常规扫描无法显示颅神经的长轴。虽然从理论上讲，MRI可以进行任意方位的扫描，但是在实际应用中我们无法找到一种可以保证与颅神经走行平行的定位方法。所以我们还需要一种恰当的图像后处理技术来调整图像方位，使图像的平面与那些特殊颅神经的走行平行。

多层面重组技术(multi - planar reconstruction，MPR)技术是近年来在多层螺旋CT图像后处理中应用最为广泛的技术之一，各向同性图像的实现则是应用这项技术的基础。只有达到各向同性图像，才能使得各个方向的MPR图像空间分辨力和低对比分辨力与原始扫描图像完全一致，才能够使MPR图像有真正的诊断价值。在以往的MR研究中，很少应用这项技术，主要原因是无法在保证图像质量的前提下把纵轴空间分辨力提高到亚毫米级。3D - CISS序列第一是三维采集数据，第二纵轴空间分辨力可以达到亚毫米级，达到了各向同性。使我们具有了应用MPR技术的基本条件。我们把这种后处理技术应用到颅神经的显示中，用同样质量的MPR图像替代直接扫描图像，不仅保证了可以任意调节方位这一优势，而且避免了多次扫描，缩短了整个检查时间。

我们这项研究中应用了一种改良的MPR技术，双向调整MPR，在最大限度地显示颅神经中发挥了决定性作用。

常规MPR角度的调整是以一个方位图像为参考图像，旋转调整角度，所得图像与参考图像平面总是垂直。我们改良的双向调整MPR是指在两个参考平面上同时调整MPR重组基线旋转方向，最终重组出一幅与两个参考平面中的任何一个均不垂直的斜面图像。双向调整MPR技术的所需时间短，从横断位扫描图像到重组MPR图像仅几秒钟左右；另一方面，本研究应用的双向调整MPR的具体方法和技巧易于掌握，只要确定解剖结构的MPR旋转中心点、定向解剖标志等就可以实现解剖结构的长轴显示。

本研究在共300多例的3D - CISS序列扫描、并经双向调整MPR处理的研究资料上，系统的统计总结了第Ⅲ ~ Ⅻ对脑池段颅神经的MRI表现。

脑池段动眼神经及其与血管关系的显示

动眼神经和滑车神经、外展神经作为一组构成眼运动神经，共同支配眼肌运动。在MRI常规横断面脚间窝层面和旁正中斜矢状面，动眼神经自脚间窝发出，向前外走行于脚间池。动眼神经支配范围广，由各种异常病变引起的症状多而频繁。动眼神经颅内行程较长且毗邻复杂，是颅神经MR成像的难点。

本研究利用薄层3D - CISS序列MR扫描与3D - TOF序列、尸体扫描成像和断层标本相结合对动眼神经及相关血管的解剖关系进行研究，以期在获得正常影像解剖的基础上，为该区域病变的影像诊断提供依据。

一、材料与方法

(1)本组共205例,其中196例MR头颅平扫无阳性发现,且无相关临床症状。196例受检者按年龄段(<10岁,11~20岁,21~30岁,31~40岁,41~50岁,51~60岁,>60岁)分为7组,每个年龄组28例,按性别分为2组,同一年龄组中每组14例。其余9例中:5例被相应动脉压迫推移,4例被相邻肿块压迫移位,均伴有动眼神经麻痹的临床症状。

(2)磁共振检查:采用Siemens公司产Magnetom Sonata Maestro Class 1.5T超导磁共振扫描仪。应用头部正交线圈。

①先采用SE序列行常规横断面T_1WI(TR 560 ms,TE 14 ms)和T_2WI(TR 5 000 ms,TE 96 ms)扫描,层厚3 mm,层间隔1 mm。

②采用高的空间分辨率3D-CISS序列(TR 12.00 ms,TE 5.89 ms),翻转角度:70°,单次信号采集,层厚0.66 mm,矩阵512×512,扫描视野230 mm×230 mm,无间隔扫描,不加预饱和脉冲,以脚间窝层面为扫描定位中心;

③3D-TOF序列(TR 34 ms,TE 4.45 ms),翻转角度:20°,单次信号采集,层厚0.8 mm,矩阵256×512,扫描视野200 mm×200 mm,无间隔扫描,在成像野的远侧加一预饱和脉冲,饱和静脉血流,对源图像以最大信号强度投影重建,完整显示脑底动脉环。

(3)观测内容:动眼神经的MRI形态和表现,包括原始断层影像和重建后的全程显示;在MPR图像上神经与相关动脉血管的关系,观测活体神经成像、尸体头颅扫描神经成像和断层标本上相应神经的对应关系。

(4)测量方法:动眼神经横断面最佳显示角度为重组平面与脑干背侧连线(第四脑室底部连线)的夹角;矢状面最佳显示角度为正中矢状面与重组平面的夹角,动眼神经池内段长度为脚间窝起点到海绵窦后缘的距离。统计学处理采用配对t检验。

二、结　果(图1~46)

(1)在3D-CISS序列图像上,脑脊液呈极高信号,动眼神经呈低信号,两者之间形成明显对比(图1、2)。196例被检查者中有182例斜横断面重组图像能够完整显示双侧动眼神经的脑池段,矢状面重组392侧全部显示,不同年龄组或同一年龄组不同的个体之间动眼神经在脑池内显示的长度有时差别很明显(图19~22)。动眼神经重组角度及脑池段长度的统计(表1)。10岁以下和50岁以上年龄组动眼神经与脑干背侧的夹角小,表示动眼神经走行较为倾斜(图15~18)。

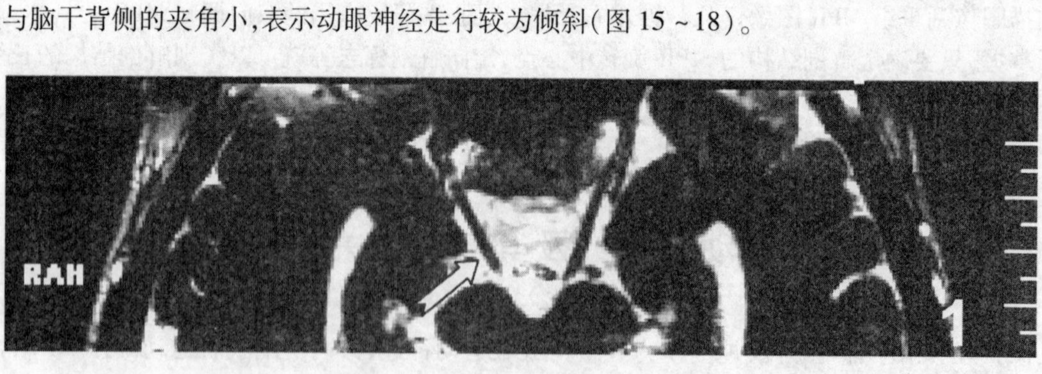

图1　MPR斜横断面成像，燕尾箭头所指为动眼神经

10~50岁之间年龄段动眼神经与脑干背侧连线夹角较大,表示动眼神经走行较为水平(图13、14)。10岁以下与11~30岁、60岁以上与11~50岁、51~60岁与11~30岁各年龄段动眼神经与脑干背侧的夹角有显著性差异($P<0.05$)(表2)。动眼神经与脑干背侧的夹角在男女性之间无性别差异

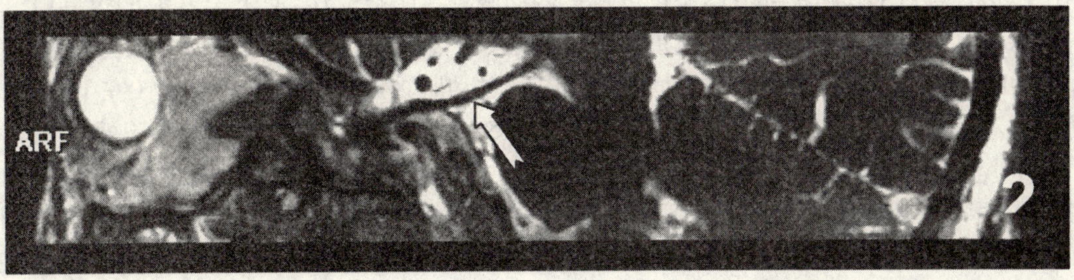

图2　单侧 MPR 斜矢状面成像，燕尾箭头所指为动眼神经

($t=0.36, P>0.05$)。动眼神经与脑正中矢状面的夹角大小在各年龄组间无显著性差异($t=0, P>0.05$)，但在不同年龄组或同一年龄组不同的个体之间，动眼神经与脑正中矢状面的夹角大小有时差别很明显(图9－12)。另外14例中：一侧动眼神经向前下倾斜而另一侧动眼神经被大脑后动脉第一段或后交通动脉向下压迫呈明显弧度者10例、小脑上动脉向上压迫动眼神经呈弧度者4例。在斜矢状面重组图像上，动眼神经脑池段与动脉血管的上下位置关系更易显示。

表1　不同年龄组动眼神经横断及矢状面最佳显示角度、脑池段长度($\bar{x}\pm s$)

年龄(岁)	横断面显示角度(°)	左矢状面显示角度(°)	右矢状面显示角度(°)	脑池段长度(mm)
<10	67.07±5.57	23.89±4.11	24.61±4.53	13.99±2.13
11～	72.76±6.78	23.34±3.77	23.71±5.01	14.89±2.11
21～	72.68±6.71	24.77±4.66	24.43±5.21	14.88±2.54
31～	70.57±6.18	24.57±4.00	24.81±4.77	14.94±1.79
41～	70.43±7.33	23.88±5.33	24.19±5.67	14.34±2.34
51～	68.57±6.01	25.67±5.01	24.88±5.03	14.07±2.15
>60	64.97±7.87	24.76±5.31	24.16±5.99	14.85±2.44
平均值	69.56±6.74	24.48±4.57	24.48±5.07	14.61±2.33

表2　动眼神经横断面最佳显示角度的年龄组间比较

年龄组(岁)	11～20岁		21～30岁		31～40岁		41～50岁		51～60岁		>60岁	
	t值	P值	t值	P值	t值	P值	t值	P值	t值	P值	t值	P值
<10	2.189	0.022	1.975	0.032	1.199	0.121	1.097	0.149	0.161	0.456	1.392	0.089
11～	—	—	0.330	0.369	0.958	0.180	0.989	0.159	1.998	0.029	2.897	0.004
21～	—	—	—	—	0.679	0.237	0.670	0.251	2.166	0.024	3.069	0.003
31～	—	—	—	—	—	—	0.060	0.489	1.142	0.137	3.221	0.002
41～	—	—	—	—	—	—	—	—	1.117	0.142	2.600	0.009
51～60	—	—	—	—	—	—	—	—	—	—	1.439	0.083

(2)动眼神经与相关动脉血管的关系：3D－CISS序列结合MRA成像，可以成功地进行血管与神经的显示与区分(图30、32、32B)。动眼神经脑池段与下列血管关系密切：基底动脉(BA)、大脑后动脉(PCA)、小脑上动脉(SCA)及后交通动脉(PCoA)。①基底动脉：无临床症状的196例被检查者中有80例基底动脉主干发生偏移，50岁以上的56例被检查者中发生偏移的48例。②大脑后动脉：在无相关临床症状的196例中，大多数大脑后动脉P1段(210侧)与动眼神经之间无间隙，紧贴神经表面(图21、

25）或稍微压迫神经（图 27），少部分（7 侧）可见一侧动眼神经明显受压，向下呈一大的弧度（图 33、35、36），部分（163 侧）与神经之间有一定的距离，距离最大者达 7 mm（图 2、23、24）。大脑后动脉的近端（P1 段）和动眼神经脑池段关系密切，在大脑脚前方越过动眼神经，196 例中 220 侧（左 105 例，右 115 例）在动眼神经池内段中 1/3 越过（图 23），160 侧（左 75 例，右 85 例）在池内段后 1/3 处越过动眼神经（图 24）。③小脑上动脉：较大脑后动脉细，由基底动脉主干发出，在动眼神经下方紧贴桥脑表面后行，多数（236 侧，占 60 .2%）紧贴动眼神经下表面（图 26），其中 5 例可见小脑上动脉使神经受压，向上形成明显的弧度（图 28、29）；部分（153 侧，占 39.1%）与神经之间有一定的距离，最大者 6 mm（图 23），有 1 例 SCA 从动眼神经上方越过，与 PCA 共同压迫动眼神经（图 37）。④后交通动脉：大多数与动眼神经之间不形成紧密接触或压迫（图 31），196 例中有 10 例一侧胚胎型后交通动脉与动眼神经之间形成紧密接触，其中 3 例使神经向下受压，形成明显的弧度（图 34）。

（3）动眼神经和相关动脉血管的薄层断面显示：在以听眦线为基准的横断薄层断面上，动眼神经为断面显示，从中脑大脑脚至海绵窦可连续显示，动眼神经起自大脑脚内侧面中部，紧贴大脑脚内侧向前下走行。在旁矢状断面上动眼神经与血管为节段显示，该方位显示的动眼神经与小脑上动脉、大脑后动脉的关系也与尸体动眼神经 MRI 影像形成明显对应（图 3 ~ 8，38）。

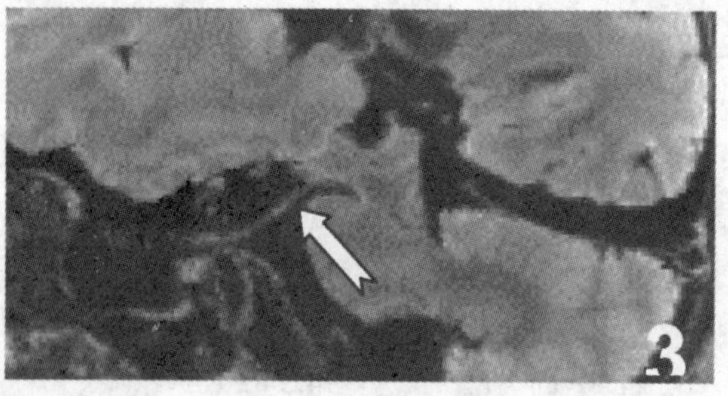

图 3　尸体标本 3D – CISS 序列 MPR 成像，与图 1、2 相对应，燕尾箭头所指为动眼神经

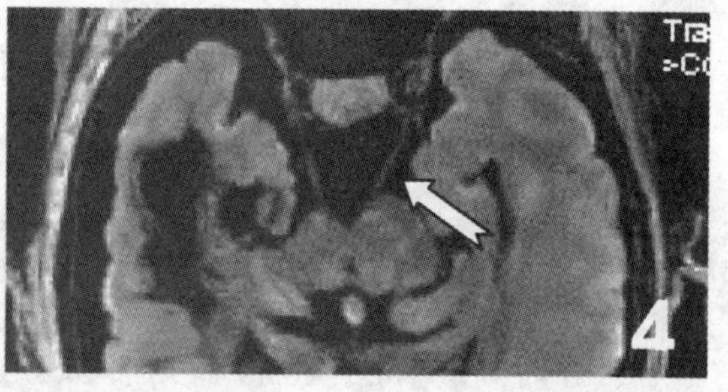

图 4　尸体标本 3D – CISS 序列 MPR 成像，与图 1、2 相对应，燕尾箭头所指为动眼神经

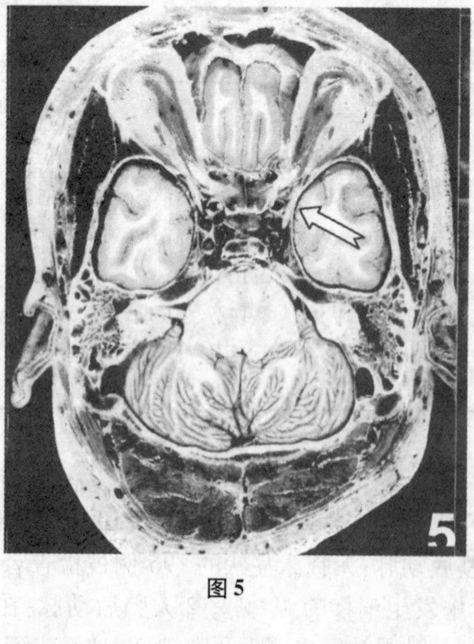

图 5

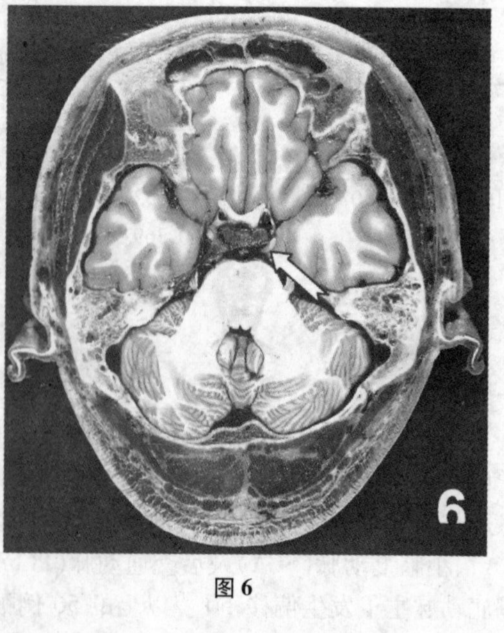

图 6

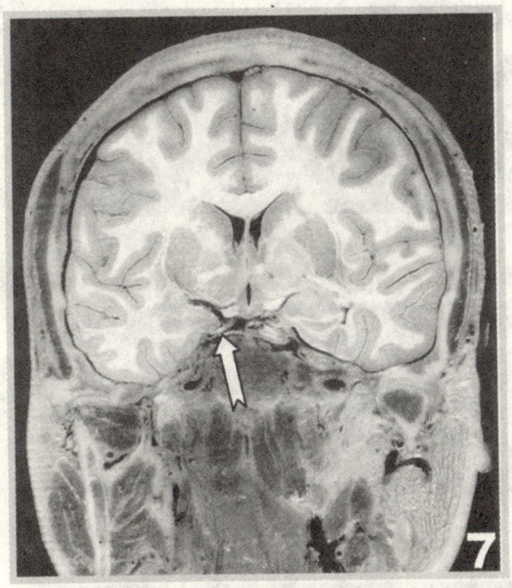

图 7

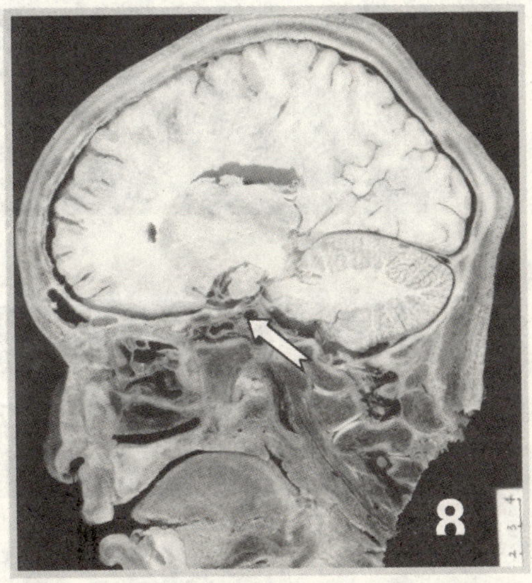

图 8

图 5～8 燕尾箭头所指分别为动眼神经在横、矢、冠尸体标本上的走行显示

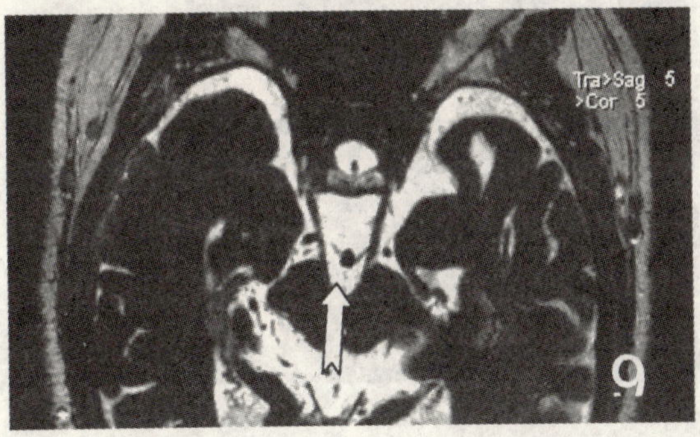

图 9

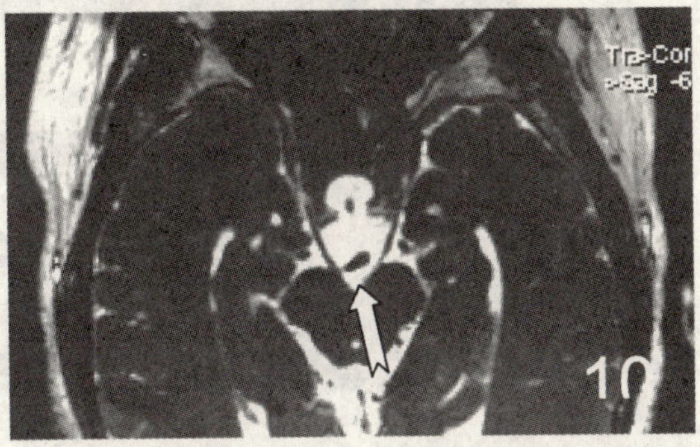

图 10

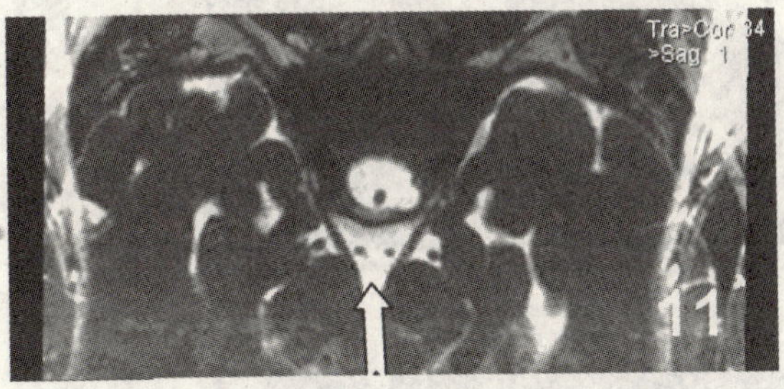

图 11

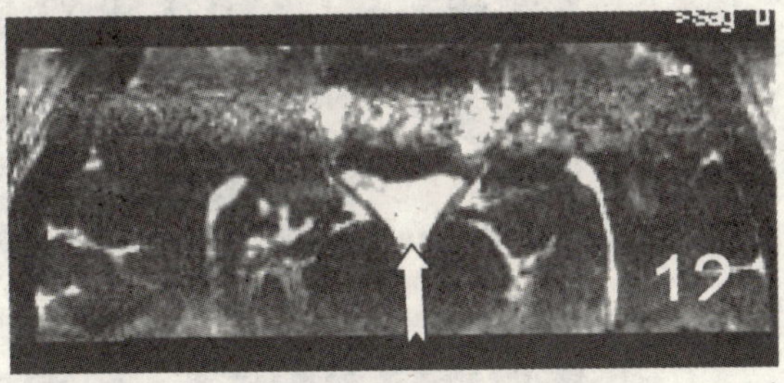

图 12

图 9～12 分别为不同个体的 **MPR** 斜横断面 **3D－CISS** 序列成像，显示动眼神经之间夹角逐渐增大，示个体之间夹角差异性，如燕尾箭头所指

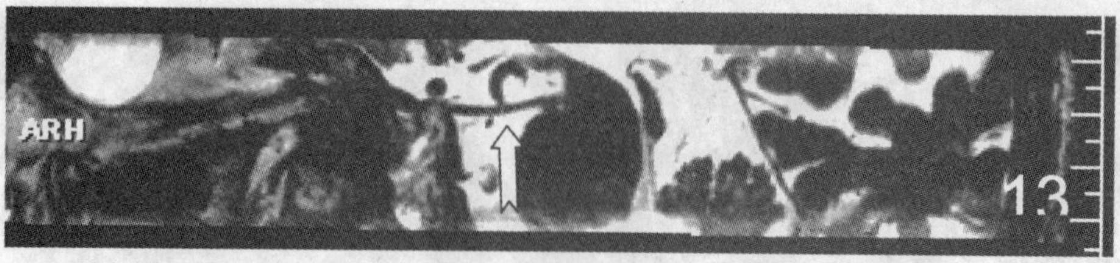

图 13

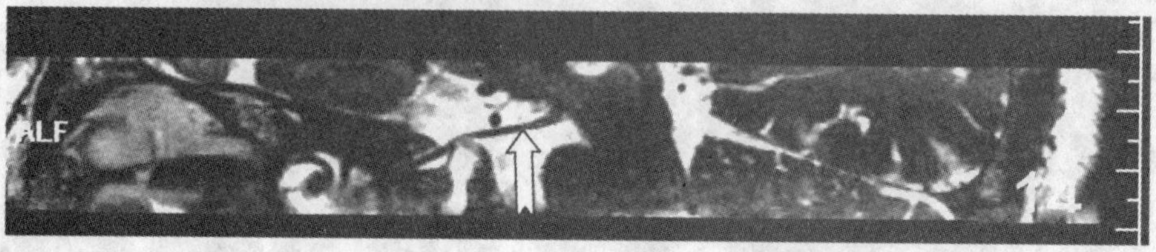

图 14

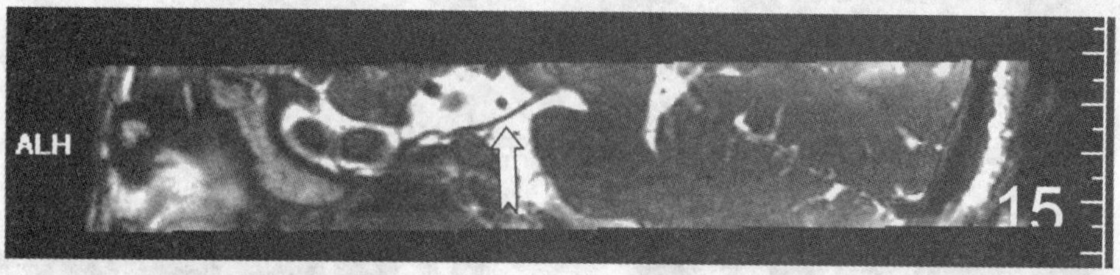

图 15

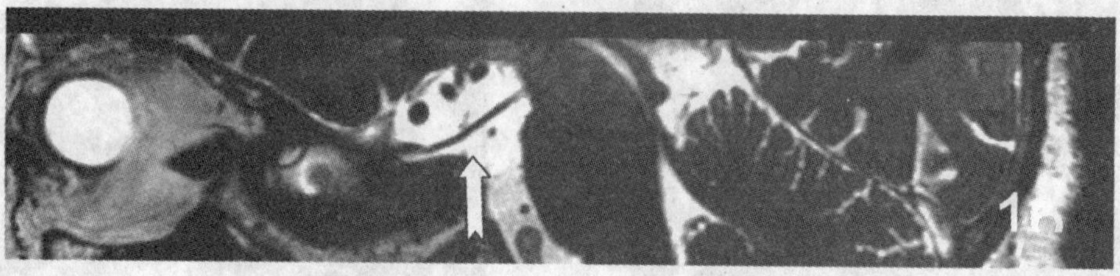

图 16

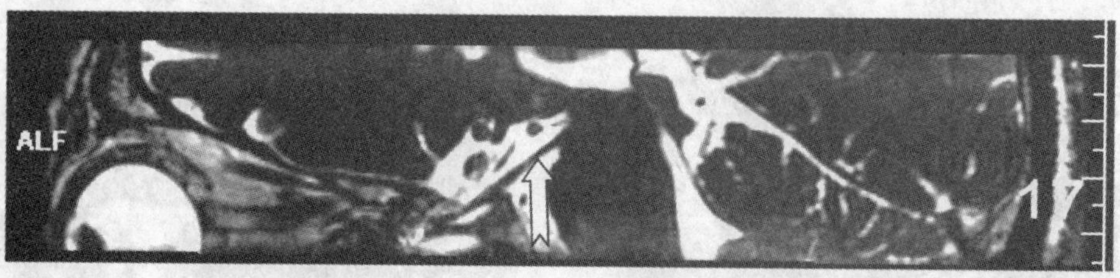

图 17

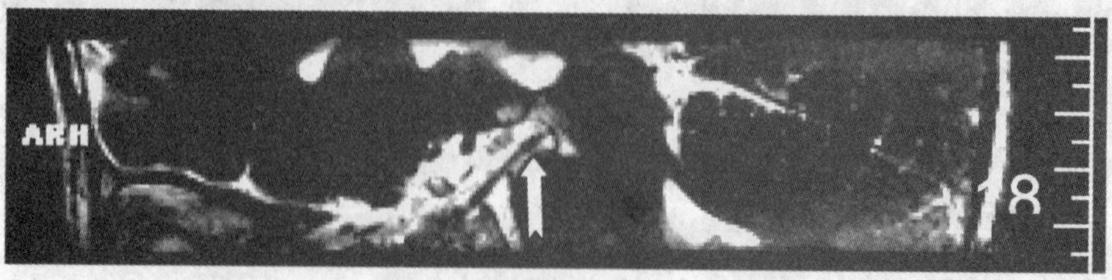

图 18

图 13～18　分为动眼神经斜矢状面 MPR 成像，燕尾箭头所指为动眼神经，依次显示其与脑干背侧连线（第四脑室底部连线）夹角逐渐减小

(4)对于伴有动眼神经麻痹等异常临床症状的病人,3D - CISS序列结合MPR技术都对其病因进行了准确显示,显示了此技术在临床应用方面有重要价值。其中1例显示基底动脉极度扭曲扩张变形,推压动眼神经成吊环样改变,此病人伴有动眼神经麻痹症状(图40);1例大脑后动脉血管向内压迫右侧动眼神经使其弯曲(图41);1例后交通动脉血管向内压迫左侧动眼神经使其弯曲,此病人伴有左侧动眼神经麻痹症状(图42);1例为PCA向下压迫动眼神经(图43);1例为PCA血管与右侧动眼神经密切不可分,动眼神经被推向外、下移位(图44);1例颅咽管瘤病人,肿瘤侵及动眼神经并伴有动眼神经功能改变(图45);1例为45岁中年妇女,桥前池内占位性病变,肿瘤向上压迫推移动眼神经,而PCA向下压迫动眼神经,使动眼神经发生成角改变,病人伴有严重的动眼神经功能性改变(图46);1例为PCoA压迫动眼神经(图34);有1例桥前池与脚间池内占位性病变的病人。

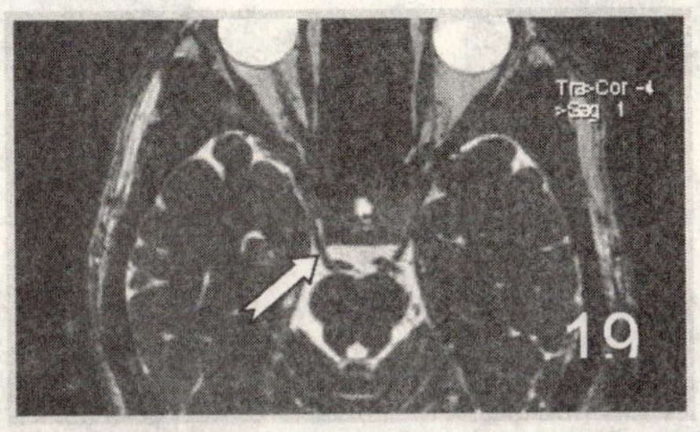

图19 斜横断面成像形成对比,动眼神经(箭头)在脑池内长度不同

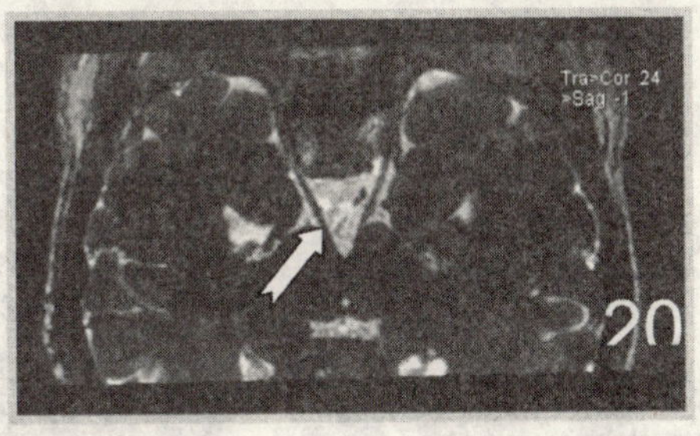

图20 斜横断面成像形成对比,动眼神经(箭头)在脑池内长度不同

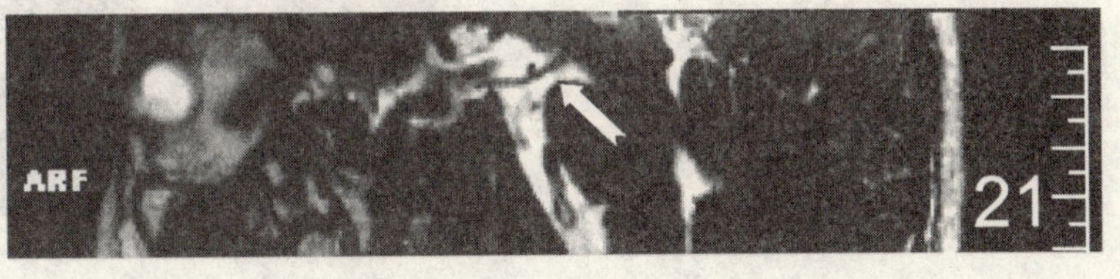

图21 矢状面成像形成对比,动眼神经(箭头)在脑池内长度不同

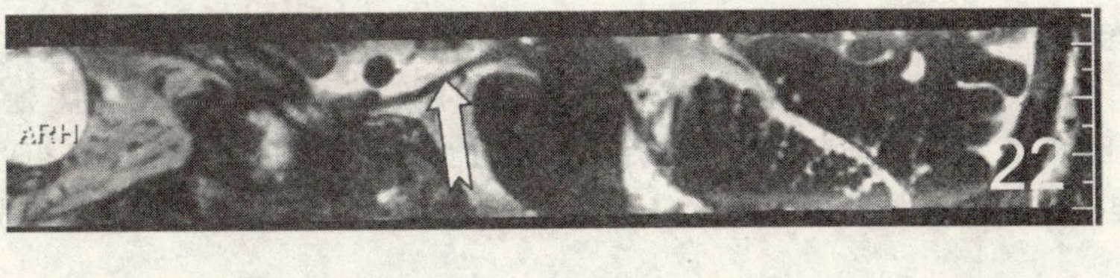

图22 矢状面成像形成对比,动眼神经(箭头)在脑池内长度不同

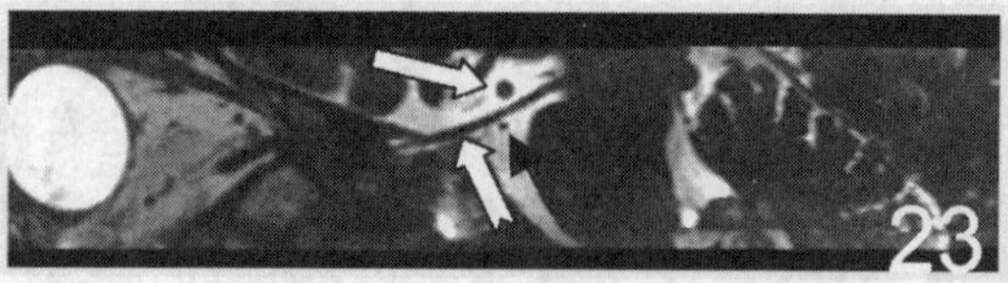

图 23

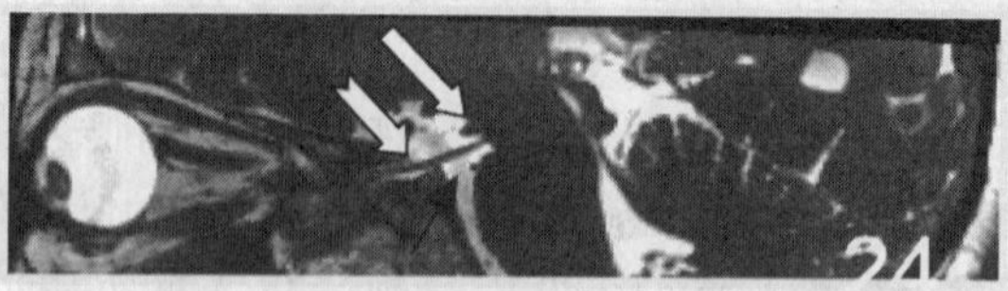

图 24

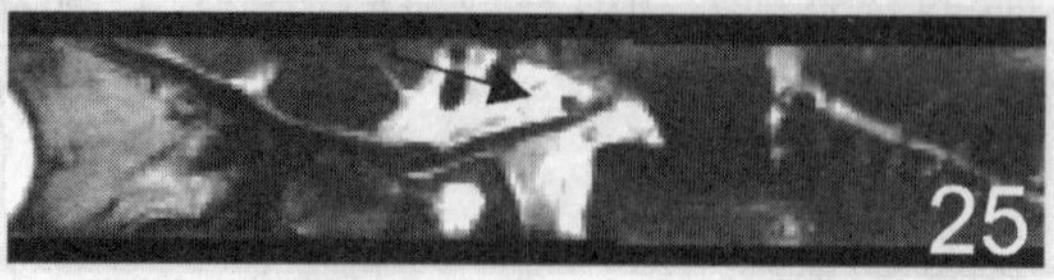

图 25

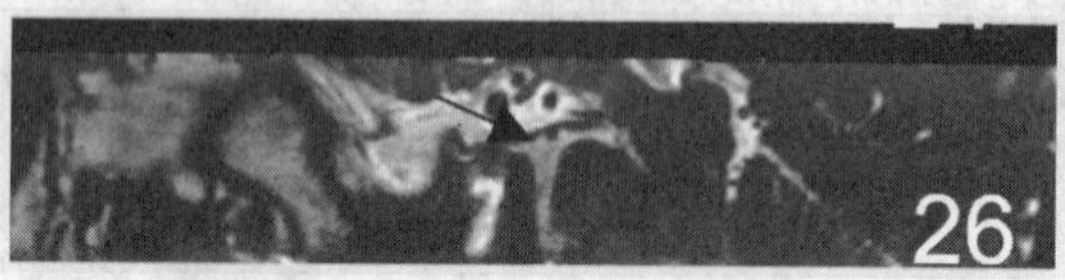

图 26

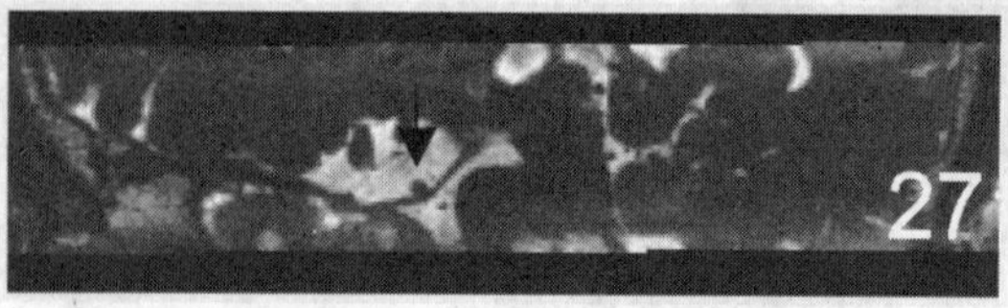

图 27

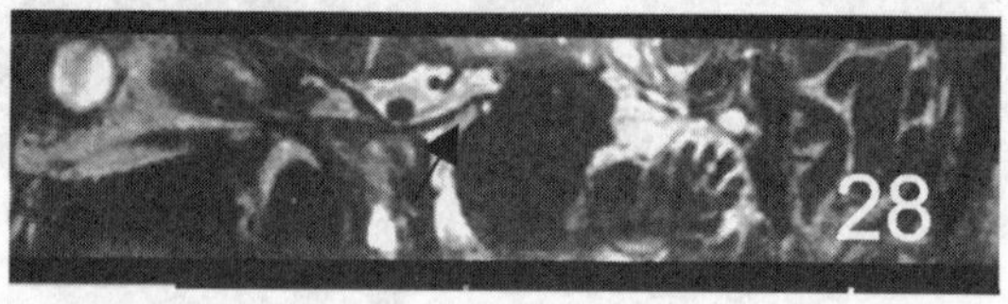

图 28

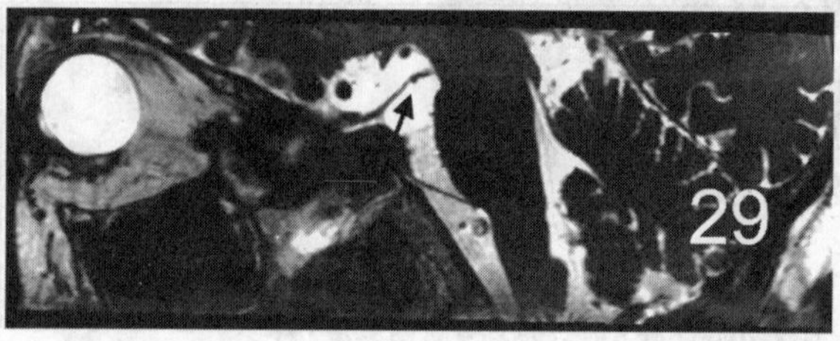

A

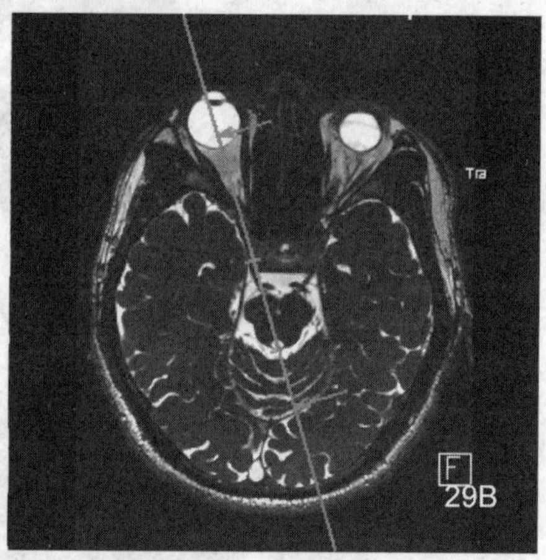

B

图 29

图 23 ~ 图 29　动眼神经与 PCA、SCA 的位置关系：图 23 为白箭头所指为 PCA，燕尾箭头所指为动眼神经，黑箭头所指为 SCA，PCA、SCA 与神经在脑池中 1/3 交叉；图 24 为 PCA、SCA 与神经在脑池后 1/3 交叉（箭头所指同 23）；图 25 为 PCA 与神经接触（黑箭头）；图 26 为 SCA 与神经接触（黑箭头）；图 27 为 PCA（黑箭头）压迫神经成弧形；图 28、29 为 SCA（黑箭头）向上压迫神经成弧形，图 29 中红线为重组基线

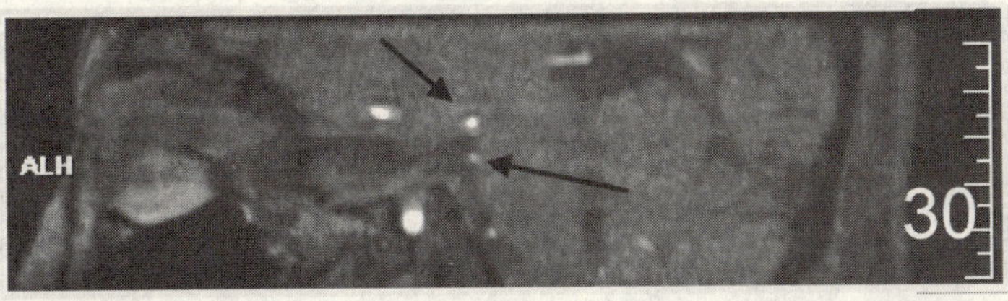

图 30　MRA 斜矢状面重组图像，短箭头所指高信号为 PCA，长箭头所指为 SCA；图 29B. 动眼神经斜矢状面在横断面的重组基线

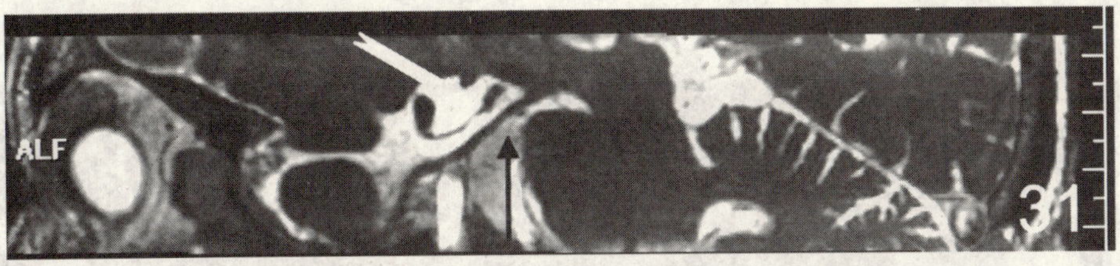

图 31　清晰显示 PCoA（白箭头）与动眼神经（黑箭头）的伴行关系

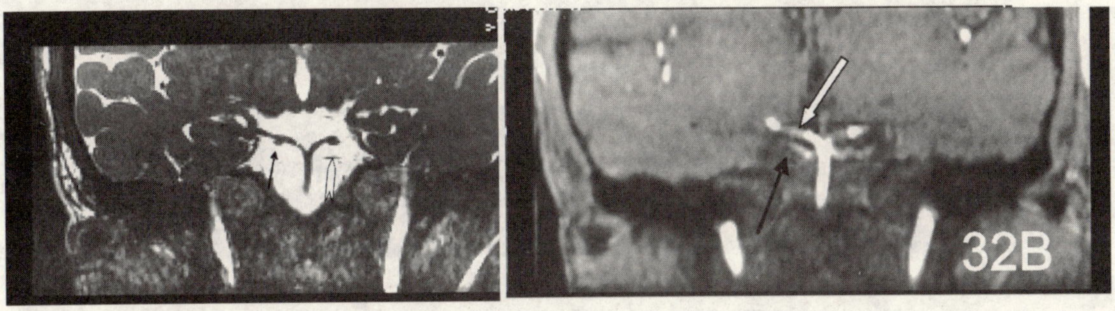

图 32　沿基底动脉走行的冠状面 MPR 图像，粗白箭头所指为 PCA，小白箭头所指为 SCA，黑箭头所指为动眼神经；32B. 与 32 相对应的 MRA 重组图像，白箭头所指为 PCA，黑箭头所指为 SCA，动眼神经不能确认

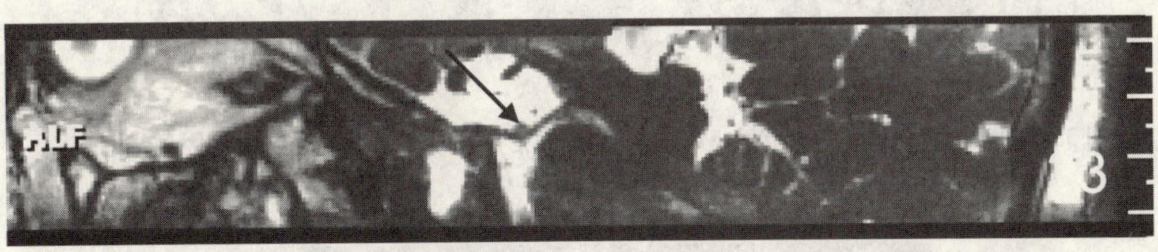

图 33　PCA（黑箭头）推压神经成弧形，SCA 紧贴神经，整体为“荡秋千”形状

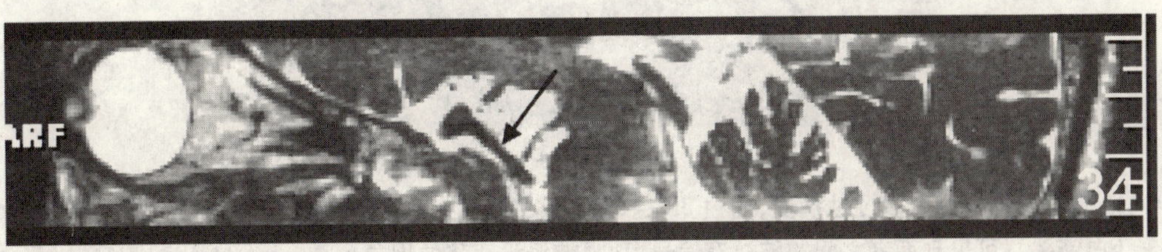

图 34　胚胎型 PCoA（黑箭头）挤压神经成“V”形状

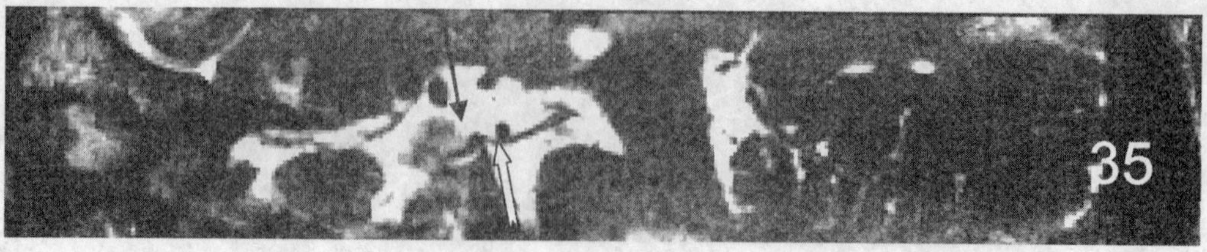

图 35　动脉血管向下压迫动眼神经（白箭头），动眼神经下面海绵窦入口处的硬膜向上挤压神经（黑箭头），整体成“蛇头”形状

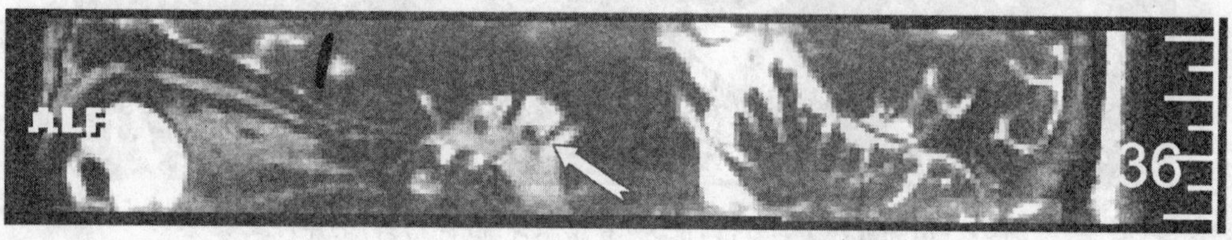

图 36　动眼神经与 PCA、SCA 关系复杂，成“之”字形状

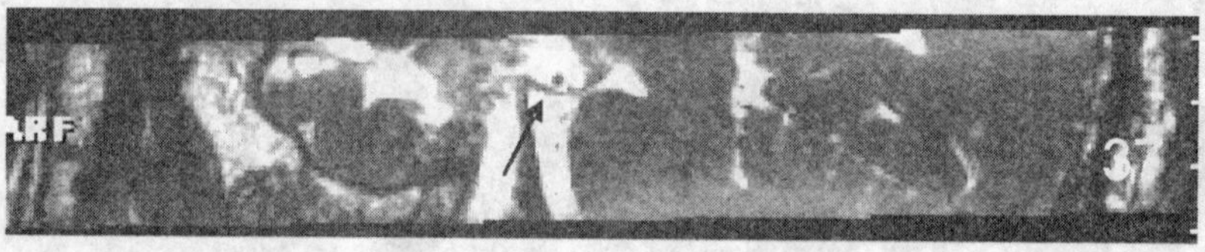

图 37　PCA、SCA 全部从动眼神经上方经过

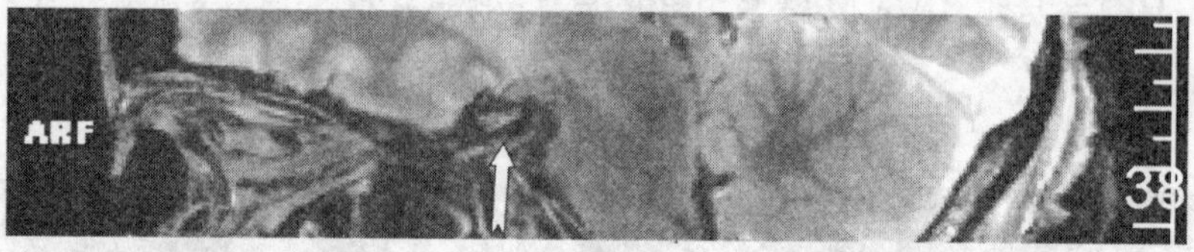

图 38　动眼神经尸体的斜矢状面 MPR 成像，成弧形斜向前、外、下方向，与 37 图形相对应

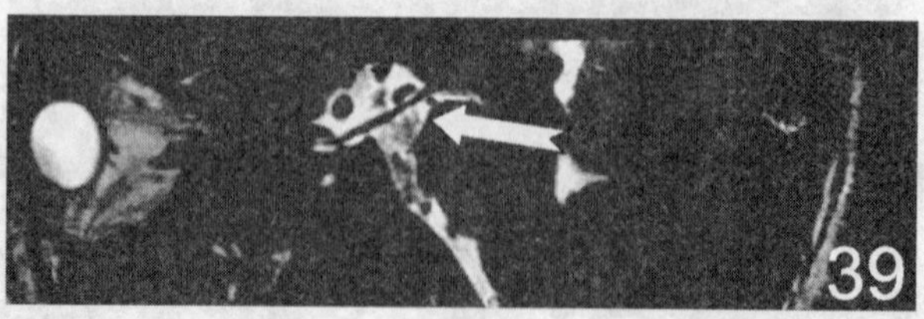

图 39　桥前池与脚间池内占位性病变，通过 3D－CISS 序列，可以清楚观察到动眼神经与病变的毗邻关系（白箭头），可见到两者之间的脑脊液信号，动眼神经没有移位现象

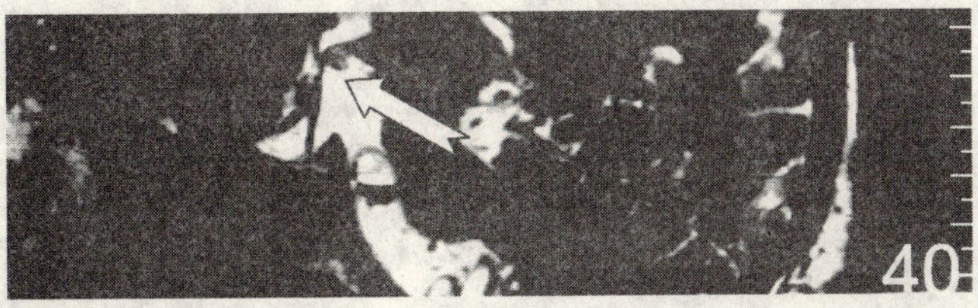

图 40 基底动脉极度扭曲扩张变形，可见动眼神经成“吊环样”改变，此病人伴有动眼神经麻痹症状

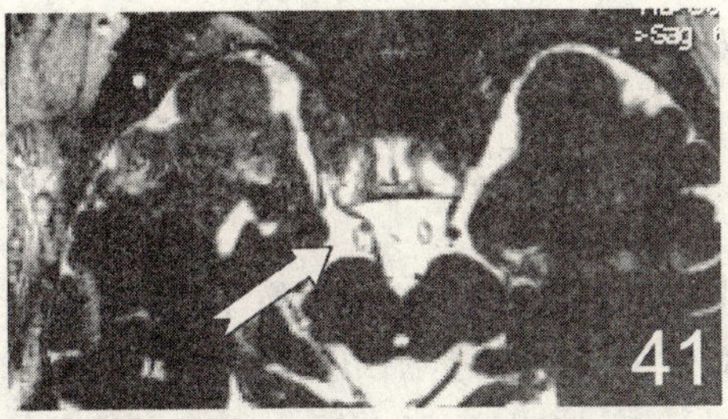

图 41 脉血管向内压迫右侧动眼神经呈弯曲改变（白箭头）

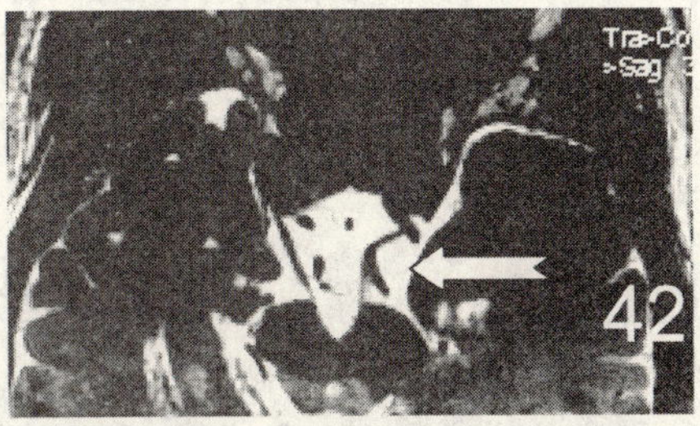

图 42 动脉血管向内压迫左侧动眼神经（白箭头）使其呈弯曲状改变，此病人伴有动眼神经麻痹症状

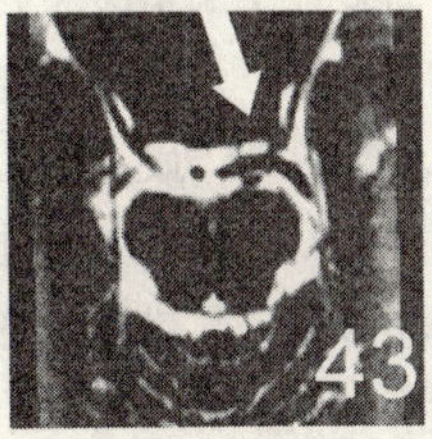

图 43 PCA 向下压迫动眼神经（白箭头）

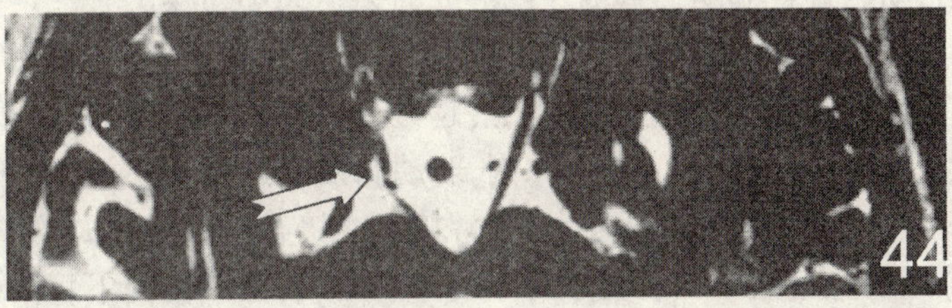

图 44 PCA 血管与右侧动眼神经密切不可分，动眼神经向外、下被推移（白箭头）

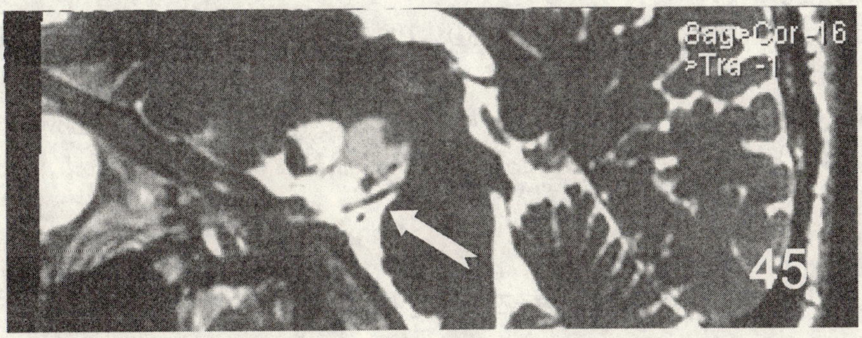

图 45 一颅咽管瘤病人，肿瘤侵及动眼神经（白箭头），伴有动眼神经功能改变

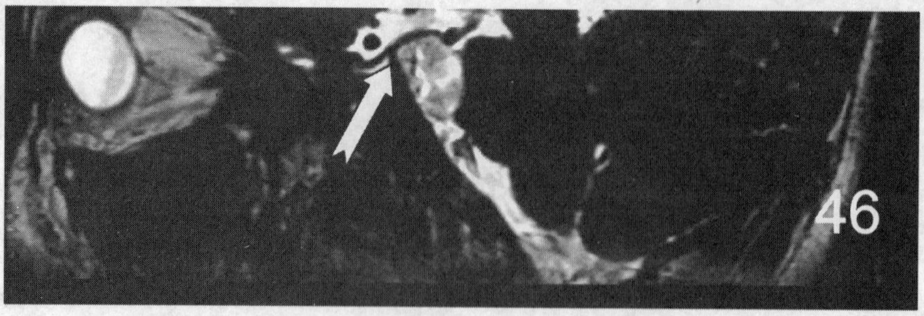

图46 1例为45岁中年妇女,桥前池内占位性病变,肿瘤向上压迫推移动眼神经(燕尾箭头),而PCA向下压迫动眼神经(白箭头),使动眼神经发生成角改变,病人伴有严重的动眼神经功能性改变

三、讨 论

随着MRI新技术的不断涌现和图像分辨力、信噪比的明显提高,颅神经的影像学检查逐步深入。CT横断及冠状薄层扫描可显示一些颅神经及其病变,但受成像平面及后颅窝伪影的限制。MRI具有良好的软组织分辨率和多参数成像、多平面扫描等优点,日渐成为颅神经检查的首选方法。在神经显示的同时,应用MRI还可以进行解剖测量。确切的影像数据测量可为临床手术科室提供更准确的解剖依据,从而避免因解剖变异造成的手术误伤。

动眼神经在脑池内行程较长,约14 mm,离开中脑后向前下外侧走行,到达鞍背突上方、垂体窝外侧,在蝶骨小翼突和鞍背突之间穿过硬脑膜至海绵窦外侧壁上方,其向外侧的走行较为稳定。我们的统计表明,动眼神经和脑干背侧连线形成的夹角大小与年龄有一定的关系,这可能与年龄相关的生长发育过程有关,在做动眼神经横断面成像和重组时应该考虑到年龄因素的影响。

基底动脉主干常发生偏移,年龄越大,基底动脉发生偏移的可能性越大,动脉粥样硬化或动脉冗长是基底动脉扩张和位置异常的原因,若动脉发生过度偏移,动眼神经受压,则可导致血管压迫性动眼神经麻痹。大脑后动脉和小脑上动脉常接近或接触动眼神经,本研究结果显示这种上下排列的夹心样结构是神经与上述血管相互关系的主要存在形式;正常情况下,部分大脑后动脉、小脑上动脉和胚胎型后交通动脉可使神经受压而呈明显的弧度,说明3D－CISS序列MRI对神经血管压迫性病变的诊断存在着敏感性高,而特异性相对较低的问题。3D－CISS序列MRI所显示相关神经动脉血管的存在形式和变异,与薄层解剖断层所显示神经、血管结构有良好的对应关系,是动眼神经及相关血管的最佳检查方法,能够为局部神经、血管病变提供准确的影像学上的评价依据。MRI更利于进行神经与血管关系在人群中变化规律的研究。

后交通动脉在动眼神经的背内侧前行,在3D－CISS序列图像上显示率几乎为100%,而在3D－TOF序列成像上显示率则相对较低,男、女性分别为60.0%和67.9%,这与时间飞跃法MR血管成像(MR angiography,MRA)特点有关,同时与年龄大小也有一定关系。另外,还发现胚胎型后交通动脉的存在与大脑后动脉P1段的显示有明显的关系,PCoA为胚胎型者,PCA多发育不良,显示较细或完全缺如而不能显示。

脑池段滑车神经及其与血管关系的显示

滑车神经是眶内上斜肌的运动神经,直径范围0.75～1 mm,在颅内行程全长约60 mm。由于成像技术的限制,以往关于滑车神经MR成像的系统报道较少。滑车神经起于中脑背面下丘下方,绕大脑脚外侧前行,经过环池,紧贴或隐藏在小脑幕的游离缘进入海绵窦的后外侧角,然后经眶上裂入眶。由于滑车神经细长的特点，在创伤和感染中，滑车神经很容易断裂、受侵，在外科手术切除操作过程中也很易受损害。本研究的目的是评价应用3D - CISS序列和双向调整MPR技术在显示滑车神经中的价值。

一、材料与方法

1. 临床资料　受验者40例(男21、女19;平均年龄:58岁;年龄范围:30~80岁)，临床检查无滑车神经异常的症状。另1例为45岁伴有上斜肌纤维痉挛的病人：伴有频繁的复视症状，每次重复持续时间4~7 s，不同的注视姿势可为诱因，脑脊液检查和脑MR成像均为正常，服用"卡马西平"以后病人的症状减轻。

2. 影像学检查方法　采用Siemens公司产Magnetom Sonata Maestro Class 1.5T超导磁共振扫描仪。

3. 成像步骤及分析方法

(1)分析方法：将3D - CISS序列扫描原始分别在斜横断位，矢状位和冠状位以0.50 mm的层厚进行MPR重组成像。MPR成像有助于确认滑车神经在脑池段的任意位置和显示最大长度(图1~5)。MR图像由两名观察者合作分析，为了避免滑车神经和血管混淆，采取了在3D - CISS序列图像上连续观察血管走向直至源血管并与3D - TOF成像进行对应比较的方法。滑车神经的显示评分标准为：2分代表清楚显示，1分代表可能为滑车神经，0分代表没有显示。距离滑车神经中脑起点1.2 mm的范围内规定为REZ。

(2)分析步骤：在斜横、矢、冠状位置分析受验者滑车神经的每一侧，并且与3D - TOF序列进行比较分析；确认滑车神经脑池段在中脑的起点位置；测量滑车神经脑池段起点到中脑上髓帆中线的垂直距离；测量滑车神经脑池段的长度；统计分析滑车神经脑池段的走行特点；观察滑车神经与接触血管之间的位置关系：神经血管接触标准为在滑车神经和相邻的血管之间没有发现脑脊液信号。

二、结　果

1. 滑车神经显示　应用3D - CISS序列对80条滑车神经进行成像分析研究得出，斜横断位双侧显示滑车神经脑池段达到74(93%)(图6)，重组冠状位达到63(79%)(图8，表1)，重组矢状位达到66(82%)(图9)。滑车神经出口点为单一主干，没有发现附属的小分支。MR成像不能显示小脑幕下的部分。3D - TOF序列成像没有显示滑车神经(图7)。

表1　滑车神经在斜横、矢和冠状位的显示情况

横断面	矢状面	冠状位	评分情况
58	52	51	2
16	14	12	1
6	14	17	0

注:2代表清楚显示;1代表基本确定;0代表不能区分

2. 滑车神经走行　在显示的74条滑车神经中有69条显示了滑车神经的走行(图16~23)。在28条中，滑车神经先向侧方行向小脑幕的游离缘，然后向前走在小脑幕的下面(图6、11)，在另外41条中，滑车神经同时向前外两个方向行向小脑幕游离缘(图10)，有7位受验者的双侧滑车神经不能在同一平面显示走行(图12、13)。有5条由于在连续断面上不能彻底追踪滑车神经的走行而不能确定。

(1)将成像结果与尸体头颅滑车神经MR成像及滑车神经在中脑起点、脑池段、小脑幕下和海绵窦段的断层切片标本相对照，发现具有良好的对应关系。

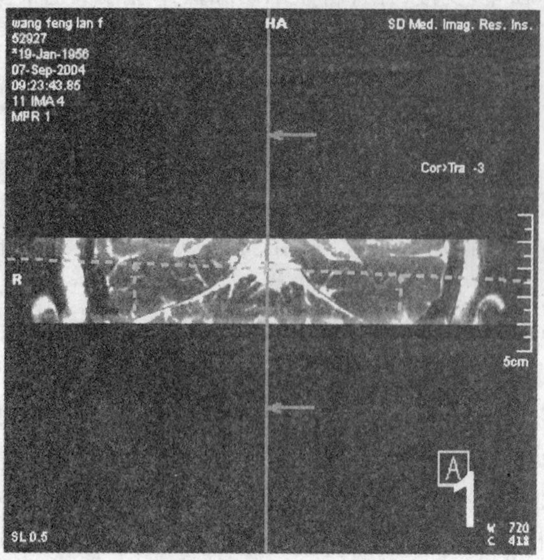

图 1

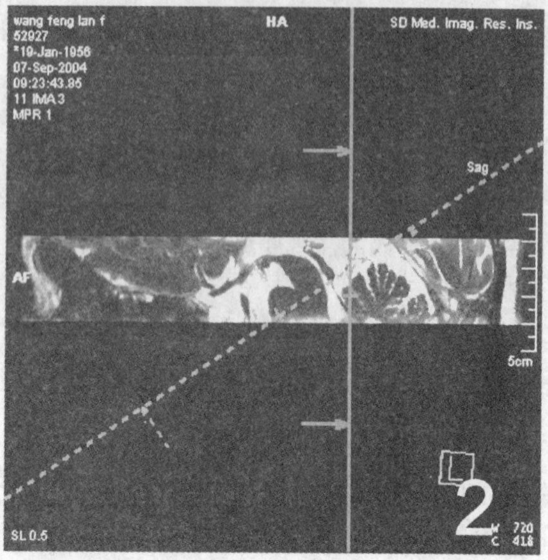

图 2

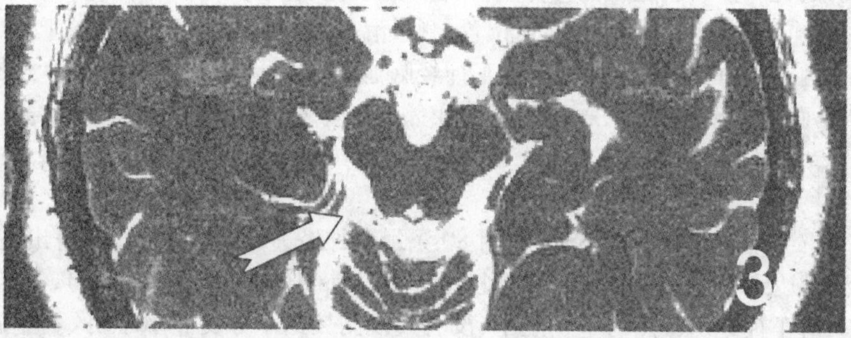

图 3

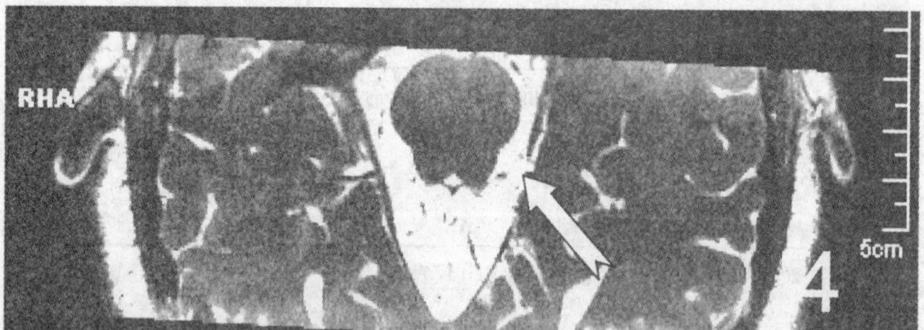

图 4

图 1～图 4　为一受检验者的滑车神经重组过程示意图，以图 2 中正中矢状面的斜线(蓝线)为重组基线，在此基础上，重组出图 3 的斜横断面 MPR 图像，仅显示右侧滑车神经，左侧滑车神经未见显示，然后在冠状面图像上左右调整重建基线(蓝线)，在此基础上重组出图 4 的双平面重组的双方向倾斜横断面 MPR 图像，清晰显示出双侧滑车神经

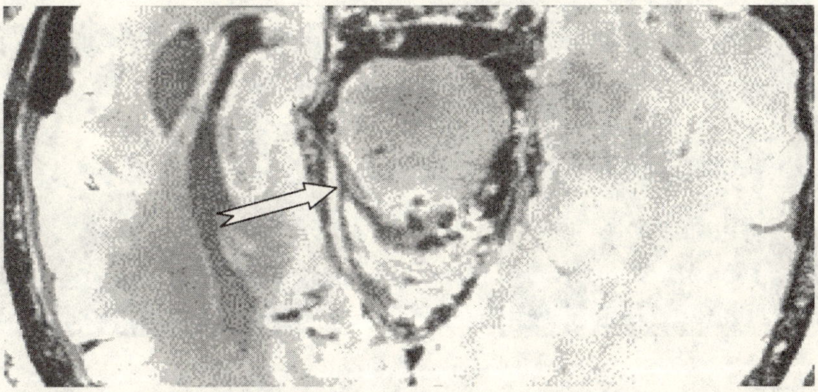

图 5　为利用双平面重组技术重组出的尸体标本的右侧滑车神经脑池段

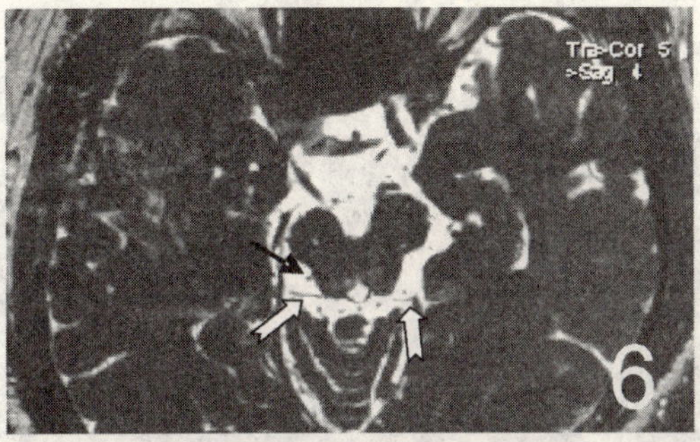

图 6

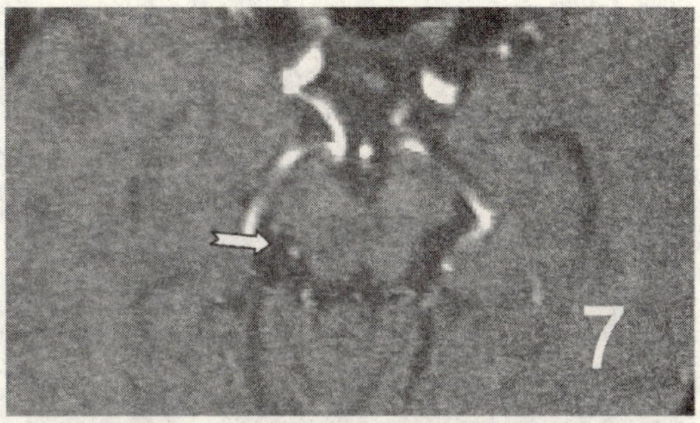

图 7

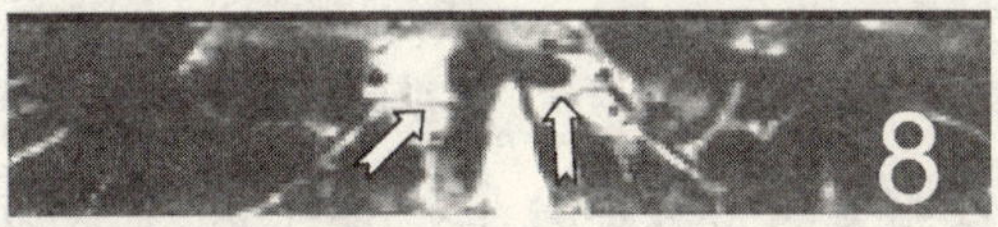

图 8

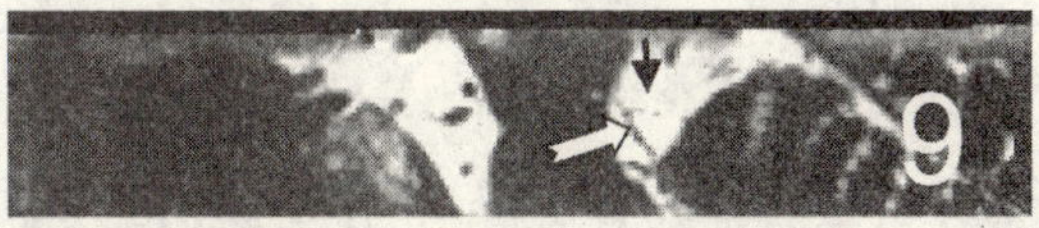

图 9

图 6 ~ 图 9　为同一受验者(45 岁)的 MR 成像:图 6 为 3D - CISS 斜横断成像,左右滑车神经(白箭头)位于上髓帆两侧,在脑池内以不同长度水平走行直达小脑幕,小脑上动脉(黑箭头)位于滑车神经的前面; 图 7 为横断 3D - TOF 图像,小脑上动脉断面清晰显示(白箭头),滑车神经未被显示; 图 8 为滑车神经(白箭头)从下丘下方起点的斜冠状成像;图 9 为旁矢状成像显示滑车神经断面(黑箭头)位于小脑上动脉(白箭头)的后方

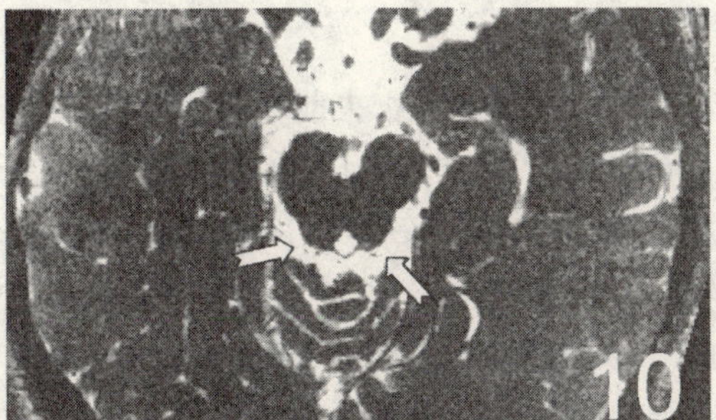

图 10　受验者(56 岁)3D - CISS 斜横断成像,显示滑车神经(白箭头)向前外方向走行

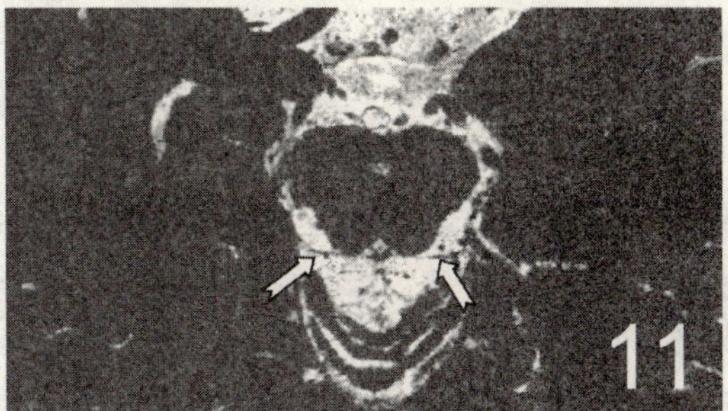

图 11　67 岁受验者的 3D - CISS 横断成像。显示滑车神经(白箭头)向两侧水平对称走行

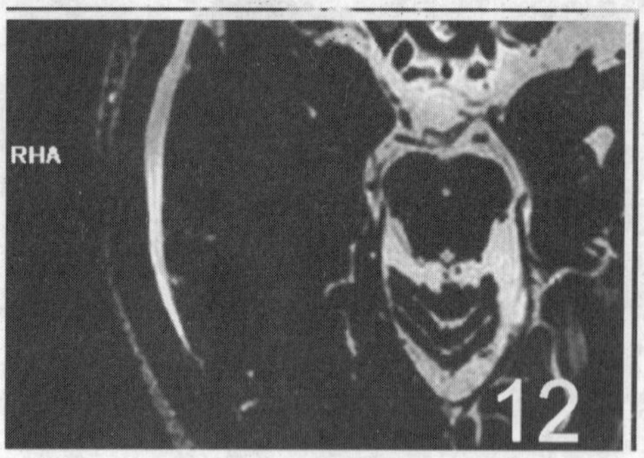

图 12　9 岁受验者向前下倾斜 10°角的斜横断面成像，显示右侧滑车神经(白箭头)向前外下走向

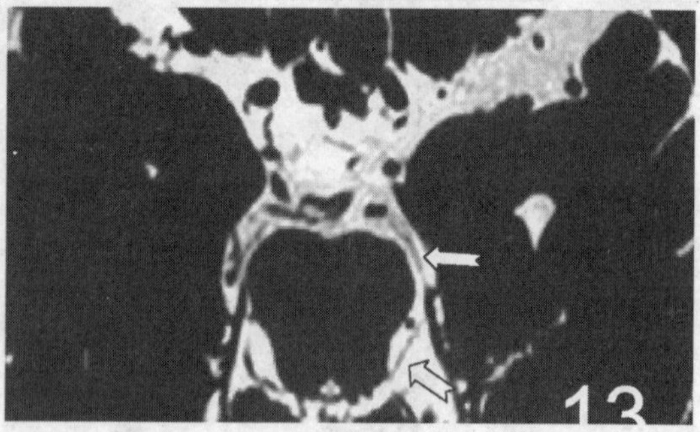

图 13　图 12 为同一者，向前上倾斜 15°角斜横断面成像，显示左侧滑车神经(白箭头)约 23 mm

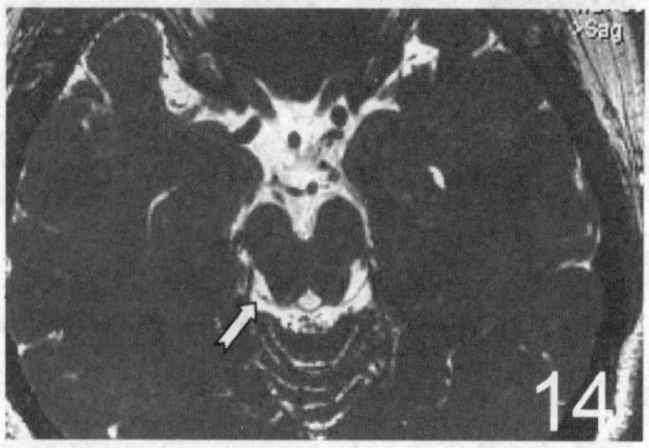

图 14　侧滑车神经有神经血管接触点(白箭头)

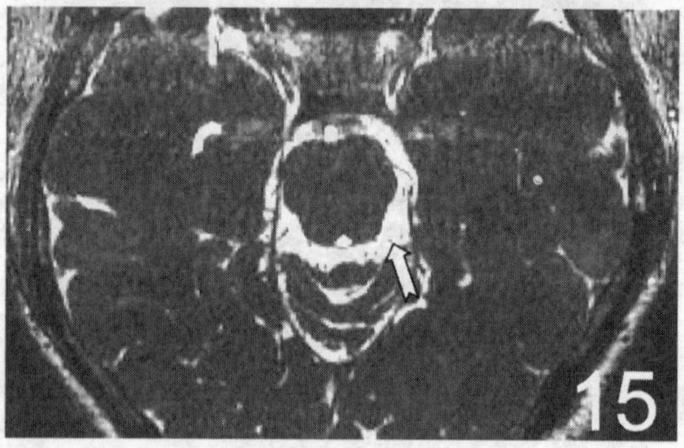

图 15　侧滑车神经有多个神经血管接触点(白箭头)

(2)滑车神经测量尺寸：从中线(后髓帆)到滑车神经起点的距离范围是 3.0 ~ 8.0 mm (平均 5.6 mm)，滑车神经脑池段即从中脑出口点到小脑幕游离缘的最大显示长度范围是 1.0 ~ 13.0 mm (平均 7.5 mm，表 2)。

表 2　滑车神经不同方位的测量

测量方位	右	左	平均
脑池段长度(mm)	8.0(1 ~ 13)	7.0(1 ~ 23)	7.5(1 ~ 13)
起点到矢状面(mm)	5.5(3 ~ 8)	5.7(3 ~ 8)	5.6(3 ~ 8)

注：表中数据是神经的平均测量值，括号中是测量范围

3. *神经血管关系*　与滑车神经关系密切的血管是 SCA(小脑上动脉)和中央前小脑静脉的分支。

(1)滑车神经根部区域(REZ)：74 条滑车神经中，有 3 条神经在起点直接与小血管接触，有 7 条在距离滑车神经起点 1 mm 处接触血管，共有 10 条神经(12.5%)在 REZ 有神经血管接触。

(2)滑车神经脑池段：总共观察到 43 条分支血管与 37 条神经有接触点(图 16 ~ 23)，与滑车神经起点之间的距离平均值为 3.4 mm，其中 23 条血管在 19 条滑车神经的前面相接触(图 14)，11 条血管在 10 条滑车神经的后面相接触，有 9 条血管与 8 条神经密切相连而不能鉴别前后关系(表 3)。共有 38 条血管与 32 条神经相邻但并不接触，相邻点与滑车神经起点之间的距离均值为 3.1 mm。有 15 条血管在 12 条神经的前面相邻但并不接触，有 23 条神经在 20 条神经的后面相邻但并不接触(表 4)。滑车神经在脑池内与血管分支的关系相当复杂，有的神经与血管有多个接触点(图 15)。有的神经与两条动脉相连，有的 1 条血管与两条神经相接触。

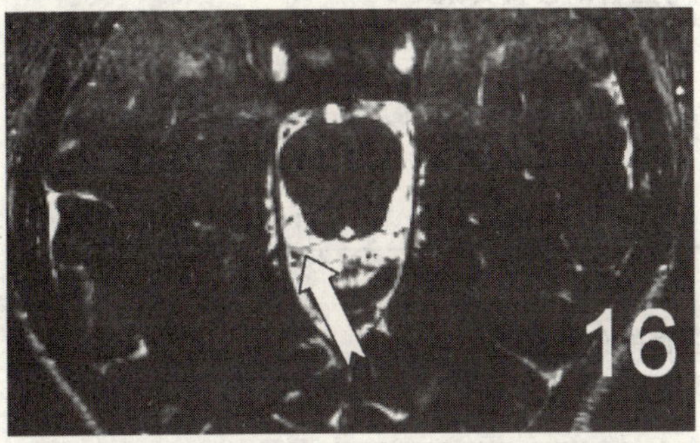

图 16

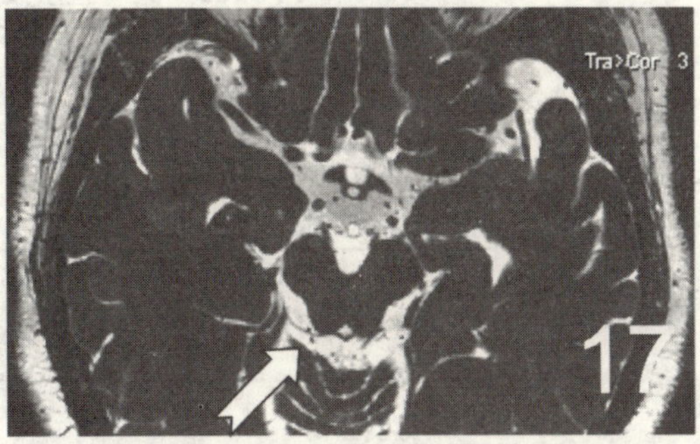

图 17

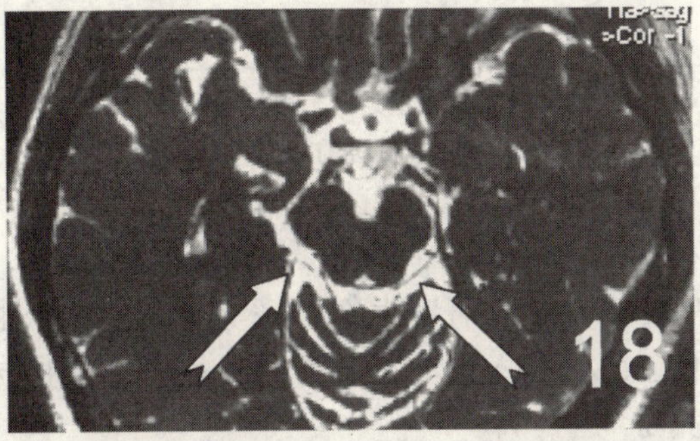

图 18

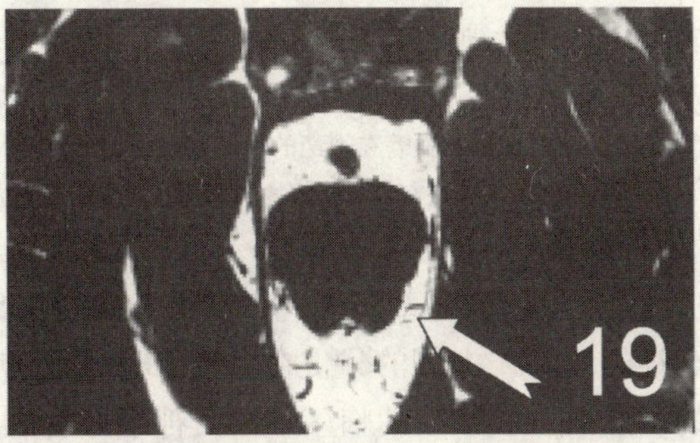

图 19

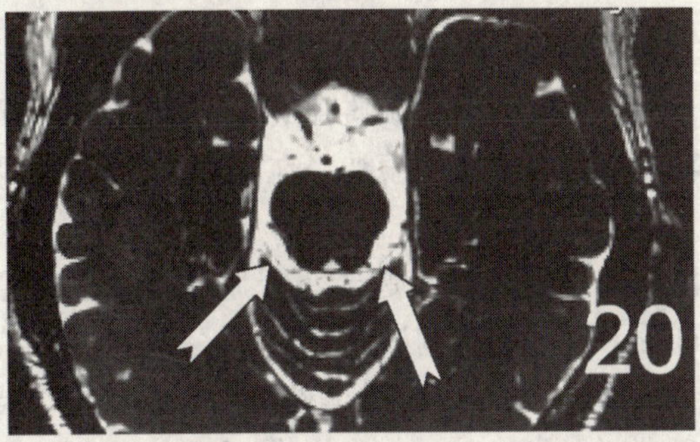

图 20

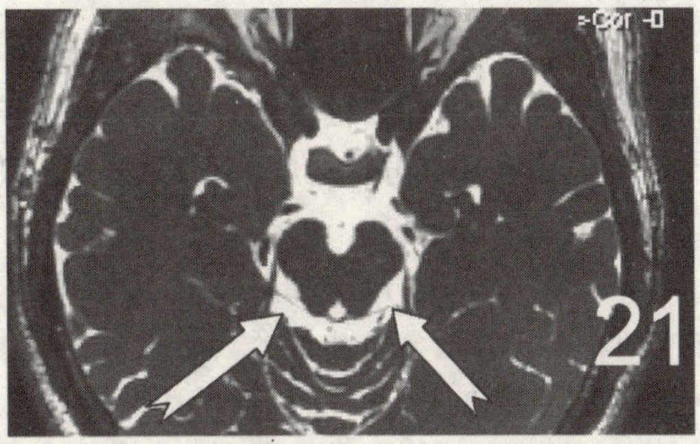

图 21

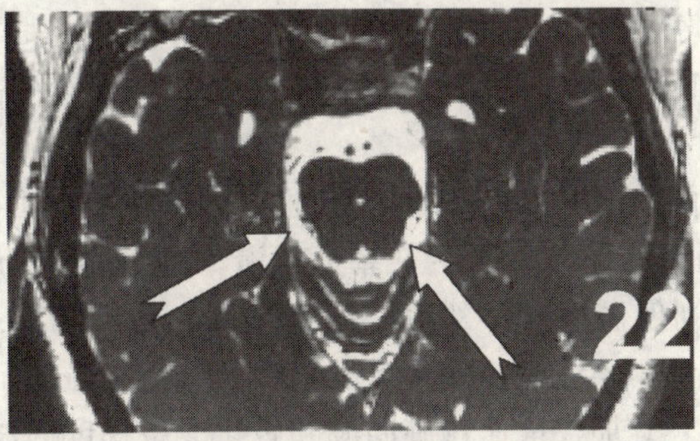

图 22

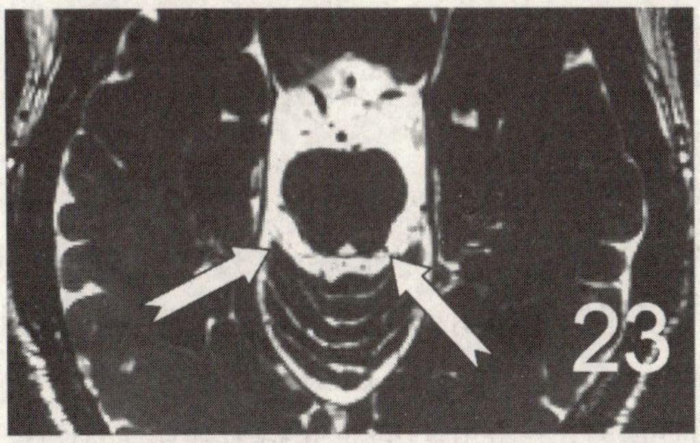

图 23

图 16～23 均为利用双平面重组技术重组出的 **MPR** 图像：图 **16** 为右侧滑车神经（白箭头）在 **MPR** 图像上向右后走行直达小脑幕，在滑车神经后面有神经血管接触，左侧滑车神经水平向外走行，并与多个神经血管接触点；图 **17** 为右侧滑车神经走行直达小脑幕并有血管交叉（白箭头），左侧滑车神经仅点状显示；图 **18～23** 显示双侧滑车神经呈弧线形对称向前外方向直达小脑幕，并均见神经血管接触点（白箭头），除外图 **21**（在左侧滑车神经后方有血管接触点），其余均在滑车神经前方见到神经血管接触点

表3　具有直接接触点的滑车神经与血管的位置关系

变量	前面	后面	复杂	总数
血管数	14,9	7,4	3,6	43
平均距离(mm)	3.7,3.3	4.5,2.3	3.9,3.0	3.4
神经数量	12,7	6,4	3,5	37

表4　无接触点的滑车神经与血管的位置关系

变量	前面	后面	总数
血管数	5, 10	11, 12	38
平均距离(mm)	6.0,3.5	4.4,1.9	3.1
神经数量	3, 9	9, 11	32

注:表3、表4中,逗号前面的数据为右侧滑车神经的测量数据,逗号后面的数据为左侧滑车神经的测量数据;前面指血管在神经的前面,后面指血管在滑车神经的后面,复杂指接触太密切而不能区分前后面;平均距离指滑车神经起点和神经血管接触点(或接近点)之间的距离

(3)上斜肌痉挛病人检查结果:3D－CISS MR成像成功地描绘了伴有右上斜肌痉挛病人的两根滑车神经。SCA内侧的分支在右侧REZ与滑车神经有接触压迫点。MRA证明了滑车神经REZ有高信号的动脉血管。最后的临床诊断是神经血管压迫造成的肌痉挛。

三、讨　论

3D－CISS序列加用流动补偿技术,使各种流速的流体都呈高信号,消除了流动干扰伪影,CSF表现为极高信号,血管在高信号的背景下表现为低信号,3D－CISS序列描绘小的被脑脊液包围的微细结构,具有高对比度和高分辨力的特点,适合于MR脑池造影。第Ⅵ、Ⅶ、Ⅷ和Ⅻ对颅神经在3D－CISS序列中已有清楚显示的报道。

滑车神经全程分成4部分:中心段、脑池段、海绵窦段和眶部。滑车神经起于下丘脑水平中脑被盖的滑车神经核,轴突离开神经核形成束状纤维在上髓帆内向后下方,围绕中脑水管形成十字交叉。滑车神经对应出现在下丘下面上髓帆系带的侧方。上髓帆特征性的形状可以作为滑车神经出现的标志。当上髓帆被确定,活体测量的滑车神经起点定位在离中线5.6 mm(3～8 mm)的地方,接近于解剖标本上测量的4 mm(3.0～4.5 mm)。滑车神经中脑起点距离下丘下界约0.7mm(范围:0～1 cm)。滑车神经脑池段从下丘水平扩展到小脑幕游离缘,滑车神经REZ部分较短,位于四叠体池内,远侧部分较长走行于环池。脑池段滑车神经在大脑后动脉和小脑上动脉之间,与小脑上动脉、大脑后动脉及罗森塔尔式基底静脉相伴行。

滑车神经直径非常细小,与邻近血管走行粗细都较相似,MR成像显示非常困难。曾有报道Caillet等通过应用T_1加权SE序列,3～5 mm的层厚,在横断面和矢状面以30%的几率显示滑车神经,在冠状面仅能偶然显示。Hosoya等通过应用对比剂增强GRE序列仅显示10%的滑车神经。Casselman和Dehaene首先应用3D－CISS序列及0.7 mm的层厚去显示滑车神经脑池部分,但他们没有分析神经显示的可靠性。Held等的研究结果确认了3D－CISS MR成像比T_2加权快速自旋回波和磁化准备梯度回波技术的优越性。

从动静脉中区分出滑车神经是滑车神经准确显示的关键。神经血管混淆导致了低的滑车神经显示率,血管错认为神经又造成了高显示率。为了尽量避免上述错误,3D－TOF MR成像技术被应用于滑车神经的显示。动脉的高信号强度基本解决了与滑车神经鉴别的问题。四叠体池宽度也是影响滑车神经显示的因素。Casselmen和Dehaene报道,在高龄研究对象中四叠体池的变大使滑车神经脑池段的显示相对容易。我们除了应用3D－CISS序列的之外,还应用双向调整MPR技术,使重组图像可以与滑车神

经的走行平行,明显提高了滑车神经的显示率。斜横断位双侧显示滑车神经脑池段达到93%,重组矢状位达到82%,重组冠状位达到79%。

在小脑幕下也可能有与血管接触的位置,大部分人认为引起体征异常的神经血管压迫仅发生于REZ内,在REZ内,有的神经纤维被中央髓鞘(少突神经胶质细胞起源)而不是周边髓鞘覆盖。

在检查的一例病人中,一内侧SCA分支被发现与右滑车神经有紧密接触,正在中脑起点(PE)处,因为病人对卡马西平反应好,是对上斜肌痉挛的首选方法,没有进一步治疗。如果相同的MR成像在一系列伴有上斜肌痉挛的病人被证实,血管压迫神经功能失调的理论能被进一步发展。显示神经血管压迫点的能力有助于血管减压术的决定和计划。

脑池段展神经的显示及与血管的关系

展神经麻痹是所有眼的神经中最常发生的现象之一。展神经成像显示的困难主要是因为其倾斜的走行(从脑干出发向外、向前、向上倾斜)、细小的直径和断面(0.43~1.85 mm^2)。我们应用3D-CISS序列结合双向调整MPR技术,对展神经进行了以下几方面的研究:①研究展神经的显示几率和解剖走行;②确定对展神经显示有帮助的解剖标志;③统计展神经和小脑前下动脉的关系。④评价3D-CISS序列对展神经与其他血管组织、占位病变毗邻关系的显示能力。

一、材料与方法

(1)本研究包括57例(男32例、女25例),其中7例为由于压迫引起的展神经麻痹病人。年龄范围:20~77岁(平均33岁)。

(2)扫描序列同第一部分。

(3)分析步骤:在斜横、斜矢、冠状面位置分析受检查者的双侧展神经,并且部分与3D-TOF序列图像进行分析比较,图像分析由3位有经验的观察者执行。

(4)展神经走行的显示:面神经围绕展神经核并与其一起形成脑干背侧的面神经丘突起。先确定面神经丘的位置,再确定其与脑池段展神经的位置关系。展神经的显示评分标准为:0分代表没有显示,1分代表极可能是展神经,2分代表清楚显示展神经。确定测量展神经从桥前池进入Dorello管的位置及测量管内脑脊液显示的长度,长度分为4级:1级:0 mm(代表没有突入);2级:小于1 mm;3级:1~2 mm;4级:大于2 mm。

(5)神经血管接触点的分析:在神经和血管之间无脑脊液信号确定为接触,然后确认血管是在神经的下面(前面)还是在神经的上面(后面)。测量神经血管接触点到桥脑延髓沟的距离(D1)。展神经长度是在斜矢状面上的最大长度范围内测量的。区分血管的方法是沿着其行程找到其源血管,再与MRA所显示的相应部位血管进行对应比较。

二、结　果

(1)在57例(114侧展神经)中,经过双向调整MPR技术的应用,展神经在重组横断位和矢状位以97%(110)的几率显示(图2、5),在重组冠状位以95%(108)的几率显示(图6)(表1)。在20例进行TOF序列扫描的被检查者中没有或模糊显示展神经(图4)。

(2)103条展神经从桥脑延髓沟发出,7条从紧靠桥脑延髓沟的脑桥表面发出。没有发现展神经从沟的下面发出。所有显示的展神经全部以1条神经根连于脑干,而没有发现神经根的分支(图11、12)。

(3)在96%(109)的Dorello管内发现突出的脑脊液信号(图2):其中31条长度小于1 mm,41条在1~2 mm之间,37条大于2 mm。

表1 展神经在斜横断位、矢状位及冠状位的显示情况

Score *	重建平面/神经数量								
	轴位			矢位			冠状		
	Rt	Lt	Total	Rt	Lt	Total	Rt	Lt	Total
2	55	55	110	56	54	110	51	57	108
1	2	2	4	1	2	3	3	0	3
0	0	0	0	0	1	1	3	0	3
mean	1.97	1.97	1.97	1.98	1.93	1.96	1.84	2	1.92

注:0分代表没有显示,1分代表极可能是展神经,2分代表清楚显示展神经

(4)面神经丘在第四脑室的底部(垂直于脑干轴线)的重组横断位图像上全部显示。在96例中我们能从显示面神经丘的同一层面显示Dorrelo管和展神经的脑池段(图1)。

(5)神经血管位置关系:在3D－CISS MR图像上能显示的血管包括:椎动脉、基底动脉、小脑后下动脉、小脑前下动脉、小脑上动脉和岩部静脉。其中小脑前下动脉(AICA)是显示率最高的动脉,95条小脑前下动脉在展神经区域显示,74.7%(71/95)的展神经与小脑前下动脉接触(图15～31)。25.3%(24/95)的受检者,小脑前下动脉与展神经没有接触(图13～14)。63.1%(60/95)的受检者神经下方有小脑前下动脉(AICA)穿过(图15～20),31.6%(30/95)的受检者神经上方有小脑前下动脉(AICA)穿过(图21～24),另外5条神经由于与血管接触密切而不能区分位置关系(图25～28)(表2)。

表2 神经血管位置关系显示统计

血管	接触						无接触				Total
	下方		上方		复杂		下方		上方		
	Rt	Lt	Rt	Lt	Rt	Lt	Rt	Lt	Rt	Lt	
ICA	22	20	13	11	3	2	10	8	3	3	95
PICA	3	0	0	0	2	0	6	4	0	0	15
AICA－PICA	2	2	0	0	0	0	4	2	0	0	10
VA	1	1	0	0	0	0	2	0	0	0	4
BA	1	0	0	0	0	0	1	1	0	0	3
Total	52		24		7		38		6		127

注:Rt代表右边的总数量;Lt代表左边的总数量;复杂代表由于与血管接触密切而不能区分位置关系

15条神经与小脑后下动脉(PICA)接近,10条神经同时与小脑前下动脉和小脑后下动脉接近,除了2条神经例外,这些血管均位于展神经的下面。共有7条神经与基底动脉和椎动脉相接近,这些血管位于展神经下面。桥脑延髓沟和神经血管接触点之间的平均距离是8.1 mm。

(6)患有展神经麻痹等异常症状的7例病人全部发现由各种原因引起的压迫(图32～38)。证明3D－CISS序列及MPR技术在临床应用中具有重要作用。

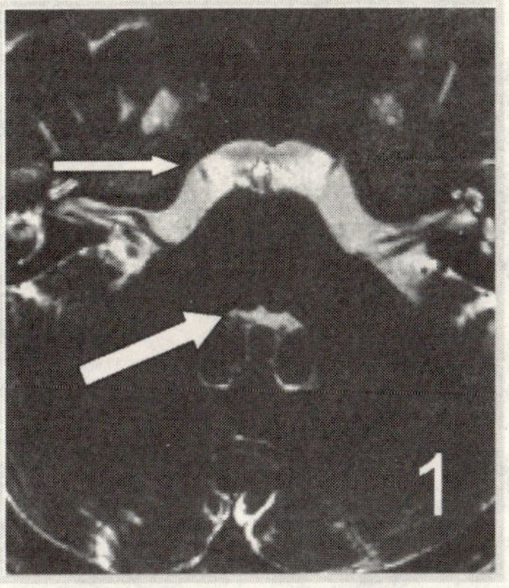

图 1　3D - CISS 序列横断图像，第四脑室下方脑干背面的两个对称突起为面神经丘（粗箭头），脑池中展神经（细箭头）将要进入 Dorello 管

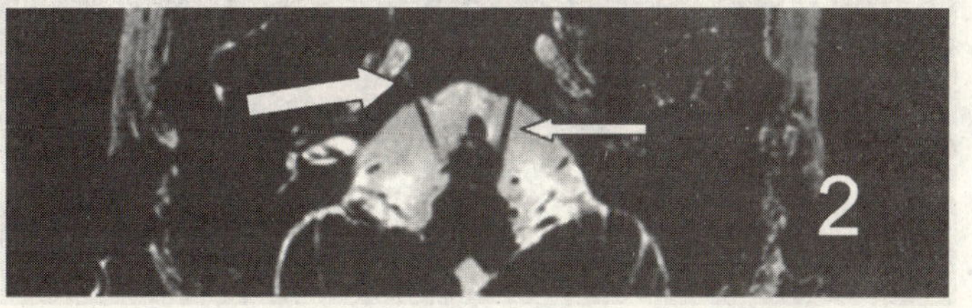

图 2　D - CISS 序列斜横断 MPR 图像，粗箭头所指为 Dorello 管，细箭头所指为展神经

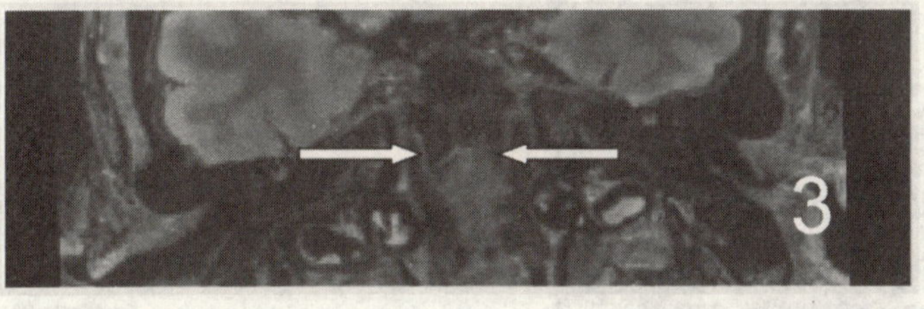

图 3　与图 2 相对应的尸体 3D - CISS 序列斜横断 MPR 图像，双侧箭头所指为展神经，其周可见血管影

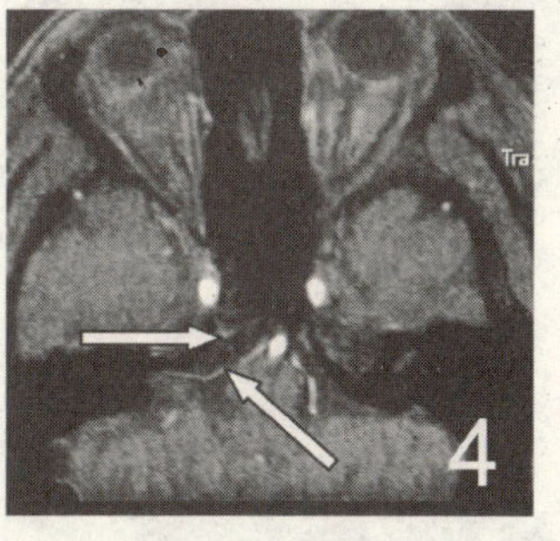

图 4　MRA 斜横断面 MPR 成像，斜箭头所指为 AICA，展神经隐约可见（水平箭头）

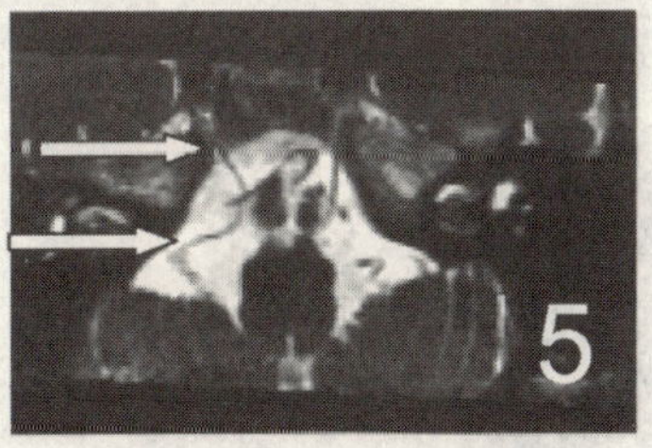

图 5　与图 4 对应的 3D - CISS 成像，可见展神经和 AICA

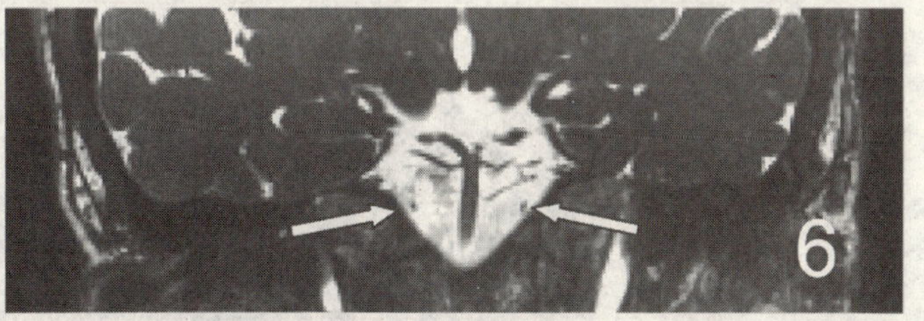

图 6　以基底动脉为基线的冠状面成像，双侧展神经可见点状显示（白箭头）

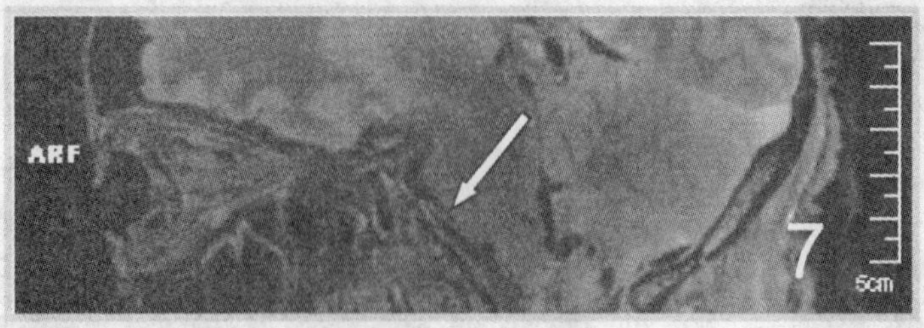

图 7　尸体斜矢状面成像，可见脑池内展神经

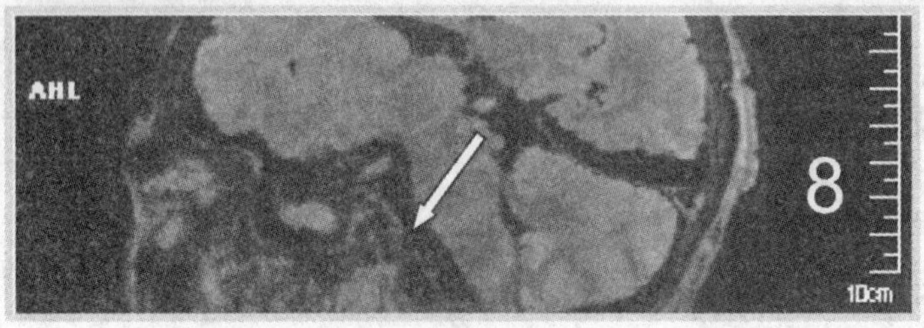

图 8　尸体斜矢状面成像，可见 Dorello 管内展神经（白箭头）

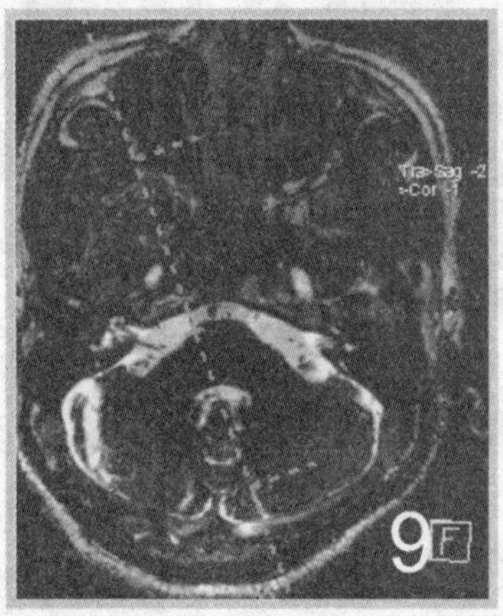

图 9　红色基线为展神经斜矢状面 MPR 定位线

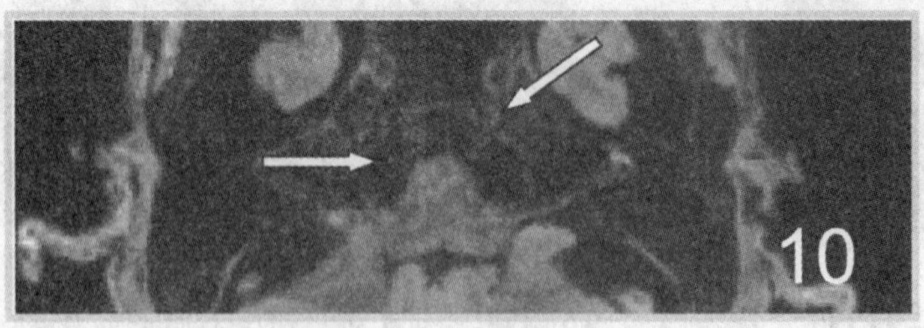

图 10　尸体 3D－CISS MPR 图像，可见脑池内展神经（水平箭头）、Dorello 管（斜箭头）

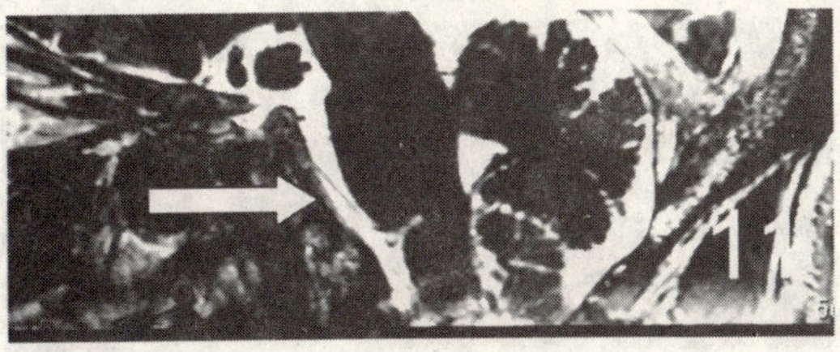

图 11　3D－CISS 序列斜矢状面展神经成像，可见脑池内展神经（白箭头）、Dorello 管清晰显示

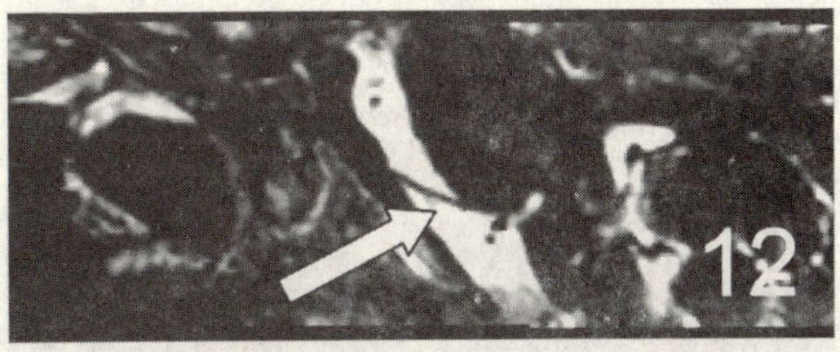

图 12　矢状面展神经成像可见展神经（白箭头）从桥脑延髓沟内发出

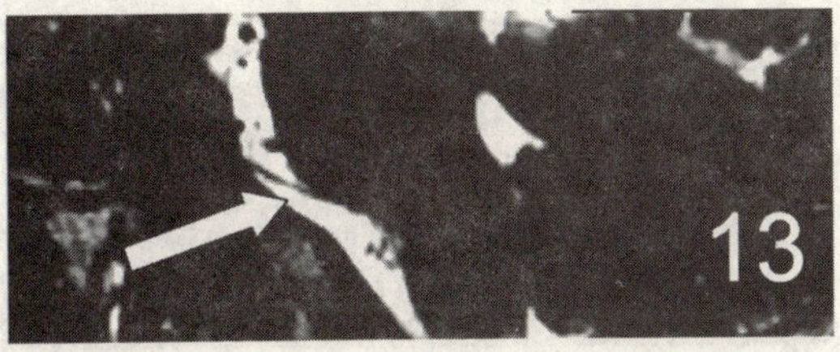

图 13　矢状面展神经成像可见展神经（白箭头）从桥脑延髓沟内发出

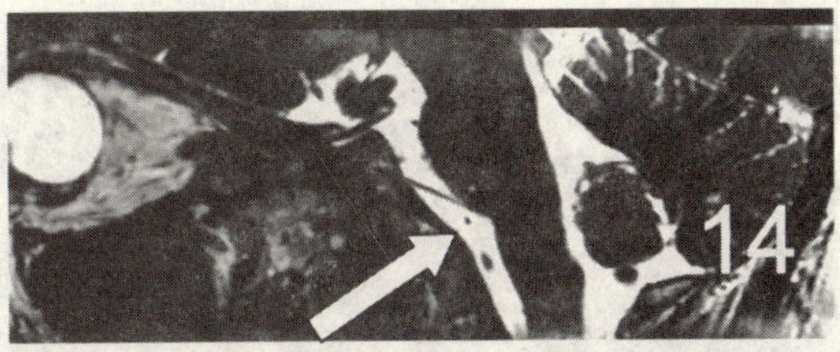

图 14　脑池内展神经下方可见 AICA 断面（白箭头），与神经无接触

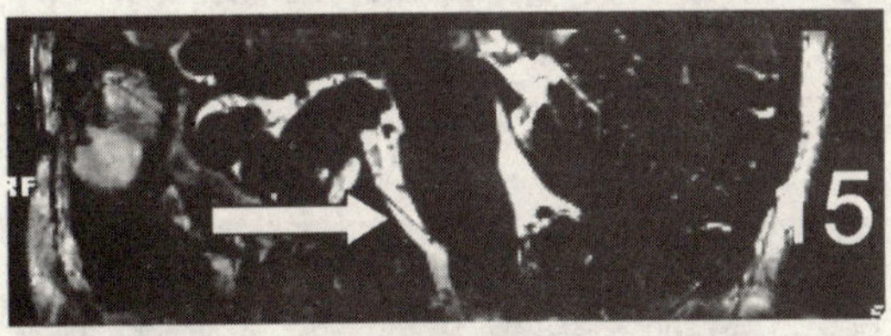

图 15

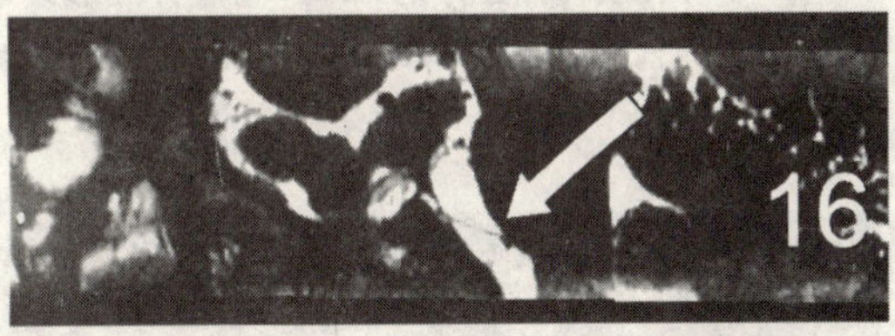

图 16

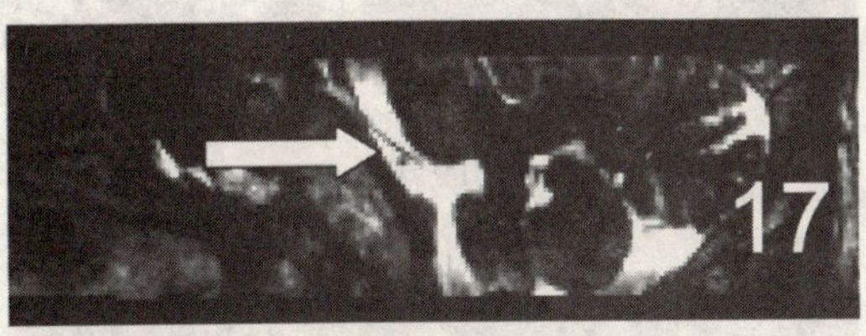

图 17

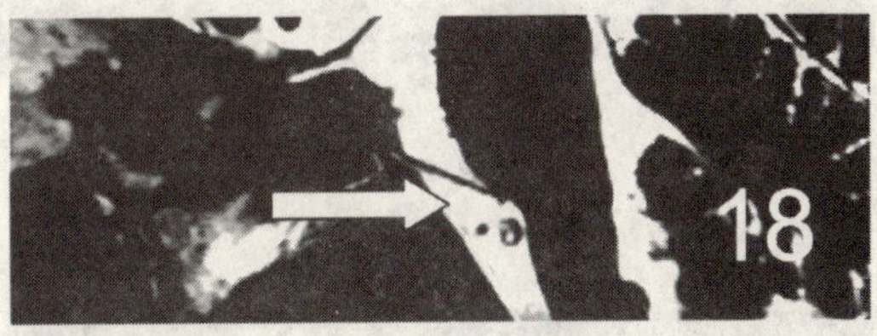

图 18

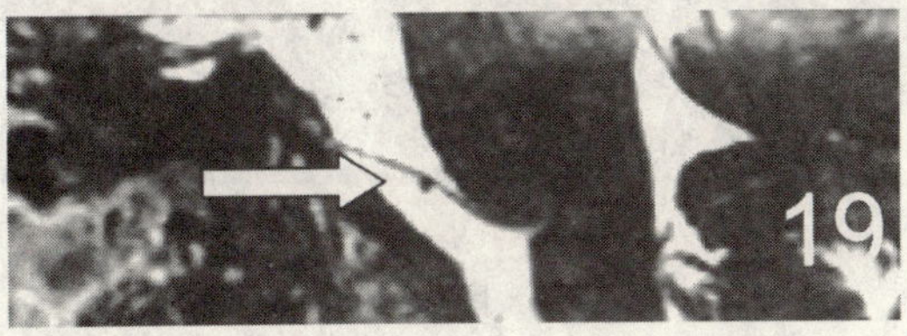

图 19

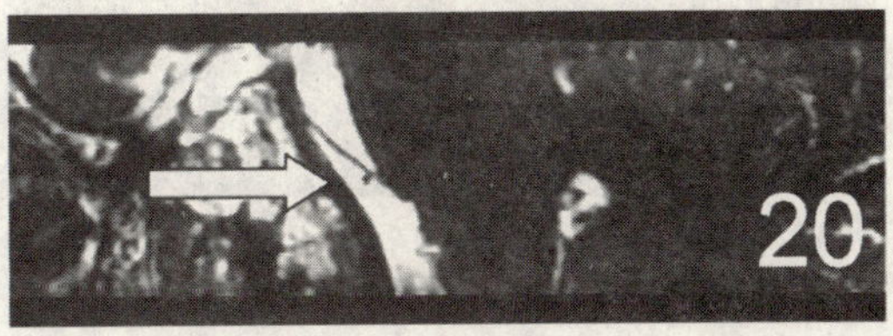

图 20

图 15～20　见脑池内展神经清晰显示，并且可见 AICA 在展神经脑池内不同部位的下方紧密接触展神经，其中 19 内的展神经被 AICA 推压呈一定的弧度

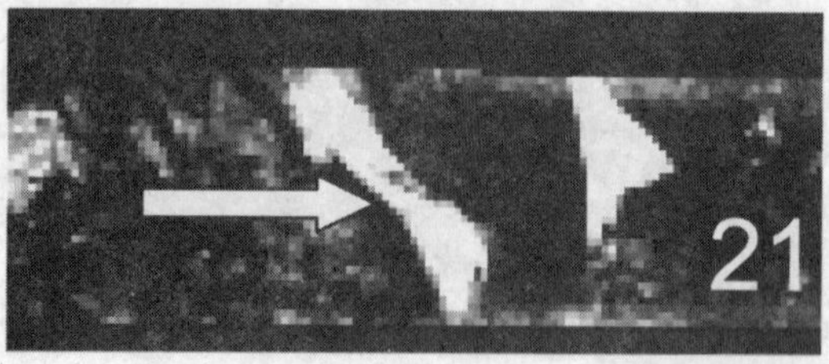

图 21

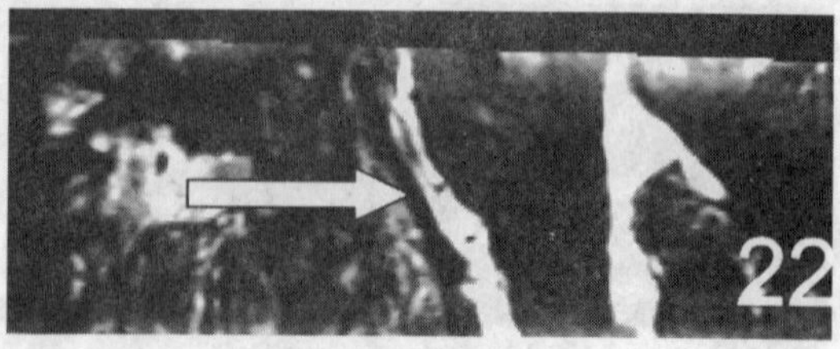

图 22

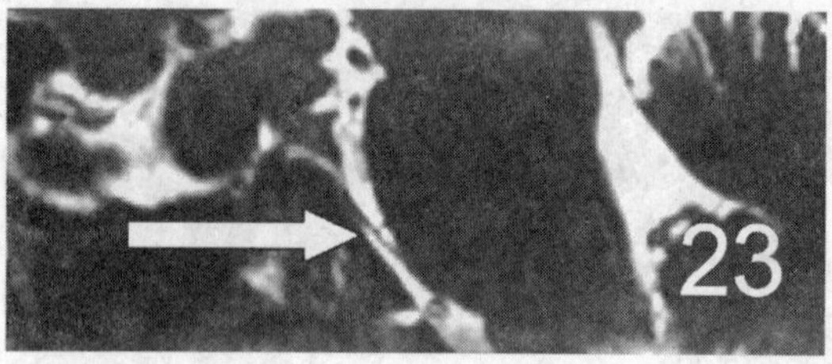

图 23

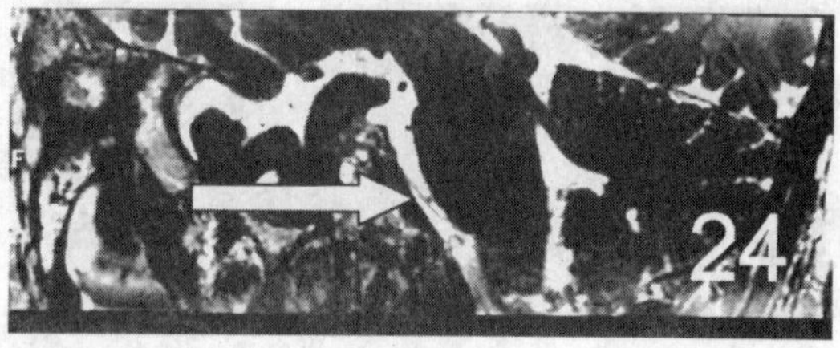

图 24

图 21～24　可见展神经上方的 AICA 与展神经形成紧密接触点（白箭头）；图 23 可见脑池内展神经清晰显示（水平箭头），并可见 Dorello 管内较长的脑脊液信号突入（斜箭头）

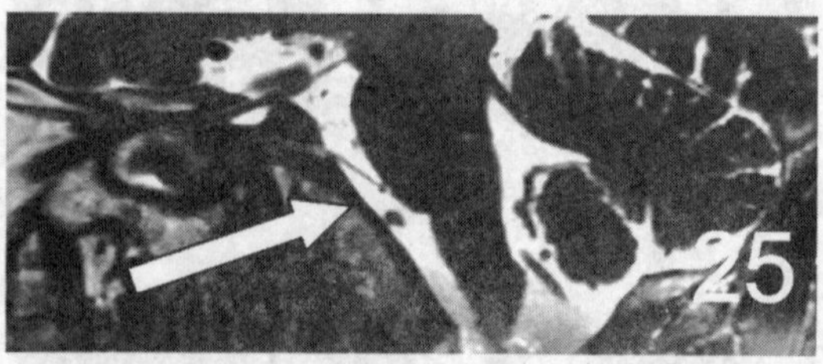

图 25

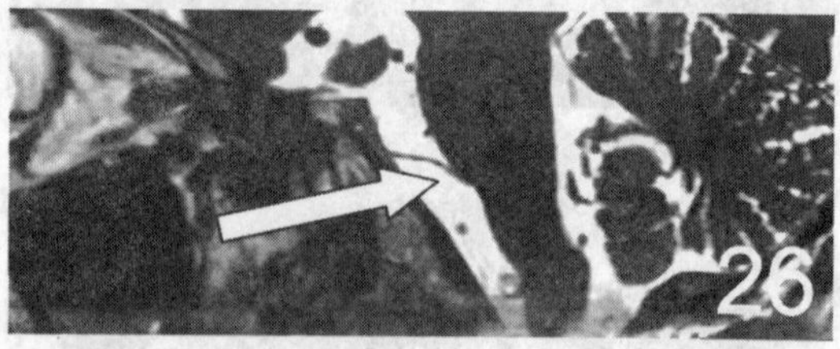

图 26

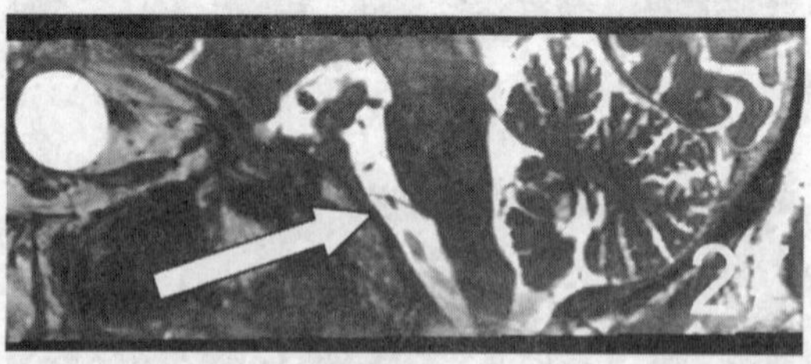

图 27

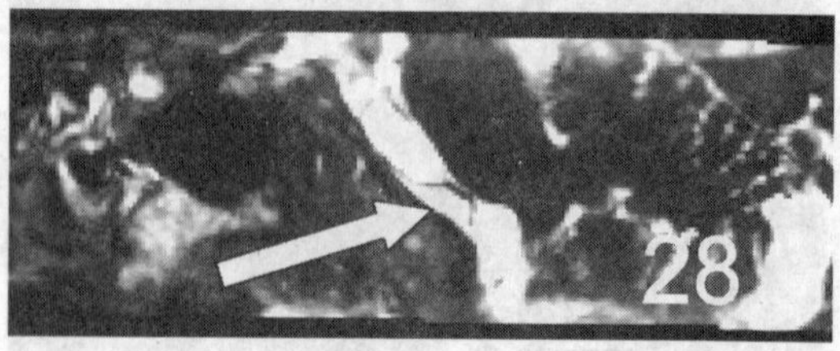

图 28

图 25～28　可见脑池内展神经与 AICA 血管密切接触，而不能区分上下关系，其中图 26、图 28 中的展神经呈弯曲形状（白箭头）

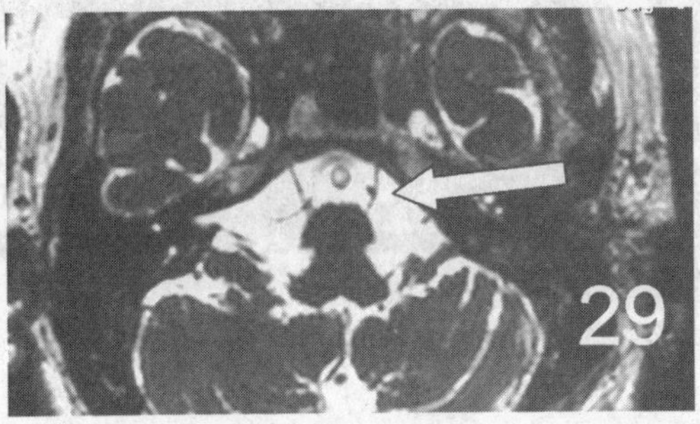

图 29 3D - CISS 序列斜横断面 MPR 图像,可见双侧脑池内展神经与 AICA 血管接触,其中左侧展神经向外方向推压展神经呈一定的弧度(白箭头)

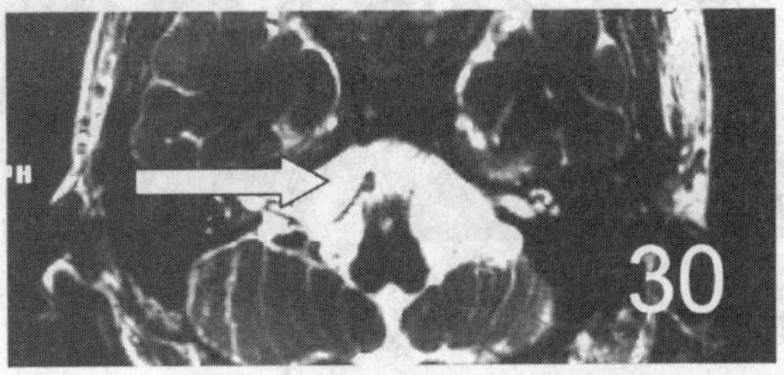

图 30 3D - CISS 斜横断面 MPR 成像,可见 AICA 从基底动脉发出,与脑池段展神经交叉(白箭头)

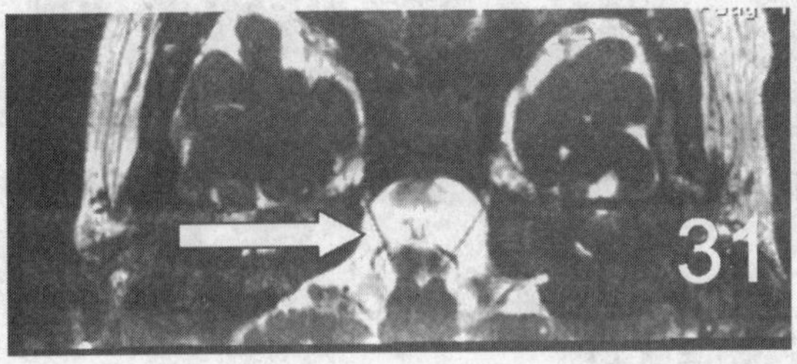

图 31 3D - CISS 斜横断面 MPR 成像,可见双侧展神经进入 Dorello 管,双侧 AICA 血管与展神经形成交叉(白箭头)

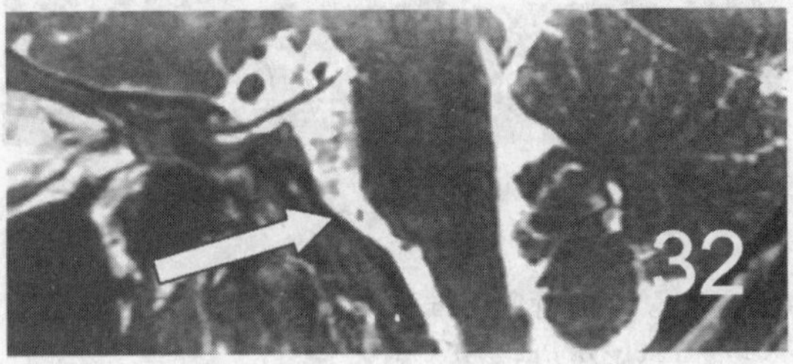

图 32 桥前池内占位性病变与脑池内远段展神经不能辨别,说明展神经受侵(白箭头),病人伴有展神经异常症状

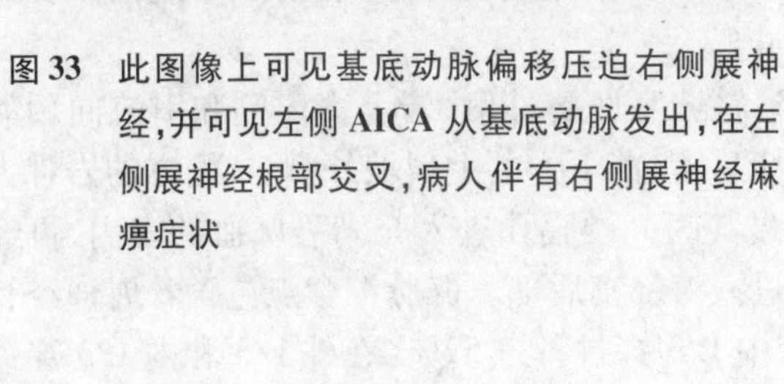

图 33 此图像上可见基底动脉偏移压迫右侧展神经,并可见左侧 AICA 从基底动脉发出,在左侧展神经根部交叉,病人伴有右侧展神经麻痹症状

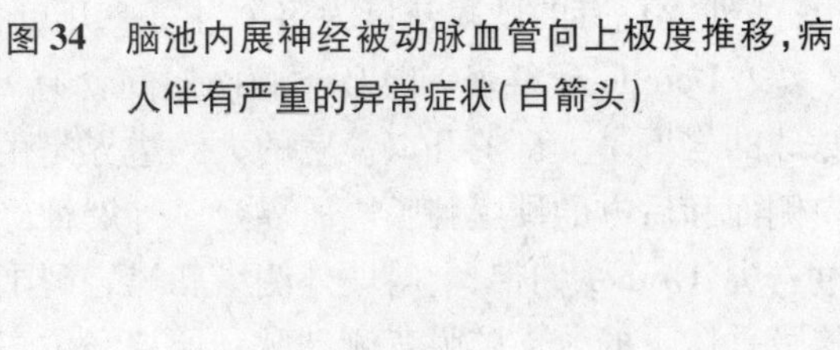

图 34 脑池内展神经被动脉血管向上极度推移,病人伴有严重的异常症状(白箭头)

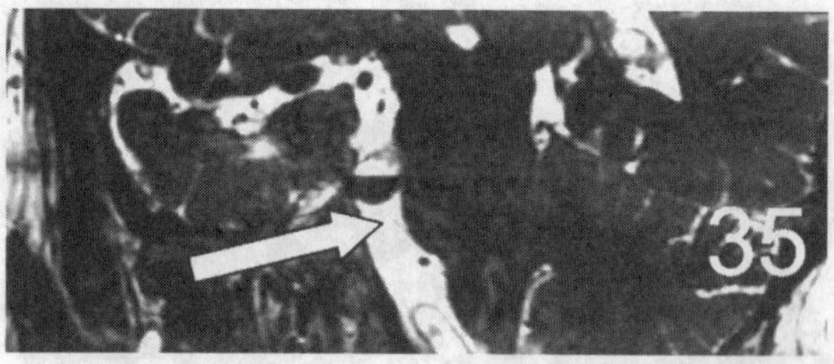

图 35　为一基底动脉严重迂曲扩张病人，可见基底动脉向侧方推压脑池内展神经（白箭头），使展神经在斜矢状面上不能完整显示，并伴有异常症状

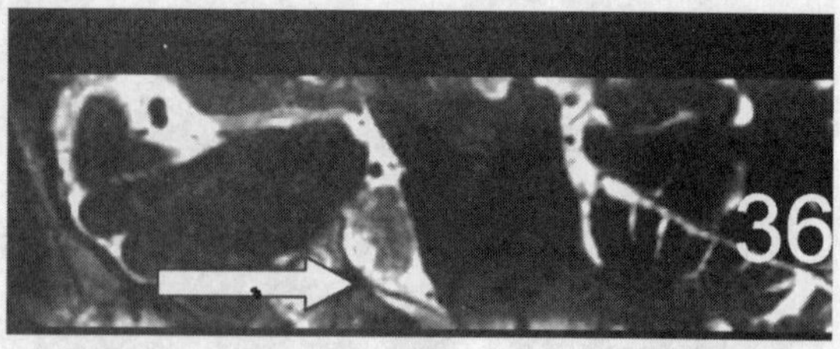

图 36　桥前池内占位性病变在 Dorello 管入口出挤压展神经（白箭头），病人伴有异常症状

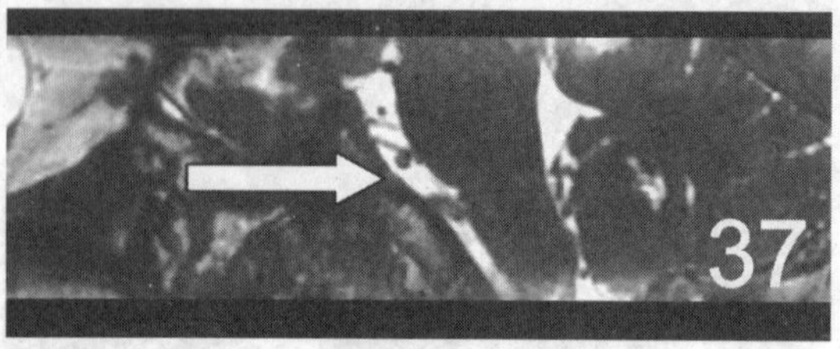

图 37　动脉血管向上推压展神经，使展神经根部紧贴脑桥（白箭头）

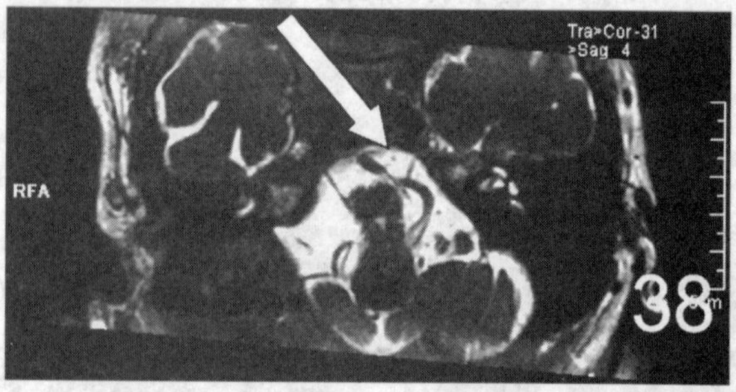

图 38　左椎动脉在脑池段展神经根部压迫造成展神经麻痹（白箭头）

三、讨　论

应用 3D－CISS 序列，我们在两个重组平面显示了展神经脑池段，面神经丘（100%）和 Dorello 管（96%）的显示可以用来作为界定展神经的标志。

1. *展神经解剖*　展神经根部纤维源于第四脑室底部下面脑桥内的神经核，此神经核和围绕它的面神经形成面神经丘。在中线附近，展神经（15～20 束纤维组成）起源于桥脑延髓沟。在岩部斜坡段两层硬膜间静脉腔的内层和穿行其间的展神经鞘膜外层上，连续覆盖着致密的扁平内皮细胞，Dorello 骨纤维管道内的外展神经鞘膜还与 Gruber 韧带和岩尖处的硬膜骨膜层紧密相连。外展神经在此静脉窦内的行程有 3 个弯折。进入硬膜层的外展神经在静脉窦中先改向内上方走行，形成第一个弯折后到达 Dorello 管；入 Dorello 管后改向外下方走行，形成第二个弯折；出 Dorello 管进入海绵窦后向内上方走行，完成最后一个弯折，随后附于海绵窦段颈内动脉水平段的外下侧，经海绵窦腔内穿过，经眶上裂入眶。曾有关于桥前池内 2 或 3 个展神经干的统计报道。进入硬膜的开口通常是一个，含有一个或两个神经干；另外发现有的硬膜开口为多个且每一开口含有一个神经干。

2. *Dorello 管解剖*　PVC 硬膜两层间含有海绵窦后部、斜坡基底窦外侧、岩上窦内侧和引流向颈静脉球的岩下窦上部的开口。它的大约边界是由上方的岩床后褶、前下方的上斜坡外侧缘、侧方的岩骨尖内侧面和后方的硬膜脑膜层所界定。外展神经和鞘膜穿过其间的硬膜孔进入充满静脉血的窦内，再经过岩尖、Gruber 韧带、上斜坡外侧缘和蝶岩裂围成的孔隙进入海绵窦后部。静脉汇合点包含着展神经和脑膜垂体干的分支脑膜背侧动脉。展神经位于 Dorello 管中 1/3 穿过者占 52%、在外 1/3 和内 1/3 穿过者分别占 39% 和 9%。15% 的外展神经被发现有分支，13.5% 的神经分成两支，下支通过岩部蝶骨韧带的下方，上支穿过或从上方通过韧带。

3. Dorello 管 MR 成像　展神经被包裹在同一个鞘膜内，此鞘膜含 81% 的蛛网膜、19% 的硬脑膜。硬脑膜随神经进入海绵窦变细乃至消失。Hermans R 等应用重 T_2 序列（层厚 3 mm，层间距 0.3 mm），Dorello 管以 40% 的几率显示，展神经以 50% 的几率显示。应用我们的研究方法，由于同时采用双向调整 MPR 技术沿展神经的走行做出充足图像，显示 Dorello 管的几率明显提高，达到 96%。

4. 神经血管关系　双向调整 MPR 技术在显示神经与血管的解剖关系中起着至关重要的作用。只有在可以任意调节角度的前提下，做到血管的垂直断面与展神经的长轴同在一个平面上，才能正确显示血管和神经的毗邻关系。在显微外科研究中，80% 的展神经被报道与 AICA 接触，与我们研究的 74.7% 的接触率基本相当。曾有报道 59% ~79% 的 AICA 在展神经的下面，16.0% ~35.7% 的 AICA 在展神经的上面，5% ~25% 的 AICA 在神经分支之间通过。

Ⅶ ~ Ⅻ对颅神经脑池段的显示

不同的 T_2 加权序列 3D - CISS、3D - TSE、3D - SIMCAST、3D - FASE 及 3D - SSFP 能极大程度地消除液体流动或磁场不均匀造成的伪影，可作为不同磁共振的选择去检查神经病变。因此，统计比较不同序列对被脑脊液包绕的神经的显示能力非常必要。本研究通过对 3D - CISS 和 3D - TSE 序列的比较，对被脑脊液包绕的Ⅶ ~ Ⅻ对颅神经进行了显示研究。

一、材料与方法

本组共 87 例被检查者，包括 75 例正常体检者、12 例病人（伴有占位性、血管压迫性等病变），男 48 例，女 39 例，平均年龄 56 岁（22 ~77 岁）。

对同一组病例分别用 3D - CISS 和 3D - TSE 扫描，具体参数同第一部分。

图像分析由两位放射专家对 3D - CISS 和 3D - TSE 图像进行盲法分析比较。从横断原始图像、重组的斜横断、斜冠状和斜矢状图像上对面神经、前庭蜗神经的池内段和内听道段、被脑脊液包绕的舌咽、迷走、副神经及舌下神经进行了评分，成像结果分为 0 ~3 级，0 代表解剖结构不能显示；1 代表解剖结构显示图像有一定的质量；2 代表解剖结构显示图像质量良好；3 代表解剖结构显示图像质量优。统计分析应用 Wilcoxon signed ranks test，$P < 0.05$ 被认为有显著性差别。

二、结　果

在表 1 中列出了第Ⅶ - Ⅻ对颅神经的显示几率和关于图像质量的 P - values。面神经、前庭窝神经的脑池段和内听道段在两个序列中全部以 100% 的几率显示（图 1、2、5、6）。关于舌咽、迷走、副神经及舌下神经在 3D - CISS 序列、3D - TSE 序列的显示几率依次为：95.3%、57.1%；90.9%、52.3%；86.3%、41.1%；95.1%、59.3%。舌咽、迷走、副神经及舌下神经的 3D - CISS 序列成像质量明显优于 3D - TSE 序列（图 3、4、7、8），面神经、前庭蜗神经的脑池段和内听道段 3D - CISS 序列成像质量稍微优于 3D - TSE 序列（图 5、6）。共有 6 例病人被发现占位性病变并伴有相应的临床症状：其中 2 例病人伴有脑桥小脑角区蛛网膜囊肿，分别压迫前庭蜗神经和舌咽、迷走、副复合体（图 17、23）；1 例为神经纤维瘤病Ⅱ型，在双侧前庭蜗神经分别发现神经鞘瘤（图 24）；1 例在右侧舌咽神经发现神经鞘瘤，左侧舌咽神经边缘毛糙并略增粗，提示微小瘤变的发生（图 18）；1 例在左侧舌下神经发现占位性病变（图 19）；1 例为右侧脑桥小脑角区胆脂瘤包绕右侧面神经和前庭蜗神经（图 20）。1 例为右侧听力下降，并有前庭神经炎的病史，发现右侧面神经及前庭蜗神经从脑池段到迷路段密切接触粘连（图 25）。共有 5 例伴有神经血管压迫性病变：其中 2 例为左右椎动脉挤压左侧舌咽神经（图 22，29）；1 例为左右侧椎动脉偏移挤压前庭蜗及面神经（图 21）；1 例为左侧椎动脉挤压包绕前庭蜗、面神经（图 27、28）；最后 1 例为右侧椎动脉挤压右侧舌咽神经（图 26）。

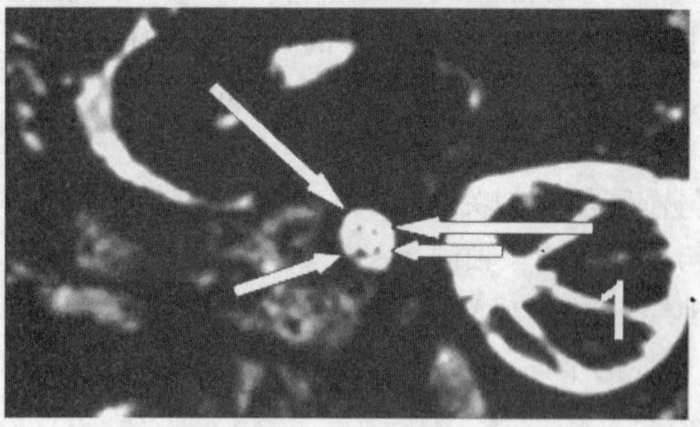

图1 为在内耳道底以前庭蜗神经的垂直方向为重组基线的3D－CISS序列成像，清晰显示面神经（斜长白箭头）、蜗神经（短斜白箭头）、前庭上神经（水平长箭头）、前庭下神经（水平短箭头）的断面

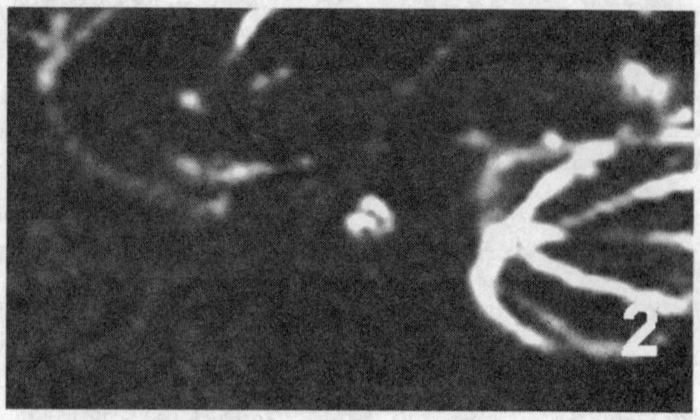

图2 为与图3中MPR成像方式相同的内耳3D－TSE序列成像，仅能模糊显示面神经、蜗神经及前庭上神经的横断面，而不能显示前庭下神经，对比度明显次于3D－CISS序列图像

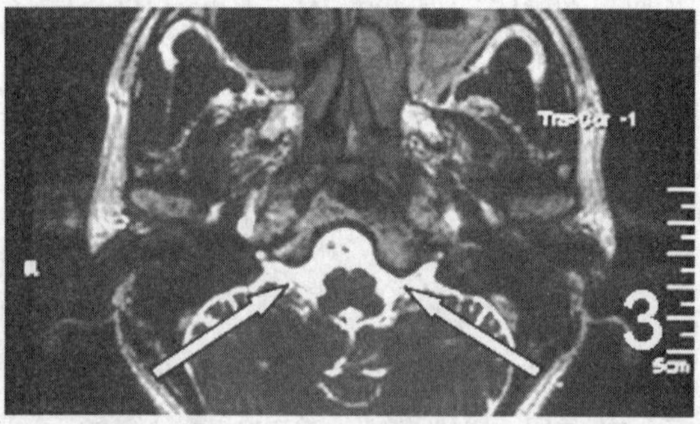

图3 为舌咽神经（双侧箭头）的3D－CISS序列成像，对比度高

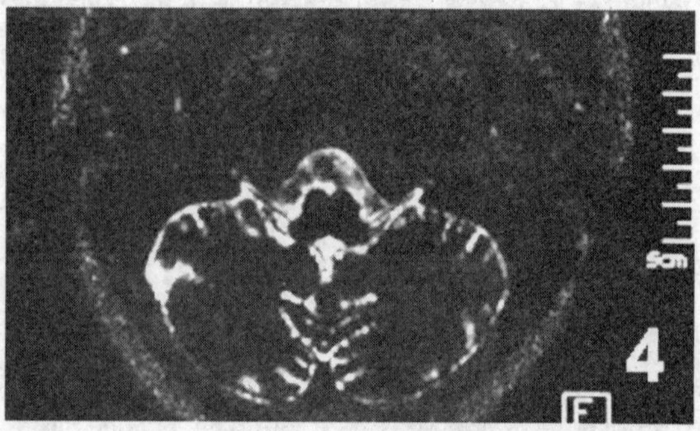

图4 为3D－TSE序列成像，舌咽神经模糊显示

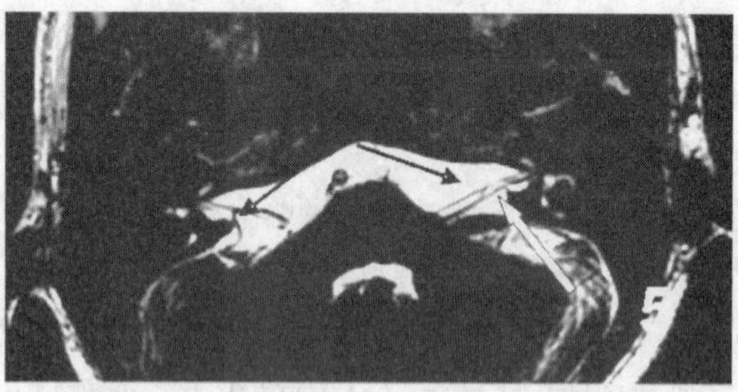

图5 为斜横断面3D－CISS序列成像，显示面神经（左黑箭头）、前庭蜗神经（白箭头）、迷路动脉（右黑箭头）

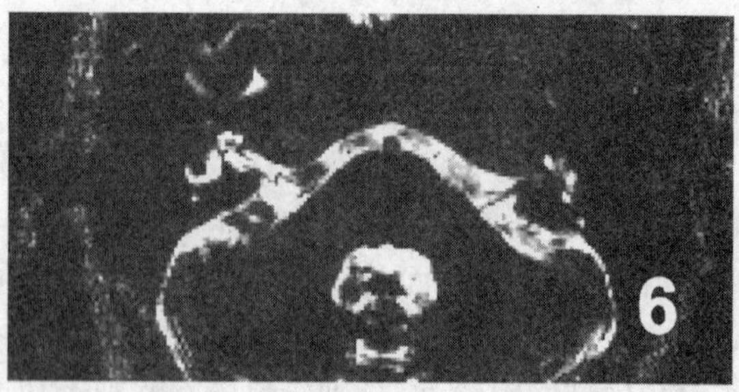

图6 为3D－TSE序列成像，面神经、前庭蜗神经模糊显示

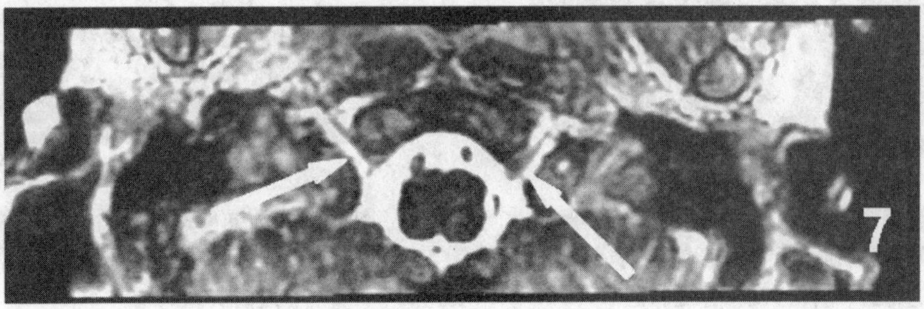

图7　3D－CISS序列成像，可见舌下神经（斜白箭头）从舌下神经管内穿过

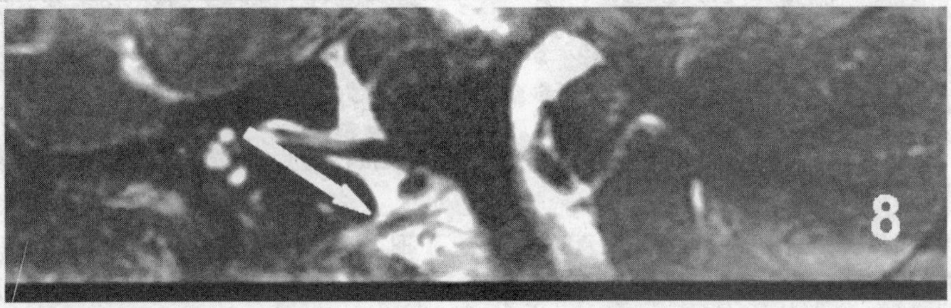

图8　3D－CISS序列成像，可见舌咽神经、迷走神经、副神经汇聚成复合体（斜白箭头）向颈静脉孔方向走行

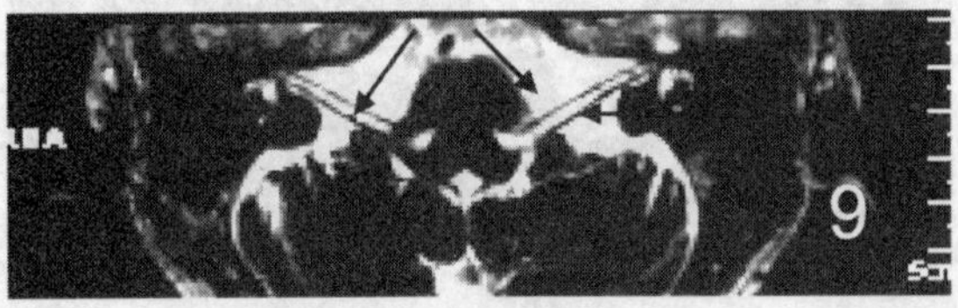

图9　3D－CISS序列斜横断面成像，脑池段面神经（左斜箭头）及前庭蜗神经（左水平箭头）清晰显示，并可见微细血管断面（右箭头）

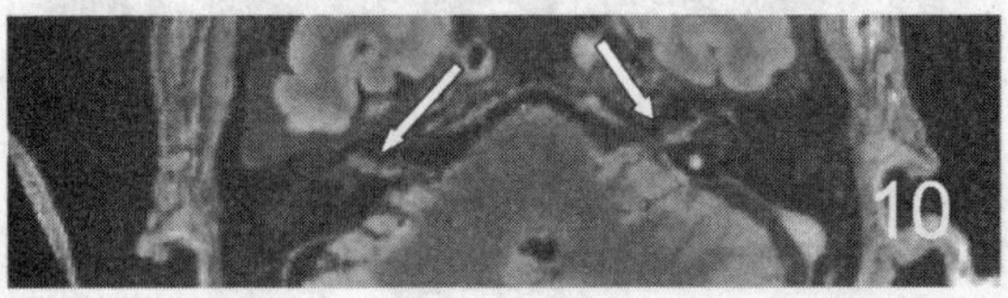

图10　尸体3D－CISS序列斜横断面成像，显示神经与图9对应

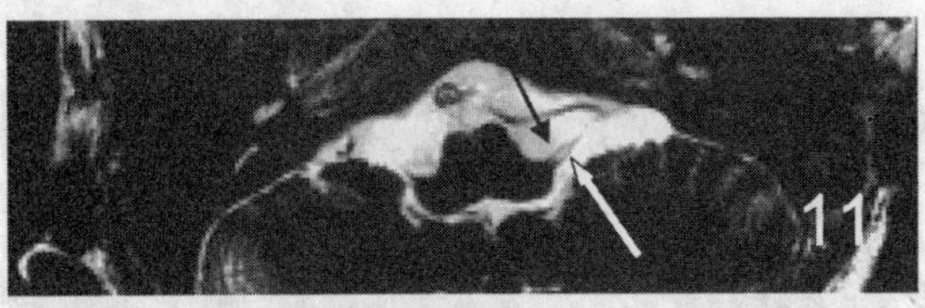

图11　舌咽迷走神经3D－CISS序列横断成像，显示舌咽神经（黑箭头）及迷走神经（白箭头）从脑干发出

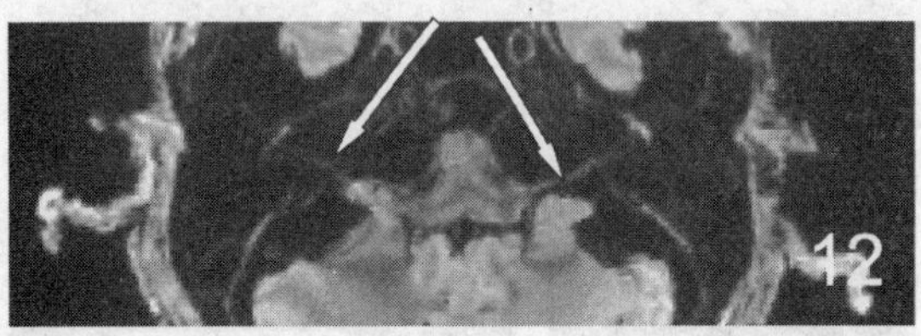

图12　尸体3D－CISS序列横断面成像显示舌咽、迷走、副复合体

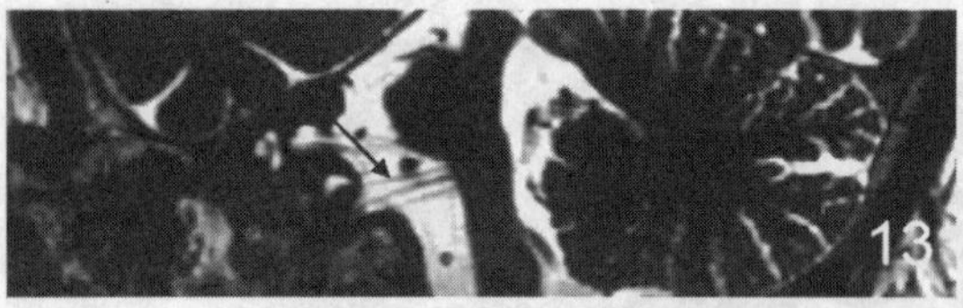

图 13　为沿舌咽神经走行为重组基线的 **MPR** 斜冠状面成像，清晰显示舌咽神经黑箭头，向下依次为迷走神经、副神经及其神经根丝

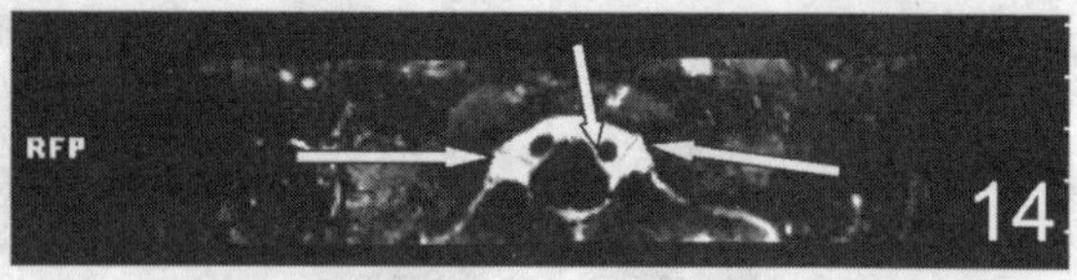

图 14　横断面成像示双侧舌下神经(双侧长箭头)呈对称走行，在根部与双侧椎动脉相邻(短箭头)

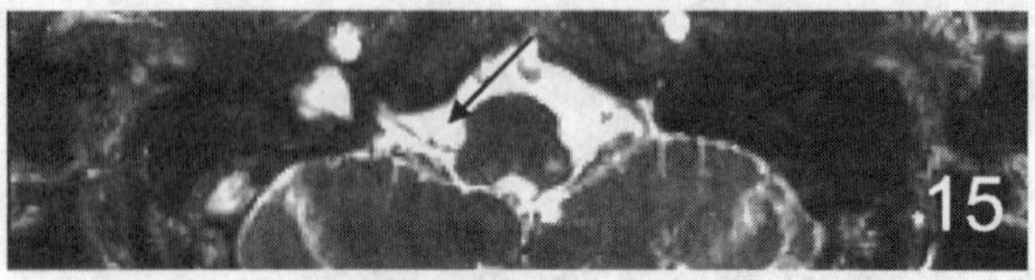

图 15　3D－CISS 序列横断面成像示舌咽神经直达颈静脉孔，并与血管关系密切

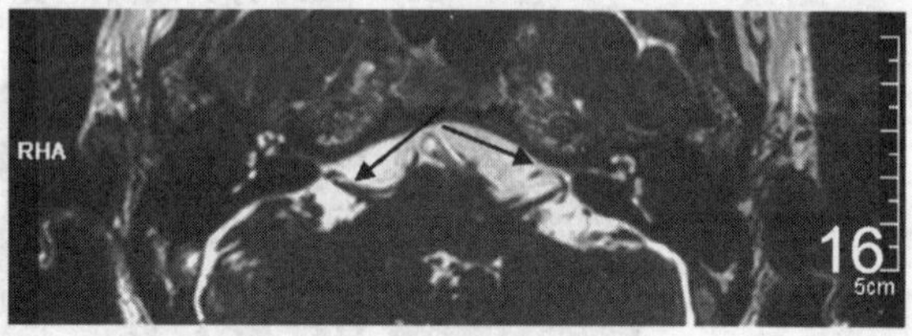

图 16　3D－CISS 序列横断面成像示双侧面神经及前庭蜗神经关系密切(黑箭头)，右侧神经、血管紧密伴行，左侧可见血管环绕神经

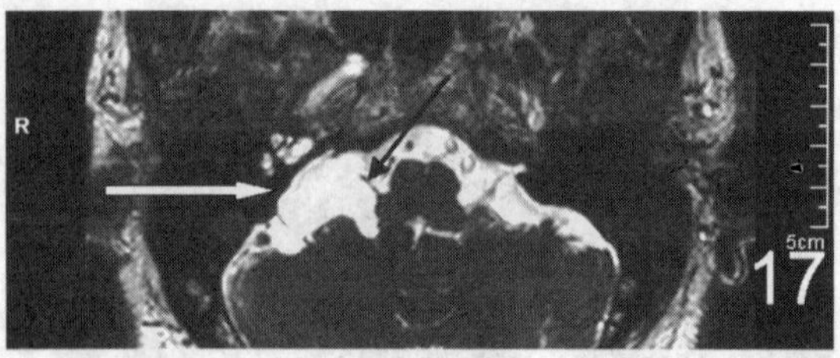

图 17　3D－CISS 序列横断面成像显示右侧延池内蛛网膜囊肿(白色箭头)压迫舌咽神经(黑箭头)

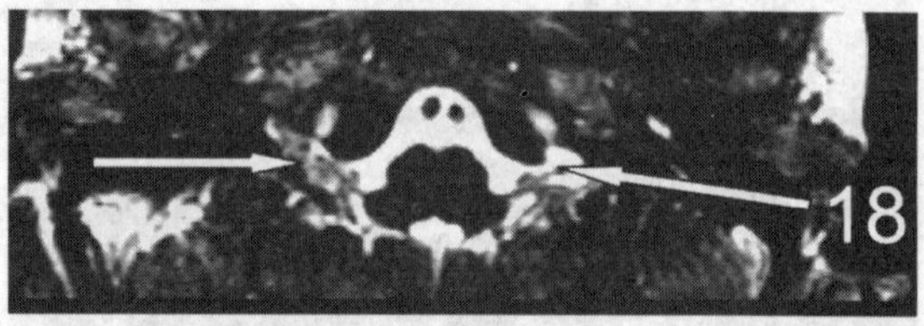

图 18　3D－CISS 序列横断面成像显示右侧舌咽神经呈串珠样改变(水平白箭头)，为多个神经纤维瘤被白色脑脊液信号衬托，边界清晰，左侧舌咽神经稍微增粗，边缘毛糙，预示肿瘤初期生长阶段(左侧长箭头)

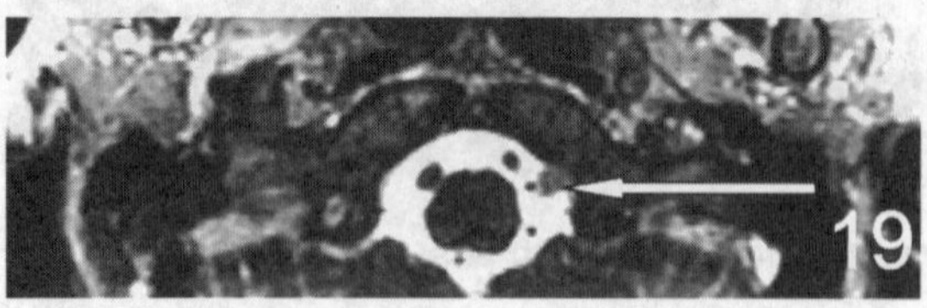

图 19　左侧脑脊液内可见一类圆形肿瘤样改变(长箭头)，为舌下神经纤维瘤，并可见舌下神经呈线样影向延髓靠近

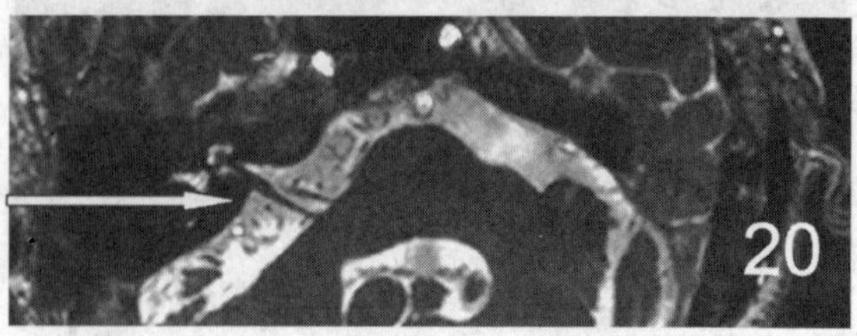

图 20　3D－CISS 序列横断面成像显示右侧桥小脑角区胆脂瘤包绕面神经及前庭蜗神经(长箭头)，使神经与病变的关系一目了然

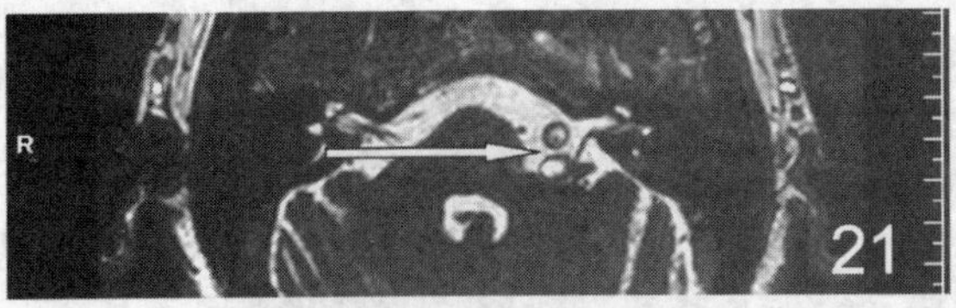

图 21　3D – CISS 序列横断面成像显示左侧面神经及前庭蜗神经被偏移的椎动脉压迫推移，使病人伴有严重的异常神经症状

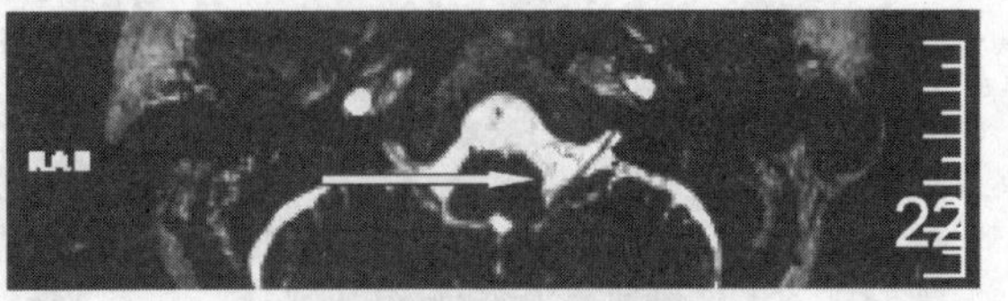

图 22　3D – CISS 序列横断面成像显示左侧舌咽神经被椎动脉压迫推移，并伴有舌咽神经异常症状

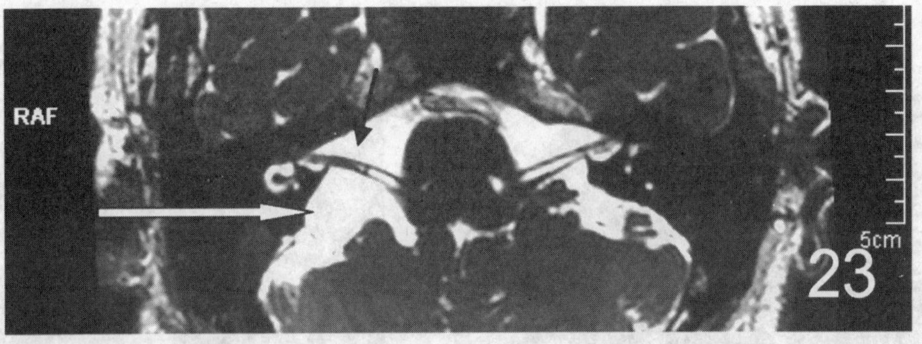

图 23　右侧桥小脑角区蛛网膜囊肿（白箭头）压迫前庭蜗神经（黑箭头）

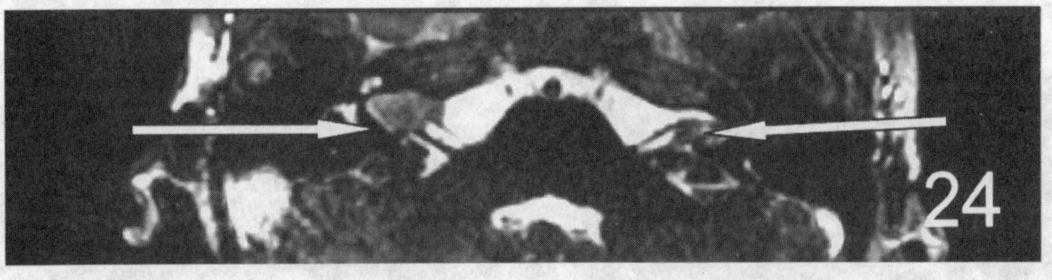

图 24　双侧前庭蜗神经瘤样改变（白箭头），在脑脊液衬托下边缘清晰

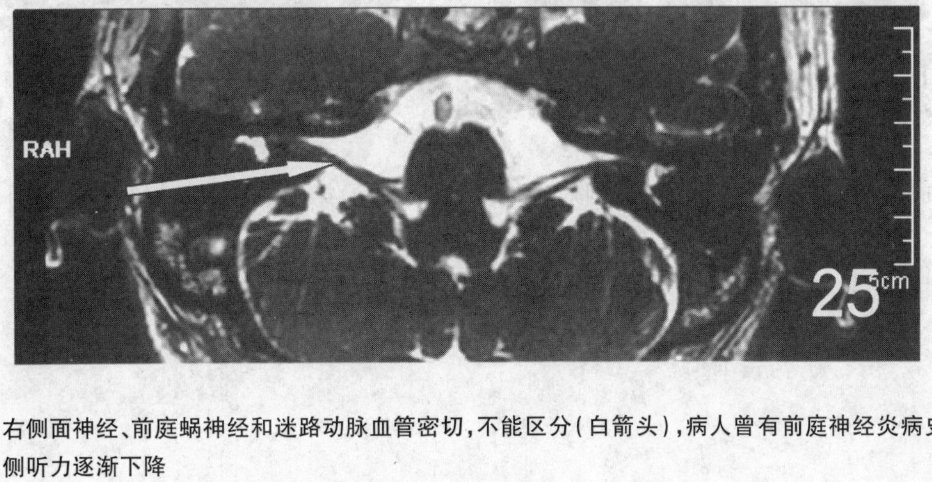

图 25　右侧面神经、前庭蜗神经和迷路动脉血管密切，不能区分（白箭头），病人曾有前庭神经炎病史，并右侧听力逐渐下降

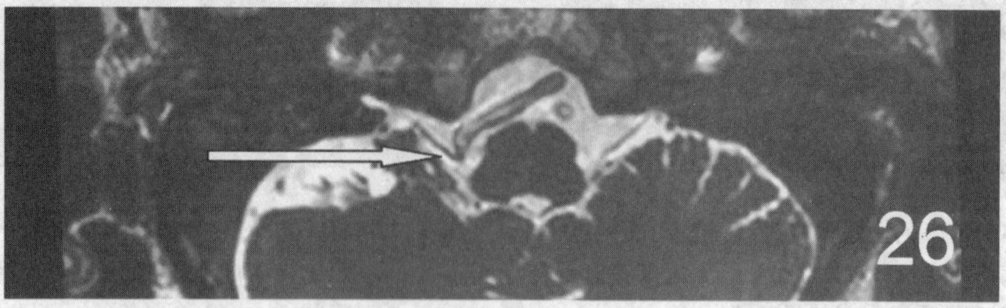

图26　右侧椎动脉压迫推移舌咽神经(箭头)

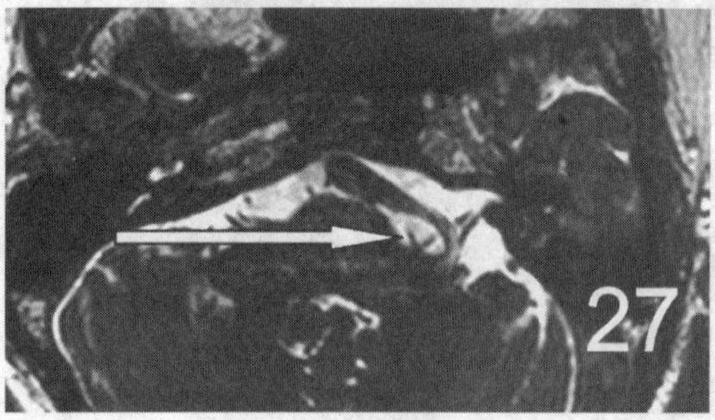

图27　3D－CISS序列成像示左侧椎动脉缠绕面神经及前庭蜗神经(水平箭头)

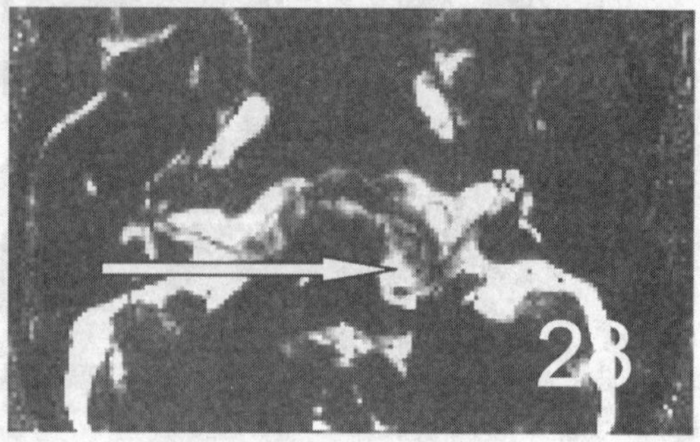

图28　与图27相对应,3D－TSE序列模糊显示左侧椎动脉缠绕面神经及前庭蜗神经(水平箭头)

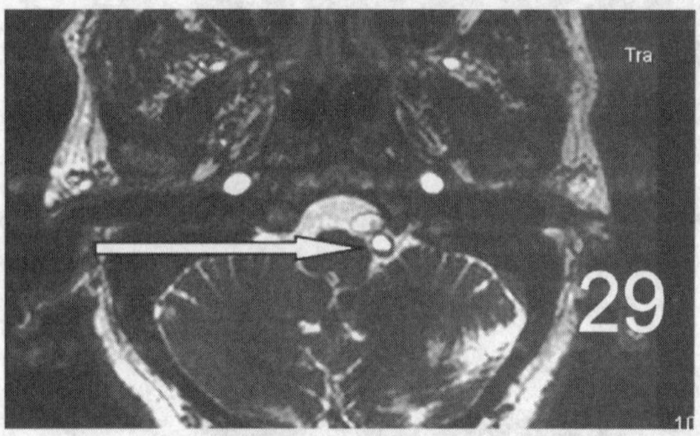

图29　3D－CISS序列成像清晰显示左侧椎动脉压迫右侧舌咽神经(水平箭头)

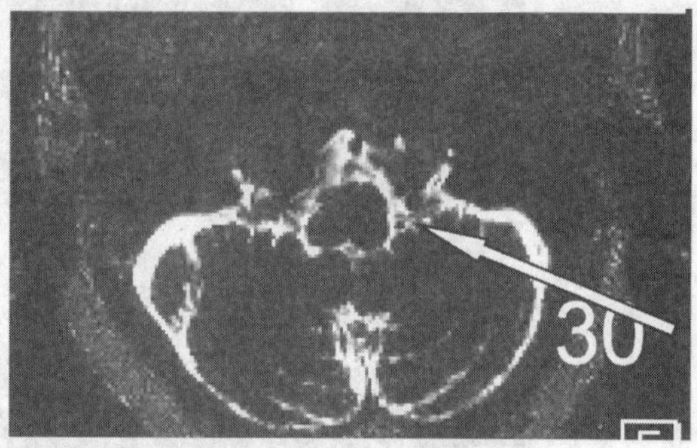

图30　与图29相对应,3D－TSE序列仅能模糊显示左侧椎动脉压迫右侧舌咽神经(水平箭头)

将上述成像结果与尸体头颅第Ⅶ－Ⅻ对颅神经MR成像及第Ⅶ－Ⅻ对颅神经在断层切片标本中的显示相对照,发现三部分之间具有良好的对应关系。

表1 神经显示和成像质量

解剖结构	显示率		P - values
	3D - CISS	3D - TSE	成像质量
脑池段面神经	100	100	0.025
内听道内面神经	100	100	0.025
脑池段前庭蜗神经	100	100	0.025
内听道内前庭蜗神经	100	100	0.025
舌咽神经	95.3	57.1	0.005
迷走神经	90.9	52.3	0.005
副神经	86.3	41.1	0.005
舌下神经	95.1	59.3	0.005

三、讨 论

True - FISP 序列对去共振效应非常敏感，尤其在磁场不均匀的情况下，磁化率的变化引起的频率移动产生条状的信号丢失。为避免这种信号丢失，分别使用交替的和非交替的两组脉冲，连续采集两个 true - FISP 序列的数据，这样第一组采集图像的低信号在第二组采集图像中变成高信号。对每一个像素采用两组数据的最大值成像，就得到 3D - CISS 图像。

3D - TSE 序列是三维快速自旋回波序列，主要用于 T_2 加权成像，可以较清晰显示脑池内的神经、血管等结构，使脑脊液与其包绕的组织之间形成明显的对比。但当 ETL > 8 时，图像高频部分缺失，会导致一种滤波效应，产生模糊效应，图像的细节消失（图 2、4、6、28、30）。

3D - CISS 序列采用小 FOV、三维扫描，扫描层薄（我们采用 0.55 mm），可提供毫米级、亚毫米级的详细资料，可清楚地显示 IAC 内的神经以及 CPA 和 IAC 内的小血管，为评价神经血管关系提供客观依据。多平面重组（MPR）技术对于内听道、脑桥小脑角内部结构及病变的显示非常完整，且不受周围液体重叠干扰，诊断价值很高，尤其对神经的显示，明显优于 2D 和 MIP 序列。

多数病例能够清晰显示及分辨内听道内的 4 条主要的神经：面神经（FN）、蜗神经（FN）、前庭上神经（SVN）、前庭下神经（IVN）（图 1）。耳蜗前庭神经自脑干发出，以一根较粗大神经进入内耳道，在 CPA 内难以区分前庭神经和蜗神经。蜗神经前行走向耳蜗底部，前庭神经在距内听道底 1 ~ 2 mm 处分出前庭神经上、下支，分别走向前庭上部的椭圆囊、前外半规管和前庭下部的球囊、后半规管。在内耳道远段和神经管内，面神经位于前上部，蜗神经位于前下部，上、下前庭神经位于后部，耳蜗前庭神经的 3 条组成神经的相对位置存在个体差异，并且仅仅在 IAC 远段它们才能独立。根据解剖关系和 HRMRI 技术，我们可以测定这些神经是否缺失及它们的相对粗细。Kim 等报道 90% 的普通病例中，蜗神经粗于上下前庭神经，在 64% 的病例中蜗神经等粗或稍粗于面神经。此外，70% 的病例中这 4 条神经在 IAC 内段是匀称的。

舌咽神经、迷走神经、副神经这 3 对颅神经从上向下以一系列根丝附着于延髓橄榄后沟，形成舌咽、迷走、副神经复合体。迷走、副神经从颈静脉孔的后方（血管部）通过。在舌咽、迷走、副神经复合体的下方层面，可见舌下神经自橄榄前外侧沟，径自行向前外侧进入舌下神经管。在舌下神经管内显示为线状中等信号影。

由于舌咽神经、迷走神经、副神经相互靠近，难以区分，所以关于这 3 对颅神经的报道极少，高分辨力 3D - CISS 序列 MR 成像可区分脑池内舌咽神经与迷走、副神经，能够显示后组颅神经肿瘤的起源以及神经与相邻血管的关系（图 7、8、11、13、14、15）。

（柳 澄 梁长虎 王光彬 陈海松 甄俊平）

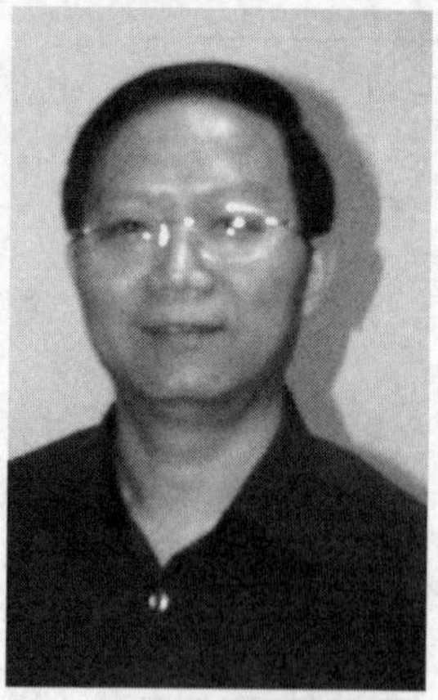

卢光明，主任医师、教授、硕士生导师。

男，1957年6月出生，中共党员。1982年毕业于湖南医科大学5年制医疗系。毕业后在中国医学科学院肿瘤医院放射诊断科工作，1988年8月北京协和医科大学研究生毕业获医学硕士学位，同年参加中国人民解放军，到南京军区南京总医院CT室/MRI室工作，1995年任医学影像科副主任，1997年晋升主任医师，2002年4月主持全科工作，2004年4月任科主任。并先后聘任为南京大学医学院、第一军医大学、第二军医大学教授、硕士研究生导师。兼任中华放射学会全国委员、全军放射专业委员、中国医学影像技术研究会理事，中华医学会江苏放射学会常委，中华医学会放射学分会磁共振学组副助长，中华医学会南京放射学分会委员，江苏省放射学会磁共振学组副主任委员，南京军区科委会委员，南京军区放射诊断专业委员会主任委员，中国医学影像技术研究会放射学分会委员，江苏省计量测试学会医学计量专业委员会副主任委员，《中华放射学杂志》、《中华医学杂志》(中、英文版)审稿专家，《中华男科学》、《临床放射学杂志》、《实用放射学杂志》、《中国医学影像学杂志》、《中国医学计算机成像杂志》、《放射学实践》、《医学研究生学报》、《东南国防医药》及《临床肿瘤学杂志》编委。

从事医学影像工作23年，专业基础理论知识扎实，掌握本专业国内外发展现状及未来趋势，具有对世界先进技术消化吸收的能力及丰富的影像诊断经验，擅长中枢神经系统疾病、胸部及泌尿系疾病的CT、MRI诊断。在全身各肿瘤的诊断上有较深的造诣。

发表论文40多篇，其中部分被评为全国及南京市优秀论文，主编《CT诊断与鉴别诊断》及多媒体光盘1套，主编《CT读片指南》，参与编写近10本专著，初步完成《MRI诊断与鉴别诊断》的主编工作。

以第一研究者获军队科技进步三等奖5项，四等奖2项。以第二研究者获江苏省科技进步二等奖1项，军队科技进步或医疗成果奖三等奖3项。现正在进行功能磁共振成像和PET/CT对脑肿瘤的研究(2003年江苏省社会发展基金课题)，以及功能磁共振在癫痫的应用研究(2004年国家自然科学基金课题)。

松果体区占位病变的诊断和鉴别诊断

松果体区的占位病变种类繁多，主要为肿瘤性病变。其中约50%起源于生殖细胞，约20%起源于松果体实质细胞。只有少数是来自邻近结构的肿瘤如星形细胞瘤、室管膜瘤、脑膜瘤、转移瘤、脂肪瘤、节细胞胶质瘤及蛛网膜囊肿等各类囊肿。非肿瘤性病变少见，主要有血管性病变，如基底动脉远端扩张或动脉瘤及Galen静脉动脉瘤样扩张，更为少见者为感染性病变如脑囊虫病。

生殖细胞起源的肿瘤包括生殖细胞瘤(占60%)、良性畸胎瘤、恶性畸胎瘤、胚胎癌、内胚窦(卵黄素)瘤、绒毛膜癌及生殖细胞瘤与畸胎瘤的混合型(占20%)。有人认为皮样囊肿与表皮样囊肿是畸胎类肿瘤的变异型，但另有些人认为它们属另一种病理类型。

松果体区占位病变的影像学表现多为非特异性，不易做出定性诊断，但经对影像学表现进行分析、归纳，可粗分为实质性与囊性病变两类。这两类中又均可再分为含和不含脂肪或脂质成分者。实质性病变还可分出一类血管病变。这样可大大缩小鉴别诊断的范围。

松果体区占位病变影像学上的共同表现：①松果体、四叠体局限性增大和（或）第三脑室后方肿块；②上蚓池、四叠体池及第三脑室受压变形、变小及移位，第三脑室后部局限性扩大，可呈杯口状。③梗阻性脑积水，多系中脑水管受压所致。④可有中脑受压甚或移位。通常，实性病变的上述表现比囊性病变显示明显。

松果体的实质性占位病变有生殖细胞瘤、畸胎瘤组、松果体细胞瘤、松果体母细胞瘤、胶质瘤、脑膜瘤、转移瘤、节细胞胶质瘤、脂肪瘤及血管性病变。其中畸胎瘤及脂肪瘤因有脂肪成分，与其他实性肿瘤容易区分。脂肪在 CT 上呈低密度，CT 值在 -40 HU 以下，明显低于水密度。在 MRI T_1WI 上呈亮白高信号，T_2WI 上信号低于脑脊液。在脂肪抑制序列 T_1WI 上脂肪呈低信号。畸胎瘤因还含有非脂肪的实性成分及钙化、骨化，密度及信号不均，而且增强扫描可有程度不等的强化，不同于脂肪瘤。血管性病变在 CT 平扫时诊断有一定困难，但增强扫描其强化明显并与血管强化一致，呈梭形或球形瘤样改变，不难诊断。MRI 因有流空效应征象，不需造影剂亦易诊断。MRA 更利于显示动脉瘤的全貌。但有血栓的动脉瘤在 T_1WI 上可见高信号，还应与畸胎瘤鉴别。其他实性占位病变在临床及影像学上亦有一定差别（表 1）。

其余松果体少见的实性肿瘤如松果体母细胞瘤、绒毛膜癌、胚胎性癌、内胚窦瘤均系恶性程度较高的肿瘤，从影像学表现及生物学行为上均不易与生殖细胞瘤鉴别。但若在松果体区和鞍上或基底核区同时显示病变则多为生殖细胞癌。松果体区单发转移瘤罕见，常合并颅内其他区域转移，主要亦须与生殖细胞瘤鉴别。转移瘤易坏死、出血，发病年龄大，有原发恶性肿瘤病史，多可鉴别。

松果体区囊性占位病变有皮样囊肿、表皮样囊肿、蛛网膜囊肿、松果体囊肿及脑囊虫等。皮样囊肿含有脂肪成分。表皮样囊肿可偶含有少量脂质成分，在 PDWI 上信号高于 CSF。其密度或信号不均匀，囊壁可有钙化。蛛网膜囊肿在 CT 上的密度或 MRI 各序列上信号均类似脑脊液且密度或信号均匀。松果体囊肿较小，位于松果体上。脑囊虫在 MRI 上可见囊虫头节附于囊壁，常合并脑内其他部位脑囊虫。

表 1　松果体区常见不含脂肪成分实性肿瘤的鉴别诊断

	生殖细胞瘤	松果体细胞瘤	胶质瘤	脑膜瘤
好发年龄	10～20 岁	>20 岁	各年龄	>40
性别	男（90%）	女≥男		女>男
发病率	21.6%	13.5%	14.9%	8.1%
β-HCG	升高			
AFP	升高			
起自部位	松果体	松果体	四叠体、胼胝体压部、第三脑室后部	大脑镰与小脑幕相交处
CT 平扫密度	稍高密度	稍高密度	低密度	稍高密度
病变数目	单发（90%） 多发（10%）	单发	单发	单发
肿瘤钙化	多见	多见	少见	可见
T_1WI	=/-	=/-	-	-/=
T_2WI	=/++	+/++	+/+++	-/=/++
增强扫描	+++	++	-/++	+++
局部浸润	+++	0	+	0
沿 CSF 转移	+++	0	+	0
试验性放疗	有效	0	0	0

注：该表中发病率一栏引用北京天坛医院高培毅 1997 年第八届全国放射年会上资料，该资料中常见肿瘤还有良性及恶性畸胎瘤占 20.3%（15/74），表皮样囊肿占 10.8%（8/74）

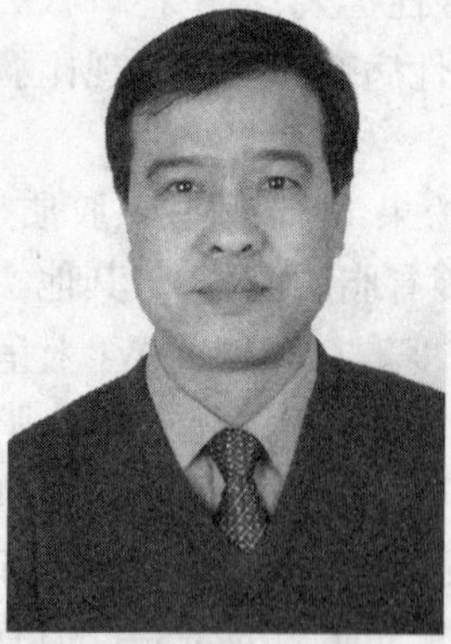

卢金生，主任医师。

男，1954年出生，北京人。现任北京宣武医院超声诊断科主任医师，中华医学会超声医学分会委员，中华医学会北京分会委员，《中华超声影像学杂志》编委，中华医学会北京分会小器官及外周血管超声诊断专业组副组长。

1977年毕业于北京第二医学院。大学毕业后从事临床普外科工作10年，1986年在北医三院超声诊断科师从张武教授进修学习超声诊断专业1年。现从事超声诊断专业工作19年，对本专业及相关专业有较系统的理论知识及丰富临床实践经验。在本市及全国享有一定的学术地位。先后开展了甲状腺、乳腺、前列腺、睾丸等小器管的超声检查，腹部及外周血管疾病的超声诊断，超声引导下组织活检技术，超声引导下囊肿穿刺硬化治疗及术中介入性超声工作。改进经直肠超声引导下会阴入路前列腺活检术，提高了组织块的完整性和成功率，并使其感染率降至零位，为前列腺癌的早期诊断提供了可靠的病理依据。在早期与泌尿外科开展术中超声监护经尿道置入钛镍记忆合金支架治疗前列腺增生引起的尿潴留，其临床疗效满意，为前列腺增生的治疗方法奠定了经验和基础，取得了明显的社会效益与经济效益，并获1994年北京市卫生局科技成果二等奖。与泌尿外科开展BPH术前超声测量体积与TUR－P的临床价值方面已得到实践的证实，其方法使TUR－P的切除率及临床疗效明显提高。

1996～1998年开展彩色多普勒超声对肝硬化门静脉高压脾动脉栓塞前后脾脏及脾动脉血流动力学变化的研究，术后近期随访疗效满意，即保留了脾脏的免疫功能，又明显降低了脾静脉的回流，间接地降低门静脉压力，迎合了现代脾外科治疗学的新趋势。

发表论文24篇，第一作者21篇，第二作者3篇；编写专著书籍2部。

获奖情况："术中超声监护经尿道置入钛镍记忆合金支架治疗前列腺肥大所致尿潴留"一文获1994年北京市卫生局科技成果二等奖。

工作体会

一、超声图像的观察与诊断思维方法

对于一个专业超声影像医生来说，既要有丰富的临床经验，又要有扎实的基础知识和超声专业知识，才能够正确判断图像的正常或者异常表现，提示准确的诊断，赢得临床科室的信赖，提高自身的影响。但是，每个超声医生的经历并非都是完全的，因此需要在工作中加以付出，不断的丰富自己的知识，才能完善自己。

（一）关于超声成像

超声图像的特征性基于组织、细胞的类型，不同组织均有其特定的声像图表现类型，故此需要牢记各类组织的声像图回声特点，对于诊断的正确性判断是有决定性的帮助。比如：按正常人体组织吸收声能的系数不同由高到低依次为骨骼、癌组织、脂肪组织、软组织、液体。正常人体组织回声强度依次为是肾窦区＞胰腺实质＞肝实质＞脾实质＞肾实质＞肾髓质＞静脉血＞胆汁＞尿液。回声强度的参考标准为肠系膜根部脂肪结缔组织为强回声，肝实质为中等回声，肾皮质为弱回声，正常充盈的胆囊为无回声。

病理回声以结石、钙化最强,淋巴瘤回声最弱。

(二)超声检查的物理诊断基础

1. 熟知解剖部位及结构　大体解剖部位及结构作为超声医师必须熟知掌握。看图像实际上是看解剖,对于正常解剖结构的辨识是考察超声医师的基本功之一,实践中只有对正常结构和回声的牢固掌握,才有可能辨别各种异常解剖结构、异常回声的表现,但须在日常工作不断培养自己对声像图的敏锐性、规律性,要善于发现、善于追踪异常表现,并不断积累自己的实践经验。

对异常结构的识别包括:①先天或后天解剖结构异常;②弥漫性病变:各类炎症、代谢性疾病、浸润性肿瘤;③局限性病变:包括非占位性病变和占位性病变。

2. 囊实性占位病变的特点　囊实性占位病变表现为肿物边界清晰,内部为无回声,后壁及后方回声增强,有侧方内收声影。实性占位病变表现为肿物边界可见,形态规则(转移性中瘤)或不规则,内部回声为低回声或不均匀回声,后方回声可表现为轻度增强或衰减或伴声影。

3. 良性肿瘤与恶性肿瘤的鉴别

(1)囊性良性病变一般表现为形态规则,壁薄光滑,内无乳头状结构,透声好,内部无血流信号。

(2)囊性恶性病变一般表现为形态不规则,壁厚不光滑,透声差,内有乳头状结构或不规则分隔,内部有血流信号。

实性肿瘤良恶性的鉴别一般从肿瘤的形状,边缘特征,内部回声,后方回声,血流信号及生长速度等方面鉴别。如果,当声像图不具备特征性表现时,超声诊断可做出物理性诊断的提示。

(三)如何写好超声诊断或提示

如何做好关于超声诊断或提示的规范,是应该统一的问题,目前全国已有相对规范统一的要求及标准,但在实际工作中诊断报告书写常常出现不规范化,应强调科学发展到今日还是要遵守客观规律,不能任其自由,应有一相对规范的物理诊断形式。

如首先提示:

(1)确定病变的部位。如病变发现在人体的哪一个器官或部位。

(2)提示病变物理特性是实性或者囊性病变。

(3)提示病变是弥漫性还是局限性。

(4)是血流丰富还是少血流病变。

这样既客观又准确,失误少。然后再结合临床资料进行分析,达到接近临床诊断的标准。

如一病人超声发现肾脏占位,可首先提示肾脏实性占位(或者囊性占位)然后再提示肾癌可能性大,或者肾错构瘤或者性质待查,建议活检或者行其他特异性检查等,不要直接诊断一个病理性名称。对于弥漫性病变尤其是炎性病变难以做出病理性诊断。

在实际的临床工作中各类病变多变复杂,既有相关系的部分又有特异表现,二者不是截然分开的。所以作为一个超声医生,全面正确分析认识判断一个疾病,抓住关键所在,逻辑推理,才能做出恰当的诊断。

随着时代的进步,科学仪器的发展,知识的更新,超声诊断的价值将会在医疗领域中进一步发挥出更加辉煌的作用,并造福于人类。

二、与病人交流要讲究方法

记得有一天,一个病人突然问我:“大夫,胎儿兔唇超声能诊断吗?”当时我脑子里当即想到一定有什么(事)问题。我说可以,但是在某些情况下胎儿体位不好,如枕前位等,也是看不出来的。后来病人告诉我,已经检查三次超声了(分别在妊娠四个月、五个月及七个月时检查的),为什么三次都未检查出来。我又回答,可能还是当时体位不好所以造成显示不出来,如同两人面对面时,可以观察出面部的情况,如果面对另一人后脑部,面部就看不出来,听完以后病人似乎没有疑问满意地走了。但是通过此事我们要警惕的是:①超声检查工作要慎重仔细,尽可能不漏诊;②对病人解释要讲究策略。一种结果可以引起医疗纠纷,而另一种结果化险为夷。现在病人用法律保护自己的意识也越来越强,医务人员之间的工作要相互补台,不要挑事,要有团队精神,不要突出个人,当然强调作为一个医生要尽职尽责,讲究医德,不要敷衍了事,要精益求精,这才能不断提高诊断技术水平,减少不必要的医疗纠纷发生,要珍惜自己的神圣职业。

三、超声对于阻塞性黄疸的病人要善于追踪观察的几点提示

黄疸是临床常见的体征,对于影像科医生来说也是需要面对并加以鉴别的。其思路必须要对黄疸有两个方面的认识:一是外科性黄疸(阻塞性),二是内科性黄疸(肝细胞性),当然阻塞性黄疸是超声诊断的重点。临床常见阻塞性黄疸的疾病,大体可以分为肿瘤、炎症、结石、先天畸形等,其声像图具有各自的特征。

超声医生检查病人首先要检查肝内胆管,然后沿胆管解剖向肝外胆管追踪,顺藤摸瓜直至发现病变。对于病变的特点要有基本的认识,如肿瘤性病变:常见于肝癌、胰头癌、胆管癌、十二指肠肿瘤。炎症病变:常见于胰腺炎、胆囊炎、胆总管下端炎性狭窄、腹腔淋巴结肿大等。结石:如肝内外胆管结石、胆囊结石、胆囊管结石、胰管结石。先天畸形:如肝内胆管扩张症、肝外胆管先天囊肿。另外还要根据阻塞的部位提示是高位梗阻还是低位梗阻,给临床一个比较满意的提示。

关于胆道扩张的鉴别诊断:

(1)肝外胆管不扩张,肝内胆管扩张常见于:肝门部癌,上部胆管癌,Mirizzi 症候群,Caroli 病。

(2)肝外胆管扩张,肝内胆管轻度扩张常见于:胆总管结石,胆总管囊肿。

(3)肝内外胆管扩张常见于:中下部胆管癌,胰头癌,乳头部癌,急、慢性胰腺炎等。

从操作手法来说,一是熟能生巧,二是对正常解剖结构熟知,才能够判断解剖的结构异常。按照胆管系解剖走行追踪病变所在。另外,可改变病人体位以达到更好的显示效果。在工作中只要我们想到了,同时全面掌握相关的临床、解剖结构及病理知识,就能够做出有价值的超声诊断。

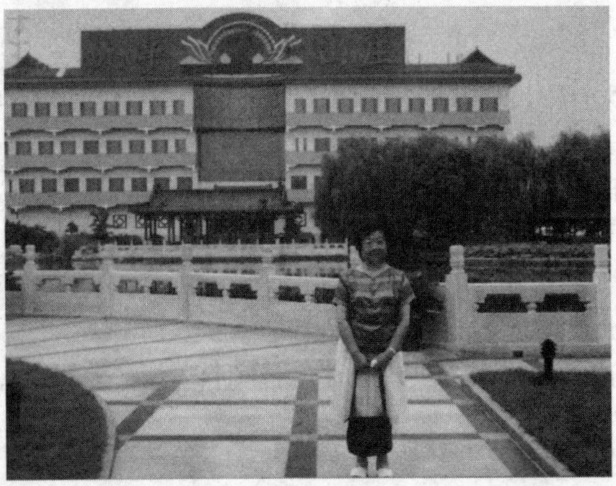

卢　延，研究员、教授。

女，1934年6月出生。1957年毕业于武汉医学院。1957～1985年在北京协和医院放射科工作，1985年至今在卫生部中日友好医院放射科工作。

1982年3月至1983年3月留学澳大利亚MONASH大学ALFRED医院博士后进修，获资格证书。1983年晋升副研究员，1990年晋升研究员。为《中华放射学杂志》资深编委。

共发表论文、综述、述评等80余篇。主编书6本，如《磁共振水成像》（科学出版社，2000）、《MRI介入放射学》（科学出版社，2001）、《胰胆CT与MRI》（人民卫生出版社，2002）、《肾输尿CT与MRI》（中国医药科技出版社，2005）等。

1978年获全国科学大会奖（参与）1项和卫生部全国医学卫生科学大会奖（参与）1项，1996年获卫生部科学技术进步一等奖（参与）。1998年获卫生部科技进步三等奖（参与），2002年获北京市科技进步二等奖（主要负责人）各1项，其他奖6项。

业务专长：腹部影像诊断（X线、CT、MRI）。

重视腹部影像学的临床应用

腹部脏器多且病种繁杂，而影像学方法多种多样，如何设置影像学检查计划是每位临床医生和放射科医生所关注的，影像检查技术方法是诊断和鉴别诊断的基础，笔者根据多年的临床实践经验，从检查规范化、诊断和鉴别诊断进行介绍，以飨读者。

检查规范化

检查规范化关系到医疗质量的高低，是医疗质量控制的重要手段之一，设置有效合适的检查计划，建议从结合临床表现和质量控制两方面着手。此以CT为引子说明。

一、结合临床表现

（一）肝、胆、胰

有肝硬化临床表现时以CT检查肝癌为重点。无肝硬化临床表现，平扫有病变，增强CT设置延迟期，这是重要的扫描程序。

有胆系扩张临床表现，重点为确定梗阻水平。低位梗阻：梗阻端薄层CT扫描。CT示梗阻端结石：非增强CT－3D胆管成像确定结石后可终止检查。

胰检查：首选CT，CT平扫＋增强，追加MRCP，可明确诊断。对于临床表现疑早期胰腺癌，增强扫描选三期法，门静脉期3D胰成像是必要的。发现胰肿块时，增强扫描选双期法，动脉期、门静脉期分别3D血管成像。必要时追加MRCP，即可终止影像学检查。

(二)腹膜病变

常规扫描全腹及盆腔,平扫＋增强,测 CT 值。

观察腹膜窗的重要性:推荐软组织窗:窗宽 250 HU,窗位 20～40 HU;腹膜窗:窗宽 250～400 HU,窗位 20～40 HU。

增强扫描须于延迟时间 40～45 s 后再开始扫描。

(三)泌尿系统

根据临床表现确定检查方法。

肾肿块:CT 平扫＋增强＋3D 排泄性 CT 泌尿造影,可免去术前做 IVP 检查。

血尿、绞痛、疑结石者:首选非增强 CT－3D 输尿管成像,当此检查为阴性时做增强排泄性 CT 泌尿造影,不必做腹平片和其他检查。

泌尿道扩张:首选 MRU。必要时重点部位＋CT 薄层。

(四)胃肠道

首选传统的胃肠双对比造影和内镜检查,必要时做 CT、MRI 检查。这样可避免重复、过度检查,缩短确诊时间,以得到及时治疗。

二、质量控制

(1)扫描范围的确定。如下:

肝:膈顶→肝下角。

胰:胰区薄层。

肾:肾上腺顶部→肾下极缘。

腹膜:须包括全腹及盆腔。

(2)标准化的增强 CT 扫描延迟时间。推荐:

肝:动脉期 20～30 s,门静脉期 60～70 s,延迟期多选择 2～3 min。

胰:双期法:动脉期 20～30 s(或 20～40 s),门静脉期为 60～70 s(或 60,70～100 s)。

三期法:动脉期 20～30 s(20～40 s),胰实质期 40～70 s,门静脉期 70～100 s。

肾:皮质期 30～40 s,实质期 70～120 s,2～3 min 后为肾盂期,示集合系统充盈。

腹膜:延迟时间 40～45 s 才开始扫描。

(3)对比剂量为 100～150 ml,速率为 3～5 ml/s。

(4)CT 值测量的重要性:任何异常密度区都要测量 CT 值,凡实质脏器多发囊性区,每个囊性区都要测量 CT 值,对诊断是有意义的。例如,肾肿块 CT 值测量为负值(－40 HU)提示脂肪,是良性的指征。急性胰腺炎胰内、胰周积液区,CT 值＞25 HU 提示坏死性胰腺炎可能。肾上腺肿块内较低的 CT 值(与肾实质比较)提示良性腺瘤可能,CT 值等于或高于肾实质则提示恶性可能。

(5)腹部肿块内含气:提示胃肠道肿瘤,做内镜或消化道造影即可确诊。

诊断的思路

在分析腹部影像表现时,要分辨正常结构和正常解剖变异,认识异常征象(主要的、次要的),解释异常征象的病因,各种征象的比较影像鉴别诊断,以及影像学诊断。影像学分析推理要客观合理,避免先入为主或主观臆想,当诊断的合理性有疑问时,可做其他影像学检查予以证实或排除,腹部各器官病变的诊断原则有相似之处,亦有相异的特点,为此将分别予以叙述,与同道们商讨。

一、肝　脏

1. 异常征象　包括:①肝质不均;②“牛眼”征、“靶”样征;③脂肪变;④门静脉压症;⑤肝实质一过性异常强化(THAE);⑥门静脉栓塞;⑦边缘性强化;⑧肝岛;⑨MRI诊断肝异常原则。引起肝脏信号发生异常的情况有两种:一为高信号病变:包括脂肪变性可缩短 T_1WI 时间肝内新鲜出血在 T_1WI 表现为不均匀信号;蛋白样物质的抗磁化作用可使 T_1WI 时间缩短,如脓肿或血肿腔内容物;转移(如黑色素瘤转移)可使 T_1WI 缩短变为等信号或高信号。二为相对高信号的病变:包括(1)肝含铁过量:使 T_1WI、T_2WI 变为较低信号;肝水肿:可使肝组织 T_1WI 延长,见于病灶周围的水肿。以上信号的变化对鉴别良恶性是重要的。

2. 受关注点 ①肝肿瘤的分类;②小肝癌的检出和诊断。

3. 各种征象的比较影像鉴别诊断 包括共同与不同的某些征象比较。①共同征象为"边缘性强化";增强后病灶边缘性强化:即所谓"晕"征,可见于肝癌、肝转移瘤、肝血管瘤、肝脓肿,不同特征表现具有鉴别意义。②肝脏钙化可见于40多种疾病。常有以下类型:细颗粒状或散在沙粒样钙化;无定形钙化;粗大团块状致密钙化;环状或雀斑样钙化。须根据部位和特征分析诊断;③肝硬化再生结节形成的结节灶、不典型的小肝癌、少血供肿瘤、肝囊性病变、灶性肿块性肝脂肪浸润须与肿瘤鉴别。各种征象都有一定的病理基础,是鉴别诊断的依据。

4. 原因 一种征象可为多种原因所致,如门静脉高压、弥漫性肝大、门静脉海绵样变性(CTPV)、类似肝囊肿的囊性病灶等,以及肝微小病灶(在1 cm以下),应结合临床和其他检查做鉴别诊断。

二、胆 系

1. 胆系影像诊断包括两大类 一为正常解剖、解剖变异和先天异常;二为胆管梗阻。胆管阻塞后有以下异常:①胆管腔扩张性改变;良性阻塞:97%为不完全性梗阻。恶性阻塞:73%为完全性梗阻。②肝外胆管壁的改变:壁环状增厚是良性阻塞的特征。不规则增厚是肿瘤的特征。③扩张胆管的胆汁CT值改变:正常胆汁CT值0~20 HU。恶性者,CT值小于20 HU,为单纯胆汁。良性者,胆石症的CT值为20~60 HU,是因胆汁中含胆色素混合石。

2. 影像诊断作用 确定胆管是否扩张、梗阻水平的定位,以及梗阻原因的定性(分梗阻性或非梗阻性)。

3. 梗阻的原因 ①恶性病变:多系胆管癌、胆囊癌、胰腺癌和继发性转移的淋巴结等;表现中-重度扩张。②良性病变:胆系结石、慢性胰腺炎和乳头炎等,表现为轻-中度扩张。③非梗阻性胆管扩张见于胆囊切除术后,通常管腔达9~10 mm。

4. 影像鉴别诊断 主要是对梗阻性黄疸的鉴别诊断。

梗阻水平的判断:在横断面的CT,扩张的肝外胆管呈低密度的环形影,根据从肝门到梗阻部位环的数目可确定梗阻部位,可分为四个解剖段:①病变在肝门区常无环;②胰上段1~2环;③胰腺段3~6环;④壶腹段7~8环。其他CT征象:肝门段病变示肝内胆管扩张,胆总管及胆囊不扩张。胰上段病变示肝内胆管、胆总管及胆囊均扩张,胰段胆管不扩张。胰腺段及壶腹段病变示"双管征"出现可能。

梗阻性质的判断:①恶性肿瘤都表现为截然中断,上环不规则,胆管扩张多为中-重度。②良性病变胆管仅表现渐进性狭窄,轻-中等度的扩张。③其他征象:如梗阻部位有无肿块,肿瘤内有无坏死,这对病变性质的判断有帮助。恶性肿瘤多有肿块,良性病变中有肿块的多见于慢性胰腺炎。肿瘤坏死多为胰腺癌。肿块边缘波浪状、凹凸不平和增强扫描表现为强化差的,多为转移性淋巴结。胆囊窝实性肿块多为胆囊癌。

三、胰 腺

1. 胰腺异常征象 包括胰腺轮廓异常、密度异常、胰管异常和胰周间隙及远隔器官的改变。

2. 重视某些具有诊断意义的征象 例如:①腹腔动脉干和肠系膜上动脉增粗是胰腺癌的征象,甚至胰腺未显示有异常时也具有诊断意义。②胰管扩张与胰腺癌和慢性胰腺炎的相关性:伴随于肿瘤的胰管扩张最常见为光滑型扩张(43%)或念珠型扩张(40%)。慢性胰腺炎的胰管扩张73%表现不规则扩张,实质宽度常不减少,胰管扩张度与之比例小于0.5,如大于0.5则可能有癌存在。③胰导管内钙化即结石,对慢性胰腺炎的诊断有高度特异性。胰实质钙化表现钙化在实质内,散在或弥漫斑点状,多见于慢性胰腺炎,也见于胰腺癌,对慢性胰腺炎的诊断不如结石那样具有特异性。

3. 胰腺 CT、MRI 检查的目的

(1)判定胰腺有无异常及肿块性病变。

(2)鉴别胰腺异常是肿瘤还是非肿瘤性病变。

(3)胰肿瘤定性诊断。

(4)胰恶性肿瘤分期。

4. 胰腺良恶性病变的鉴别要点

(1)形态:边缘部病变引起胰外形异常是区分良恶性重要标志。

(2)病变的密度:胰内病变多为低密度或等密度。中心有更低密度表示有坏死,属恶性征。中心有管状低密度或伴有钙化、结石,属良性。

(3)胰周间隙改变:胰后脂肪消失,血管结构不清或管壁增厚,表示癌浸润,属恶性征。

(4)胰内病变与胰周结构异常的对比:胰实质破坏明显而胰周异常改变很少,多为良性。胰内病灶不大而胰后间隙模糊,血管结构不清,多为恶性。

(5)增强后改变:展示病灶为均匀或不均匀的低密度区,边缘有规则或不规则的强化,为恶性征象。

5. 诊断上要注意胰腺小肿瘤的存在　可疑征象如下:①轻微的形态异常:轮廓连续性有突然的变化;②局部密度有变化;③胆管扩张,无胆系疾病病史,提示胆总管远端围管浸润可能,属小胰癌的间接征象。提示胰腺肿瘤的间接征象还有体尾部胰管扩张,胰头部未见胰管影;不均质萎缩的胰腺内有均质区;胰钩突膨大、圆隆,前后径超过 1 cm。胰腺病变的鉴别诊断中最为重要的是胰腺癌和慢性胰腺炎的鉴别,如从影像学表现仍不能确诊时,应做 CT 导引活检。

四、肾　脏

1. 形态　小的肾肿瘤在形态上无特异性,边缘部的病变肾外形的异常是鉴别良、恶性的重要标志。

2. 病变的密度　肾内病变多为低密度、等密度,伴有出血则为高密度。增强后的恶性征为:动脉期病变明显强化,可高于肾实质,实质期和肾盂期强化消退,密度低于肾实质,短暂强化,速升速降为其特点。

3. 病变内钙化　钙化位置有重要鉴别价值——钙化在病变中心或偏心为恶性征。钙化在周边呈弧形或蛋壳样改变,良性居多,肿块内中心部钙化,不管钙化是什么类型,是诊断恶性肾肿瘤比较可靠的征象。

4. 病变内有脂肪　为可靠的良性征(脂肪的 CT 值为 -40 ~ -120 HU)。

5. 定性诊断　肾肿块的性质包括实性和囊性两大类:实性肾肿瘤在成年人为恶性;良性肾肿瘤多为血管平滑肌脂瘤。囊性肾肿块最重要的是良恶性的定性。提示恶性征有:①有两个以上间隔;②间隔厚;③有致密的或不规则的钙化;④伴有实性成分的壁结节及增强后有强化。

6. 各种征象的比较影像鉴别诊断　例如:①肾脏增大与缩小及小肾征象原因分析;尤其是"小肾"包括先天性肾发育不全和后天获得性萎缩肾。②肾癌的比较影像鉴别诊断:包括肾癌、黄色肉芽肿性肾盂肾炎、肾血管平滑肌脂瘤、具有并发症的肾囊肿、炎性肾肿块(包括肾结核肉芽肿、肾脓肿机化和局限性炎症)等。

五、肾上腺

1. 肾上腺疾患的影像诊断　基于形态和轮廓的异常。小的肿瘤示肾上腺一侧缘凸出;中等大小,直径 2 ~ 3 cm 的肿瘤,外形呈圆形,正常平直的边缘消失;大于 4 cm 直径的肿瘤呈不规则肿块影。

2. 影像学检查的价值　肾上腺肿瘤有多种类型,临床表现多样,影像学检查的目的在于发现病变,明确肿瘤的位置、大小、形态及有无转移。一般认为直径小于 1 cm 的肿瘤难以检出。影响检出的主要原因是腹膜后脂肪缺乏,见于体瘦者或儿童。

3. 注意与假肿瘤鉴别 常见的假肿瘤,在左侧为脾的内侧分叶和副脾,或扭曲的脾动脉。右侧很少产生假肿瘤征象,偶与扭曲的肾血管混淆,少见的情况是胃肠道结构(如含液的胃底)或胃憩室及膈肌脚肥大等。

4. 巨大的肾上腺肿块的鉴别诊断问题 小的肾上腺肿块定位多无困难,当肿块较大时,肿块周围脂肪间隙消失,相邻血管受压移位,肿块与周围组织界限不清,有时难以辨别肿块的真正起源。

5. 各种征象的比较影像鉴别诊断 功能性肾上腺肿瘤各具有一定的特征,例如皮质醇增多症——腺瘤通常比较大。醛固酮增多症腺瘤比较小,常呈均一水样密度。性腺综合征腺瘤表现与皮质醇腺瘤相似。嗜铬细胞瘤多为单侧,少数为双侧或多发的肿块,一般比较大,增强后明显强化。由于临床症状截然不同,相互之间不存在性质上的鉴别诊断问题。无功能性肾上腺肿瘤包括无功能性腺瘤及转移瘤、肾上腺囊肿、髓样脂肪瘤,极少数为皮质癌。鉴别诊断时将影像学与临床表现综合考虑。

六、腹膜病变

1. 肠系膜异常征象的识别 肠系膜脂肪密度改变常提示有肠系膜或肠道病变。所谓肠系膜浑浊CT表现,是指肠系膜脂肪受炎症细胞、液体、肿瘤浸润及纤维化。CT值增加至 -40 ~ -60 HU(正常为 -100 ~ -160 HU),动、静脉失去锐利的边缘。肠系膜病变常见的有恶性间皮瘤、脂膜炎、脂肪类肿瘤、类癌、转移瘤等。

2. 腹膜肿瘤基本影像学征象

(1)以腹膜为基底,突向腹腔。

(2)腹膜可呈大小不等结节状或融合成肿块。

(3)沿韧带腹膜面扩散。

(4)常合并弥散性或局限性积液。

(5)肠系膜受侵时增厚呈结节状、饼状或不定形;肠壁受侵时肠壁增厚粘连并有结节肿块。腹膜病变包括结核性腹膜炎、腹膜恶性肿瘤样病变、腹腔脓肿等特征的展示是诊断的依据。

七、腹膜后病变

1. 影像学检查的作用 确定肿瘤的部位、大小、数目及肿瘤侵犯压迫周围脏器的情况,了解腹膜后淋巴结是否增大等,应选择相应的影像学检查方法。

2. 腹膜后肿瘤诊断依据 ①肿块与腹膜后器官关系密切,如十二指肠、胰腺、肾输尿管受压移位,胰腺和肠管向前推移;②腹部大血管如腹主动脉、下腔静脉受侵或受压移位,或被肿瘤包埋;③肿瘤紧贴腰大肌,腰大肌增宽、变形或受压,密度不均,脂肪轮廓消失;④大肿瘤后方无肠管,提示肿瘤原发腹膜后;⑤邻近脏器压迫移位,肿瘤中心仍位于腹膜后。

3. 发生部位与肿瘤性质的相关性 例如:间叶组织起源多发生于肾周间隙和肾旁间隙。神经源肿瘤多发生于肾上腺旁,邻近脊椎或髂腰肌旁。来之于淋巴类肿瘤位于大血管周围。而腹膜后纤维化多围绕大动脉生长。

4. 良恶性鉴别要点 良性肿瘤较小,直径在 3 cm 以下,圆形或椭圆形,边缘光滑,密度均匀,周围器官仅受压推移无侵犯。恶性肿瘤多在 10 cm 以上,边缘不清,形态不规则、密度不均,邻近器官多有侵犯,瘤内有坏死,淋巴结增大。

5. 各种征象的比较影像鉴别诊断 腹膜后肿瘤影像学多不具特征性,有特征性表现可提示诊断;重要的征象:肿块钙化、出现脂肪、有强化、大范围坏死区、肿瘤血管丰富、肿块均质密度在神经通道处、均一脂肪密度无强化、有特定的混杂成分、液性密度无强化等。此外,还有部位特征:肿瘤位于主动脉旁(儿茶酚胺高)提示嗜铬细胞瘤;靠近中线沿脊柱两侧提示神经源性肿瘤;肾周围提示脂肪肉瘤;从梨状肌前到骶前的腹膜后腔(多类圆形)提示神经鞘瘤。如病变广泛涉及腹腔、腹膜后,淋巴结增大融合则提示淋巴类肿瘤。

八、胃肠道

胃肠道病变影像学检查有钡剂检查、CT、MRI 等,钡剂检查是首选的检查方法。

(1)内镜在胃和结肠癌检测中有重要的作用,敏感性高,但双对比钡剂检查仍极有诊断价值,两者有互补性。CT 和 MRI 检查主要用于肿瘤的分期、发现远处转移及术后追随,不能取代传统的检查。

(2)胃肠道疾病病种繁多,特别要注意正常、异常征象的解释。

(3)小肠疾病的诊断须结合临床症状,选择相应的影像学检查方法综合诊断。小肠病变的显示最重要的是检查方法,任何一种影像学检查都要让小肠充盈造影剂才能展示病变,各种征象交错、重叠,比较影像鉴别诊断是重要的。

(4)结肠疾病诊断要点:注意癌前期病变——结肠息肉,其中腺瘤样息肉最多,绝大多数的结肠癌是在腺瘤基础上发展而来,属结肠癌的癌前期,任何结肠隆起性病变都应警惕恶性的可能。要重视病变的检出和诊断及追随。结肠的影像学检查的原则是肠道必须清洁,肠腔残留的粪块是诊断的一大禁忌,是误诊的一大原因。尽管新技术 CT 等检查在结肠疾病诊断方面具有一定的优势,但目前临床仍沿用传统的检查方法,如纤维结肠镜、钡灌肠等,所得资料互相补充是重要的。临床上无症状的 40 岁以上病人常规 CT 检查发现结肠癌,说明腹部 CT 检查时应注意结肠走行区的情况,以期发现无症状的结肠癌。

在此需特别提出的是胃肠道钡剂检查时要注意两点:一是检查手法,二是检查病人时采用不同体位以期发现病变,并清楚显示病变范围、大小及细微异常改变,这样才能提高诊断水平。

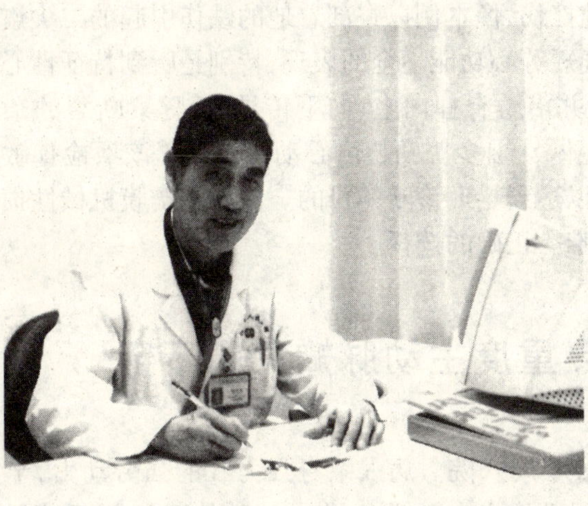

陆凤翔，主任医师、教授、博士生导师。

男，1940年2月出生，江苏张家港市人。1963年毕业于南京医学院医疗系，毕业后留附属医院内科工作。曾任南京医学院临床医学系副主任、心内科主任、内科主任、内科教研室主任，现任高级专家会诊中心主任。享受国务院政府特殊津贴，国家药品审评专家。兼任中华医学会超声医学分会委员，中华医学会江苏省超声医学分会主任委员，中华医学会江苏省内科分会常务委员。

40余年来，一直从事内科、心血管专业的医疗、教学和科研工作，尤擅长心血管超声诊断。撰写并在省级以上杂志发表论文60余篇。主编《诊断学基础》、《内科学》、《实用内科诊疗规范》、《临床超声诊断学》、《临床实用药物手册》、《实习医师手册》、《实用心血管病诊疗指南》、《超声读片指南》、《实用临床内科鉴别诊断》、《内科临床处方手册》等10余部，参编、参译《诊断学》、《现代急诊医学》、《感染病学》、《心血管病鉴别诊断》、《心脏病的诊断与治疗》、《急性冠脉综合征》等多部。获省部级科技进步奖4项。

超声心动图

——心脏神秘的"内窥镜"诊断创伤性心脏病

病例1：二尖瓣前腱索断裂伴重度二尖瓣关闭不全

男性，17岁，建筑工人，因心悸、气喘、不能平卧1周入院。病人系某建筑工程队瓦工，于入院前一周不慎从7层高的楼上跌下，臀部着地，除见左臀部局部青紫外，未发生骨折等损伤。但事后感胸闷、气促，并日趋加重，乃至夜间不能平卧，遂来院就诊。

入院体检：P：90/min，R：24/min，BP：120/80 mmHg。神志清楚，端坐呼吸，唇微绀，颈静脉轻度怒张，心界向左下扩大，心尖部闻及粗糙的、吹风样3～4/6级收缩期杂音，向左腋窝及左肩胛角传导，并沿脊柱上传至头顶，向下传至骶尾部，直至脚后跟。腹部平软，肝脾不大，下肢不肿。

该病人入院临床表现为"急性左心功能不全"，特征性的体征表现为传导广泛的心尖部粗糙的、吹风样的收缩期杂音，提示严重二尖瓣关闭不全。

当今现代科学技术迅速发展，新的诊断技术层出不穷，但在心脏病的病因诊断中，特别是确诊心脏瓣膜病变的性质、严重程度方面，首选二维多普勒超声心动图。该病人在超声检测时，发现其二维超声心动图（2-DE）表现为左房、左室轻度增大，二尖瓣前腱索断裂呈连枷样改变，于收缩期脱入左心房，二尖瓣接合点错位；彩色多普勒血流显像（CDFI）及脉冲多普勒超声心动图（PDE）示二尖瓣重度反流。病人在体外循环下行二尖瓣膜置换术。手术证实超声诊断：二尖瓣前腱索断裂、二尖瓣脱垂伴重度二尖瓣关闭不全。手术经过顺利，术后恢复良好，两周后痊愈出院。

创伤性腱索撕裂临床并非少见，尤其是胸部钝挫伤，像本例以臀部着地的跌伤引起的二尖瓣腱索断裂实属罕见。由此可见，凡创伤后有胸闷、心慌、气短等心功能不全的表现，特别是听到特征性心脏杂音（前腱索断裂的杂音从心尖部向左腋窝、左肩胛角并沿着脊柱向上、向下传导；后腱索断裂的杂音从心尖部向心底部，即胸骨左、右缘第2肋间传导）均应做二维多普勒超声心动图检查。该项检查敏感而特异，可免于其他不必要的创伤性及非创伤性检查，以达到早期诊断的目的。该病为瓣膜机械性损伤引起的血流动力学障碍，手术纠治，人造瓣膜置换术是唯一正确的选择。

病例2：主动脉瓣穿孔伴重度主动脉瓣关闭不全

男性，38岁，农民，因胸闷、心喘气短、不能平卧2周入院。病人系身强力壮的强劳动力，半月前在农田劳作时用牛鞭抽打耕牛，牛鞭反弹到前胸部，局部流出少量鲜血，未予特殊处理，1周后感活动后心慌气短，并日趋加重，夜间不能平卧，遂来院就诊。

入院检查：P：96/min，R：24/min，BP 120/40 mmHg。神志清楚，呼吸较急促，颈静脉轻度扩张，左心前区局部破溃处可闻及连续性杂音，心界略向左下扩大，心律齐，于胸骨右缘第2肋间及胸骨左缘第3～4肋间闻及响亮的叹气样舒张期杂音，向心尖部传导，两肺底闻及细小湿啰音。腹平软，肝肋下1 cm可及，质Ⅱ度，脾未及，下肢轻度水肿。

入院后行超声心动图检查，胸骨旁长轴观见从右室前壁⟶右室流出道⟶主动脉⟶根部（穿透右冠瓣）的一条线样回声，长7.4 cm，并伴重度主动脉反流。进一步追问病史，获知病人拍打耕牛的牛鞭系金属丝制成，从而明确超声所见的线样回声实为异物金属丝。

因病人有严重主动脉瓣关闭不全伴心功能不全，经内外科讨论，决定在体外循环下行摘除异物并主动脉瓣置换术。术中首先取出金属异物长3.4 cm，再进一步探查，发现因心脏搏动而扭断的金属丝长4 cm。术中还发现胸壁损伤处局部动静脉瘘（故胸壁闻及连续性杂音）。手术经过顺利，术后恢复良好，痊愈出院。

在和平时期，车祸、工伤等意外事件屡见不鲜，创伤性心脏病往往是致命的主要原因。超声心动图检查无创伤，操作简便，耗费低廉，有助于明确创伤性心脏病的性质、严重程度，乃至辅助治疗决策。因此，凡创伤后有心血管病的症状、体征的病人，均应进行超声心动图检查。

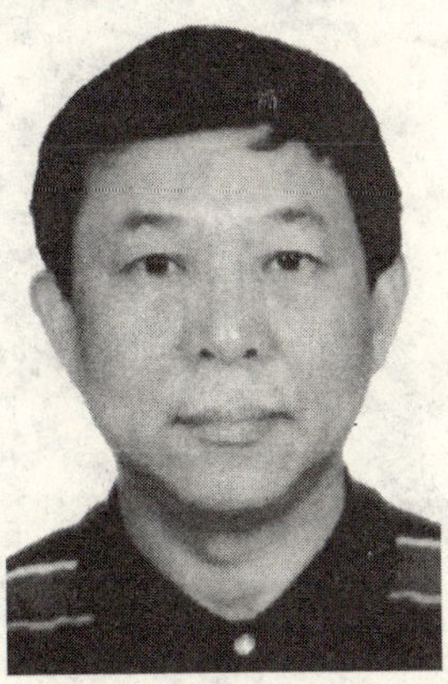

罗鹏飞，主任医师。

男，1947 年 7 月出生。1970 年中大医学院毕业，1982 年放射学硕士研究生毕业，1987 ~ 1988 年在日本神户大学研修介入放射学 1 年。现为广东省人民医院肿瘤中心主任医师。

主要专业为实体病的介入治疗，尤其是肝癌介入治疗的研究已获得国家、省、卫生厅多项科技进步奖，并发表学术论文 40 余篇，主编或参编学术著作 6 本。1992 年起享受国务院特殊贡献津贴。

主要学术团体职务：中华放射学会委员，介入专业委员会副主任，中国抗癌协会理事，介入治疗委员会副主任，《中华放射学杂志》等 10 本杂志的副主编或委员。

肝癌 TAE 后残灶合并感染

——肝脓肿

12 年前的一个深夜，急促的电话铃声把我唤醒，电话那边传来一位曾在我科做过肝癌肝动脉栓塞化疗术（TAE）的病人的求救声音：TAE 后回家已半个月，依然每日高热，肝区胀痛比刚做完 TAE 时还厉害，当地医生已发了病危通知书。

我驱车 100 多公里，到达病人所在的县医院，据主管医生介绍，病人每天下午开始发热，可达 39 ~ 40.5℃，持续 3 ~ 4 h，伴寒战，肝区胀痛，近 2 d 皮肤巩膜出现黄染。曾用过抗生素及激素，效果不理想，问：以上症状是否为 TAE 术后正常反应。本人对病人做检查时，发现肝区明显压痛，当即建议行 B 超或 CT 检查，30 min 后 CT 扫描显示肝右叶直径 10 cm 的充满碘油的残灶内有大量低密度影，而且出现一长约 4 cm 的液平（图 1），随即在 x 线电视下穿刺残癌，放入粗大引流管（10 F），引出大量脓液和坏死组织，送细菌培养及药敏试验。用甲硝唑冲洗脓腔，保持引流。上述操作后病人症状及体征迅速改善，第二天没有用激素及退热药，病人也不再发热，每天引流脓液及冲洗脓腔，3 d 后实验室报告脓液内培养出弗氏杆菌和黄杆杆菌，对庆大霉素敏感。静滴庆大及用庆大生理盐水冲洗脓腔后 10 d，脓腔缩小至直径3 cm，引流液培养阴性，症状及体征消失，拔除引流管。此后追踪 1 年，多次 CT 复查，只是内壁不光滑的残腔，经用无水乙醇多次冲洗后，残腔变成光滑的空洞，2 年后空洞纤维化（图 2），12 年间 2 次残灶活检均未发现活癌细胞，AFP 自 TAE 后一个月由 430 μg/L 降至正常。

此是一例肝癌介入治疗后，癌灶合并感染液化坏死形成肝脓肿，充分引流及使用敏感的抗生素后，肝脓肿治愈，而残癌灶在细菌感染及无水乙醇化学消融的双重作用下，彻底坏死、液化，并被引流到体外。此病例给我们的启示主要是：肝癌介入治疗后，由于体质差，易合并残癌病灶感染，可以是致病力强的大肠杆菌，金黄色葡萄球菌，亦可以是一些机遇性细菌，感染后导致肝脓肿，临床症状、体征非常严重。肝癌 TAE 后一般每天有 2 ~ 3 h 中度发热，是癌组织坏死的吸收热，持续 2 ~ 14 d，平均 7 d。如果发热时间超过半个月，呈弛张热，中毒症状较重者，要想到残癌合并感染，形成"肝脓肿"的可能性，只要考虑到这种可能，要证实或否定它是比较容易的。治疗主要是充分引流，亦可同时使用无水酒精冲洗，既有利于脓腔杀菌，亦有利于残癌的消融。笔者从事肝癌介入治疗 20 余年，行 TAE 5 000 余例，期间肝脓肿并发症约 1.5%，应予注意。

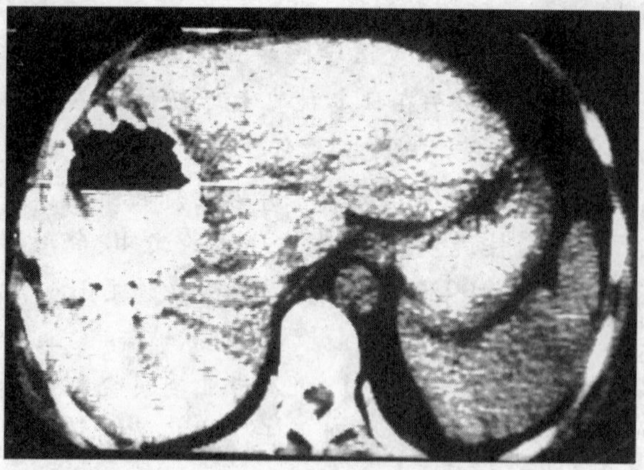

图 1　男,33 岁,肝癌 TAE 后 15 天,CT 扫描显示脓肿液平面

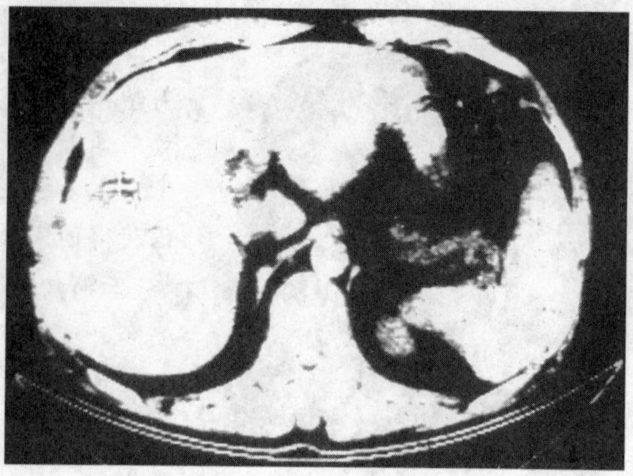

图 2　与图 1 同一病例,12 年后 CT 扫描,原病灶已纤维化,2 次活检未发现癌细胞,AFP 降至正常

肝癌门静脉癌栓的认识与处理

笔者在中晚期介入治疗过程中,感到最棘手的是门静脉主干和(或)Ⅱ级分支的癌栓。癌栓的存在有以下几种危害:①栓子脱落引起肝内多发转移形成新的子灶;②癌栓导致门静脉完全或不完全阻塞,门静脉压力升高,从而引起上消化道出血和(或)顽固性腹水;③门静脉血供减少,肝功能进一步下降。如何消除门静脉主干及Ⅱ级分支癌栓,各科医生都进行过不少的尝试,如外科医生在切除癌肿的同时,剖开门静脉,用球囊导管把癌栓拖出来,可惜手术创伤大,而且很难拖干净。化疗科医生在门静脉内留置药盒,持续化疗灌注,但癌栓与门静脉仅仅是相邻关系,就像河流中水与石头的关系,药物只能接触癌栓的外表面,无法消灭癌栓内部细胞,收效甚微。

近年来,笔者作了一些研究,对肝门静脉主干有癌栓者先后行肝动脉和门静脉造影,后者采用经皮脾门静脉造影,门静脉主干及分支清晰显示,当然行多层螺旋 CT 重建亦可达到同样目的。上述造影发现,门静脉内癌栓主要供血仍来自肝动脉,而门静脉参与供血。由此看来,要攻击门静脉内癌栓,主要应从肝动脉系统出击,不仅是门静脉内栓癌,肝静脉与下腔静脉甚至右心房内的肝癌栓主要仍是肝 A 供血(图 1),所以应强调肝动脉超选择 TAE,治疗突入门静脉、肝静脉血管内的癌栓。

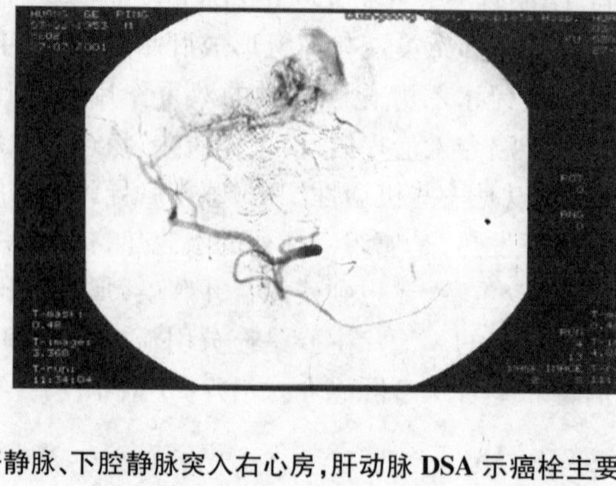

图 1　癌栓经肝静脉、下腔静脉突入右心房,肝动脉 DSA 示癌栓主要仍由肝动脉供血

对由于门静脉主干癌栓导致门静脉压力甚高者，笔者做过2种入路的门静脉主干再通术：①直接经皮肝门静脉主干支架置入术（图2、3）；②用Tipss方法，经颈静脉、肝静脉穿刺门静脉，于门静脉主干内放置支架（图4、5）。前者简单易行，后者既能开通门静脉又能迅速减低门静脉压力，只是操作较为复杂。当然，开通门静脉不等于消灭了癌栓，循肝动脉行TAE亦仅是对部分癌栓有效。笔者近2年来试用激光消融或^{125}I核粒子植入癌栓进行了一些尝试，收到一定效果。多极射频由于消融范围大，易伤及门静脉主干。激光消融范围小，较易控制，但要多针排列在癌栓上，效果才好。^{125}I核粒子沿癌栓主体种植，较为简便，且疗效较好（图6、7），但成本较高。以上治疗，笔者均在CT导向下进行，另有文章报道在B超导向下亦可进行。

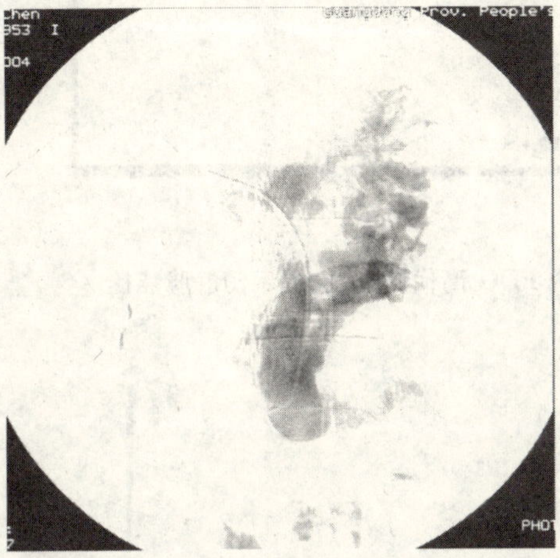

图2 门静脉造影，示主干不通畅，胃冠状静脉及食管下段静脉明显扩张、扭曲

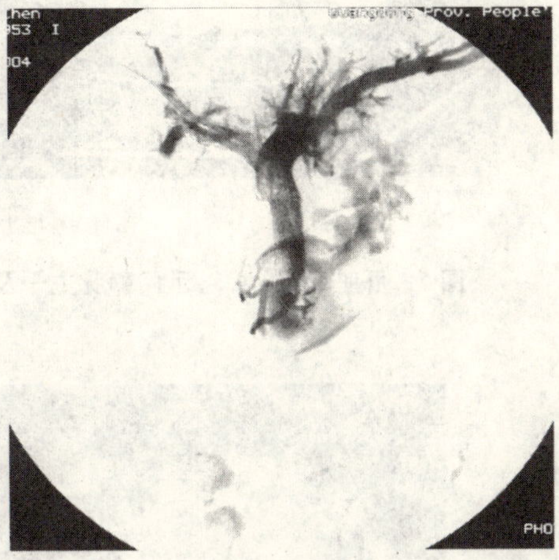

图3 同上例，经皮肝于门静脉主干内置入支架后造影，示主干通畅，食管下段静脉曲张明显减轻

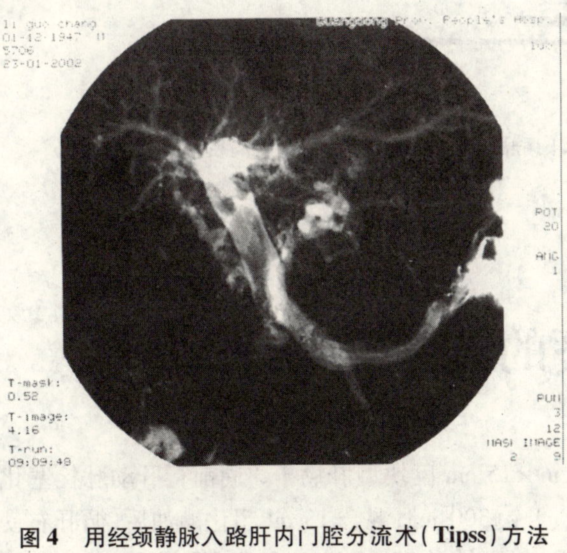

图4 用经颈静脉入路肝内门腔分流术（Tipss）方法在门静脉主干置入支架

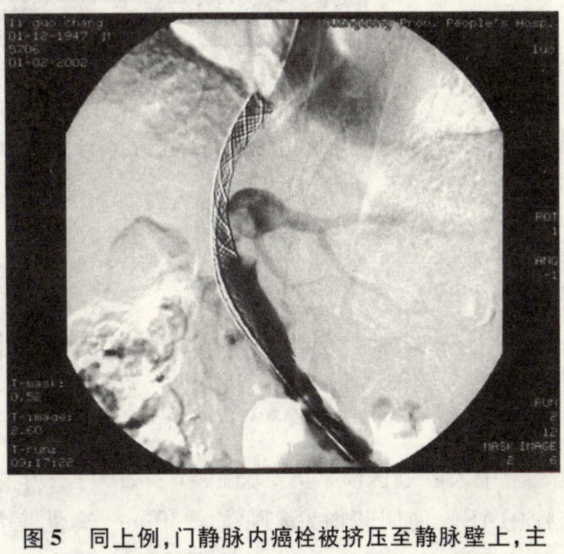

图5 同上例，门静脉内癌栓被挤压至静脉壁上，主干通畅，大量门静脉血直接分流至肝静脉、下腔静脉和右心房内

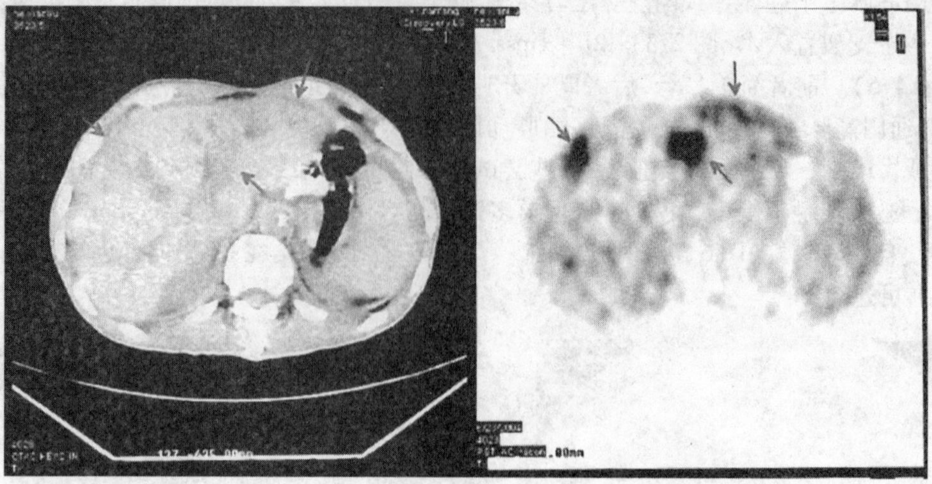

A　　　　B

图 6　肝脏 **PEI－CT**，示门静脉主干及 **II** 级分支内 **FDG** 高代谢病灶，提示门静脉癌栓

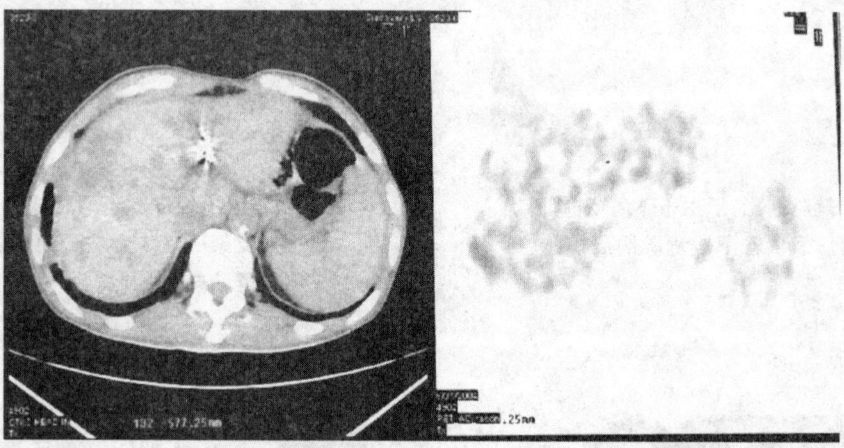

A　　　　B

图 7　同上例，行 **125I** 核粒子植入后 **1** 个月 **PEI－CT** 复查，门静脉癌栓已消失。**CT** 图内高密影为植入的核粒子

肝癌合并动静脉瘘的认识和处理

中大肿瘤医院病人，男性，31 岁，因肝右叶直径 12 cm × 15 cm 巨块型肝癌于 3 周前行肝动脉栓塞化疗（TAE），使用药物为表阿霉素 50 mg、丝裂霉素 12 mg、卡铂 300 mg，混合 15 ml 超化碘油后，循肝右动脉注入肝内。TAE 术时，已发现碘油在肿瘤内虽有沉积，但不够致密，术后 1 个月 CT 复查，病灶略增大，沉积的碘油已全部流失。

大量的影像与病理标本对照证实，碘油能否充分地充填在癌灶内，是肿瘤组织是否被杀伤，也即是说，肝癌 TAE 是否成功的关键。本例再行第二次肝动脉 DSA，发现肝动脉门静脉存在严重的动静脉分流（图 1），试注入少量碘药混悬液，发现大部分经分流的瘘口进入压力较低的门静脉内，再经门静脉流向门静脉分支、末梢，沉积在非癌区肝组织内。由此看来，上次 TAE 时大部分药物并未进入肿瘤内，即使已进入癌灶内的碘油，亦在 TAE 后因压力阶梯从癌灶内反流出来，经瘘口冲至门静脉内。明确了上述情况后，第二次 TAE 分 2 步进行：①栓塞“瘘口”使用直径较小的带毛钢圈（φ 3 mm 的 COOK Coil），让管尖尽量接近 DSA 显示的分流瘘口附近，发射钢圈，钢圈在血流推动下向最急的瘘口靠拢并堵塞瘘口，每发射一个钢圈，应“冒烟”检查一次，观察分流是否减轻，肝动脉主干是否仍然通畅，本例发射 3 个钢圈后，瘘口基本关闭，肝动脉通畅（图 2）。②接着进行 TAE，使用碘油 10 ml 和上次 TAE 所用药物，当即显示碘油在病灶内沉积良好。1 个月后 CT 复查，病灶明显缩小，边界清，碘油沉积密实（图 3），实验室显示 AFP 已由 2 000 μg/L下降至 1 500 μg/L。随后进行的外科手术顺利切除了巨大肝癌，病理标本显示病灶已大部分坏死，3 个栓塞钢圈仍在瘘口处，周围已有机化。肝动脉门静脉瘘口的封闭还须注意几个问题：①如果病灶较小，可先使用超微导管越过瘘口区域后在肝动脉的段或亚段分支内行 TAE，TAE 后再塞瘘口，此举目的是防止偶因塞瘘口时钢圈过大，过早堵塞了肝动脉而随后无法进行 TAE。②采用钢圈直径以分流量大小估计瘘口大小，一般用直径 3 mm 者比较合适，即使 3 mm 小钢圈进入门静脉内，其影响范围也小。有专家报道，可同时用少量无水酒精栓塞瘘口。笔者还遇到不少肝癌肝动脉肝静脉瘘病人，此类分流多发生在肝癌周边，且为多发，与肝动脉门静脉分流瘘口多发生在病灶中心及多为单发相反。此类病例在 TAE 时，药物循瘘口从肝动脉直接进入肝静脉内，经上腔静脉到达右心房、肺动脉及其分支。处理上行分支栓塞较为困难，但可采用多点多次无水乙醇病灶内注射，如果针尖位于分流静脉内，注射乙醇后，静脉立即关闭；如果注射在分流静脉外，则因组织炎症、变形、机化等因素，亦可闭塞引流静脉（图 4、5）。据笔者统计，肝癌发生肝动脉门静脉瘘和肝动脉肝静脉瘘共约 45%，近 5 年来，由于注意了这一问题并进行了较恰当的处理，中晚期肝癌疗效已有了明显的提高。

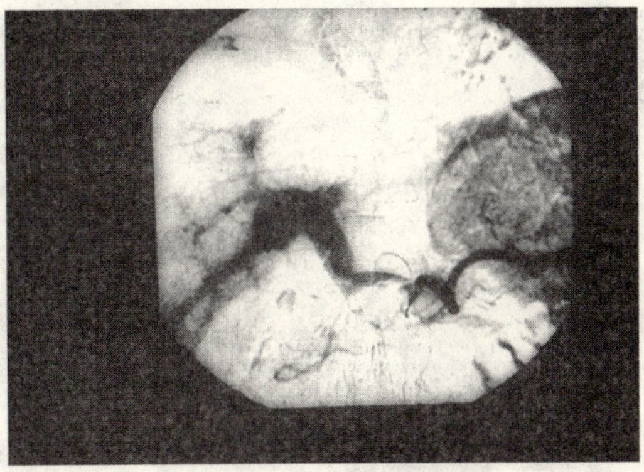

图 1　肝癌腹腔动脉造影，脾动脉主干显影良好，但肝动脉仅起始部可见，随即被宽大的门静脉主干代替

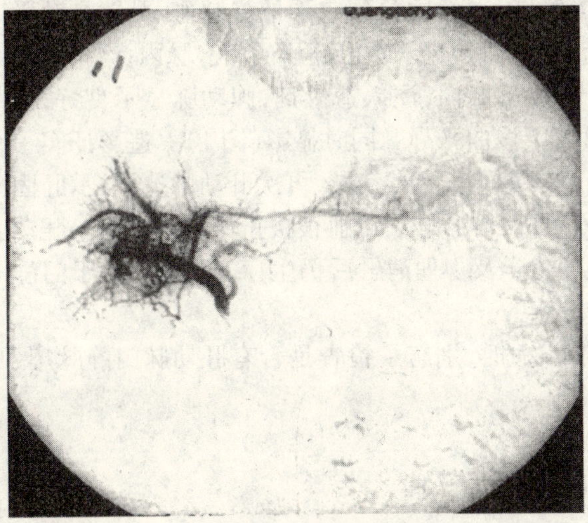

图 2　同上例，行瘘口封闭后肝动脉 DSA，示肝动脉主干及其分支清晰可见，门静脉主干已消失

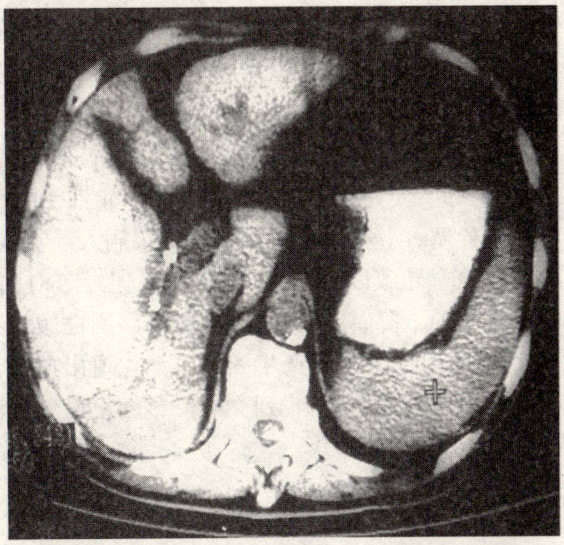

图 3　同上例，一个月后 CT 复查，示肝癌充满碘油，病灶缩小。封闭瘘口的几枚钢圈位置恒定

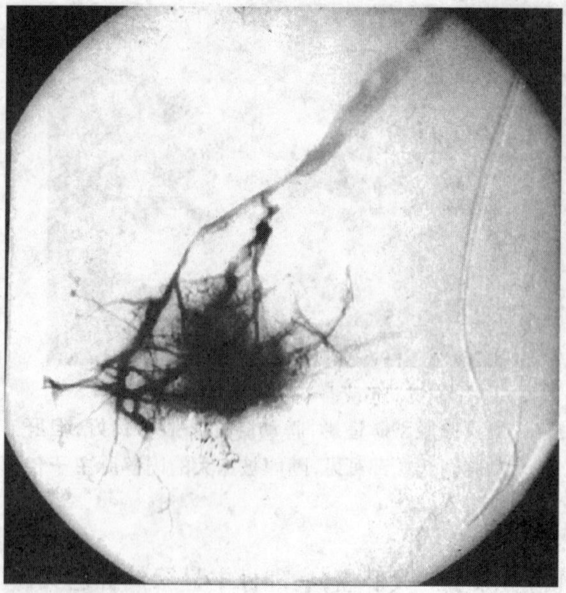

图4　肝癌肝动脉 DSA，示病灶显影不良，大量造影剂进入分流的肝静脉内，肝静脉主干显影

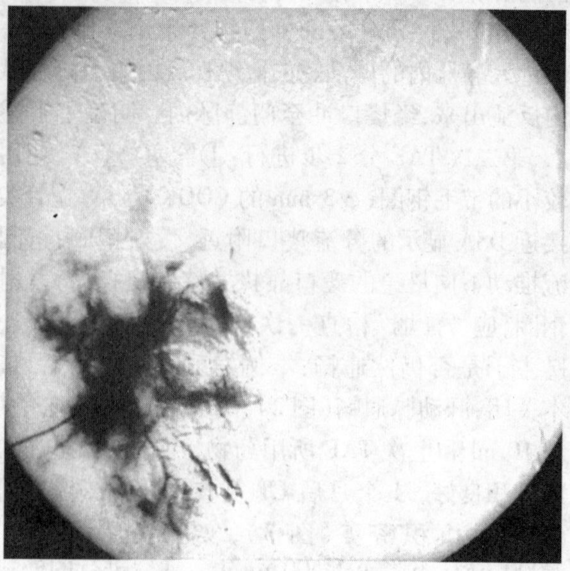

图5　同上例，经局部无水乙醇多点多次消融后，肝动脉 DSA，示引流的粗大肝静脉已消失

肝癌肝动脉门静脉瘘导致严重上胃肠道出血

因紧急会诊到了市内一家大医院，病人肝癌、肝硬化，门静脉高压，近 2 周反复大量呕血和黑便，内科止血（已使用施他林等）无效，食管镜检：食管下段重度曲张伴多处破裂出血，该院已行三次破裂静脉套扎，但由于压力太大，仍无法止血。笔者会诊时，病人上消化道内已放置三腔二囊管，但仍在呕血，血红蛋白下降至 5 g，情况危险。笔者从病人呕出的血液为鲜红色，而感觉到它不像静脉血，可能是动脉血，想到是否为肝癌破坏，导致癌区内动脉静脉瘘，高压动脉血直接进入本已高压的门静脉内，产生了凶猛的上消化道出血。紧急行肝动脉造影 DSA，导管置于腹腔动脉内，注入造影剂，脾动脉显示良好，而肝动脉仅起始部显影，立即就变成宽大的门静脉主干，食管下段曲张静脉同时显影（图 1）。造影证实了笔者的判断，于是当即用 2 个直径 5 mm 带毛的钢圈，完全堵塞了肝固有动脉，再次肝动脉造影，示肝固有动脉栓塞，门静脉不再显现（图 2），病人严重的食管下段曲张静脉破裂出血很快止住了。该病人肝动脉完全栓塞导致以后 TAE 无法进行，但经过对癌灶多次的化学及物理消融后仍生存了 3 年。由于门静脉压力较前下降，使一直难以纠正的顽固性腹水亦明显减轻。

此例说明，在肝癌产生凶猛上消化道出血或很难控制出血时，别忘了检查是否有肝动脉门静脉瘘，栓塞瘘口或肝动脉，可收到立竿见影的止血效果。

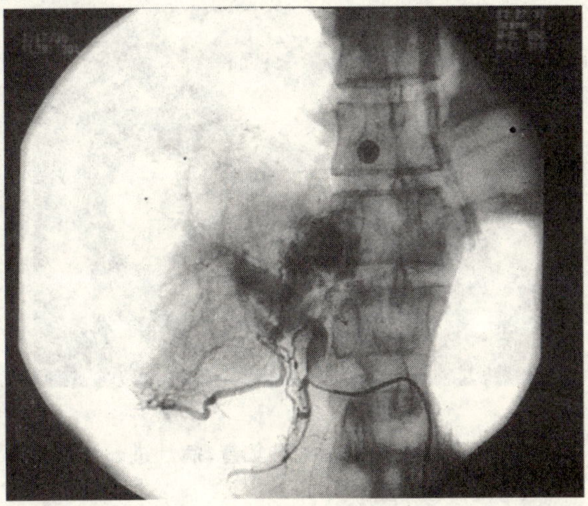

图1 肝动脉 DSA,肝动脉显影不良,代之以宽大的门静脉主干及其分支,通往食管下段的胃冠状静脉曲张

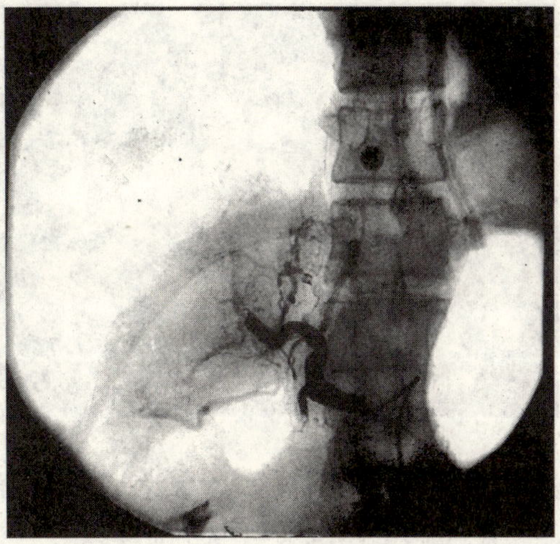

图2 同上例,行肝固有动脉栓塞后,门静脉主干不再显示

肝癌 TAE 后胆汁瘤的形成和处理

一位肝癌病人行肝癌肝动脉化疗栓塞术(TAE)后 1 个月,CT 复查显示病灶明显变小,其内碘油充盈密实,但固缩的病灶附近肝组织内出现 2 个圆形水样密度影,边界清晰,直径 3 cm 和 2 cm(图 1)。当时 CT 诊断为肝癌肝内转移灶可能,但临床上病人症状及体征明确改善,AFP 由原来阳性下降至正常,不符合肝癌复发或转移的诊断。未作特殊处理,一个月后再行 CT 复查,示残癌灶依然固缩、密实,但 2 个液性低密影已融合并扩大成直径 8 cm 的大囊肿(图 2)。病人近 10 天出现肝区胀痛,CT 导向下细斜穿刺,引出大量暗绿色半透明液体,检验室检查为含有胆汁的囊液,未培养出细菌。随即进行粗管引流,胀痛症状迅速消失,3 个月后 CT 复查,病灶稳定,囊肿消失。

另一位肝癌病人在 TAE 术后,持续 1 个月中度发热,38 ~ 39℃,CT 复查,示病灶已固缩,但肝内胆管周围出现沿胆管树分布的低密影,边缘不清,某些肝组织内还有液化状坏死区(图 3)。诊断为胆道感染,行经皮肝穿刺胆管造影,示肝内胆管粗细不一呈“串珠状”,但胆总管通畅。病人经置管引流后虽然症状缓解,但仍有低热,手术探查并切除坏死区域及周围少量肝组织。病理:胆管壁多处坏死,胆汁外溢至周围肝组织内呈囊状或柱状积聚,肝组织有局灶性炎症、坏死(图 4)。

笔者在 20 年行 5 000 余例的 TAE 治疗后,发现近百例有上述 2 种改变,经临床和病理证实,原来是 TAE 后发生的命名为胆汁瘤(biloma)的并发症,其原因是 TAE 过程中,源于肝动脉的胆管周围血管丛受到栓塞缺血及化疗药物影响,肝内胆管,尤其是肝门部胆管、胆囊的广泛坏死、炎症、纤维化及随后而来的胆管狭窄、胆汁经坏死胆管壁溢于胆管周围呈“囊状”或“柱状”积聚,形成“囊状胆汁瘤”或“柱状胆汁瘤”,由于胆汁瘤与胆管、十二指肠相通,所以炎症与感染常常伴随,感染的发展可导致周围肝组织坏死,病人体质日益消耗、衰竭。正确的处理是长期通畅的引流和抗生素生理盐水冲洗和全身使用。曾有一例病人引流 2 年才痊愈,大多数胆汁瘤在 2 ~ 3 个月左右胆囊壁坏死区修复或纤维化,胆汁瘤消失。

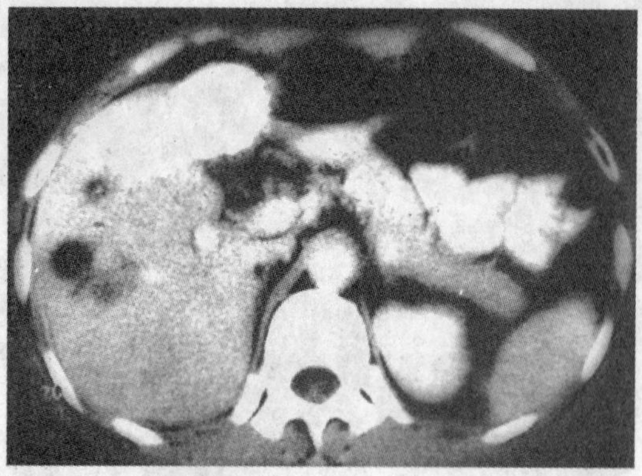

图1　肝癌 TAE 后 1 个月 CT 复查，癌灶充满碘油，体积缩小，旁边出现 2 个水样密度影

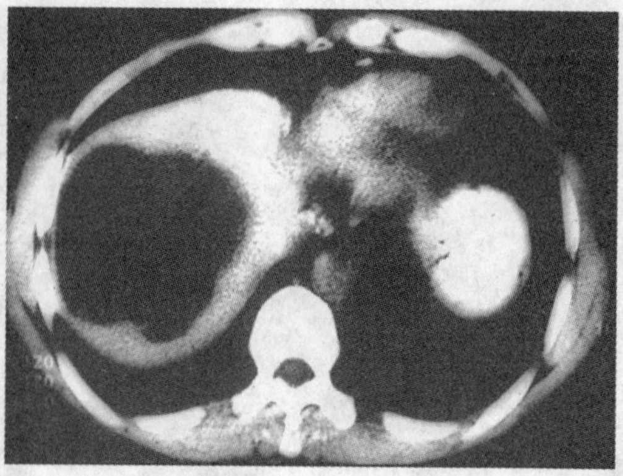

图2　同上例，2 个月后 CT 复查，病灶进一步固缩，但囊腔明显扩大

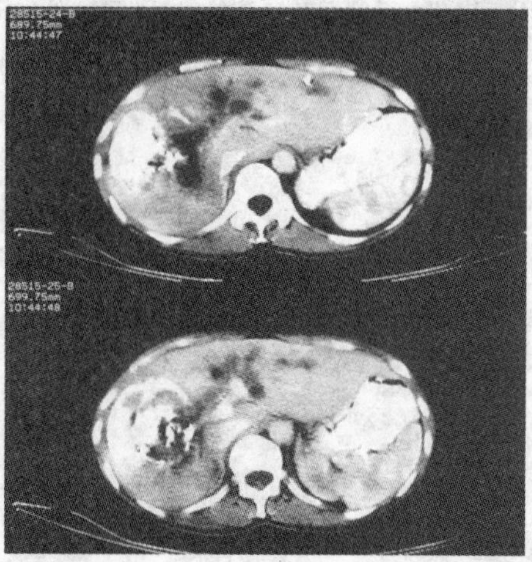

图3　肝癌 TAE 后，病灶固缩，但其旁出现树枝状和囊状低密度影，行局部粗管引流

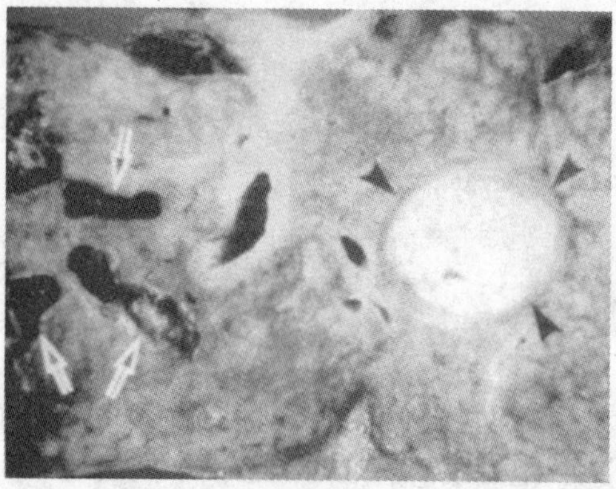

图4　同上例，手术切除后标本镜下，示胆管壁多处坏死，胆汁外溢，积聚呈“囊状”和“柱状”，旁边有肝组织坏死灶。癌灶固缩

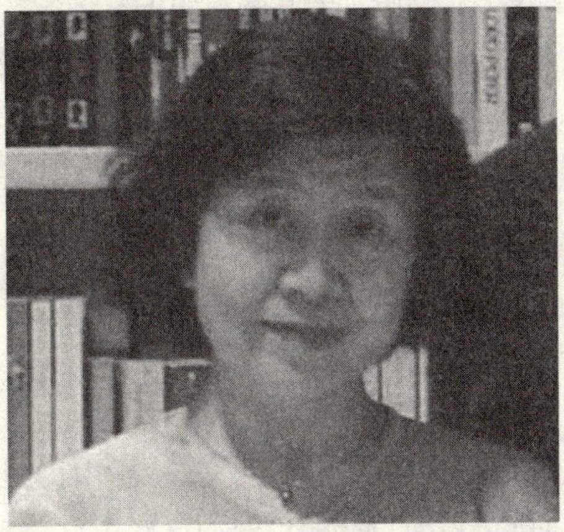

缪競陶，主任医师、教授。

1963年毕业于四川医学院医学系（现四川大学华西医学院），在该校附属第一医院工作至1998年，后调至上海交通大学附属第一人民医院工作。

现为《中国肺癌杂志》常务编委。

学术研究重点分为两方面：肺癌血供、微循环灌注及继发血管病变的CT、MR定性及定量诊断。

发表论文15篇，国内外学术会议交流10篇。符合中国国情的PACS和数字化放射科设计、实施及管理模式，发表论文20余篇，RSNA论文2篇。构建国内首个国际标准（DICOM）PACS系统及全数字化放射科。

肺癌血管影像学

——从好奇到探索的漫长路程

“肺癌是否侵犯肺血管，如何诊断”是萦绕在我脑际中将近20年的问题，是同PACS一样不断令我困扰、令我痴迷，又令我不断去探索的问题。直到今天，对这两大难题我不一定能交出优秀的答卷，但是，我为其付出了心智，获得了一些体会。能够将个人所得奉献给钟爱一生的事业是一种安慰，能够将个人所获奉献给年轻的一代更是一种幸福。

与肺癌有关的血管影像学包括肺癌侵犯中央肺血管（肺动脉干、肺静脉干）、新生血管及其微循环灌注的影像诊断，至今仍然是迷雾笼罩的一个领域。文献中，与肺癌有关的血管影像的认识，基本上来源于血管造影。然而，血管造影检查的有创性、图像空间分辨率不足、操作和成像范围限制及缺乏客观评估标准等，给肺癌血管影像学留下了大量不为人知的空白。20世纪六、七十年代，在我作住院医师和主治医师的年代，肺癌的诊断依靠透视、胸部X线平片及常规断层。在放射学教科书上及可以查到的有限的国内外文献中，有关肺癌影像学的描述几乎千篇一律的谈到瘤体、支气管狭窄（阻塞）及其继发肺气肿（肺炎，肺不张）、淋巴、胸膜、纵隔等征象。让我感到惊讶的是，在肺癌自然病程中几乎不可避免累及的肺动脉干或肺静脉干的X线征象，几乎所有教科书均查不到。作为年轻的放射科医师，遇到一些用教科书经典描述不能解释的肺癌征象产生好奇并激发探索的愿望是非常正常的。而令我迷惑、令我好奇的是，肺癌侵犯肺血管后究竟会出现一些什么样的征象？我是否能够找到答案？与此同时，胸外科一改过去对肺癌侵犯纵隔、肺门大血管采取保守治疗的态度，开始对这一类病人来采取更加积极的治疗方式，准备更多地实施血管成像术，以保留更多的肺功能，以提高病人的5年生存率和生存质量。如此一来，胸外科医师要求放射科提供更为详细、更为准确的肺癌与肺血管的关系，要求判断中央肺血管是否受侵，以便做出周全的术前计划。在当时，肺癌血管影像学是一个全新的领域，对于胸外科提出的问题，找不到现成的文献资料给以解答。出于共同的目的，我们同胸外科及病理科的同事们走到一起，于20世纪90年代初开始，陆续进行了肺癌侵犯肺静脉干、肺动脉干的CT、MRI征象与病理解剖/CT和DSA/MR肺灌注与微血管密度等进行了一系列对照研究，从而加深了对肺癌侵犯肺血管的胸部平片/CT/MRI征象的认识。三方面的通力合作，不仅提高对肺癌血管影像学的认识，更促成了当时我所在的华西医科大学附一院在肺癌手术治疗方面的长足进步。然而，遗憾的是，无论在放射学教育或临床工作中,对肺癌血管影像学的重视远远不及对支气管、淋巴结、纵隔、胸膜等器官和组织的影像学的重视高度。在中青年医师中,即使典型的肺血管病例亦可能视而不见。在放射科诊断报告中,有关肺癌侵犯肺血管的直接和间接征象缺乏任何描述,漏诊和误诊司空见惯。本文谨以笔者在对肺癌侵犯肺血管病变征象及诊断从好奇到探索的漫长过程中所见到的部分病例,奉献给年轻一代的放射科医师,期望有助于他们在肺癌血管影像学的认识和提高。

一、胸部 X 线平片为肺癌血管病变的认识打开一扇窗户

我认识肺癌血管病变不是从教科书开始,而是从临床实践中,从胸部平片开始。首先让我认识肺癌血管病变的不是从直接征象,而是从间接征象开始。

病例 1:是 1979 年的病例。胸部平片发现左肺门巨大肿块,分叶状但边缘光滑,诊断中央型肺癌毫无悬念。然而,同时发现的左肺下叶透明度增高及肺纹理向肺门方向聚拢、短缩却令我十分迷惑,并产生好奇。对照当时的教科书及可能查到的有限的国内外文献,我找不到答案。但是,一篇文献中曾提到有三种因素影响肺组织密度:肺通气量、肺组织量和肺血流量。从该三个因素分析左肺下叶透明度增高的原因,首先应该考虑为肺门肿块不完全阻塞支气管继发性肺气肿。然而,用阻塞性肺气肿不能解释肺纹理为何不随肺体积扩展反而向肺门方向聚拢?第二种因素,即肺组织缺失导致肺透明度增高,常见原因为空洞或者肺大泡,显然与该病例不符合。因此,左肺下叶透明度增高的唯一原因可能是肺血流量降低,即肺低灌注所致。一叶肺低灌注多继发于叶动脉栓塞,X 线平片上应表现为所在肺叶的肺动脉纹理稀少、变细,与该病例肺纹理短缩的表现不吻合。结合该病例肺门巨大肿块,左肺下叶透明度增高伴肺纹理短缩的唯一原因应该是肺癌侵犯肺动脉导致的肺低灌注。病人随后接受剖胸探查术,发现左肺门肿块包埋左肺下叶支气管和肺动脉干,活检为大细胞未分化癌图 1。

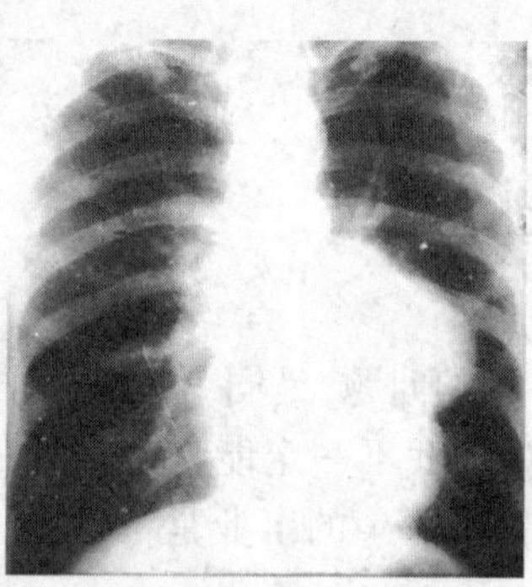

图 1　男,67 岁,左肺门肿块。双下肺野对比,发现左下肺透明度增高,肺纹理短缩于新影之后。手术证实为左肺下叶中央型肺癌包埋左下肺动脉干,病理证实为大细胞未分化癌

病例 2:在胸部平片上表现为右肺门肿块,右下肺透明度增高,肺血管稀疏、短缩。因为右下肺的改变不能完全用阻塞性肺气肿解释,所以更深层地考虑到肺动脉干受累的可能。后经肺动脉 DSA 证实,右下肺动脉干狭窄,中、下叶呈现低灌注状态(图 2)。

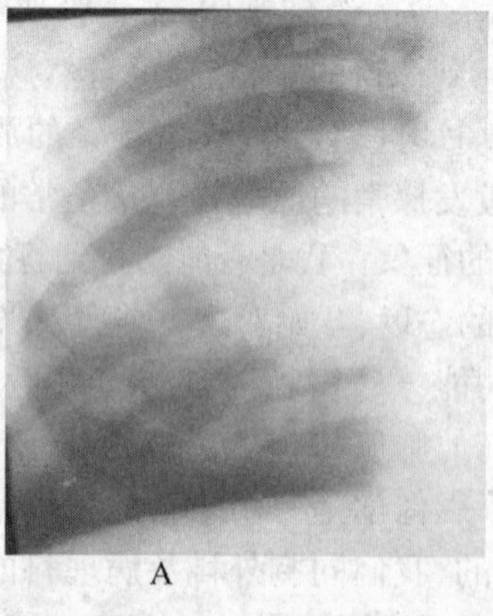

A

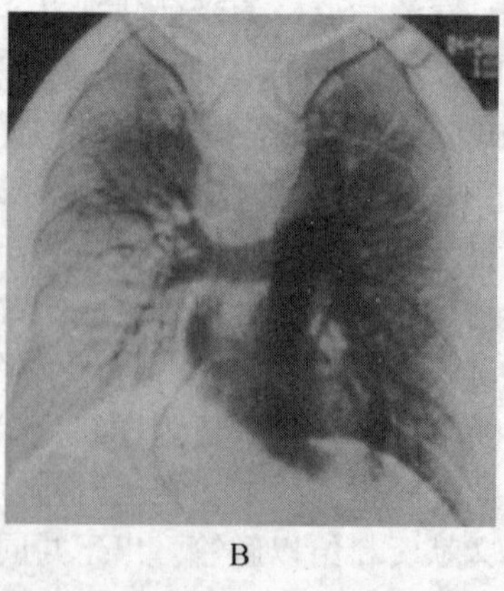

B

图 2　女,55 岁,右下肺动脉干狭窄

A. 胸部平片,右肺门巨大肿块,右下肺野透明度增大,血管纹理短缩;B. 肺动脉 DSA,右下肺动脉干明显变细,中、下叶肺动脉分支稀少短缩,肺实质血流灌注显著减少,右上叶肺动脉纹理亦较纤细,肺实质呈低灌注表现

病例3：是1980年的病人，因发热、咳嗽，胸部平片发现右上肺阴影被诊断为肺结核入住结核病室。在读胸片时，我首先注意到肺门结构不清，密度增高，特别注意到水平裂增厚，仔细观察，似乎有与其相连并垂直的数条条纹阴影。胸部平片给我的印象是该病人不是肺结核。至于水平裂胸膜增厚及与之垂直的条纹影如何解释？于是，我建议做常规断层检查。断层摄影片上，证实水平裂胸膜增厚，胸膜下可见与其垂直的线影，似为间隔线，并可见由条纹影与肺门相连，似为增粗的静脉阴影。根据教科书及文献记载，水平裂增厚及小叶间隔线，克氏B线常见于二尖瓣狭窄或心衰继发肺静脉高压，多分布于双肺下分外、前胸膜下区。该病人间隔线仅仅出现在增厚的水平裂下，同时发现增粗的静脉阴影与水平裂相连，因此提示上叶前段静脉/淋巴回流受阻。仔细观察肺门，发现肺门密度增高，结构不清，可疑肿块。为此，我提出右肺上叶前段肺癌的可能性，希望临床进一步检查证实。尽管当时病人已经接受抗结核治疗，全身情况非常好，无论主管医师及病人均难以接受肺癌的诊断，但是，在我坚决排除肺结核诊断后，病人接受了支气管镜检确诊为右上叶鳞癌(图3)。

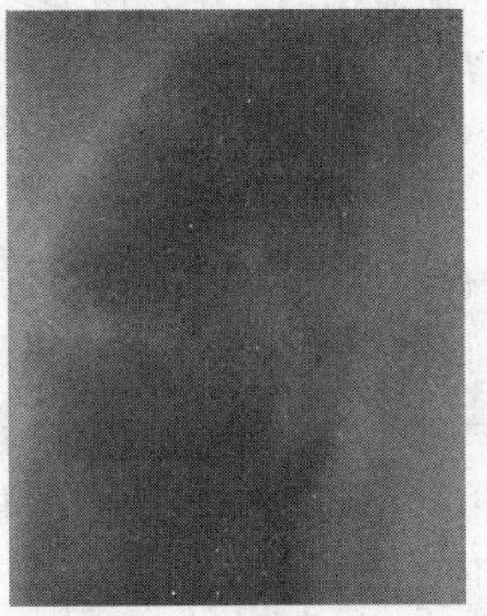

图3　男，56岁。胸部常规断层显示右肺门密度增大、增宽。右水平裂胸膜增厚，数条纹影与增厚的横裂胸膜垂直，并向肺门延伸。支气管镜检为鳞癌

上述3个病例表明，借助肺野内肺血管的分布、直径和形态的改变及肺密度的变化，即诸多间接征象，胸部平片是可以发现肺血管病变并进一步提示肺癌侵犯肺血管的诊断的。因此，可以认为胸部X线平片为发现和诊断肺癌血管病变打开了一扇窗户。然而，胸部平片不可能显示肺癌侵犯中央肺血管的直接征象，平片所展示的几乎完全是中央肺血管受侵后的间接征象。当癌肿同时累及肺动、静脉干或支气管，多种继发征象交错、重叠时，胸部平片难以做出判断，容易导致肺血管病变的漏诊，因此，其应用价值有限。

二、CT及MRI开拓肺癌肺血管病变诊断新途径——肯定和悬念

胸部X线平片为发现和诊断肺癌肺血管病变打开了一扇窗口，但也留下一系列悬念，需要一一揭开。CT借助其优越的空间分辨率，为肺血管病变的形态学评估创造了前所未有的优越的技术条件。首先，作为无创性检查技术，其临床应用价值较之DSA具有更大的发展空间。其次，近年来多层螺旋CT技术不断进步，大大提高图像的时间分辨率，为血流生理功能动态成像奠定了技术基础，使CT在具备血管结构成像优势之外，又增加功能成像的价值。然而，不能不看到，优质血管结构图像所需的大面积和超薄采集及功能成像所需要的单层或多层动态连续扫描，使CT放射剂量成为开发CT在血管成像应用方面的显著障碍。常规MRI的图像具有显示肺动脉干和肺静脉干的管壁、管腔状况，任意方位图像的能力。借助后处理，MRA可以提供高质量的肺血管结构图像。其实，从笔者的角度，MRI的最大优势还在于其高时间分辨率带来的动态血管和微循环灌注图像及相应的生理功能量化评估。

我们在肯定CT/MRI在肺癌侵犯肺血管病变发现和诊断价值的同时，也应该注意到，由于认识的不足，在临床应用中可能出现各种各样的问题。鉴于国内外文献较少涉及该领域，以下就常见的几个问题进行讨论。

(一)问题一：CT及MRI如何确定肺癌侵犯肺血管？

正如肺癌侵犯气道可以产生若干直接及间接征象，肺癌侵犯肺血管也表现为一系列直接及间接征象。毫无疑问，癌肿侵犯肺血管导致的一系列病理解剖异常，在影像学上，表现为血管的形态学改变，包括血管管壁、管腔、行径等的异常，属于直接征象；肺血管受侵后，继发的血管及相应的肺组织的血流生

理学改变,包括血流动力学及微循环灌注的异常,属于间接征象。换言之,直接征象反映血管受侵后的病理解剖异常,间接征象反映血流生理学异常。在肺癌侵犯肺血管病变的发现和诊断中,两者不可缺其一。

有关肺癌侵犯肺动脉或肺静脉干后的形态学改变,在增强 CT 及 MRI 图像上比较直观,容易认识,就此我们曾有报道,不在此赘述。应该强调的是,近年来,随着 MDCT(multi detector CT)技术的进步,CT 不仅能够为肺血管成像带来更优质的图像,亦可借助大量先进的后处理软件得到三维、四维和血管内窥镜等,帮助全面评估肺血管的形态学表现。CT 在支气管动脉和肿瘤新生血管成像方面也有喜人的进展,与肺癌有关的血管形态学水平得以全面提高。CT 对于肺癌血管影像形态学的重要性,将随技术和设备的发展而不断提升。

肺癌侵犯肺动脉干或肺静脉干之后出现一系列血流生理异常,可以借助血管及肺密度两者进行判断。尽管 DSA 在血管形态成像方面的优越性仍然不能为 CT/MRI 取代,但是,CT 及 MRI 可以同时显示肺动、静脉干,并可以采集到微循环灌注异常继发的一系列生理异常的图像和参数,因此,将 CT 及 MRI 应用到肺癌侵犯肺动、静脉干的功能评估的方向是确定的。经过多年的观察,我们认识到,肺癌侵犯肺动、静脉干的继发的血流动力学改变可以具有特征性的 CT/MRI 征象。但是,如果认识不足,在临床工作中容易被漏诊或误诊。

肺癌侵犯肺动脉干后,主要的血流生理改变是血管充盈度及肺实质微循环灌注量降低两个方面。图 4 显示肺动脉受侵后继发血流生理异常的 CT 基本征象:①肺动脉充盈度降低。表现为肺动脉分支管径缩小,密度降低,分布范围缩小。如我们所知,正常情况下,在 HRCT 图像上,可以肉眼观察到的末梢一级肺动脉分支呈点状,距胸膜面约 0.5 cm。当肺动脉充盈度下降时,末梢的肺动脉分支呈空虚或扁缩状态。为此,胸膜下可见的末梢肺动脉分支数量减少,呈少血管区或“无血管区”。肺血管充盈度降低的范围视受累的肺动脉级别不同,可以呈叶、段及小叶分布。②肺微循环血流灌注量减少,肺比重下降。表现为肺野 CT 密度降低,透明度增高。在影像学上,肺野内肺动脉纹理短缩向肺门聚拢是一特征的表现,除以血管充盈度降低解释外,我们推测与肺动脉干的病理解剖改变有关。在观察中典型肺癌肺动脉干标本的病理解剖图像时,我们注意到,管壁在受到癌肿浸润的同时,常常伴有显著的结缔组织增生。因此,影像学上观察到的肺野内肺动脉分支短缩,可能与管壁纤维结缔组织收缩有关。

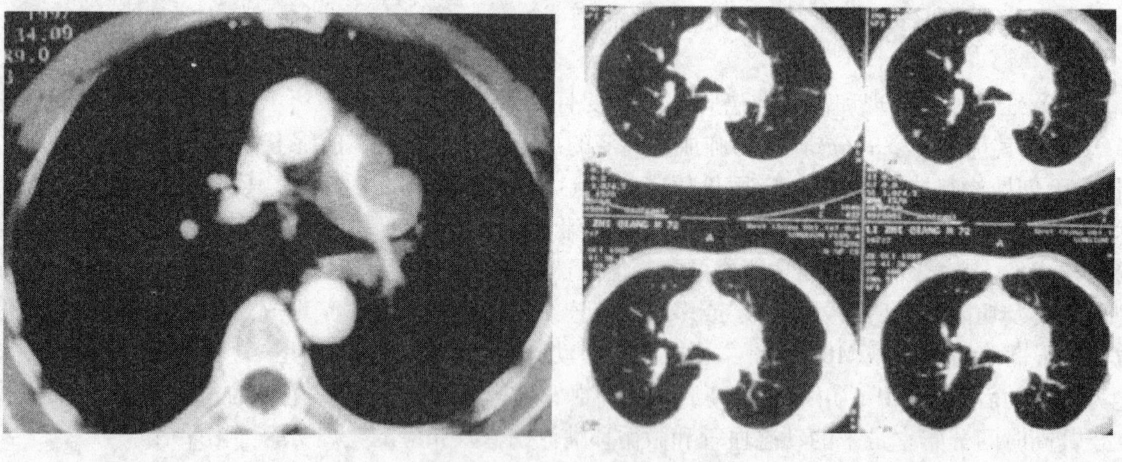

图 4　男,72 岁,胸部增强 CT 轴位像。纵隔窗显示,左侧胸廓略小于右侧,左肺门肿块及纵隔淋巴结包埋肺动脉弓及左上叶和左下肺动脉,管腔显著不规则狭窄。肺窗显示左肺纹理短缩,集拢于肺门区,肺野肺纹理稀少,胸膜下呈现广泛“无血管区”

肺癌侵犯肺静脉干后,其主要的血流生理改变为局部肺静脉高压及肺水肿。病例 5 显示肺静脉受侵后继发血流生理异常的 CT 基本征象:①局部肺静脉高压,表现为肿块以远的肺静脉干及其分支郁张、粗大。值得注意的是,周围小静脉分支从胸膜一直延伸直肺门的征象。②局部肺淤血或肺水肿,表现为按叶、段或小叶分布的淡薄的实变阴影。③相应胸膜包括叶裂及肋胸膜增厚。小叶间隔增厚可以表现为克氏 B 线及 A 线。图 5 的 CT 图像，是对图 1 胸部 X 线平片征象的最佳诠释。

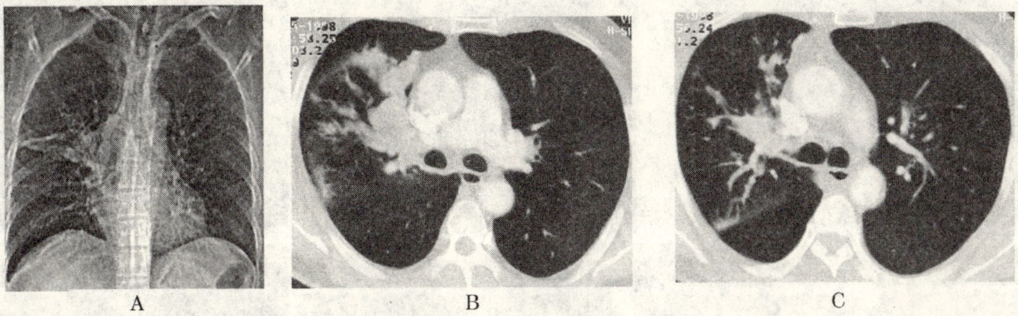

图5　男，60 岁

A. CT 定位相，右肺门肿块，右水平裂增厚，右上肺野密度较左侧略高。CT 横断相，右肺门肿块侵入纵隔，右上肺静脉干被包埋，主干及其分支显著扩张，水平裂及侧胸膜增厚，胸膜下小叶实变，克氏 A、B 线显示。支气管镜检为腺鳞癌

（二）问题二：CT 及 MRI 是否能够判断肺癌侵犯的血管级别？有何临床价值？

从胸外科的角度而言，肺动脉干和肺静脉干病变是判断手术可能性、制定手术计划及判断术后肺功能的重要依据。一般在 CT 及 MRI 图像上，从肿块与肺血管的关系及直接征象不难判断肺血管受累的部位及级别。然而，以下情况可能给血管病变位置的判断造成困难：①癌肿无论侵犯肺动脉干或肺静脉干，均可能沿管壁纵轴方向浸润，当管壁的浸润不造成形态学上的改变时，影像学上确定的范围常常与手术及病理发现不符，即实际的浸润范围常常超出影像学上显示的肿块与血管相贴或包埋的界限。如图 6 显示，原发于左肺上叶的肺癌沿左下肺动脉干鞘膜侵及下叶，使原计划左肺上叶的切除术改为全肺切除术。在直接征象不能准确判断病变范围时，间接征象可以有帮助。图 7 则从另一个角度表明，准确判断癌肿侵犯范围，可以尽可能缩小手术切除范围，为血管成像术提供机会，以尽可能保留未被癌肿侵犯的肺叶或段。值得注意的是，肺动脉受累的级别越高，其继发征象的范围越广。比如，肺动脉干受累可以继发一侧肺的低灌注。如果受累的是级别较低的肺动脉或同一肺叶（段）内各分支血管受累程度不一，在相应的肺野内，可出现正常与低灌注肺实质镶嵌形成所谓马赛克征（Mosaic's pattern）。

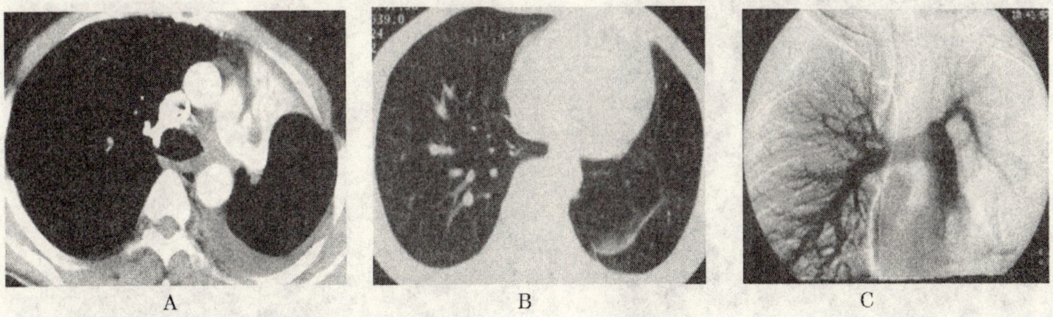

图6　男，30 岁。胸部增强 CT

A. 示左侧胸廓略塌陷，左肺上叶不张，左上叶肺动脉（箭头）被包埋于不张的肺叶中；B. 示右下肺动脉各基底干分支清晰显示，左侧各基底干及其分支变细或消失，胸膜下血管稀少。左肺下叶透明度增高；C. 肺动脉 DSA 检查，左肺动脉弓及各叶、段分支均显著变细，血管分布范围缩小，胸膜下呈“无血管区”，左肺野呈低灌注表现。手术发现包埋浸润左肺动脉干，下肺动脉干亦受侵。病理为低分化鳞癌

对于肺静脉干病变位置的确定，主要依靠扩张迂曲的肺静脉的分布及胸膜下间隔线即克氏 B 线及 A 线的分布来确定。局部肺静脉高压时，可能单独表现为肺静脉异常及间隔线征象，小叶或大叶肺水肿可能在其后发生，也可能不出现。因此，小叶及大叶肺水肿、肺实变不是判断是否存在肺静脉干受累及

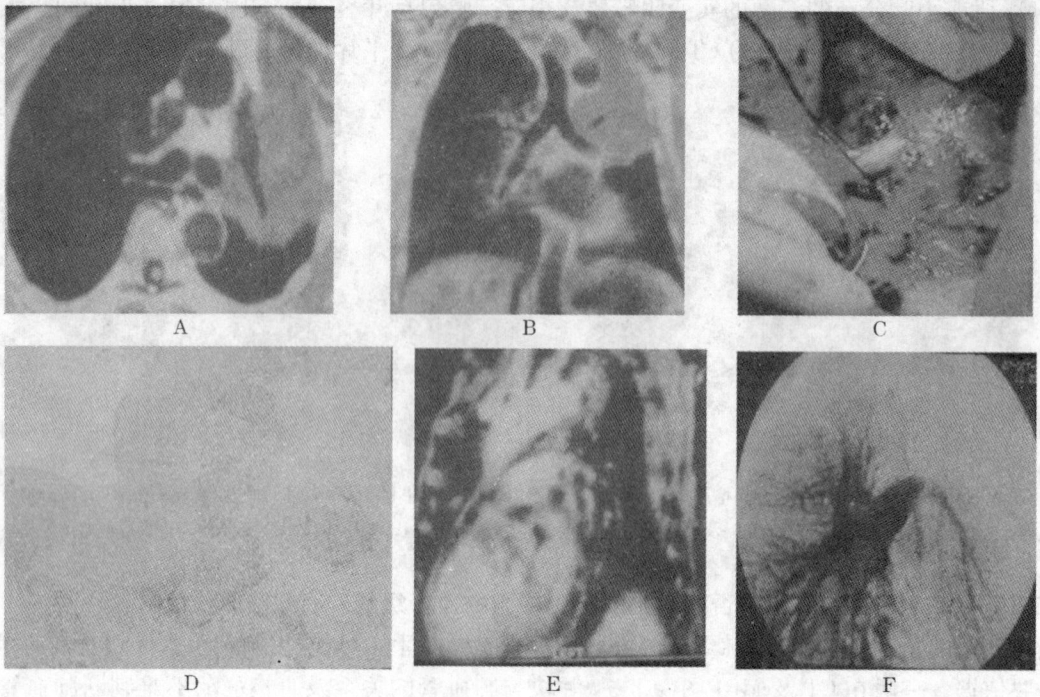

A　B　C　D　E　F

图7　男,胸部 MRI

A. T_1 WI 横断面显示左肺上叶肿块侵入纵隔,左肺动脉干被肿块包埋,管腔纵轴相显示管腔狭窄;B. T_1 WI 冠状位显示左肺动脉干横断面,管腔受压变扁。但是,矢状断面显示下肺动脉基底干正常;C. 手术中暴露下肺动脉基底干,准备与肺动脉圆锥段行血管成形术;D. 标本病理切片为鳞癌;E. 术后 MR 血管成像,显示血管吻合口通畅,下叶基底干分支显影良好;F. 为术后 DSA,显示通畅的吻合口,下叶基底干血管及肺灌注正常

其病变位置的依据。在判断癌肿侵犯肺静脉的位置时,有两种特殊情况值得重视:①肺静脉回流位置变异较大,其癌肿侵犯范围可能超出常规判断的范围。笔者曾经发现一右肺中叶中央型肺癌病例,癌肿沿上肺静脉干向心性浸润直达左心房开口。该病人最终接受了心包及左心房部分切除术。②肺静脉干癌栓是肺癌侵犯肺静脉干的特殊表现之一。图 8 显示,位于肺门或周围肺野的肺癌,一旦进入肺静脉干管

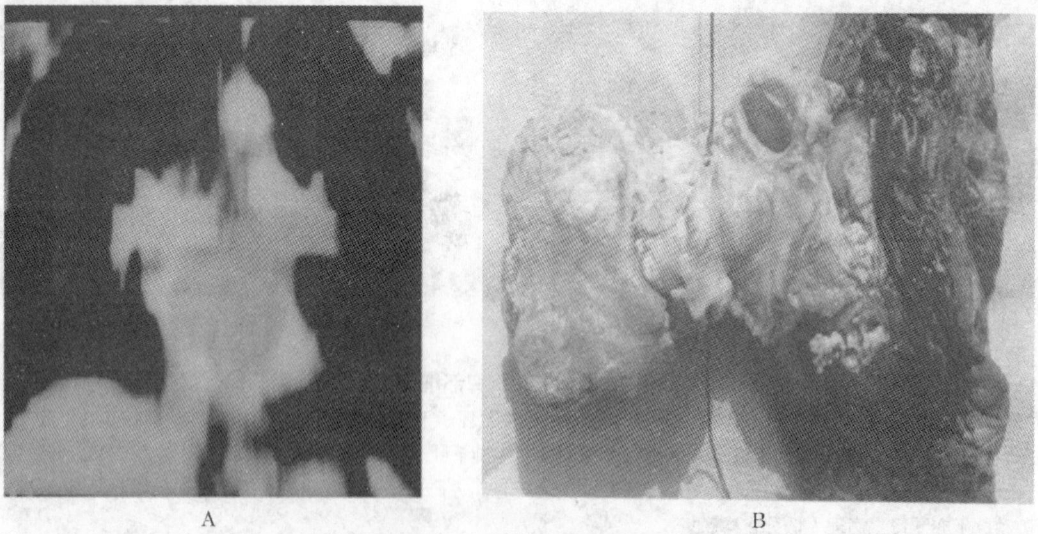

A　B

图8　72 岁,胸部平片发现左肺上肺门肿块

A. CT 冠状重组图像,左心房腔内巨大占位性病变,周边光滑,左上肺静脉干明显增宽,诊断为左上肺静脉干及左心房癌栓;B. 手术切除标本显示呈球形的左心房癌栓及柱状的肺静脉干癌栓,肺静脉管壁已切开翻起。病理为鳞癌

腔，即可在血管腔内形成癌栓，并向心性扩展，最终可以一直伸延至左心房腔。认识肺静脉干及左心房癌栓的意义在于：充分认识癌肿在肺静脉干以癌栓形式远距离扩展的特性，避免左心房病变漏诊。由于原发癌块常常位于心包外，因此，如果不提高警惕，很容易漏诊左心房病变。有时，癌栓不一定形成如图8显示的左心房腔巨大肿块，仅仅阻塞肺静脉干管腔及左心房开口。这种情况，更易漏诊。其次，由于静脉腔内的癌栓与管壁及左心房腔处于游离状态，尽管彼此紧密相贴，但是，手术是可以切除的。放射科医师只要确认癌栓的性质，可以大胆建议胸外科医师手术摘除。

（三）问题三：肺癌侵犯肺动、静脉干的影像学的诊断和鉴别诊断要点

借助影像学发现和诊断肺癌侵犯肺动、静脉干具有重要的临床意义。肺血流灌注来自于肺动脉，因此，肺动脉干是否受侵、受侵程度及受侵部位和范围，对手术可能性、手术切除范围、术后功能恢复及生活质量均是至关重要的因素。肺静脉干受侵后，侵犯左心房及向心外远处转移的几率大大上升。因此，对于肺癌病人而言，早期发现、早期诊断肺动、静脉干病变，对于提高手术切除成功率、改善5年生存率是非常重要的，应该引起放射科医师的高度重视。

尽管，肺癌侵犯肺动、静脉干可以借助胸部X线平片得到提示，但是，诊断和鉴别诊断主要依靠CT及MRI。DSA作为有创性检查手段，在肺癌有关的肺动脉、肺静脉及支气管动脉成像中，须借助一次以上插管操作，临床应用中不免受到限制。

如前所述，肺癌侵犯肺动、静脉干具有特征性的影像学表现，不难发现和诊断。临床工作中遇到的难点，在于以下几方面：肺动、静脉干病变的鉴别；肺静脉继发性肺动脉高压和肺水肿与阻塞性肺炎鉴别；肺癌新生血管与肺癌继发肺血管病变鉴别。

解剖学上，在纵隔、肺门及肺野内，支气管、肺动脉及肺静脉三者关系密切。尽管，三者被癌肿侵犯后在影像学上均有各自的特征性表现，但是，因病变征象的交错和重叠，误诊和漏诊也是十分常见的。

当肺癌同时或先后累及肺动脉干及肺静脉干时，可能造成影像学上鉴别的困难。依靠直接征象，一般可以提示病变的存在。然而，如果不熟悉肺动、静脉干在CT/MRI横断面及各种重组图像上的解剖位置、行径、管腔变化及周围脂肪的分布等，即使显著的直接征象也可能视而不见。比如，右侧肺动脉干在纵隔内呈水平走行、左侧从肺动脉圆锥发出后形成左肺动脉弓、双侧下肺动脉干均有1～2 cm长的基底干等，均是观察肺动脉干病变的要点。此外，应该注意到，双上肺静脉干自外上向内下走行，分别在右侧肺动脉干的下外方和左肺动脉弓的下方斜行汇入左心房。如果不注意观察，双上肺静脉干的病变是非常容易漏诊的。双下肺静脉干基本上呈水平方向汇入左心房，双侧分布及管腔基本对称。只要熟悉肺动、静脉干的解剖位置和管腔形态及大小的变化，识别肺动、静脉干病变的直接征象并不困难。

肺动脉干和肺静脉干同时被癌肿侵犯后，在CT/MRI图像上两套间接征象同时出现，可能造成鉴别上的困难。如前所述，肺动脉干及肺静脉干受癌肿压迫或阻塞后，肺野透明度可能因肺缺血而增高，亦可能因肺淤血或肺水肿而降低，十分容易区别。但是，根据我们的经验，在这种情况下，肺透明度的变化作为判断肺缺血或肺淤血的依据常常不可靠。由于肺缺血的低密度可能被肺淤血的阴影所掩盖，或者因为肺动脉灌注减少，肺淤血的程度减轻，即使肺静脉有阻塞，但并不出现肺密度的显著改变。与此同时，依靠肺门及肺野中内带血管分布和形态来识别肺动、静脉分支的变化，也可能是不准确的。根据笔者本人经验，认为胸膜下区是发现和鉴别肺动、静脉病变最敏感和最可靠的区域。一旦发现以小叶分布的肺透明区或无血管区（小叶内不能发现呈点状的末梢肺动脉影），即可提示肺动脉受侵；一旦发现胸膜下粗大的静脉分支或小叶间隔线（克氏B线或A线），即可提示肺静脉高压。以图9为例，左上叶肺癌使上叶前段外侧亚段出现胸膜下“无血管区”，为低灌注征象，提示肺动脉受累；前亚段显示扩大郁张的肺静脉分支、克氏B线及淡薄的小叶实变，为局部肺静脉高压及肺水肿表现，提示肺静脉受侵。尽管因肺水肿阴影掩盖，但是，前亚段胸膜下仍然可见透明带，表明同时有低灌注存在。图10进一步证明，当CT像上难以准确识别及判断肺动、静脉分布及管径的异常时，胸膜下“无血管区”以及间隔线在判断肺动、静脉病变中的重要价值。

当支气管及肺动、静脉干均受到癌肿侵犯时，鉴别诊断是非常困难的。一般见到的诊断问题，是满

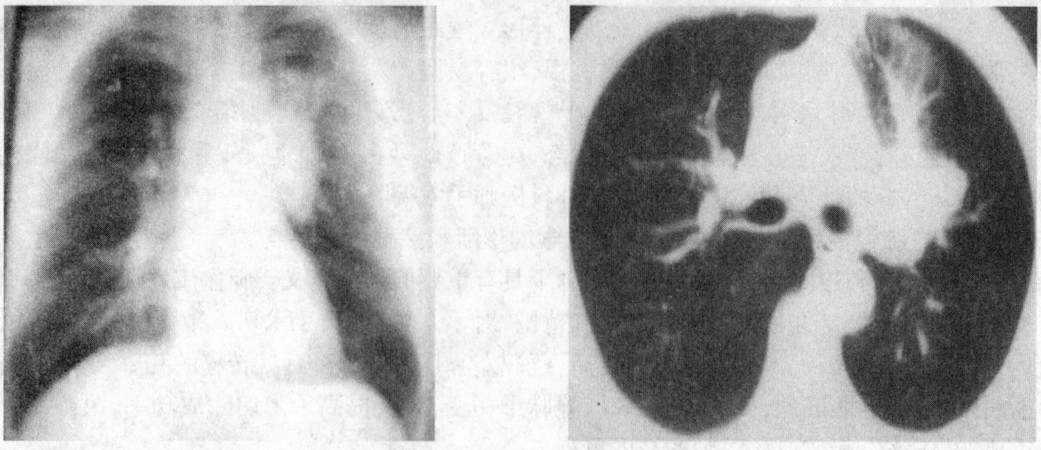

A　　B

图9　男,45岁

A. 胸片显示左肺门肿块,肿块上方淡薄扇形阴影中可见条纹状影;B. CT显示,左肺上叶前段胸膜下0.5~10 mm范围呈无血管区,提示肺动脉受侵,继发低灌注。前亚段呈淡薄的实变,其中,可见极度扩张的肺静脉干及其分支,纵隔胸膜面下间隔线,提示前亚段肺静脉受侵。手术病理为低分化鳞癌

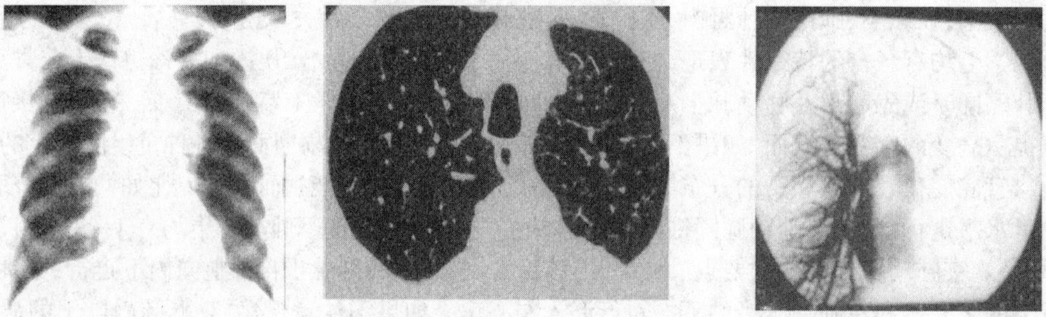

A　　B　　C

图10

A. 胸片示双侧胸廓对称,左肺门肿块,整个左肺野肺动脉分支纤细,提示肺癌侵犯肺动脉干;B. CT显示左肺上叶尖段呈网格状的纹理及克氏B线和A线,提示肺静脉受侵。肺动脉分支难以辨认,但发现前份胸膜下区末梢肺动脉分支显著减少及呈小叶分布的“无血管区”。提示肺动脉受侵;C. 肺动脉DSA显示左肺动脉干闭塞,左肺几乎无肺动脉血流灌注

足于支气管病变的诊断,忽略或遗漏肺血管病变的诊断。应该强调的是,影像学检查的目的是在确定支气管病变的同时,尽可能肯定或排除肺动脉和(或)肺静脉干病变。显然,胸部X线平片难以胜任对三者的鉴别,增强CT对认识三者关系是极其重要的。如果常规增强CT不能给血管病变的判断做出明确的答案,可进一步采用造影增强后动态CT或MRI成像。

如前所述,肺静脉干受侵时,可能在肺静脉高压基础上,继之出现小叶、段或肺叶的肺水肿。如果缺乏基本常识,可能将肺水肿征象误判为肺炎。可以注意到,前者几乎毫不例外地与胸膜下间隔线(克氏B线或和A线)及胸膜(包括叶间裂)增厚同时出现是鉴别的要点。当肺癌侵犯支气管及肺静脉干继发阻塞性肺炎及肺水肿时,肺动脉侵犯后继发的血流低灌注常常被漏诊。如前所述,重要的是观察肺周边部分,尤其是胸膜下区有无“无血管区”存在,可以帮助发现肺动脉病变。

肺癌新生血管多来自于支气管动脉或升主动脉的其他分支。一般,肿瘤新生血管不至于与继发血管病变之间形成鉴别的困难。但是,在MR灌注成像时,我们注意到,当肺癌阻塞支气管并侵犯肺动、静脉干时,不张肺叶内的低灌注可能被掩盖,而淤张的肺静脉形成粗大的扭曲的血管影,可能与肿瘤新生

血管混淆。在此情况下，常规 MRI 是难以做出判断的。

笔者认为，在发现、诊断和鉴别诊断肺癌肺血管病变中，MR 灌注成像技术具有其独特优势。图 11 的 CT 图像上，由于上肺静脉干被肿块包埋，继发的间质和实质性肺水肿使右肺上叶密度增高，肺动脉侵犯后的低灌注几乎完全被掩盖。仅在上叶前段近水平裂的纵隔旁发现胸膜下“无血管区”，提示肺动脉可能受累。借助 MR 灌注成像获得的不同时相的肺循环灌注图像，全面显示造影剂通过肺动脉、肺实质、肺静脉和癌肿新生血管及其微循环的动态分布。因此，仅仅一次成像，即全面展示了肺癌侵犯肺动脉干和肺静脉干继发的低灌注和肺淤血、肿瘤的支气管动脉供血、肿瘤新生血管及其微循环灌注的动态图像，并提供量化分析的时间信号曲线和参数，表明 MR 血管及灌注成像在肺癌血管影像学（新生血管及继发血管病变）中具有重要的应用价值和开发前景。

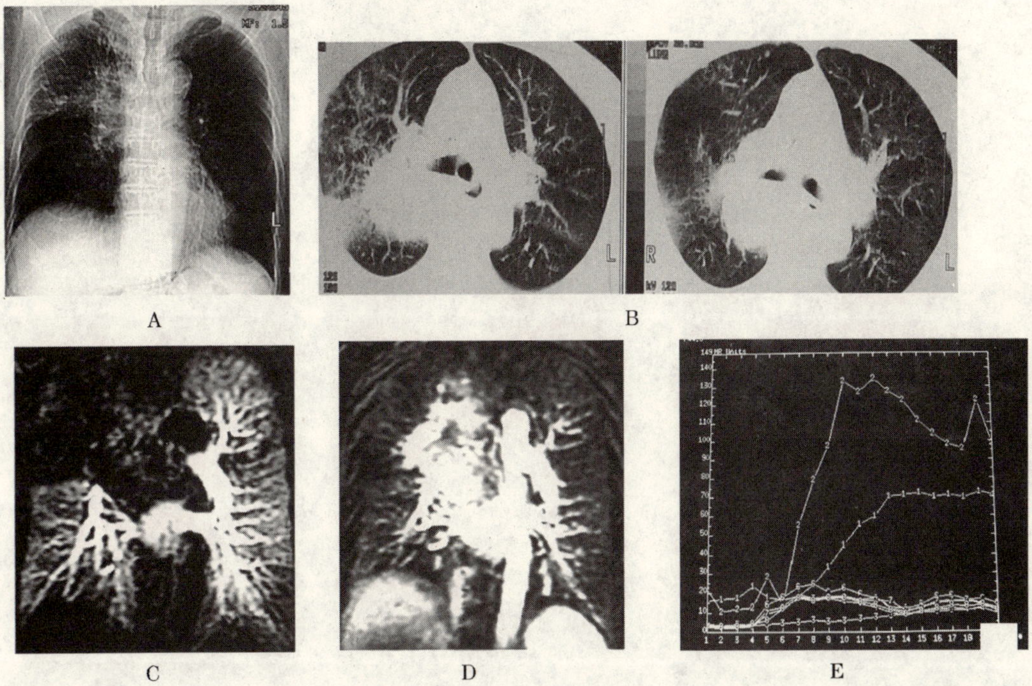

图 11　男，80 岁

A. CT 定位像显示右肺门肿块，右肺上叶透明度下降，小叶裂增厚，可疑克氏 B 线；B. 两个气管隆突平面图像，突出显示肺静脉干受侵的继发征象，唯上叶前段纵隔旁及近水平裂处可见“无血管区”，提示肺动脉受侵；C、D. 分别显示右肺上叶低灌注及胸膜下间隔线，肺实质造影剂缓慢 wash out；E. 为兴趣区分别置于：①降主动脉；②癌块；③正常肺叶；④右肺上叶的造影剂首过期时间信号曲线。癌块曲线与降主动脉平行，强化起始及峰值到达时间均与主动脉时相一致，提示为体循环供血，富血供；右肺上叶时间信号曲线与正常肺叶曲线相比显著低平，但在 wash out 时间曲线不下降反而略有升高，提示静脉高压，肺淤血和（或）体循环侧支供血

三、今后的路

从 20 世纪 70 年代末至今，我对肺癌血管病变的认识经历了从间接征象到直接征象，从形态学到功能学，从继发肺血管病变到探讨肺癌新生血管及微循环的漫长过程。尽管，受个人能力、努力程度及种种客观条件的限制，在肺癌血管影像学方面并未达到足够水平的学术造诣，但是，也在实际工作中一点一滴地积累着经验。纵观国内外对肺癌血管影像学的认识，我个人认为，无论基础研究或临床应用，均还处于起步阶段：与肺癌血管病变相关的征象的血流生理基础薄弱；肺癌血管病变的基本征象和影像诊断标准缺乏；在肺癌的国际分期中，有关纵隔及肺门大血管病变的影像学分期标准，仍然是缺项。既往，将ⅢA 期确定为可手术切除，ⅢB 期为不可切除的肿瘤。现今，胸外科技术水平不断提高，越来越多的侵犯纵隔及肺门大血管的ⅢB 期者获得手术治愈的机会。因此，纵隔及肺门大血管病变的影像学分期

的研究应该提到议事日程上来。面对肺癌外科临床对肺癌血管病变信息的迫切需求,面对肺癌血管影像学仍然存在诸多尚未涉及的领域及悬而未决的问题,中青年一代放射科医师必然感受到在认识、丰富肺癌血管影像学方面的巨大挑战。值得欣慰的是,当今基础研究和成像技术水平与20世纪七、八十年代完全借助胸部平片和肺血管造影来认识肺癌血管病变的水平完全不能同日而语,CT/MRI在图像对比、空间和时间分辨率方面的迅速提高及强大的后处理技术,将对肺癌血管影像学的研究提供了有利的技术条件。如果进一步解决方法学的问题,结合形态、功能及分子生物学研究,我相信,肺癌血管影像学的基础研究和临床应用将进入一个崭新的时代。我期盼着中青年一代放射学家积极努力,逐步将肺癌血管影像学研究成果的应用列入肺癌发现、诊断、分期及治疗的常规程序中,为21世纪人类与肺癌抗争做出更大贡献。

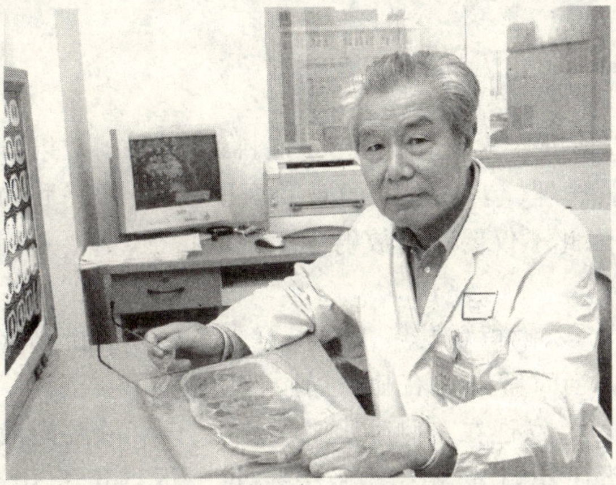

闵鹏秋，主任医师、教授、博士生导师。

1932年出生，重庆市人。1955年毕业于四川医学院医疗系。1986年晋升教授，1993年批准为博士生导师。1992年起享受国家政府津贴。

现在四川大学华西医院工作。曾担任中华医学会放射学分会副主任委员(1997～2001年)及《中华放射学杂志》副总编辑(1994～2002年)。

从事放射诊断工作49年，长期以腹部影像诊断作为主要研究方向，着重研究腹膜腔及腹膜后间隙放射解剖学及其在影像诊断中的应用。作为项目负责人，先后申请获国家自然基金4项、博士点基金及省部级科研基金多项。

左上腹腔腹膜反褶及网膜囊放射解剖学研究结果有一定新发现和见解，对传统解剖概念有一定丰富、修正和完善。代表作：

Min PQ, Yang ZG, Lei QF, *et al*. Peritoneal reflections of left perihepatic region: radiologic - anatomic study. Radiology, 1992;182(2): 552 - 557

作为项目主持完成者(项目负责人)，研究成果"左侧肝周区域腹膜反褶的放射解剖学研究"获1998年度国家科技进步奖三等奖。

对腹膜后间隙上、下方的解剖配布及通连关系研究，也有一定新的发现，该项研究尚在进行中。

在国内外刊物发表论文100余篇，在境外召开的国际重要专业学术会议发表论文，做专题讲座、报告31篇，应邀在境外医学院、医院做学术报告12次。主编《腹部疾病影像诊断图谱》(福建科学技术出版社，2004年)；合作主编《X线诊断学》(四川科学技术出版社，1987年)。此外，还先后参加吴恩惠、李果珍、李松年、刘庚年、郭俊渊、陈炽贤等教授主编12册教材、专著有关腹部、腹膜腔、腹膜后间隙疾病篇、章、节的编写。

重视基础并与临床紧密结合是解决疑难病放射诊断的重要途径

我的放射诊断工作生涯，转瞬已整整50个年头。回顾这段历程，经历了无数次疑难病例放射诊断的挑战，曾遭遇过不少困惑，也享受过不少次破解疑难病例放射诊断的喜悦。总结其中经验，个人认为，重视基础并与临床紧密结合是解决疑难病例放射诊断并取得成功的重要途径之一。

放射学是临床医学中一门重要学科，与内科、外科等传统学科相比较，是一门比较年轻、迅速发展的学科。随着影像设备和技术的研究、开发、更新及应用于临床，尤其是近年来在技术上的突破性进展，使放射诊断学有了迅猛的发展，要求我们不断进行知识更新，活到老，学到老，与时俱进，不断紧跟前沿发展，才不至于落后掉队。

从事放射诊断50年，有哪些认识和经验值得与年轻同道共享呢？以下几点，也许会有一定参考价值或借鉴意义。

一、放射学表现是疾病解剖、病理变化的一面镜子

放射诊断学是以放射学表现作为主要依据，以诊断作为主要任务的一门临床学科。放射学表现与解剖、病理基础之间的关系极其密切，是活体解剖、病理（包括大体、微观及病理生理）形态和功能变化的客观反映，是疾病解剖、病理变化的一面镜子。因此不仅要重视放射学表现的特征，更要看到它们所反映、代表的解剖、病理实质。

记得在20世纪70年代初，我们曾遇一11岁女孩，因持续发热、咳嗽1个月入院。胸部站立正位及右侧位显示，在右侧胸腹交界处有一巨大气液腔。当时考虑为右肺下局限性胸腔积液或右膈下脓肿。为了区分它们，特加照一左侧卧水平位。经仔细读片，发现在左侧卧水平位片上，该气液腔内液平面的下端已超过右侧腋中线第11肋处。鉴于胸膜反褶在外侧份，相当于腋中线处，一般均止于10肋或10肋间隙，而该气液腔已超过胸膜腔所处部位，故将其定位在右侧肝膈之间，并不在胸腔内，因而诊断为右侧膈下脓肿。即利用解剖学基础知识，正确理解和阐释其放射学表现，以做出放射诊断。外科主管医师根据1908年Barnard以来的解剖概念（即右冠状韧带附着于右侧肝膈之间并将其分隔成前、后两部分，以致有右肝上前、上后两个间隙的说法），考虑到该例脓腔占据了后份的相当部分，认为该脓腔位于右膈下，居于冠状韧带后方的“右肝上后间隙”内，因此采用常规的方法将右侧11肋后份切断，将胸膜做一段缝合，从中向前方穿刺，企望能引流出脓液。但未料到，经穿刺七八针仍未获得成功。后改在透视导引下，从腋线进针，最后获得脓液，进行切开引流，证实该脓肿位于肝右叶的上外方，稍偏后，即真正的右膈下（现称右肝上）间隙。最初从后方向前穿刺，之所以未获成功，实际上是因为刺入了肝裸区及肝实质内，而该脓肿是在肝膈之间，在穿刺区的上前方，因而无法进入脓腔。这是由于在右侧肝膈之间的解剖实质，自1958、1966年Boyd对Barnard的解剖概念提出异议以来，有了更新的认识。由Boyd提出并由Whalen1969年支持的观点是：冠状韧带居肝右叶后方，其上、下两层之间有一个内宽外窄的肝裸区；其上层上、前、外方，在右侧肝膈之间只有一个右肝上间隙。因此该例脓肿实际上居于冠状韧带上层的上、外、前方，即右肝上间隙的外后份。该右肝上间隙脓肿的最佳引流途径应该是从侧方进入，而不宜从后方进去。因为该外科医师早先采取的从后方进入的穿刺方式所刺入的解剖结构，实际上是肝裸区及肝实质，因而无法达到脓腔（该脓肿并未十分靠后）。这个病例说明，解剖基础不仅影响着放射学表现，而且也影响手术途径的选择。

最近我们还遇见一例比较少见的网膜囊疝。病人，男性，31岁。突然发生左上腹痛并呕吐1天。CT扫描显示，一段小肠聚集成团，位于胃的后方，胰腺前方，横结肠居其前下方。该段小肠内充满液体，肠壁稍增厚，从肠的环形皱襞及位置看，该段小肠似空肠，其相应的小肠系膜也被牵引、移位，并血管增粗，同时可见腹内有多间隙积液，表明肠梗阻属绞窄性。其稍下方小肠中的一部分也有扩张、积液。门静脉与腔静脉之间不加宽，无肠道将两者分开（图1）。我们根据该段成团聚集小肠的位置及其CT表现分析，它们是处于网膜囊下隐窝内，而且有一定程度循环障碍，有绞窄情况。但在门静脉与下腔静脉之间我们并未发现有任何肠道存在，即在网膜孔处无肠道进入，因此考虑该网膜囊内成团肠曲并非经网膜孔进入，而是通过其他途径进入。在其他途径中，根据该例放射学表现，左上腹小肠曲与前述成团小肠之间有一定联系和聚集关系，因此它可能最易让人想到的是横结肠系膜有裂隙或裂孔存在。它们可以是先天性的但也可能是手术所致。因而我们做了“小肠疝入网膜囊下隐窝”的诊断，并且说明其途径不是从网膜孔疝入，而很可能是从横结肠系膜的裂隙或裂孔疝入。最后经手术证实，其横结肠系膜略微偏左，有一长约5 cm裂口，空肠疝入并牵引系膜，肠管已变色。还位、热敷后循环恢复，修补裂孔，最后痊愈。这一病例也说明，利用解剖、病理基础，可以很好地解释放射学表现，并达到正确诊断。

二、影响放射学表现的因素是多方面的

放射学表现的显示，除前述病变的解剖、病理基础以外，还与放射学检查的成像原理，检查方法及技

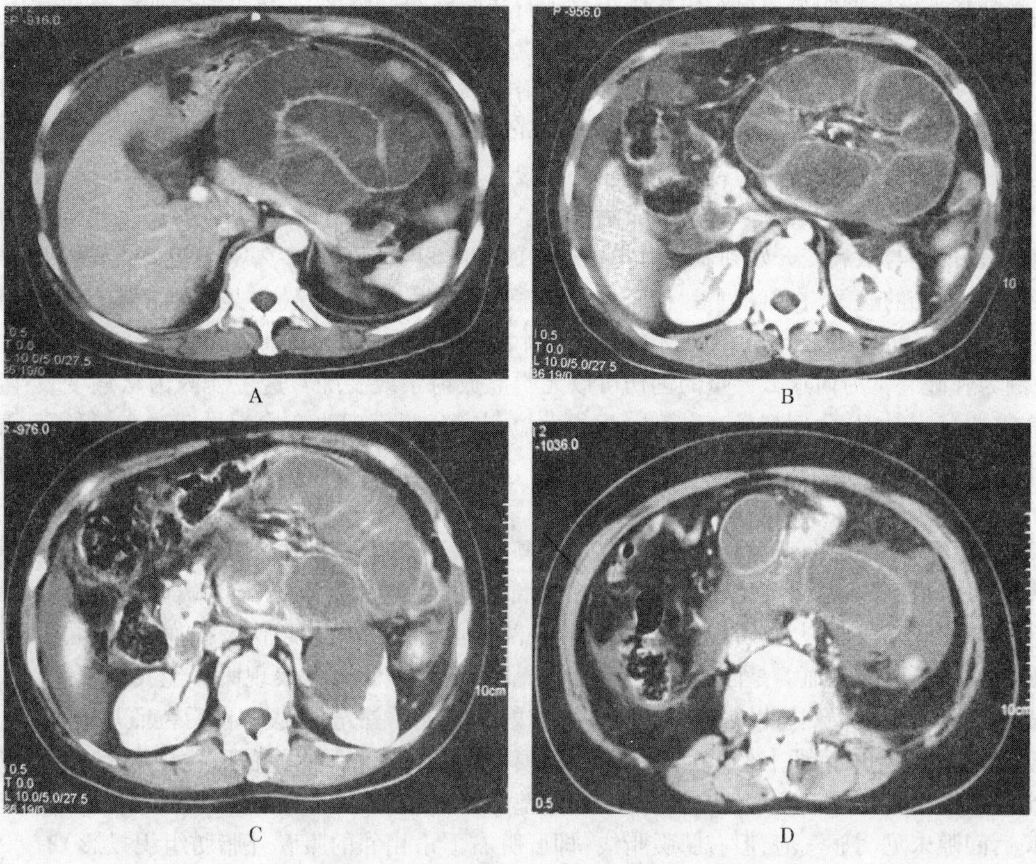

图1　网膜囊疝致绞窄性机械性小肠梗阻 CT 增强扫描表现

A～D. 从胰腺平面向下不同断面，显示梗阻肠段及其系膜居胰腺前、下，与胃、胃结肠韧带及横结肠之间

术参数的选择应用，从发病到做放射学检查的间隔时间，甚至与对影像学表现的观察、分析是否周密、正确，均紧密相关。因为这些因素都可影响对病变影像精细、全面、准确地阅读、理解，并合理、正确地诠释其解剖、病理基础。

20 世纪 60 年代末，我们还主要采用常规 X 线检查。一位男性中年病人，偶然发现右腹部有一肿块，查体发现该肿块比较柔软，边界欠清。腹部仰卧前后位发现右肾下外肾周脂线不清，右肾下极略内侧移，致使右肾长轴变垂直，失掉由内上向下外斜行特点。在右肾下极外下方，见有一边界不清软组织密度肿块，根据右肾上述表现，因此考虑在右肾下极外下方有一肿块，推压右肾下份，使其向内移位。根据右肾下极邻接肿块处脂线不清，从投影原理考虑该肿块与右肾之间是在同一平面呈相互邻接的关系，不是前后重叠关系（重叠时，因厚度不同而会表现出肿块内界），即它们同属腹膜后间隙内。因此单凭一张仰卧正位平片而考虑为右侧腹膜后间隙（多半在右肾间隙内）肿块，对右肾下极产生推压并导致肾轴改变。手术证明该肿块定位比较准确，为一居右肾下外肾周间隙内的淋巴管瘤，约 6 cm × 5 cm，与右肾下极紧邻，缺乏明晰的边界划分，并使右肾下份内移。此例说明，尽管只有一张前后卧位正位平片，通过仔细观察，运用成像原理与 X 线表现的相关性，我们仍可以获得有诊断意义的征象，并得到正确诊断。

同样使用腹部平片，若检查方法（例如摄片的投照方位）选择不当，也可给影像的显示造成影响。我们就曾遇到过 1 例，病人为成年，男性，突然腹痛，全腹肌紧张，肠充气扩张，以腹中部区域为甚。由于仅摄腹部前后卧位，未照站立位或侧卧水平位，以致未能将气腹征象显示。因为当时腹内游离气体数量较少，仰卧位时，气体主要分布在靠前份的腹腔内且较分散，致使缺乏明显的腹腔积气征。一般说来，若采用左侧卧位或站立位，即使腹内游离气体很少，也不致漏掉。次日再摄腹部前后卧位及左侧卧水平位,其左侧卧水平位照片明显地显示出气体积存于右胁腹壁与肝脏之间,该仰卧位照片还显示出胃肠外壁,即明确显示出腹腔游离气体征。而前一日的检查因少照了左侧卧水平位,未能查出该征象,几乎导致误诊。以上说明,检查方法选择不当可以影响放射学表现的显示。采用CT扫描检查腹内游离气体,也一定要采用合适的窗技术。例如采用类似与胸部的纵隔窗或肺窗的窗宽和窗位,这样才能将腹内的脂肪结构与腹内游离气体相区分开,否则可能将气腹这一重要征象漏读。这也说明,CT扫描,若技术参数选择不当,同样也可影响放射学表现的显示,甚至导致误诊、漏诊。

放射学表现还与从病变开始到做放射学检查时的时间间隔相差有多久密切相关。我们曾遇2例左上腹部闭合性损伤的病例,在腹部平片检查中,都几乎完全无异常发现(仅其中1例后证实脾破裂者,其左膈外侧份有一定程度上升)。而手术结果,一例为空肠穿孔,穿孔约1 cm×1 cm,腹内未见明显气体;另一例为脾破裂。为何这么严重的创伤可以无明显放射学改变呢?这主要因为从病变发生到做放射学检查需要一定时间,两例都只有1.5 h,病程太短,其解剖、病理改变均为早期改变,很不明显,因而无法查出病变。通过这两例腹部外伤病例可以看出,放射学表现的显示与该病程是否足以引起病理改变并在放射学检查中有所反映紧密相关。

在20世纪50年代后期,我们曾遇见一位右上腹创伤3 h的病人,做了腹部前后卧位及左侧卧水平位平片检查。值班医师观察、读片不够仔细,以"腹部未见异常"做了报告。因病情加重,做剖腹探查,手术发现十二指肠降段破裂,以后内份为主,胰腺头部及肝脏脏面均见裂伤及出血,导致右腹膜后间隙巨大血肿及右肝下间隙积血。是因为病程太短而未显示出足够放射学表现吗?经我们复习该片,发现尽管发病仅3 h,实际上仍然可以观察到相当多的放射学表现。首先,在腹部前后位照片上,右上腹密度比对侧明显增大,右侧腰大肌上份及右肾周脂线均模糊不清。左侧卧水平位照片显示十二指肠降段、水平段所组成的十二指肠环增大、淤张,肠腔扩大,肠壁增厚,黏膜皱襞呈锯齿状,结肠肝曲也有类似改变。虽然腹膜后间隙未见明显气泡,但右胁腹脂线(即肝脏右下角相邻的腹膜外脂肪组织投影)有水肿增宽(图2)。以上所见均表明右上腹闭合性损伤已累及十二指肠及其相邻腹膜后间隙。此例表明若不仔细、认真读片,具有诊断意义的放射学表现可能被忽略,失去做出初步诊断的机会。

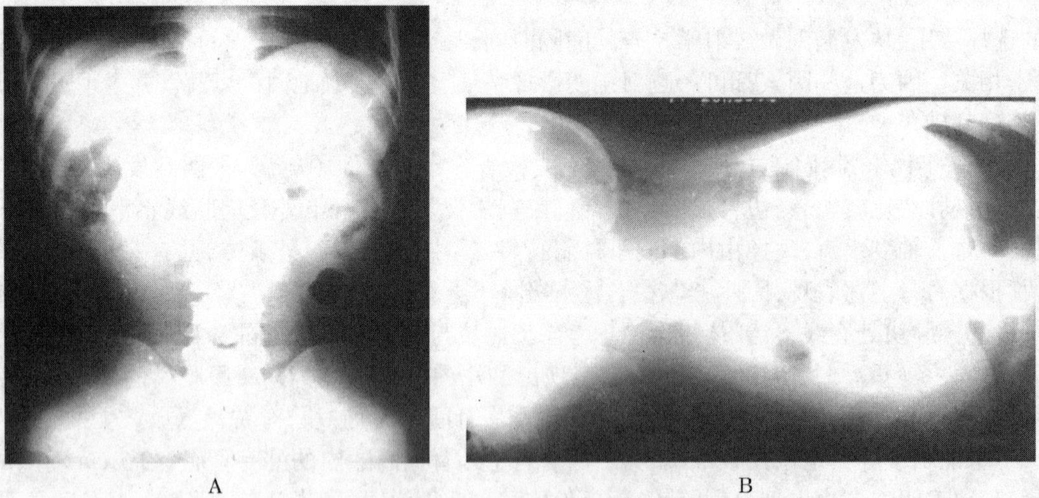

A　　B

图2　十二指肠降段、肝、胰破裂致右上腹腹膜后间隙巨大血肿

A. 腹部仰卧正位;B. 左侧卧水平位

三、重视临床资料,力争放射诊断更臻准确、全面、精细

放射诊断学虽然以放射学表现作为诊断依据,但并非以放射学表现作为唯一诊断依据。在初步观察、分析、认识病人各放射学表现的基础上,我们还必须联系临床其他有关资料(包括病史、体检、实验

室检查结果)、病理学检查发现及过去所做影像学检查所见,运用正确的诊断思维,将它们加以综合分析,相互验证、比较,最后才提出一个比较准确、全面而精细的放射诊断。

这个放射诊断,可以是比较肯定的(包括定位、定性、定量诊断),也可以是可疑性的(存在着多种可能性)。后一情况常常需要进一步检查或通过随访、复查,从变化过程才能进一步明确诊断。作为一位严肃的、负责地放射诊断医师,我们应以病人利益为重。我们既不应在占有充分放射学与临床依据的条件下仍不敢承担责任,做出肯定性的诊断;另一方面,我们也不应在并不占有充分依据的条件下,贸然地做出过头的、肯定的诊断。应该认真、负责地阅读放射学检查所见,尽可能周到、仔细地搜寻在放射学检查中所有的正常和异常(尤其是异常影像),并准确地解读这些放射学表现及其解剖、病理基础,分析这些表现之间的内部联系,试以某种疾病或某几种疾病的病理过程来解释,从而得出初步的放射诊断。然后再将上述初步诊断与临床其他资料、病理结果,以及历次放射学检查发现加以对照、验证,看看是否相顺应,最后才可能得出一个比较客观的、合理的、恰当的放射诊断。

去年我们曾遇1例胆总管结石并化脓性胆管炎病例。CT增强扫描见胆总管内及肝内胆管多数结石,肝内胆管扩张、积气,在肝右叶后上段靠外周部分见直径1 cm左右肝脓肿多个,聚集在一起,并相互融合。并可见部分与扩张的肝内胆管相邻,个别甚至相通(该肝脓肿内也有少许气体)。另外,在相当于十二指肠球部及胆囊处见气体,其胆囊及十二指肠球部均未显示,而该处胆总管内有结石,在该处管腔扩大,其内有气体存在。我们考虑此例为胆总管内结石梗阻致化脓性胆管炎及肝内胆管脓肿。但其胆管积气的来源,值得探讨。因为一般有以下几种可能来源:①胆肠吻合术后;②产气细菌感染;③胆肠内瘘。因此追询病史,该病人过去从未做过胆系手术,而其十二指肠球部及胆囊处有形态改变并且局部有炎性改变,因此我们考虑多因胆肠内瘘所致(图3)。由于胆肠内瘘致使胆道逆行感染,并继而导致肝内胆管脓肿。后经手术证实确有胆肠内瘘存在。以上说明,结合病史,可使我们的诊断更加合理。

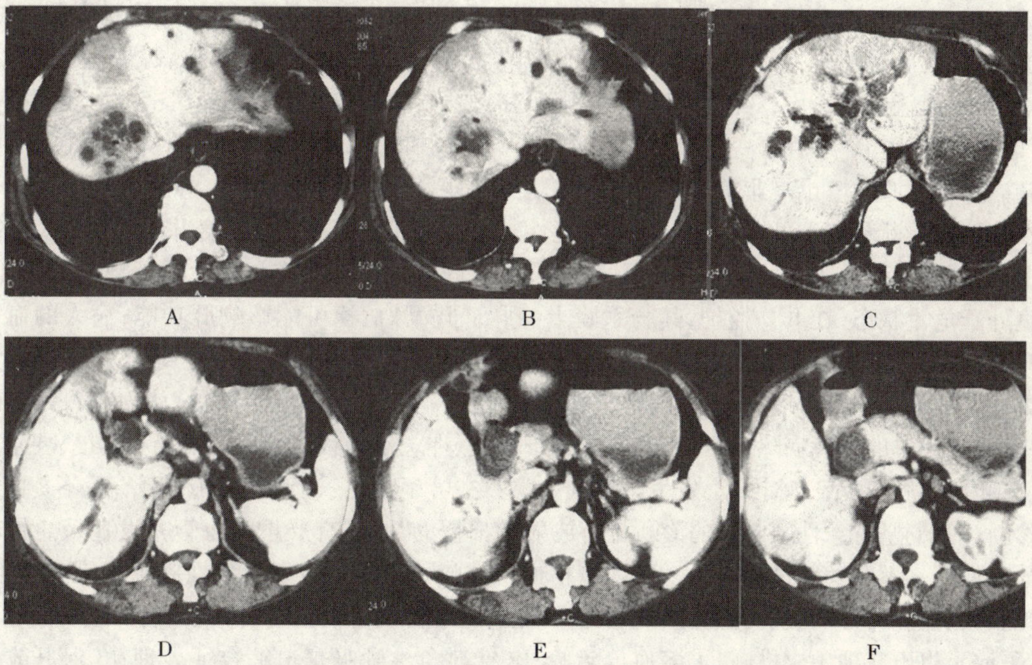

图3 胆总管及肝内胆管结石致肝右叶后上段肝脓肿

A~F. 第二肝门平面以下6个层面CT增强扫描表现

腹膜结核(即结核性腹膜炎)与腹膜癌病(癌性腹膜炎)单从放射学表现,有时较难加以明确区分。因病变均可累及腹膜腔的壁层、脏层腹膜、大网膜、肠系膜等结构,也可有腹腔积液合并。在放射学表现上,结核性者,其腹膜的增厚相对较轻些,呈不均匀性、分散分布;大网膜受累更倾向于污垢样或结节样;

而肿瘤性者,则更倾向于饼状或显著的结节影。我们在对待这类病例的鉴别诊断时,常常要关注病人有无全身其他系统的结核,例如有无肺结核、肠结核、肾结核等;关注全身其他系统或部位有无原发性或转移性肿瘤。同时还要查询病史,病程是否比较缓慢,过去有无 CT 或 MRI 等其他影像学检查,曾否做过腹腔穿刺腹水检查,结果如何?总之要结合临床资料进一步加以区分。

放射诊断医师,首先是一位临床医师,是以放射学检查及诊断为主要任务并影响疾病诊治效果的临床医师。在熟练掌握放射诊断的知识与技能的基础上,还必须熟悉相关临床知识并应用于放射诊断工作中,这样才能使自己的放射诊断更加合理、恰当,更加适应临床的需求。

四、准确的放射诊断还来源于正确的诊断思维

在疑难病例放射诊断中,需要重视第一性的客观存在的病变的放射学表现。要周密、细致地观察这些表现所代表、反映的解剖、病理基础,分析它们之间的内部联系,找出哪些放射学表现是导致发病的主要方面和原因,然后再以临床资料(包括病史、体检、实验室检查等)、病理结果、过去影像学检查发现加以对照分析,提出放射诊断。在这一过程中,我们应该注意从观察客观存在的放射学表现入手,以事实为依据,避免受临床诊断所引导,避免先入为主,受主观印象所左右;强调客观分析,避免主观臆断地抓住一点去牵强附会。在考虑诊断时更应放宽思考范围,将众多可能性逐一排除,最后才可能得出比较恰当的放射诊断。

不久前我们曾遇到 1 例疑难病例,女,53 岁,做腹腔镜胆囊切除术后 4 h 发生休克。外科主管医师疑有腹腔内出血,随即进行剖腹探查。腹腔内未发现出血,仅见肝门处门静脉周围有小血管充血曲张,周围邻近组织有充血、水肿,未做更多探查即关腹。既后,病情无好转,出现急性呼吸窘迫综合征,肝功能差,遂于最初胆囊摘除术第 21 小时做腹部 CT,包括平扫及螺旋 CT 增强扫描。发现胰腺增大,以胰头部尤重,胰腺头下份及沟突部密度减低;肠系膜上静脉及门静脉内有血栓形成;十二指肠周围水肿,降段及水平段尤显,且肠壁肿厚,上腹其他小肠均有类似改变;相邻的右侧肾旁前间隙、右肾前筋膜均呈显著水肿;肝脏显示血流分布不均;双侧肺底有不规则实变,左、右侧胸腔有少量积液(图 4)。我们根据以上发现,考虑胰头部及相邻血管改变是最重要的征象,胰周包括十二指肠周围、右肾旁前间隙、右肾前筋膜、小肠壁等的水肿、增厚也是非常重要的与前述胰头病变及门静脉、肠系膜上静脉血栓形成相关的征象。急性胰腺炎诊断基本上可以成立。另一可能性是原来有胰头癌基础上又合并急性胰腺炎。病人并有的两个重要并发症:血管并发症——肠系膜上静脉、门静脉的血栓形成和急性呼吸窘迫综合征(因为病人一直处于危重状态,在 ICU 监护,其肠系膜上静脉,门静脉血栓可能影响肝功能;病人的血淀粉酶及血糖升高,并血钙降低,氧分压下降也支持急性坏死型胰腺炎及急性呼吸窘迫综合征),都是足以致死的严重并发症。我们报告以后,主管医师觉得压力很大,病人家属也不能接受,认为病人是走进手术室的,一个比较简单的胆囊摘除术后,竟发展到处于休克、神志不清状态的危重情况和程度,要求明确答复:究竟有无急性胰腺炎?为什么会发生急性胰腺炎?主管医师更乐于以胰头癌解释,而不赞同急性胰腺炎的诊断。我们坚持急性胰腺炎的诊断是有放射学根据的,而且有严重的血管并发症及急性呼吸窘迫综合征。根据文献和我们过去经验,术后(包括逆行性胰、胆管术后)发生急性胰腺炎是完全可能的。至于有无胰头癌这一背景,我们认为当时主要问题是急性胰腺炎,因此建议抓住当前的主要问题进行处理,最后采取了以下几项主要措施:①溶血栓治疗;②针对急性呼吸窘迫综合征处理;③保肝改善肝功(因 PV 血栓发生较急,可能影响肝功),静脉高营养支持治疗;④针对急性胰腺炎的治疗。后病情逐渐改变,12 天后 CT 复查病变显著减轻,生命体征接近正常,2 周后出院,3 个月后 CT 复查,胰头原改变显著减轻,肠系膜上静脉血栓已明显变小,已不易查见,病人恢复正常生活。从这一病例诊治经过可以看出,对待疑难病例,在观察、认识一系列放射学表现的基础上,要抓住它们所反映的解剖、病理基础,分析矛盾的主要方面,用某种疾病的病理发展过程去解释、结合临床发现,综合分析,即需要有正确的诊断思维。占有放射学和临床相关资料,冷静对待,慎重处理,最后才可以取得较好的诊治效果。

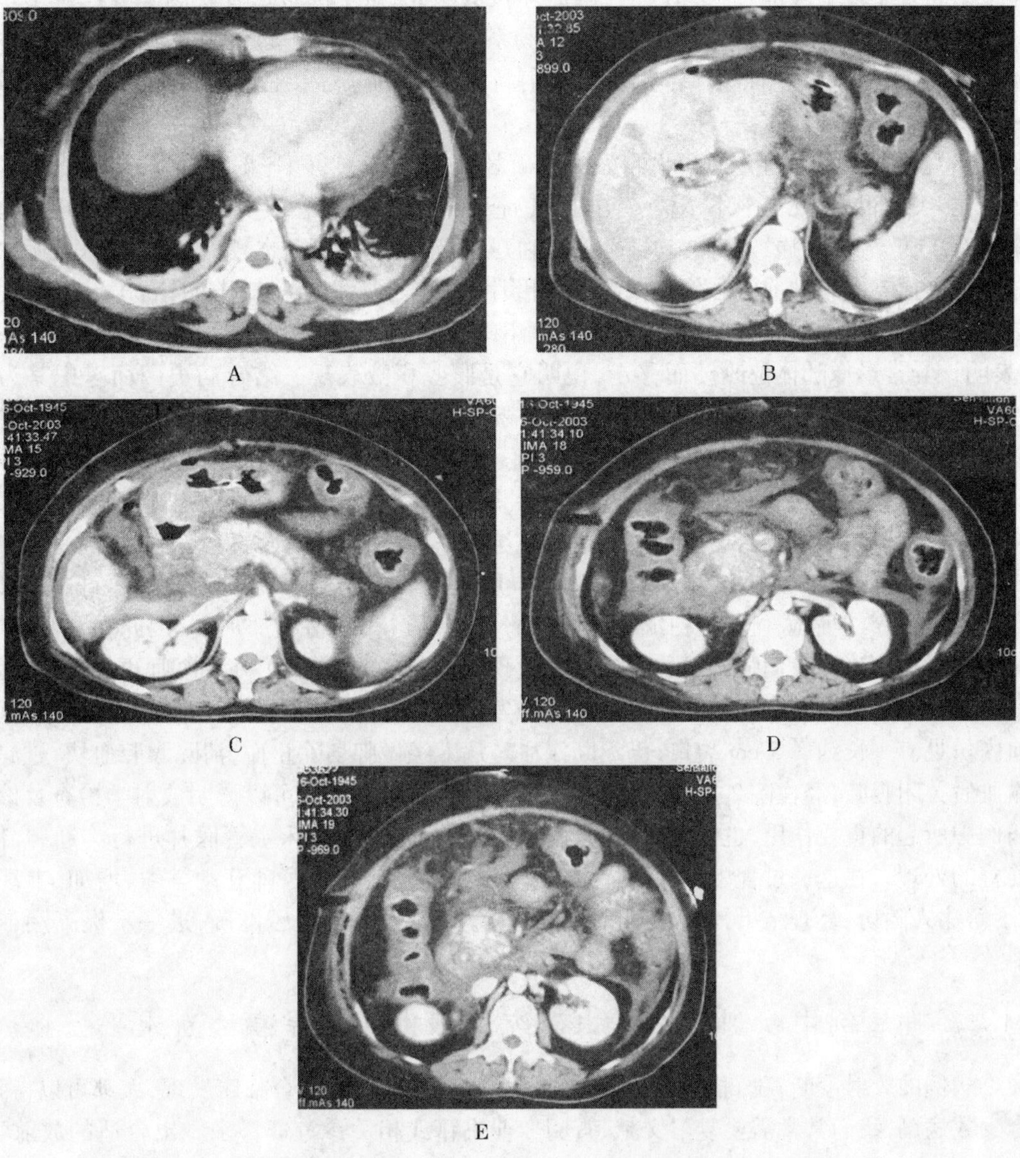

图4　胆囊摘除术后急性胰腺炎并门静脉及肠系膜上静脉血栓形成

A ~ E. 不同层面 CT 增强扫描所见

五、放射科医师应与病人临床主管医师沟通、合作

为了做好疑难病例的放射诊断，放射诊断医师应主动加强与病人临床主管医师联系、沟通和讨论，了解和掌握病人第一手病情，交流、讨论对诊断、治疗的看法，观察治疗反应，提高诊断质量和治疗效果。

记得在 20 世纪 80 年代初期，我曾经手过 1 例肠套叠。男性，3 岁。但最初，该病儿经门诊内科医师以急性肠炎收入住院。病儿主要因腹痛、腹泻、解血性黏液便 1 天就诊。体温略高于正常，白细胞计数无特殊。入院后经治主管医师对门诊的诊断有不同看法，疑为肠套叠，故做腹部前后位及左侧卧水平位检查。发现腹内小肠充气积液，有多数气液平面，且肠曲有集中表现，结肠无肠充气，右下腹显得肠曲相对较少，显示“空虚”征象。左上腹可见一边界比较模糊拟似肠形肿块。放射科诊断肠梗阻，梗阻平面多在回盲部，疑为肠套叠所致。外科医师会诊，强调排除不了急性肠炎，不愿转外科。后病儿症状有加重，大便带较多血性黏液，且疼痛有阵发加剧，于第 2 日再做腹部前后位平片，其左上腹肠形肿块比 1 天前首次照片更加明显，即更支持肠套叠诊断。因此邀请儿内、外科医师共同讨论。儿外科医师此时也在病儿体检中发现了左上腹部“肠形肿块”,因此才接收病儿,做了剖腹探查及肠套叠还位术。手术证实为回盲结型套叠,其套头已达到降结肠中份,小肠系膜也受到一定程度牵引,因此腹部平片显示右下腹肠道较少,即右下腹“空虚”征象。本例表明放射科医师主动与临床主管医师沟通,有利于做出准确诊断。

20 世纪 80 年代初,我们还遇到 1 例自发性脾破裂病例。男,41 岁,平时身体非常健壮,发病当天病人回家上二楼,突觉很累,几乎上不了楼。同时面色苍白,出虚汗,并感腹部胀痛。随即送来本院急诊。经查体全腹有压痛,无反跳痛,疑有移动性浊音。血压很低,查血红蛋白也较低,鉴于病人无呕血、便血,因此考虑有内出血。做腹部前后卧位及左侧卧位摄片检查(当时我院尚未引进体部 CT)。发现仰卧正位片升结肠与右胁腹脂线间距离增宽,呈均匀的软组织密度影,但左侧卧水平位片上,该软组织密度影则消失,表明该异常影像随体位改动而移走,说明它是腹腔积液表现。结合病史因而考虑其为腹腔积血。此外,左膈外份有一定上升,脾门、脾下极处模糊不清,表明脾脏有增大且影响到脾周围。结合病人无明确创伤史。因此,疑病理脾基础上有破裂出血,当然,还应除外其他原因导致腹内出血的可能性(例如腹内脏器肿瘤破裂出血)。放射科做出正式诊断报告后,主管内科医师做了腹腔穿刺。第一针未穿出血液,再次穿刺得到了血液,遂请外科会诊。该会诊医师认为第二针所得到的血可能是第一针穿刺后所形成的血,故不同意腹腔内出血诊断,建议病人仍留内科观察,暂不转外科手术。后内科予以输血、补液、升压、支持治疗,但病人血红蛋白继续下降,血压难以维持,病情更加加重,因此在观察 12 h 后再次请外科和放射科会诊。我们强调了放射学检查发现及诊断依据,说服了外科医师再做腹腔穿刺,结果抽出大量鲜血,证明腹腔内出血后,立即手术。术中发现腹内有约 2 500 ml 新旧血液,脾脏增大明显,在脾上极前内份见有一长约 3.5 cm 裂口,仍不断浸血。病人经做脾切除止血,清除腹腔血块,过滤新鲜血液自体输血后关闭腹腔,经住院 2 周痊愈出院。这一病例的诊治经过,可以说明放射学检查及诊断在诊治疑难病例中所起的重要作用,也说明放射科医师应该主动与病人临床主管医师进行沟通、合作,使病人得到妥善的处理。在这一过程中,放射科医师也可通过与临床相关医师互动学习,增加、丰富临床知识,追踪了解病人随访、复查结果,治疗反应,验证放射学表现及诊断是否准确,进一步提高疑难病例的诊断水平。

六、从疑难病例中受到启发提出研究课题进一步提高诊断水平

对疑难病例的放射诊断,我们通过前述观察、阅片、分析、综合及结合临床发现,大都可以得到解决。但其中有少数病例,我们常常需要复习文献、查阅专业书籍或相关参考资料来做出合适的放射学诊断。在这一过程中,我们还可能发现临床工作中的少数难以处理的问题,实际上在国内外都是一个尚待解决或澄清的问题,这就可引发我们思考,将它作为值得加以研究的目标。也就是将它作为科研立题、申请资助、进行科学研究的项目。其研究成果反过来又可进一步提高我们对该疾病及相关领域疾病的认识水平和放射诊断的准确性。

在我们最初遇到本文前面第一例右肝上间隙脓肿的时候,从查阅文献中发现,在有关肝周(广义的膈下)区域(尤其是关于左侧肝周区域部分)的放射解剖学文献中存在着相互矛盾、对立的概念,并从而产生了有关该区域病变放射学表现不同的分类和描述,甚至不同的手术、引流入路。这个问题引发了我们对该区域,尤其是左侧肝周区域放射解剖学实质及其对病变放射学表现的影响方面进行研究的兴趣,从而将其作为研究项目,先后申请获得两个国家自然基金项目资助,取得了一定研究成果,在国内外发表论文 10 余篇(代表作发表于 Radiology,1992;182:552 – 557)并获 1998 年度国家科技进步三等奖。

此后,在临床工作中我们还发现,急性胰腺炎沿腹膜后间隙向上扩散可以达到左膈下腹膜外间隙,包括左膈下脂肪、胃裸区;向下扩散可至盆腔腹膜外间隙。但复习文献发现,在解剖上,关于胰腺所处的肾旁前间隙与左膈下区域和盆腔腹膜外间隙的解剖配布及通连关系,学者们迄今尚存在着相当明显的分歧。急性胰腺炎腹膜后扩散何以能影响到左膈下及盆腔腹膜外间隙?其解剖病理基础如何?确实也是一个值得深入研究的应用基础研究性质的研究课题,因而再次申请,又先后获得国家自然基金两项资

助，分别对腹膜后间隙向上与膈下区域腹膜外间隙，向下与盆腔腹膜外间隙的通连关系，进行了放射解剖学研究。已获初步结果并发表部分文章。

以上两方面的研究，使我们在处理腹膜腔和腹膜后间隙疑难病例的放射诊断方面有了更深入的认识，从而也提高了对这两大区域疾病的放射诊断水平。我们认为，这是将临床医疗工作与科研、教学、人才培养相结合的一个很好的途径。

从医、执教50年，怀着对放射学事业的热爱和执著的追求，在老师启蒙、指导下（我的老师陈官玺教授是我国已故放射学界老前辈之一），在自己摸索、钻研和努力下，孜孜以求，在学习放射诊断学的漫长道路上，积累了前述点滴认识和经验，贡献给年轻同道，希望能起到一点参考或借鉴作用。不当之处，尚望不吝指正。

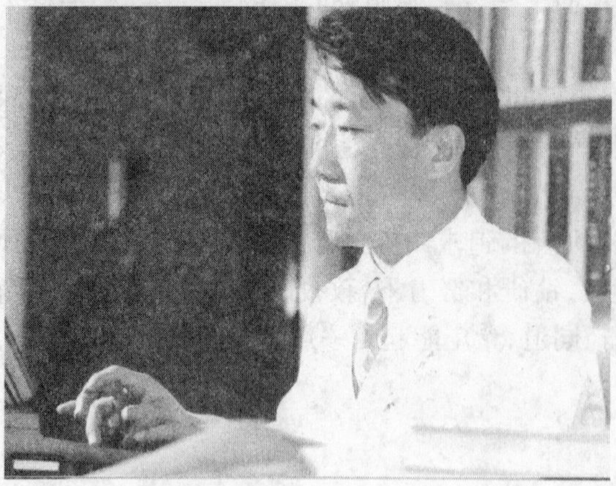

牛广明，主任医师、教授。

男，医学博士。历任内蒙古医学院附属医院放射科主任、副院长、院长。现任内蒙古医学院副院长。为享受国务院特殊津贴专家。

现为中华医学会理事、中华抗癌协会理事、中华放射学分会委员、内蒙古医学院副会长、内蒙古放射学分会主任委员等学术职务。

长期从事放射学诊断，特别是对MRI诊断有独特的技术和见解。相继获自治区科技进步三等奖及卫生科技进步二、三等奖各1项。目前以第一负责人身份承担自治区政府、教育厅科研项目3项。被内蒙古自治区政府授予卫生科技进步突出贡献一等奖及优秀留学回国人员。

发表论文80余篇，主编书3本，副主编书1本。

右侧心缘旁及心膈角结节和肿块

病人，女，50岁。胸闷、气短、咳嗽、右季肋下疼痛，伴体重减轻3个月。

查体：两肺呼吸音清，脾脏肋下4 cm。实验室检查无异常。既往有慢性肝炎，肝硬化史。

胸部正位片：右侧心膈角及心缘旁多发结节状高密度影，密度均匀，边缘清晰，心膈角病灶直径0.8～1.2 cm，右心缘旁病灶直径3.2～3.5 cm（图1）。

支气管镜检查：右肺下叶支气管二级隆突增宽，支气管黏膜清晰、光滑，管腔通畅。

食管钡餐造影：食管中下段静脉曲张。

上腹部CT检查：右侧心膈角及心缘旁见多发软组织密度结节及肿块影，大小与平片一致，后纵隔脊柱前亦见多发结节。以上结节或肿块增强早期无强化，延迟5分钟后明显强化，密度均匀一致，强化程度与右心房室腔密度相同。肝脏外形不规则，尾叶明显增大，肝裂增宽，脾大，门静脉主干及其属支显著扩张，走行迂曲（图2～4）。

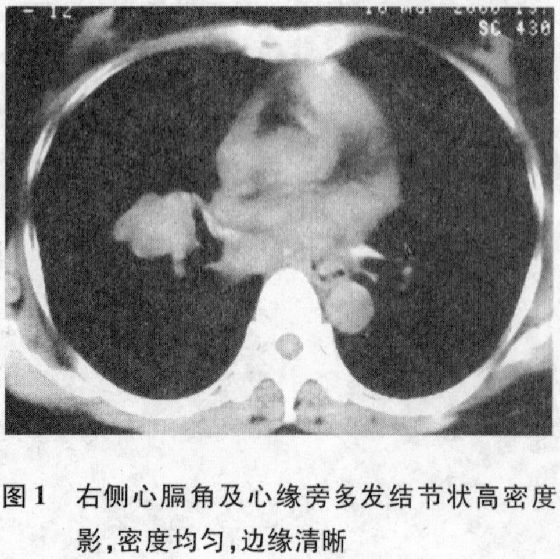

图1　右侧心膈角及心缘旁多发结节状高密度影，密度均匀，边缘清晰

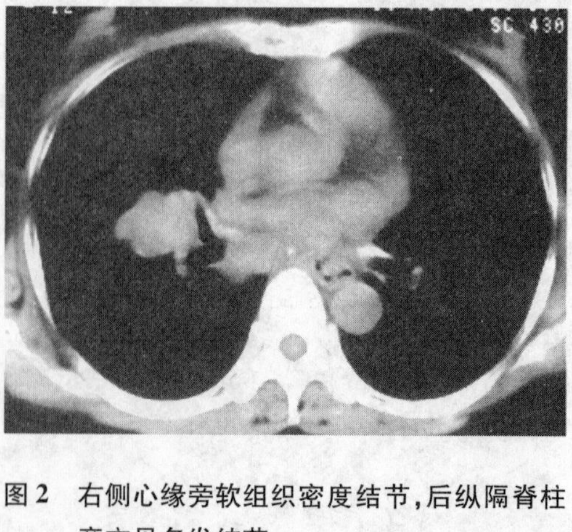

图2　右侧心缘旁软组织密度结节，后纵隔脊柱旁亦见多发结节

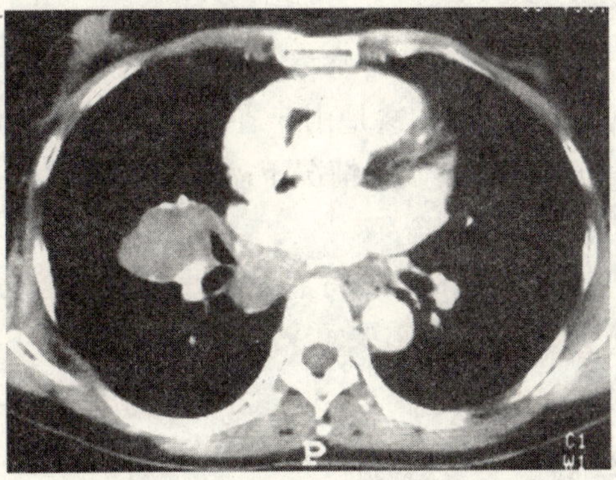

图3　以上结节或肿块增强早期无强化

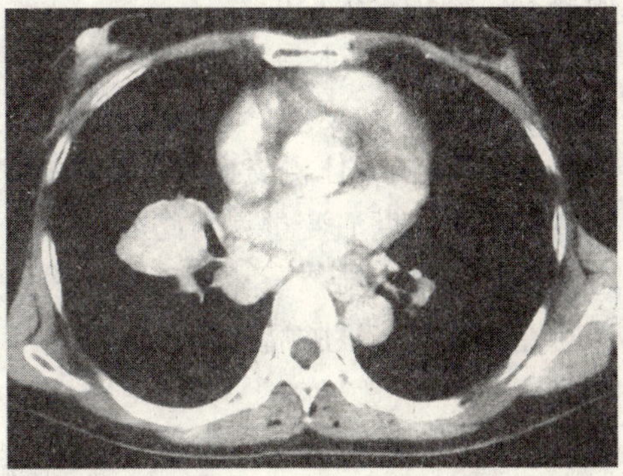

图4　延迟5分钟后明显增强，强化程度与心房室腔相同

MRI检查：证实以上结节及肿块影为血管结构（图5）。

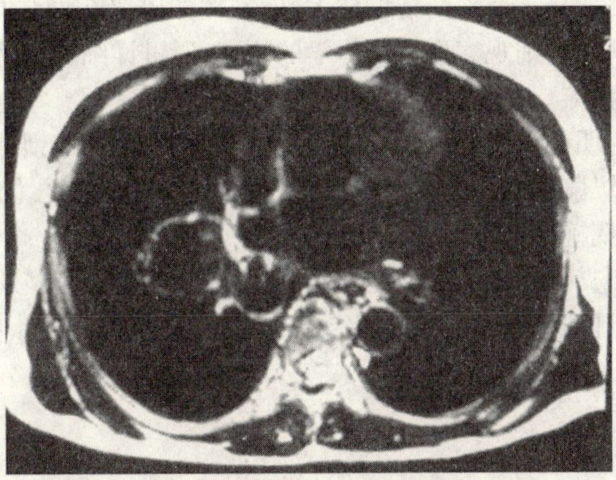

图5　MRI示病灶为流空信号的血管性结构

经验及影像分析

胸片：提示右侧心膈角及心缘旁多发结节影，支气管镜检查提示病变位于支气管腔外，可能的诊断应包括心包肿瘤、淋巴结病变、纵隔肿瘤、肺部肿瘤等。但仅依靠平片难以定性。

CT平扫：右侧心膈角及心缘旁多发软组织密度结节及肿块影，大小与平片一致，后纵隔亦见多发结节，若CT扫描到此结束，病变结节仍无特异性CT表现，CT扫描的价值与平片比较无大提高。

增强扫描：增强早期病灶无强化。延迟5分钟后病灶明显强化，密度均匀一致，通过对病灶增强过程的观察，发现其增强的峰值时间较动脉增强的峰值时间晚，与右心房室一致。可以说明两个问题，一是病变结节或肿块系血管性结构，而且系静脉血管结构。并得到了MRI证实。

经增强扫描，须列入鉴别诊断的病变，如淋巴结肿大、膈疝、心包、纵隔、肺部、横膈来源的肿瘤性病变可以排除。

结合肝硬化及门静脉高压表现，应想到心包膈静脉曲张的可能性。心包膈静脉除正常注入头臂静脉外，尚可以和最上肋间静脉、奇静脉系统形成血管吻合，因此，在门静脉高压或下腔静脉阻塞时，这些血管可以作为潜在的侧支循环通过横膈发挥作用。但是，尽管存在经膈的压力梯度，经横膈的门－体静脉侧支循环发生率仍是很低的。

心包膈静脉曲张CT上显示心膈角及心缘旁结节状，块状高密度影，常发生在右侧，左侧较少。增强扫描动脉期无强化，延迟5分钟强化，与右心房室腔强化程度一致，这是由于在强化早期对比剂尚未充盈门静脉，并到达门－体侧支血管，尤其是在肝硬化门静脉血流缓慢的情况下。本例心膈角及心缘旁曲张静脉增强后的密度演变过程与门静脉及食管曲张静脉密度相同。

在心膈角及心缘旁结节及肿块的鉴别诊断中，想到并熟悉本症的CT特点是很重要的，尤其是在局部进行诊断性穿刺、手术、肿瘤分期及放射治疗前，增强并延迟扫描有重要意义。

体　会

心膈角及心缘旁可发生多种肿瘤或肿瘤样病变，X线可发现病变，但定性困难。CT平扫观察病变较平片全面，但不易区分实质性肿瘤和血管性病变。本例如停留在平片和CT平扫上，极易诊断为纵隔和肺门淋巴结病变。

增强扫描对血管性病变的显示及诊断帮助较大，但本例如停留在增强早期，则与平扫表现无异，对诊断帮助不大。延迟扫描可以详细观察血流动力学的改变，通过详细观察病灶的增强过程，不但明确了其为血管结构，而且是静脉血流。

相关器官的检查结果对明确诊断有重要意义，本例肝脾扫描及食道钡餐造影均证实肝硬化、门静脉高压，侧支循环形成。尽管纵隔病变极少做增强延迟扫描，但考虑到有心包膈静脉曲张的可能性，进行了增强早期和延迟扫描，对明确诊断奠定了基础。

经横膈的门－体静脉侧支循环发生率很低，常常发生在右侧心膈角。所以在肝硬化病例，心膈角发现结节，应考虑到心包膈静脉曲张的可能性，并给予相应的检查。

（牛广明　苏秉亮）

腕关节影像与解剖

解剖结构是影像形成的基础，正确认识影像是正确诊断的基本要素。众所周知，腕部的解剖是由尺、桡骨远端、八块腕骨和五块掌骨的近端共同组成。加之腕部的正常变异和诸多副骨的出现，投影上相互重叠，解剖结构混乱，明确辨认较难，给诊断疾病带来一定的困难，特别在创伤后的诊断中误诊、漏诊时有发生。这一点对影像医生和骨科医生都有过深刻的教训。我们在工作中有过失败，也有过成功。一个好的医生不怕失败，贵在善于总结。总结成功的是经验，总结失败的是教训。应该说沉痛的教训给你深刻的反思和启迪。

病例1：病人，男，32岁，在工地搬运时将左腕砸伤后疼痛，肿胀，与某医院就诊拍左腕关节正侧位片。X线片示：左尺骨远端撕脱性骨折，行石膏外固定。2002年8月17日即伤后1周又在某医院拍片仍以“左桡骨远端撕脱性骨折，折块游离”开出诊断。伤后18天，在我院就诊拍片复查。X线正侧位清晰显示，左尺骨远端见一近似圆形、绿豆大小、边缘规整的骨性影像。诊断为：左尺骨副茎突，未见骨折征象。让其去除石膏。

我们还可见到将第二小多角骨及中央骨按撕脱性骨折处理的病例，相信同行们在工作实践中也一定遇到过不少类似的情况。

（一）误诊的原因

（1）大多数医生对腕部只知道一般解剖，且疏忽了还有复杂的副骨。X线片上一看到多余的骨块，就视为撕脱性骨折。我们所附例证亦属此种情况。

(2)对腕部的撕脱性骨折认识不足,亦是误诊的第二个原因。折块边缘锐利,皮质断裂,对应面上出现凹痕。我们提到的例子,因未能仔细观察而导致误诊。

(二)正确诊断的可能

(1)作为影像科医生及骨科医生必须掌握腕部的解剖和X线投影,不仅正位片而且侧位片上亦能明确辨认每一块腕骨的投影位置和形态特征。为此,在工作中,我们以顺口溜的形式将八块腕骨编成口诀,以出口成章,运用自如。

正位片(图1)将腕骨分为两排,由桡侧开始,由近向远依次为。

舟月三角豆,
大小头状钩,
八块最基本,
还要记副骨。

侧位片(图2)是八块腕骨和副骨重叠的投影,对某些从事影像诊断的医生或临床医生似乎不敢问津,不愿深究。在X线上读不出解剖名称,分不出细微结构,这是导致诊断容易错误的一大原因。为了易记易解,根据解剖与投影,仍编为:

弯弯月亮托着头,
前方划来一叶舟,
手心里面种豌豆,
大小在前钩在后。

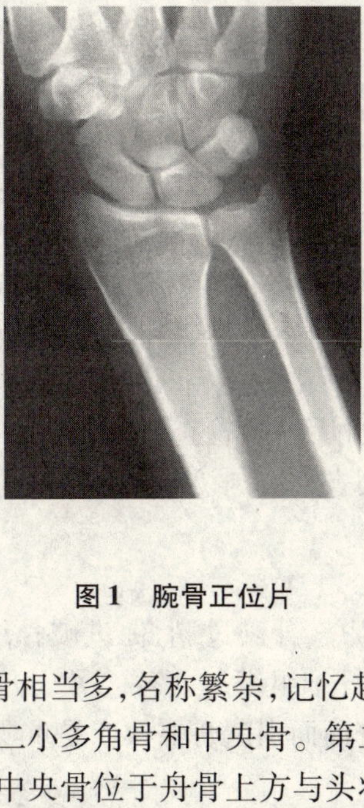

图1 腕骨正位片

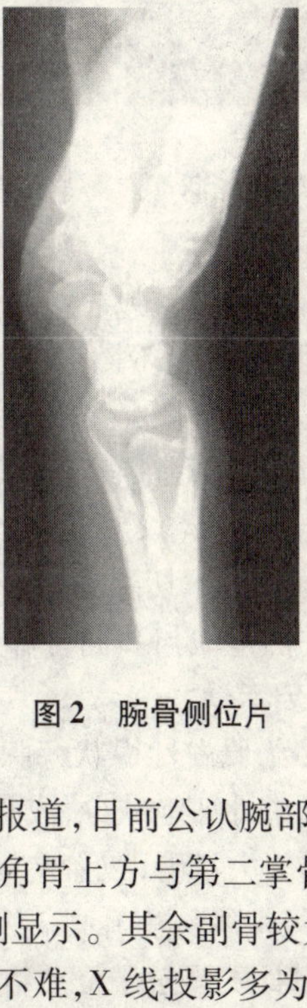

图2 腕骨侧位片

(2)腕部的副骨相当多,名称繁杂,记忆起来甚为困难。根据报道,目前公认腕部副骨多达24种,但最常见的仍是第二小多角骨和中央骨。第二小多角骨位于小多角骨上方与第二掌骨之间,侧位于小多角骨后方显示。中央骨位于舟骨上方与头状骨之间,侧位在背侧显示。其余副骨较为少见,其影像多在掌侧和背侧。一般情况,副骨应在同名骨旁出现。副骨的认识不难,X线投影多为圆形或类圆形骨块,边缘规整,均有致密的皮质,构成环状外缘,其密度均匀而较低,仔细观察一般不易与骨折块相混淆。

对于某些疾病的诊断,腕关节的拍照尤为重要。有些病对骨化中心的出现、愈合有促进作用,如甲状腺功能亢进、性腺功能亢进、肾上腺皮质肿瘤、骨纤维异样增殖症等。有些病则可推迟骨化中心的出现及愈合,如甲状腺功能减退、伸舌样痴呆等。此外,如能熟知各腕骨出现的时间亦对创伤的诊断有重要意义。7岁之前,骨化中心的出现,男女差别不大;7岁以后,女孩较男孩早一年。为了易记并指导工作,我们又总结为:

头钩三月舟，
大小豌头骨，
一岁出一个，
九岁都出齐。

骨质疏松对甲旁亢诊断的启示

甲状旁腺功能亢进简称甲旁亢。在临床上并非罕见，但是因为医生对它陌生，可一遍又一遍地从眼前溜走。有的病例虽经多家医院、多个医生诊查过，仍未能明确诊断，最后多以骨质软化症为据，开出大量钙片、维生素，结果适得其反。

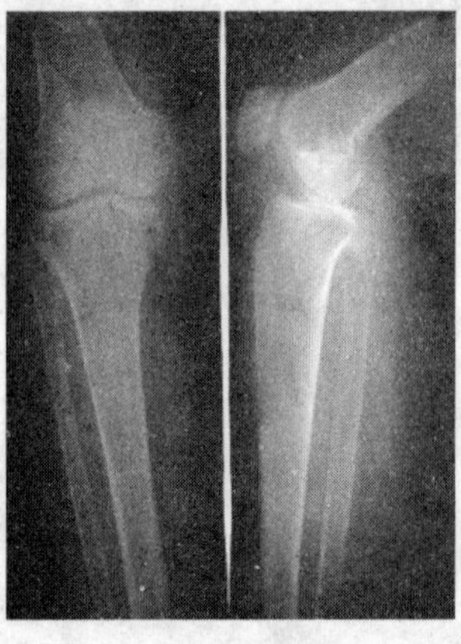

图3　病例1，小腿X线片

病例1：病人，女性，47岁，农民，全身疼痛难忍3年余。右小腿无明显创伤的情况下，两次骨折来我院就诊。3年来，病人曾先后多次在村、乡卫生院、县医院及我市某几家大医院求医，多以骨质软化为诊断，以补钙为主并多晒太阳为诊治结果。X线检查示：胸腰椎密度减低，椎体呈双凹畸形，骨皮质变薄，骨小梁不清。右胫骨下段显示多个、不规则、大小不等的囊样透亮区，髓腔增宽，密度减低，骨皮质断裂，折断模糊，其上方3 cm处隐约显示陈旧性折痕（图3）。印象诊断：甲旁亢，建议行CT以助诊。次日上午行甲状腺区CT扫描，结果示：甲状旁腺腺瘤。

1989年7月6日入院治疗。化验血钙8.5 mg%，血磷2.1 mg%，碱性磷酸酶65金氏单位，血沉11 mm/h，于7月20日行外科手术切除，病理结果为：甲状旁腺腺瘤。1990年6月5日复查，胸腰椎骨质疏松减轻，椎体高度大部恢复。右胫骨髓腔较术前变窄，囊样透亮变小，骨折亦愈合。病人扶单拐可操持家务。1991年8月27日，随访病人，已弃拐，并可下地务农。

病例2：我们还遇到一例蒙古族女性病人，47岁，坐轮椅来我院就诊。该患先后去过德国、韩国求医，但均未明确诊断。自述全身疼痛2年余，渐进性加重不能行走，X线检查胸腰椎后突弧度略增大，椎体双凹畸形，骨质疏松明显，右肾盂肾盏处显示高密度点状钙化影，双下肢骨皮质变薄，髓腔增宽。X线诊断：甲旁亢可能性大，建议CT助诊。病人于当天行甲状腺区CT检查，诊断：甲状旁腺腺瘤。2000年5月5日在蒙古国行手术切除甲状旁腺。2001年8月我们去蒙古国访问见到该病人，她已经行走正常，恢复正常工作，并热情地与我们合影留念。

（一）诊断的启示

（1）甲旁亢多为原发性甲状旁腺腺瘤引起，甲状旁腺激素分泌过剩，促进破骨细胞活动，增加骨吸收能力，与此相反成骨细胞减少，成骨活动降低，骨髓也被纤维组织所代替。另一方面抑制肾小管对磷的吸收，自尿中丢失大量磷，致血磷降低，因而血钙、尿磷升高而引起骨骼改变是重要的原因。由于代谢性成骨活动而使碱性磷酸酶升高。

（2）正确认识骨质疏松是至关重要的。骨质疏松是骨的有机质和无机质同时减少的结果，是单位体积内正常骨质数量的减少。因此，骨小梁间隙加大，哈氏管增宽。在临床上，全身性骨质疏松多由老年性、甲旁亢、Cushing综合征引起，而局限性骨质疏松可见于肢体废用、急性炎症等。典型的X线表现应是长骨的海绵质部分骨小梁数目减少，皮质变薄，但仍清晰可辨。椎体密度减低，体积变小，上下缘凹陷，仔细观察垂直小梁依然可见。

（二）甲旁亢误诊的原因

1. 临床症状认识不足　甲旁亢在临床上不是常见病、多发病。医生思想上的疏漏，对该病没有足够的认识,有关知识掌握少。即使遇到该病也视而不见,一遍又一遍地从眼前溜走。此两例病人多年求医,多次住院,医生诊断均未想到甲旁亢的可能。因此一而再、再而三地误诊、误治,应当引以为戒。

甲旁亢发病的初期,没有明显的症状,仅有一般的周身不适,时而疼痛,往往不能引起医生的重视。随着病情的发展,又出现食欲不振、恶心、大便秘结等消化道症状。这时病人常就诊于消化科。医生在思路上狭窄,只考虑本专业特点,定位于本系统疾病。一部分病人有时首发症状为口渴、多饮、多尿,血尿等泌尿系症状。这时医生多考虑泌尿系疾病、糖尿病或对症治疗,而一般不想甲旁亢的可能,造成了误诊。更可怕的是一部分病人在晚期则明显地出现自发性骨痛、畸形和病理骨折等症状,而仍有相当一些医生还未想到甲旁亢的可能。不仅国内的医生就连一些国外的医生也仍然束手无策,让甲旁亢这一本来可以诊断的疾病逃之夭夭。这一点应引以为鉴,吸取教训。

2. 对化验认识不足　由于甲状旁腺素分泌过剩,促进破骨细胞异常活动,使骨内钙离子析出,因而血钙、尿钙升高,血磷降低。同时因代偿性成骨活动,碱性磷酸酶亦升高。例1病人的化验支持这一点,应当引起医生的警觉,如能想到本病的可能,则不至于使病人长期误诊。

3. 对影像认识不足　本两例的影像特点是全身广泛性骨质疏松,例1伴有右胫骨多发囊样变及两次病理性骨折。虽不是甲旁亢特有的征象,但肯定的是甲旁亢必然出现的征象,也只有甲旁亢在广泛的骨质疏松情况下,才伴有肢体的骨囊变和病理性骨折。例2腹部平片于左肾盂、肾盏交界处显示点状钙化影,在排除结核和结石的同时,再加上全身骨质疏松也是甲旁亢有力的诊断佐证。我们的医生正是疏忽了这些,没有全面的联系,系统的分析,以致没有想到本病的可能。

(三)如何正确诊断

1. 重视临床症状　即使出现消化系统或泌尿系统方面的症状,应拓宽思路,开阔视野,如在X线片上能发现骨质疏松,又是中年女性就应在化验上找到诊断的证据。特别值得一提的是,当临床上明显地出现骨痛、行走困难、畸形、骨折等症状,再加上广泛的骨质疏松,CT扫描就是明确诊断的有力证据。

2. 排除性诊断

(1)骨质软化症:本病较为古老,近年来非常少见。骨质软化症多为孕妇或哺乳期妇女。全身骨骼软化,变形,密度减低,不同于骨质疏松。化验血钙、尿钙正常或减低,血磷、尿磷略减低,碱性磷酸酶正常。

(2)肾性骨病:肾性骨病虽出现骨质疏松,但较甲旁亢骨质疏松轻,有时出现纤维化骨炎而与甲旁亢混淆。且本病多发于儿童,临床上有反复肾功能衰竭、水肿、高血压,化验蛋白尿,血磷增高,血钙降低,以不同于甲旁亢。

(3)转移瘤:转移瘤骨痛多为定点性疼痛,局部骨质出现溶骨性破坏,绝无广泛性骨质疏松改变,化验血钙、血磷多无变化,碱性磷酸酶不高。

不让早期强直性脊柱炎"跑掉"

强直性脊柱炎在临床上并非少见,但在明确诊断时,多已较晚,周身骨化、强直,造成终身残疾。我们遇到的早期病例,临床上以活血化瘀、疏通筋络的药物治疗,则可大多痊愈,不留残疾。那么,怎样不让早期强直性脊柱炎从眼前跑掉,是我们影像医生的一大责任。

病人,男性,18岁,因着凉后腰背疼痛,行走不便,特别是下蹲困难。双髋僵感2个月余。X线表现:腰椎未见异常。骨盆片示:双骶髂关节下1/2间隙稍增宽,关节缘密度稍减低,关节面毛糙,未见破坏及硬化现象(图4)。化验结果:血沉25 mm/h,类风湿因子(-),HLA-B27(+),血钙9.8 mg%,血磷3.5 mg%。诊断:强直性脊柱炎。

2003年9月4日入中医科住院治疗。静注红花、丹参,辅以舒络活血类中草药及物理治疗半个月,症状明显减轻。出院后,继续服用相关药1个月余,其症状大部分消失。2个月后亦能正常上学。半年

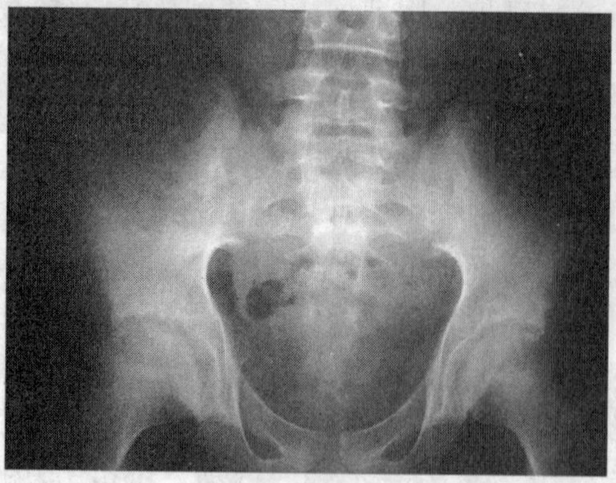

图4　骨盆片

后复查，血沉 15 mm/h，类风湿因子（－），HLA－B27（－）。X 线检查，双骶髂关节间隙正常，毛糙及密度减低的关节面亦不明显。

影像是误诊的防线：临床上出现腰背部疼痛的病人，一般均要拍片检查。作为影像医生，应把这一项检查视为边防线上的一道关卡。每个医生都要有高度敏锐的神经，雪亮的眼睛，要分析研究进入你视野里的每一个可疑的征象，不使任何可疑点冲过防线，通过关卡。哪怕是在首次 X 线片上发现一点符合临床的蛛丝马迹，也难能可贵。

强直性脊柱炎有一个错误的理解是强调了脊柱的改变，往往把注意力集中在脊柱上。可以说，当脊柱出现了变化，肯定不是早期，当出现脊柱韧带骨化，形似“竹节”，虽已明确诊断，但为时过晚，病人大多强直畸形，失去了治疗机会。反过来讲，如果双侧骶髂关节无改变，肯定地排除强直性脊柱炎的诊断。

影像医生一定要牢记强直性脊柱炎，首先开始于骶髂关节。滑膜的炎变、增厚，使骶髂关节间隙增宽。由于炎性细胞的浸润，关节面密度稍低或粗糙，进而关节面不规整，是早期诊断的主要征象。本例病人是在第一次拍片就发现骶髂关节增宽，边缘毛糙，得以诊断，治疗及时而避免了强直畸形。我们的经验可以告诉同行，该病首先发病于双侧骶髂关节，就骶髂关节而言，病变发展也是由下而上，下重上轻的规律。可惜有很多的病例，不知逃过多少医生的眼睛，一次又一次越过影像医生的防线，直到脊柱出现明显的 X 线征象才肯定诊断。本病的发生、发展，几乎都是双侧骶髂关节同时进行。临床上又多为青年男性，如这两个特点符合，则想到强直性脊柱炎是一正确可贵的思路。

临床的特点为早期诊断的重要依据：

（1）青年时期是本病的首发年龄，一般在 15～25 岁。即使 30 岁的病人就诊，往前追溯，他的病史已有 10 余年的经过。

（2）男性患本病的几率非常高，统计资料男女之比为 12:1。

（3）可无诱因发病，但多数病人自述受凉或受潮，引起腰背部不适。双髋、膝大关节疼痛，活动受限，渐进性加重。遇热或休息，症状减轻。

（4）化验参考：发病初期，约有 80% 的病人血沉增快，当血沉下降或不快时，病程已为静止期或晚期。组织相容性抗原 HLA－B27，在强直性脊柱炎的病人中，90% 以上为阳性。故本检查对诊断有重要的参考价值，尤其是高度疑似的病例更有意义。

强直性脊柱炎的诊断贵在一个“早”字，早是核心。只有早期诊断，才有治疗价值，才能避免脊柱强直和畸形。在诊断此病的过程中，医生如能重视上面提到的四项临床特点，再加上前面所总结的影像改变，一般来说，强直性脊柱炎就不会从我们眼前逃掉。我们列举的这个典型例证发病 2 年余，X 线改变及化验支持了该病的诊断。

肋骨骨折的思考

肋骨骨折在创伤中最为常见，对放射医生及临床医生似乎没有什么可谈的，应该说有一张胸部正位片或经过触诊就可明确诊断。但是在实践中，往往并不简单，漏诊病例时有发生。

病例 1：病人，男，37 岁，右胸部创伤后呼吸困难、胸痛，1 周后来我院就诊。查体：右胸壁有擦痕，皮肤略肿胀，7、8 肋腋缘处似有骨磨擦音。

病人自述 2001 年 3 月 5 日下午创伤后 1 小时在某医院就诊，并拍胸片以右胸壁软组织挫伤对症治疗而告终。2001 年 3 月 7 日,病人仍因右侧胸痛、胸憋到另一家大医院就诊。拍胸片以两肺清晰、心膈正常、肋骨皮质连续为诊断,取止痛药、消炎药回家休息。伤后第 5 天,病人自觉发热,右胸仍疼痛不止,且呼吸困难明显,来我院就诊。门诊骨科医生开胸正位照相单来影像科拍照。胸正位片依然未见异常。作为常规,我们对胸创伤的病人加照斜位片。在斜位胸片上,清晰地显示右侧第 7、8 肋骨(近腋缘处)骨皮质断裂,骨小梁连续性中断,且后肋膈角略变钝。伤后第 6 天,病人又做胸部 CT,进一步证实,右 7、8 肋骨骨折,并右侧胸腔积液。

病例 2:病人,男性,48 岁,2002 年 5 月 2 日车祸后,右股骨上段疼痛,右侧胸背部疼痛 3 小时来我院就诊。拍片右股骨上段骨折,胸正位片示主动结突出,左心室丰满,肋骨未见异常。因股骨上段骨折收治入院。第二天,病人腹部憋胀、疼痛来影像科拍腹部平片,发现右侧第 10、11 后肋骨折,远折端均向下移位。

肋骨骨折漏诊的思考:骨折的诊断说之容易,诊之困难。同一病人在不同医院所拍的胸片有诸多的诊断,或在同一医院不同时间的胸片也有前后不一的说法,排除影像科医生的水平和认识上的差异,那么拍片的位置对诊断能否准则是至关重要的。

例 1:病人经过 3 个医院,3 次胸正位片均未发现右侧肋骨骨折,这就不能简单笼统地认为是由医生水平不高而造成漏诊。这一例证警示我们,当胸创伤病人疑似肋骨骨折而胸正位片未能诊断时,斜位胸片或电视透视下点片是影像医生有效可行的选择。本例病人在第四次胸部斜位片上发现右侧第 7、8 肋骨骨折,就是我们从误区中走出来的一点经验的验证。因此,胸创伤后,在放射科作为常规加照斜位片是非常有意义的。

近腋缘的肋骨虽有骨折,因前后重叠,特别是在无错位、无畸形两折端和 X 线束呈垂直状,投影在一点时不能显示骨皮质的异常,这也是漏诊的主要原因。只有当斜位时,才能将两折端显现出来,得以诊断。

例 2:病人第一天的胸正位片未能显示右侧 10、11 肋骨骨折,而在第二天的腹部平片上发现后才得以诊断。这一病例告诉我们,下位肋骨因与膈下脏器、组织重叠之故,常规的胸正位是无法明确诊断的,一定要加大 kV,穿透局部组织,才能确诊。

影像医生与临床:影像医生只会看片子而不懂临床,或者说不结合临床,肯定不是一个完美的好医生。病人的病史是传给医生的第一信息,医生一定要把这第一信息经过思维、判断、分析作为获得资料的重要依据。例 1 病人第一次漏诊后,第二次及第三次就诊拍片均未见肋骨骨折,病人仍有右胸疼痛不停地求医。作为影像科医生就应当高度警觉,重视自己首先获得的病史资料,一定要在自己的视野范围发现与病史相一致的东西,想到这点加照斜位胸片或透视均能解其疑惑。例 2 如放射科医生注意病人创伤后胸背疼痛,想到有下位肋骨骨折的可能,加照下位肋骨平片,即可能更早地明确诊断。

(牛广明　王锦山)

内蒙古医学院第一附属医院影像科历史

一、科室简介

放射科是在 1958 年建院时成立的,当时全科有工作人员 12 名,同年增加到近 20 人,放射科常规检查基本满足了临床需要。1985 年,在自治区率先引进了 CT 设备,成立了 CT 室。在此基础上,1995 年成立了影像科。1996 年,为适应介入放射学飞速发展的需要,引进荷兰 PHILIPS 公司 Integris V3000 型数字减影血管造影机,成立了介入室。同年,引进了以色列 Elscint 2.0T 磁共振仪,成立了磁共振室。至此，影像科已能开展常规放射、CT、MRI 及介入放射等影像检查及治疗。在医疗、教学、科研方面取得了长足进步，2002 年被自治区卫生厅评为自治区重点学科。

（一）科室人员构成情况

1. 人员总数及职称构成情况　科室人员总数 55 名。其中医师 26 名，教授（主任医师）5 名，副教授（副主任医师）7 名，讲师（主治医师）5 名，助教（住院医师）7 名。主管技师 6 名，主管护士 7 名，技师 10 名。形成了比较合理的人才梯队。

2. 人员学历构成情况　在职人员中，具有博士学位 2 名，硕士学位 8 名，在读博士 1 名。到目前为止，科室具有硕士以上学历水平的医师已达 40%。

3. 知名专家人数及姓名　3 名。印淑贤教授，张拓塞教授，牛广明教授。

4. 博导、硕导人数及培养研究生情况　科室现有硕士研究生导师 8 名。历年来共培养硕士研究生 41 名，毕业并取得相应学位 28 名，在读 13 名。其中 5 名考取博士研究生，现已毕业或在读。

（二）科室重要诊疗设备介绍

1. 放射科　X 线机：PHILIPS D－93 型数字胃肠机 1 台；遥控透视机 1 台；日立 155 型、150 型、125 型 X 光照相机各 1 台；PHILIPS、西门子、国产床旁 X 线机各 1 台；X 线计算机乳腺摄影机 1 台。

2. CT 室　X 线计算机断层扫描机（CT）2 台：Elscin CT TWIN 1 台；GE Lightspeed Ultra 1 台。

3. 介入室　PHILIPS 公司 Integris V3000 型数字减影血管造影机 1 台。

4. MRI 室　GE1.5T signa 磁共振成像装置 1 台。

5. 医学影像学配套设备　激光相机：4 台。高压注射器：3 台。P3 或 P4 微型计算机：11 台。图像存档和传输系统（CT、MRI、介入室）。

6. 教学设备　本学科教学软件 1 套。录像编辑系统：数码相机 1 部，手提式电脑 2 台，投影仪 2 台，幻灯机 1 台。自制多媒体幻灯 1 000 余片。

（三）科室主要业务简介

1. 放射科　目前开展的业务：全身各部位摄影；数字化成像消化系统造影；胸、腹部透视；泌尿系造影；子宫、输卵管造影；乳腺钼靶摄影；乳管造影等。

2. 介入室　全身各部位数字减影血管造影（DSA）检查，肝癌、肾癌等恶性肿瘤的介入栓塞和灌注化疗，肝血管瘤、子宫肌瘤等良性肿瘤的介入栓塞治疗，血管狭窄的球囊扩张成形和内支架置入术，下腔静脉滤器的安放，急性血栓形成的血管内溶栓治疗，消化道出血、大咯血等急性出血的介入栓塞止血治疗，颈椎、腰椎间盘突出的经皮穿刺切吸治疗，囊肿、脓肿的抽吸引流术，梗阻性黄疸的经皮穿刺引流，胆道支架置入术，食管支架、前列腺支架、气管支架的置入术，先天性心脏病，如 PDA、ASD 等介入治疗；配合心内科，完成冠脉支架，射频消融，起搏器，二尖瓣狭窄球囊扩张等介入治疗；配合脑外科，完成颅内动脉瘤、动静脉畸形、颈内动脉海绵窦瘘等介入治疗；配合普外科，完成主动脉夹层动脉瘤、布加综合征等介入治疗。

3. CT 室　全身各部位、各器官的 CT 普通扫描、增强扫描，CT 导引下的颅内血肿清除术，CT 三维重建，CT 血管成像。

4. MRI 室　全身各部位、各器官的 MRI 普通扫描、增强扫描，CE－MRA、MRS、DWI、PWI、MRCP、STIR、FLAIR。

（四）科室历年发展概述

放射科最早组建于 1958 年附院开院时，当时全科有工作人员 12 人，以后增加到 20 名，周祥麟任科主任，张德勋任科副主任，当时设备只有国产 200 mA、东德 1 000 mA X 线机 2 台，能开展的业务只有常规透视、一般摄影和胃肠造影，基本能满足临床需要。1959 年底引进了西门子 500 mA X 线机，配有断层及记波设备。1960 年又引进了荷兰菲利浦 1 000 mA 大型 X 线机，配有影像增强、X 线电视、间接摄影及心血管造影等部件，因此扩大了检查手段及业务范围。相继开展了支气管造影、膝关节充气造影、后腹膜充气造影。陈联军医师由上海华山医院进修归来又开展了小剂量气脑造影、脊髓碘油造影等。

科内还开展了淋巴管造影研究及脑部 100 mA 间接摄影检查。胃肠道及泌尿系排泄造影检查研究和 X 线电影胃肠造影研究均取得了较好的社会及经济效益。周祥麟教授撰写的“淋巴管造影的临床应用”一文,1964 年发表于《中华放射学杂志》,高 kV 摄影、尘肺研究及 100 mA 泌尿造影研究等获自治区三、四等奖。

20 世纪 70 年代中叶,随着脑外科的开展,放射科也派了张拓塞及吉肖林医师到天津总医院及上海华山医院进修,归来后开展了脑血管、脑室造影,以及阳性 Conray 脑室造影、脊髓造影、眼球后造影等。印淑贤医师到北京阜外医院进修后,对心脏大血管病变的诊断提高了一步,并相应开展了心导管、心血管造影等。

20 世纪 80 年代新进了 1 250 mA 岛津 X 诊断机,配有影像增强及录像设备,相继开展了各种造影检查,尤其是胃肠道的气钡双重造影,尽管当时我科还没有硕士生授予权,为此张德勋教授培养了 2 名硕士研究生,课题都是胃肠双对比造影方面的研究,做出了较突出的成就。

1983 年周祥麟、张德勋两位教授退居二线。同年印淑贤任放射科主任,1984 年张思良任副主任,1986 年牛广明任副主任。

1989 年医院扩建了门诊大楼,将放射科分为门诊部及住院部两部。住院部继续使用旧设备,门诊部又购置了遥控透视机,日立 500 mA 胃肠造影机和日立 800 mA 摄影机,国产钼钯乳腺摄影机。90 年代初,随着介入科 DSA 的引进,病房进行了机器更新,安装了新菲利普 1 000 mA 数字胃肠机,日立 600 mA摄影机。

1984 年院内组建 CT 室,由张拓塞、苏秉亮、诺拉 3 位医师、3 名工程人员、4 名扫描员组成,由张拓塞任主任,引进了当时较先进的 GE 9800 CT 诊断机,并开展检查,使影像诊断工作提高了一步。

1991 年放射科与 CT 室合并,成立了影像科,任命张拓塞为主任,1993 年任命贾广志为副主任,1995 年任命苏秉亮为副主任,1996 年杨军任副主任。

1989 ~ 1991 年以张勋德为导师,CT 室与放射科共同培养硕士研究生 3 名,经天津医学院授权通过。1994 年经国家教委批准取得了硕士学位授予权,1995 年招收于静红为第一名本院影像科硕士研究生。

1999 年成立了介入室,由副主任贾广志负责,引进了日本东芝 DSA 数字减影机。

1996 年成立 MRI 室,由牛广明主持工作,引进了 Elscint 2.0 MRI 机,1998 年任韩晓东为副主任,负责 MRI 室的工作。

1997 年 10 月张拓塞因年龄原因退居二线,2000 年任命苏秉亮为影像科主任,因此 1997 年后,影像科由放射科、介入室、CT 室、MRI 室四部分组成。

1. 放射科　1958 年建院时成立,当时全科有工作人员 12 名,同年增加到近 20 人,放射科常规检查基本满足了临床需要,科室成立初期,能开展常规透视、摄影及胃肠造影。1960 年能开展支气管造影,60 年代初,四肢血管造影,淋巴管造影,并逐步开展了断层、记波摄影、肾盂、膀胱、胆囊等脏器的造影。

目前科室人员构成情况:人员总数 26 人,其中医师 9 人;技师 16 人;护师 1 人。人员职称构成情况:主任医师 2 人;副主任医师 1 人;主治医师 1 人;医师 5 人;主管技师 4 人;主管护师 1 人;技师 8 人;护士 3 人;工人 1 人。

人员学历构成情况:硕士学位 2 人;本科 7 人;大专 3 人;中专 11 人;高中 3 人。

2. 介入室　诊疗工作开始于 1994 年 11 月,当时属于放射科的一部分,1996 年底,购进了国际先进的大型数字减影血管造影系统。工作量不断加大,开展项目也逐渐增多,2000 年,成立了介入放射科。

科室人员构成情况:现有职工总数 9 名。人员构成情况如下:主任医师 1 名,副主任医师 3 名,主治医师 2 名,主管护师 1 名,技师 2 名,其中副主任技师 1 名,主管技师 1 名。具有硕士学位 3 名,本科生 5 名,中专 1 名。

介入室培养硕士研究生 7 名,其中 6 名已毕业,并已取得相应学位,1 名在读。

3. CT 室　成立于 1985 年,当时有 3 名医师,其中副教授 1 名,住院医师 2 名,工程技术人员 3 名,其他人员3名。现有医师7名,其中主任医师2名,副主任医师2名,主治医师2名,住院医师1名。主管护师3人,主管技师1名,技士2名,工人1名。1985年引进GE公司全身CT扫描机GE9800,1996年引进以色列Elscint双螺旋CT机,2002年引进GE公司Lightspeed ultra 8排CT机,配以图像工作站。具有博士学位1名,硕士学位2名,本科3名。

CT室成立以来,共培养硕士研究生10名,其中6名已毕业,并取得硕士学位。

4. MRI室　成立于1996年,引进以色列产2.0T磁共振仪1台,1996年引进GE1.5T磁共振仪1台,工作人员共5名,教授、副教授、主管护士、住院医师、护士各1名。具有博士学位1名,硕士学位1名,本科1名。

MRI室成立以来,共培养硕士研究生17名,其中10名已毕业,并已取得相应学位。

二、主要业绩

(一)历年来的新业务开展情况

1. 放射科　小剂量气钡造影、淋巴管造影、X线电影胃肠造影,100 mA间接摄影,胃肠及泌尿系排泄造影,脑血管及脑室造影,阳性造影剂脑室及脊髓造影,眼球后造影,心导管检查,心血管造影,尘肺高kV摄影研究。数字成像小肠双对比造影研究,数字成像逆行胰胆管造影。

2. 介入室　子宫肌瘤的介入栓塞治疗,大咯血等急性出血的介入栓塞止血治疗,梗阻性黄疸的经皮穿刺引流,胆道支架置入术,良性医源性高位胆道狭窄的介入治疗,先天性心脏病,如PDA、ASD等介入治疗,骨肉瘤的介入治疗,DSA引导下囊肿、脓肿的抽吸引流术等。骨肿瘤的介入治疗,经皮胆道取石,子宫肌瘤栓塞治疗,下腔静脉狭窄球囊扩张,下肢动脉血栓形成后溶栓。

3. MRI室　H－MRS对脑肿瘤的诊断研究;MRCP、MRU的成像及诊断研究;乳腺的MRI成像及诊断研究;脑梗死的灌注与弥散成像;脑肿瘤的弥散及灌注成像研究;糖尿病肾病功能磁共振成像的基础研究与临床应用;立体定向放射治疗与MRI疗效判定的研究,脑功能成像。

4. CT室　有机碘椎管造影(CTM),梗阻性黄疸的CT诊断研究,胆总管结石的CT诊断研究,肝硬化、肝门静脉血管成像研究。肝包虫病的CT诊断与分型,多层CT的三维成像,孤立性肺结节螺旋CT增强扫描,颈椎横断层CT扫描与椎动脉SCTA的对比研究,中心型肺癌中央肺血管多层螺旋CT血管成像,胰腺癌胰周血管多层螺旋CT血管成像,CT引导下颅内血肿钻孔引流术,多层螺旋CT冠状动脉成像及其临床应用价值的研究。

(二)历年来科室人员的重要科研获奖情况

(1)"次高千伏摄影对煤肺的诊断意义",1974年自治区科技进步四等奖,周祥林,杜金茹,周绍昌等。

(2)"锡盟钨矿尘肺调查",获1974年自治区科技进步三等奖,周祥林,杜金茹,周绍昌等。

(3)"100 mA间接摄影泌尿系X线检查的应用—附897例994次造影分析",1980年内蒙古自然科学成果四等奖,周祥麟,张拓塞,杨昭义,印淑贤。

(4)"肝包虫病的CT诊断与分型",内蒙古自治区科技进步三等奖,1993年,张拓塞,赵振国,赵四斌等。

(5)"上消化道多原发癌的诊断及治疗",获内蒙古自治区科委科技进步三等奖,1996年,张拓塞(第三作者)。

(6)"大肠双对比十年回顾——重点探讨31例早期大肠癌的X线诊断",1997自治区科技进步三等奖,牛广明,王锦山,郁志龙等。

(7)"乳腺癌的MRI诊断研究",获内蒙古自治区医药卫生科技科三等奖,1999年,牛广明,李碧丽,韩晓东等。

(8)"脑肿瘤氢质子波谱分析",获内蒙古自治区医药卫生科技科二等奖,1999,牛广明,郭红云,韩晓东等。

(9)“三维彩超对胰腺占位性病变的诊断及评价”，获自治区科技进步二等奖,2002 年,哈斯,杨军(第六作者)。

(10)“孤立性肺结节螺旋 CT 增强扫描的研究”,2003 年自治区科技进步三等奖,苏秉亮,刘淑萍,刘丽芬等。

(11)“MR 扩散加权成像临床应用及相关基础研究”,2003 年中华医学科技奖二等奖,谢敬霞,韩鸿槟,杨正汉,王建利,张芳,刘挨师。

(牛广明　苏秉亮)

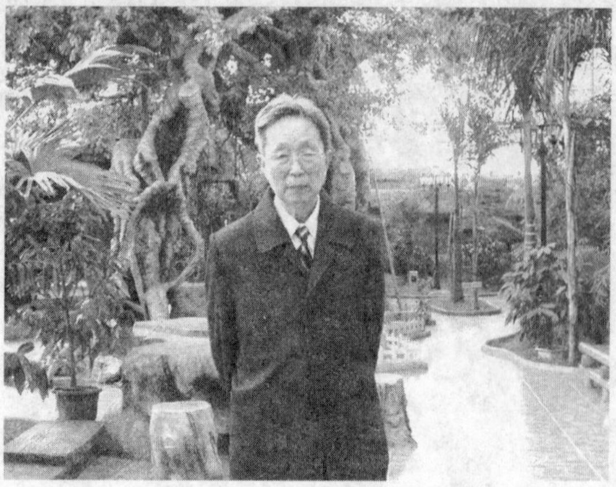

潘恩源，主任医师、教授。

1953年毕业于上海第二医科大学医疗系。中国医科大学第二临床学院放射科教授，辽宁省有突出贡献专家（省人民政府颁发证书号：0257），曾任中华放射学会儿科放射学组副组长（1989～1999年），顾问（1999～2001年）。

专长与研究方向：儿科影像诊断学（侧重消化系统与泌尿系统）及成人泌尿系统影像诊断学。其研究课题"胎粪性腹膜炎的临床及X线研究"获卫生部1986年度部级重大科技进步成果甲级奖，"新生儿、婴幼儿食管裂孔疝的X线诊断与分型"获《中华放射学杂志》1996年度优秀论文奖。主要论文包括：婴幼儿胃窦部隔膜性狭窄、婴儿肥厚性幽门狭窄的不典型表现、MRU在小儿泌尿道畸形疑难病例时的应用、新生儿中肠扭转的X线诊断等。

在人民卫生出版社1998年第2版《实用放射学》中任泌尿系统分篇主编，目前正在主编《实用儿科影像诊断学》。

难在不会，会则不难

——关键在能否看透疑难病的真面目

医学发展的历史也是人们不断发现疾病、认识疾病并且不断攻克疾病的过程，而在现实生活中，所谓疑难病往往是指人们对其尚未认识或尚未完全掌握的一些疾病。根据其所涉及的程度大体上划分为两大类，一类属于人们普遍未知的涉及范围甚广的疾病，如2003年在世界各地发生的SARS；另一类是人们并未真正完全掌握的一些疾病，需要我们去深入研究，尤其需要我们放射工作者去发现其影像学特征使其诊断通过影像学检查一目了然。

一、主动出手才能发现并确诊更多的疑难病

按照当年旧体制，"医疗"、"医辅"各行其是，经常靠"请求单"、报告单往返传话，毫无会诊气氛，往往不自觉地炮制出不少似是而非的模糊诊断，既耽误时间又影响治疗。

1983年我院从朝阳迁回沈阳与三院合并后，为了加强交流、尽快磨合，我们迅速主动与儿、内科取得协议——每周定时去该科病房会诊疑难病例，尤其重点会诊临床表现与放射诊断矛盾的病例，做到彼此直接交流，当场决定进一步检查措施，保证速战速决。首先引起重视的是有些病例从临床表现是呕吐、血便（或便潜血）等消化道症状，以及由出血引起的缺铁性贫血，胸片报告为肺部疾病，但稍加注意便见膈下无胃泡，显然为误诊，次日钡餐检查证明胃已全部疝至右膈上，确诊为巨型食管裂孔疝合并胃扭转（见病例1），经手术治愈出院。此种会诊方式不但捋顺了科室之间的关系，密切了彼此间的联系，共同提高了诊断水平，而且在各级医师中起到很大的推动作用，甚至学生毕业后遇到类似矛盾也常从外地转来会诊。在以后4年中于转来我院门诊或住院而经及时由钡餐确诊为巨型食管裂孔疝合并胃扭转的连续20例中竟有7例（占35%），曾被各地误诊为：缺铁性贫血、肺炎、肺大泡继发感染、肺脓肿、肺隔离症。此后，不但此病已不再疑难，而且由于相关科医师都开始注意诊断上出现的矛盾，都习惯了有矛

盾找会诊:我们就利用造影检查机器闲置的下午时间,与成年病人完全分开,每周三次长年开设会诊性的儿科消化道、泌尿道造影检查专业门诊、敞开接受病人,并欢迎儿内、儿外科经治医师陪病人来直接交流、共同会诊疑难病例,从而使一些疑难病例更容易被发现并被攻克,使过去容易误诊漏诊的一些疾病得以确诊。譬如例2的膈下虽有胃泡,但胸片上右肺比较广泛的病变与临床表现间矛盾突出,正是由于经治医师提高了警觉,及时介绍来会诊才使这例罕见病被顺利确诊。

病例1:男,6个月,生后开始呕吐,时轻时重,便潜血,化验与临床表现符合缺铁性贫血,但按肺脓肿治疗不见好转(图1)。

诊断:巨型食管裂孔疝合并胃扭转(手术证实)。

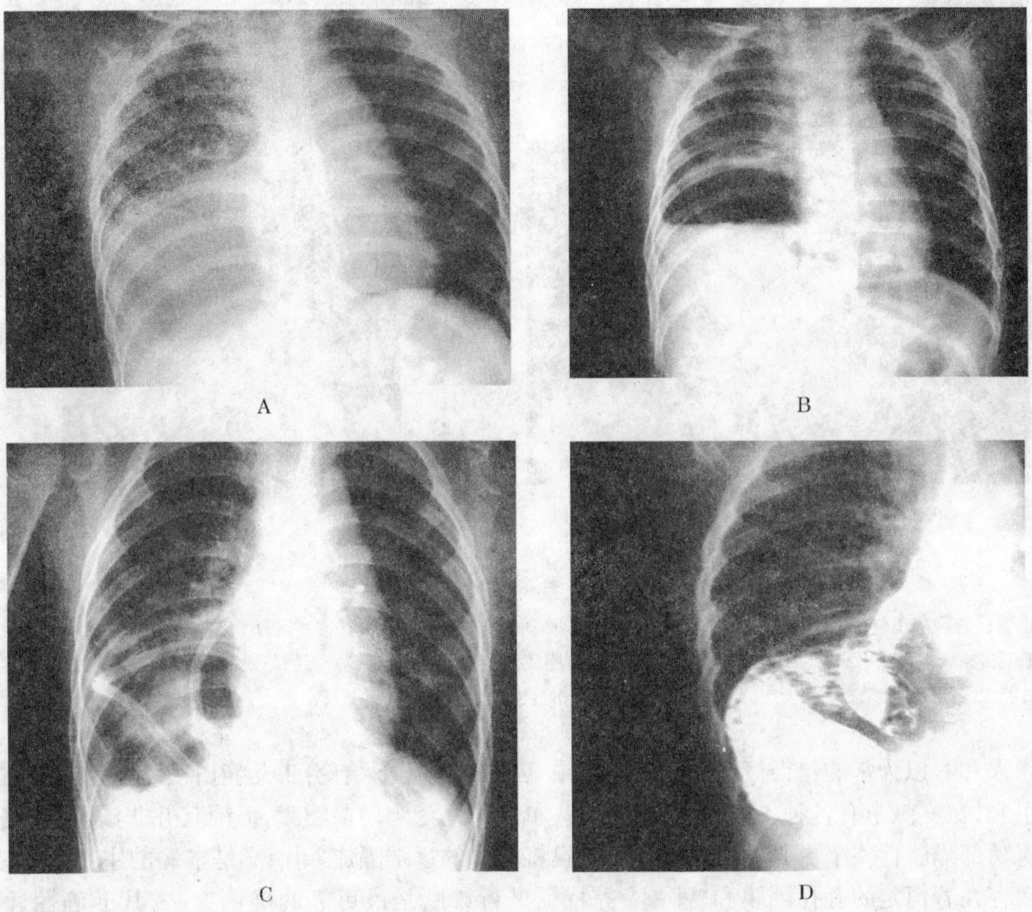

图1　病例1 X线片

A. 胸部仰卧正位平片:右中下野大片、均匀、中等密度增高影,易误为炎症;B. 胸部正立位平片:右中下野影内显示大液面,易误为肺脓肿;C. 胸部仰卧正位平片:插入之胃引流管在上述腔内迂曲扭转540°;D. 钡餐仰卧正位:贲门向上向右移位,胃位于右膈上并扭转540°

病例2:男,7个月,因血便5个月就诊,心肺听诊无异常(图2)。

诊断:经膈入胸的小肠重复畸形。

二、遇上疑难病例必须追根究底直到彻底解决

17年前我们和儿外科在胃窦部隔膜性狭窄的诊断上格格不入:我们根据经典参考书的标准诊断的此病儿外科不承认,儿外科做手术的疗效不理想、不免议论纷纷,怎么办?我们不回避矛盾,深入查阅文献并总结自己的既有病例,最终发现这一类众说纷纭的"疑难病例"之所以疑难,原来是由于权威性文

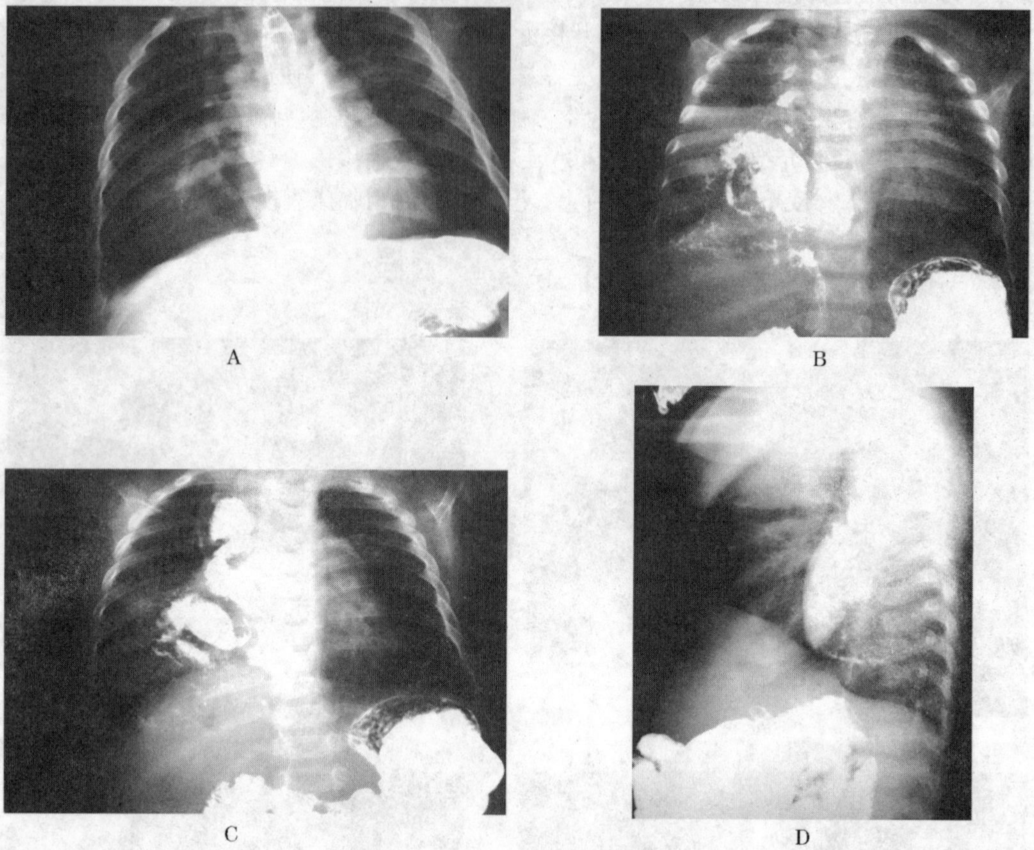

图 2　病例 2 X 线片

A. 钡餐检查胸部正位：食管无异常，但右中下野有大片模糊淡影，右侧各野内带有透亮区；B、C. 改取俯卧位继续往下观察见钡剂自空肠上段经一细管状通道跨越膈肌陆续进入右胸较大范围，其中有较多内容物与钡剂混杂，且在中内带有宽度不等的腔隙纡回弯曲地直达右上野内带；D. 见病变主要分布范围相当于右下叶

献中的谬误和习以为常的错误概念所酿成的后果，因而得出以下结论：①此病由横跨胃窦部的黏膜性有孔隔膜引起，在文献中有各种各样名称，国内有些单位称之为幽门前瓣膜，但因其并非瓣膜、故我们认为改称为胃窦部隔膜性狭窄更为确切。②有孔隔膜将胃窦的远端隔成“小室”是本病的主要病理改变，用钡餐证实存在着恒定的有孔隔膜和“小室”等特征进行诊断是最可靠的确诊方法，其准确性远高于窥镜、超声。而在钡餐时采用右前斜俯卧位观察胃窦部隔膜与“小室”等一系列改变是最佳体位，不采取此体位观察则是漏诊此病的根源。③事实证明国外某权威性参考书当年对此病钡餐表现的描述与插图是错误的。④因为隔膜是黏膜性的，在手术中不但从胃外看不到摸不着，即使剖开胃壁由于全麻的作用也往往看不出隔膜。⑤此病必须进行局部手术成形术才能治愈，若仅切开隔膜则术后照常呕吐。

我们体会例 3 所显示的是最能表达其病理特征的典型钡餐图像，若“小室”未充盈或因“小室”内潴留胃内容而未充分充盈则局部可出现多种怪异形状。譬如例 4 在钡餐的不同瞬间即可表现为不同的所见，若仅凭某一瞬间的点片往往容易误诊。

病例 3：女性，14 岁，自幼间歇性呕吐，时好时犯，半年前吃“锅包肉”后呕吐 1 周，间隔 1 个月吃“酱牛肉”后又呕吐 1 周（图 3）。

诊断：胃窦部隔膜性狭窄（典型像）。

病例 4：女，1.5 岁，出生后即反复呕吐，现又喷射性呕吐 5 天，轻度脱水貌（图 4）。

诊断：典型胃窦部隔膜性狭窄不同瞬间的各种表现。

三、岂能只顾"拣芝麻"，更应抓紧"顺藤摸瓜"

疾病往往错综复杂，只有全面认识才能避免拣了芝麻丢了西瓜，而检查更需分清主次、步步深入、顺藤摸瓜，容不得半点敷衍懈怠。

譬如在胚胎发育6～11周期间由于中肠经脐先移出腹腔再退回腹腔，可能因中肠旋转异常和(或)固定异常而产生肠不旋转、肠反向旋转、肠旋转不良、肠固定不良、活动性盲肠或肠系膜缺损等异常状态，但仅有这些异常并不一定产生症状，重要的是它们引起的并发症如：中肠扭转、盲肠扭转、束带牵拉绞勒、内疝……才形成急腹症需要迅速手术治疗，故当放射科诊断这些异常时都须特别注明有否并发症、有否肠梗阻，以便决定是否需要手术治疗。而且要牢记钡灌肠只能确定盲肠位置，并不能用于疾病定性，而钡餐时只要分别取左或右侧卧位后改取仰卧位进行对比，以及对立卧位表现进行对比，便能判断有否肠固定不良；而且经钡餐检查更能确诊有否并发症并确定有何种并发症，因此在我们的日常工作中除有穿孔倾向者外已由钡餐普遍取代钡灌肠，效果良好。譬如病例5，已8.5岁，因超声诊断"肠套叠"并称已使其"脱套"，但症状未好转转来会诊。在经治医师怀疑超声有误而强烈要求下进行钡灌肠检查(图5A)，证明并无肠套叠征象，按照一般习惯似乎此时简单地"如实汇报"完全合乎要求，若再加上一句"盲肠低位，但未见任何肠梗阻征象"更能说得过去。但我们基于医师的临床意识和责任心未肯半途而废，于是经肛注开塞露排出大部分钡剂后间断性复查(图5B、C)，此时根据钡灌肠及复查的结果诊断"活动性盲肠"已无疑问，但病儿既无肠梗阻或盲肠扭转症状，为何此次又突然因剧烈腹痛、呕吐就诊？为了彻底确诊此次发病就医的主要病因、建议经治科在病房中清除肠内容后进一步作钡餐检查(图5D、E)，终于最后确诊为中肠扭转并由手术证实为中肠扭转540°，术后痊愈出院。此例的确诊过程表明：放射科医师既然是掌握影像诊断的医师，就必须熟悉各种疾病间的内在联系与主次关系去主动开展工作，只有尽快获得完美的诊断结

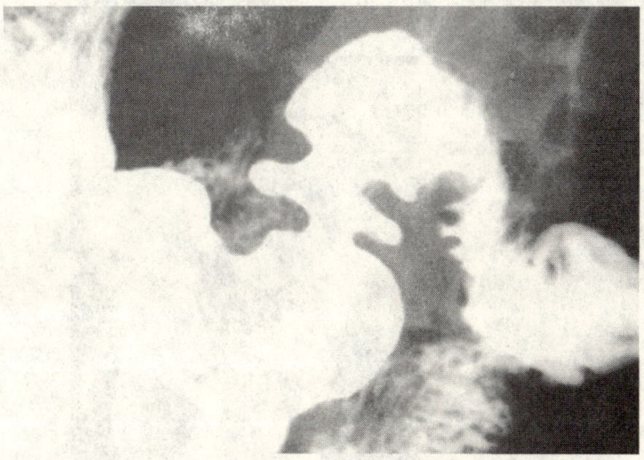

图3　病例3钡餐检查右前斜俯卧位：从胃的远端开始可见胃窦、有孔的隔膜、"小室"、幽门、十二指肠球与降段按次序排列同时显影

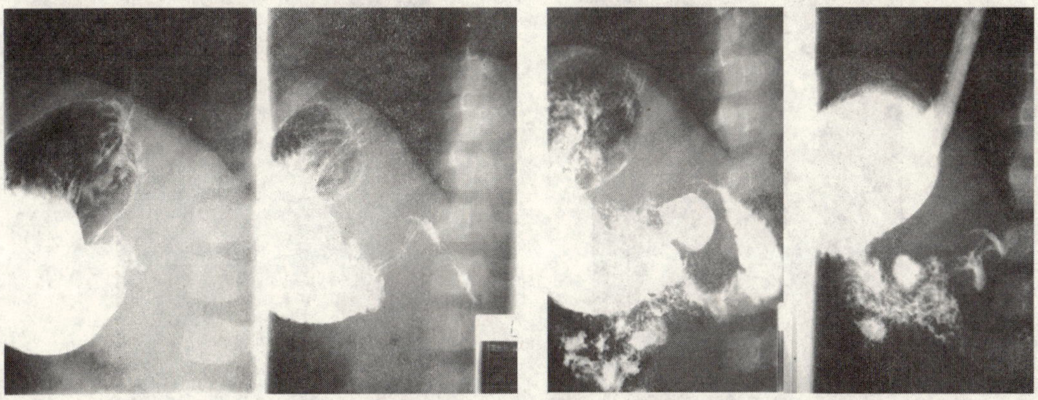

A　B　C　D

图4　病例4钡餐检查连续不同瞬间右前斜俯卧位

A. 胃未排出时，其远端表现为平端(隔膜内侧缘)；B. 胃排出的瞬间因同时充盈隔膜孔、未扩张的"小室"及幽门而连成长条伏，单看此片易误为肥厚性幽门狭窄；C. 球未充分充盈而"小室"充分充盈时易将"小室"误为正常的十二指肠球而漏诊此病；D. "小室"未充分充盈时易误诊为胃窦憩室或溃疡

果,才能避免各个环节的误诊漏诊或耽误治疗。

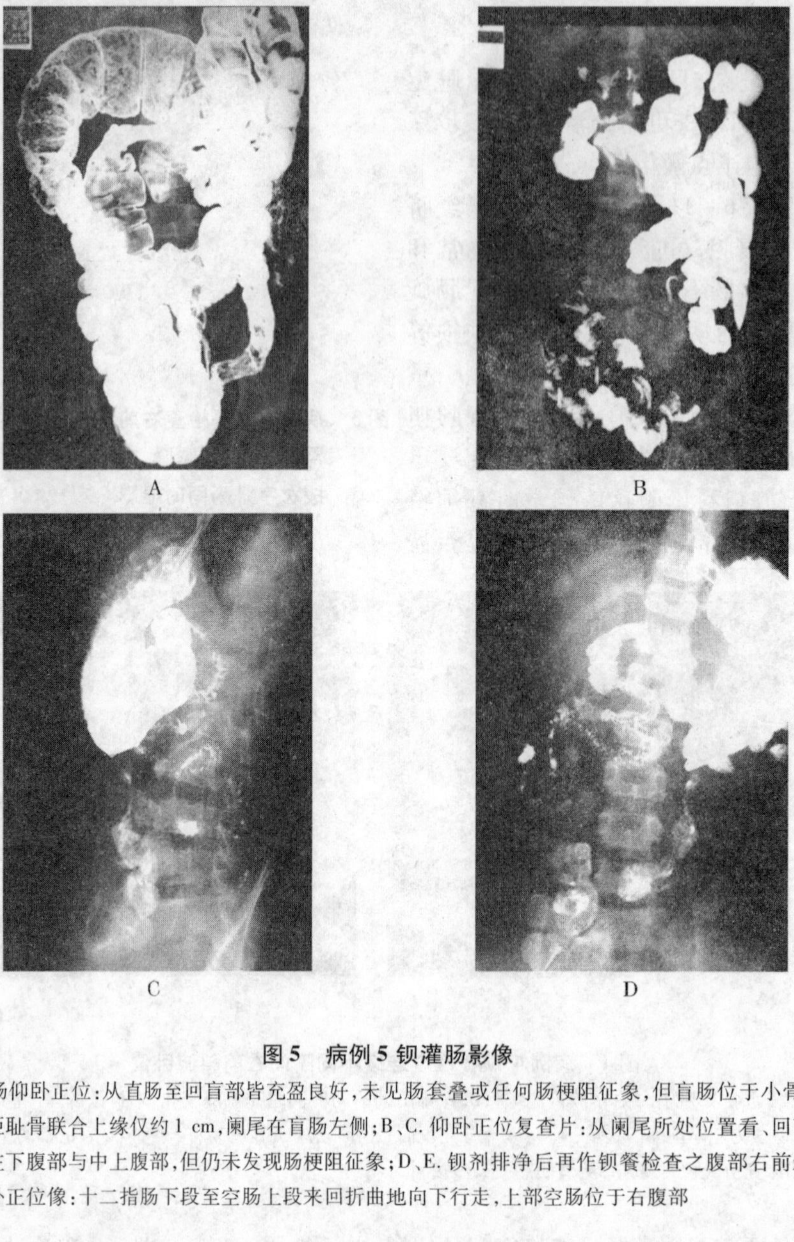

A　B　C　D

图 5　病例 5 钡灌肠影像

A. 钡灌肠仰卧正位:从直肠至回盲部皆充盈良好,未见肠套叠或任何肠梗阻征象,但盲肠位于小骨盆内,最低点距耻骨联合上缘仅约 1 cm,阑尾在盲肠左侧;B、C. 仰卧正位复查片:从阑尾所处位置看、回盲部先后移至左下腹部与中上腹部,但仍未发现肠梗阻征象;D、E. 钡剂排净后再作钡餐检查之腹部右前斜俯卧位与仰卧正位像:十二指肠下段至空肠上段来回折曲地向下行走,上部空肠位于右腹部

病例 5:男,8.5 岁,出生后 7 天起曾频吐 10 多天,后自然缓解。6 岁时曾剧烈腹痛呕吐 10 多小时,注射杜冷丁未能止痛,但排便后症状自然消失。此次又突然腹部剧痛、呕吐。

最后确诊为:肠旋转不良,肠固定不良,中肠扭转,活动性盲肠(盲肠未固定),其中以中肠扭转为当前须立即解决的关键性疾病,建议手术治疗。

四、既准且精应是优选检查方法的唯一标准

各地陆续配备了各种影像诊断设备,给影像诊断创造了崭新局面,也给泌尿系统解决了不少疑难问题;但若将 X 线贬为"土枪土炮",若认为不沾上点"洋枪洋炮"的边便属落后未免失之偏颇;因为各种影像技术毕竟互有长短,各种疾病也变化多端,只有在平时注意知识积累,做到真正认识各种疑难病,真正掌握每一种影像诊断方法的长处与不足,才能选准最有效的影像诊断方法与检查技巧,得心应手地顺利解开谜团并最后取得既准又精的诊断效果。

譬如:多囊性发育不良肾既不是肿瘤又不是多囊肾,按照以往观念往往都进行手术切除,对鉴别诊

断的要求不高。但近些年来因发现此病多能自然演变成发育不良肾，不必手术切除而仅追踪观察其发展趋势、注意是否恶变即可，此病首诊时必须准确诊断便成了摆在影像诊断学面前的一道课题。因此病最常见的类型为高位肾盂肾盏闭锁型，IVU 不显影，国内外主要参考书上展示的多仅为超声图像，皆表现为多囊性改变而难以看清详细结构，我们改用磁共振泌尿系统水成像（MRU）的技术检查此病，所获图像清晰地显示出其多囊结构、肾盂肾盏闭锁和肾实质极其菲薄的特点，典型得可与文献中报道的唯一标本灌注像媲美（病例6），肯定了 MRU 应是首诊时确诊此病的最佳选择。

病例6：女，5岁，腹痛史4年多，B超发现左肾囊性变，IVU 左肾不显影（图6）。

诊断：左侧多囊性发育不良肾（高位肾盂肾盏闭锁型）。

但在实际工作中，大型设备新型技术并不一定都万能，有些疑难病例采用较简单的方法去检查反而诊断更确切。譬如例7，从临床分析，排尿困难、尿淋漓是其主要症状，从腹部膨大、IVU 两侧皆不显影看首先应该考虑是双侧重度尿路积水，其最常见的病因往往是膀胱输尿管反流和（或）尿道梗阻性疾病，结合排尿困难几乎已可判定是尿道梗阻性疾病，而由膀胱造影、尿道造影演变而来的排尿性膀胱尿道造影（VCUG）对鉴别两者都极有帮助，应该是首选的主要检查方法（图7A）；若采用 MRU（图7B）或 CECT 即使重建也难以取代。

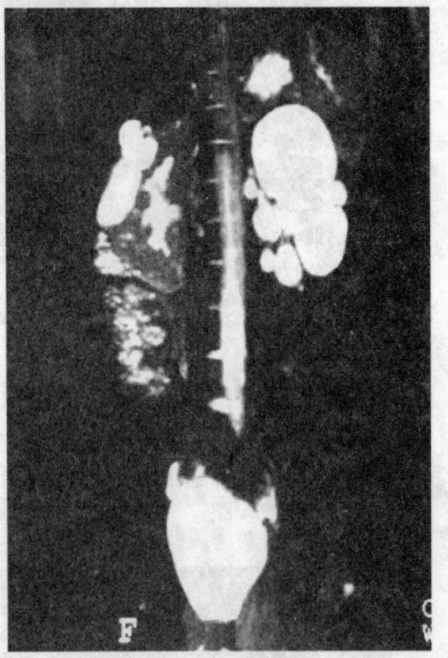

图6　MRU 三维重建左侧略偏前的冠状位：左肾仅见大小悬殊的多个球形高信号影，其边缘光滑，互不沟通，肾实质极薄，无肾盂肾盏输尿管影。右肾正常

尿道梗阻性疾病和膀胱输尿管反流在婴幼儿并不太罕见，常被延误的主要原因一是家长和医务人员很少注意病儿是否有排尿障碍；二是多年来放射科与经治科医师对 VCUG 往往既缺乏认识又无开展此项检查的主动性。譬如后部尿道瓣膜常见，治疗极其简单，疗效极好，但转来我院前被拖延最久的一例竟折磨病儿达12年之久。我们在各次学会上一有机会便宣传此类疾病，在日常工作中更加强宣传并主动创造条件与相关科室共同开展工作，结果10多年来确诊一侧性或两侧性的膀胱输尿管反流、后部尿道瓣膜、前部尿道瓣膜、前部尿道憩室，甚至尿道重复畸形的例数都比过去大幅度增加。

病例7：男性，2个月，发现排尿困难、尿淋漓1个多月，腹部膨大，IVU 双侧不显影（图7）。

诊断：后部尿道瓣膜，慢性膀胱炎膀胱输尿管反流。

五、改进技术，显示特征，提供确切诊断

以主要表现为呕吐的疾病为例，其最常用的检查方法至今仍是钡餐，常遭遇的难题是通过受阻或病变显示不清，若因此而简单地报以“某部位梗阻”或“巨××”等似是而非的结论显然不可取。我们将右前斜俯卧位用作观察儿童，尤其是婴幼儿贲门上下、胃窦、幽门、十二指肠病变的首选体位；用右侧卧位经胃引流管注对比剂后适度注气加压促使大部分暂时通过受阻的病例显影取得了比较理想的效果，譬如例8、例9，都是单用钡餐常难充分显示的。

例8曾被诊断为“胃出口梗阻”，我们采用此法见胃出口呈鸟喙状，适度注气加压后见环绕鸟喙出现多环形细线条影，表示钡剂进入套鞘（图8A、B），诊断胃窦十二指肠套叠，但手术中仅见十二指肠内有一带蒂的息肉，遂切除息肉结束手术，怀疑钡餐诊断有误。针对这一矛盾我们决定在病儿出院前做钡餐复核，摄得图8C 证明球底确残留蒂的痕迹，胃形已正常，进一步证明当时是由于胃强烈蠕动将息肉推向远方拉动胃窦疝入十二指肠，术中未见套叠只因全麻使其自行脱套而已。

病例8：男性，16个月，反复黑便3个月，呕吐1天，查体无明显阳性体征（图8）。

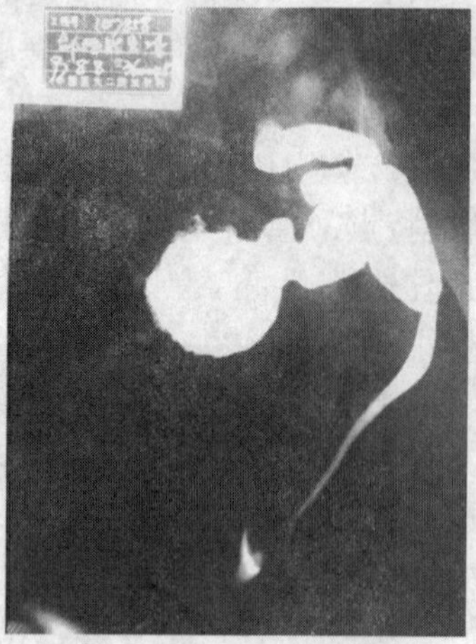

A

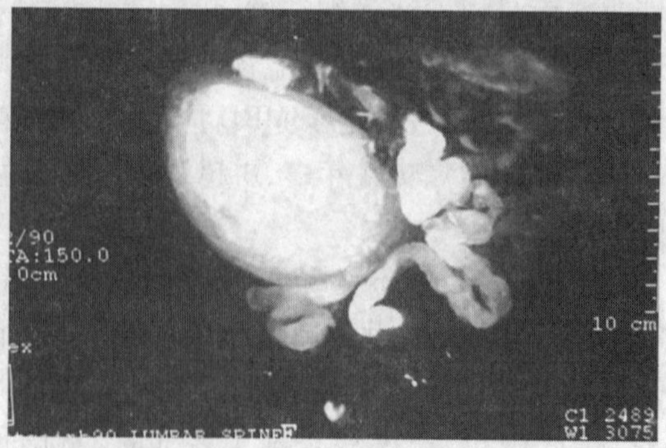

B

图7　病例7

A. VCUG：约相当于尿道膜部稍上方有一斜行甚薄之尿道瓣膜影，其上方之后尿道与膀胱颈明显扩张并与其下方的尿道形成鲜明对比。膀胱边缘不整，有小憩室状凸出影，且见膀胱输尿管反流；B. MRU 三维重建冠状位略后仰：两侧尿路积水扩张，右侧尤甚，右肾扩张成巨大囊状，两侧输尿管纡曲，但无法判断病因

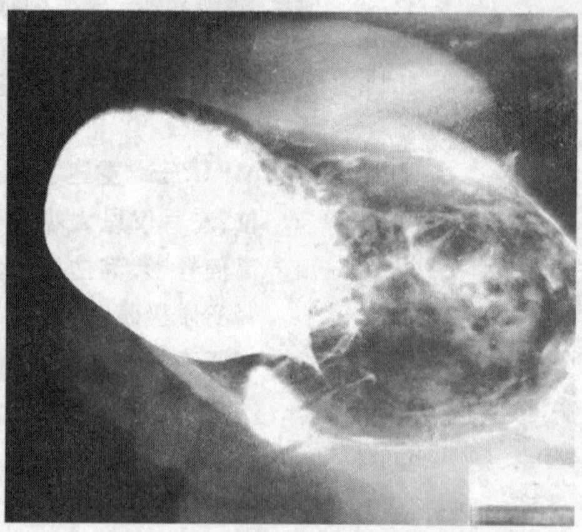

A

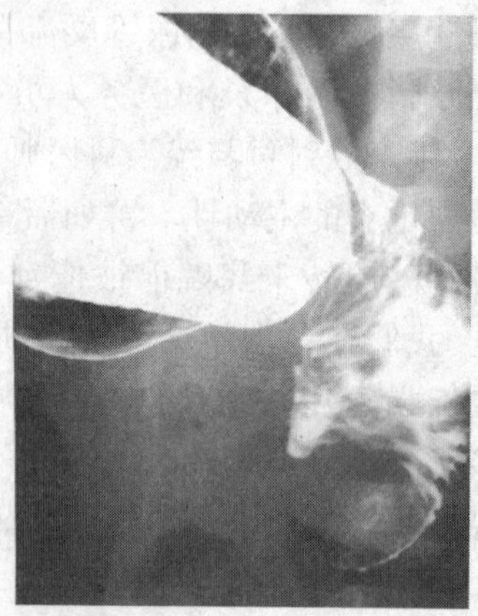

B

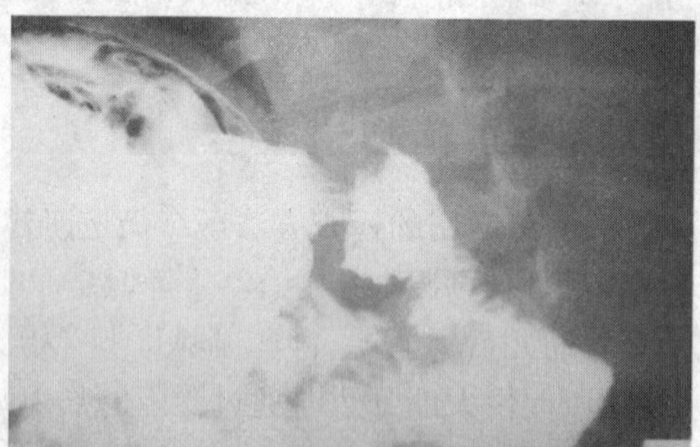

C

图8　病例8钡餐检查影像

A. 钡餐检查见胃出口处呈鸟喙状，通过受阻，通过胃引流管注气加压后见鸟喙状出口周围环以多个细条状环形影；B. 继续注气加压见鸟喙状影周围环形影更多更密符合套鞘内充盈钡剂。诊断：胃窦十二指肠套叠；C. 手术后10日钡餐像：胃、幽门、十二指肠充盈良好形态无异常、但在球的一个底角内有一黄豆大充盈缺损影

最后结论：胃窦十二指肠套叠经全麻自行脱套，息肉已摘除。

病例9平片显示十二指肠球极度扩张，通过受阻，若因球扩张便报以"巨十二指肠球"未免令人哭笑不得，由于此例系年长儿，用此法加压详查能使胆系充盈说明只能是Vater壶腹水平十二指肠长年高度狭窄，且其下方较上方更稍窄的结果，根据我们的经验完全符合环形胰腺合并局部十二指肠狭窄，便报此诊断并建议手术治疗，结果术中所见与钡餐一致。

病例9：女性，10岁，从出生后一直间歇性呕吐(图9)。

诊断：环形胰腺合并十二指肠局部狭窄，建议手术治疗。

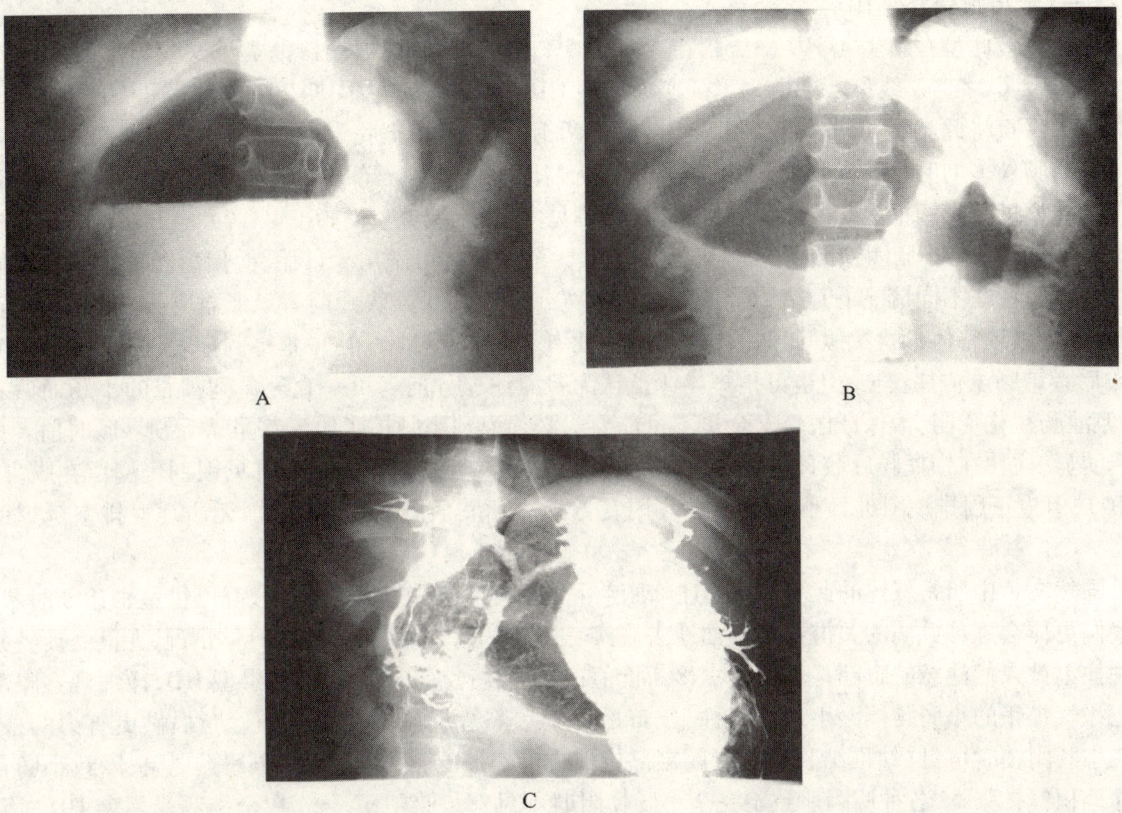

A　B　C

图9　病例9

A、B. 腹部正立、正卧位平片：十二指肠极度扩张，有巨大液面，幽门增宽，胃内气少，除见升结肠外其他肠内无气；C. 取右侧卧位经胃引流管注入对比剂后注气适度加压后改取左后斜仰卧位见胆系充分显影而十二指肠降段未充盈

六、医学发展无止境，放射学难题永不断，要勇于涉足公认的难题

以Hirschsprung病(HD)为例，它从一开始即被本末倒置，误将神经节细胞发育正常的结肠窄前扩张段当作主要病变，因而长期沿用着"先天性巨结肠"这一错误名称，甚至一度有些人在检查时总将注意力集中在结肠是否增宽上。

最近十几年此病进展极快，向放射科提出了一系列难题：①此病的手术越来越提前进行；最突出的是1999年Albanese报道了一组新生儿HD平均在出生后4天即进行经肛一次拖出型根治手术(POOP手术)，因其疗效明显优于以往，迅速在国内外推广，使此病成为新生儿腹部外科主要疾病之一，而提前到新生儿早期确诊此病一向是人们公认的难题。②全结肠受累型HD在新生儿此病中诊断尤难，过去常被人当作小肠闭锁进行不正确手术，需要进一步明确两病间的鉴别诊断要领。③虽然公认病理活检是确诊此病的金标准，但在日常实际工作中优选灌肠做筛选性检查方法并希望能凭灌肠确诊新生儿早期此病的期望值却越来越高。④由于近半个世纪来组织化学检验方法的发展，对一组肠神经支配缺陷性疾病即肠神经元异常性疾病有了清楚认识，通常称为 Hirschsprung 病的同源病(HAD)或笼统地直接称为同源病，它虽与典型 HD 性质不同，但又与 HD 表现相似，往往以顽固便秘症状出现，且可两病并发。目前用组织化学检验方法鉴别 HD 与 HAD 的技术已日渐成熟，如：在 Meier - Ruge(1992)报道的 358 例肠神经元异常性疾病的病理标本中：单纯性 HD 仅占 22.9%，HD 合并肠神经元发育不良(NID)者占 17.9%，即使两者相加其总数也仅占 40.8%；而据 Holschneider (1994)的资料显示，在完全像是 HD 临床症状的全部病人中也仅有 50% 是典型的 HD。按理将 HAD 也诊断为 HD 的历史应该就此结束，但遗憾的是长期以来尚缺乏对 HAD 的临床与影像学方面的报道，尚须放射学者去填补空白。

(一)全结肠受累型 HD

从文献看此型在新生儿 HD 中虽仅占 5% ~15%、但却是最易被误诊的类型之一。我院 1988 年 1 月 ~2005 年 6 月经 X 线诊断并由手术证实为此型 HD 者共 28 例，占同期 292 例新生儿 HD 的 9.59%；在文献中一直将此类型划分为全结肠型与全肠型两个亚型，但根据我院病例看，神经节细胞缺失段除累及全部结肠外多同时累及或长或短的远段小肠；从临床上此类型与部分结肠受累型 HD 间的明显不同表现是此型进行直肠指检时不能引起排便反射，不见大量胎粪与气体排出。

此型 HD 易与小肠闭锁混淆的原因是：①虽认为前者往往可洗出少许胎粪，但后者若闭锁较晚同样可以。②两者在不同情况下其结肠管径都可能稍宽或纤细。③虽认为前者结肠框普遍变短，缺乏正常时的迂曲，以致整体形状像似问号，故称为“问号征”(如例 10、11)。但并非每例都表现为典型的“问号征”，后者结肠虽往往较长，但也可稍短。④虽认为若灌注充分前者可一直充盈到扩张的小肠而后者不能，但灌肠往往受阻、为保证医疗安全也不可能要求必须灌到小肠扩张段。⑤虽认为钡灌肠时前者排空延迟明显，往往在钡灌肠后数日仍然潴留，甚至在造瘘后择期根治者数月后可见钡剂仍潴留在肠内(如例 10)，但也正因排钡困难且不易洗出常改用复方泛影葡胺灌肠，一旦改用则无法观察排空延迟的征象。

固然文献中所常叙述的此型 HD 上述临床与灌肠表现都有一定诊断意义，都可供鉴别诊断时参考，但我们更体会确诊此病的关键是要全面地去观察、去分析每一个具体病例的具体情况，尤其是要特别重视往往不被人们注意的腹部平片的鉴别诊断价值；若主要特点符合全结肠受累型 HD，详细观察腹部平片上积气扩张的小肠肠袢大小是否匀称、分布是否正常等特点往往能对鉴别诊断提供更有力的根据：①在小肠闭锁时可见“幼稚结肠”、而且闭锁部位前方的小肠必然产生“窄前扩张”现象，以致小肠普遍匀称地积气扩张，②各种病因所致不完全小肠梗阻时不见“幼稚结肠”。③在全结肠受累型 HD 时除全部结肠较细较短外，虽然腹部平片上小肠也积气扩张，但因多有或长或短的远段小肠受累，其中虽也能进气，但不可能像正常小肠一样扩张，因而在右下腹部可形成不见扩张小肠肠袢的暗区(如例 10)，或在右下腹部和(或)下腹部形成与其他部位肠袢不相称的较小肠袢(如例 11)，我们称之为全结肠受累型 HD 的小肠“扩张后狭窄”现象。若具备此现象与结肠变细变短的特点则可确诊为此型 HD，并且小肠受累段越长其变小的小肠肠袢分布范围越大，若全部小肠受累则全部小肠肠袢皆狭窄。

病例 10：男，13 天，生后排胎粪延迟，腹胀、呕吐(图 10)。

诊断：全结肠及部分小肠受累型 HD(经手术及病理证实)。

病例 11：女性，2 天，母婚后 10 年初孕，US 发现肠道异常，出生后转来检查(图 11)。

诊断：全结肠及部分小肠受累型 HD(经手术及病理证实，远侧 60 cm，回肠也受累)。

(二)肛门内括约肌失弛缓症

肛门内括约肌在正常情况下由来自副交感神经的、乙酰胆碱酯酶染色时呈阳性的神经纤维支配，不受肠神经节细胞调节；而在肛门内括约肌失弛缓症时由于此纤维明显增多且与神经纤维突触间的联结明显减少，肛门内括约肌的 NADPH - 黄递酶活性也明显降低，导致肛门内括约肌失弛缓，引起出口梗阻性顽固便秘，虽然文献中曾有些学者从纯理论角度强调 HD 的痉挛段可以短到灌肠检查无法发现的程度、并称之为超短段型 HD，但未被广泛承认，且与肛门内括约肌失弛缓症是两个不同的概念，何况从不少学者所展示的超短段型 HD 图像看实际上只是通常公认的短段型 HD。

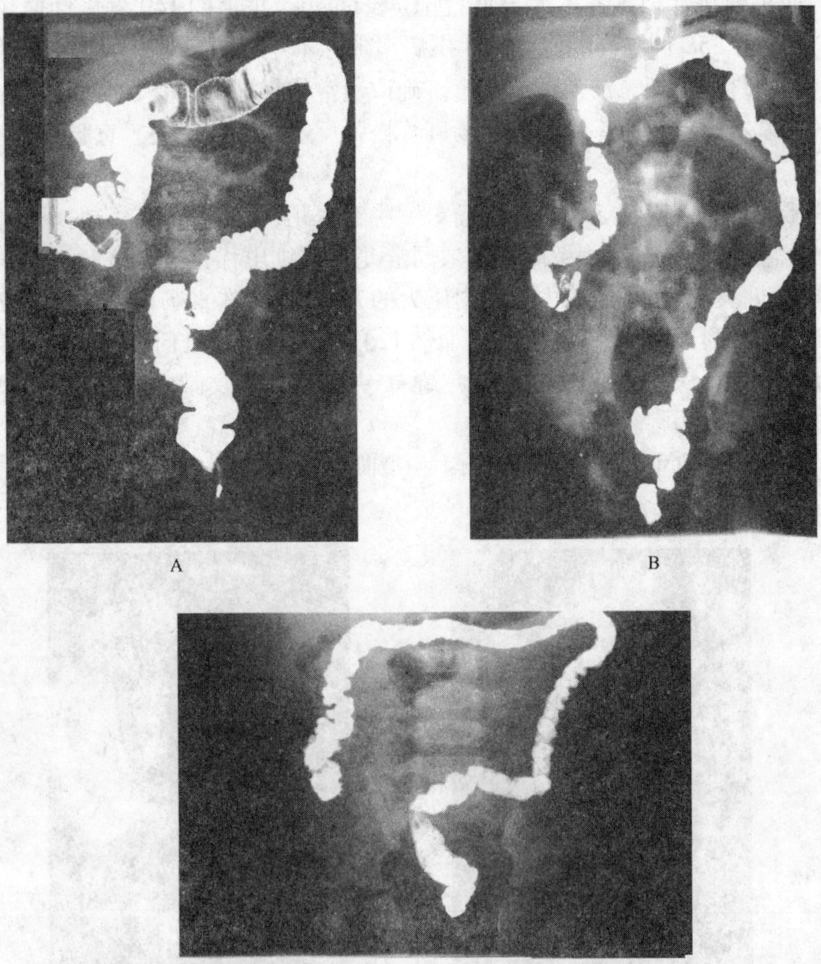

A　　B　　C

图 10　病例 10

A. 钡灌肠仰卧位：结肠管径不窄，但短缩呈“问号征”右下腹部不见扩张的小肠肠袢；B. 24 小时后复查平片：结肠内钡剂未排，管径较 A 片稍细右下腹部仍不见扩张的小肠肠袢；C. 4.5 个月后复查平片：所见与 B 片大体相似

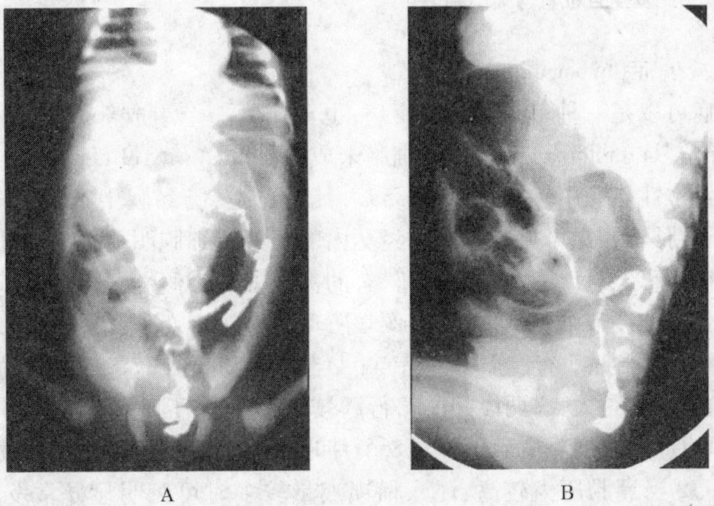

A　　B

图 11

A、B. 复方泛影葡胺灌肠检查正侧位：因结肠内阻力太大仅充盈直肠至横结肠，但已显示纤细、缩短。右下腹部及下腹部小肠肠袢小，其他部位小肠肠袢显著扩张，两者对比鲜明

肛门内括约肌失弛缓症似乎并不太罕见，在 Holschneider 报道的 149 例慢性便秘病儿中约占 1/3，在 Meier - Ruge 报道的 358 例肠神经元异常性疾病病理标本中约占 3.9%。其临床表现与出口梗阻型便秘相同，主要是明显便秘，便意淡漠或无便意。确诊通常依靠辅助检查，如：直肠肛管测压肛管压力异常升高。内括约肌基本电节律频率增高。直肠肛管松弛反射减弱或消失。直肠活检可见正常神经节细胞。

此症的儿科影像学表现尚缺乏了解。我们对一些新生儿、婴儿进行观察，发现钡灌肠检查的表现具有特点；通常在钡灌肠时病儿虽强烈哭闹却不像同龄儿迅速排出稀钡液；肛门管以上直肠、乙状结肠等肠管皆扩张；随着病儿哭闹，由于腹腔内与肠内压力的升降变化，在直肠下端边缘随之出现单发或多发局限性憩室样凸出影或凸出影消失管壁变平（如例 12）；有的也可沿肛门管两侧向下凸出类似轻度套叠倾向。此组病儿年龄较小病情较轻，经扩肛治疗皆有一定疗效，但文献中对保守治疗无效的病例多强调手术治疗是安全有效的方法，尚待进一步探讨。

病例 12：男性，22 天，出生后即开始腹胀、便秘（图 12）。

诊断：肛门内括约肌失弛缓症。

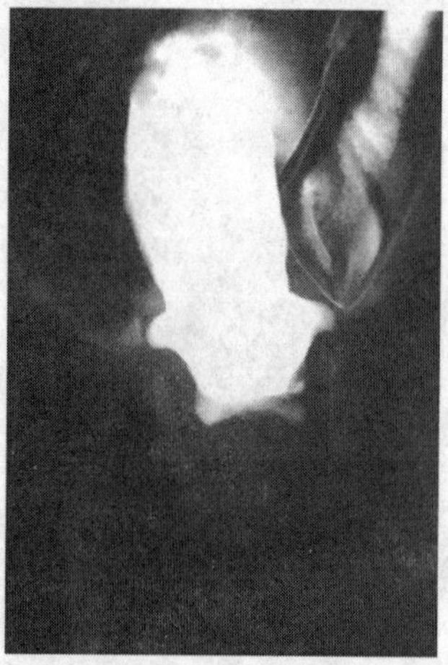

A

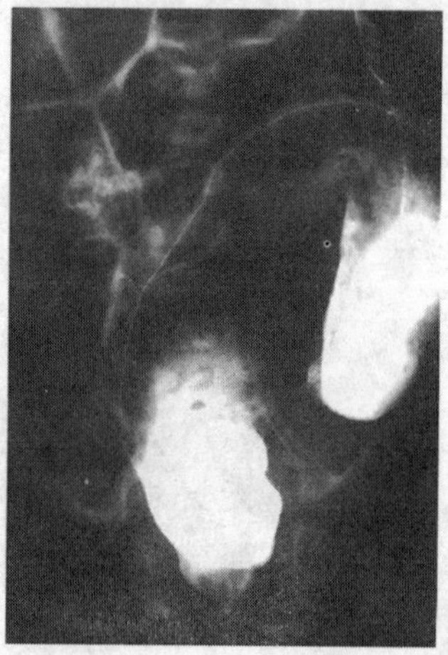

B

图 12　钡灌肠检查仰卧正位不同呼吸气状态像：病儿哭闹时不见肛门管开放也不见排出钡液，但随着哭闹、腹压与肠内压力升降之节奏直肠远段边缘出现多发性类似憩室状的向外膨出影（A），或恢复正常状态（B），反复如此发生且位置与大小相似

（三）神经节细胞减少症（hypoganglionosis）

神经节细胞减少症可以是一种单独存在的疾病，也可作为一个组成部分见于 HD 病例的移行段和锁肛病儿，并可伴有异位（heterotopia）或肠神经细胞未成熟（immaturity of nerve cells）。单纯性神经节细胞减少症在肠神经元异常性疾病中较少见，约占 5%，其特点是：肠黏膜中 ACE 的活性很低；黏膜肌层与环形肌层肥大；与正常肠管相比可见肠肌间神经丛内的神经节细胞明显减少，有时黏膜下神经丛内的神经节细胞也减少。在临床上总伴有严重的便秘，有的甚至表现为假性肠梗阻。

因其主要病理改变是神经节细胞减少，其影像学所见可有较多变化，但从我院现有此病病例与部分结肠受累型 HD 对比可以看出此病有以下一些特点：①当钡灌肠压力不高时：此病的病变段管径不太狭窄，与正常段结肠间的差别不是太大，两段间的移行区较长且缓慢过渡；经较长时间后进行钡灌肠复查其表现（图 13A、B 与 F、G）即在病儿生后 3 天与 8 个月时的两次钡灌肠的表现大致相似，与部分结肠受累型 HD 有明显差别。②当灌肠压力较高、注入稀钡液量较多时可无明显异常发现，以致可误为正常（图 13C、D），但延时 72 小时复查则显示钡剂潴留并可见神经节细胞减少段痉挛变窄，钡剂在其中呈分段的团块状（图 13E），此种表现也有鉴别诊断意义。

病例 13：女性，3 天，生后开始便秘、腹胀（图 13）。

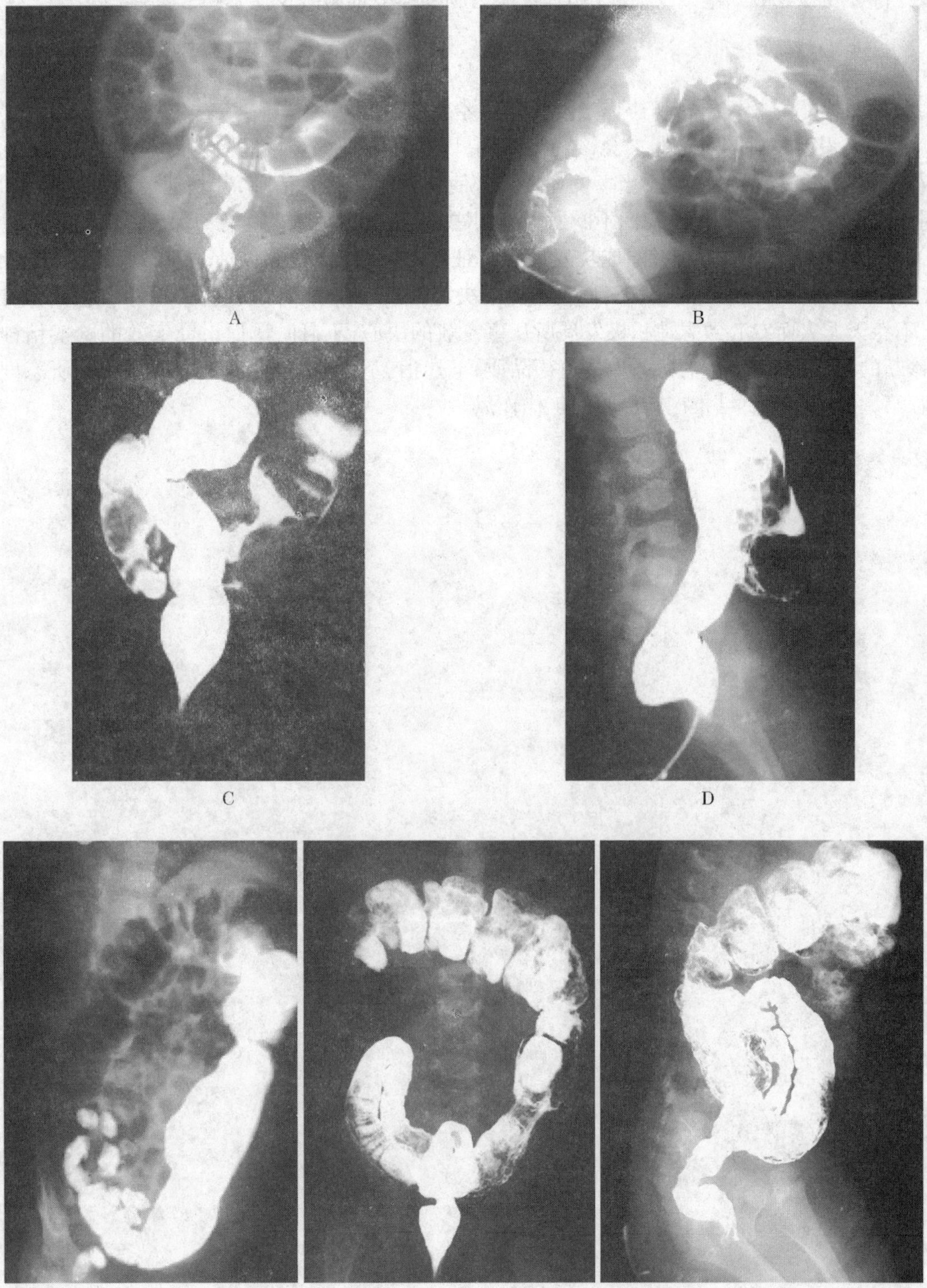

A B C D E F G

图 13

A、B. 生后 3 天时复方泛影葡胺灌肠检查正侧位像乙状结肠中段显示移行区，其上、下方结肠管径粗细虽有差别但相差不悬殊；C、D. 7.5 个月时第 2 次钡灌肠检查正侧位像结肠管径未见明显异常，骶前间隙也不见异常；E. 72 小时后腹部平片复查直肠、乙状结肠明显狭窄，钡剂在其中呈分段性、类球状分布，降结肠明显较宽，两者间有逐渐过渡的不太显著的移行区；F、G. 再 10 天，钡剂已排净，第 3 次钡灌肠检查正侧位像直肠、乙状结肠较降结肠、横结肠狭窄，两者间逐渐缓慢过渡诊断：符合肠神经节细胞减少症（经病理证实为肠神经节细胞减少症）。

七、几点体会

（1）放射科必须与相关科密切协作，经常交流，才能获得“双盈”。

（2）主动取得有关科同意定期去会诊疑难病例，以及在大型综合性医院内专为病儿开设会诊性的造影检查专业门诊，敞开接待病儿，当场发片发报告使病儿尽快接受治疗，并欢迎经治医师陪来共同会诊，每周3次至今已20年是促使我们不断发现新问题、不断攻克疑难病的有力保证。

（3）不少老一辈放射学工作者的成功发展史都证明攻克疑难疾病、创造一流诊断水平并不绝对取决于其工作单位所拥有的“硬件”状态，而更重要的决定因素还在于个人的宝贵“软件”，包括：不计较名利得失，不怨天尤人而专心致志地积极发展所从事专业的决心，不赶时髦而讲究实效的踏实精神，执著地追求诊断的准确性、完美性的医务人员道德品质，不迷信、不盲从、实事求是的学习和钻研态度，以及长年亲临第一线并不断总结推广新经验的工作作风。